本草學

本草學共同教材 **編纂委員會** 編著

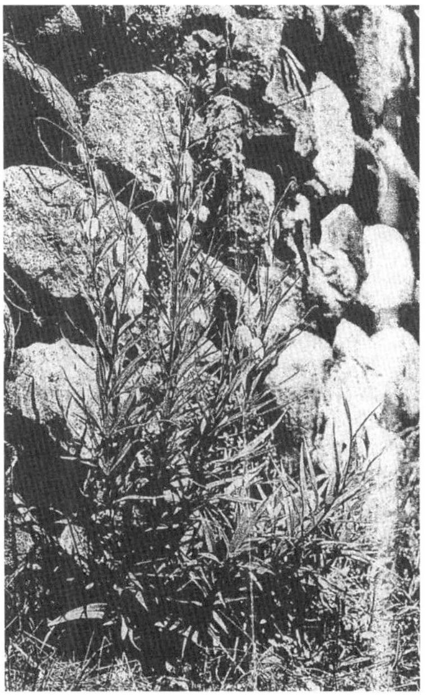

圖書出版 永林社

編 著 者(가나다 順)

김인락 · 김정훈 · 김형우 · 김호철
노성수 · 박성주 · 박용기 · 박지하
부영민 · 서부일 · 서영배 · 송호준
이경진 · 이금산 · 이동헌 · 이영종
이영철 · 임강현 · 조수인 · 정종길
주영승 · 최호영

머 리 말

2002년 11월 전국한의과대학 본초학교수들이 모여 본초학공동교재의 개정을 포함한 재 편찬을 결정한 후 매달 한 번씩 내용을 검토하기를 1년 3개월 만에 완성을 보게 되었다. 사실 1991년 한의과대학에서 최초로 본초학공동교재를 편찬한 후 10년이 지난 시점에서 새로운 편찬을 하는 것은 너무 늦은 감이 없지 않음을 고백하지 않을 수 없다. 그 동안 많은 수의 한약재가 한방의료에서 추가되어 왔고 새로운 본초학지식이 누적되어온 점등으로 볼 때 그러하고, 이런 점에서 우리의 결정은 늦었지만 의미 있는 작업이라고 생각한다.

한의학은 오랜 기간 동안 질병과의 투쟁과정에서 수많은 임상경험의 집약물이라고 말할 수 있다. 천연물질인 한약재는 수많은 변이조건 즉 생육조건과 채취시기 및 관리방법 등에 대한 기본적인 사항의 인지에서부터, 실제 임상에서 대하는 환자에게 직접 투여되어야하는 점에서 매우 넓은 범위의 지식을 필요로 함이 마땅하다. 그러나 편리함을 추구하는 시류는 이와 같은 점을 간과하고 있으며, 이는 치료율의 저하로 연결되는 점을 부인할 수 없을 것이다.

한의학에서 그 중요성을 설명하는 것이 오히려 이상할 정도인 본초학은 이제 새로운 면에서 그 내용을 정리해야 하는 것이 시대적인 소명이라고 본다. 한방의학 그 중에서도 한약물에 대한 관심은 이미 한의학전공자들의 범위를 벗어나 일반적인 것이 된 것이 최근의 경향이라면, 한방약물학의 전문가라고 자처하는 본초학교수들의 정리된 의견은 절대적으로 필요한 사항임을 설명할 필요가 없다고 생각한다. 더구나 세계적인 흐름인 개방화에 따라 중국산 수입한약재의 교역이 늘어남에 따라 이에 부합하는 내용의 보강은 필수적인 것이다.

오늘날 한의학은 제도권아래에서 인류의 보건을 담당하는 중요한 역할을 차지하고 있으며 이러한 요구는 천연약물에의 기대가 높아짐에 따라 점차 그 비중이 증대하고 있다. 이러한 상황에서 한약물에 대한 연구는 어느 때보다 절실하게 요구되어지고 있다. 즉 짧은 역사에서 빠른 발전을 거친 서양의학이 갖는 한계성에 대한 요구가 한약물에 대한 기대치를 높이고 있는 것이며, 인류의 건강증진에 동서의학의 차이가 있을 수 없다는 점 등이 이러한 점을 반영한다고 생각한다.

본서는 이러한 취지에서 계획되었고 진행되어왔다. 전체를 총론과 각론으로 구분하였는데, 총론에서는 본초학의 역사와 기미론 및 수치법등을 기술하였다. 각론에서는 2004년 현재 한국에서 전문적인 내용을 필요로 하는 한약재 450여종에 대하여 구체적이고 전문적인 내용을 정리하였다. 공정서를 기준으로 기원에 대한 정리를 시도하였으며, 해설을 보다 구체적으로 보강하였고, 특히 배합례에서 임상과의 연결을 위하여 기존의 처방예를 표시하였다는 점을 특징으로 하고 있다.

각 대학의 교수들이 공동집필한 내용을 체제에 맞게 정리하였지만, 교수들의 특성에 따라 일관성에서 부족함이 있음을 이해해주기 바라며, 이러한 부분에 대한 연구와 보완이 이루어질 것임을 약속하는 바이다.

본서가 한의과대학학생과 한의학전문가들에게 지침서로 활용되기를 기대하며, 기타 한방에 관계하는 제반학문과의 연결자료로 활용되기를 바라면서 서문에 가름하는 바이다.

2004년 3월 1일

본초학 공동교재편찬위원회 위원일동

개정 발간사

한의학은 오랫동안 질병을 치료하면서 축적된 인류의 많은 임상경험이 집약된 학문이며, 특히 그중 한약은 가장 중요한 치료수단이다. 한약재는 대부분 천연동식물에 기원을 두고 있어 생육환경, 채취시기, 가공법 및 관리법 등에 따라 효능이 다르게 나타난다. 따라서 우수한 치료효과를 얻기 위해서는 약물의 기원, 산지, 포제, 성미, 효능, 독성 및 임상에서의 응용 등 광범위한 지식이 필요하다.

본초학 공동교재는 2002년 11월, 전국한의과대학의 본초학 교수들이 모여 재편찬을 결정한 후, 1년 3개월간 매월 한 차례씩 내용 검토를 한 끝에 완성된 교재를 3차례에 걸쳐 교정을 하였다. 그 후 많은 종류의 한약재가 임상에서 추가로 사용되어져 왔고, 새로운 본초학 지식이 누적되었다. 또한 세계화의 추세에 따라 중국 등 외국산 수입 한약재의 교역이 늘어나고 있으며, 일부 혼동되어 유통되는 한약재들이 많아지고 있는 시대적 상황에 대처하기 위하여 2019년 봄에 다시 개정하기로 결정하였다.

개정판은 총론과 각론으로 구분하여, 총론에서는 본초학의 역사와 기미론 및 수치법 등을 기술하였다. 그리고 시대적 요구에 따라 도핑관련 한약재의 주의사항 및 CITES 품목 약재에 대하여 추가하였다. 각론에서는 백하수오와 서양삼을 추가하여 구체적으로 설명하였다. 공정서를 참조하여 한약재의 기원에 대한 정립을 시도하였으며, 해설을 보다 구체적으로 보강하였고, 특히 임상과의 연계를 위하여 배합례를 통해 응용처방을 예시하였다는 점이 특징이다.

각 대학의 교수들이 공동집필한 내용을 체제에 맞게 정리하였지만 교수들의 특성에 따라 일관성이 부족한 부분도 있음을 이해해주기 바라며, 이 책이 한의과대학 학생과 한의약과 관련된 제반 학문과의 연결 자료로 활용되기를 바라며 발간사에 갈음한다.

2007년(2차 개정), 2009년(3차 개정), 2020년(4차 개정)

본초학 공동교재편찬위원회 위원일동

目 次

머리말 ······ 3
개정 발간사 ······ 5

— 總 論 —

제 1 장 本草學의 定義 ······ 21

제 2 장 本草學의 歷史 ······ 22

제1절 우리나라의 本草史 22
1. 上古시대의 本草 22
2. 三國시대의 本草 23
3. 統一新羅時代의 本草 26
4. 南方 및 西域에서 의약품수입 28
5. 高麗시대의 本草學 29
6. 朝鮮시대의 本草學 31
朝鮮전기 31 / 朝鮮중기 35
朝鮮후기 37
7. 朝鮮말기의 本草學 39
8. 1900년~해방 이전의 本草學 40
9. 해방이후~1970년대의 本草學 42
10. 1970년대 이후의 本草學 43

제2절 中國의 本草史 44
1. 漢代 이전의 本草 44
2. 神農本草經 46
3. 魏晋·南北朝시대의 本草 49
4. 陶弘景의 本草校定 50
5. 隋唐·五代의 本草 52
6. 宋代의 本草 53
7. 金元시대의 本草 59
8. 明淸시대의 本草 64
9. 신해혁명~중화민국의 本草 70

제3절 日本의 本草史 71

제 3 장 藥 性 論 ······ 74

제1절 氣 味 74
1. 四 氣(四性) 74
(1) 四氣의 작용 74
(2) 反 治 76
2. 五 味 77
(1) 五味의 내용 77
(2) 藥性 五味의 作用 77
3. 五味의 운용 80

제2절 形 性 藥 性 81
1. 氣 臭 81
2. 色 82
3. 形 體 83

제3절 歸 經 84

제4절 引經과 藥引 85
1. 十二經 引經藥 86
2. 引經藥의 응용 87
3. 藥 引 87

제5절 升 降 浮 沈 88
1. 升降浮沈의 이론 89
(1) 氣味厚薄·陰陽 89
(2) 寒熱·溫涼(四氣) 89
(3) 辛·甘·酸·苦·鹹(五味) 89
(4) 藥用部位·形質 및 生熟 90
2. 藥 性 作 用 90
제6절 補 瀉 91
1. 補瀉의 운용 91
2. 五臟 苦欲補瀉 91
제7절 有毒藥과 無毒藥 92
1. 毒의 개념 93
2. 毒藥의 分類 93
3. 毒藥의 應用 94
(1) 劑量의 조절 94
(2) 炮製解毒 95
(3) 配伍制毒 95
제8절 配 伍 95
1. 七 情 95
(1) 七情의 분류 96
(2) 十八反과 十九畏 96
2. 藥 對 98
(1) 藥對 조합의 근거 98
(2) 藥對의 응용 98
3. 君·臣·佐·使 99

제4장 藥物의 用量과 禁忌 100

제1절 藥物의 用量 100
1. 약물의 성질과 용량의 관계 100
2. 藥物配合과 용량의 관계 100
3. 藥物劑量의 多少와 劑型과의 관계 101
4. 질병과 劑量의 관계 101
5. 體質과 용량의 관계 101
6. 계절과 지역의 다름과 용량의 관계 102
제2절 用 藥 禁 忌 102
1. 證 候 禁 忌 102
2. 配 伍 禁 忌 103
3. 姙娠用藥의 禁忌 103
4. 服藥禁忌 103
5. 도핑(Doping) 관련 약물 104

제5장 藥物의 採集과 貯藏 106

제1절 藥의 採集 106
1. 根과 根莖類 약재 106
2. 莖葉 全草類 약재 106
3. 花와 花粉 107
4. 樹皮와 根皮 107
5. 果實과 種子 107
6. 樹脂類 약재 108
7. 動物類 약재의 截取 108
제2절 藥의 貯藏 111
1. 貯藏前의 처리 111
2. 低溫 및 防濕貯藏 111
3. 避光貯藏 112
4. 防蟲貯藏 112
5. 密閉貯藏 112
6. 經驗貯藏 113
7. 한약재의 六陳八新說 113

제6장 藥物의 炮製 115

제1절 炮製의 定義 115
제2절 炮製의 目的 115
(1) 약물의 독성이나 부작용 감소 115
(2) 藥性의 변화 또는 완화 116
(3) 치료효과의 증대 116
(4) 약물의 작용부위 변화 또는 증대 116

(5) 調劑·製劑의 간편화 *116*
(6) 洗淨과 보존기간 연장 *117*
(7) 矯味矯臭 *117*

제3절 洗淨과 加工 *117*

1. 異物質을 제거하는 法 *117*
① 挑選 *117* / ② 篩選 *117*
③ 風選 *117* / ④ 洗漂 *117*
2. 非藥用 부위의 분리와 제거 *118*
(1) 去莖·去根 *118* / (2) 去枝莖 *118*
(3) 去皮殼 *118* / (4) 去毛 *119*
(5) 去蘆 *119* / (6) 去心 *119*
(7) 去核 *120* / (8) 去頭尾足翅 *120*
3. 기타 가공 *120*
(1) 碾搗 *120* / (2) 揉搓 *121*
(3) 製絨 *121* / (4) 拌衣 *121*

제4절 飮片切製 *121*

1. 飮片切製의 목적 *122*
2. 飮片의 형태 *122*
3. 飮片 形態의 선택원칙 *123*
4. 飮片切製의 방법 *124*
5. 切製 前의 水處理 *124*
(1) 상용 水處理法 *125*
(2) 藥材水處理의 효과적인 검사법 *126*
6. 飮片의 건조방법 *127*
(1) 자연건조 *127*
(2) 인공건조 *127*
(3) 飮片품질에 영향을 주는 요소 *128*

제5절 輔助材料 *129*

1. 固形 輔助材料 *129*
(1) 米 *129* / (2) 麥麩 *129*
(3) 白礬 *129* / (4) 豆腐 *129*
(5) 土 *130* / (6) 蛤粉 *130*
(7) 滑石粉 *130* / (8) 河砂 *130*
2. 液狀 輔助材料 *130*
(1) 酒 *130* / (2) 食醋 *131*
(3) 蜂蜜 *131* / (4) 藥汁 *131*
(5) 生薑汁 *132* / (6) 甘草汁 *132*
(7) 黑豆汁 *132* / (8) 食鹽水 *132*
(9) 米泔水 *133* / (10) 膽汁 *133*
(11) 기타 *133*

제6절 炮炙 *133*

1. 炒法 *134*
1) 淸炒法 *135*
2) 加輔料炒法 *136*
2. 炙法 *137*
1) 酒炙法 *137* / 2) 醋炙法 *138*
3) 鹽炙法 *139* / 4) 薑炙法 *140*
5) 蜜炙法 *141* / 6) 油炙法 *142*
3. 煆法 *143*
(1) 明煆法 *143* / (2) 煆淬法 *144*
(3) 密閉煆法 *144*
4. 蒸·煮·燀法 *145*
(1) 蒸法 *145* / (2) 煮法 *146*
(3) 燀法(水燙) *146*
5. 複製法 *147*
6. 醱酵發芽法 *147*
(1) 醱酵法 *147* / (2) 發芽法 *148*
7. 기타제법 *148*
(1) 製霜法 *148* / (2) 烘焙法 *148*
(3) 煨法 *149* / (4) 提淨法 *149*
(5) 水飛法 *149* / (6) 乾餾法 *150*
(7) 昇華法 *150* / (8) 阿膠製法 *150*

— 各 論 —

제1장 解 表 藥 153

제1절 發散風寒藥 153
麻 黃 Ephedrae Herba 154
桂 枝 Cinnamomi Ramulus 156
紫蘇葉 Perillae Folium 157
荊 芥 Schizonepetae Spica 159
羌 活 Osterici seu Notopterygii Radix et Rhizoma 160
白 芷 Angelicae Dahuricae Radix 163
防 風 Saposhnikoviae Radix 164
藁 本 Ligustici Tenuissimi Rhizoma et Radix 166
辛 荑 Magnoliae Flos 167
細 辛 Asiasari Radix et Rhizoma 169
生 薑 Zingiberis Rhizoma Recens 171
香 薷 Elsholtziae Herba 173
葱 白 Allii Fistulosi Bulbus 174
檉 柳 Tamaricis Cacumen 175
蒼耳子 Xanthii Fructus 176
제2절 發散風熱藥 178
薄 荷 Menthae Herba 178
『附 1』薄荷油 180
『附 2』薄荷腦 180
牛蒡子 Arctii Fructus 180
桑 葉 Mori Folium 181
菊 花 Chrysanthemi Flos 183
葛 根 Puerariae Radix 184
『附』葛花 Puerariae Flos 185
柴 胡 Bupleuri Radix 186
升 麻 Cimicifugae Rhizoma 188
蔓荊子 Viticis Fructus 190
淡豆豉 Glycine Semen Preparata 191
蟬 蛻 Cicadidae Periostracum 193
浮 萍 Spirodelae Herba 194
木 賊 Equiseti Herba 195

제2장 清 熱 藥 197

제1절 清熱瀉火藥 198
石 膏 Gypsum Fibrosum 198
知 母 Anemarrhenae Rhizoma 200
蘆 根 Phragmitis Rhizoma 202
瓜蔞根 Trichosanthis Radix 203
竹 葉 Phyllostachyos Folium 205
梔 子 Gardeniae Fructus 206
夏枯草 Prunellae Spica 208
淡竹葉 Lophatheri Herba 209
密蒙花 Buddlejae Flos 210
青葙子 Celosiae Semen 211
槐 角 Sophorae Fructus 212
제2절 清熱燥濕藥 213
黃 芩 Scutellariae Radix 214
黃 連 Coptidis Rhizoma 216
黃 柏 Phellodendri Cortex 219
龍膽草 Gentianae Scabrae Radix et Rhizoma 221
苦 參 Sophorae Radix 222
白鮮皮 Dictamni Radicis Cortex 224
大豆黃卷 Glycine Semen Germinatum 225
제3절 清熱涼血藥 226
犀 角 Rhinoceri Cornu 226
地 黃 Rehmanniae Radix 228
玄 參 Scrophulariae Radix 230
牡丹皮 Moutan Radicis Cortex 232
赤芍藥 Paeoniae Radix Rubra 233
紫 草 Lithospermi Radix 235

제4절 清熱解毒藥 236
金銀花 Lonicerae Flos 237
連 翹 Forsythiae Fructus 239
蒲公英 Taraxaci Herba 240
紫花地丁 Violae Herba 242
大青葉 Isatidis Folium 243
板藍根 Isatidis Radix 244
青 黛 Indigo Pulverata Levis 245
牛 黃 Bovis Calculus 247
馬齒莧 Portulacae Herba 248
白頭翁 Pulsatillae Radix 249
秦 皮 Fraxini Cortex 250
敗 醬 Patriniae Radix 251
白花蛇舌草 Hedyotidis Herba 253
熊 膽 Ursi Fel 254
白 蘞 Ampelopsis Radix 255
漏 蘆 Rhapontici Radix 256
山慈姑 Cremastrae Tuber 257
綠 豆 Phaseoli Radiatae Semen 258
委陵菜 Potentillae Herba 259
野菊花 Chrysanthemi Indici Flos 260
忍冬藤 Lonicerae Caulis 261
蚤 休 Paridis Rhizoma 262
半邊蓮 Lobeliae Chinensis Herba 263
土茯苓 Smilacis Rhizoma 265
魚腥草 Houttuyniae Herba 266
射 干 Belamcandae Rhizoma 267
山豆根 Sophorae Tonkinensis Radix et Rhizoma 269
제5절 清虛熱藥 270
青 蒿 Artemisiae Annuae Herba 270
白 薇 Cynanchi Atrati Radix et Rhizoma 272
地骨皮 Lycii Radicis Cortex 273
銀柴胡 Stellariae seu Gypsophilae Radix 275
胡黃連 Picrorhizae Rhizoma 276

제 3 장 瀉 下 藥 278

제 1 절 攻 下 藥 278
大 黃 Rhei Radix et Rhizoma 279
芒 硝 Natrii Sulfas 281
蘆 薈 Aloe 283
제 2 절 潤 下 藥 284
火麻仁 Cannabis Semen 284
郁李仁 Pruni Japonicae Semen 285
제 3 절 峻下逐水藥 287
甘 遂 Euphorbiae Kansui Radix 287
大 戟 Euphorbiae Pekinensis Radix 288
芫 花 Genkwae Flos 289
牽牛子 Pharbitidis Semen 291
商 陸 Phytolaccae Radix 292
巴 豆 Crotonis Semen 293
續隨子 Euphorbiae Lathyridis Semen 295

제 4 장 祛風濕藥 297

제 1 절 祛風濕止痹痛藥 298
獨 活 Araliae Continentalis Radix 298
威靈仙 Clematidis Radix et Rhizoma 300
防 己 Sinomeni Caulis et Rhizoma 301
秦 艽 Gentianae Macrophyllae Radix 303
海桐皮 Kalopanacis Cortex 305
草 烏 Aconiti Ciliare Tuber 306
蠶 沙 Bombycis Faeces 307
馬錢子 Strychni Semen 308
제 2 절 舒筋活絡藥 309
木 瓜 Chaenomelis Fructus 310
絡石藤 Trachelospermi Caulis 311
桑 枝 Mori Ramulus 312
金錢白花蛇 Bungarus Parvus 313

蘄　蛇 Agkistrodon *314*
豨薟草 Siegesbeckiae Herba *316*
烏梢蛇 Zaocys *317*
臭梧桐 Clerodendri Trichotomi Folium *318*

제 3 절　祛風濕强筋骨藥 *319*
五加皮 Acanthopanacis Cortex *320*
虎　骨 Tigridis Os *321*
槲寄生 Visci Ramulus et Folium *323*
桑寄生 Loranthi Ramulus et Folium *324*

제 5 장　芳香化濕藥 *326*

蒼　朮 Atractylodis Rhizoma *326*
厚　朴 Magnoliae Cortex *328*
藿　香 Agastachis Herba *329*
砂　仁 Amomi Fructus *331*
白豆蔲 Amomi Fructus Rotundus *333*
草豆蔲 Alpiniae Katsumadai Semen *334*
草　果 Amomi Tsao-ko Fructus *335*
佩　蘭 Eupatorii Herba *337*

제 6 장　利水滲濕藥 *339*

제 1 절　利水退腫藥 *339*
茯　苓 Poria Sclerotium *340*
猪　苓 Polyporus *342*
澤　瀉 Alismatis Rhizoma *343*
意苡仁 Coicis Semen *344*
冬瓜皮 Benincasae Exocarpium *346*
赤小豆 Vignae Angularis Semen *347*
玉蜀黍蕊 Maydis Stigma *348*

제 2 절　利尿通淋藥 *349*
車前子 Plantaginis Semen *349*
木　通 Akebiae Caulis *351*
滑　石 Talcum *352*
通　草 Tetrapanacis Medulla *353*
海金沙 Lygodii Spora *354*
石　韋 Pyrrosiae Folium *355*
萆　薢 Tokoro Rhizoma *356*
地膚子 Kochiae Fructus *357*
萹　蓄 Polygoni Avicularis Herba *358*
瞿　麥 Dianthi Herba *359*
冬葵子 Malvae Semen *360*
燈心草 Junci Medulla *361*
三白草 Saururi Herba *362*
茵蔯蒿 Artemisiae Capillaris Herba *363*
金錢草 Lysimachiae Herba *364*

제 7 장　溫 裏 藥 *366*

附　子 Aconiti Lateralis Radix Preparata *366*
川烏頭 Aconiti Tuber *368*
乾　薑 Zingiberis Rhizoma *369*
肉　桂 Cinnamomi Cortex *371*
吳茱萸 Euodiae Fructus *372*
蜀　椒 Zanthoxyli Pericarpium *374*
蓽　撥 Piperis Longi Fructus *375*
蓽澄茄 Cubebae Fructus *376*
丁　香 Syzygii Flos *377*
高良薑 Alpiniae Officinari Rhizoma *378*
小茴香 Foeniculi Fructus *379*
胡　椒 Piperis Nigri Fructus *380*

제 8 장　理 氣 藥 *382*

陳　皮 Citri Unshius Pericarpium *382*
靑　皮 Citri Unshius Pericarpium Immaturus *384*
枳　實 Ponciri Fructus Immaturus *385*
枳　殼 Aurantii Fructus Immaturus *386*
木　香 Aucklandiae Radix *388*

香附子 Cyperi Rhizoma 389
烏　藥 Linderae Radix 390
沈　香 Aquilariae Lignum Resinatum 392
川楝子 Meliae Fructus 393
荔枝核 Litchi Semen 394
青木香 Aristolochiae Radix 395
薤　白 Allii Macrostemi Bulbus 396
檀　香 Santali Albi Lignum 397
柿　蒂 Kaki Calyx 398
玫瑰花 Rosae Rugosae Flos 399
大腹皮 Arecae Pericarpium 400
土木香 Inulae Heleni Radix 401
甘松香 Nardostachyos Radix et Rhizoma 402

제 9 장 消 食 藥 ······ 404

山　楂 Crataegi Fructus 404
神　麯 Massa Medicata Fermentata 405
麥　芽 Hordei Fructus Germinatus 406
穀　芽 Oryzae Fructus Germinatus 407
萊菔子 Raphani Semen 408
鷄內金 Galli Gigeriae Endothelium Corneum 409

제 10 장 驅 蟲 藥 ······ 411

使君子 Quisqualis Fructus 411
苦楝皮 Meliae Cortex 412
檳榔子 Arecae Semen 413
雷　丸 Omphalia 414
鶴　虱 Carpesii Fructus 415
榧　子 Torreyae Semen 416
蕪　荑 Ulmi Semen Pasta 417
貫　衆 Dryopteridis Crassirhizomatis Rhizoma 418

제 11 장 止 血 藥 ······ 420

제 1 절 收斂止血藥 420
龍牙草 Agrimoniae Herba 420
白　芨 Bletillae Rhizoma 421
棕櫚皮 Trachycarpi Petiolus 423
藕　節 Nelumbinis Rhizomatis Nodus 424
제 2 절 涼血止血藥 425
大　薊 Cirsii Herba 425
小　薊 Breeae Herba 426
地　楡 Sanguisorbae Radix 427
槐　花 Sophorae Flos 428
側柏葉 Thujae Orientalis Folium 430
白茅根 Imperatae Rhizoma 431
羊蹄根 Rumecis Radix 432
제 3 절 化瘀止血藥 433
三　七 Notoginseng Radix et Rhizoma 433
蒲　黃 Typhae Pollen 434
茜草根 Rubiae Radix 435
제 4 절 溫經止血藥 436
艾　葉 Artemisiae Argyi Folium 437

제 12 장 活血祛瘀藥 ······ 439

川　芎 Cnidii Rhizoma 440
乳　香 Olibanum 441
沒　藥 Myrrha 442
玄胡索 Corydalis Rhizoma 444
鬱　金 Curcumae Radix 445
薑　黃 Curcumae Longae Rhizoma 446
莪　朮 Curcumae Rhizoma 447
三　稜 Sparganii Rhizoma 449

丹　參 Salviae Miltiorrhizae Radix *450*
虎杖根 Polygoni Cuspidati Rhizoma et Radix *451*
益母草 Leonuri Herba *452*
桃　仁 Persicae Semen *454*
紅　花 Carthami Flos *455*
五靈脂 Trogopterorum Faeces *456*
牛　膝 Achyranthis Radix *458*
穿山甲 Manitis Squama *459*
蟅　蟲 Eupolyphaga *461*
水　蛭 Hirudo *462*
澤　蘭 Lycopi Herba *463*
淩霄花 Campsitis Flos *465*
自然銅 Pyritum *466*
王不留行 Melandrii Herba *467*
蘇　木 Sappan Lignum *468*
乾　漆 Lacca Rhois Exsiccata *469*
皂角刺 Gleditsiae Spina *470*
血　竭 Draconis Sanguis *471*
茺蔚子 Leonuri Semen *472*
卷　柏 Selaginellae Herba *473*
鷄血藤 Spatholobi Caulis *474*

제 13 장 化痰止咳平喘藥 *476*

제 1 절 溫化寒痰藥 *476*
半　夏 Pinelliae Tuber *477*
天南星 Arisaematis Rhizoma *479*
白附子 Aconiti Koreani Radix *481*
白芥子 Brassicae Semen *482*
皂　莢 Gleditsiae Fructus *483*
旋覆花 Inulae Flos *485*
白　前 Cynanchi Stauntonii Rhizoma et Radix *486*

제 2 절 清化熱痰藥 *487*
前　胡 Peucedani Radix *488*
桔　梗 Platycodonis Radix *489*
瓜　蔞 Trichosanthis Fructus *491*
川貝母 Fritillariae Cirrhosae Bulbus *492*
浙貝母 Fritillariae Thunbergii Bulbus *494*
天竺黃 Bambusae Concretio Silicea *495*
竹　茹 Phyllostachyos Caulis in Taeniam *496*
竹　瀝 Bambusae Sulcus *497*
青礞石 Chloritum *498*
海　藻 Sargassum *499*
昆　布 Laminariae Thallus(Eckloniae Thallus) *500*
胖大海 Sterculiae Lychnophorae Semen *502*
枇杷葉 Eriobotryae Folium *503*
冬瓜子 Benincasae Semen *504*

제 3 절 止咳平喘藥 *505*
杏 仁 Armeniacae Semen *505*
百部根 Stemonae Radix *506*
紫　菀 Asteris Radix et Rhizoma *508*
款冬花 Farfarae Flos *509*
蘇　子 Perillae Fructus *510*
桑白皮 Mori Radicis Cortex *511*
葶藶子 Lepidii Seu Descurainiae Semen *512*
馬兜鈴 Aristolochiae Fructus *513*
白　果 Ginkgonis Semen *515*

제 14 장 安 神 藥 *517*

朱　砂 Cinnabaris *517*
磁　石 Magnetitum *519*
龍　骨 Fossilia Ossis Mastodi *520*
琥　珀 Succinum *521*
酸棗仁 Zizyphi Spinosae Semen *522*
柏子仁 Thujae Semen *524*
遠　志 Polygalae Radix *525*
合歡皮 Albizziae Cortex *526*
靈　芝 Ganoderma *527*
夜交藤 Polygoni Multiflori Ramulus *529*

제 15 장 平 肝 藥 ………………………………………… 531

제 1 절 平肝息風藥 531
羚羊角 Gazellae seu Saigae Cornu 532
釣鉤藤 Uncariae Ramulus cum Uncus 533
天 麻 Gastrodiae Rhizoma 535
白殭蠶 Batryticatus Bombyx 536
全 蝎 Scorpio 538
蜈 蚣 Scolopendra 539
蚯 蚓 Lumbricus 541
決明子 Cassiae Semen 542
제 2 절 平肝潛陽藥 543
石決明 Nardotidis seu Sulculii Concha 544
牡 蠣 Ostreae Testa 545
珍 珠 Margarita 546
代赭石 Haematitum 547
白蒺藜 Tribuli Fructus 549

제 16 장 開 竅 藥 ………………………………………… 551

麝 香 Moschus 552
冰 片 Borneolum 554
石菖蒲 Acori Graminei Rhizoma 555
蘇合香 Liquidambaris Storax 557
安息香 Benzoinum 558
蟾 酥 Bufonis Venenum 559
樟 腦 Camphorum 561

제 17 장 補益藥 ………………………………………… 563

제 1 절 補氣藥 564
人 蔘 Ginseng Radix 565
西洋參 Panacis Quinquefolii Radix 568
黨 參 Codonopsis Pilosulae Radix 569
黃 芪 Astragali Radix 570
白 朮 Atractylodis Rhizoma Alba 572
山 藥 Dioscoreae Rhizoma 574
白扁豆 Dolichoris Semen 575
甘 草 Glycyrrhizae Radix et Rhizoma 577
大 棗 Zizyphi Fructus 579
蜂 蜜 Mel 580
제 2 절 補 陽 藥 581
鹿 茸 Cervi Parvum Cornu 582
鹿 角 Cervi Cornu 584
鹿角膠 Cervi Cornus Colla 585
鹿角霜 Cervi Cornus Degelatinatum 586
巴戟天 Morindae Radix 587
肉蓯蓉 Cistanchis Herba 589
仙 茅 Curculiginis Rhizoma 591
淫羊藿 Epimedii Herba 592
胡蘆巴 Trigonellae Semen 594
杜 仲 Eucommiae Cortex 595
續 斷 Dipsaci Radix 597
補骨脂 Psoraleae Semen 599
狗 脊 Cibotii Rhizoma 600
益智仁 Alpiniae Oxyphyllae Fructus 602
骨碎補 Drynariae Rhizoma 603
冬蟲夏草 Cordyceps 604
蛤 蚧 Gecko 606
胡桃仁 Juglandis Semen 607
紫河車 Hominis Placenta 608
菟絲子 Cuscutae Semen 609
沙苑蒺藜 Astragali Complanati Semen 611
鎖 陽 Cynomorii Herba 612
韭 子 Allii Tuberosi Semen 613
陽起石 Tremolitum 615
海狗腎 Callorhini Testis et Penis 616
海 馬 Hippocampus 617
蛇床子 Cnidi Fructus 619
제 3 절 補 血 藥 621
當 歸 Angelicae Gigantis Radix 621
熟地黃 Rehmanniae Radix Preparata 624

白芍藥 Paeoniae Radix Alba *626*
何首烏 Polygoni Multiflori Radix *627*
白何首烏 Cynanchi Wilfordii Radix *629*
阿 膠 Asini Corii Colla *630*
龍眼肉 Longan Arillus *632*
제 4 절 補陰藥 *633*
沙 參 Adenophorae Radix *634*
『附 1』 羊乳 *635*
『附 2』 北沙參(海防風) *636*
『附 3』 薺苨 *637*
麥門冬 Liriopis seu Ophiopogonis Tuber *637*
天門冬 Asparagi Tuber *639*
石 斛 Dendrobii Herba *640*
玉 竹 Polygonati Odorati Rhizoma *642*
黃 精 Polygonati Rhizoma *643*
百 合 Lilii Bulbus *645*
枸杞子 Lycii Fructus *646*
桑椹子 Mori Fructus *648*
旱蓮草 Ecliptae Herba *649*
女貞子 Ligustri Fructus *650*
龜 板 Testudinis Chinemis Plastrum et Carapax *651*
鱉 甲 Pelodiscis Carapax *653*
黑芝麻 Sesami Semen Nigrum *655*
楮實子 Broussonetiae Fructus *656*

제 18 장 收澀藥 *658*

제 1 절 止汗藥 *658*
浮小麥 Tritici Fructus Levis *659*
麻黃根 Ephedrae Radix et Rhizoma *660*
糯稻根 Oryzae Rhizoma et Radix *661*
제 2 절 止瀉藥 *662*
訶 子 Terminaliae Fructus *662*
肉豆蔲 Myristicae Semen *664*
赤石脂 Halloysitum Rubrum *665*
烏 梅 Mume Fructus *667*
罌粟殼 Papaveris Pericarpium *668*
禹餘糧 Limonitum *669*
石榴皮 Granati Pericarpium *670*
椿 皮 Ailanthi Cortex *671*
五倍子 Galla Rhois *672*
제 3 절 澀精 縮尿 止帶藥 *674*
五味子 Schisandrae Fructus *674*
蓮子肉 Nelumbinis Semen *676*
芡 實 Euryales Semen *677*
山茱萸 Corni Fructus *678*
金櫻子 Rosae Laevigatae Fructus *680*
桑螵蛸 Mantidis Ootheca *681*
覆盆子 Rubi Fructus *683*
海螵蛸 Sepiae Endoconcha *684*
白 礬 Alumen *685*

제 19 장 涌吐藥 *687*

瓜 蒂 Melonis Pedicellus *688*
常 山 Dichroae Radix *689*
膽 礬 Chalcanthitum *691*
藜 蘆 Veratri Rhizoma et Radix *692*

제 20 장 外用藥 *694*

硫 黃 Sulfur *694*
砒 石 Arsenicum Sublimatum *695*
雄 黃 Realgar *696*
輕 粉 Calomelas *698*
鉛 丹 Minium *699*
爐甘石 Calamina *700*
硼 砂 Borax *701*
斑 蝥 Cantharides *702*
露蜂房 Vespae Nidus *703*
大風子 Hydnocarpi Semen *704*
木槿皮 Hibisci Cortex *705*

附錄(가나다순) 707

茄　子 Solani Melongenae Fructus *707*
降眞香 Dalbergiae Odoriferae Lignum *707*
粳　米 Oryzae Semen *707*
乾　栗(黃栗,栗子) Castaneae Semen 708
景　天 Sedi Herba *708*
鷄冠花 Celosiae Cristatae Flos *708*
苦　木 Picrasmae Lignum *709*
穀精草 Eriocauli Herba *709*
骨膽草根 Caraganae Radix *709*
枸骨葉 Ilicis Cornutae Folium *710*
九折草 Chrysanthemi Zawadskii Herba *710*
膠　飴 Saccharum Granorum 710
拳　參 Bistortae Rhizoma 710
鬼箭羽 Euonymi Ramili Suberalatum *711*
金　箔 Aurum *711*
急性子 Impatientis Semen *711*
吉草根 Valerianae Radix et Rhizoma *712*
狼　毒 Euphorbiae Fischerianae Radix *712*
莨菪根 Scopoliae Rhizoma *712*
老鸛草 Geranii Herba *713*
螻　蛄 Gryllotalpae Corpus *713*
玳　瑁 Eretmochelyos Carapax *713*
馬　勃 Lasiosphaera Seu Calvatia *714*
馬鞭草 Verbenae Herba *714*
虻　蟲 Tabanus *714*
棉實子 Gossypii Semen *715*
木鱉子 Momordicae Semen *715*
文　蛤 Meretricis Concha *715*
半枝蓮 Scutellaria Barbatae Herba *716*
白屈菜 Chelidonii Herba *716*
翻白草 Potentillae Discoloris Herba *716*
寶　豆 Strychni Ignatii Semen *717*
伏龍肝 Terba Flava Usta *717*
絲瓜絡 Luffae Fructus Retinervus *717*
山　柰 Kaempferia Rhizoma *717*
徐長卿 Cynanchi Paniculati Radix et Rhizoma *718*
西紅花 Croci Stigma *718*
松　葉 Pini Polium *718*
松　節 Pini Ramulus Nodus *719*
松花粉 Pini Pollen *719*
水牛角 Bubali Cornu *719*
水紅花子 Polygoni Orientalis Fructus *719*
鴉膽子 Bruceae Fructus *720*
阿　魏 Ferulae Resina *720*
鴨跖草 Commelinae Herba *720*
櫻桃肉 Pruni Fructus *721*
夜明砂 Vespertilii Faeces *721*
預知子 Akebiae Fructus *721*
瓦楞子 Scapharcae seu Tegillarcae Concha *722*
瓦　松 Orostachyos Herba *722*
劉寄奴 Artemisiae Anomalae Herba *722*
楡白皮 Ulmi Macrocarpae Cortex *723*
刺五加 Acanthopanacis Senticosi Radix et Caulis *723*
猪　膽 Suis Fel *723*
苧麻根 Boehmeriae Radix *723*
蠐　螬 Holotrichia *724*
枳椇子 Hovenia Semen seu Fructus *724*
珍珠母 Margaritifera Usta Concha *724*
蜀葵花 Althaeae Flos *725*
澤　漆 Euphorbiae Helioscopiae Herba *725*
八角回香 Illici Veri Fructus *725*
葡萄根 Vitaceae Radix *726*
蓖麻子 Ricini Semen *726*
寒水石 Glauberitum *726*
海浮石 Pumex *726*
海　參 Stichopus *727*
海風藤 Piperis Kadsurae Caulis *727*
花蕊石 Ophicalcitum *727*
樺　皮 Betulae Cortex *728*
黑　豆 Glycine Semen Nigra *728*

學 名 Index 729
우리말 찾아보기 743

總 論

제1장 本草學의 定義 ············ 21
제2장 本草學의 歷史 ··············· 22
제3장 藥 性 論 ························· 74
제4장 藥物의 用量과 禁忌 ····100
제5장 藥物의 採集과 貯藏 ····106
제6장 藥物의 炮製 ··················115

제1장 本草學의 定義

전 세계적으로 분포하는 식물, 동물 및 광물 가운데 문헌에 기록되어 있는 약물의 종류는 8000종 이상에 달하며, 인류는 수천 년 동안 질병을 예방하고 치료하기 위한 목적으로 이를 응용하여 왔다. 이러한 약물을 총칭하여 예부터 本草라 하며, 本草의 범위는 자연에서 순수하게 얻어지는 본래의 약물 또는 그 製劑와 인공적으로 가공된 純化學品 등이라 말할 수 있다.

本草學은 本草에 대한 基原·採集·炮製·歸經·性味·效能·主治·禁忌 등을 연구하는 학문을 말한다. 本草學은 이 외에도 약물에 관한 역사와 감별, 산지 등에 관해서도 연구하며 최근에는 한약재의 규격설정에 필요한 이화학적인 방법과 성분, 약리 등에 관해서도 연구되어지고 있다.

本草는 크게 식물류, 동물류, 광물류 등으로 분류하는데 그 중 식물류가 절대적 다수를 차지하므로『本草』라 명명하였다.

일반적으로 韓藥·民間藥·生藥의 개념을 혼돈하기 쉬운데, 韓藥은 韓醫學의 기본이론을 바탕으로 질병의 예방이나 치료를 위하여 사용하는 天然物 또는 湯劑·丸劑·散劑·膏劑·丹劑·酒劑·沖劑 등의 가공된 약물을 말하고, 民間藥은 관습적으로 민간에서 전하여져서 널리 사용되어 온 약물로서 가공한 천연약물을 포괄하며, 生藥은 서양의학의 기본이론을 바탕으로 질병의 치료나 예방에 필요로 하는 약을 개발하기 위하여 천연물을 가공하고, 유효성분을 규명하여 약리효과를 입증하는데 사용되는 천연물을 말한다.

제2장 本草學의 歷史

제1절 우리나라의 本草史

한의학은 중국으로부터 우리나라에 유입되어 질병치료에 있어 중요한 역할을 했음은 부정할 수 없는 일이다. 그러나 우리나라는 동시에 자체적으로 발생한 치료방법과 약물들을 응용하였는데, 이러한 제반 내용은 시대에 따라 약간의 차이를 나타내고 있다.

1. 上古시대의 本草

우리나라에 지금까지 전해오는 古文獻 중에서, 本草學에 관련된 부분은 원시시대 神市 神話인 檀君神話에 나타나 있다. 三國遺事의 檀君王儉의 기록에 보면, "雄率徒三千 降於太伯山頂 神檀樹下 謂之神市 是謂桓雄天王也 將風伯雨師雲師而主穀主命主病主刑主善惡 凡主人間三百六十餘事 在世理化 時有一熊一虎 同穴而居 常祈于神雄願化爲人 時神遺靈艾一炷蒜二十枚 曰爾輩食之 不見日光百日 便得人形 熊虎得而食之忌三七日 熊得女身 虎不得忌而不得人身 熊女者無與爲婚 故每於檀樹下 呪願有孕 雄乃假化 而婚之 孕生子 號曰檀君王儉"이라 쓰여 있다. 여기에서 살펴보면 한방치료법 중 이미 祈禱(呪願)·禁忌·藥物療法 등이 원시주민들의 치료수단으로 시행되었음을 알 수 있다. 특히 藥物療法은 桓雄天王이 熊과 虎를 사람의 몸으로 변하게 하는 수단으로 靈艾一炷와 蒜二十枚를 먹으라고 내려준 것으로 기술되어 있는데, 이것은 艾와 蒜이 熊과 虎를 사람의 몸으로 변하게 하기 위한 약물이었으며 이는 당시에 이미 이러한 것을 약품 및 식이요법으로 응용하고 있었음을 알 수 있다. 그러나 이러한 약물이 神市시대에 어떠한 질병에 어떻게 사용된 것인지를 짐작할 수 있는 내용은 찾아 볼 수가 없다. 다만 艾와 蒜에 관하여는 陶弘景의 [名醫別錄]에서 처음으로 기재됨을 볼 수 있을 뿐이다. 그러므로 이 약물들은 우리나라에서 먼저 응용되었던 약물로 추정되어지며, 문헌만으로는 이것들의 사용 연대를 알 수가 없으나 적어도 중국의 영향을 받지 않고 독자적으로 발전된 것으로 생각된다. 그 후 高句麗·新羅·百濟의 삼국시대에 이르러 醫藥이 왕성하게 발전되었으며, 중국과의 의약지식에 관한 교류도 활발하게 진행되었다. 뿐만 아니라,

이러한 내용은 일본에까지 전해져 일본 皇漢醫學의 발전에 큰 몫을 하였다. 단군신화의 이러한 내용은 高麗말 李承休의 [帝王韻紀]나 [世宗地理志 檀君古記]에는 "飮藥成人身"이라고만 적혀 있고 艾와 蒜에 대해서는 언급이 없다.

이상 우리나라 開國神話 속에 나오는 전설에서 本草學의 일부분을 엿볼 수 있듯이, 우리나라 本草學은 역사의 태동 때부터 함께 함으로써 우리나라의 독특한 의약발전의 기틀이 되었다.

2. 三國시대의 本草

우리나라에 한의학이 본격적으로 수입되기 시작한 것은 高句麗·百濟·新羅의 삼국시대로서, 삼국 중에서는 지리적으로 중국과 가장 가까워서 접촉이 용이했던 高句麗에서부터 시작되었다. 高句麗는 같은 시기 중국의 漢魏시대로부터 漢土문화의 영향을 많이 받았으며 韓醫書가 수입되기는 高句麗 平原王 3년(隨 文帝, 天嘉 2년, 서기 561년)에 중국 江南에 건국한 吳나라의 知聰이라는 사람이 內外典·藥書·明堂圖 등 164卷을 가지고 高句麗에 입국하면서 부터이며 일본에 欽明王 22년에 귀화하였다. 知聰이 전한 內外典 藥書 및 明堂圖는 당시 중국에서 중요한 醫藥書로서 중국으로부터 먼저 高句麗에 전해지고 다시 일본으로 전해진 것이다. 고구려는 名醫 德來를 일본에 파견할 정도로 의약기술이 발전하였으며 西川王시대에는 溫泉療法이 창시되기도 했다. 이때 전해진 醫藥書 164卷은 현재 그 내용을 완전히 파악하기는 어려우나 內外典은 [漢書藝文志]에 기재되어 있는 [黃帝內經 18卷(素門 9卷, 鍼經 9卷), 外經 37卷(12卷本 또는 32卷本)] 등의 醫經을 비롯하여 [隨書經籍誌]에 수록된 西晋의 [王叔和 脈經 十卷], [黃帝八一難 二卷] 등이었을 것으로 추정되며, 本草書로는 [神農本草(雷公集註)]와 後漢 때 華陀의 弟子인 吳普의 [吳普本草六卷], 李當之의 [本草經一卷], [桐君藥錄 三卷], 陶弘景의 [神農本草經 三卷] 및 [集注 七卷], [名醫別錄 三卷]이었을 것이고, 明堂圖에 관계되는 서적으로는 西晋 皇甫謐의 [黃帝甲乙經 十卷], [明堂孔穴圖 三卷] 등을 들 수 있다. 한편 약물의 製造術이 발달되었는데, 陶弘景의 [本草經集注] 金屑條에 "凡金屑避惡而有毒 不鍊服之 殺人——高麗扶南及西域外國成器 皆鍊熟可服"의 내용이나 高句麗의 壁畵塗料 등을 보면 이를 엿볼 수 있으나, 그 실제의 내용은 전해지지 않는다. 아울러 이와 같은 韓醫書들이 어느 정도 실용화되었으며 高句麗 의학에 영향을 주었는지는 알 수 없으나, 아직까지는 중국에 많은 부분을 의존했으리라고 보여진다.

그 다음은 百濟로서 漢民族과의 접촉이 高句麗보다는 늦지만 西東兩晋의 시대에 그 자취를 볼 수 있다. 중국과는 해양을 사이에 두고 있는 지리적인 조건으로

高句麗를 통한 육지교통과 해양을 통한 해로교통이 매우 유리했던 것이 주요인으로서, 중국의 南朝시대에 이르러서는 그 영향이 매우 활발해졌음을 알 수 있다. 그 외에 晋나라 葛洪의 저서인 [肘後方 六卷]이 百濟에 수입된 것도, 이 책의 내용이 百濟시대에 저술된 處方書인 [百濟新集方]에 인용되어 있는 것으로 보아 추정할 수 있다. 이외에 [後周書異傳]에 의하면 "百濟의 陰陽五行을 알고, 또 醫藥·卜筮·占相 등의 術로 이해한다"고 한 내용 등에서도 중국과의 교류를 알 수 있다. 이와 같이 陶弘景이 편집한 [名醫別錄]이나 [神農本草經集注] 등에 약물의 산지로서 우리나라 삼국시대의 地名이 수록되어 있는 것으로 보아, 이러한 서적들이 이미 고구려와 백제에 전해졌을 것은 더욱 분명한 일이다.

구체적인 예를 들면, 陶弘景(452～536年)의 [神農本草經集注]에 百濟 人蔘에 대하여 기록되어 있는데, 人蔘의 형태학적 특징을 다음과 같이 설명하고 있다.

"人蔘乃重百濟者 形細而堅白 氣味薄於上黨 次用高麗 高麗卽是遼東 形大而虛軟不及百濟"라 하여 最良品이 上黨人蔘, 그 다음이 形細堅白한 百濟産이고 그 다음이 高麗産이라고 하였다. 이외에 약물의 산지로 高句麗와 百濟 등이 열거된 경우는 많이 등장한다(예 : 金屑 細辛 五味子 款冬花 昆布 藺茹 蕪荑 銀屑 白附子 蜈蚣). 이때의 人蔘은 野生山蔘으로 그 당시 중국 梁나라의 貢品으로 사용된 듯하다.

百濟에서 本草學이 발달된 것은 당시 제도적으로 藥部라는 醫藥官署가 설치되어 있었으며 醫學博士와 특히 採藥師의 관직이 있어 질병치료와 약물채취의 업무를 관장했던 것 등에서 살펴볼 수 있다. 이때 採藥師들의 本草學 지식은 상당한 수준에 이르렀다고 되어 있다. 西紀 554년에는 採藥師 潘量豐·丁有陀 등이 渡日했으며, 西紀 671년에는 百濟사람으로 일본의 大山下 職位를 받은 木日比子·贊波羅·金羅·金須·鬼室集信 등과 小山下의 職位를 받은 德頂上·吉大尙 등은 모두 本草學에 능통한 인물들이었다. 또한 百濟의 僧 法藏이 美農에서 白朮을 煎했다는 기록은 百濟 本草學의 지적 수준이 우수했던 것을 입증하기도 한다.

이와 같이 百濟는 醫·藥을 分立함과 아울러 [百濟新集方]을 편찬함으로써 百濟醫藥의 독창성을 갖고자 하였다. 특히 百濟는 우리나라의 고유한 의학적인 내용과 중국의학인 漢土醫藥 그리고 막 수입되기 시작했던 印度醫藥을 융합시켜 발전시키고자 했던 흔적을 엿볼 수 있다.

한편 新羅는 지리적인 조건으로 중국과의 직접적인 교통이 불편하여 北으로는 高句麗, 西로는 百濟를 경유하여 漢醫學을 수입했다. 초기에는 高句麗나 百濟의 醫方을 간접적으로 전달받았으며 점차 중국과의 직접적인 교류를 넓혔으나, 실제적으로는 삼국을 통일하기 전까지 新羅와 중국과의 교류는 원활하지 못했던 것만은 틀림이 없다. 이는 梁의 陶弘景이 編集한 [神農本草經集注]나 唐初의 高宗顯慶

4년(新羅太宗 武烈王 6년, 659)에 蘇敬이 王의 勅命을 받들어 편찬한 [新修本草]의 약물 산지에서 新羅가 빠져 있고, 唐의 開元 27년(新羅 聖德王 12년, 739)에 만들어진 것으로 알려진 陳藏器의 [本草拾遺]나 唐肅宗 元年(新羅 景德王 15년, 756) 때의 저술이라고 전해지는 李珣의 [海藥本草] 등에 처음으로 新羅가 나타나는 것 등에서 유추해 보면, 新羅와 중국과의 교류는 삼국시대 말기인 唐 초기에 이르러 차차 왕성하게 되었으며 중국의 南北朝시대의 의약보다는 隨・唐시대의 의학의 영향을 많이 받았음을 알 수 있다.

우리나라의 삼국시대는 중국의 魏・晋시대로부터 南北朝시대 그리고 隨唐에 이르는 시기로서, 중국의 本草學이 우리나라에 들어와 우리나라 실정에 맞추어 발전을 보게 되었다. 이중 특히 新羅는 藥典이라는 관아를 두어 醫藥을 관장했고, 名醫 金武가 일본에 초빙되어 일본왕의 병을 치료해 주는 등의 역할을 함으로써 우리나라의 漢醫方을 일본에 전했다. 그러나 일본에 전해진 이러한 내용에 대하여는 그 내용을 현재로서는 알 수가 없고, 다만 丹波康賴가 저술한 [醫心方]에 [新羅法師方], [新羅法師流觀秘密要術方]과 [百濟新集方] 등의 기록이 있는 점에서 추정할 뿐이다. 또한 당시 高句麗 및 百濟에서 생산되는 많은 약물이 일본과 왕래됨으로써 양국 간의 지식적 교류가 있었을 것으로 보여지며, [神農本草經集注]나 [新修本草]에 나타난 것으로 보아서 고증되어진다. 이 밖에도 많은 百濟人들에 의해서 일본 醫藥의 내용이 국내에 소개되기도 했던 사실에서도 이를 역으로 고증할 수 있다. 위의 金屑과 人蔘 이외에 三國시대의 내용을 담고 소개된 약품을 보면 다음과 같다.

細　辛：今用東陽 臨海者 形段乃好而辛烈 不及華陰 高麗[本草經集注(經史證類本草 卷六)]

五味子：今第一出高麗 多肉而酸甘[本草經集注(經史證類本草 卷七)]

款冬花：第一出河北 次出高麗 百濟 花似大菊花[本草經集注(經史證類本草 卷九)]

昆　布：今唯出高麗 細把索之 如卷麻 作黃黑色 柔韌可食[本草經集注(經史證類本草 卷九)]

藺　茹：今第一出高麗 色黃 初斷時汁出 凝黑如漆故漆頭[本草經集注(經史證類本草 卷十一)]

蕪　荑：今唯出高麗 狀如榆莢 氣臭如犼儲[本草經集注(經史證類本草 卷十三)新修本草]

銀　屑：銀之與金 生不同處 金又兼出水中…… 且銀所在 皆有而以虢州者爲勝 此外多錫穢爲劣 高麗作帖者云 非銀礦所出 然色靑不如虢州者[新修本草玉石部中品(經史證類本草 卷四)]

白附子：此物本出高麗 今出諒州巴西 形似天雄[新修本草(經史證類本草 卷十一)]

蜈　蚣：今赤足者多出高麗山 於腐爛積草處得之 勿令傷 暴乾之 黃足者甚多而不堪用[本草經集注(經史證類本草 卷二十二)]

특히 금속 종류에 속한 金屑은 [本草經集注]에 "高麗……皆鍊熟可服"이라 하여 鍊熟의 방법에서 高句麗가 우수하다는 점을 명시한 바 있으며, 기타의 약물은 모두 高句麗나 百濟 지역에서 산출되는 것을 명시하는 동시에 그 품질의 우수성을 표시했는데, 이는 本草學에 대한 지식교류가 상당한 수준이었음을 엿볼 수 있는 내용이다.

3. 統一新羅시대의 本草

三國시대에 이미 梁나라 陶弘景의 [本草經集注]가 수입되었으므로, 統一新羅시대 의학교육 교과서로 채택되었던 [本草經]은 唐 顯慶 4年(新羅 太宗武烈王 6년 659)에 編述한 [新修本草]일 것으로 추정된다. 이외에도 [李當之本草・吳普本草・名醫別錄・桐君藥錄・神農本草經集注] 및 陳藏器의 [本草拾遺]와 李珣의 [海藥本草] 등이 채택되어 응용되었을 것이다. 이는 [本草拾遺], [海藥本草] 등과 기타 서적 등에 약물의 산지로 新羅가 기록된 점에서, 新羅의 약재가 중국에 수출되어 교류가 활발했음을 알 수 있다. 따라서 新羅醫人들의 本草學에 관한 지식은 단순한 민간 경험방 수준을 뛰어넘는 어느 정도의 학술적인 것이었으리라 보여진다. 新羅産 약재로 중국 문헌에 소개된 약물의 종류로는 人蔘 板藍根 大葉藻 昆布 白附子 土瓜 薄荷 荊芥 菊 海石榴 海紅花 茄子 石髮 海松子 桃 榛子 膃肭臍 威靈仙 등이 있다. 그러나 전해지는 문헌은 없고, 다만 중국을 비롯한 외국과의 修好 贈品의 기록을 통하여 그 면모를 엿볼 수 있다.

新羅에서 修好贈答品으로 新羅 문헌에 기재된 품목 중 가장 중요한 것은 人蔘이며 그 밖에 牛黃 續隨子 露蜂房 茶를 들 수 있는데, 특히 人蔘과 牛黃은 수량이 많았다.

唐과의 修交贈品으로 쓰여진 것을 三國史記 중에서 찾아보면 다음과 같은 네 차례가 나타나 있다.

① 聖德王 22年 夏4月 遣使入唐獻 牛黃 人蔘.

② 聖德王 33年 夏4月 遣王侄志廉謝恩獻 人蔘 三百斤, 牛黃 二十兩.

③ 考成王 3年 賜那壽 人蔘 一百斤.

④ 昭聖王 元年 秋7月 得人蔘 九尺甚異 遣使如唐 進奉德宗 謂非人蔘 不受.

한편, 중국의 [海藥本草]에 기록된 것을 보면 "人蔘은 新羅國에 出한다, 또

手脚狀이 人形같은 것이 있는데 長이 尺餘이다. 杉木으로 夾定하며 紅線으로 그것을 纏飾하였다."라 하였고, 宋의 [嘉祐本草]에는 "人蔘은 上黨郡에서 生하는데 人形과 같은 것이 上이고, 그 다음은 東海 新羅國에서 나는 것이며, 또 渤海에서도 出한다" 하여 人蔘에 관한 형태와 품질을 말한 데서 修交品으로서의 약물을 알 수 있다.

牛黃도 新羅에서 생산되는 주요약품으로 되어 있는데 人蔘과 같이 외국사절에게 귀중한 贈品으로 되어 있었다. 三國史記에 기재되어 있는 것을 보면 文武王 2年에 十九兩, 12年에 百二十分, 聖德王 22年과 30年에 牛黃과 金銀, 33年에 二十兩, 惠恭王 9年에 각각 牛黃을 헌납하였다고 되어 있다. 또한 宋의 [圖經本草]에 "此物多僞"라고 쓰여 있는데 이미 당시에도 高價藥은 가짜가 많았음을 알 수 있고, 진품을 구하기 위해 新羅에 출입했음을 알 수 있다.

續隨子 露蜂房과 같은 약재는 [新羅法師方]에 기재되어 있는데, 이를 房中術에 응용한 것 등을 보아 新羅本草學은 나름대로 독자적인 발전을 위해 노력했음을 추측할 수 있다.

茶에 대하여 三國史記의 기록을 보면 興德王 3年(828)에 "入唐 廻使 大廉 持茶種子來 王使植地理山 茶自善德時有之 至於此盛焉"이라 하여 大廉스님이 茶 종자를 唐나라에서 가지고 와 地理山(智異山)에 심었다고 되어 있는데, 지금까지도 이 지역은 茶의 유명지역으로 재배를 많이 하고 있다. 또 景德王 24年(765)에 忠談스님이 茶具를 가지고 와서, 南山三花嶺 彌勒世尊께 바쳤는데, 이때부터 茶는 불교와 함께 新羅에서 성행하게 되었다고 보여진다.

이상 중국과 일본의 문헌에 소개된 新羅産 약재의 내용을 살펴보면 다음과 같다.

藍藤根 : 味辛溫 無毒 生新羅國 根如細辛 [本草拾遺]
大葉藻 : 生深海中及新羅 葉如水藻而大 [本草拾遺]
昆　布 : 出新羅國 黃黑色 葉柔細 陶解昆布 乃時馬尾海藻也 [本草拾遺]
白附子 : 按南州記云生 東海又新羅國 苗與附子相似 大溫有小毒 [海藥本草]
土　瓜 : 黃菟瓜卽土瓜也 俗呼新羅葛
薄　荷 : 新羅薄荷莖似雀而尖長 經冬根不死 夏秋採莖葉 暴乾 彼人作茶飮之 [圖經本草]
荊　芥 : 假蘇又有胡荊芥 俗呼爲新羅荊芥 [圖經本草]
菊 : 新羅菊出海外新羅國中 于葉純白長短相次而花葉尖薄鮮明 [圖經本草]
海石榴 : 新羅國多海石榴 [海東釋史]
海紅花 : 海紅花出新羅國甚鮮 [海東釋史]
茄　子 : 新羅國出一種茄 形如鷄子 淡光微紫色帶長 微甘 [本草衍義]

石 髮：石髮以新羅者爲上 彼國呼爲金毛菜 [海東釋史]

海松子：海松子生新羅者 肉甚香美 海東釋史 新羅松子 甘美大溫 去皮 食之甚香 [海藥本草]

桃：新羅桃子 可食性熱 [海東釋史]

榛 子：新羅榛子 肥白最良 仁止飢 調中開胃甚驗 [海東釋史]

膃肭臍：此是新羅國海內狗外腎也 連卵取之 [藥性本草]

威靈仙：理中風大便秘澁 威靈仙 石細節末煉蜜丸如桐頭 溫酒六十丸 兼理脚重能行步 唐商州有人患重是不能履地 經十年 置之道傍以求投 過一新羅僧見之曰 此疾一藥可療 但不知此土有否 因爲入山 求索果得 乃威靈仙也 使服之數日 能步履

위의 威靈仙에 관한 이야기는 [圖經本草]에 기재된 내용으로, 新羅의 스님이 中風으로 半身不遂된 환자에게 威靈仙을 복용시켜 치료시켰다는 것으로서 흥미있는 내용이다.

新羅羊脂：일본의 正倉院의 [種藥藥帳]에 기재된 내용이다. 일본天平勝寶 8년(新羅景德王 15년 756년)에 入收한 正倉院의 藥帖에 一斤 八兩 三分이 기록되어 있다.

이외에도 新羅神文王 6年(日 天武王朱鳥 元年 680)에는 金銀綾羅 虎豹皮 및 藥品 100여 종을 일본에 보냈다고 되어 있는데, 아마도 이 약물 가운데는 중요한 新羅약재들이 많이 있었을 것이라고 짐작된다. 그 외에 南方産인 孔雀 鸚鵡類를 비롯하여 많은 동물류가 일본으로 건너갔다고 되어 있다.

4. 南方 및 西域에서 의약품수입

新羅가 南方 및 西域의 여러 지역에서 의약품을 직접 수입했다는 기록은 없으나, 당시의 관행으로 보아 唐나라를 거쳐 주로 승려들에 의하여 新羅에서 생산되지 않는 열대지방의 의약품들이 간접적으로 들여왔을 것으로 추측된다.

三國史記에 보면 新羅의 각 骨品들이 문장에 사용되었던 장식품 중에 열대지방에서 생산되는 물품이 많다. 예를 들면, 烏犀 紫檀 沈香 苜蓿 柘 茴香 등으로 이 중 특히 苜蓿은 말의 사료로 사용되고 정원수로서 재배되었다고 기록되어 있다. 이 밖에도 南方지역의 산물로서 신라에서 귀중하게 쓰였던 孔雀尾 玳瑁 등도 이에 해당되는데, 이런 약품들은 페르시아 아라비아 西域의 여러 나라에서 수입되어 신라에 전달되었을 것으로 믿어진다.

5. 高麗시대의 本草學

高麗는 신라의학을 계승하였으며, 崇佛정책에 따라 印度醫學의 영향도 많이 받았다. 또한 중국의 같은 시기에 해당하는 宋의 醫藥지식을 도입하기도 하였다. 이 같은 상황과는 별도로 국내산 약재에 대한 연구가 진행되었으며, 원리를 위주로 하는 이론적인 서적이기보다는 임상적인 서적이었다. 즉 鄕藥을 이용하여 현재 진행되어지고 있는 질병에 직접 적용시킬 수 있는 實證의학, 즉 국내산 약재를 응용하여 질병을 치료하겠다는 것을 지표로 삼아 이를 方書로 엮은 것이었다. 당시 宋나라에서 직접 수입된 本草書로는 [開寶本草], [太平聖惠方], [和劑局方], [經史證類大觀本草] 등이 있다.

고려 개국 초기부터 국제간의 수호관계가 활발하여 약품의 교류도 왕성하게 진행되었고, 또한 고려에 오는 修交贈品 중에도 외래의 약물이 더러 섞여 있어 약품에 관한 지식의 교류가 활발했던 것을 알 수가 있다. 顯宗・文宗시대(1019~1079년)에 高麗에서는 人蔘 香油 硫黃 海松子 등을 宋나라에 수출하였고 宋나라에서는 趙受 등이 犀角 象牙를 우리나라에 수출했다는 기록이나, 宋의 神宗이 高麗 文宗의 風痹를 치료하기 위하여 沈香 丁香 天竺黃 安息香 肉豆蔻 沒藥 檳榔 등 100여 종의 약물을 보내왔다는 기록에서 국제간 약품교류의 일면을 엿볼 수 있다. 이후로 高麗人들이 약재의 수입 수출을 통하여 많은 약물들을 들여오고 御物로 보내졌는데, 주된 수입 약품으로는 水銀 龍腦 沒藥 蘇木 占城香 등이며 高麗에서 獻納한 약품으로는 人蔘 茯苓 白朮 등을 宋에 獻納하였다.

국내적으로는 耽羅國에서 생산되는 橘子 牛黃 榧子 海藻 龜甲 등을 歲貢으로 바쳤는데, 일반인들은 사용이 금지되었으나 상류층 사람들은 사용할 수가 있었다고 한다.

고려의 주된 贈品은 신라 때부터 그 품질의 우수성이 인정되어 인기가 높았던 人蔘 松子 香油 등이 주된 품목이었으며, 당시 高麗人들의 食用嗜好品으로 널리 애용되었던 大茶 腦原茶 茶藥 茶食 藥食도 대륙과의 교류에 이용되었다. 반면에 乳香과 같은 열대산 약물이 중국을 거쳐 高麗에 수입되었다. 기록상에 나타난 주된 교역의 年代와 王位 그리고 약물의 내용은 다음과 같다.

太 祖 : 12年 8月(929年) 高麗 廣平侍郎 張芬 등 53人이 後唐에 이르러 人蔘 香油 松子 등의 方物을 드리다.

惠 宗 : 2年(944年)에 王이 後晋使에 보낸 體品目錄가운데 人蔘 五十斤, 香油 五十斤, 松子 五百斤이 있다.

成　宗 : 8年에 卒한 守侍中 崔承老의 賻品 중에 乳香 二百兩, 腦原茶 二百角, 大茶 二十斤 등이 들어 있다.

成　宗 : 14年에 卒한 崔亮의 賻品 중에 腦原茶 一千角이 들어 있다.

穆　宗 : 8年에 卒한 韓彦恭에게 茶 一百角을 賜하였다.

穆　宗 : 10年에는 왕이 酒食 布帛 茶藥을 賜하였다.

일본과의 약물에 대한 교류는 百濟처럼 빈번하지는 못하였으나, 對馬島를 거쳐서 일본의 太宰府 및 筑前을 중심으로 하여 高麗人들이 왕래하면서 海藻 水銀 柑橘 眞珠 硫黃 등의 약물 교역이 있었다는 기록이 있다. 이외에도 일본과의 교역으로 水銀 硫黃을 가져왔다.

고려에서 대륙을 중심으로 국제간에 이루어진 약품 교류는 이와 같은 반면, 本草學은 의학의 기초적 지식으로 [神農本草經]에 의거하였다. 仁宗 14年에 의학을 교육하기 위하여 사용되었던 교재는 [本草經]으로 統一新羅시대의 양식을 답습하는 것에 지나지 않았다.

특징적이라면 鄕藥에 대한 태동인데, 중국의 [本草經]을 本草學의 원서로 하여 우리나라 고유 鄕藥本草學에 대한 기틀을 쌓기 시작한 점이다. [三和子鄕藥方], [鄕藥古方], [東人經驗方], [鄕藥惠民經驗方], [鄕藥簡易方], [新羅御醫撮要方] 등의 서적이 순서대로 출판되었으며, 특히 鄕藥古方·古傳錄驗方·鄕藥救急方 등은 鄕藥을 위주로 편찬된 서적이다. 高麗초기의 本草學은 新羅시대의 本草學의 내용을 전수받는데 그친 [神農本草經]을 중심으로 한 학문으로서, [鄕藥本草]의 高麗化하는 지식은 미치지 못하였다. 그러나 鄕藥은 高麗중기 이후에 高麗의 독특한 약물학으로 발전하여 기존의 本草學의 일부분을 형성하며 本草經과 함께 쌍벽을 이루면서 발전해 나갔다. 이 중에도 [鄕藥救急方]은 현재까지 전해지는 우리나라의 最古典으로 高宗 때 大藏都監에서 편찬하였는데 정확한 年代는 알 수 없으나 高宗 때 大藏經 開刊期(1236~1251년)를 그 시기로 보고 있다. 현재 전하여 지고 있는 刊本은 조선 太宗 17년(1471년)에 義興에서 간행된 것이다.

鄕藥救急方은 上·中·下卷의 一冊으로 되었는데 附錄으로 나오는 方中鄕藥目草部에는 鄕藥 180종이 기재되어 있다. 약물에 대한 俗名 藥味 藥毒 및 채취방법과 引用書目이 있는데, 각각의 약물들은 그 내용은 말할 것도 없고 이 서적 출판시기인 高麗중기의 의학적 지식을 고찰하는데 귀중한 자료가 된다. 또한 여기의 약물들의 俗名이 그 당시 한글이 없었으므로 菖蒲 ; 松衣羅, 菟絲子 ; 鳥伊麻, 葛根 ; 叱乙根, 百合 ; 大乃里花, 桔梗 ; 道羅次 등과 같이 이두문자로 기록되어, 고려시대의 古典語 연구와 이 당시의 吏讀式 漢字 사용법을 고증하는 데에도 유용한 자료이다.

중국에서 전달되어지는 本草學에 대한 지식은 주로 전달받는 수준이었다. 보통 초기에 宋에서 전해온 本草書(唐의 新修本草・宋의 開寶本草)들은 당시에 대륙산 약재에 대한 지식을 넓힐 수 있었다. 중기 이후에는 宋代에 편찬된 [嘉佑補註神農本草經]과 [本草圖經・經史證類大觀本草] 등의 本草書가 高麗에 들어와 高麗의 本草지식은 상당한 수준에 이르게 되었다. 이런 과정 중 高宗 이후에는 의학과 문화 등에서 대륙의 것을 따르는 풍조가 만연하게 되고 이후 高麗의 의학은 명맥유지에 급급하게 된다. 그러나 이럴수록 고려에서 자체적으로 발생한 전통성이 강한 鄕藥方과 鄕藥本草의 지식은 번성하였으며, 말기에 이르러서는 [鄕藥簡易方] 등이 발행되어 高麗 本草學의 융성을 朝鮮에 전하게 된다. 이의 완성이 朝鮮 세종 때의 [鄕藥集成方]에서 이루어진다.

6. 朝鮮시대의 本草學

朝鮮전기

조선을 건국한 太祖는 政務를 쇄신하였고, 이러한 기틀이 定宗・太宗・世宗代를 거치면서 확고하게 자리를 잡아갔다. 특히 3대의 太宗에 이르러서는 대부분의 국내외 사안이 정리됨으로써 이후의 世宗 때의 국운융성에 중요한 계기를 마련하여 주었다. 明初에 이르기까지 오랫동안 중국 의학의 영향권에 머물던 우리나라의 의학은 이때부터 독자적인 의학발달에 중요한 발걸음을 내딛는 시기로서, 이후 학설과 醫方의 체계화 그리고 치료의 보편화를 가져오게 되었다.

당시의 상황은 약재에 대한 수요가 늘어나고 이에 맞추어 많은 양의 약재가 明나라 등지에서 수입되었고 이는 막대한 국비유출을 가져왔다. 이러한 시대적인 상황은 우리나라 고유의 本草學을 발달시키는 계기를 마련하게 되었는데, 즉 高麗시대에 태동했던 鄕藥의 내용 정리가 이루어졌다. 즉 먼 중국으로부터 높은 값의 약재를 구하는 어려움을 피하기 위하여 鄕藥채취와 재배에 대한 대책을 강구하기 시작한 것이다. 국가적으로는 이에 대한 정리를 위하여 다각적인 면에서 자료를 수집하기 시작했으며, 민간에서는 그 동안 사용해 왔던 鄕藥과 經驗方 등에 대한 활용폭을 높였다.

이와 같이 개국 초부터 鄕藥의 이용도가 높아져 太祖 2年 癸酉 正月에 金希善을 各道에 보내어 의학교육을 담당하는 곳을 설치하는 한편, 高麗末의 醫書인 [鄕藥惠民經驗方] 등으로 採藥師를 길러 환자 치료에 만전을 기하도록 하였다. 또한 太祖 6年 丁丑 六月에는 趙浚의 건의에 따라 濟生院을 설치하고 各道에 鄕藥材의 輸納場을 만들었다. 이후 濟生院은 개국 초에 醫學의 발달 및 鄕藥이용에 중요한 역활을 한 官署가 된다.

定宗 元年 己卯年에 濟生院의 權仲和, 趙浚, 金士衡, 金希善 등은 高麗 醫書인 [鄕藥簡易方]을 중심으로 [鄕藥濟生經驗方]을 편찬했다.

太宗 때에는 種藥色이란 官署를 설치하고 중앙에는 鄕藥材의 채집과 種養하는 곳을 두는 등의 강력한 鄕藥興用策을 실시하여 경제적인 문제를 돕도록 하였다.

① **世宗 때의 本草學** : 조선시대 鄕藥의 정리가 이루어지는 시기이다. 世宗 5年 癸卯 3月에 金乙玄, 盧重禮, 朴允德 등의 학자들을 明나라에 파견하여 鄕藥가운데서 性味가 분명하지 않은 약재 12종에 대하여 唐藥과 같은지의 여부를 비교 검토하게 하였다. 결과적으로 이 중에 丹參 防己 紫菀 厚朴 芎窮 通草 獨活 京三稜의 8종이 중국의 약재와 일치하지 않아 즉시 사용을 중지하게 하였고, 世宗 7年 乙巳 8月에는 龍腦 麝香 朱砂 蘇合油 등 우리나라에서 구하기 어려운 약재를 구하기에 힘을 기울였다.

世宗 12年 庚戌 4月에 明나라에 가 있던 盧重禮가 돌아오게 되고, 鄕藥의 眞僞를 감별하는 太醫院 醫士 周永中, 高文中 등의 협조를 얻어 鄕藥의 활용에 대하여 노력한 결과로 世宗 13年 辛亥 12月에 [鄕藥採取月令] 一卷을 발행하게 된다. 世宗 10年(1428年) 閏 4月에 卞季良의 跋과 同 13年(1431年) 12月에는 尹灌의 跋과 同時에 刊記가 붙여져 있는 [鄕藥採取月令]에 本草 약 160종에 대하여 12개월 月次로 採藥의 月別과 該月에 채취할 藥名을 열거하였고, 藥名에는 國名을 附記한 극히 간단한 소책자였다. 이 책은 현재 서울대학교 도서관에 1권만 남아 있다.

결정적으로는 同年 가을에 발간되었던 [鄕藥濟生集成方], [鄕藥救急方]과 高麗시대의 [鄕藥立效方] 등을 개편하여 世宗 15年 辛丑 6月(1433)에 盧重禮, 朴允德, 兪考通 등에 命하여 [鄕藥集成方] 85卷을 발행하게 된다. 또한 이들에게 친히 命하여 鄕藥의 발전을 적극 지원하는 한편 國內野生藥草를 조사하여 [鄕藥本草]를 76~85卷에 편입케 하였고, 이때 약물명을 처음으로 모두 國名으로 기재하였다. 이 책은 國産藥으로서 자국민의 질병을 치료하고자 하는 주체의식을 담고 있는 서적이라는 점에서 의의가 있다. 또한 우리나라에서 산출되는 약재와 중국에서 산출되는 약재의 기원에 대한 비교 관찰과 품질의 적합 여부를 감별하기 위하여 외국사절을 통한 규명 또는 고증을 하게 함으로써 정확하고 올바른 약재사용의 틀을 마련하였다. 일련의 이와 같은 작업은 鄕藥方과 鄕藥이 질병치료에서 중요한 역활을 담당하는 계기가 되었으며, 민간요법의 총정리의 의미를 담고 있어 향후 대증치료의 한 몫을 담당하는 계기가 되었다.

[鄕藥集成方]은 전체 85卷으로 되어 있는데, 76卷부터 85卷까지의 10卷이 本草部門으로 우리나라 [鄕藥本草]에 해당된다. 世宗 때에 발행된 원본은 분실되어 전해지고 있지 않으며, 현재 전해지는 것은 近刊本으로 되어 있다.

[鄕藥本草]에 해당되는 76卷부터 85卷까지를 살펴보면, 76卷은 [鄕藥本草總論]에 해당되는 것으로 指南總論과 諸品藥石炮製法度로 나뉘어져 있다. 前者는 處方法, 合和法, 服藥法, 用藥分兩例, 用藥身稍例, 用藥丸散例 用藥酒洗曝乾例의 各項에는 處方, 劑藥, 服藥方法 등으로 처방의 총강을 정리했으며, 後者는 諸藥品의 石部 十八種, 草部 八十七種, 木部 三十二種, 人部 三種, 獸部 十二種, 禽部 三種, 蟲魚部 二十七種, 果部 八種, 米穀部 九種, 菜部 八種으로 나누어 주요약품의 투약에 있어서 약품의 제조방법을 열거했는데, 특히 後者에 있어서는 분류방법을 [證類本草]를 중심으로 다른 本草書의 것을 인용했으며 조선 초기의 학자들이 실제 경험한 것을 기록하였다. 77卷 이하에는 藥品의 性味·效能·형태·채취시기에 대하여 기재되었는데 예를 들면 다음과 같다.

芒 硝 : 凡使先以水飛過 用五重紙滴過

菊 花 : 去枝梗 焙乾 當取自哉 可以烹 茶者 候花未開時採之佳 或取半亦佳

柴 胡 : 凡使莖長軟 皮亦黃者 採得後去鬚并頭 用銅刀削上亦薄皮小許 却以鹿布拭之 細剉用之勿令犯火 立便無效也 或洗去苗盧 細切曬乾用

吳茱萸 : 沸湯浸洗七次 焙乾微炒用

鹿 茸 : 揀嫩而有血色者佳 大者爲麋茸 小者爲鹿茸 冬至日麋角解 夏至日鹿角解 麋得陽而角解所以利補陽 鹿得陰而角解 是以利補陰 麋茸性熱 鹿茸性溫 竝先燎 去毛塗乳 炙令黃 脆如無乳以好酒浸炙

杏 仁 : 用水煮一二沸 去皮尖 雙仁麩炒黃秤用 或湯浸 去皮尖 雙仁麩炒黃赤色

香 薷 : 凡採得去根留葉 細剉曝乾 勿令犯火

식물·동물·광물류의 대부분 약재 630종을 수록했는데 처음 首部에는 鄕名을 기재하고 다음에 性味·效能을 쓰고 그 밖에 異名, 채취시기와 방법을 기록했다.

[鄕藥集成方]외에도 [慶尙道地理志]에 土産貢物과 藥材條 그리고 [世宗實錄地理志] 중의 藥材·種養藥材 및 土貢條에 鄕藥에 대한 기록이 있는데, 비교적 참고가 될 만한 기록들이 많이 있다.

[鄕藥集成方]이 편찬된 후에도 鄕藥方의 장려와 보급을 위하여 世宗 24年 壬戌 2月에 咸吉道의 各官에 實錄鄕藥 장려관을 新設했다. 여기에서는 鄕藥集成方, 本草(證類本草), 和劑 등에 대하여 醫學교육을 받는 生徒들에게 교육시켰으며, 世宗 30年 諸道監司를 두어 鄕藥의 채취시기를 놓치지 않고 藥의 乾曝法을 익히게 함으로써 上供時에는 集官某人이 某月에 채취한 某藥이라고 幷記토록 했다.

同年 2月에는 全羅 咸吉道에 命하여 일본으로부터 甘草의 種根을 얻어 培植에 성공했으며 文宗 때에는 各道에 分種하기에 이르렀다.

② 成宗 때의 鄕藥發展 : 成宗 때에도 鄕藥의 발전은 계속되어 이용도가 높았다. 成宗 3年 壬辰 2月에 黃海道에서 惡病이 발생했을 때 道內에서 생산되는 藍漆·

苦參 등을 분배하였으며 많은 鄕藥材를 채취하게 했다.

成宗 9年 10月에 [鄕藥集成方]을 重刊頒布했고 成宗 5年 4月에 鄕藥을 月令에 의거하여 채취하도록 유능한 地方醫藥官의 長이 관장했다. 국산약재와 중국산약재(唐材)의 약효시험을 지방의 諸道監司를 통하여 실시했고, 이때 王이 다시 鄕藥의 興用策을 敎示했다. 또 환자에게는 證候를 물어 鄕藥方을 치료에 사용하도록 했다.

本草(證類本草)에 기재되어 있는 療病 得效의 약물을 鄕藥本草 다음에 첨가하도록 했고 各道의 採藥雜輩를 소탕시킴과 동시에 採取月令에 따라 採藥하되 父子相傳의 世業을 하게 했다.

成宗 19年 10月경 민간에서 鄕藥을 널리 이용하도록 종래의 鄕藥本草의 미비한 점을 보충시켜 諸藥採取乾正法을 增訂하고 약재를 첨가 기록하였으며, 다시 이것을 더욱 쉽게 하기 위하여 鄕藥本草의 圖解를 첨가한 一書의 選集을 기획하였으나 이루지 못하였다.

成宗 19年 9月에 [鄕藥集成方]에 수재된 약물을 서민들이 쉽게 구별하도록 老醫들에게 명하여 상용되는 약재 모두를 한글로 쉽게 풀어 鑄字로 인쇄하여 민간에게 반포하였다. 이때 한글로 풀어 쓴 [常用鄕藥易解本草]가 저술되어 간행되었다고 하나 전하여지지 않는다.

개국 이래 조선시대 本草學의 발달 중, 世宗 때 [鄕藥本草選集]과 成宗 때 보다 나은 [鄕藥本草의 增修・抄出諺解・本草圖]의 민간 보급 등은 위대한 업적으로 보고 있다.

③ 中宗시대 이후의 鄕藥方 : 成宗 때 빛을 발했던 한의학은 燕山君 이후에 갑자기 쇠퇴하기 시작한다. 中宗 때 이르러서는 事大風潮가 극점에 도달하여 鄕藥은 쇠퇴하게 된다. 더욱이 중국과의 교통이 활발하여 새로운 明醫學이 계속적으로 유입되고 唐藥의 수입이 쉬워져 鄕藥에 의존할 필요가 없어지게 된 것도 하나의 요인이 되었다고 본다.

이로 인해 鄕藥은 점차 民間醫方 俗方 수준으로 전락했으며, 中宗・明宗・宣祖 전기까지 明醫學과 唐藥材만을 의존하는 시대가 되었다.

壬辰亂이 발발하여 문예와 학술 등에 대변혁을 가져 왔으나, 本草學 부분에서는 전쟁 후에 대륙과의 교통이 예전 같지 못한 시대적인 필요성에 의하여 鄕藥方이 다시 보충되니 仁祖 11年에 [鄕藥集成方]을 訓練都監에서 重刊하게 된다.

本刊本의 卷末에 기재된 崔命吉의 跋文을 보면 그 당시의 사정을 헤아릴 수 있다.

"世宗大王始命醫官 改正藥名 撰集方書 名曰 鄕藥集成方 總 八十五卷 幷刊行於世 蓋將以東方之藥已東人之疾厥後 中原新方書益出 醫道益廣 每年節使之回燕市 珍財

流出於本國甚多 按證處方悉以以新方爲主 而鄕方遂廢不用矣 遼路旣梗 使伯稍稀 往往多致淪溺 卽方書雖存 無異宋人之遺契業醫者患之"

위에도 기록한 바와 같이 임진왜란 이후에 明나라로부터 약재의 수입이 제약되므로 鄕藥集成方의 간행과 동시에 鄕藥方이 다시 애용되기는 하였으나, 淸나라가 들어서면서 다시 약재의 수입이 증가하기 시작했다. 이와 같은 시대적인 사회 혼란 상태에서도 강한 자립적 정책과 개인의 의지가 결합되는 계기가 마련되니, 明醫學과 鄕藥方이 혼합되고 여기에 수많은 醫書를 압축 요약하여 새로운 한의학의 틀을 마련한 것이 許浚의 [東醫寶鑑]이며 이중 약물 편에 해당되는 것이 湯液篇이다.

朝鮮중기

① **東醫寶鑑 湯液篇** : 光海君 2年(1610) 庚戌年에 名醫 許浚은 [東醫寶鑑]을 편찬하였는데, 이 책은 中宗 이후에 明醫學에 의존하고 있었던 분위기를 우리나라의 실정에 맞게 재정리하고 체계화함으로써 명실상부한 한국한의학을 완성하였던 것이다.

이 책은 唐·宋·元·明의 주요 의학서적과 특히 明 이후의 의학서인 [醫學正傳·丹溪心法附餘·醫林集解·醫學綱目·本草集要·古今醫鑑·醫學入門·萬病回春] 등을 인용했으며, 당시 한국의 鄕藥을 집대성한 [鄕藥集成方]과 [醫林撮要] 등을 참고하여 저술되었다. 모두 25卷(正文 23卷 目錄 2卷)인데 內景篇 4卷, 外形篇 4卷, 雜病篇 11卷, 湯液篇 3卷, 針灸篇 1卷 등으로 분류되어 있다. 本草에 관계된 부분은 湯液篇 3卷에 집중적으로 실려 있으며, 기타로 單方부분에 本草의 일부분을 배정하여 설명하고 있다. 湯液篇의 序例에는 採集·乾燥·修治·服藥法 등을 총론적인 차원에서 분류하여 기술하고 있다.

이 책은 집필되는 과정에서 壬辰·丁酉倭亂을 맞이하여 일시적으로 중단되는 등의 우여곡절을 겪고 드디어 光海 2年(1610)에 완성하였는데, 한의학의 유일한 백과전서로 그 가치를 가지고 있다. 하지만 湯液篇과 針灸篇의 내용은 실제적으로 매우 간결하게 수록되어 있는 것을 볼 수 있는데, 아마도 이 부분이 정리되는 시점과 일치하는 壬辰·丁酉倭亂과 70高齡이었던 점에서 이유를 찾을 수 있을 것 같다. 한편 국산약물은 모두 일일이 한글로 명칭을 적었는데 이는 우리 약재를 비교 검증하는데 편리하게 하기 위함으로, 향후 이 책은 動·植·鑛物 등을 연구하는데 좋은 지침서로 쓰이게 되었다. 예를 들면, 虎骨(범의 뼈)·白鶴(두루미)·人蔘(삼)·遠志(애기풀뿌리)·雲母(돌비늘)·自然銅(산골) 등과 같이 기술되어 있다. 이 책은 발행이후 임상에서 金科玉條의 서적으로서 의학자들의 필독서가 되었을 뿐만 아니라 중국과 일본 등에 전해져 한의학의 대표적인 백과사전의 지도적

위치를 차지하게 되었으며, 현재까지도 중국에서는 [東醫寶鑑]을 직접 출판하고 있는 것을 볼 수 있다. [東醫寶鑑]에서 本草 부분에 해당되는 湯液篇의 내용을 보면 다음과 같다.

卷一 湯液序列(採藥法 三品藥性 六陳良藥 修治法 製藥方法 湯散丸法 七方十劑 斤兩升斗 藥法 服藥法 五味藥性 氣味升降 風升生 熱浮長 濕化成 燥降收 寒沈藏 用根稍法 五臟補瀉 諸經引導 服藥食忌 忌銅鐵藥 相反藥 不見火藥 漬藥酒法), 水部(凡三十二種), 土部(凡十八種), 穀部(凡一百七種), 人部(凡二十三種), 禽部(凡一百七種), 獸部(凡二百三十六種).

卷二 魚部(凡五十三種), 蟲部(凡九十五種), 果部(凡九十一種), 菜部(凡一百二十二種), 草部上(凡七十九種).

卷三 草部下(凡一百八十八種), 木部(凡一百五十六種), 玉部(凡四種), 石部(凡五十五種), 金部(凡三十三種).

湯液篇의 편찬방법에 대하여는 冊首에 기재된 集例 중에서 "古人云欲學醫 先讀本草 以知藥性 但本草浩繁諸家議論不一 而今人不識之材居其半 當撮取方今行用者只載 神農本草經 及 日華子註 東垣 丹溪要語 且書 唐藥鄕藥 鄕藥卽書鄕名 與庭地及採取時月 陰陽乾正之法 可易備用 而無遠求 難得之弊矣"라고 하여 湯液篇 編述의 요점을 말하고 있다. 그래서 湯液篇에 수록된 약물은 唐材와 鄕藥을 총망라하여 기록했는데, 이를 구별하기 위하여 藥品名의 밑에는 한글로 된 鄕藥名을 註했으며 唐材는 『唐』이라고 기록했다. 아울러 내용설명이 끝나는 곳에 俗方에 대하여 당시 민간에서 많이 사용하는 치료법을 간단히 설명하였다.

② 山林經濟 중의 本草學 : [東醫寶鑑〈湯液篇〉]은 그 당시에 사용된 鄕藥과 唐藥을 총망라한 것으로 의약자들에게는 필요불가결한 서적이 되었다. 그러나 東醫寶鑑은 너무 양이 많고 전문적인 부분에 대한 해석에서 번잡을 피할 수 없어, 湯液篇을 간추린 책자가 필요하게 되었다. 이에 해당되는 서적으로 肅宗 41年에 저술된 洪萬選의 [山林經濟 〈治藥部〉]를 들 수 있는데 여기에는 鄕方과 俗方을 자세하게 설명하였다.

그 당시에 쉽게 구할 수 있는 俗方으로는 白扁豆 薏苡仁 松花 槐花 枳實 五加皮 連翹 破古紙 乾薑 荊芥 香薷 白芥子 甘菊 乾地黃 牛蒡子 金銀花 前胡 鬱金 玄胡索 燈心草 艾葉 何首烏 麝香 등이 있다.

이상에서 기록한 [東醫寶鑑] <湯液篇>과 山林經濟 이외에도, [四醫經驗方 · 聞見方 · 及幼方]과 [本草食治 · 本草精華 · 良方金丹 · 巧事撮要] 등에 八道物産이 설명되어 있다.

朝鮮후기

朝鮮의 전기와 중기를 거치면서 이미 한국의 本草學은 독자적인 학문체계를 갖추기 시작하며 발전되었으나, 英祖·正祖에 이르러 문화의 부흥과는 반대로 國勢 쇠약과 더불어 本草學 발전도 위축되기 시작하였다.

① **藥性歌的 本草學의 발전** : 초기의 [鄕藥集成方]이나 중기의 [東醫寶鑑]에 견줄 만한 朝鮮후기의 대표적인 내용으로는 康命吉의 [濟衆新編]과 黃道淵의 [醫宗損益] 등이 있다. 이 책들은 모두 [東醫寶鑑]축소판의 범주에 속하는 것으로서, 중간부분에 本草學에 대하여 기재되어 있지만 이는 本草지식을 잊지 않기 위한 내용정도에 지나지 않는다. 또한 正祖 9年(1785)에 李景華는 鄕藥의 單方치료를 역설한 [廣濟秘笈]을 저술했는데, 이 책 역시 [東醫寶鑑] 일부분의 내용을 기술한 것으로 이 범주를 벗어나지 않는다.

正祖 때 命選된 [濟衆新編] 八卷을 살펴보면, 이는 本草學을 이해하기 쉽게 하고 암기에 편리하도록 만들어졌음을 알 수 있다. 이 八卷 중에 있는 本草部에서는 386종의 약재에 대하여 藥性歌를 만들었는데, 이러한 전통은 高宗 초기에 이르러 최고의 醫書로 인정받았던 [醫宗損益] 중의 附餘에도 나타나 모든 약재를 藥性歌로 만들어 놓아 암송에 간편하도록 하였다.

[濟衆新編] 藥性歌의 내용은 明의 龔延賢의 [萬病回春] 가운데 藥品 240首와 [壽世保元]에서 藥品 300종을 선택하고 83首를 增補하여 기재하였는데, 중국의 龔廷賢의 [萬病回春]의 내용을 기본으로 하여 우리나라산의 약재를 새로이 증가시킨 것이 특이한 사항이다. 모든 약재를 암송하기에 편리하도록 藥名·性味·治療·製法 등을 四言四句의 詩句로 편성하여 쉽게 이해되고 기억에 남도록 하였다. 특히 人蔘, 附子에 대한 새로운 이론이 기록되어 있는 것을 포함하여 藥名과 약용부위명을 모두 한글로 써 넣은 것이나 우리나라에서 생산되지 않는 중국 수입품을 唐材라 기록하고 그 아래에는 藥品의 諺解를 간단히 하고 炮製法을 첨부하는 등 차별을 하기 위한 여러 시도를 하였음을 볼 수 있다.

[醫宗損益]의 本草는 [壽世保元]의 360首와 [濟衆新編]에서 80首를 채택하고 73首를 새로 첨가하였는데, [濟衆新編]에서 채택한 것은 『濟』, 新增品은 『增』, 唐藥은 白字로 『唐』이라고 하여 앞부분에 출처를 명기하였다.

여기에 수재된 藥品名의 序列은 대체적으로 [本草綱目]의 분류방법을 따라 山草 四十三首, 芳草 三十三首, 濕草 四十九首, 毒草 二十首, 蔓草 三十一首, 水草 十首, 石草 二首, 苔草 一首, 香木 二十八首, 喬木 二十首, 灌木 二十首, 寓木 五首, 苞木 五首, 葷辛菜 十六首, 柔滑菜 十首, 瓜菜 四首, 芝栭 二首, 五果 六首, 山果 十七首, 夷果·五果·味果·瓜果 七首, 水果 三首, 麻麥稻 九首, 稷粟 八首, 菽豆 四首,

造釀 九首, 卵蟲 十首, 化蟲 四首, 龍 四首, 蛇 二首, 漁 十三首, 無鱗魚 十九首, 龜鼈 五首, 蚌蛤 十二首, 水禽 八首, 原禽 八首, 林禽 三首, 畜 九首, 獸 十一首, 鼠 二首, 人 六首, 水 一首, 土 二首, 金石 三十四首이다.

각각의 약물 아래에는 한글 鄕名을 써 놓아 읽기 편하게 했으며 性能, 用法, 製法에 대한 설명을 주로 노래로 만들어 가급적 만전을 기하였다고 할 수 있다.

[醫宗損益]의 藥性歌 중 예를 들면 다음과 같다.

人蔘味甘 大補元氣 止渴生津 調營養衛 삼.

黃芪性溫 收汗固表 托瘡生肌 氣虛莫少 단너삼불휘.

[醫宗損益]의 藥性歌는 藥性歌의 기틀을 잡은 것으로서 本草學에서의 藥性歌 완성이라고 말할 수 있다.

더욱 흥미로운 것은 약물의 분류방식에 있어 [濟衆新編]과 [壽世保元]의 배열을 답습했으나, [醫宗損益]은 이를 발전시킨 것으로서 [本草綱目]의 自然分類式 배열을 모방하고 [醫學入門]의 약물효용을 藥性分類方式에 따라 배열하였다. 즉 溫·涼·寒·熱·平의 약물로 분류함으로써 本草學적인 사고에 근거하여 발전시켰는데, 이런 면에서 우리나라의 藥性歌的 本草學은 특유하게 발달되었다고 말할 수 있다.

② **廣濟秘笈 중의 本草** : 正祖 14年 庚戌에 北關(咸鏡道)의 관찰사인 李秉模는, 그 지방 사람들이 의학에 대한 지식이 부족하여 많은 사람이 질병으로 고생하며 사망하는 것을 보고 개탄하여 進士 李景華에게 명하여 [廣濟秘笈] 四篇을 저술하게 하였다. 이 중 卷四의 本草部門은 당시에 일반적인 다른 서적과는 달리 窮村僻邑의 사람들이 쉽게 구할 수 있는 약재 49종을 기록하여 질병치료에 유용하게 쓰일 수 있게 하였다. 여기에 수록된 약재는 人蔘 當歸 黃柏 大豆 馬齒莧 香附子 大黃 絲瓜 冬瓜 威靈仙 忍冬 石菖蒲 蒲黃 浮萍 牡鼠屎 頭垢 人尿 人屎 食鹽 香油 生薑 蔥白 大蒜 苦參 百草霜 艾 鼠粘子 蒼耳子 蓖麻子 白礬 荊芥 蛇床子 紫蘇葉 杏仁 桃仁 井華水 百沸湯 黃土 地龍屎 伏龍肝 硫黃 麻子 亂髮 竹瀝 田螺 梁上塵 皂角 韮菜 白芷 등으로, 각각의 약물에 대하여 치험례를 들어 설명하여 질병치료와 응용의 묘를 살릴 수 있게 한 우리나라의 고유의 方書이다.

③ **本草綱目의 영향** : 중국 최고의 本草書인 [本草綱目]의 영향을 받아서 綱目의 약물을 간추린 서적들이 많이 출간되었는데, 이 가운데 가장 권위 있는 서적으로는 [本草精華(正祖期의 筆寫本)]가 있으며 二卷 二冊本으로 되어 있고 [本草綱目]에서 발췌하여 鄕名을 첨부하였다.

또한 [一貫綱目]이라는 책자가 간행되었고, 우리나라 방대한 文化 전문지인 徐有渠 [林園十六志]의 葆養志 服食部門에도 本草가 인용되어 있다.

특히 黃道淵의 [本草附方便覽]은 淸代의 蔡烈先의 [本草針線]에 영향을 받아 저술되었다.

이상과 같이 [本草綱目]은 朝鮮후기의 의학에 많은 영향을 주었다.

④ **藥材의 무역** : 朝鮮후기에 각 道에서 생산되는 鄕藥은 英祖후기의 [攷事新書] 卷二 地理門 八道程路 가운데 수재되어 있으며, 高宗 초기의 [大典條例]에 內醫院 各道進上 藥品과 朝鮮 말기의 [輿載撮要]에 기재되어 있는데, 구체적인 예는 다음과 같다.

[大典條例]內醫院條에 燕貿唐材라고 하는 項이 있는데, 이는 당시 우리나라에서 생산되지 않는 희귀한 약재를 燕京에서 수입하여 內醫院 當用藥材 1년 所要量을 비축하도록 한 내용이다. 內醫院 燕貿藥材와 그 量은 다음과 같다.

甘草 四十斤, 官桂 貝母 各二斤, 草果 三斤四量, 杜仲 烏藥 各一斤, 砂仁 十四斤, 桂枝 二斤八量, 附子 一斤八兩, 大腹皮 二斤十兩, 川烏 五兩, 山梔子 肉豆蔻 補骨脂 白芥子 益智仁 石雄黃 猪苓 各一斤 吳茱萸 酸棗仁 巴戟 各八兩, 藿香 青茶 各二十斤, 沒藥 五靈脂 寒水石 血竭 胡黃連 密陀僧 各五兩, 紫菀 草豆蔻 各十兩, 黃連 一斤八兩, 使君子 厚朴 各三斤, 青鹽 四兩, 乳香 六兩, 肉蓯蓉 犀角 各二斤, 朱砂 四斤八兩, 沈香 一斤二兩, 木香 四斤, 龍腦 八兩. 海馬 一雙, 間年石燕子 一雙, 良薑 二兩, 甫兒茶 五斤, 丁香 十一斤一兩, 白檀香 十八斤十五兩, 三乃子 十九斤 十一兩, 八角 三十四斤八兩, 小腦 三十斤, 草薢 十四斤十二兩八錢, 甘松 八斤, 零陵 二十斤, 沈香 十一斤으로 되어 있다.

당시에는 이러한 약재가 宮中이나 일부 특권층의 소수들에 주로 응용되었을 것으로 쉽게 추정되어진다.

7. 朝鮮말기의 本草學

朝鮮말기의 本草學의 내용을 보면, 景宗 四年 甲辰年에 周命新은 [醫門寶鑑] 全八卷을 저술하였는데, 卷八에 藥性目錄과 藥性이 기재되어 간략한 藥品解譯을 곁들였다. 英祖 25年 趙延俊은 [及幼方] 十三卷 四冊을 저술하였는데, 十三卷의 本草發明 食治發明에 本草가 기록되어 있으며, 1885年에 黃泌秀는 그의 先親인 黃道淵의 藥性歌와 [醫方活套]를 합하여 [方藥合編]을 발간하였다. 黃度淵은 77세(1884)에 그의 아들 黃泌秀에게 명하여 汪訒庵이 [本草備要]와 [醫方集解]를 合編한 점을 모방하여 [醫方活套]에 [損益本草]를 합하고 다시 여기에 用藥綱領과 救急·禁忌 등 10여 종을 보충하여 [方藥合編]이라는 서적을 편술하도록 하였다.

한방처방에 대한 간략화된 醫書인 黃道淵의 [方藥合編]은 引用式 편찬방식을 채택하고 있다. 이중 本草 부분에서 실용되어 오고 있는 藥性歌는 朝鮮말기에는 醫生 사이에 최고의 암송문구로서 각광을 받았다. 현재까지도 韓醫藥家에서 널리 응용하고 있는 한방처방집인 [方藥合編]의 내용은 먼저 증상별로 모든 질병을 분류하였고, 藥性歌(약 300여 종)를 수록하였으며, 上統은 補藥類·中統은 中和藥·下統은 瀉下藥으로 나누어 기재하였고, 그 밖에 雜方·奇方 등을 기록한 방식이다.

8. 1900년~해방 이전의 本草學

1900년 이후 우리나라 한의학의 대표적인 내용은 아마 四象醫學의 탄생일 것이다. 光武 4년(1900) 四象醫學의 시조인 李濟馬는 [東醫壽世保元]에서 사람을 太陰人·太陽人·少陰人·少陽人의 4체질로 분류하여 치료하는 체질의학을 제창했는데, 이중 用藥法은 기존의 本草學에 새로운 해석을 추가하여 한의학에 일대 혁신을 가져오게 된다. 즉 모든 약물에 대하여 체질의 적합여부를 설명함으로써 예방의학적인 차원에서부터 치료의학에 이르기까지 새로운 관점에서의 의학접근 방법을 제시했다고 말할 수 있다. 여기에 四象醫學에서 보는 대체적인 내용과 적합한 음식과 약물의 예를 들어 설명하고자 한다.

四象辨證論

	太陽人(龍) 활발성 체질	太陰人(牛) 완만성 체질	少陰人(驢) 寒性 체질	少陽人(馬) 熱性 체질
體型	1. 목덜미 특히 뒷머리 발달 2. 下觀이 빠진다 3. 눈이 작다	1. 피부가 견실한 듯하나 약하다 2. 筋骨의 발육이 좋다 3. 원형 혹은 타원형 얼굴	1. 體勢가 앞으로 굽는다 2. 피부가 엷다 3. 골격은 좋은편	1. 상체발육이 좋고 머리는 앞뒤가 나옴 2. 하체가 가늘고 보행시 안정감이 작다 3. 눈이 銳利하며 입술이 엷다
性格	1. 覇氣가 있고 깔끔하다 2. 端雅하고 聽覺이 발달 3. 장점-강직 단점-독선	1. 바르고 의젓하다 2. 신중, 臭覺이 발달 3. 장점-너그럽다 단점-음흉	1. 치밀, 잔재주, 얌전 2. 온순, 味覺발달 3. 장점-섬세 단점-우유부단	1. 날쌔고 똑똑하다 2. 명쾌, 視覺발달 3. 장점-明敏 단점-경망
태도 체질	1. 독창적, 의욕과잉으로 주위와 화합되지 않음 2. 재질이 뛰어난다	1. 활동적이고 언행이 듬직하다 2. 체력이 좋다 3. 게으르다. 準頭가 풍부. 毛孔이 크고 피부가	1. 사색적이고 깐깐하며 조용히 있기를 좋아한다 2. 매사에 소극적 3. 앞머리가 곱슬이 많고 毛孔이	1. 돌진적이어서 잠시도 앉아 있지 못하고 성내기를 잘한다 2. 앞머리가 성글고 毛孔은 보통이고

	太陽人(龍) 활발성 체질	太陰人(牛) 완만성 체질	少陰人(驢) 寒性 체질	少陽人(馬) 熱性 체질
태도 체질		크고 피부가 두껍고 거칠다	작고 피부는 연하고 부드럽다	피부는 미끄럽고 얇다
脈狀		長 緊	遲 弱	浮 數
有益한 음식물	다래, 조개, 앵두, 호두, 메밀	쇠고기, 무, 콩, 도라지, 연근	개, 닭, 양, 당근, 양배추, 찹쌀	돼지, 해삼, 녹두, 참외
有害한 음식물	쇠고기, 돼지고기, 우유, 밤, 은행, 무, 밀가루	술, 메밀, 조개류, 포도, 곶감	보리, 파, 돼지고기, 오이, 계란, 참외	찹쌀, 닭고기, 벌꿀, 사과, 술
적합 약물	五加皮, 木瓜	麥門冬, 麻黃, 大黃, 鹿茸	人蔘, 附子, 蘇葉, 巴豆	熟地, 枸杞子, 柴胡, 靈砂
罹患率이 높은 病	上氣, 眼疾, 脚氣, 善呃	高血壓, 大腸炎, 盲腸炎, 便秘, 心腸病, 노이로제, 喘息, 肺疾患	急慢性胃腸炎, 胃下垂症, 易寒症	慢性腎機能不良, 易怒症, 注夏病, 性機能障碍, 胃腸疾患(實)

1910년 한·일 병합으로 朝鮮이 망하고 日帝의 강점기를 맞이한 우리나라는 전반적인 면에서 모두 침체를 면치 못하게 된다. 이에 동반하여 한의학도 쇠퇴하는데, 이미 1800年代에 들어온 서양의학이 의료부분의 주요 역할을 담당함으로써 우리 고유의 민족의학은 답보를 거듭하게 된다. 本草學도 이후 상당기간 침체기에 접어들고 일본의 생약학자와 식물학자들에 의한 한국의 약용자원조사 등이 주를 이루게 되며 (예 : Nakai 등), 연구의 일부분도 경성제국대학(현재의 서울대학교)을 중심으로 부분적으로 진행되었다. 이중 1930년대에 일본사람에 의해서 저술된 [和漢藥考]는 현대적인 약물분류체계를 기준으로 약물에 함유된 성분을 열거하면서 本草學을 정리하였고, 이러한 [和漢藥考]를 모방하여 그 당시의 약종상시험에 많이 이용되었던 [鮮漢藥物學]이 출간되기도 하였다.

1945년 이전에 경성제국대학을 모체로 한 많은 국산생약의 연구가 진행되었는데, 그중에서도 T. Ishidoya의 Chinesische Drogen(1934년)은 대륙과 우리나라 생약의 기원을 밝히는데 중요한 역활을 하였다. 2년 후 우리나라 학자로는 임업시험장의 鄭台鉉에 의하여 [朝鮮産野生藥用植物](1936년)이 간행되었다. 이 책에는 227종의 약용식물에 대하여 藥名·學名·國名·漢名·生地·産地 및 採取地·特徵·藥用部位·採集·調製法·保護 및 增殖價格·需要量·效用·民間藥·代用生藥 등을 상세히 설명했는데, 原形藥材의 사진과 함께 방대한 분량이 실려 있다.

9. 해방이후~1970년대의 本草學

1945년 해방 이후에도 우리나라 本草學은 잠정적으로 상당기간 일본의 영향을 받았으며 부분적으로 대륙의 영향을 받게 된다. 1950년 한국전쟁은 미국을 비롯한 서양문화와 서양의약의 대량 유입을 촉진하게 되었고 이와 같은 과정에서 한의학은 명맥유지에 급급하였다. 이때 응용되었던 약물은 생약 또는 합성약으로 1945년 이전에 우리나라에서 거래가 되고 있었던 malaria 치료제인 키나피・quinine와 그 밖에 menthol, sulfa劑 등이 있다.

1945년 8・15 이후 1950년 한국전쟁 발발까지는 단편적인 연구가 계속되었으나, 한국전쟁으로 인하여 발전보다는 오히려 퇴보되었다. 그러나 1951년 국민의료법에 최초로 한의사제도가 명기되고 한의학 전문교육기관인 동양의약대학(후에 경희대에 흡수됨)이 설립됨으로써, 한의학의 역사에서는 중요한 의미를 담고 있는 시기가 된다. 이후 1970년 한의학의 발흥기를 맞이할 때까지 한의학은 학문적인 접근에 어려움을 겪을 정도의 수많은 우여곡절을 겪게 된다(예 : 5・16 군사 정부에 의한 의료일원화의 시도 등).

당시에 약물학에 대한 내용은 한의학 교육기관에 의한 것보다는 주로 약대를 중심으로 한 연구였다. 즉 1953년 전쟁이 끝남과 동시에 새로운 약대와 이에 딸린 연구소가 만들어지는 것이 그것이다. 우선 서울대학교 약학대학, 서울대학교 생약연구소, 성균관대학교 약학대학, 중앙대학교 약학대학, 숙명여자대학교 약학대학, 동양의학대학 약학과, 이화여자대학교 약학대학, 부산대학 약학과, 대구대학 약학과, 충북대학 약학과 등이 인가됨에 따라서 점차 우리나라의 本草學은 주로 생약에 대한 연구로 집중되어 진전되었다. 그러나 당시의 생약학 연구자체는 초보적인 수준으로 주로 생물학적인 검증에 집중되어 있었다. 따라서 전반적으로 本草學의 침체는 계속되었다고 볼 수 있다. 국가적으로는 국립화학연구소의 생약규격집(KHP), 보사부의 대한약전(KP) 등이 발간되어 생약에 대한 관심을 반영하였다.

1955~1960년대까지 생약학교재는 미국의 Youngken 著 Pharmacognosy(1951년), Ramstad 著 Modern Pharmacognos(1959년), Wallis 著 Textbook of Pharmacognosy(1960년), Wallis 著 Practical Pharmacognosy 등을 비롯하여 일본의 Fugita 生藥學(1962년), Kareyone 生藥學(1960년), 和漢藥用植物(1959년), Satoh 漢藥의 原植物(1959년) 등을 인용한 일부 교재를 볼 수 있고, 약용식물로는 K. Kimura 著 日本藥用植物各論, 總論, Youngken의 Pharmacal Botany 등이 이용되었다.

당시에 本草學은 주로 [神農本草經](Hongkong版), [新修本草(一名 唐本草)],

[鄕藥集成方의 草部], [經史證類大觀本草(大觀本草)], [醫學入門의 本草篇], [本草綱目](日本國譯版), [中國藥用植物志·藥性論·植物名實圖考·鄕藥救急方] 등을 요약하여 인용하였다.

1960~1970년대에 들어 국내 학자인 李善宙·李容柱의 [生藥學], 柳庚秀·金永在·金一赫 諸氏의 [藥品植物學], 李敏載의 [藥用植物學總論], 林基興의 [藥用植物學 各論], 유시명·韓大錫의 [本草學], 鄭東奎의 [生藥學] 등 다수의 서적이 간행되었다.

10. 1970년대 이후의 本草學

1970년대는 우리나라 한의학의 전환점을 형성하는 시기이다. 미국의 닉슨대통령의 소위 핑퐁외교라고 불리는 중국방문에 따른 한의학의 붐에 따라 우리나라 한의학은 일대 변화를 가져오게 된다.

1970~1980년대의 本草에 관한 서적으로는, 1971년 柳庚秀·陸昌洙 등의 [藥品資源植物調查·品質評價], 1975년 陸昌洙·安德均의 [現代本草學], 申佶求의 [申氏本草學], 金晸壽의 [標準本草學], 李尙仁의 [本草學], 陸昌洙·李京淳·金泰姬·文永熙 등의 [韓國本草學], 韓德龍의 [現代生藥學], 陸昌洙·金一赫 등의 [藥品資源植物學 및 實習], 1981년 陸昌洙의 [藥品資源植物圖鑑], 柳庚秀·陸昌洙 등의 [藥品資源植物調査, 漢藥의 藥理成分臨床應用] 등이 있다. 이와 같이 本草學과 生藥學에 관련된 참고서적은 당시 한의학의 붐에 힘입어 상당수에 이르고 있다. 특히 근대 한국 本草史에서 중요한 역할을 한 申佶求(1894~1971)의 저서 [申氏本草學]은 總論·序論 각 1권으로 하여 간행되었는데(선생의 死後에 후학인들에 의해서 발간됨), 이를 교재로 한 本草學 교육이 전반적으로 이루어지기도 하였다. 이때 本草學에 관련된 논문은 생약학의 부분을 포함하면 수백 편에 이르는 것을 알 수 있는데, 이후에 비로소 本草學과 生藥學의 주된 연구부분이 정리되기 시작한다.

1980~1990년에는 한의학의 실정에 맞추어 辛民敎의 [臨床本草學]이 저술되었으며 또한 한의대의 교육을 통일하기 위한 목적으로 1991년에 전국한의과대학 本草學 교수가 共編한 本草學이 저술되었다. 이 공동교재는 현재까지 공동교재로 채택되어 있으며 개정과 증보를 해오고 있다.

이후 전국의 한의과대학 本草學敎室은 本草學의 주된 연구를 담당하게 되는 형태를 띠게 되는데, 일제의 암흑기와 1970년 이전의 초기단계를 막 거친 관계로 아직까지 흡족할 만한 수준의 연구가 진행되고 있지는 않다. 그러나 세계적으로 독일 미국 일본 이탈리아 영국 등에서 한약물에 대한 활발한 연구와 대체의학에 대한 관심의 고조에 힘입어, 최근 들어 집중적인 연구가 진행되어지고 있다고 말할 수 있다. 향후 생리활성물질의 규명·행동약리·신물질의 약품개발·합성 등 연구를 비롯하여 각종 한약제제의 제형개발·복합제제의 약효규명 등의 연구와 새로운 기기분석법을 이용한 유효성분의 정량·정성·구조결정 등에 있어서 본초학 연구자들의 임무는 막중하다고 말할 수 있다.

또한 근래에 들어, 국가적으로 의료보험에 한약을 포함시켰으며, 그 준비에 따른 보사부 주도하의 "韓藥의 規格 制定"에 대한 작업이 1차로 진행된 바 있다.

또한, 공정서에 수재된 520종에 달하는 한약재에 대하여 구체적인 규격화 작업이 진행 중이며(예 : 보건복지부의 표준한약개발 등), 한약재의 주된 이용자인 한방의료인들 특히 本草學 연구자들이 이에 대하여 구체적으로 참여하고 있다. 이러한 점은 우리나라 한의학 발전에 있어서 새로운 계기가 될 것으로 기대되어진다.

제2절 中國의 本草史

1. 漢代 이전의 本草

漢民族이 黃河유역에서 농경생활을 시작한 것은 5,000年 이전의 일이라고 하나 금세기에 들어와서 각지의 발굴조사가 이루어지면서 기원전 14세기에 비롯한 殷代의 문화는 이미 매우 높은 수준에 있었다는 것이 알려지고 있다. 기원전 12세기 초에 殷을 대신한 周는 鎬京(陝西)에 都邑했었으나 기원전 770년에 夷族에게 쫓겨 東部 洛陽으로 수도를 옮기게 되어 이때부터 東周가 된다. 東周는 다시 기원전 5세기초 쯤에 春秋와 戰國시대로 나뉘게 되었고, 東遷이후 周왕조의 세력이 약해져 封建諸侯들 사이에 覇權쟁탈이 격화되었으며 戰國시대에 이르러서 群雄이 興廢를 거듭한 가운데 두각을 나타낸 秦이 차례로 四隣을 공략하여 기원전 221年 始皇帝에 의하여 비로소 천하가 통일되었다.

이와 같이 春秋戰國시대는 戰亂으로 始終했지만 이때에 孔子·孟子·老子·莊子의 諸子를 비롯하여 많은 大思想家들이 배출되었고 교통도 좋아서 상공업이 발달하여 중국문명의 기초가 이루어졌다. 이런 것들로 부터 先秦시대의 醫療는 꽤 높은 수준에 달해 있었다고 추측되지만 모든 서적에 단편적인 기록이 보일 뿐 종합된 기록은 없으나 대강을 살펴보면, [史記 〈扁鵲傳〉]에 "巫를 信하고 醫를 不信한다"는 것이 六不治의 하나로 꼽히고, [呂氏春秋 〈季春紀〉]에 "今世上卜筮禱祠하므로 疾病이 더욱 생긴다"라고 한 것은 이미 巫와 醫가 분리해 있었음을 가리키고 있는 것이며, 또 周禮에 醫師·疾醫·瘍醫·食醫·獸醫 등의 職制가 있었던 것은 그것이 실제로 행하여진 제도는 아니었다 하더라도 의학지식이 고도로 발달해 있었음을 반영하는 것이라 하겠다. 醫療의 방법으로서는 砭石, 鍼灸, 按摩, 導引, 灌水 등도 행하여 졌으나 그 주된 방법은 역시 藥物療法으로서 史記에 의하면 始皇帝가 焚書할 때 醫藥, 卜筮, 種植의 서적은 제외하였다고 하니 이미 醫藥에 관한 서적이 전하여 졌다는 것을 알 수 있다.

秦나라 후에 漢의 건국은 기원전 202年의 일이다. 漢은 1세기 초에 한때 王莽에 의하여 중단되었으나 3세기에 이르는 前後 400여년에 걸쳐 번영한 왕조로, 先秦으로부터 이어온 모든 문화는 거의 이 시대에 정리되었다. 의학의 三大部門인 醫經, 經方, 本草도 이 시대에 集成된 것으로 알려져 있다.

중국에서는 古來로 神農을 醫草의 始祖로 삼고 있다. 그것은 [淮南子]에 "神農이 처음으로 百姓에게 五穀種植을 가르치고 百草의 滋味와 水泉의 甘苦를 맛보아 百姓에게 그 避就를 알리며 1日에 70毒을 遇했다"는 것을 근거로 삼는다. 이 글로 醫藥을 神農에 결부시키는데도 문제가 있으나 어떻게 되었든 神農은 전설상의 인물이므로 다만 그 이유가 오래된 것임을 말한 것이라 하겠다.

『本草』라는 文字가 나타나는 것은 後漢이 建立한 初中(76~83)에 만들어진 班固의 [漢書]가 최초로, 이에 의하면 前漢末에서 王莽 때에는 本草에 관한 연구자가 있었고, 本草가 神仙方術 또는 醫術과 밀접하게 관련되어 있었음을 알 수 있다.

그러나 [漢書藝文誌]에는 本草라는 제목의 책이 수록되어 있지 않다. 이 藝文誌는 [七略]을 撮要한 것인데 [七略]은 成帝 河平 3年(기원전 26)에 天下의 遺書를 모아 劉向・劉歆 父子가 編錄한 書目으로, 그 "方技略"은 侍醫 李國柱가 담당했지만 劉向이 사망한 것은 哀帝 建平 元年(紀元前 6)이므로 당시에 이미 本草라 부르는 글이 있었음을 알 수 있다.

이에 대하여 일본의 中尾博士는 劉向이 天下에서 얻고자한 것은 흐트러진 遺書로서 많이 유포하고 있었던 새로운 글은 제외되었을 것이라고 하지만, 後漢末 사람으로 알려진 張仲景의 [傷寒論] 自序에 참고로 쓴 서적으로서 [素問・九卷・八十一難經・陰陽大論・胎臚藥錄] 등이 보이나 역시 本草의 이름이 보이지 않는다. 또 宋의 太平御覽에 인용된 [吳氏本草]에는 神農・黃帝・岐伯・桐君・雷公・醫和・扁鵲・李氏 등의 說(주로 氣味)이 기록되어 있으나 그러한 것이 本草라고 불려졌는지 아닌지는 모른다. 다만 [吳氏本草]는 梁의 [七錄]에 「華陀弟子 吳普本草六卷」이라고 있는 것으로 생각되고 華陀를 죽인 曺操가 사망한 것은 後漢이 멸망한 建安 25年(220)이므로 吳普는 華陀나 張仲景과 같은 당시로 추정되며 그 당시 神農이나 黃帝 등의 이름을 붙인 많은 약물에 관한 서적이 있었다는 것을 살펴 알 수 있을 뿐이다. [淮南子]에는 "世俗 사람들이 옛것을 귀하게 여기고 요즘 것을 싫어하여 神農이나 黃帝의 이름을 빌렸다"고 한 것을 보면 서적에 聖賢들의 이름을 빌린 것은 漢初末의 풍조였다고 보겠다.

그러면 漢나라 때의 약물에 관한 書籍은 어떠한 것이 있었던가? [漢書藝文誌]에는 本草라는 이름은 보이지 않지만 [藝文誌經方]에 [神農黃帝食禁 七卷]이 있고, 唐나라의 賈公彦이 [周禮疏]에 이것을 인용하여 [神農黃帝食藥 七卷]으로 하고 있다. 淸의 孫星衍은 食禁은 "食藥"의 誤記로 賈公彦이 [中經簿]를 인용하여 [子儀本草經一卷]이라 한 것이 그 冊일 것이라 하고, 鈴木素行(神農本經解故)도 [子儀本草經]이 最高 本草로 李當之가 이것을 수정하여 [神農本草經]이라고 했다고 하나 이는 추측에 지나지 않는다.

이상과 같이 前漢 말기에는『本草』라는 말이 있는데 이는 약물을 취급한 것으로 전문서적도 있었으나 그 내용에 대한 확증은 없고, 六朝시대에 전하여진 [神農本草]에 의하여 그 대강을 추측하여 알 수밖에 없다.

2. 神農本草經

[神農本草經]의 저자나 저작년대는 모르지만 中尾博士는 漢代의 方士가 만든 것으로 보고 있다. 方士는 不老延年의 神仙說을 믿는 일종의 魔術師로서 戰國시대에 나타나 秦의 始皇帝나 漢武帝가 方士를 重用하여 가끔 속은 것은 史記에도 기록되어 있어 잘 알려져 있다. 方士는 得仙의 수단으로서 仙藥을 探求하였으니 그들이 약물에 관한 古來의 기록이나 전설을 정리하여 本草를 만들었다고 추측해도 지나치지는 않다. 不老長生의 仙藥을 上品으로 한 것이나, 漢書에 方術本草라고 並記되어 있는 것도 兩者가 밀접했다는 것을 나타내는 것이다.

戰國시대에 약물에 관한 많은 지식이 축적되어 있었던 것은 [呂氏春秋]나 [淮南子]에도 나타난 바이지만 이들을 종합한 것이 초기의 本草로 어느 약물에나 많은 藥效가 기술되어 있는 것도 그러한 編書의 사정을 말하는 것이라 생각된다. 神仙方術의 사람들에게도 病苦에서 벗어나 건강을 지킨다는 것은 중요한 문제였다.

本草의 내용이 仙藥에 국한하지 않고 널리 醫療用의 약물이나 음식물에 까지 미치고 있는 것은 그 때문이지만 원래 仙藥과 醫藥이 명확한 구별이 있을 리 없다. 예를 들면 人蔘 甘草 柴胡 地黃 麝香 牛黃 등과 같이 古來로 醫藥으로서 頻用되었던 것들이 不老長壽의 仙藥으로서 上品에 있는 것이 많다. 따라서 本草가 方士에게 뿐만 아니라 醫家에서도 중요시된 것은 당연한 것으로 王莽의 시대에 長安의 名醫였던 樓護가 本草를 외웠다고 하는 것도 이를 입증하는 것이지만 [漢書藝文誌]에 醫經·經方·房中·神僊의 四者를 方技略이라 하여 一括되어 있는 것도

다 같이 약물을 취급하는 데서 醫療와 神仙術이 같은 범주 내에 있었음을 말하는 것이며 陶弘景도 "三品의 藥性을 밝히는 데는 本草를 주로 한다. 仙方의 服食斷穀이나 延年却老, 내지는 飛丹錬石의 奇, 또는 雲騰羽化의 妙 등도 藥道를 먼저 하지 않은 것이 없으며, 用藥의 원리는 다 같이 本草에 바탕하는 것으로 다만 世法(醫藥)과는 制御의 방법이 약간 틀릴 뿐이다"라고 말하고 있다.

[神農本草經]의 傳本에 대하여 陶弘景은 "此書는 [素問]처럼 後人의 修飾을 거친 것으로 秦始皇의 焚書 때에 제외되었기 때문에 全本이 남았으나 漢末이나 西晋末의 兵亂을 만나 천의 하나도 남지 않아 지금 남아 있는 것은 이 四卷뿐이다"라고 기술하고 있으나 四卷이라 함은 아마도 隋志의 [神農本草四卷雷公集註]라고 한 것으로 陶弘景은 이에 의하여 교정을 한 것이 아닌가 한다.

이 四卷本은 本草의 원형을 전하는 가장 오래된 책으로 이미 唐代에는 전하여지지 않고 있는 것 같으나 대체의 윤곽은 陶弘景校正本을 거쳐 [證類本草]에 전하여지고 있다고 생각되므로 그 大要를 살펴보고자 한다.

우선 第一卷은 序錄으로 藥用에 관한 총론적인 사항을 12條로 나누어 다음과 같은 凡例로 쓰여 있다.

① 上藥 120種은 君으로 養命을 主하고, 無毒하여 多服久服하여도 사람을 상하지 않으므로 輕身益氣, 不老延年을 바라는 데는 이것을 사용한다.

② 中藥 120種은 臣으로 養性을 主하며 有毒 또는 無毒하므로 참작하여 사용하고 病을 調和하며 虛羸를 補하는데는 이를 사용한다.

③ 下藥 125種은 佐使로 治病을 主하며 多毒하므로 久服하여서는 안 된다. 寒熱의 邪氣를 除하고 破積하기 때문에 病을 治癒하는데는 이를 쓴다. 三品을 合하여 365 種은 天 365 度에 法하고 一度는 一日에 應하며 一年의 日數와 맞는다.

④ 藥에는 君・臣・佐・使의 구별이 있으며 이를 배합할 때는 一君 二臣 三佐 五使 또는 一君 三臣 九佐使로 함이 좋다.

⑤ 藥에는 陰陽의 配合, 子母兄弟, 根莖花實, 草石骨肉이 있다. 또 單行, 相須, 相使, 相畏, 相惡, 相反, 相殺 등의 七情이 있으며, 配劑에는 相須와 相使의 것을 사용하고 相惡나 相反의 것을 사용하여서는 안 된다. 다만 毒藥의 경우에는 相畏, 相殺의 것을 사용하여 그 부작용을 除한다.

⑥ 藥에는 酸・鹹・甘・苦・辛의 五味와 寒・熱・溫・涼의 四氣 및 有毒, 無毒이 있으며, 陰乾・暴乾・採取의 時와 月・生熟・産地・眞僞・新舊 등에는 각기 그 法則이 있다.

⑦ 藥性에는 丸으로 해야 하는 것과 散・水煮・酒漬・膏煎 등으로 해야 하는 것, 이들의 性質을 兼有하는 것 등이 있으며 또 湯이나 酒에 넣어서는 안 되는 것도 있다.

⑧ 病을 치료할 때에는 먼저 그 原因을 살피고 그 病의 動機를 살피지 않으면 안 된다. 五臟이 未虛하고 六腑가 未盡하며 血脈이 未亂하고 精神이 未散할 때 服藥하면 반드시 살아나고, 病이 旣進한 것이라도 반쯤은 나았으나 病勢가 已過해 있는 者는 命을 구하기 힘들다.

⑨ 毒藥을 쓸 때는 먼저 黍粟만큼 소량을 사용하여 病이 去하면 服藥을 중지하고 去하지 않으면 倍量을 사용하며, 그래도 去하지 않으면 10倍를 사용하여 病이 去하는 정도를 삼는다.

⑩ 寒을 治하는데는 熱藥을 사용하고, 熱을 治하는데는 寒藥을 사용한다. 飮食物이 소화되지 않을 때는 吐下藥, 鬼疰나 蠱毒에는 毒藥, 癰腫이나 瘡瘤에는 瘡藥, 風濕의 病에는 風濕藥을 사용하여 각기 마땅함에 따라야 한다.

⑪ 病이 胸膈보다 위에 있을 경우에는 食後, 心腹아래에 있는 경우에는 食前에 服藥하며, 病이 四肢, 血脈에 있을 때는 空腹인 早期가 좋고, 骨髓에 있을 때는 滿腹의 夜間이 좋다.

⑫ 大病의 주된 것은 中風, 傷寒, 寒熱, 溫瘧, 中惡, 霍亂, 大腹水腫, 腸澼下痢, 大小便不通, 奔豚, 上氣, 咳逆, 嘔吐, 黃疸, 消渴, 留飮, 癖食, 堅積, 癥瘕, 驚邪, 癲癎, 鬼疰, 喉痺, 齒痛, 耳聾, 目盲, 金瘡, 踒折, 癰腫, 惡瘡, 痔瘻, 癭瘤, 男子五勞七傷, 虛乏, 羸瘦, 女子帶下崩中, 血閉, 陰蝕, 咬蛇蟲毒所傷 등으로 이들은 대략의 證候를 말한데 지나지 않으므로 미세한 變動은 各己의 端緖에 의하여 진찰하여 결정하지 않으면 안 된다.

이상과 같이 序錄의 기재가 간략하기는 하나, 藥物療法에 관한 모든 항목이 망라돼 있어 이에 의하여 藥物治療技術이 漢代에는 거의 완성되어 있었다는 것을 알 수 있다.

다음으로 各論의 三卷은 上卷에 上品藥, 中卷에 中品藥, 下卷에 下品藥을 수록하여 藥品의 總數는 원래 365種이었다고 생각된다. 個個의 약물에 대해서 예를 들면

黃芩 味苦平 主諸熱黃疸 腸澼洩痢 逐水 下血閉 惡瘡 疽蝕 火傷 一名 腐腸
得厚朴黃連止腹痛 得五味子牡蒙牡蠣令人有子 得黃耆白斂 赤小豆療風瘻 山茱萸龍骨爲之使 惡葱實畏丹砂牡丹黎蘆

위와 같이 本文은 藥名에 이어 氣味, 藥效를 열거하고 最後에 一名을 말했을 뿐인 간략한 것이었다. 末尾의 細書의 前半은 간단한 處方, 後半은 소위 畏惡로 이 부분이 雷公集註라고 생각되나 이 註는 모든 藥品에 있는 것은 아니다.

현재 존재하여 있는 책에 의하여 추정되는 舊本의 내용은 대개 이와 같으나, 陶弘景도 "魏晋이래로 吳普이나 李當之 등이 다시 增冊하여 혹은 595, 혹은 441, 혹은 319로 되어 있고 三品은 뒤섞였고 冷熱을 잘못 가리고, 草石을 나누지 않았으며, 蟲과 獸를 가리지 않고, 또 主治에도 得失이 있어서 醫家의 참고에 지나지 않는다"라고 기술하고 있어 당시 전하여 온 本草에도 많은 異本이 있어 서로 다름이 있었음을 짐작하게 한다.

3. 魏晋 · 南北朝시대의 本草

後漢末 이후 魏, 蜀, 吳의 3국이 鼎立하였으나, 280年에는 晋의 武帝에 의하여 천하는 다시 통일되었다. 그러나 北方으로부터 外夷의 壓迫을 받아 317年에는 수도를 江南으로 옮겨 東晋이 되고, 江南에서는 宋, 齊, 梁, 陳의 六朝시대를 형성하였다. 한편 江北에서는 胡族의 興亡이 있어 所謂 五胡十六國의 양상 속에서 拓跋에서 일어난 北魏가 차례로 諸國을 병합하여 439年에 江北을 평정했으나 100年後 東, 西 兩魏로 나뉘어 東魏는 北齊, 西魏는 北周로 각기 바뀐 뒤, 北周는 北齊도 併合했으나 581年 北周의 王을 廢하고 帝位에 오른 隋의 文帝는 589年 南朝의 陳까지 滅하여 천하를 통일했다. 이와 같이 魏晋南北朝시대로 불리는 370年 사이는 거의 戰亂으로 始終했으나 漢代로부터 계승한 文化는 道佛二教의 대립을 주축으로하여 크게 번영한 시대로 알려지고 있다.

魏晋南北朝시대의 本草에는 [桐君採藥錄 · 雷公藥對], [吳普本草], [李當之本草] 등이 있고, 雷斅는 劉宋人으로 [雷公炮炙論]을 저술했다. 梁의 [七錄]이나 [隋志] 등에 의하면 本草의 要領과 妙를 발췌한 食療, 辨藥, 炮炙, 藥目, 藥圖, 採藥, 種植, 音義 등 諸方面에 걸친 많은 著作이 알려져 있으나 그 근간이 된 것은 漢代에서 전해진 本草이다. 그 書名이나 내용은 분명하지 않고 또 단 1種의 책이었다고는 할 수 없으나 가장 중요시된 것은 [神農本草]였을 것이다.

[神農本草]의 이름은 張華의 [博物志]에 보인다. 張華는 晋初의 武, 惠二帝를 섬긴 高官으로 幽州郡督이 된 太康 3年(282)은 皇甫謐이 사망한 해로 그의 [神農本草]는 漢代에서 전하여진 것이며, 그 引用文은 鷄卵으로 琥珀을 만드는 것을 기록한 것으로서 弘景校定本에는 그 글이 보이지 않으나, 丹雄鷄나 琥珀의 陶注에는 같은 뜻의 글이 보이므로 원래 神農本草의 本文이었던 것을 陶弘景이 註로 한 것인지도 모른다. 그런데 [博物志]에는 따로 『神農經』이 三條 인용되어 있고, 同名의 書는 賈思勰의 [齊民要術]이나 太平御覽 所引의 [養生略要]에도 인용되었으며, 抱朴子도 [神農四經]과 [神藥經] 등을 인용하였고 이러한 인용은 다른 곳에서도 볼 수 있는데,

淸의 孫星衍은 이들을 集錄하여 [本草經佚文]이라 題하여 그 復原本 [神農本草經]의 卷尾에 附載하여 “이들은 원래 玉石草木 各部의 앞에 總論으로서 실려 있던 것을 後人이 節去한 것이다”라고 했다.

그러나 이들 인용문을 자세히 점검해 보면 陶弘景 校定本의 글을 여러 곳에서 참고하여 기술한 것과 일치하며 또 [博物志]에는 “神農經曰 藥物有大毒 不可入口鼻耳目者 卽殺人 一曰鉤吻 二曰鴟 三曰陰命 四曰內童 五曰鴆羽”라고 있으나 五者 중 鉤吻 이외의 四者는 弘景本에는 보이지 않은 것이다. 그러므로 [神農經]은 [神農本草]나 기타 책들을 참고하여 만든 別個의 서적이라 보는 것이 마땅하다. [神農四經]이나 [神藥經]도 아마도 같은 취지의 서적일 것이다. 이는 어쩌면 張華나 葛洪이 한 것일는지는 모르겠으나 어찌되었든 [神農本草]의 글을 그대로 인용한 것이라고 생각하기는 어렵다.

이상의 것이 [藝文類聚]나 [太平御覽] 등 類의 서적에 『本草』 또는 『本草經』이라고 이름붙여 인용된 글에는 弘景本의 것과 일치하지 않은 것이 많다. 그 많은 부분이 北齊의 修文殿御覽에서의 授引으로 일치하지 않는 원인이 雙方의 節略에 있는 것도 부정할 수 없지만, 六朝시대에 『本草』 또는 『本草經』이라 불린 것이 1種만이 아니었다는 것이 그 주된 원인일 것이다. 鈴木素行은 “本草, 本草經, 神農本草, 神農經, 神藥經, 神農本經 등 여러 명칭이 있으나. 실은 同一書로 다만 本草라고 하는 것이 오래 되고 또한 바르다”라고 기술하고 있으나 [博物志]에도 『神農本草』와 『神農經』의 두 이름이 나와 있어 그 글로 보아서도 兩者가 동일한 서적이라는 단정이 어렵다.

생각하건데 漢이래 오랜 傳寫를 통하여 增補나 改訂이 추가하여져 많은 異本이 생기고 다시 이를 節錄하여 각자의 취향대로 編錄한 것도 나타나 어느 것이나 〈本草・本草經・神農經〉이라 불렀기 때문에 혼란이 생겼을 것이다. 陶弘景(藥總訣自序)이 “本草書는 歷代가 久遠하여 師受注訓없이 傳寫人이 遺誤를 이어 字義는 殘闕하여 시정할 것도 없다”라고 기술하고 있는 것은 그와 같은 사정을 말하는 것이라 생각된다.

4. 陶弘景의 本草校定

六朝시대의 本草는 이상과 같으므로 陶弘景은 모든 책을 참조하여 本草의 定本을 만들었다.

陶弘景은 최초로 [神農本草]에 [名醫別錄]의 글을 추가하여 三卷으로 하고 [神農本草經]이라 이름을 지었는데 그 시기는 齊의 永元 2年(500)에 이룬 [補闕肘後百一

方]의 序에 의하여 그 이전으로 알려져 있다. 三卷本은 上卷이 序錄 中下二卷이 各論이었는데, 序錄은 [神農本草]의 序錄을 인용하여 12條로 朱書하고 每條마다 註를 黑字로 大書했으며, 다음에 『合藥節度』라고 이름 붙여 用藥에 관한 일반사항을 凡例형식으로 쓰고, 이어 病證別의 用藥名 및 諸毒의 解毒法을 들었으며 나머지 141種의 약물에 대하여 그 畏惡가 쓰여 있다. 이 序錄은 당시의 약물지식이나 기술이 매우 높은 수준에 있었음을 말하는 것으로 [千金方]에도 거의 全文이 인용되어 기재되어 있고, 唐, 宋의 本草에서도 그대로 답습 인용되었는데 새로운 說을 추가하지 않았다.

다음으로 各論은 새로운 自然分類방법으로 中卷에는 玉石・草木, 下卷에는 蟲獸・果菜・米食 및 有名未用을 수록하여 各部마다 三品으로 나누고, 藥品數는 神農本草品 365種, 名醫別錄品 365種 合計730種으로 [神農本草]의 글을 朱書하고 [名醫別錄]의 글은 墨書한 소위 朱墨雜書이다. 名醫別錄은 魏晋이래 名醫의 所錄을 모은 것이라 하며, [隋誌]에 『名醫別錄三卷陶氏撰』이라 하였으므로 古來로 陶弘景의 所撰이라 해왔으나, 多紀元胤은 『唐本註』나 [海藥本草]에 인용된 別錄文은 弘景本의 黑字文과 일치하지 않으므로 弘景이 인용한 것은 [別錄]의 全文이 아니며, 따라서 [隋誌]의 陶氏는 弘景과는 다른 사람일 것이라고 하였다. 雷丸이나 茵蔯蒿와 같이 陶註로 [別錄]의 說을 비판한 것이 많은 것도 多紀氏의 견해를 지지하는 것이다. 또 別錄의 글은 本經品에서도 보이고 그 所載藥이 730種에 이르고 있었음은 틀림없으나, 唐附品인 蕓薹가 唐本註에 [別錄]이 인용된 경우도 있으므로 弘景은 글을 節略했을 뿐 아니라 365種을 맞추기 위해 제외시킨 약물도 있었다고 추측된다. 이 점에서 [名醫別錄]은 매우 풍부한 내용을 가진 유용한 책이었다고 추정되나 특히 주목되는 것은 모든 약물의 산지가 드러나 있다는 것으로, 弘景은 그 地名이 後漢시대에 제정된 地名이므로 張仲景이나 華陀의 所記일 것이라지만 그 지역은 중국 본토 외에 邊方諸省과 朝鮮, 越南 등에 이르고 있어 이미 약물이 전세계적으로 교류되고 있었음을 알 수 있다.

이상과 같이 三卷을 만든 뒤 弘景은 中下二卷의 各論에 註를 추가하여 六卷으로 하고 序錄을 합하여 七卷으로 했다. 이것이 [集注本草]로 序錄은 三卷本 그대로 이었으나 各論의 註는 細字雙行으로 쓰여졌고 간략한 短文이지만 産地, 形狀, 鑑別 등 基原에 관한 것을 기재하였고, 後世에 이를 중심으로 많은 논의가 거듭되었다. [唐本註]에 "梁의 七錄에 神農本草三卷이 있어 陶는 이에 의하여 別錄을 추가해 七卷으로 했다"고 한 것은 잘못으로 七卷本이 나온 뒤 三卷本의 가치가 없어져 唐初엔 이미 전하여지지 않았다고 볼 수 있다.

이 [集注] 七卷本은 私撰이긴 하나 中國藥局方의 第一版이라 할 수 있는 것으로

唐宋의 勅撰本草는 다 이를 근간으로 편성되었다. 이들이 主流本草 또는 正統本草라고 불려지는 것으로 다른 傍流本草는 차츰 그 속에 併入되었다.

5. 隋唐 · 五代의 本草

이 시기의 藥書는 [隋誌]나 [唐誌]에 隋費 · 秦承祖 · 王季璞 · 談道術 · 趙贊 · 蔡英 · 徐大山 등의 諸家의 本草를 비롯하여 音義 · 採藥 · 栽植 · 藥圖 · 藥目 등 많은 서적이 著錄되고 있고, [藥性論]은 隋唐間의 甄立言의 저작이라 추정된다. 당시 藥에 관한 많은 저서가 있었다고 하지만 本草의 기본서가 된 것은 [集注本草]였으며 唐初에 [新修本草]가 나와 이를 대신했다.

[新修本草]는 중국의 최초 勅撰本草이다. 이때까지 사용된 [集注本草]는 陶弘景의 私撰이며 또한 弘景의 見聞은 江南에 치우쳐 있었기 때문에 전국이 통일되어 모든 외국과의 교통이 활발해진 唐代에는 실정에 맞지 않는 것이 되었다. 이에 顯慶 2年(657) 右監門府長史인 蘇敬 등이 進言하여 補冊할 것을 청하고, 蘇敬 등 22人의 儒官과 醫官이 일을 맡아 천하에 명령하여 所産되는 약물을 징발하여 諸本을 참조하며 編撰한 것이 이 책으로, 本文 20卷, 目錄 1卷, 藥圖 25卷, 藥圖目錄 1卷, 圖經 7卷 合計 54卷을 4年 正月에 완성하여 高宗에게 진상하였다. 本文 20卷은 새로 編撰된 것이 아니고 [集注本草]에 新註와 新藥을 추가하였을 뿐 藥品의 分類나 次序에는 약간의 변화를 추가했으나 [集注本草]의 舊文에는 손을 대지 않고 그대로 보존되었다. 이것이 先例가 되어 [證類本草]에 이르기까지 이 방식이 답습되어 인용되었다.

新註는 주로 基原에 관한 說로 編書의 주된 취지가 弘景의 잘못된 점을 바로 하는데 있었기 때문에 弘景의 說에 대하여 곳에 따라 반박하고 있으며 대개 短文이긴 하지만 당시의 실정을 말하는 것으로 매우 중요하다. 新藥은 114種으로 本經品 367種, 別錄品 369種과 합하여 總計 850種이 되었으나 新藥중에는 紫鑛騏驎竭 胡桐淚 阿魏 蓖麻子 龍腦 蘇方木 訶梨勒 胡椒 沒食子 底野迦 沙糖 薄荷 등의 外來品이 많은 것이 주목된다.

이 책은 중국에서는 일찍이 소실되었으나 다행히 일본에 10卷이 古鈔本이 전하여지고 있다.

顯慶으로부터 80年을 지난 開元 27年(739) 陳藏器는 [本草拾遺]를 저술하여 [新修本草]의 잘못을 바로 잡음과 함께 많은 약물을 增補하였다. 이어 天寶中(742~755)에는 玄宗의 詔에 의하여 [天寶單方藥圖]가 만들어 졌으나 이는 宋代에 一卷만 전하여지고 있다고 한다.

이 외에 醫家의 실용을 위하여 要點과 妙를 節錄하거나 암기에 편리한 歌訣類도 나타났다. 王方慶의 [藥性要訣], 江昇宗의 [刪繁藥詠], 楊損之의 [刪繁本草], 蕭炳의 [四聲本草], 杜善方의 [本草性事類], 後蜀 張文懿의 [本草括要詩] 등이 그러한 종류의 서적이다. 또 외래약물을 集錄한 것에는 鄭虔의 [胡本草], 李珣의 [海藥本草], 亡名氏의 [南海藥譜] 등이 있었으나 어느 것이나 전하여지지 않고, 그 일부가 [證類本草]의 인용에 보일 뿐이다.

南北朝시대에 유행한 食療는 唐代에도 盛하여 [千金要方]의 〈食治〉에는 食療에 관한 序論외에 果 菜 米 穀 鳥 獸 등의 效用이 기재되어 있다. 또 孫思邈의 門人 孟詵도 [補養方]을 著하고, 張鼎이 이를 增訂하여 [食療本草]라고 改題하였다. 이들은 昝殷의 [食醫心鑑], 後唐 陳士良의 [食性本草]와 함께 宋代의 本草에 인용되어 기재되어 있다. 이들 외에 [兩唐志]에는 竺暄의 [食經], 趙武의 [四時食法], 盧仁宗의 [食經], 陽畢膳의 [夫經手錄], 嚴龜의 [食法] 등이 著錄되어 있으며, 또 醫心方에 인용된 [七卷食經]은 아마 [日本國見在書目錄]의 [新撰食經七]이라고 할 수 있는 것으로 이도 唐書로 추정된다.

이상을 요약하면 隋唐의 本草는 대체로 前代의 답습으로 唐初의 [新修本草]가 宋初의 [開寶本草]가 나오기까지 300年에 걸쳐 本草의 王座를 차지했으나 [集注本草]에 비하여 다른 점은 西方의 陸路와 南方의 海路가 열리게 되어 많은 외래약물이 추가하여 졌다는 것이다. 이로 인해서 產地와 形狀, 品質 등 약물의 기원에 관한 문제가 중요한 과제로 되어서 蘇敬이나 陳藏器의 논의도 이 점에 집중되었다. [新修本草]의 藥圖나 [天寶單方藥圖] 등도 같은 취지에 입각하여 만들어 졌는데 이들 사실에서 藥品의 증가와 함께 뚜렷이 博物的 색채가 짙어졌다는 것이 특색이라고 할 수 있다.

6. 宋代의 本草

중국의 역대 왕조에서 北宋의 諸帝만큼 醫學에 관심을 둔 사람도 없어서 太祖의 [開寶本草], 太宗의 [神醫寶救方 · 太平聖惠方], 仁宗의 [銅人腧穴鍼灸圖經 · 慶歷善救方 · 簡要濟衆方], 徽宗의 [和劑局方 · 聖濟總錄] 등 모두가 詔勅에 의하여 編撰되었다. 특히 주목되는 것은 仁宗때 시작한 醫書의 校刊으로, 최초에 취급된 [嘉祐 · 圖經] 兩本草의 완성 후 얼마 안 되어 仁宗은 승하했지만 校刊은 英宗, 神宗에게 인계되어 [傷寒論 · 金匱玉函經 · 金匱要略 · 千金要方 · 千金翼方 · 外臺秘要 · 脈經 · 甲乙經] 등 많은 대표적인 古醫書가 속속 간행되었고, 더구나 이들이 싼 값의 冊을 간행하였기 때문에 급속히 보급되어 醫家의 연구 의욕을 북돋았다. 陳振孫

(書錄解題)이 "무릇 醫書가 世上에 있는 것은 다 仁宗朝에 교정된 것으로 이로부터 天下가 모두다 古方을 배우는 것을 알았다"라고 말하고 있는 것은 그 사실을 지적한 것으로, 사라지기 직전의 古醫書를 校刊 보급하여 후세에 전한 공적은 매우 크다고 하지 않을 수 없다.

이와 같이 北宋은 諸帝의 깊은 관심에 도움을 받아 古來의 醫學이 總括, 정리된 시대라고 할 수 있으나 陶弘景 이래의 전통적인 本草도 이 시대의 후기에 이르러 최고조에 이르렀다.

① **開寶本草** : 宋太祖의 命에 의하여 [新修本草]를 교정한 것으로, 이에는 2種이 있다.

[開寶新詳定本草] : 開寶 6年(973)에 尙藥奉御 劉翰과 道士 馬志 등 9人이 太祖의 命을 받아 諸本을 詳校하여 舊藥에 註解를 추가하고 新藥을 증가한 것을 馬志가 註解를 만들어 御製序를 붙여 國子監에서 간행하였다.

[開寶重定本草] : 前書의 註釋이 충분하지 않았기 때문에 開寶 7年(974) 다시 劉翰, 馬志 등에게 詳定시킨 것으로, 本經文은 白字, 別錄文은 黑字로 표시하고 目錄과 함께 二十一卷으로 간행하였다. 이와 같이 黑白字로 나눈 출판 양식은 후대의 本草書에 답습되었으며, 그 내용은 食鹽, 橘柚 등 12種의 분류를 바꾼 외에는 [新修本草]에 新註와 新藥을 추가한 것 뿐이다. 新註는 244條에 달하고 自說과 他書의 인용이 있는데, 自說은 주로 基原에 관한 것으로, 陶, 蘇說에 대한 반박도 보인다. 他書의 인용은 陳藏器와 別本註가 대부분이고 그 외에 李含光이나 [爾雅] 등도 인용되고 있으나 引用書의 숫자는 적다. 新藥은 134種으로 이에는 天麻 京三稜 畢撥 蘆薈 延胡索 肉豆蔻 補骨脂 使君子 何首烏 威靈仙 天南星 骨碎補 丁香 烏藥 五倍子 蛤蚧 五靈脂 등 현재도 상용되고 있는 것이 많은데 대개가 페르시아 및 南海 諸國에서 수입된 것이며, 대부분은 孟詵 陳藏器 등 唐代書에 기재된 것으로 宋代에서 비롯된 것은 적다.

② **嘉祐本草** : 仁宗의 醫書校勘에 따라 최초로 착수한 本草書로서 掌禹錫, 林億, 張洞, 蘇頌 등 4人의 儒官이 王의 부름을 받아 [開寶本草]를 校訂하고 嘉祐 6年(1061) 12月에 繕字를 마쳐 [嘉祐補註神農本草]라는 이름을 下賜받았다. 卷數는 二十卷이고 내용은 [開寶本草]에 新註와 新藥을 추가하였다. 新註는 『臣禹錫等謹按○○』라고 白字로 題했으나 거의 모두가 他書의 인용으로 自說은 적다. 引用書는 50餘種에 달하나 인용된 것은 [唐本 · 藥對 · 藥性論 · 陳藏器 · 蜀本 · 日華子] 등의 藥書와 藥書 이외의 것으로는 [爾雅 · 范子計然 · 抱朴子] 등이 있다.

新藥은 唐 이후의 모든 서적에 보이는 83種을 『新補』라 하고, 당시 世用의 것 중에서 大醫의 衆議에 따라 고른 17種을 『新定』으로 하여 合計 100種을 추가했으나 대부분 잘 사용되지 않는 것으로 현재에도 상용되고 있는 것은 胡蘆巴 海帶 海金沙 등에 지나지 않는다. 이와 같이 自說은 거의 없으나 校勘은 매우 면밀하게 행하여져 [開寶本草]의 내용은 거의 그대로 보존되었다.

③ **圖經本草** : 嘉祐 3年(1058) 10月 [嘉祐本草]를 편찬 중이었던 掌禹錫 등은 唐의 先例에 따라 藥圖와 圖經을 함께 編撰할 것을 청하고 전국의 산지에 명령하여 所産藥物의 標本, 藥圖와 함께 開花結實·採集時期·藥效 등을 글로 써서 모았으며 外國品에 대해서는 海港의 商人들에게 詢問하여 약물의 표본을 얻었다. 이것들을 太常博士 蘇頌이 정리 편성한 것이 [圖經本草] 20卷으로 嘉祐 6年(1061) 9月에 완성하여 嘉祐 7年(1062) 12月에 간행되었는데 蘇頌이 [圖經本草]를 완성한 때는 42歲의 壯年이었다.

이 책의 원본은 전하여지고 있지 않으므로 전체의 내용은 알 수 없으나, [證類本草]에 의하여 큰 요점은 살펴볼 수 있다. 즉 전체의 구성은 [嘉祐本草]대로였으나 藥品의 種類나 次序에는 약간의 相違가 있었다. 개별 약물에 대한 기재는 거의 [證類本草]와 같아 藥圖와 글로 되었고, 藥圖의 數, 圖柄, 名稱 등은 [大觀本草]와 [政和本草]와의 사이에 다소의 차이는 있으나 대체로 일치한다. [政和本草]에 의하면 圖에 실려 있는 藥品은 634種이나 二圖 이상 있는 것이 175種이나 있어서 藥圖의 總數는 917圖에 달하고 글은 産地·形狀·品質 등 基原에 관한 說과 함께 諸家의 治方도 인용 기재한 것이지만, 그 說이 圖에 속한 것은 아니고, 李時珍도 지적하고 있는 것처럼 그 문장이 반드시 圖에 기반을 두고 쓰여졌던 것은 아니어서 圖와 說이 일치하지 않는 것도 있지만 圖와 說이 다 같이 後世에 대단한 영향을 미쳤다.

④ **重廣補註神農本草幷圖經** : 元祐 7年(1092)에 이루어진 林希의 序에 "嘉祐, 圖經 兩本草를 倂有하는 것은 쉽지 않고, 세상 醫家가 이를 이용할 수가 없었으므로 閬中(四川)의 陳承이 兩書를 합병하여 古今의 論說과 自己의 見聞을 추가하여 이 책을 만들었다."는 것이 보이며 卷數는 23卷이었다. 林希의 序에 의하면 陳承의 先祖는 四世六公이라 불리우는 명문출신으로 衆醫가 치료하지 못한 난치병도 잘 치유하였다고 한다. 大觀 시기에 陳師文 등과 함께 [和劑局方]을 편찬한 陳承도 같은 사람으로 생각된다.

이 책도 전하여지고 있지는 않으나 [大觀本草]에 『別說』이라 題하여 실린 40餘條의 글은 艾晟이 此書에서 인용한 것으로, 여기에는 각지의 약물에 性狀과 優劣이 구체적으로 기록되어 있으나, 물론 그것은 陳承說의 일부이지 전부는 아닐 것이다.

⑤ **經史證類備急本草** : 陳承과 같은 때에 역시 四川의 醫師였던 唐愼微가 嘉祐,

圖經 兩本草를 合併하고 諸家의 說을 추가하여 31卷으로 만든 것으로, 陳承의 책이 自說을 추가한데 대하여 이 책은 自說이 없고 오직 諸家의 說을 集錄하였다는데 특징이 있다. [大觀本草]와 [政和本草]는 이 책을 간행한 것으로 어느 것이나 [證類本草]라고 불리어지지만 三者 사이에는 약간의 차이가 있다.

저작 년대는 확실하지 않으나 이 책에 관한 최초의 기재는 大觀 2年(1108)에 이루어진 艾晟의 [大觀本草序]이고, [政和本草]에 실린 金·皇統 3年(1143) 宇文虛中의 跋에는 愼微에 대한 기록이 있으며, 이 책에 인용된 『初虞世』가 『養生必要方』이라면 그 序는 紹聖 4年(1097)이므로 이 책의 완성은 그 이후가 된다. 또한 이 책이 『大觀』 이전에 간행되었다는 증거는 전혀 없을 뿐만 아니라, 이 책에는 序論과 例言도 없고 책으로서의 체계가 갖추어져 있지 않다는 것, 各卷의 藥品 次序가 무질서하여 [嘉祐本草]와는 전혀 다르다는 것 등에서 이 책이 최후적인 정리를 거치지 않은 책이었다고 추정할 수 있다. 艾晟이 "其書不傳 世罕言焉"이라고 한 것도 이를 뒷받침해 주는 것이다.

이와 같은 이유에서 이 책은 전하여지지 않지만 그 전체의 내용은 그대로 [大觀本草]에서 거의 살필 수가 있다.

이 책은 傳統本草의 例에 따르지 않고 [嘉祐本草]와 [圖經本草]를 合併하고 新註와 新藥을 增添한 것이다. 新註는 모두 他書의 인용인데 특히 주목되는 것은 많은 簡易方이 수록되어 있다는 것이다. 引用書로서는 [政和本草]의 [證類本草所出經史方書]에 274家의 書名이 열거되어 있어 그 大要를 알 수 있다.

新藥은 唐愼微의 所增이 8種에 지나지 않으나 唐本餘, 食療餘, 陳藏器餘, 海藥餘 등 합계 562種을 추가하여 [嘉祐本草]의 舊藥 1,084種 및 [圖經本草]의 本經外類를 합하여 [大觀本草]에서는 1,744種, [政和本草]에서는 1,748種이 되어 있다. [集注本草]에서 [政和本草]에 이르는 여러 本草의 藥品 總數는 다음 表와 같다.

晦明軒本 [政和本草] 目次의 끝에 "嘉祐補註本草藥品 1,118種, 證類本草新增藥品 628種 總1,746種"이라고 했는데 數字는 어느 것이나 바르지 않다.

	集注本草	新修本草	開寶本草	嘉祐本草	大觀本草	政和本草
本經品	365	367	367	367	367	367
別錄品	365	369	369	369	369	369
唐附品		114	114	114	114	114
開寶今附			134	134	134	134
嘉祐新補				83	83	83
嘉祐新定				17	17	17

	集注本草	新修本草	開寶本草	嘉祐本草	大觀本草	政和本草
唐本餘					7	7
食療餘					8	8
陳藏器餘					488	488
海藥餘					16	16
本經外類					98	103
新分條					35	34
唐愼微續添					8	8
計	730	850	984	1084	1,744	1,748

⑥ **經史證類大觀本草** : 大觀 2年(1108) 集賢의 孫公이 愼微의 책을 처음으로 간행한 것으로 艾晟이 그 교정을 맡았으며 [大觀本草]라고 부른다.

[大觀本草]는 거의 唐愼微의 原本대로인데 兩者가 서로 다른 것은 艾晟이 약간의 增補를 추가하였다는 점에 있다. 그 중 하나는 陳承의 說을 『別說』로서 인용하여 기재한 것이고, 또 하나는 예를 들면 鉛丹條의 治療, 萊菔의 偏頭痛 등과 같이 書名 대신에 藥效를 標題로 했다는 것으로, 이들이 艾晟의 所增인 것은 絡石의 註에 의하여 알 수가 있다. 唐愼微의 原本이 稿本이었을 것이란 것은 前述하였으나, 柯氏本 [大觀本草]의 卷31 諸藥의 版心이 『圖經本草』라고 刻字되어있는 것은 愼微의 稿本에 [圖經本草]의 版本을 그대로 쓴 것이었음을 시사한 것이며, 또 同書 卷 30의 末行에 『重廣補註圖經神農本草 卷第三十』이라고 刻字되어 있는 것은 艾晟이 陳承本의 일부까지 稿本으로서 사용했음을 나타내는 것으로 생각된다.

⑦ **政和新修經史證類備用本草** : [大觀本草]는 地方版이었으나 8年 후인 政和 6年(1116) 醫官 曺孝忠 등이 徽宗의 詔를 받들어 [大觀本草]를 교정하였는데, 이는 勅版으로 간행된 최초의 [證類本草]로서 [政和本草]라고 부른다. 曺孝忠의 序에 의하면 "誤謬가 있으면 經傳에 의해 判斷하고 字畵鄙俚한 것은 字說에 의하여 바르게 刊正하기 무려 數千"이라고 하였으며, [嘉祐·圖經] 兩本草를 비롯하여 原典에 바탕하여 엄정한 校勘이 추가해졌음을 알게 한다.

⑧ **證類本草의 版本** : 이미 기술한 것과 같이 [證類本草]는 陶弘景 이후 전통적 本草의 最高峰으로 古來의 本草는 다 이 속에 포함되어 있으므로 이 책이 간행된 후 옛 本草는 잇따라 그림자를 감추어 明末에 [本草綱目]이 나오기까지 약 5세기에 걸친 동안 本草의 王座를 누렸다. 그러나 [政和本草]는 頒布에 앞서 靖康의 亂을 만나 그 版本을 金軍이 가지고 갔기 때문에, 北方의 金·元에서는 [大觀本草]와 併用되었으나 南宋에서는 [政和本草]의 존재조차 잊히고 오로지 [大觀本草]가 쓰여졌다. 明代에는 주로 [政和本草]가 쓰였으나 大觀, 政和의 合本도 나와 그 版本이 많은 數에 이르고 있다.

⑨ **本草衍義**：政和 6年(1116)에 寇宗奭이 撰한 것으로, 그는 이 때문에 특히 "收買藥材所辯驗藥材"라는 一官이 추가되었다. 宣化元年(1119) 조카 寇約이 校勘하였다. [郡齊讀書後志]나 [文獻通考]에는 [本草廣義]로 되어 있기 때문에 柯逢時는 이것이 原名인데 慶元 元年(1195) 重刊 때에 寧宗의 諱를 避하여 衍義로 고친 것이라 하였다. 自序에 의하면 [嘉祐], [圖經] 兩本草의 오류를 바로 잡고 미진한 것을 보완할 목적으로 著作되었기 때문에 稀用品이나 意理가 明白하여 문제가 없는 것은 제외하였으며, 藥品分類나 次序는 [嘉祐本草]대로였다.

卷數는 二十卷인데 前 三卷이 序例, 後 十七卷이 各論으로 이루어져 있으며 嘉祐本草 所載中에서 뽑은 467種과 附錄 35種 合計 502種의 약물에 대해서 기술하고 있다. 그 내용은 産地, 形狀, 鑑別 등에서 藥效나 用藥法, 舊說에 대한 批判 등 넓은 범위에 걸치고 있으나, 특히 주목되는 것은 藥理論이 보인다는 것이다.

宗奭의 藥理說은 단편적인 것으로 아직 조직화된 것은 아니었지만 楊守敬은 "東垣, 丹溪의 徒가 많이 이를 尊信하여 本草를 배우는 것으로 一變했다."고 말하고 있다. 이와 같은 이유에서 이 책은 世人의 好評을 받아 [大觀本草]조차 南宋의 慶元 元年(1195)의 刊本 이후는 이를 合刻한 것이 많고, 또 嘉定 중의 간행이라 보여지는 [新編類要圖註本草]는 [大觀本草]를 撮要하여 衍義를 編入한 것이며 [政和本草]에서는 [晦明軒本]에서 衍義를 기록하여 넣었다.

⑩ **紹興校定經史證類備急本草**：南宋初 王繼先 등이 高宗의 詔를 받아 [大觀本草]를 校訂하고 약간의 의견을 추가하여 紹興 29年(1159) 2月에 進上한 南宋 유일한 官修本草로 [紹興本草]라 부른다. 繼先의 序에 의하면 "形狀은 舊繪畵에 依據하고, 大綱으로서 識을 取하여 憶說하지 않으며 근거를 取하고 名方 五百餘首를 생각하여 外錯 八十餘字를 證했다."고 되어 있어 많은 增改가 추가하여졌다고 생각된다.

卷數는 [玉海]에 三十二卷, [書錄解題]에는 二十二卷이라 했으므로, 中尾博士는 三十二卷의 正本과 二十二卷의 略本이 있었다고 하였으나 확실한 증거가 없다. 明代의 書錄에는 二十二卷本이 수록되어 있으나, 淸代에는 전하여지지 않은 듯 四庫全書에는 보이지 않는다.

⑪ **新編類要圖註本草**：[經籍訪古誌]에 聿修堂所藏의 金澤文庫 四藏本이 著錄되어 있다. 이는 南宋의 建安, 余彦國의 勵賢堂刊本으로, 本文 四十二卷, 序例 五卷, 目錄 一卷으로 되어 있으나 내용은 證類를 節略하고 本草衍義를 附入한 것이다.

이 밖에 [訪古志]에는 "類編圖經集註衍義本草 四十二卷 序例五卷 目錄 一卷 元世醫晋明眞濟大師賜紫僧慧昌校正"이란 聿修堂藏本을 싣고, "此書는 즉 [類要圖

經本草]로 題目을 마구 바꾼것"이라 하였고, [醫籍考]에도 "其卷數版式은 하나 같이 信甫의 書와 相同하다."라고 되어 있으며 [留眞譜]에는 目錄과 本文의 首頁이 影摹되어 있다. 明의 正統本 [道藏]의 洞眞部靈圖類에 [圖經衍義本草]라고 있는 것이 이 冊으로 上海 涵芬樓影印 [道藏]에도 수록되어 있는데, 中尾博士가 "그림이 있는 本草衍義"라고 한 것은 이 道藏本을 말한 것이다.

이상 宋代의 本草에 대해 論述하였지만 이를 요약하면 宋代는 陶弘景 이래의 傳統的 本草가 완성된 시대로 그 最高峰이 [證類本草]이다. 이들 宋本草의 공통적인 특징은 [新修本草]처럼 옛 本草의 다음에 新註와 新藥을 添增한다는 방식이 취하여졌다는 것과 인쇄술의 발달에 따라 급속히 보급되었다는 것이다. 宋의 本草에서 새로이 수재된 藥品은 약 900種에 달하나, 그 대부분은 唐代로 부터 사용하여 온 것으로서 稀用品이 많고 특히 주목할 만한 것은 적다. 新註에는 他書의 인용과 自說이 있으며, [開寶本草]나 [圖經本草]에는 兩者가 다 보이나 掌禹錫과 唐愼微는 他書의 인용에 전념했고, 陳承과 寇宗奭은 自說을 主旨로 하였다. 他書의 인용은 자기 취향이지만 이에 따라 [藥對, 炮炙論, 藥性論, 食療本草, 本草拾遺, 蜀本, 日華子] 등 많은 古書의 글을 후세에 전한 공적은 매우 크며 또 唐愼微가 많은 簡易方을 採錄한 것은 本草를 임상에 접근시킨 것으로서 주목된다.

한편 自說은 주로 약물의 基原이나 鑑別에 관한 것인데, 이는 예부터 陶弘景을 비롯하여 蘇敬, 陳藏器, 韓保昇 등의 논의 대상도 여기에 있었다. 宋代에도 [圖經本草]의 藥圖에서 알 수 있는 바와 같이 산지에 따라 基原을 달리하는 여러 가지 약물이 있었으므로 이것이 중시된 것은 당연하다.

이상과 같이 宋代 특히 北宋은 전통적 本草가 틀을 갖춘 시대이지만 仁宗朝 이후로 행하여진 古醫書의 校刊과 이들의 보급은 醫界의 氣風을 一新하여 종래의 經驗的 治方에 대신하여 素問, 傷寒論에 입각한 理論的인 治方 確立의 방향으로 진전하였다. 따라서 本草의 내용도 바뀌는 것은 당연한 것으로 基原의 문제보다는 藥理의 논의가 중시되게 되었다. 그 시작은 寇宗奭에게서 볼 수 있지만 이것이 오래되지 않아 金・元 藥理說로 발전했던 것이다.

7. 金元시대의 本草

南宋의 醫學이 經驗的인 治方을 주로 한 局方醫學인데 비하여, 北方의 金元에서는 劉完素, 張元素, 李杲, 朱丹溪 등의 諸家에 의하여 [素門]과 [傷寒論]의 醫說에 바탕을 둔 새로운 理論的인 治療體系가 수립되어 中國醫學의 한 轉機를 만들었다. 이를 金元醫學이라 부른다.

本草는 金·元에서도 [政和本草]와 [大觀本草]가 근간을 이루었으나, 이와 병행하여 金元醫學의 創始者들에 의하여 그 醫學에 순응한 새로운 형태의 本草가 육성되었다. 그 특징은 [素問]에 바탕을 둔 藥理說로 단서가 된 것은 成無已의 [註解傷寒論]과 [傷寒明理論]이다.

成無已의 本領은 張仲景의 方意를 [素問]의 說에 의하여 이론화하는데 있었으나 局方用藥에 대한 그의 견해는 [明理論]의 自序에 다음과 같이 기술되어 있다.

『制方의 體는 十劑이고, 그 用은 七方이다. 十劑의 體로서 七方의 用을 삼는 것은 氣味에 의하지 않으면 안 되나 寒 熱 溫 涼의 四氣는 天에서 生하고, 酸 苦 辛 鹹 甘 淡의 六味는 地에서 成하는 것으로 一物 중에 氣味가 兼有되고, 理性이 갖추어져 있기 때문에 이에 의하여 치료가 되는 것이다. 君 臣 佐 使는 上中下 三品을 말하는 것이 아니고, 治病하는 것이 君, 君을 돕는 것이 臣, 臣에 應하는 것이 使이다. 相須 相使의 것을 고르고 相畏 相惡의 것을 制하며 相反 相殺의 것을 去하여 君臣의 序가 있으면 方의 道가 갖추어지는 것이다. 方은 一君 二臣 三佐 五使 또는 一君 三臣 九佐使로 하여야 할 것이며, 多君小臣이나, 多臣小佐로는 氣力이 不全하다. 君一臣二는 小制, 君一臣三佐五는 中制, 君一臣三佐九는 大制로 君一臣二나 君二臣三은 奇制, 君三臣四나 君三臣六은 偶制이다. 近者는 奇를 用하고 遠者는 偶를 用한다. 遠近은 신체의 遠近으로서 外部에서 보면 上半身이 近, 下半身이 遠, 臟에서 보면 隔上에 있는 心肺가 近, 隔下에 있는 腎肝이 遠이다. 近에는 小方을 用하고 遠에는 大方을 用한다. 下藥은 偶로 해서 안 되며 汗藥은 奇로 해서는 안 된다.』

金·元의 藥理說은 대체로 위에 언급한 說을 부연 확충한 형태이고 여기에 보이는 氣味·十劑·七方·君臣佐使·畏惡 등은 어느 것이나 기본적으로 논의된 것이다.

氣 味: [本經]과 [別錄] 어디에서나 藥名에 이어 반드시 氣味가 기록되어 있어서 옛부터 氣味가 약물의 중요한 性質로 알려져 있다. [本經]에 "寒을 療함에는 熱藥으로 하고, 熱을 療함에는 寒藥으로 한다."라고 하였으며 [素問]에도 같은 글이 있어 이것이 藥療의 기본개념이었다고 생각되지만, 四氣는 五味와 더불어 모호한 개념이므로 [本經]과 [別錄] 사이에도 일치하지 않는 바가 많다. 이에 따라 治方을 정하는 것이 불가능하기 때문에 唐宋 이전에는 개념적으로 氣味說이 신봉되었으나 실제로는 經驗에 따른 治方이 행하여졌다. 그런데 理論的 治方의 確立을 宗旨로 한 金·元에서는 氣味로서 藥療의 기본을 삼고, 五味에 淡味를 더하여 六味로 하여 [素問]에 입각한 治方이론을 형성했다. 그 說은 [湯液本草]에 요약되어 있는데, 그 大要는 약물의 작용을 규제하는 기본적 요소로서 氣와 味이다.

氣는 天의 陰陽으로 風寒暑濕燥火로 나타나는데 이를 받아 약물에서는 寒熱

溫涼의 四氣가 된다. 溫과 熱은 天의 陽, 寒과 涼은 天의 陰이다.

味는 地의 陰陽으로 生長化收藏으로 나타나며, 약물에서는 辛·甘·酸·苦·鹹·淡의 六味가 된다. 辛甘淡은 地의 陽, 酸·苦·鹹은 地의 陰이다.

氣味에는 각각 厚薄이 있다. 氣厚한 것은 純陽으로 發熱하고, 氣薄한 것은 陽中의 陰으로 發泄하며, 味厚한 것은 純陰으로 泄하고, 味薄한 것은 陰中의 陽으로 通한다.

辛은 結을 散하고 燥를 潤하며, 苦는 濕을 燥하고 軟을 堅하게 하며, 鹹은 堅을 軟하게 하고, 酸은 緩을 急하게 하며, 淡은 竅를 利한다 라고 하는 것으로 이 說은 [素問]의 陰陽應象大論에 의한 것이다.

이와 같은 기본개념에 입각하여 五臟의 補瀉, 升降浮沈, 標本陰陽 등의 이론이 전개되었는데 어느 것이나 [素問]에 근거하였다. 다만 素問에서는 추상적으로 기술된 반면, 金·元에서는 실제의 약물을 배치하여 구체성이 주어졌다는 점에 특징이 있다. 예를 들면 氣味의 厚薄에 대해서는 [湯液本草]에 李杲의 『用藥法象』을 인용하여 다음과 같이 기술하고 있다.

味가 薄한 것(陰中의 陽, 風升生) : 防風 升麻 柴胡 羌活 威靈仙 葛根 獨活 細辛 桔梗 白芷 등(20種).

味가 厚한 것(陰中의 陰, 寒沈藏) : 大黃 黃蘗 黃芩 黃連 石膏 草龍膽 生地黃 知母 防己 茵蔯 등(18種).

氣가 薄한 것(陽中의 陰, 燥降收) : 茯苓 澤瀉 猪苓 滑石 瞿麥 車前子 燈心草 五味子 桑白皮 등(21種).

氣가 厚한 것(陽中의 陽, 熱浮長) : 黑附子 烏頭 乾生薑 肉桂 桂皮 草豆蔻 丁香 厚朴 등(20種).

本氣가 平하고 本味가 鹹하며 四氣五味를 兼한 것(濕化成) : 黃芪 人蔘 甘草 當歸 熟地黃 半夏 白朮 蒼朮 陳皮 靑皮 등(21種).

이와 같은 配當 근거에 대해서는 전혀 기술되어 있지 않다.

十 劑 : 약물을 그 작용에 따라 10種으로 나눈 것인데 그 說은 [證類本草序例]에 "臣禹錫等謹按 徐之才藥對 孫思邈千金方 陳藏器本草拾遺 序例如後"라고 題하여 기재된 一文中에,

宣 : 壅을 去하는 것으로 橘 薑 등이 이에 속한다.
通 : 滯를 去하는 것으로 通草 防己 등이 이에 속한다.
補 : 弱을 去하는 것으로 人蔘 羊肉 등이 이에 속한다.
洩 : 閉를 去하는 것으로 葶藶 大黃 등이 이에 속한다.
輕 : 實을 去하는 것으로 麻黃 葛根 등이 이에 속한다.
重 : 怯을 去하는 것으로 磁石 鐵粉 등이 이에 속한다.
澁 : 脫을 去하는 것으로 龍骨 牡蠣 등이 이에 속한다.

滑 : 著을 去하는 것으로 冬葵 楡皮 등이 이에 속한다.

燥 : 濕을 去하는 것으로 桑白皮 赤小豆 등이 이에 속한다.

濕 : 枯를 去하는 것으로 紫石英 白石英 등이 이에 속한다.

라고 하는 내용이 처음 기술되었다. 이에 대하여 寇宗奭은 陶弘景의 說이라 하고, 李時珍은 徐之才의 說이라고 하였으나 모두 잘못된 것이고 이는 陳藏器의 說이다. 寇宗奭은 여기에 寒熱의 二劑를 추가하고 明의 繆希雍은 升, 降의 二劑를 추가하여야 한다고 하였다.

七 方 : 처방을 藥品의 數나 작용에 따라 七種으로 나눈 것이다. 이를『七方』이라 부른 것은 [明理論]에서 시작되었으나 그 說은 素問의 [至眞要大論]에서 유래된 것이다. 이를 요약하면 다음과 같다.

大方 : 君一臣三佐九와 같이 制의 큰 것으로 遠을 치료하는데 사용한다.

小方 : 君一臣二와 같이 制의 작은 것으로 近을 치료하는데 사용한다.

緩方 : 氣味가 薄한 것으로 上을 補하고 上을 치료하는데 사용한다.

急方 : 氣味가 厚한 것으로 下를 補하고 下를 치료하는데 사용한다.

奇方 : 君一臣二, 君二臣三 등이 奇의 制로서 近을 치료하는데는 奇를 사용하고, 汗하는데는 奇를 사용하여서는 아니 된다.

偶方 : 君二臣四, 君二臣六 등은 偶의 制로서 遠을 치료하는데는 偶를 사용하고, 下하는데는 偶를 사용하여서는 아니 된다.

重方 : 奇를 사용하여 去하지 않을 때는 偶를 사용하는 것을 重方이라 한다.

이 說을 문자대로 해석하면 大小, 奇偶란 藥品數에 관한 것이고, 緩急은 氣味의 厚薄에 따른 작용의 相違에 의하여 나눈 것이라 보여지나 이에 대해서는 구구한 說이 있다. 王氷은 "奇는 古의 單方, 偶는 古의 複方으로 각기 大小가 있다"라고 하였고, 劉完素는 大小奇偶 등을 各 二種, 緩方을 五種, 急方을 四種으로 細分하였으며, 張從正은 이를 補正하고 있다. 또 素問說은 抽象論에 지나지 않으나 劉完素(保命集)는 이를 구체화하여 奇偶大小의 예로서 仲景方 중에서 다음과 같이 들고 있다.

奇의 小方 : 小承氣湯(三味), 調胃承氣湯(三味).

奇의 大方 : 大承氣湯(四味), 抵當湯(四味).

偶의 小方 : 桂枝湯(五味), 麻黃湯(四味).

偶의 大方 : 葛根湯(七味), 青龍湯(大七味, 小八味).

이들의 예는 반드시 奇偶의 數에 맞지 않는데, 이에 대하여 張從正(儒門事親)은 "일에 臨하여 制宜하여 增損한 것인가?"라고 하였다. 그러나 仲景方을 牽强하여 七方에 符合하였기 때문이다.

重方은 成無已를 비롯하여 金元의 諸家는 이를 複方으로 하고, 劉完素는 桂枝二越婢一湯과 같이 二方 또는 三方을 합한 複方과, 胃風湯과 같이 分兩勻同의 複方이 있다고 하였다. 후세에는 오로지 複方의 이름이 쓰여졌다.

이를 요약하면 七方은 十劑와 함께 金元醫學에서 중시되었으나 原本 大小 緩急 奇偶 등 각기 다른 기준에 따라 나누어진 것이므로 엄밀한 의미에서의 분류는 아니고 따라서 奇偶에 大小가 있는 것처럼 緩急에도 奇偶大小가 있을 수 있다.

君臣佐使 : 이에는 예부터 2說이 있었다. 하나는 "上藥이 君, 中藥이 臣, 下藥이 佐使"라는 本經說이고, 다른 하나는 [素問·至眞要大論]에 "病을 去하게 하는 것이 君, 君을 돕는 것이 臣, 臣에 應하는 것이 使로, 上中下 三品을 말하는 것은 아니다."라고 하는 것으로 成無已는 물론 後者에 따르고 있다. 그런데 本經序例에는 前段에 이어 "藥에는 君臣佐使가 있어 서로 宣攝한다. 合和에는 마땅히 一君三臣三佐五使 또는 一君三臣九佐使들을 用할 것이다."라고 하였으나 이것이 三品君臣說에 의한 것이라고 하면 有毒한 下藥이 많은 결과가 된다. 따라서 이 君臣은 [素問]의 "君一臣二는 小制, 君一臣三佐五는 中制, 君一三臣佐九는 大制"라는 것과 同義의 것으로 보아야 할 것이다.

王氷은 "三品을 君臣佐使로 하는 것은 善惡의 名이 位를 달리하는 것으로서 服餌의 道로서는 이 說을 따를 것이나 治病의 道로서는 素問說에 따른다."고 하였다. 예부터 이 두 가지 說이 있어서 [本經]에서는 兩者가 선택되었는데 개개 약물의 경우는 三品君臣說이라도 무관한 것으로 徐之才의 [藥對]나 甄立言의 [藥性論] 등은 이에 따르고 있으나 처방의 경우 이로선 부적합하므로 金·元의 諸家는 모두 素問說에 따랐다. 成無已는 처방중의 君臣을 지정하여 桂枝湯에서 桂枝를 君, 芍藥과 甘草를 臣, 生薑과 大棗를 使로 하고 있으나, 李杲는 疾病別로 君藥을 지정하여 "症을 主하는 것이 君으로 例하면 風을 治하는데는 防風, 上焦熱을 治하는데는 黃芩, 中焦熱을 治하는데는 黃連, 濕에는 防已, 寒에는 附子의 類가 各各 君이다."라고 기술하고 있으며, 明淸의 諸家도 이들 說에 따랐다.

七 情 : 배합의 宜忌를 기술한 것으로 단지 畏惡라고도 불리우며, [本經序例]에 그 說이 보임을 譯述하였지만 [本經]의 各論에서도 그 끝에 註記되어 있다. 陶弘景은 藥對로 그것을 보충하고 다시 그것들을 一括하여 序錄의 제일 끝에 실었다. 이는 [千金方]에도 인용되어 있으나 掌禹錫이 [藥性論·蜀本·日華子] 등 諸書에 의하여 많은 增補를 행하였음이 [證類本草]에서 볼 수 있고, 李時珍도 增補改編하여 [綱目序例]에 수록하고 있다.

그러나 실제의 치료에 있어서 얼마나 고려되었느냐는 문제여서 陶弘景도 "지금 舊方用藥을 살피건대 相惡나 相反의 것도 있다."고 말하고 있으며, 金·元의 諸家도 거의 이에 대하여 언급을 하지 않고 있다. 明의 陳嘉模나 李時珍은 각기 七情의 정의를 말하고 있으나 兩者의 해석에는 약간의 차이점이 있고 또한 明·淸에서는 七情보다도 이에서 발생한 十八反, 十九畏의 說이 널리 알려졌다.

成無已의 藥說은 주로 처방配劑에 관한 것이었으나 劉完素는 이를 개개의 약물에 확대하였으며 이 說은 張元素⇒李杲⇒王好古 등 一門의 師弟에 의해 增補되어서 好古의 [湯液本草]로 結晶되었다. 이것이 곧 金元本草로 그 내용은 成無已說과 공통되었으나 唐·宋의 本草와는 전혀 이질적인 것이었다. 뚜렷하게 다른 것은 唐·宋의 本草가 藥學的이었다는데 대하여 金·元의 本草는 藥理說을 주로 한 것이어서 藥學이라기 보다는 오히려 醫學의 범주에 속하는 것이었다는 점에 있다. 즉 唐·宋의 醫方은 선대의 전통을 이은 經驗醫方이어서 本草도 藥效의 集錄과 基原의 究明을 주로 하여 작용기전 같은 것은 관심 밖이었다. 그러나 金·元의 醫家는 理論的 治方의 확립을 宗旨로 삼았기 때문에 그 이론구성의 기반으로서 약물의 작용기전의 해명에 몰두했음은 당연하였다. 그들은 이론의 근거를 [素問]에 두었으나 추상적인 素問說을 구체화하기 위해서는 독자적 창안이나 독단도 있었다. 引經說을 세워 약물을 經絡과 臟腑에 연관시키고 氣味를 통일하여 藥效를 간결화한 것 등은 모두 그 예이다.

이와 같이 唐·宋의 本草와는 이질적인 것이었으나 이에 대립하는 것은 아니고 오히려 이에 전면적인 긍정을 한 위에 立論한 것이다. 金元의 諸家가 基原문제에 전혀 손대지 않고 있는 것은 이들 문제를 모두 舊本草에 記하였다는 것을 나타내는 것이지만 이에 대한 지식이 없었다는데도 이유가 있다. 예부터 藥業조직이 발달한 중국에서는 스스로 採藥한 의사는 드물고 따라서 약물에 대한 지식이 얕았다는 것은 陶弘景, 徐之才, 孫思邈, 蘇頌 등이 異口同聲으로 말하고 있는 것으로, 金·元의 醫家도 예외는 아니었다고 생각되기 때문이다.

이상의 金元시대 本草書 외에 元代에 저작된 것으로 胡仕可의 [本草歌括], 忽思慧의 [飮膳正要], 吳瑞의 [日用本草], 朱震亨의 [本草衍義補遺] 등이 있는데, 이들 중에서 이색적인 것으로 특히 주목되는 것은 [飮膳正要]이다.

8. 明淸시대의 本草

明代의 醫學은 宋의 醫學과 金·元의 醫學을 종합한 混融醫學이었다. 本草도 예외는 아니었으며 그 중심이 되어 重用된 것은 [證類本草] 특히 [政和本草]였다. 즉 明代에 [大觀本草]는 元의 [宗文書院本]을 重修한 無名氏의 刊本 밖에 없으나, [政和本草]는 成化 4年(1468)의 山東本을 비롯하여 많은 版本이 있었으며 [品彙

精要]나 [本草綱目]도 이에 의하여 編成된 것이었다. 그런데 明末에 [本草綱目]이 나온 뒤부터는 證類는 모두 잊혀졌는데, 다만 淸代에서 光緖末年에 柯氏本 [大觀本草]가 간행되었고, 順治中에 萬曆版合倂本의 補刻이 행해졌을 뿐이다. [證類本草]를 대신할 의도로 明代에서 두 本草가 만들어졌으니 즉 [本草品彙精要]와 [本草綱目]이다.

① **御製本草品彙精要** : 明의 太醫院 院判 劉文泰 등이 孝宗의 命에 의하여 纂集하여 弘治 18年(1505) 3月 3日에 進呈한 것으로 明淸을 통하여 유일한 勅撰本草로서 그 主旨가 證類의 繁을 刪하고 諸家의 訛를 去하여 醫家의 실용에 편리한 本草를 만드는데 있었다는 것이 御製序에 나타나 있다. 卷數는 本文 42卷, 序目 1卷이었다. 孝宗은 明代의 明君으로 불려진 분으로 이 책도 그 仁政의 하나로 이루어진 것이라 할 수 있는데, 완성을 본 뒤 얼마 되지 않아 세상을 떠났기 때문인지 간행되지 못하고 宮中에 秘藏되었다가 淸室에 인계되었다. 淸에서는 康熙 39年(1700) 武英殿監造의 赫世亨 등이 聖祖의 詔를 받아 弘治本의 繪錄 일부를 모조하고 동시에 王道純 등이 弘治本의 글을 교정함과 함께 [本草綱目]을 참조하여 補遺卷을 만들고 脈訣四言擧要를 附하여 [本草品彙精要續集]이라고 題하여 進上했다.

그러나 이것도 간행되지 않아 民國 12年(1923) 中正殿이 탔을 때 弘治의 原本은 [永樂大典]의 격식에 따라 朱絲欄에 每半葉行 每行字를 楷書로 朱墨雜書하고 每藥의 머리에 彩色한 藥圖가 실린 美麗한 宮本으로 [永樂大典]에 비하여 1/10만큼 소형이며 책으로 裝釘되어 있었다. 康熙의 繪錄은 弘治本보다도 2/10만큼 소형이며 藥圖는 原本대로 彩色되어 있으나 그 文字는 縱長에는 明期의 活字體로 大字는 每半葉十二行 每行十六字 細字는 雙行으로 쓰여져 있었다. 이상은 稿本이어서 世人에게 알려지지 않았고 [四庫全書]에 수록되면서 존재를 알 수는 있었지만 희귀본이어서 널리 알 수 없었으나 民國 26年(1937) 王道純의 校正本과 續集이 上海의 商務印書舘에서 간행되어 이 책의 존재가 세상에 알려졌다. 이에는 藥圖가 없고 朱黑雜書의 형식도 보이지 않으나 이에 의해서 弘治本의 내용을 거의 알 수가 있다. 商務印書舘本은 首卷 本文 附錄 및 續集으로 되어 있으나 [政和本草]의 序例는 일부가 首卷과 附錄에 分載되어 있을 뿐으로 舊本의 모습을 볼 수는 없다.

本文은 [政和]의 各論 28卷에 상당하는 것으로 그 分類와 次序는 [政和]의 것대로이지만 分卷에 따라 14卷이 붙어 合計 42卷이 되었다. 藥品數는 政和所收의 1,748種에 新增 新分條 등 差引 67種을 더하여 1,815種이 되었으나 新增品에는 大風子 秋石과 같이 本文에 없는 것이 10餘條 있다. 每藥의 本文(大字) 部分은 거의 [政和]와 같지만 註(細字)부분은 아주 많이 고쳐져 다음 24項目으로 나뉘어져 기록되어 있다.

名：別名을 列記	代：代用品
地：産地	解：解毒能
收：陰乾・暴乾貯藏法	苗：原植物의 形態 鑑識
質：生藥形狀	時：採集時月
味：五味	用：用藥部位良劣
氣：厚薄 陰陽 升降	色：生藥의 色狀
主：藥效	性：寒熱溫涼 收散緩堅軟
助：佐使藥	臭：腥膻香臭朽
製：調製法・用法	行：所入의 經絡
合治：他藥配用의 治效	反：畏惡
治：治效에 관한 諸家說	禁：禁忌(病症 體質)
忌：配合禁忌	贗：鑑別(僞品과의 鑑別)

이들의 項目이 모든 약물에 다 있는 것은 아니고 한 藥에 대하여 10 ~ 20項目에 지나지 않는다. 이들 事項은 舊本草에도 나타나는 것이지만 金元說도 많고, 때문에 그 표현이 바뀐 것이 적지 않다.

예를 들면 예부터 『氣』를 다뤘던 寒熱溫涼을 『性』으로 고치고 『氣』를 厚薄・陰陽・升降으로 한 것은 『行』과 함께 분명히 金元의 說이며 그 외에 金元의 說은 『治』・『禁』・『代』 등 곳곳에 보인다. 他書의 인용은 『苗』・『地』・『製』・『治』 등에서 많이 볼 수 있으나 節略이 많을 뿐 아니라 華陀, 吳普, 徐之才, 掌禹錫, 沈括, 肘後方, 博濟方 등의 文은 모두 『別錄云』이라고 되어 있고 기타 諸項은 『合治』 외에는 모두 短文이다.

이와 같은 改變은 御製序의 主品에 相應하는 것으로 金・元의 藥說도 가미되어 醫家의 실용에는 편리하게 되었으나 古文 보존이란 舊本草의 특징을 잃어 [證類本草]를 대신할 수는 없는 것이다. [品彙精要]에서 특히 주목되는 것은 藥圖로써 아름다운 彩色圖이지만 모두가 寫生圖라고는 생각하기 어려워 政和圖에 粉飾을 추가한 것이라 추정된다.

② **本草綱目**：明代의 世醫 李時珍의 저작이다. 이보다 먼저 나온 勅撰의 [品彙精要]가 明・淸에서는 빛을 못 본데 반하여 뒤에 된 私撰의 이 책은 證類에 대신하여 本草의 王座에 올라 名著로써 군림했다.

綱目의 編撰에 관해서는 序例에서 "嘉靖 壬子에 시작하여 萬曆 戊寅에 마치다. 稿凡三易"이라 기술하고 있으므로 嘉靖 31年(1552) 35才때에 착수하여 26年 후 萬曆 6年(1578) 61才 때에 일단 完稿하였다. 脫稿후에도 출판은 용이하지 않아서

萬曆 7年頃 南京에 나와 출판자를 찾았으나 목적을 다하지 못하고 되돌아갔다. 萬曆 18年(1590)에 쓰인 王世貞의 序에는 時珍이 南京의 弇山園으로 世貞을 방문하여 여러 날 머물면서 綱目의 稿本을 놓고 序를 청하였다고 기록되어 있다.

胡承龍이 간행에 착수한 것도 이 해로 萬曆 21年(1593)에 이르러 완성한 것이라 추정된다. 時珍이 卒한 후에 과연 生前에 完本을 보았느냐는 의문이지만 평소에 이를 조정에 進獻할 의도가 있었던 듯 遺表를 만들어 놓고 있었기 때문에 萬曆 24年(1596) 次子 建元이 進疏를 작성하여 刊本과 함께 神宗에게 進呈했다. 第 2 版 江西本이 간행된 것은 萬曆 31年(1603)이며, 그 뒤 중국, 일본에서 종종 간행되었고, 그 밖에 영어, 불어, 독일어 등 여러 나라말로 번역되어 세계적 명저가 되었다.

[綱目]도 [政和本草]에 근본을 둔 것이지만 내용은 전면적으로 改變되어 있다. 전체의 구성은 版種에 따라 약간의 차이가 있으나, 初版의 金陵本에는 序目(王世貞序 輯書姓氏藥圖 總目), 卷 一・二(序例), 卷 三・四(百病主治), 卷 五~五十二(各論)으로 되어 있다.

序例에는 [政和]의 글과 金元說이 뒤섞여 있으나 量的으로는 後者가 많고, [政和]의 舊態는 거의 보이지 않는다.

各論은 형식이나 내용이 [政和]의 것과는 전혀 다르다. 우선 藥品의 분류는 모든 藥品을 自然分類에 따라 金石・草木・鳥獸 등의 諸部로 大別한 것은 陶弘景 이후의 諸書와 같으나 各部內의 品分類는 폐지하는 대신 各部를 새로 類別하는 방식을 선택하였다. 凡例에 "十六部를 綱으로 하고 60類를 目으로 하여 各己의 類로서 따른다."라고 하였다.

개개의 약물에 대해서는 머리에 藥名과 그 出典을 싣고, 次行 이하의 글은 내용에 따라 釋名・集解・正誤・修治・氣味・主治・發明・附方의 8項目으로 나누어 기재하였는데 이들 諸項이 모든 약물에 기재되어 있는 것은 아니다. 이와 같이 項目을 나누어 기재하는 것은 [品彙精要]와 공통되는 것으로 나누어 보기에 편리하게 하기 위한 것이겠지만, 그 때문에 古人의 글이 寸斷되었을 뿐 아니라 이에 따라 節略과 改竄이 추가하여져 거의 舊態를 알 수 없게 되었다. 書誌學者의 불평을 산 것도 주로 이 점이어서 孫星衍, 多紀元堅, 森立之 등의 諸家는 異口同聲으로 이 책을 비난하였고 中尾博士도 이를 無用한 것이라 하였으며, 上海自然科學研究所에는 1권도 架藏되어 있지 않다고 말했다. 이러한 불신은 매우 당연한 것이어서 [綱目]이 [證類]를 대신할 수 없는 이유이기도 하지만 이 때문에 [綱目]의 가치가 전면적으로 부정되어서는 안 된다.

다음 清代의 本草로 특히 주목되는 것은 [本草綱目拾遺]이며, 本草는 아니지만 한약 연구자료로서 중시되고 있는 것은 [植物名實圖考]이다.

③ 本草綱目拾遺 : 趙學敏이 [綱目]의 遺逸을 모아서 그 正誤의 목적으로 編撰한 것으로 全卷 淸代 유일의 본격적인 本草이다.

學敏의 著書에는 [醫林集腋 · 養素園傳信方 · 祝由錄驗 · 囊露集 · 本草話 · 串雅 · 花藥小名錄 · 升降秘要 · 攝生閒覽 · 藥性元解 · 本草綱目拾遺] 등 합계 100卷이 있으며, 그것을 [利濟 十二種]이라 이름 붙여 乾隆 35年(1770)에 總書로 썼다.

拾遺의 自序에는 乾隆 30年(1765)으로 되어 있으나 同治 10年(1871) 張應昌의 跋에 "[利濟 十二種]은 모두 未刻으로 嘉慶 末年의 傳抄本은 [是編]과 [串雅]의 2種 뿐으로 餘他의 10種은 전하지 않으며 또한 每藥의 論列各條는 顚倒錯亂하여 眉目不晰이므로 杭醫連翁楚珍藏의 初稿本을 빌려 訂誤했다."고 했으므로 同治本이 初刻이라 생각된다. 따라서 傳本은 적었던 것 같으며, [四庫全書]에도 수록되어 있지 않고 [醫籍考]에도 『未見』이라 되어 있지만 光緖 張昭棠本 이후의 [本草綱目]에는 이를 附刻한 것이 많고 單行本도 간행되고 있다.

내용은 凡例와 總目에 이어 『正誤』가 있어 [綱目]의 誤를 訂正하고 있다. 各論 10卷의 藥品분류는 대체로 [綱目]과 같으나 人部를 제외하고 花와 藤의 二部를 추가했으며 金과 石을 나누어 計 18部로 하고 있다. 藥品 總數는 正條品 716種 附條品 255種으로 正條品중에는 鳳眼草 於朮 藏紅花 金果欖 紫草茸 冬蟲夏草 千年健 萬年靑 建神麯 楓果 鷄血藤膠 七金藤 藤黃 化州橘紅 胖大海 呂宋果 鴉膽 番打馬 烏金紙 龍涎香 등 현재 중국에서 상용되고 있는 것이 다수 포함되어 있다.

개개의 약물에 대한 기재는 繁簡多樣하여 自說 외에 他書의 인용도 많으며 그 내용은 産地, 藥效, 治驗 등을 비롯하여 다양하지만 특히 주목되는 것은 基原, 鑑別 등의 기재가 많은 것으로 凡例에도 "草藥類는 浩繁하고 諸家說도 不一하여 나는 애써 深信하지 않는다. [百草鏡]에 수재된 것은 가장 상세하여 이 集에도 한 둘을 취급하였으나, 그것이 일찍이 園圃에 심어 시험한 것이고, 그렇지 않은 것은 생략하여 欺世함을 避했다."라고 되어 있어 신중히 검토했음을 알 수 있다. [百草鏡]은 弟 昆季의 所選으로 本書에도 종종 인용되고 있어 그 책이 전하지 않음에도 兄에 못지않게 약물에 정통해 있었음을 알 수 있다.

④ 植物名實圖考 : 吳其濬이 쓴 植物書로 38卷이고 이외에 [植物名實圖考長編] 22卷이 있다. [名實圖考]는 著者가 實見한 植物에 대하여 本草 외에 諸家의 說을 集錄하여 私見을 추가한 것으로 그 대상은 약물만이 아니라 植物 전반에 걸쳐져 있다. 저자가 각지를 방문하고 친히 실물을 접하여 寫生記載한 것인 만큼 중국 식물의 연구에는 가장 신빙할 자료로 보아, E. Bretschneider도 일찍이 1870年에 출판한 報文에 蜀漆 粱 薯蕷 등 八圖를 이 책에서 重雕하여 編末에 붙이고 있고, 또 光緖 11年(1885)에 간행된 張昭棠本 [本草綱目]의 藥圖는 이 책에 따라 고쳐

졌다. 이 책은 著者가 사망한 뒤 道光 28年(1848)에 陸應穀에 의하여 처음 山西省 太原에서 간행되었으나, 뒤이어 光緖 6年(1880) 山西巡撫인 葆芝岑이 山西濬文書局으로 하여금 補刻重印시켰고, 다시 民國 8年(1919) 山西督軍의 閻錫山이 山西書局에 命하여 補刻重印시켰으며, 同年 商務印書館에서 인쇄본으로 간행되었다. 同書館에서는 1957年에 圖考, 1959年에 長編을 再刊했는데, 圖考에는 植物名・人名・地名・書名 등의 색인이 붙어 있다. 이후 世界書局에서 출간하였으며, 일본에서도 明治 20年(1887)에 圖考와 長編을 合倂하여 奎文堂에서 출판되었고 이는 民國 4年(1915)에 雲南圖書館에서 重印되었다.

이상 말한 諸書 외에 明나라와 淸나라에서 많은 本草書가 만들어졌으나 이들은 내용에 따라 대체로 다음 세 가지로 나눌 수 있다.

첫째는 實用을 本旨로 한 本草로써 대다수가 이에 속한다. [證類]나 [綱目]은 기본적 典籍이기는 하지만 卷帙浩瀚하고 많은 稀用品도 포함되어 있어 醫家의 상용에는 불편하였다. 그래서 치료에 긴요한 藥品만을 골라 그 藥效의 요점이 간략하게 기재된 것을 요구한 것은 당연한 것으로, [綱目] 이전 서적으로는 徐用誠의 [本草發揮], 王綸의 [本草集要], 汪機의 [本草會編], 薛己의 [本草約言], 陳嘉模의 [本草蒙筌] 등이 있고, [綱目] 이후 서적으로는 李中梓의 [本草通元], 李中立의 [本草原始], 倪朱謨의 [本草彙言], 顧元交의 [本草彙箋], 沈穆의 [本草洞筌], 王昂의 [本草備要], 陳士鐸의 [本草新編], 吳儀洛의 [本草從新] 등이 있다. 이들 서적의 내용은 각기 相違하나 金・元의 藥說이 받아들여진 점이 공통된 특징으로 序論 부분이 거의 이에 의하여 이루어 졌을 뿐만 아니라 各論에서도 每藥의 머리에 예를 들면

人蔘 味甘 氣溫微寒 無毒 陽中微陰 可升可降 [本草約言].

人蔘 味甘 氣溫微寒 氣味俱輕 升也 陽也 陽中微陰 無毒 [本草蒙筌].

人蔘 味甘微苦 微溫 無毒 入肺脾二經 [本草彙言].

등과 같이 藥性을 실은 것이 많으나 이는 [證類]에 '人蔘 味甘微寒 微溫無毒'이라고 한 것에 相當한다. 즉 輕重 陰陽 升降 入經 등은 金・元에서 비롯한 사고이지만 明淸에서는 이들이 古來의 氣味와 같이 기본적인 藥性이 있었다는 것을 가리키는 것이다. 每藥의 本文에서도 明의 本草에는 [證類]와 같이 藥效를 나열한 것도 있으나 藥理를 설명하지 않은 것은 없고, 淸의 本草에서는 거의 藥理가 主體로 되어 있다.

그밖에 産地 良否 修治 등을 기록한 것도 있으나 基原에 대하여 말한 것은 매우 적다. 이를 요약건대 明初에는 宋의 本草에 金・元의 藥說을 추가한 모순이 있었으나 宋本草의 모습은 차츰 사라지고 淸代에서는 거의 金・元 一色으로 변했다는 것이 實用本草의 면에서도 알 수 있다.

둘째는 藥理를 주로 한 本草로 이에 속하는 것은 특히 明末에서 속출했다. 張三錫의 [本草選]이나 郭佩蘭의 [本草滙] 등도 그 例이지만 藥理說을 중시하는 경향이 本草의 原典인 [神農本草]에 관심을 두게 한 것은 당연한 것으로 明末이후 本草註釋의 형식으로 藥理를 論한 것이 속출했다. 그 선두는 明의 繆希雍이 쓴 [神農本草經疏]이고, 淸에서는 葉桂의 [本草經解要], 徐大椿의 [神農本草百種錄], 張璐의 [本經逢原], 吳世鎧의 [本草經疏輯要], 鄒澍의 [本經疏證], 姜國伊의 [本草經釋] 등 어느 것이나 이에 속한다. 이들 서적은 [本經]에 기술된 약효를 金元流의 藥理說에 따라 해석하고자 한 것으로 繆希雍의 自序에 "言其然 而不言所以然"이라고 있는 것은 舊本草에 대한 불만의 표명으로 이에 그 의도를 알 수가 있다.

셋째는 [神農本草]의 復元으로 明末의 盧復을 시작으로 淸에서는 孫星衍과 그 조카 孫馮翼, 顧觀光, 姜國伊, 黃奭, 王闓運 등이 各己 輯本을 만들었고, 일본에서도 森立之가 [集注本草]에 이어 [神農本草經]을 復元했다. 이들 諸本에는 各己 특징이 있어 藥品의 분류에 관하여 말하면 盧本, 顧本, 姜本 등은 [本草綱目]의 〈神農本草經目錄〉을 따랐고, 孫本, 黃本, 王本 등은 [證類本草]를 따랐으며, 森本은 [證類]의 분류에 따라 독자적인 개정을 추가하였는데, 三品을 나누는 방법은 어느 것이나 [新修本草]와는 많은 차이점이 있다.

이와 같은 復元本의 속출이 藥理說 유행의 풍조에 유래함은 말할 것도 없으나 孫星衍이나 王闓運 등 저명한 儒家가 이에 참여하고 있다는 것은 考證學과의 연관을 말하는 것으로 陸心源에 의한 [本草衍義]의 간행이나 柯逢時에 의한 [大觀本草] 및 [本草衍義]의 影印 등도 역시 藥物學보다는 오히려 考證學의 입장에서 이루어진 것으로 보인다.

이상을 요약하면 明初의 本草는 證類 특히 [政和本草]를 주로 한데다가 金·元의 藥理說을 가미한 것이었으나 明末에 [本草綱目]이 나온 뒤엔 [證類]는 그림자를 감추었고 藥理論의 번성이 극에 달하였으며, 드디어는 古本草의 복원으로 발전하여 이것이 오래되지 않아 [證類本草]가 재인식되는 계기가 되었다. 이와 같이 明淸代의 本草에는 金元流의 색채가 농후하게 되어 宋이전의 本草와는 상당히 성격을 달리하게 되었다.

9. 신해혁명~중화민국의 本草

신해혁명(1911)은 중국역사에서 하나의 분수령을 이루는 사건으로, 본초학도 예외는 아니었다. 전통적인 중국문화에 대한 새로운 조명은 본초학에도 미치게 되는데, 주로 일본의학을 모방하는 본초학의 연구방향이 그것이다. 여기에 해당되는 예로 謝觀의 《東洋醫學大辭典》과 陳存仁의 《藥物學大辭典》 그리고 時逸人의 《中國藥物學》 및 葉橘泉의 《現代實用中藥》 등이 있다.

아편전쟁(1840) 이후부터 소위 新中國이 성립되는 100여 년간 계속되는 전란은 한의학의 발전도 정체시켰다. 더구나 여기에 서구 및 미국의 영향을 받은 제국주의 문화의 영향과 서양의학 일변도의 정책과 民族虛無主義까지 겹쳐 中醫와 中藥에 대한 내용을 소홀히 다루게 되는 암흑기에 도달하게 된다. 특히 1929년에 발표되는 中醫廢止法案은 한의학을 "舊醫"라는 명목으로 소탕하려 했으므로(廢止舊醫以掃除醫藥衛生之障碍案), 본초학의 정립도 당연히 영향을 받게 된다.

그러나 중화인민공화국이 성립된 이후 중의학에 대한 관심이 다시 일게 되고 정책도 이에 맞추어 만들어지게 된다. 본초학 부문에서도 풍부한 이론과 약물 내용을 정리하고 계승하기 위하여, 국가적으로는 약전에 각종 상용 中藥과 中成藥을 실었고 지방의 하부조직과도 유기적으로 연결하여 여러 조사와 연구 등을 병행하고 있다. 각 지역의 한약자원에 대한 조사를 통하여 대량의 자료와 전문서적이 정리되어 출판되고 있으며, 常用되는 중요한 中藥의 성분분석, 약리실험 그리고 劑型의 개발 등에 대한 연구가 진행되고 있다. 이와 같은 다양한 노력은 1977년 江蘇中醫學院編 《中藥大辭典》에서 5,767종의 약물을 식물류 4,773종, 동물류 740종, 광물류 82종 기타 가공품 172종으로 나누어 수록하였고, 2008년 國家中醫藥管理局발행 《中華本草》는 총 10권 30부로 나누어 8,980종의 약물과 8,534폭의 그림을 싣고 있다. 특히 여기에는 티베트(臧藥), 몽골(蒙藥), 위구르(回藥), 묘족(苗藥), 따이족(傣藥) 등 소수 민족약물을 5권에 나누어 2,041종을 소개하고 있다.

제3절 日本의 本草史

일본의 本草 起源은 奈良期 이전에 漢醫方이 전래하여 발달되면서 약물의 眞僞 감별을 위한 기본적인 내용이 학습되었고, 또 한국과 중국에 유학 다녀온 僧徒들에 의해서 점차로 발전되었다. 즉 일본에 있어서의 本草學 발전은 중국이나 한국과는 다른 형태를 취하는데, 이는 本草와 醫術 모두가 5세기부터 6세기에 걸쳐서 중국으로부터 한국을 경유하여 유입된 歸化文化의 산물이며 일본의 입장에서는 그것을 배우고 익히기 위함이 주된 목적이었기 때문이다.

일본에서 저술된 최초의 本草書는 10세기 초기 深根輔仁의 [本草和名]인데, 이것은 本草書籍이라기보다는 漢日藥名辭典이었다. 이 책은 漢字의 약명을 일본어로 번역해 놓는 일이 주된 것이었으며, 해양으로 격리된 일본의 처지에서 보면 어떻게 해서든 수입되는 중국산 약물에 대하여 자국산 약물로의 대체를 위한 노력을 기울였음을 엿볼 수 있다. 각 약물에 대하여 한자로 된 약명을 적고 이에 대한 異名이나 別稱을 적은 다음 일본이름(和名)을 차례로 적은 것이 체제상의 특징이라 할 수 있다. 이러한 작업은 江戶(에도) 초기에 이르기까지도 거의 해결되지 못했는데, 慶長 17년(1613)에 林道春이 저술한 [多識篇], 혹은 중국 李時珍의 [本草綱目]에 대한 연구도 약물의 名物學에 머물렀다. 이와 같이 본래의 약물학과는 다른 방향으로 연구가 추진되었지만 당시에는 그와 같은 학문이 당시 本草學의 주요한 부분을 차지하고 있었다. 稻生若水의 [庶物類纂 764卷]이나, 그 제자인 松岡玄達의 [用藥須知] 등은 博物學적 本草의 대표적인 것이다. 17세기 말 E. Kaempfer(1651～1716)의 訪日과 이어지는 C. P. Thunberg(1743～1828)와 P. F. von Siebold(1796～1866)의 訪日은 일본에 근대 과학적 정신을 심어주는 계기가 되었다. 이를 통한 근대과학의 유입은 동시에 本草學을 이른바 博物學으로 전락시키면서 그 모습을 바꾸게 되는 결과가 되었다. 따라서 本草學의 연구는 주로 생약학적인 부분에서 접근되었으며 이는 현재의 일본 本草學의 특징인 生物應用本草學의 기초를 형성하게 되었고, 本草學은 점점 한의학적인 관점과 목적으로부터 멀어지게 되었다.

본격적인 本草의 專門家가 나타난 것은 德川幕府의 중세기에 幕府와 列藩 諸侯가 本草 專門家들을 초빙하여 醫官으로 등용한데서 부터 시작되었다. 이와 같은 관심과 제자들에게 漢醫學을 가르치는 교육과정을 통하여 本草學은 크게 발전하게 되었고, 이후 本草學에 관한 저서가 대량으로 발간되기 시작하였다. 그리하여 德川幕府 말기에는 그 수효가 1,000여 종을 헤아렸는데, 대부분이 寫本으로 전해지고 刊行本은 적다.

한편 일본 本草學의 일면을 나타내는 漢方醫學적 藥性硏究를 주로 한 本草書도 저술되었는데, 香川修庵의 [一本堂藥選(1729～1734)] 香月牛山의 [藥籠本草(1734)] 吉益東洞의 [藥徵 3卷(1784)] 등은 그러한 경향의 대표적인 서적이라 할 수 있다. 그러나 이들 서적은 대부분 임상에 적합하게 만들어진 서적으로, 당시까지도 대부분이 本草學을 박물학적인 면에서 주로 사고하고 있었던 것이다. 이러한 本草學의 경향은 같은 시대의 중국에서는 볼 수 없었던 이른바 일본 本草學의 하나의 특징이라고 말할 수 있다.

이후 일본의 小泉榮次郎은 本草와 藥性에 관한 本草書인 [和漢藥考]를 1893년에 간행하였는데, 前篇은 112種이고 後篇은 111種이다. 기타 本草學에 관계된 서적을 열거하면, 貝原益軒의 [大和本草] 16卷, 松岡恕軒의 [本草補萱] 3卷, 小野蘭山의 [本草綱目啓蒙] 46卷, 岩崎灌園의 [本草圖譜] 2卷, 前田利昇의 [本草通串] 56卷, 丹波元堅의 [藥治通義] 12卷 등이 있다.

이와 같이 점차적으로 일본의 本草學은 중국의 本草學과는 연구방향에서 상당한 차이를 나타내게 된다. 특히 네덜란드 문화의 수입과 독일 의학연구에 의하여 本草學을 과학적으로 발전시켜, 韓藥의 중요한 藥品들이 日本藥局方 등에 수록되어 있다[日本韓方醫藥變遷史].

최근 들어 새로운 生藥製劑의 개발, 성분분석 등에 있어 서양이론과 접합시켜 상당한 진전을 보이고 있으며, 특히 기초부분에서 상당히 객관적인 내용이 발표되어지고 있다. 그러나 한편으로 그 내용이 古方 중심으로 되어 있다.

제3장 藥 性 論

藥性은 약물의 性能이다. 藥性을 이루는 物質基礎와 藥性이 인체에 미치는 영향, 그리고 그 運用規則을 설명하는 것을 藥性理論이라고 한다.

藥性理論은 陰陽五行學說 등을 기초로 하여 약물이 인체에 미치는 작용과 운용 규율을 총결한 것이다. 그 주요내용은 氣味·歸經·升降浮沈·毒性과 七情·配伍·君臣佐使·藥對 등의 이론을 포괄한다.

藥性은 약물이 포함하고 있는 성분의 藥理작용이기 때문에 약물의 品種, 産地, 生態環境 등 自然要素의 영향을 받을 뿐 아니라, 採集·炮製·製劑 등의 영향도 받는다.

제1절 氣 味

1. 四 氣(四性)

四氣는 四性이라고도 부르며 寒·熱·溫·涼 4종의 藥性을 말한다. [脾胃論]에서 "凡藥之所用, 皆以氣味爲主"라고 지적한 것처럼 여기서 말하는 氣는 四氣를 가리킨다. 약성의 氣와 味 가운데 氣를 역대 의가들이 더 중시하였는데, [本草經集注] 序錄에서는 특별히 寒熱의 약성을 강조하여 "其甘苦之味可略, 有毒無毒易知, 惟冷熱須明"이라 하였다. 四氣의 인체에 대한 반응은 뚜렷하여, 약물 응용에서는 반드시 氣를 분명히 변별해야 한다.

(1) 四氣의 작용

藥性의 四氣는 [本經] 중 "藥有酸·鹹·甘·苦·辛 五味, 又有寒·熱·溫·涼四氣"에서 처음 보인다. 이것을 기초로 하여 후대의 醫家들이 부단히 보충하고 개선하였다. 宋代에 이르러 寇宗奭의 [本草衍義]에서는 "腥·焦·香·腐·臊"의 五臭와 구별하기 위해 "무릇 氣라고 하는 것은 香臭의 氣이고, 寒·熱·溫·涼은 藥性이다."라 하였다. 寇宗奭이 "氣"를 "性"이라 바꾼 논점은 후세 醫家들에 의해 채택되어, 張潔古는 [醫學啓源·用藥備旨]에서 "藥에는 寒熱溫涼의 性이 있다"라고 하였다. 이상에서 서술한 "寒·熱·溫·涼"의 네 가지는 "氣"와 "性"을 가리키는 것이고,

약물이 가지고 있는 內在的 성질이며 약물 기능의 총체적 개괄이다.

즉 四氣는 陰陽에 입각한 藥性의 분류체계로 인체에 미치는 생리활성도를 大別하여 네 가지로 표현한 것이다. 여기서 溫熱은 陽性을 띠며 寒涼은 陰性을 나타내고 있다. 그리고 熱性 약물과 寒性 약물은 그 작용이 강하고, 溫性 약물과 涼性 약물은 작용이 완만하여 서서히 치유되는 효과를 얻게 하고 있다. 또 이것을 세분화하고 약효의 강약을 표현하기 위하여 大熱·大寒이 있고 微溫·微寒이 있다. 예를 들어 熱性 질환에는 寒性 약물로 치료해야 하며, 寒冷한 질환은 熱性 약물로 치료할 때에 정상적인 생리활동을 되찾게 되는 것이다. 四氣의 구체적인 작용을 예시하면 다음과 같다.

溫性의 약물은 봄기운에 적응되어 萬物이 甦生하는 기운을 받아 發育을 위주로 하며 緩和·强壯·升提·補陽·開胃·通經絡·止瀉·散寒·體溫上升·煖丹田·祛痰·安神·理氣益氣·行血止汗 작용을 나타낸다. 人蔘은 溫性으로 大補元氣하며 安精神·開心益智·自汗·安魂魄·生津에 유효하고, 黃芪는 補中·益元氣·止汗하며, 當歸는 和血·潤腸·通經·調經하고, 砂仁은 和胃·調中·胎氣不安에 유효하며, 木香은 開鬱·安胎·健胃 작용이 있고, 熟地黃은 補血·滋腎水·利血脈·乾咳를 치료한다. 또한 川芎은 調經·止痛·行血시켜 모든 血症에 유효하다.

熱性의 약물은 약물의 성장력이 왕성하고 번영하는 기운이 여름에 적응하여 暢達을 위주로 하며 發熱, 發汗, 刺戟작용을 강력하게 나타내는 약물을 말한다. 예를 들면 附子는 大熱한 약물로 모든 沈寒痼冷證을 치료하므로 腹痛과 四肢厥冷症에 退陰回陽시키는데 현저한 반응을 일으킨다. 肉桂는 熱한 藥性을 가지고 있어서 沈寒痼冷과 腹冷症, 子宮冷感, 胃寒嘔吐泄瀉 등 症에 散寒 回陽시키는 효과가 있다. 乾薑은 熱性으로 溫中逐寒하며 回陽通脈시키므로 心腹冷痛 肢冷脈微 裏寒水泄 등에 효능을 보인다.

涼性의 약물은 萬物이 收斂하는 氣運을 받아 肅淸을 위주로 하며 寒性보다 그 작용이 미약하여 補陰·止血·降火시키고, 淸熱 작용으로 潮熱·肌熱·煩熱에 활용한다. 柴胡는 退熱升陽·寒熱往來·治肝膽火·口苦咽燥 등에 활용되며, 梔子는 泄心肺邪·熱厥心痛·五黃과 充血性炎症에 유효하다. 牧丹皮는 泄血中伏火·涼血·止吐衄에 적용되며, 地骨皮는 降肺中伏火·除肝腎虛熱·治惡心煩熱·消渴에 응용되고, 生地黃은 涼血瀉火·大渴引飮·消瘀·肺胃實熱에 응용되며, 木通은 强心火·下通大小腸膀胱熱·淋瀝不通에 유효하다. 知母는 瀉胃家有餘之火·壯水淸金·止渴除煩·往來勞熱에 활용되며, 麥門冬은 潤肺淸心·瀉熱除煩·生津止嗽에 적용된다.

寒性의 약물은 겨울에 적응하며 萬物이 沈藏하는 기운을 받아 殺伐을 위주로 한다. 그러므로 解熱·消炎·鎮靜·降火·止血·瀉下작용을 나타낸다. 黃連은 瀉心火·除熱毒·除煩熱·嘔吐를 치료하고, 黃芩은 淸上焦實火·寒熱往來·解渴·目赤腫痛에 유효하며, 黃柏은 瀉膀胱相火·骨蒸勞熱·諸瘡에 빈용되고, 草龍膽은 瀉肝膽火·除下焦濕熱·熱痢를 치료하며, 石膏는 淸熱降火·發熱惡寒·日晡潮熱·陽狂壯熱·大渴引飮에 유효하다.

약성의 四氣를 임상에 운용할 때는 인체의 表裏·虛實과 寒熱에 근거하여 정확히 운용하여야 한다. 예를 들어 表熱에는 마땅히 辛涼藥을 쓰고, 表寒에는 辛溫藥을, 裏熱에는 辛寒淸熱, 혹 苦寒泄熱, 裏寒에는 甘溫 혹 辛熱之品으로 溫裏祛寒한다. 臟腑 病證에 證候가 각각 다르고 약물 歸經이 다르므로 마땅히 상응하는 약물을 선택하여 써야 한다.

熱證에 대해서는 肺熱에 黃芩 桑白皮를 상용하고, 心熱에는 黃連 竹葉을 상용하며, 肝膽熱에는 龍膽草 夏枯草 梔子를 상용하고, 腎熱에는 黃柏 知母를 상용하고, 胃熱에는 黃連 石膏를 상용하고, 大腸熱에는 敗醬 白頭翁을 쓰고, 小腸熱에는 木通 燈心을 쓰고, 膀胱熱에는 滑石 豬苓을 쓴다.

寒證에 대해서는 肺寒에 款冬 百部를, 腎寒에 附子 肉桂를, 心寒에 蘇合香 降香을, 肝寒에 吳茱萸 木香을, 脾寒에 乾薑 白朮을, 膽寒에 薑黃 靑皮를, 胃寒에 高良薑 丁香을, 大腸寒에 華撥 肉豆蔻를, 小腸寒에 茴香을, 膀胱寒에 烏藥 益智 등을 쓰는데 모두 臟腑, 經絡에 따라 약물의 寒熱之氣를 운용하는 실례이다.

(2) 反 治

四氣의 운용중에 "熱因熱用, 寒因寒用"의 방법이 있다. 이러한 방법은 反治法의 범주에 속하는데, 주로 "寒極反熱" 혹은 "熱極反寒"으로 출현하는 "眞寒假熱" 혹은 "眞熱假寒" 등의 위중한 證候에 운용된다. 소위 "熱因熱用"은 熱性藥을 써서 眞寒假熱의 병증을 치료하는 것이다. 裏寒이 盛하여 겉으로 假熱이 보일 때, 熱을 보고 寒性 약물을 誤用해서는 안되고, 반드시 溫하게 하고, 裏寒을 제거하면 虛陽이 수렴되어 假熱이 저절로 물러난다. 소위 "寒因寒用"은 寒性 약물을 사용하여 眞熱假寒의 병증을 치료하는 것이다. 裏熱이 盛하여 겉으로 假寒이 보일때, 寒을 보고 熱性 약물을 써서는 안 되고, 辛寒·苦寒한 약물을 써야 하는데, 예를 들어 石膏나 大黃 등으로 裏에 있는 邪熱을 淸하면, 留滯된 陽氣가 外達하여 假寒이 저절로 제거된다. 이런 방법은 表象에서 볼 때 "以寒治熱, 以熱治寒"의 正治法과 달라 "反治"라 한다. 그러나 병의 본질에 근거하여 말하면, 熱性 약을 써서 裏寒을 치료하고, 寒性 약을 써서 裏熱을 치료하는 治本의 방법이다. 周學海는 "就其假者而言之, 則謂之反, 就其眞者而言之, 則猶是正也"라 하였다. 病情을 밝혀 살피고, 眞假를 변별하는 것은 四氣를 정확히 운용하는 부분이다.

2. 五 味

五味는 酸·苦·甘·辛·鹹의 다섯 가지 맛이다. 『味』의 의미는 [說文]에서는 "滋味也"라고 풀었으며, 통상적으로 肥厚한 음식의 맛을 가리킨다. 그러나 本草에서 말하는 『味』는 주로 약성의 味이다.

(1) 五味의 내용

[本經] 序例에 이르길, "藥有酸·鹹·甘·苦·辛 五味"라 했는데, 이것이 곧 약성 五味의 내용이다. 그러나 [內經]에서 諸家의 本草書에 『淡』·『澀』의 味가 더 있는데, 예를 들어 [素問·至眞要大論]에 五味 陰陽의 쓰임을 논한 것에 "淡味滲泄爲陽"이 있고, [日華子本草]에서 약물 性味를 논한 것에 "石膽味酸澀", "薔薇根味苦澀" 등이 있다. 이처럼 藥味의 수가 다섯 가지를 초과하나, 五味라고 하는 것은 오행학설에 배속하는 것과 관련 있다. [素問·陰陽應象大論]에 "木生酸", "火生苦", "土生甘", "金生辛", "水生鹹"이라 한 것이 그 예이다. 李時珍은 [本草綱目] 序錄 중에서 王好古의 말을 인용하여, 五味를 注하면서, "本草五味不言淡, 何也? 淡附于甘也"라 하였고, 徐大椿은 [神農本草經百種錄] 礬石條에 注하길, "礬石味澀而云酸者, 盖五味中無澀, 澀則酸之變味, 澀味收斂, 亦與酸同" 라 하여 淡味와 澀味를 五味에 배속하지 않았다.

(2) 藥性 五味의 작용

五味의 명칭은 [本經]에 기재되어 있지만, 五味의 작용은 [內經]에 보인다. [素問·藏氣法時論]에서 "肝苦急, 急食甘以緩之. 心苦緩, 急食酸以收之. 脾苦濕, 急食苦以燥之. 肺苦氣上逆, 急食苦以瀉之. 腎苦燥, 急食辛以潤之, 發腠理, 致津液, 通氣也"라 한 것이나, [素問·至眞要大論]에서 "辛甘發散爲陽, 酸苦涌泄爲陰, 鹹味涌泄爲陰, 淡味滲泄爲陽. 六者或收或散, 或緩或濕, 或燥或潤, 或軟或堅, 以所利而行之, 調其氣使其平也"라 하여 간결하게 五味의 작용을 해석하였고, 淸代 汪昻은 [本草備要]에서 위에 언급한 의의에 근거하여 더욱 명확하게 귀납하여 "凡藥酸者能澀 能收；苦者 能瀉 能燥 能堅；甘者 能補 能和 能緩；辛者 能散 能潤 能橫行；鹹者 能下 能軟堅；淡者 能利竅 能滲泄. 此五味之用也"라 하였다. 현대 本草書에서도 五味의 작용을 해석함에 있어 상술한 의의에 따라 서술하고 있다.

① **酸味 能收 能澀**：能收란 수렴의 의미가 있다. 즉 耗散된 正氣, 津液을 수렴하는 것이다. 成無己는 [注解傷寒論]에서 小建中湯, 芍藥甘草湯, 黃連阿膠湯 중의 芍藥에 대해 분별하여 注解하길 "芍藥之酸, 以收正氣", "芍藥之酸, 收斂津液而益榮",

"芍藥之酸, 收陰氣而泄邪熱"이라 했다. 李東垣은 [內外傷辨惑論]에서 蔘朮調中湯에 대해 注하길 "五味子之酸, 收耗散之氣. 止咳嗽"라 하였는데, 久咳로 肺氣가 耗散되었거나 多汗不止 등 證에 五味子 訶子 烏梅 白芍藥 등의 수렴약을 쓸 수 있다.

能澀이란 止澀의 의미가 있다. 즉 澀精, 澀腸의 작용이다. [湯液本草]에 "山茱萸止澀以收其滑"이라 하였으며, [本草綱目]에 "赤石脂, 其性澀, 澁而重, 故能收濕, 止血而固下, 下者, 腸澼泄痢, 崩帶失精是也"라 하였다. 그러므로 滑精, 遺尿, 久瀉, 久痢. 崩漏, 帶下, 脫肛, 子宮下垂 등의 증상에 芡實, 金櫻子, 禹餘粮, 赤石脂 등의 止澀의 약을 쓸 수 있다.

② **苦味 能燥·能泄·能堅**：能燥란 燥濕의 의미가 있다. [素問玄機原病式]에 "苦能燥濕"이라 하였다. 濕이 성한 증에는 苦味의 약을 주로 쓴다. 濕熱證에는 苦寒한 黃連을 쓰고 寒濕證에는 苦溫한 厚朴을 쓴다.

能泄이란 약성이 아래로 향하여 작용한다는 의미가 있다. [注解傷寒論]에는 "厚朴之苦, 下結燥" 라 하였고, [醫學入門]에서는 "苦泄, 能瀉其上升之火也"라 하였으며, [醫學發明]에는 "濁氣不降, 以苦泄之"라 했고, [湯液本草]에는 "苦以泄滯"라 하였다. 여러 醫家의 이론은 모두 苦味能泄의 작용을 반영한 것이다. 상술한 대로 약성과 응용의 실제를 결합하면, 苦泄은 다시 降泄, 淸泄, 通泄로 나눌 수 있다. 杏仁은 肺氣를 降泄하여 平喘하고, 梔子는 心火를 淸泄하여 煩燥를 제거하며, 大黃은 腸腑를 通泄하여 積滯를 없앨 수 있다.

能堅은 堅陰의 의미가 있다. 堅은 堅陰, 곧 固陰의 의미이다. 구체적으로 말해 固腎陰이다. 腎陰이 부족하면, 陰 중의 相火가 偏亢한데, 苦寒하고 腎經으로 가는 약, 黃柏, 知母 등을 써서 邪火를 瀉하여 腎陰을 견고하게 하는 약이다. [本草備要]에서는 "苦能瀉熱而堅腎. 瀉中有補也"라 하여 "苦堅"의 작용은 모든 苦味藥이 본디 가지고 있는 것이 아니라, 苦味性寒한 약이 瀉熱을 淸肅하여 陰液을 견고하게 하는 것이다.

③ **甘味 能補·能緩·能和**：能補는 補虛의 의미이다. 補氣·補血·補陰·補陽 등의 補虛藥은 甘味가 많고, 甘味를 겸하는 경우도 있다. 人蔘 黃芪 當歸 熟地黃 麥門冬 黃精 肉蓯蓉 胡桃肉 등이 있다.

能緩은 급한 것을 완화한다는 의미가 있다. 緩和躁急, 緩解攣急, 緩急止痛으로 나뉜다. 臟躁, 筋脈攣急, 脘腹虛痛 등을 치료하는데, 甘草 大棗 蜂蜜 飴糖 등 甘味가 농후한 약을 쓴다.

能和는 和中과 和諸藥之性의 두 가지 의미가 있다. 전자는 脾胃를 調理하고, 胃氣를 보호한다. 후자는 약물의 偏勝한 성질을 緩和하는 것으로, 正氣를 상하는 폐단을 면하게 하는 것이다. 예를 들어 [湯液本草·東垣先生用藥心法]에 "凡用純

寒純熱藥, 必用甘草, 以緩其力也. 寒熱相雜, 亦用甘草, 調和其性也"라 하여 汗, 下, 溫, 淸, 補, 消의 방제에 甘草 大棗 등 味甘한 약을 상용한다는 것이 바로 이 뜻이다.

이 외에 "味甘能潤"의 설이 있는데, 약칭 『甘潤』이라 한다. 味甘한 약이 潤燥의 작용이 있다는 것은 本草 方書 중에 여러 차례 보인다. [別錄]에서는 麥門冬을 "療口乾燥渴"이라 하고, [日華子本草]에서는 玉竹을 "潤心肺", 肉蓯蓉을 "潤五臟"이라 하였다. 成無己가 注한 [傷寒論]에서는 麻子仁丸을 "麻子之甘, 緩脾而潤燥"라 하고, 張潔古는 地黃이 "除皮膚燥"한다 하였으며, 李時珍은 天門冬을 "潤燥滋陰", 蜂蜜은 "潤臟腑"한다 하였다. 淸代 尤在涇의 [醫學讀書記・靜香樓醫案] 第16條에 "甘潤生陰"의 이론이 있고 그 약물에 天門冬 熟地黃 등 甘味質潤한 약물이 있다고 하였다.

④ **辛味 能散・能行・能潤** : 能散에는 邪氣를 발산하고, 맺힌 것을 푼다는 의미가 있다. 散邪는 表에 있는 六淫의 邪를 發散하는 것으로, 表證을 푸는 것으로 麻黃 薄荷 등이 있다. 散結은 氣結이나 痰結을 푸는 것으로 梅核氣, 痰核, 瘰癧 등의 증상을 없애는 것인데 半夏, 天南星 등이 있다

能行은 行氣・行血의 의미가 있다. 行氣란 氣滯를 풀어 행하게 하고 鬱結을 푸는 것인데, 胸腹脇肋 脹滿疼痛의 감각을 輕減하거나 없애는 것으로 木香 香附子 등이 있다. 行血이란, 瘀血을 풀고 血을 살아나게 하는 것인 데, 癥證을 제거하고, 經絡을 통하게 하고, 통증을 멎게 하는 것으로 川芎 乳香 등이 있다

이외에, 味辛하고 香氣가 농후한 약은 그 성질이 走竄하여, 능히 開竅하고 醒神할 수 있어 『行』의 작용에 속하는데, 麝香 氷片 등이 있다.

能潤은 건조한 것을 윤택하게 한다는 뜻이 있다. 『辛潤』의 설은 [素問・藏氣法時論]에 나오는데 "腎苦燥, 急食辛以潤之, 發腠理, 致津液, 通氣也"이다.

⑤ **鹹味 能軟・能下** : 能軟은 堅結한 것을 軟化한다는 의미가 있다. [湯液本草]에 "牡蠣. 鹹爲軟堅之劑. 以柴胡行之. 故能去脇下之硬, 以茶引之. 能消結核"이라 하여 痰飮, 瘀血이 結聚한 것이나, 脇下硬痛, 瘰癧結核, 睾丸腫硬에 牡蠣 昆布 海藻 등을 상용한다.

能下는 곧 鹹寒의 약이 능히 "下燥屎, 逐結熱"[注解傷寒論] 大便燥結不通을 치료한다. 상용약은 芒硝 등이다.

이외에 淡味는 능히 利하게 하며, 능히 滲泄하게 한다. [藥品化義・辨藥八法]에 "淡味는 滲泄, 利竅, 下行한다."고 했으며, [本草備要]에 "淡者能利竅, 能滲泄"이라 하였는데, 즉 能利下竅, 滲泄 水濕, 通利小便의 뜻이다. 상용약은 茯苓, 猪苓 등이다.

澁味의 작용은 酸味를 참조할 필요가 있다.

3. 五味의 운용

五味와 四氣의 관계는 밀접하여, 두 가지가 相合하고 기본적인 약성을 구성한다. 만약 五味에만 의지하여 四氣와 상합하지 못하면, 약성을 정확하게 인식할 수 없다. [本草綱目] 序例에 "李杲曰, 夫藥有溫涼寒熱之氣, 辛甘淡酸苦鹹之味也. 一物之內, 氣味兼有, 一藥之中理性具焉. 或氣一而味殊；或味同而氣異"라 한 바와 같이 五味는 반드시 四氣와 결합하여 약성을 인식해야 정확히 그 작용을 발휘할 수 있다. 味辛한 것은 能散하는데, 紫蘇葉은 味辛性溫하여 능히 風寒을 發散할 수 있고, 薄荷는 味辛性涼하여 風熱을 발산할 수 있다. 味甘한 것은 能補하는데, 黃芪는 味甘性溫하여 능히 中氣를 補할 수 있다. 石斛은 味甘性寒하여 능히 胃陰을 기를 수 있다. 味苦한 것은 能燥한 데, 厚朴은 味苦・性溫하여 능히 脾胃의 寒濕을 燥하게 할 수 있다. 黃連은 味苦性寒하여 胃腸의 濕熱을 제거할 수 있다.

五味의 운용 시에는 陰陽 속성과 응용의 범위를 명확히 해야 한다. [素問・陰陽應象大論]에 "味厚者爲陰, 薄爲陰之陽…味厚則泄, 薄則通…"이라 하였고, [素問・至眞要大論]에 "五味陰陽之用何如? 歧伯曰：辛甘發散爲陽, 酸苦涌泄爲陰, 鹹味涌泄爲陰, 淡味滲泄爲陽"이라 하였으며, [內外傷辨惑論]에 "味之薄者, 陰中之陽, 引淸氣上升也", "辛苦微溫之劑生陽氣, 陽生則陰長"이라 하였고, [醫經溯洄集・內傷餘議]에 "藥有氣厚氣薄, 味厚味薄. 味厚者屬陰而滋精氣；氣厚者屬陽而滋形"이라 하였다.

[素問・五藏生成篇]의 "心欲苦, 肺欲辛, 肝欲酸, 脾欲甘, 腎欲鹹, 此五味之所合也"와, [素問・宣明五氣篇]에 "五味所入：酸入肝, 辛入肺, 苦入心, 鹹入腎, 甘入脾"에서 말한 "所合", "所入"은 오행학설을 五味와 五臟에 연계하여 적용범위를 설명하고, 五味 작용을 운용하는 지침이 되었다.

五味에는 각각의 작용이 있으므로 이를 정확히 사용하여야 능히 虛를 補하고, 弱을 扶하며 邪를 去하여 질병을 치료할 수 있다. 만약 편향되거나 다량으로 사용하면 상반되는 작용을 일으킬 수 있다. 그래서 [內經]에서는 "五味所傷", "五味所禁"의 경계가 있다. [素問・五藏生成論]에 "多食鹹, 則脈凝泣而變色；多食苦, 則皮槁而毛拔；多食辛, 則筋急而爪枯；多食酸, 則肉胝䏝而脣揭；多食甘, 則骨痛而髮落. 此五味之所傷也"라 한 것이나, [素問・宣明五氣篇]에 "辛走氣, 氣病無多食辛；鹹走血, 血病無多食鹹；苦走骨, 骨病無多食苦；甘走肉, 肉病無多食甘；酸走筋, 筋病無多食酸. 是爲五禁, 無令多食"이나, [靈樞・五味]에 "五禁, 肝病禁辛, 心病禁鹹, 脾病禁酸, 腎病禁甘, 肺病禁苦"라 하여 "五味所傷"과 "五味所禁"을 설명하고 있는데 이론상 五行相剋의 의미를 포함하고 있다. 그래서 張隱庵은 "五味所以養五臟之

氣者也, 病則氣虛, 故無令多食. 盖少則補, 多則反傷其氣”라 하였다.

五味의 임상 용약에서 그 금기는 각 五味 작용의 반대 측면에서 살펴볼 수 있다. 辛味는 能散, 能行한 데, 만약 虛한 사람에게 쓰면 元氣를 耗散시킬 수 있다. 甘味는 能補·能緩할 수 있는데, 濕이 盛한 사람이 쓰면, 濕이 邪氣를 붙들어 놓는 것을 助長한다. 苦味는 能燥, 能泄하는데, 陰虛한 사람에 쓰면 傷津耗液할 수 있고, 淸氣不昇한 사람에게 쓰면 下陷하게 하여 升하기 힘들게 한다. 酸味는 能收, 能澁하는데 積滯가 있거나 濕濁未淸한 사람에게 쓰면, 邪氣를 제거하기 어렵고 머물러 있게 한다. 鹹味는 能軟, 下燥結하여, 脾虛 便泄한 사람에게는 금기이다. 鹹味는 “助水邪”하여 喘嗽, 水腫한 사람에게는 忌해야 한다. 이것은 간략하게 몇 가지 예를 든 것이니, 유추하여 여러 가지를 알 수 있을 것이다.

제2절 形 性 藥 性

形性 藥性이란, 약재의 性狀(形, 色, 臭, 體 등)으로 약물의 작용을 설명하는 이론이다. 약물의 性狀과 약물의 작용 사이에는 필연적인 관계는 없다. 이 이론은 비교적 적게 사용되고 있지만, 芳香은 開竅하여 化濕하고, 介類는 潛陽하며, 藤類는 祛風通絡하는 등의 일정한 의의를 가지고 있다.

1. 氣 臭

氣臭란 후각을 통하여 감지되는 氣를 가리키는 것으로, 香臭의 氣·臭氣 또는 氣味라 부르기도 한다.

氣臭와 인체의 생리와 병리의 관계는 일찍이 [內經] 중에 수재되어 [素問·六節藏象論]에 “天食人以五氣, 地食人以五味, 五氣入鼻, 藏于心肺……五味入口, 藏于腸胃”라 하였고 王氷注에 “天以五氣食人者, 臊氣湊肝, 焦氣湊心, 香氣湊脾, 腥氣湊肺, 腐氣湊腎也”라 하였다.

역대 本草 문헌 중에는 香藥에 대해 논술한 바가 제일 많이 보인다. 宋 이후 香藥에 대한 토론이 많아져서 [局方發揮]에서는 상당 부분 香燥한 약물의 危害에 대해 서술하고 있다. 明末에 이르러 溫病學派에 의해 芳香藥에 대한 인식이 더욱 깊어졌고, 광범위하게 응용되어 『芳香』은 氣臭 중의 중요 부분이 되어 그 운용 방법도 기타 氣臭보다 풍부하게 되었다.

① **香入脾胃** : 香은 脾胃가 좋아하는 것이어서 益脾開胃하여 運化를 도울 수 있다.

香味가 脾에 들어가게 하고(陳皮), 悅脾(白芷), 醒脾(神麯), 開胃(麥芽), 助脾開胃(藿香) 등의 효능을 가지고 있다.

② **芳香辟惡**：穢濁한 氣에 感受되면 頭昏胸悶, 嘔吐腹痛 등의 증상을 일으킬 수 있는데, 芳香藥을 사용함으로써 穢濁한 氣를 제거하여 氣血로 하여금 調暢케 한다. 芳香은 능히 辟穢, 化濁, 驅濁할 수 있다(鮮藿香葉 鮮荷葉).

③ **芳香開竅**：芳香한 약은 心氣를 안정시키고, 神을 舒暢케 하며 開竅通閉, 蘇醒神志 할 수 있어 神昏譫語, 不省人事 등의 증상에 쓴다. 香味가 開竅, 宣竅(牛黃 蒼朮)할 수 있어 包絡으로 하여금 "閉錮之邪熱溫毒, 一齊從內透出, 而邪穢自消, 神明可復"([溫病條辨])이라 하였다.

④ **芳香化濕**：中焦를 溫運하여 濕邪를 化할 수 있다. 芳香으로 化濕(白芷 蒼朮), 開鬱할 수 있다.

⑤ **芳香通絡**：芳香은 竄透하여, 밖으로 絡脈으로 宣發하고, 痹證을 몰아내며, 瘀血을 祛할 수 있다. 안으로 臟腑 筋骨에 이르고, 風邪를 搜剔할 수 있다. 芳香은 入絡, 透絡, 淸絡할 수 있다.

⑥ **氣香上升**：香味는 능히 升浮하여, 頭面七竅의 질병을 치료할 수 있다. 上行하고 淸陽之氣를 升할 수 있다.

이외에 氣香한 것은 散表, 和五臟, 利氣活血 등의 효능이 있다.

臊・羶・腥・腐 등은 脾胃가 싫어하는 것으로, 여러 차례 炮製하여 惡臭를 제거하여야 응용할 수 있는데, 人中白 같은 것은 "該置風露下三年, 始可用也"[本草衍義補遺], 蜀漆은 "洗去腥"해야 한다고 한다.

2. 色

[素問・金匱眞言論]에 "東方青色, 入通于肝", "南方赤色, 入通于心", "中央黃色, 入通于脾", "西方白色, 入通于肺", "北方黑色, 入通于腎" 이라 했는데 이들은 方位, 五臟, 五色의 五行 配屬형식이다.

현존하는 本草書 중 [蜀本草]가 제일 먼저 五色과 藥性의 관계에 대해 언급하고 있는데, 예를 들면 "空青法木, 故色青而主肝, 丹砂法火, 故色赤而主心, 雲母法金, 故色白而主肺, 雌黃法土, 故色黃而主脾, 磁石法水, 故色黑而主腎, 餘皆以此推之, 例可知也" 이라 했다. 이후 五色이 五臟, 五行에 합하는 것으로 歸經하는 것을 해석하였는데, [本草備要]에서는 총괄하여, "凡藥青屬木, 入肝；赤屬火, 入心；黃屬土, 入脾；白屬金, 入肺；黑屬水, 入腎. 此五色之義也"라 했다. 이것의 규율성은 확정하기 어려워, 青色의 藥이 肝에 들어가는 것이 있으나, 모두 肝에 들어가는 것은

아니며, 肝에 들어가는 약이 모두 靑色인 것은 아니다. 똑같이 赤色의 藥이 心血에 들어가는 것이 있으나, 모두 心血에 들어가는 것은 아니며, 心血에 들어간다고 모두 赤色藥은 아니다.

3. 形 體

形은 形狀을 가리키며, 약용 부위를 포괄한다. 體는 體質을 가리킨다. 形狀은 직접 감지할 수 있는 물체의 외형으로, 形이 藥性理論으로 성립된 것은 비교적 뒤의 일이다. [別錄]에서는 人蔘을 "如人形者有神"이라 하였고, [海藥本草]에서는 "出新羅國所貢, 又有手脚, 狀如人形, 長尺餘, 以杉木夾定, 紅線纏飾之" 라 하였는데 이는 藥品 감별과 품질의 검사에 있어서 일정 정도의 의의가 있다. 淸代 徐大椿에 이르러 "以形爲治"의 논점이 제기되었는데, 약물 形態를 약물의 效能과 연계시킨 것이다. 예를 들어 [神農本草經百種錄]에서 肉蓯蓉을 "以形質爲治也. 蓯蓉像人之陰而滋潤粘膩, 故能治前陰諸疾而補精氣"라 하고, 續斷을 "以形治之. 續斷有肉有筋, 如人筋在肉中之象, 而色帶紫黑, 爲肝腎之色, 故能補續筋骨,"이라 하였다. 그러나 이런 "以形爲治"의 해석은 牽强附會한 면이 많고, 임상에서 실질적 의미는 다소 결여되어 있는 것이다.

부위는 주로 동식물의 다른 약용 부위를 가리키는 것인데, 크게 보면 다른 組織, 器官 등을 말하는 것이고, 작게 보면 동일 器官의 다른 부분이나 조직을 말하는 것이다. 다른 器官, 臟腑 및 組織은 각각 다른 藥性과 효능을 가지고 있고, 동일한 器官의 다른 부위나 구조도 다른 약성을 가지고 있다는 것이다. [湯液本草·東垣先生用藥心法]에 "凡根之在上者, 中半以上, 氣脈之上行也；以生苗者爲根；中半以下, 氣脈之下行也, 入土以爲梢. 病在中焦與上焦者用根；在下焦者用梢. 根升而梢降. 大凡藥根有上, 中, 下. 人身半已上, 天之陽也, 用頭；在中焦用身；在身半已下, 地之陰也, 用梢. 述類象形者也"라 하였고, 當歸의 응용은 根梢 分治의 전형인데 [本草蒙筌]은 東垣을 인용하여 "頭, 止血上行；身, 養血中守；尾, 破血下流；全, 活血不走"라 하였다.

體에 대해서는 [本草蒙筌·用藥法象]에 虛·實·輕·重·平·枯·潤 등이 나오고, 또 輕·枯 및 虛는 治上하며, 重·潤 및 實은 治下하며, 平은 治中한다고 하였다. [藥品化義·辨藥八法]에 燥·潤·輕·重·滑·膩·乾 등을 열거하였고, 薄輕한 것은 능히 升하고, 厚重한 것은 능히 降하며, 乾燥한 것은 능히 去濕하며, 濕한 것은 능히 去燥하며, 滑潤한 것은 능히 利竅한다고 하였다.

제3절 歸 經

歸經은 臟腑經絡理論에 따라 약물이 인체 각 부위에 선택적으로 작용하는 규칙을 밝힌 일종의 藥性 이론이다. 歸란 작용의 歸屬이고, 經은 臟腑經絡의 총칭이므로, 歸經은 약물 작용의 定位 개념이다.

역대 本草 문헌 중, 歸經에 대한 용어는 "歸某經", "入某經", "走某經", "行某經", "通行某經" 등이 있고, "某經藥", "某經本藥", "某經行經藥" 등의 용어도 있었다. 歸屬 定位에 있어서는, 經絡으로 命名한 것도 있고(明代 이전에 비교적 많음), 臟腑로 命名한 것(淸代 이후에 비교적 많음), 經絡臟腑로 合稱한 것이 있다. 개별적인 것도 있어서, 鼻·目·骨 등으로 定位한 것도 있다.

[素問·至眞要大論]에 "五味入胃, 各歸所喜", [素問·宣明五氣論]에 "五味所入", "五味所禁" 등이 있고, [靈樞·五味論]에 "五味各有所走, 各有所病", [靈樞·九針論]에 "五味所入", "五走", "五裁" 등이 있다. 이것들은 비교적 명확하게 味의 선택적 定位 작용을 이야기한 것이다.

張仲景이 [傷寒論]에서 정립한 六經과 臟腑 변증의 체계는 약물 작용의 방향과 그 소속 臟腑 經絡에 대하여 큰 촉진 작용을 하였다. 더욱이 "分經論治"는 항상 후세 醫家가 약물 歸經을 변별하는 이론 근거가 되었다. [傷寒論] 중 "分經論治"의 經은 經絡의 순행 路線에 국한되지 않고, 방위, 구역, 기능이 經絡 이론과 결합한 종합 판단이다. 이 六經과 臟腑 辨證의 체계는 약물 歸經의 중요한 이론 기초이다.

歸經論의 형성과 발전은 임상 실천이 기초가 된다. 元明시대 이래 임상 경험이 부단히 축적됨에 따라 질병 발생과 장부 경락 간의 연관에 더 깊은 인식이 있었다. 장부 경락 학설이 발전함에 따라 질병의 定位 개념이 점점 더 명확하게 되었고, 약물의 歸經 이론이 끊임없이 발전하게 되었다.

元末~明初에 이르러 歸經이 氣, 血로 나뉘었다. 明代 중기에는 "本病", "經病", "竅病"의 구분이 생기게 되고, 이 시기에 점점 命門, 募原, 心包, 膻中, 衛, 氣, 營, 血, 三焦 등의 새로운 방위 개념이 생겨났다.

金元시대 이래로 약물 歸經의 이론은 약물의 효능을 근거로 삼았다. 장부 이론이나 경락 이론이 歸經을 진행시키긴 했지만, 모두 약물 치료 작용의 기초 위에서 성립된 것이다. 예를 들어, 麻黃, 桂枝가 足太陽經으로 歸入하고, 石膏 知母는 足陽明經으로 歸入한다고 하는데, 麻黃 桂枝 石膏 知母는 麻黃湯과 白虎湯의 主藥으로, 太陽表證, 陽明經證을 치료하는 主方이 되어서 정하여진 것이다. 臟腑辨證論治 중에 石膏는 胃家實熱을 瀉하므로 胃經으로 들어간다. 當歸는 補血·和血의 主藥으로, 心·肝 2經에 歸入한다. 人蔘 黃芪는 脾肺氣虛를 補益할 수 있으므로, 脾·肺 2經에 歸入

한다. 鹿茸 巴戟天은 肝・腎을 補益할 수 있어, 肝腎不足證을 치료하므로, 肝・腎 2經에 歸入한다.

歸經論은 약물의 작용부위를 분명히 하여 辨證用藥의 정확성을 높였다. 임상 변증에서 病位의 변별은 극히 중요한 것으로, 臟腑・六經・三焦・衛氣營血・八綱 중에서 表裏 등의 변증 체계는 모두 직접 病位가 변증의 강령이 된다. 임상에서 동일한 병증이라도 발병 부위에 따라 치료의 理法方藥도 확연히 다르다. 약물의 歸經을 파악하면, 비슷한 효능의 약물을 구별하여 응용할 수 있는데, 예를 들어, 羌活 白芷 柴胡 吳茱萸 등의 약은 모두 頭痛을 치료할 수 있으나, 歸經의 범위가 달라서 太陽・陽明・少陽・厥陰 등 서로 다른 頭痛에 분별하여 적용할 수 있다.

歸經論은 臟腑 經絡의 생리 기능과 병리 변화와 약물 작용을 긴밀히 연계하여 작용 기전에 대한 인식을 깊게 하였다. 麻黃은 肺와 膀胱經에 入하여 發汗解表하고, 宣肺平喘하며, 利水消腫하는 기능을 가진다. 麻黃의 이러한 작용은 肺와 膀胱의 생리 기능, 병리 변화에 밀접한 관계가 있다. 肺는 皮毛와 호흡을 主하고 水之上源이 된다. 膀胱은 足太陽經의 府로 一身의 表를 주관하고, 또 州都之官이 되어 水液 배설의 통로가 된다. 風寒의 邪가 表에 침범하면 風寒表證이 된다. 肺氣가 宣發 작용을 잃으면 肅降기능이 실조되어 咳嗽가 나타나고, 水之上源이 宣降함을 잃으면 水道가 不利하여 下輸膀胱하지 못하거나 膀胱 氣化가 되지 않아 水液內停에 이르게 된다. 만약 表에 있는 風邪가 相搏하면 風水證이 된다. 이런 병증은 麻黃을 통해서 肺와 膀胱의 생리와 병리를 개선하여 發散表邪, 宣降肺氣 및 通利州都하는 작용을 한다. 麻黃의 상술한 기능과 작용 기전은 歸經論을 통하여 인식될 수 있는 것이다.

제4절 引經과 藥引

引經은 원래 '引經報使'나 '諸經嚮導'라 하였고, 약칭해서 引使라 하였다. 어떤 약물은 다른 약물의 藥力을 어떤 經이나 病所로 향하게 하여 치료 효과를 제고시키는데, 이런 작용을 引經이라 하고, 이런 작용을 가진 약을 引經藥이라 한다.

藥引은 引子藥이라 부르기도 하는데 다른 약물을 病所에 이르게 하는 점은 引經藥과 비슷하다. 그러나 引經藥은 方 중의 主藥이 되지만 藥引은 단지 佐使 작용을 하고 주요 치료 작용을 하지 못한다.

引經에 대한 개념은 약물 작용의 방향에 대한 인식과 複方의 配伍 관계 분석에서 시작되었다. [本經]에서는 약물의 配伍에 대해 "君臣佐使"와 "相使"의 설명이 있는데, 그 중 『使藥』, 『相使』가 引經의 의미를 포함하고 있다. [傷寒論]의 방제에는 引經

藥의 配伍를 볼 수 있는데, 桂枝湯 중의 生薑 大棗나 白虎湯 중의 粳米 등이 모두 여기에 속한다. 唐·宋 이후 이러한 약성에 대한 인식이 점점 많아져서 陳士良의 [食性本草]에서는 薄荷를 "引諸經入營血"이라 하였고, 寇宗奭의 [本草衍義]에서는 腎氣丸 중의 澤瀉를 "不過引接桂附等歸就腎經"이라 하였으며, [湯液本草]에서는 牽牛를 "以氣藥引之則入氣, 以大黃引之則入血"이라 하고, 附子를 "通行諸經引用藥"이라 하는 등 많은 예를 볼 수 있다.

張潔古는 瘡腫의 諸症을 치료하는데 있어서 "苦寒以爲君, 甘寒以爲佐, 大辛以解決爲臣, 通經以爲使"라 하였는데, 후에 張潔古가 말한 引經報使는 곧 "通經以爲使"에서 제기한 用藥이다. 李東垣은 [湯液本草]에서 引經藥에는 세 가지가 있다고 했는데, 하나는 병증 부위에 대한 引經藥으로 "氣刺痛用枳殼, 看何部分, 以引經藥導使之行, 則可"이고, 둘째는 치료 효과를 증강시키기 위해 쓰는 引經藥으로, "頭痛須用川芎, 如不愈, 各加引經藥, 太陽川芎, 陽明白芷……"이며, 셋째는 방제를 配伍할 때, 佐使藥으로 "凡瘧, 以柴胡爲君, 隨所發時所屬經分, 用引經藥佐之"라고 했다. [湯液本草]중의 "東垣報使藥"은 후세에 대한 영향이 매우 커 明淸시대의 本草 저작 중에서 열거한 引經藥은 대부분 이 책을 기초로 하여 발전시킨 것이다.

1. 十二經 引經藥

十二經引經藥은 응용이 비교적 보편적인 引經藥으로, 本草書에 따라 引經藥의 내용이 다소 다르다.

① [醫學啓源] 各經引用

太陽經：羌活 ; 在下者 黃柏, 小腸 膀胱也.

少陽經：柴胡 ; 在下者 靑皮, 膽 三焦也.

陽明經：升麻 白芷 ; 在下者 石膏, 胃 大腸也.

太陰經：白芍藥, 脾 肺也.

少陰經：知母, 心 腎也.

厥陰經：靑皮 ; 在下者 柴胡, 肝 包絡也.

② [本草綱目·序例]·引經報使 [珍珠囊·原注]

手少陰心：黃連 細辛

手太陽小腸：藁本 黃柏

足少陰腎：獨活 桂枝 知母 細辛

足太陽膀胱：羌活

手太陰肺：桔梗 升麻 葱白 白芷

手陽明大腸：白芷 升麻 石膏

足陽明胃：白芷 升麻 石膏 葛根
足太陰脾：升麻 蒼朮 葛根 白芍藥
手厥陰心包：柴胡 牡丹皮
手少陽三焦 ： 連翹 柴胡 ； 上-地骨皮, 中-靑皮, 下-附子
足厥陰肝：靑皮 吳茱萸 川芎 柴胡
足少陽膽：柴胡 靑皮

2. 引經藥의 응용

引經藥은 방제 중의 지위에 따라 다른 작용을 가지고 있다. 일반적인 引經藥은 佐使 작용으로 사용하여 약물을 病所에 직접 도달하게 하여 용약의 정확성을 높일 수 있고, 보조 약물로 사용하여 主藥의 효능을 높일 수 있다. 또 어떤 引經藥은 방제 중에서 主藥을 겸하여 주도적인 작용을 발휘하기도 하는데, 小柴胡湯의 柴胡나 九味羌活湯의 羌活이 그 예이다. 이외에 어떤 약물은 소재한 장부경락의 기능 활동을 조절하여 약물 치료 효과를 충분히 발휘하게 한다.

① **十二經引經藥**：이 종류의 약물은 임상 응용에서 많이 쓰이는데, 外感六經病證 각 방제의 주요 약물로 細辛 葛根 柴胡 附子 吳茱萸 黃連 黃柏 石膏 등 六經 主方의 主藥이다. 기타 羌活 獨活 白芷 藁本 葱白 升麻 蒼朮 川芎 靑皮 등은 金元 이래 醫家들이 外感 表證을 치료하는데 상용하던 방제의 主藥이다. 이 약물들은 약을 經에 들어가게 하는 효과가 있을 뿐 아니라, 방제 중에서 주요 치료 작용을 발휘한다.

② **部位引經藥**：외과나 傷科의 처방 중에 많이 쓰인다. [證治准繩·瘍醫]와 [瘍醫大全]에 많이 보이는데, 예를 들면 額疽는 陽明胃 積熱에 속하여 升麻 桔梗 羌活 등을 사용하며, 太陽疽는 陽明經에 속하여 升麻 桔梗을 사용하고, 鼻疽는 手太陰肺經 風熱 및 上焦鬱火이므로 梔子 木通 薄荷 桔梗을 사용하며, 發頤는 陽明 風熱이므로 玄參 黃芩 黃連 등을 사용한다고 하였다. 내과 잡병증 중에도 부위 引經藥이 있는데, 桔梗은 노와 같은 것(舟楫之劑)이고, 牛膝은 약을 아래로 행하게 하고(引血下行), 桂枝는 肢臂를 橫行하게 하는 것 등이다.

3. 藥 引

藥引은 작용하는 성질에 따라 病情藥引과 時令藥引 두 가지로 나눌 수 있다.

① 病情藥引은 방제를 구성하고 응용할 때 隨症 가감하는 藥引인데, 예를 들면 發表에는 生薑과 葱白을, 調理 脾胃에는 生薑과 大棗를, 祛風活血에는 醇酒를,

補腎之劑에는 鹽湯하여 마시는데, 이런 藥引은 모두 病情 引子에 속한다.

② 時令藥引은 時令 病證에 대해 다른 발병 時令에 근거하여 다른 藥引을 썼다. [局方] 중의 桂枝湯(桂枝 芍藥 甘草)은 "右爲粗末, 每服二錢, 以水一盞, 入生薑三片, 棗三枚劈破, 同煎取七分, 去滓溫服, 不計時令. 惟春初可行, 自春末及夏至以前可加黃芩半兩. 夏至後加知母半兩, 石膏二錢或升麻半兩"이라 하였다. 金元의 醫家 중 李東垣이 [醫學發明]에서 "四時用藥加減法" 一節을 열거하고, 李時珍은 [本草綱目・序例]에서 金元의 四時用藥法을 총결하였으며, 약물의 升降浮沈을 결합하여, "四時用藥例"를 총괄하였는데, 봄에는 荊芥와 薄荷를 가하고, 여름에는 香薷와 生薑을 가하고, 가을에는 芍藥과 烏梅를 가하고, 겨울에는 黃芩과 知母를 가한다고 하였다.

제5절 升 降 浮 沈

升降浮沈은 약물 작용의 방향성을 설명하는 약성 이론이다.

升은 向上, 升提의 작용을 가리키며, 降은 向下, 降逆의 작용을 가리키고, 浮는 向外, 發散의 작용을 가리키며, 沈은 向內, 收斂固藏, 泄利의 작용을 가리킨다. 升과 浮, 沈과 降의 의의는 상통하며, 升降은 升降浮沈의 簡稱이기도 하다. 升降浮沈은 단순히 약물작용이 가지는 방향성을 포함할 뿐 아니라 인체 氣機 운동을 회복시키는 의미가 있다. 氣機 升降出入은 인체 생명 활동의 기초이다. 氣機 升降出入에 장애가 발생하면, 인체는 病態에 이르게 되고, 서로 다른 병세를 만들어내어 병세가 上逆, 下陷하거나 病位가 在表在上, 在裏在內하기도 한다. 이때 약물의 升降浮沈의 성질로 치료할 수 있어 정상을 회복하게 되는데, 이것이 약물의 升降浮沈이다.

升降浮沈 이론은 [內經]에서부터 시작한다. [素問・陰陽應象大論]에는 "淸陽出上竅, 濁陰出下竅；淸陽發腠理, 濁陰走五臟；淸陽實四肢, 濁陰歸六腑" 라 하였고, 또 "淸氣在下, 則生飧泄；濁氣在上, 則生䐜脹"이라 하였다. 陰陽淸濁之氣가 升降을 잃을 때, 반드시 그에 대응하는 방법으로 조절하여 치료해야 한다.

升降浮沈 이론이 계통적으로 논술된 것은 張潔古의 [珍珠囊]에서부터이고, 후세 의가들이 정리한 [醫學啓源] 중에 升降浮沈의 약성 이론이 많이 있다. "用藥備旨"에서 그는 [內經]의 氣味 陰陽 이론과 유관한 것을 근거로 삼아, "氣味厚薄寒熱陰陽升降之圖", "藥性要旨", "用藥升降浮沈補瀉法"을 논술하였다. 이러한 논술은 모두 升降浮沈으로 약성을 개괄하는 한편, 升降浮沈 약성과 여타 약성간의 관계를 기술한 것이다. 張潔古의 이 이론은 우선 李東垣, 王好古 등이 개선 발전시켰다. 李東垣은 五行이론을 이용, 升降浮沈과 四時를 배합하여 "藥有升降浮沈化, 生長收藏成, 以配四時. 春升夏浮, 秋收冬藏, 土居中化. 是以味薄者升而生, 氣薄者降而收, 氣厚者浮而長, 味厚者沈而藏, 氣味平者化而成"이라 하였다.

1. 升降浮沈의 이론

(1) 氣味厚薄・陰陽

氣味厚薄 이론은 [內經]에서 시작되었다. [素問・陰陽應象大論]에 "味厚者爲陰, 薄爲陰之陽 ; 氣厚者爲陽, 薄爲陽之陰. 味厚則泄, 薄則通, 氣薄則發泄, 厚則發熱"이라 하였는데, 여기서는 氣味로 陰陽을 정하고, 氣味의 厚薄으로 한 번 더 陽 중의 陰과 陰 중의 陽으로 나누고, 나아가 泄, 通, 發泄, 發熱로 그들의 기능을 개괄했다. 張潔古는 [醫學啓源] 卷下 "用藥備旨" 중 "藥類法象"에서 "風升生, 味之薄者, 陰中之陽, 味薄則通", "熱浮長, 氣之厚者, 陽中之陽, 氣厚則發熱", "燥降收, 氣之薄者, 陽中之陰, 氣薄則發泄", "寒沈藏, 味之厚者, 陰中之陰, 味厚則泄"라 하였다.

氣와 味는 약물 중에 동시에 존재하는 것이어서 한 약물 속에는 氣味가 모두 갖추어져 있으므로, 王好古는 氣味厚薄과 升降浮沈에 대하여 "味薄者升, 甘平・辛平・辛微溫・微苦平之藥是也 ; 氣薄者降, 甘寒・甘涼・甘淡寒涼・酸溫・酸平・鹹平之藥是也 ; 氣厚者浮, 甘熱・辛熱之藥是也 ; 味厚者沈, 苦寒 鹹寒之藥是也 ; 氣味平者, 兼四氣四味, 甘平・甘溫・甘涼・甘辛平・甘微苦平之藥是也"라고 개괄했다. 淸代 汪昂은 [本草備要]에서 張, 王이 논술한 기초 위에 "氣厚味薄者浮而升, 味厚氣薄者沈而降, 氣味俱厚者能浮能沈, 氣味俱薄者可升可降"라 하여 氣味 厚薄을 종합한 후 升降浮沈과 藥性의 관계를 설명하였다.

(2) 寒熱・溫涼(四氣)

약물의 升降浮沈은 생물의 1년 4계절 중 생장변화 현상에 근거하여 형상화한 것이고, 생물의 생장규율은 4계절 기후와 밀접한 관련이 있다. 그래서 약물의 升降浮沈과 약물의 四氣는 밀접한 관계가 있다. 李東垣은 약성을 종합하여 "夫藥有溫涼寒熱之氣, 辛甘淡酸苦鹹之味, 升降浮沈之相互……氣象天, 溫熱者天之陽, 寒涼者天之陰 ; 天有陰陽, 風寒暑濕燥火, 三陰三陽上奉之也"라 하였다. 여기서는 四氣, 五味와 升降浮沈 등 약성을 논증하여, 모두 四時 六氣와 밀접한 관계가 있다. 李時珍은 "寒無浮, 熱無沈"이라는 말을 통해 반대로 四氣와 升降浮沈의 관계를 논증하였다. 개괄하면, 四氣와 升降浮沈은 溫升, 熱浮, 涼降, 寒沈이다.

(3) 辛・甘・酸・苦・鹹(五味)

李東垣은 "味象地, 辛甘淡者地之陽, 酸苦鹹者地之陰 ; 地有陰陽, 金木水火土, 生長化收藏下應之"라 하였고, 王好古는 한 걸음 나아가 "味者地也, 辛甘淡地之陽, 酸苦

鹹地之陰 ; 陽則浮, 陰則沈"이라 하였다. 李時珍은 반증하여 五味와 升降浮沈의 관계를 "酸鹹無升, 甘辛無降"이라 하였다. 五味와 升降浮沈의 관계는 辛, 甘, 淡은 升浮하고, 酸, 苦, 鹹味는 沈降한다고 개괄할 수 있다.

(4) 藥用部位·形質 및 生熟

藥性의 升降浮沈은 주로 약물의 四氣, 五味, 氣味厚薄 등의 약성과 관련 있으며, 동시에 그 應用部位, 形質, 生熟 등의 요소와 일정한 관계가 있다. 약용 부위와 升降浮沈의 관계에 대해 李東垣은 "用藥根梢身例"에서 말하길, "病在中焦與上焦者用根, 在下焦者用梢, 根升梢降"이라 하였다.

약물의 形質과 升降浮沈의 관계에 대해 張潔古는 "藥類法象" 중에서 麻黃은 "體輕淸而浮升", 桂枝는 "體輕而上行, 浮而升", 石膏는 "體重而沈降", 厚朴은 "體重濁而微降"이라 하였다. 汪昻은 [本草備要]에서 한층 더 개괄하여, "輕淸升浮爲陽, 重濁沈降爲陰"과 "凡藥輕虛者浮而升, 重實者沈而降"이라 하였다.

약물의 生熟과 升降浮沈의 관계에 대해 [醫學啓源]의 "藥性生熟用法"에서 "黃連, 黃芩, 知母, 黃柏治病在頭面及手足皮膚者, 須酒炒之, 借酒力上升也. 咽之下, 臍之上者, 須酒洗之 ; 在下者, 生用. 凡熟升, 生降也"라 하였다.

2. 藥 性 작 용

升浮 藥性을 가진 약물은 그 性이 주로 溫熱하고, 味가 辛甘淡하고, 氣厚 味薄한 것들로, 전체적 속성이 陽으로 "陽爲升"이라 한다. 그 質은 輕淸空虛한 것이 많다. 그 작용 특성으로 말하면, 上行·向外이다. 구체적 효능은, 疎風·散寒·宣肺·透疹·升陽·通痹·催吐·開竅 등의 작용이 있다. 그러므로 解表藥·祛風濕藥·溫裏藥·開竅藥·補氣藥·補陽藥 등의 약물은 升浮한 성질을 가지고 있어 陽熱 氣分의 약물이 된다.

沈降 약성을 가진 약물은 그 性이 주로 寒涼하고, 味는 酸苦鹹한 것이 많다. 氣薄 味厚의 약품이 많고, 속성이 陰에 속하여 "陰爲降"이라 한다. 이런 약물의 質은 重濁堅實한 것이 많다. 작용 특성을 主下行, 向內하며, 구체적 효능은 通便·瀉火·利水·鎭靜安神·平肝潛陽·平喘·降逆·固精·澀腸·止帶 등이다. 瀉下藥, 淸熱藥, 利水滲濕藥, 安神藥, 平肝熄風藥, 補陰藥, 收澀藥 등은 대부분 沈降의 성질을 가지고 있고 陰寒 血分의 약품이 된다.

제6절 補 瀉

1. 補瀉의 운용

補라는 것은 人體虧損을 滋補하고 人體기능을 증강하며, 人體의 질병에 대한 방어작용을 높여 주고, 허약증상을 개선시키는 것으로, 補氣·滋陰·益血·壯陽·養心安神·補腎固精 등은 補의 범주에 속한다.

瀉라는 것은 邪氣를 제거함을 말하며 人體기능을 조정하고 기능항진을 억제하고, 病勢의 발전을 制止하는 것으로, 解表祛邪·瀉下通便·活血通經·利尿消腫·破氣行滯·瀉火燥濕·消食化積 등은 瀉의 범주에 속한다.

氣虛·血虛·陽虛·陰虛 등에는 補氣·補血·補陽 및 滋陰하는 補藥으로 치료하고, 氣滯·瘀血의 實證에는 行氣化滯하며 活血消瘀하는 瀉藥으로 치료한다. 이 외에 病情의 寒熱에 근거하며 祛散寒邪, 淸熱瀉火시키는 瀉藥으로 치료한다. 즉 生薑으로 溫中散寒하고, 附子로 溫腎逐寒하며, 石膏로 淸氣하고 實熱을 제거하며, 生地黃으로 血分實熱을 제거하고, 龜板 鼈甲으로 滋陰退蒸시킨다. 단 질병의 虛實이 서로 얽히면 그에 따라 약물의 補瀉도 변하는데, 補瀉兼施에는 補中에 瀉가 있고, 瀉中에 補가 있으므로 先補後瀉와 先瀉後補하는 경우가 있다.

약물 補瀉의 運用은 四氣五味가 기초가 된다. 예를 들면 陰盛해서 祛寒하는 藥을 쓸 때 대다수의 氣味는 辛甘·溫熱이 되고, 陰虛에 養陰시키는 약물은 甘苦·鹹寒한 氣味가 대다수이다. 또한 陽盛해서 淸熱하는 약은 辛苦寒한 氣味가 대부분이며, 陽虛로 助陽시키는 약물은 氣味가 辛甘·溫하고, 氣虛 發熱者는 甘溫한 약물을 주로 하며, 血虛發熱者는 甘涼약물을 주로 한다. 만약 氣血이 虛해서 寒象인 者는 甘溫한 補藥으로 치료하며, 氣滯瘀血에 熱象인 者는 寒涼劑로써 通泄하게 하고(瀉藥), 만약 寒邪가 맺힌 데는 辛散溫通시키는 瀉藥을 사용한다.

2. 五臟 苦欲補瀉

肝臟이 急(血燥苦急)에 고통을 느낄 때에는 급히 甘味를 복용해서 緩之해야 하는데, 甘草가 이에 해당되고, 또한 酸味로 瀉之하는데 赤芍藥을 투여해야 하고 肝臟이 實하면 子臟인 心臟을 瀉해야 하는데, 甘草를 사용한다. 만약 消散 木喜條達하고자 하면 급히 辛味를 복용시켜 發散시키는데, 川芎을 사용한다. 그리고

辛味로서 補하는데, 細辛이 유효하다. 肝臟이 虛弱하면 母臟인 腎臟을 補해야하므로 熟地黃 黃柏이 적중하는 약물이다. 苦味는 이들 補腎작용을 나타내기 때문이다.

心臟이 緩和(緩則散逸)되어 고통을 받으면 급히 酸味를 복용시켜 收之해야 하는데, 五味子가 적중하는 약물이고, 또한 甘味로 瀉之하는데 甘草 黃芪 人蔘이 유효하다. 心臟이 實하면 子臟인 脾臟을 瀉하는데, 甘草를 사용하고, 만약 柔軟케 하고자 할 때에는 급히 鹹味를 복용시켜 軟之해야 하는데 芒硝가 마땅하고, 鹹味로서 補하는데는 澤瀉가 유효하다. 心臟이 虛弱하면 母臟인 肝臟을 補해야 되는데, 生薑을 투여해야 한다.

脾臟이 濕에 고통을 받을 때에는 급히 苦味를 복용해서 燥해야 하는데, 白朮이 유효하고 苦味로서 瀉해야 할 때에는 黃連을 사용한다. 만약 脾臟이 實하면 子臟인 肺臟을 瀉해야 하는데, 桑白皮가 마땅하다. 또한 緩和하고자 할 때에는 급히 甘味를 복용시켜 緩和하는데 甘草를 쓰고, 甘味로 補하는데 人蔘이 유익하다. 虛하면 母臟인 心臟을 補하는데, 炒鹽해서 복용한다.

肺臟이 氣가 上逆(火克金)하여 고통을 당할 때에는 급히 苦味를 복용하여 泄하는데, 訶子 黃芩이 마땅하고, 辛味로서 瀉하는데 桑白皮를 사용한다. 만약 實하면 子臟인 腎臟을 瀉하는데 澤瀉를 쓰고, 또 收縮하고자 할 때에는 급히 酸味를 먹어서 收縮작용을 얻는데 白芍藥이 마땅하며, 酸味로서 補하는데 五味子를 복용시킨다. 虛할 때에는 母臟인 脾臟을 補하는데 五味子를 투여한다.

腎臟이 燥하여 고통을 당하면 급히 辛味를 복용시켜 潤하게 하는데 知母 黃柏을 사용하고, 鹹味로 瀉할 때는 澤瀉를 복용한다. 만약 實하면 子臟인 肝臟을 瀉하는데 白芍藥을 쓰고, 堅하고자 할 때에는 급히 苦味를 복용시켜서 堅固케 해야 하는데 知母가 유효하고, 苦味로서 補하는데 黃柏을 쓰며, 虛할 때에는 母臟인 肺臟을 補하는데 五味子가 마땅하다.

제7절 有毒藥과 無毒藥

약물의 有毒, 無毒은 이론 및 실천 양 방향에서 매우 중요한 내용이다. 그것은 약성의 醇和와 峻烈을 가리킬 뿐 아니라, 用藥의 안전성 및 약물의 복약과 관련이 있기 때문이다. 일찍이 [本經]의 三品은 有毒, 無毒이 분류의 중요한 근거가 되었고, 후세 本草書에서는 각각의 약물에 대하여 有毒, 無毒, 독성의 대소에 대해 상세히 기술하고 있다.

1. 毒의 개념

上古시대에는 『毒』과 『藥』의 의미가 서로 상통하여, 毒이 인체에 유해한 독물에 국한되지 않았다. [周禮·天官·冢宰]에는 의사의 직책은 "聚毒藥以供醫事"라 기재하였고, [素問·湯液醪醴論]에서는 "當今之世, 必齊毒藥攻其中, 鑱石, 針艾治其外也"라 하여, 毒藥을 藥餌의 통칭으로 삼아 약이 곧 독이라 인식하였다. 상고시기에는 무독한 것은 『食』이고, 유독한 것은 『藥』이었기 때문에, 당시 약물의 범위는 비교적 좁아 대다수는 작용이 강렬하고, 심지어 유독하여 부작용이 있는 것으로, [尙書·說命]에는 "藥弗瞑眩, 厥疾弗療"라는 말이 있다.

고대 本草書 중 약성의 峻·緩·剛·柔에 근거하여 그 有毒, 無毒을 확정한 것이 있다. [本經]에 "藥有酸, 鹹, 甘, 苦, 辛 五味, 又有寒, 熱, 溫, 涼 四氣, 及有毒, 無毒"이라 하여, 여기서 가리키는 『有毒』은 이미 광범한 일체 약물을 가리키는 것이 아니다. [本經]은 수록한 약물을 작용 효능에 따라 上·中·下 三品으로 나누어, "上藥一百二十種爲君, 主養命以應天, 無毒, 多服, 久服, 不傷人. 欲輕身益氣, 不老延年者, 本上經. 中藥一百二十種爲臣, 主養性以應人, 無毒, 有毒, 斟酌其宜. 欲遏病補虛羸者, 本中經. 下藥一百二十五種爲佐使, 主治病以應地, 多毒, 不可久服. 欲除寒熱邪氣, 破積聚愈疾者, 本下經" 이라 하였는데 三品 분류의 근거 중의 하나가 無毒·有毒·多毒이다. 대체로 약성이 강렬하거나 작용이 峻急한 것을 有毒이라 하고, 약성이 柔弱하고 작용이 완화한 것을 無毒이라 하였다. 人蔘·甘草·黃芪 등은 上品에 열거하였고, 常山·連翹 등은 中品에, 附子·狼毒·大黃 등은 下品에 열거하여 上·中·下 三品 약성의 緩急, 剛柔가 서로 다르다.

2. 毒藥의 분류

고대 本草書에서는 독성의 강약에 근거하여 초보적으로 분류하였다. [別錄], [新修本草]에서는 大毒, 有毒, 小毒의 3종류로 나누었고, [本草綱目]은 大毒, 有毒, 小毒, 微毒의 4종류로 나누고 있다. 후세 本草書들도 이 예에 많이 근거하고 있다.

그 중 大毒藥은 [本草綱目]에 26종이 기재되어 있는데, 海芋 河豚 등을 大毒에 열거하였다. 大毒약물에 대한 약성 기재는 鉤吻 "一葉入口, 百竅潰血, 人無復生"; 羊躑躅 "其根入酒飮, 遂至于斃也"; 射罔 "主瘻瘡……涂之. 若無膿水, 有生血及新傷肉破, 卽不可塗, 立殺人. 亦如殺走獸, 傅箭鏃射之, 十步倒也"에서 볼 수 있듯이 大毒藥은 그 독성이 강렬하여, 쉽게 사람을 죽게 한다.

有毒藥은 [別錄]에 牽牛子 半夏 莨菪子 藜蘆 常山 商陸 大戟 등 90종이 기재되어 있으며, [本草綱目]에는 유독약으로 斑蝥 "傷人肌, 墮胎", 常山 "不可多進, 令人大吐", 硇砂 "多食腐壞人腸胃"와 같이 유독한 약을 많이 먹음으로 해서 위장관에 해를 입거나, 낙태, 傷肌하거나 심하면 죽음에 이르게 되는 것이다.

小毒 혹은 微毒藥은 [本草綱目] 중에 虎耳草 銀杏 守宮 등 167종이 수재되어 있다. 이런 류의 약물의 독성은 芫花 "多食令人泄", 虎耳草 "生用吐利人", 銀杏 "多食令人臚脹" 이라 하여 小毒 혹 微毒藥은 대다수가 多服하거나 久服, 또는 복용방법에 부주의 하여 독성반응이 나타나는 것을 알 수 있다.

유독한 약물의 독성 분류는 현재 통일된 규정이 없고, 명확한 실험을 통한 정량적 표준이 결여되어 있다.

약물 독성은 현대 약학에 근거하여, 급성독성, 아급성독성, 만성독성 및 특수독성(돌연변이, 이형, 암, 낙태 등을 유발하는 독성) 등으로 나눌 수 있다.

약물 독성의 인식은 대부분 임상관찰을 통하여 획득한 것으로, 일반적으로 급성 중독반응은 쉽게 관찰되는데 비하여 만성독성은 인식이 부족할 수밖에 없었다. 예를 들면 黃藥子는 역대 本草書에 그 독성이 기재되어 있지 않는데, 근대에 갑상선종에 장기간 투여한 결과 중독성 간염을 일으킬 수 있다는 것이 발견되었다. 그러므로 本草문헌에 무독성이라고 기재된 약물도 주의하여 관찰하여야 한다.

3. 毒藥의 응용

독약이 인체를 손상시키기는 하지만, 독약의 특수한 독성 작용을 이용하여 좋은 효과를 얻을 때 毒藥이 良藥이 되기도 한다. 常山 瓜蒂 膽礬 藜蘆 등은 모두 독성을 가지고 있고 涌吐가 그 독성 작용의 주요 표현이다. [內經]의 "其高者因而越之" 원칙에 근거하여 그 上行 涌吐하는 작용을 이용하면, 상부 胸膈에서 일어난 邪(痰濁·食滯 등)를 치료할 수 있다. 甘遂 大戟 牽牛子 商陸 千金子 등은 극렬한 腹瀉를 일으킬 수 있다. [內經]의 "其下者, 引而竭之 ; 中滿者, 瀉之于內……其實者, 散而瀉之"의 이론에 근거하여, 임상에서 攻逐의 성질을 이용하여 邪實의 病症을 치료할 수 있다.

(1) 劑量의 조절

독성 발생의 여부와 작용의 강약은 劑量의 다소와 밀접한 관계가 있다. 유독 약물을 응용하여 治病할 때 劑量의 조절은 중요한 한 부분이다. [本經]에는 "若用毒藥療病, 先起如黍粟, 病去卽止, 不去倍之, 不去十之, 取去爲度"라 하였다. 이는 독소를 함유하는 약물을 복용할 때는 소량에서 시작하여 점점 양을 늘여 나가고, 효과가 있으면 복용을 그만두어야 한다는 것이다.

어떤 약물들은 치료 劑量과 중독 劑量이 중첩되거나 비슷하여 치료 중에 독에 의한 부작용이 발생할 수 있는데, 烏頭桂枝湯은 劑量을 증가시키면 "如醉狀, 得吐者爲中病"이 나타나는데 이는 중독의 표현이다.

(2) 炮製解毒

炮製를 통하여, 약물의 독성을 낮추거나 없애는 방법이다. [本經]에 露蜂房과 蜣蜋은 독성을 없애기 위해 "火熬之良"이라 하였다. 制毒 원리에 따라 加熱法(예 : 附子의 炮), 水浸法(예 : 半夏 天南星), 輔料制毒法(예 : 生薑汁 白礬水 黑豆煎湯液을 이용한 制毒) 및 製霜法(예 : 巴豆霜 續隨子霜) 등이 있다.

(3) 配伍制毒

독약의 配伍와 일반약의 配伍는 방법이 같은데, 독약은 相畏, 相殺의 配伍를 사용하여 최대한 독성을 줄일 수 있다. 陶弘景은 "俗方每用附子, 皆須甘草・人蔘・生薑相配者, 正制其毒故也"라 하였다. [傷寒論]과 [金匱要略] 중 附子를 쓰는 방제는 37가지인데, 8가지 丸散方을 제외하고는, 29가지의 방제 중 23개 방제에 生薑 甘草를 配伍하고 있으며, 그밖에 6개 방제도 乾薑이나 大黃을 配伍하고 있다.

제8절 配 伍

配伍는 病情의 필요에 근거하여 2종 이상의 약물을 배합하여 운용하는 방법이다. 古人은 최초에 單味藥으로 治病하였으나, 후에 점차 單味藥은 복잡한 病變에 적용하지 못함을 인식하게 되었다. 配伍를 하면 病情의 各個 방면을 돌볼 수 있을 뿐 아니라, 약물 간에 상호 작용을 일으켜 어떤 것은 상호 촉진하고, 어떤 것은 독성 및 부작용을 억제할 수 있어 약물 配伍 전의 성능을 바꾸어 약물로 하여금 더 좋은 치료효과를 발휘할 수 있게 되었다.

1. 七 情

[本經]의 序錄에 "藥有陰陽配合……有單行者, 有相須者, 有相使者, 有相畏者, 有相惡者, 有相反者, 有相殺者. 凡此七情, 合和視之. 當用相須相使者良, 勿用相惡相反者. 若有毒宜制, 可用相畏相殺者, 不爾勿合用也"라 하여 七情이 기술되어 있는데

七情은 配伍 이론의 總綱이라 할 수 있다. 약물을 配伍하면 상호 작용이 발생하여 일정한 관계를 형성한다. 配伍 방법에 따라 약물작용이 변화되어 혹은 강하게 하고, 혹은 제약하며, 혹은 협조하고, 혹은 拮抗하며, 혹은 임상에서 마땅히 써야 할 것이 되고, 혹은 금기가 된다. 七情은 이러한 작용 변화의 규율에 근거하여 귀납한 것이다.

(1) 七情의 분류

① **單　行**：明代 陳嘉模의 [本草蒙筌]은 이에 대해 해석하였는데, "單行者不與諸藥共劑而獨能攻補也. 如方書所載的獨蔘湯, 獨桔湯之類是爾"라 하였고, 李時珍은 이것은 "獨行"이라 하며, "單方不用補也"라 하였다. 이로 보면 單行은 單味藥의 응용이고 비록 [本經]에는 七情의 하나로 열거하였지만, 실제로는 配伍 관계가 발생하지 않는다

② **相須・相使**：[本經]에서는 "當與相須, 相使者良이라 하였고, [本草綱目]에서는 "相須者, 同類不可離也, 如人蔘, 甘草, 黃柏, 知母之類；相使者, 我之佐使也"라 하여, 相須 配伍는 기능이 비슷한 약물이고, 相使의 약물은 主藥과 輔藥의 구분이 있다고 인식하여, 輔佐藥을 配用하여 主藥의 효능을 증강시킨다는 것이다.

③ **相畏・相殺・相惡**：[本經]에서는 "若有毒宜制, 可用相畏, 相殺者, 不爾勿合用也."라 하였고, [本草經集注]은 七情 藥例 중에 "乾薑, 殺半夏毒；半夏, 畏生薑, 乾薑"이라 하였는데, 相畏・相殺은 실질적으로 동일한 配伍 관계의 양 방면으로, 相畏는 독성을 감약받는 것이고, 相殺은 독성을 제약하는 것이다. 相畏・相殺・相惡 세 가지는 配伍 중의 制約 관계이다. 相畏, 相殺은 毒性 제약의 쌍방을 말한 것이고, 相惡는 효능이 제약을 받는 것을 말한다. 李時珍은 "相惡者, 奪我之能也；相畏者, 受彼之制也……相殺者, 制彼之毒也"라고 하였다.

④ **相　反**：[本經]에서 相反・相惡를 『勿用』이라 제기한 이후, 지금까지 配伍 금기가 되고 있다. 陶弘景은 "相反爲害, 深于相惡", "相反者彼我交仇, 必不宜合"이라 하였다.

(2) 十八反과 十九畏

① **十八反**：十八反은 18종의 相反 약물이다. [본초경집주] 序錄의 七情 藥例 중에 그 기재가 보인다. [蜀本草]에서는 [本經]의 七情약물에 대하여 "凡三百六十五種……有相反者十八種"이라 하였고. 宋代에 이르러 [聖惠方] "藥相反"에서는 18종의 相反 약물을 하나로 귀속하여 "烏頭反半夏, 括蔞, 貝母, 白蘞；甘草反大戟, 芫花, 甘遂, 海藻；藜蘆反五參, 細辛, 芍藥"이라 하였다. [本草經集注] 序錄 七情

藥例 중에 기재된 약의 수와 부합되지만, [本草經集注]에서는 烏頭의 相反 약물 중 半夏는 없고, 白芨이 있다. 宋代 陳衍이 [經驗方]을 인용하여 [寶慶本草折衷]에 수록한 『十九反歌』에는 "貝母半夏并括蔞, 白蘞白芨反烏頭 ; 細辛芍藥五參輩, 偏與藜蘆結寃仇 ; 大戟芫花并海藻, 甘遂以上反甘草. 記取歌中十九反, 莫使同行眞個好"라 하였고, 金元이후 歌訣類에서는 "本草名言十八反, 半樓貝蘞及攻烏, 藻戟遂芫俱戰草, 諸蔘辛芍叛藜蘆"라 하여 18종의 약물을 기술하고 있다.

十八反은 비록 配伍 금기를 나열하고 있으나, 古方에서는 상반의 약물로 配伍하여 쓰는 것이 있는데, 仲景의 甘遂半夏湯은 甘遂와 甘草를 함께 쓴 것이다. 그래서 李時珍은 相反藥이 비록 配伍해서는 안되지만, 절대 금기는 아니라고 인식하였다. 그는 "盖相須·相使同用者, 帝道也 ; 相畏·相殺同用者, 王道也 ; 相惡·相反同用者, 覇道也 有經有權, 在用者識悟爾"라 하고, 또한 "甘草與藻·戟·芫·遂四物相反, 而胡洽居士治痰澼, 以十棗湯加甘草·大黃, 乃是痰在膈上, 欲令通泄, 以拔去病根也. 東垣李杲治項下結核, 消腫潰堅湯加海藻 ; 丹溪朱震亨治勞瘵, 蓮心飮用芫花, 二方俱有甘草, 皆本胡洽居士之意也"라 하였다. 이외에 朱丹溪는 다른 견해를 가지고 있었는데, [本草衍義補遺]에서 "(人蔘)與藜蘆相反, 若服一兩蔘, 入藜蘆一錢, 其一兩蔘虛費矣!"라 하여, 어떤 상반 약물이 비록 반드시 독성을 증강시키지는 않지만, 配伍 상의 어떤 약물에 대해서는 효능의 간섭을 일으킬 수 있다고 하였다. 실제로 古今 方書 중에서 十八反 配伍의 방제를 드물지 않게 볼 수 있는데, 통계에 따르면 [普濟方] 61,739방 중, 十八反을 포함한(湯方은 포함하지 않고)방제가 366방(0.59%)를 점하고 있다고 한다.

② 十 九 畏 : 十九畏는 19종의 相畏하는 약물이다. 相畏의 최초 의미는 독성이 제약을 받는 것이었는데, 이후 약물 효능이 제어를 받는 것으로 발전하였다. 十九畏 配伍 금기는 [儒門事親]을 인용한[醫經小學]의 十九畏歌에서 처음으로 보인다. "硫黃原是火中精, 朴硝一見便相爭. 水銀莫與砒霜見, 狼毒最怕密陀僧. 巴豆性烈最爲上, 偏與牽牛不順情. 丁香莫與鬱金見, 牙硝難合三稜. 川烏草烏不順犀, 人蔘又忌五靈脂. 官桂善能調冷氣, 若逢石脂便相欺. 大凡修合看順逆, 炮爁炙煿要精微" 이후에 여러 醫家의 저서에서 인용, 서술하여 쓰이는 것과 빠진 것이 있는 것 외에는 내용상 변화가 없었다.

十九畏가 비록 配伍 금기라고 하지만, 古今의 方書 중에서는 많은 十九畏 配伍의 방제를 포함하고 있는데, [普濟方] 중에 十九畏 配伍를 포함하는 내복약은 289가지가 된다고 한다.

2. 藥 對

藥對는 藥對·對子·兄弟藥·姉妹藥·藥組 등으로 불리기도 한다. 兩味의 약으로 짝을 맞추는 것은 임상에서 상용하는 상대적으로 고정된 配伍 형식으로, 약물 配伍 중의 최소 단위이다. 그 조성은 간단하나 약물 配伍의 기본 특성을 갖추고 있다. 配對 후의 효능이 單味藥보다 뛰어나고, 약효를 증강시키거나 혹은 독의 부작용을 낮추고 없애준다.

(1) 藥對 조합의 근거

藥對는 두 약을 七情 配伍 관계 기초 위에서 조합한 것으로 配伍 규율에 부합된다. 藥對를 만든 목적은 임상 응용에 있기 때문에, 相須·相使의 配伍가 가장 많다. 十八反·十九畏의 약물도 같이 쓰는 것이 있는데, 甘遂와 甘草 丁香과 鬱金 등이며, "相反藥對"라 부른다.

[傷寒雜病論]에서는 半夏와 生薑을 짝지어 嘔而不渴의 支飮을 치료하였고, 乾薑과 附子를 짝지어 溫中散寒, 回陽救逆의 효능을 증강시켰고, [和劑局方]에서는 黃連과 木香을 짝지어 熱痢를 치료하는 등이다.

(2) 藥對의 응용

藥對는 비록 상대적으로 고정된 配伍 단위이지만 독립성을 가지고 있다. 그러나 구체적으로 응용할 때에는 비교적 융통성이 있어, 病情의 필요에 따라 하나의 藥對를 쓰기도 하고, 둘 이상의 藥對를 배합해서 응용하기도 한다. 하나의 藥對를 쓰는 것은 실질적으로 하나의 小方으로 黃連과 吳茱萸를 配伍한 左金丸, 女貞子와 旱蓮草를 配伍한 二至丸, 全蝎과 蜈蚣을 配伍한 止痙散, 木香과 黃連을 配伍한 香連丸 등이 있다. 둘 이상의 藥對를 合用하면 複方이 된다. 四君子湯은 人蔘과 甘草로 補氣하고, 白朮과 茯苓으로 健脾하여 脾胃氣虛, 運化不良의 증상을 치료하고, 大承氣湯은 大黃과 芒硝를 써서 實積을 攻下하고, 枳實과 厚朴으로 寬中·下氣하여 實熱裏結, 腹脘痞滿 등의 증상에 쓰인다. 따라서 藥對와 方劑의 조성은 밀접한 관계가 있다. 方劑는 "君, 臣, 佐, 使"를 組方의 원칙으로 삼고, 대다수의 방제는 둘 이상의 藥對를 포함하고 있다.

3. 君・臣・佐・使

君・臣・佐・使 理論은 [內經]과 [本經]의 說이 다르다. [內經]에서는 [素問・至眞要大論]에 "主病之謂君, 佐君之謂臣, 應臣之謂使"라 하여 약물의 主輔佐使의 역할을 중시하였다. 이에 비하여 [本經] 序例에는 "藥有君臣佐使, 以相宣攝合和"라 하였고 또 "上藥一百二十種爲君, 主養命以應天, 無毒, 多服・久服不傷人 ; 中藥一百二十種爲臣, 主養性以應人, 無毒・有毒斟酌其宜 ; 下藥一百二十五種爲佐使, 主治病以應地, 不可久服"이라 하여 君臣佐使는 약물의 補養과 治病 작용 및 有毒, 無毒으로 결정된 것이라고 하였다.

현대에 君臣佐使 중의 구체적 의미는 비교적 다음과 같이 일치된다.

① 君 藥 : 主病이나 主證에 주요한 치료작용을 일으키는 약물이다.

② 臣 藥 : 君藥을 보조하여 치료작용을 높이는 약물이다.

③ 佐 藥 : 세 가지 의미가 있는데 첫째, 佐助藥으로 君藥과 臣藥이 兼證을 치료하는데 협조하는 약물이며, 둘째, 佐制藥으로 君藥과 臣藥의 독성을 경감시키거나 없애고, 君藥과 臣藥의 峻烈性을 제약하는 약물이며, 셋째, 反佐藥으로 병이 重하고 邪가 성하여 약을 거부할 때 君藥의 약성과 상반되는 것을 配伍하여 치료 중에 相成작용을 일으키는 약물이다.

④ 使 藥 : 두 가지 의미가 있는데 첫째, 引經藥으로 方 중 모든 약물을 病所로 이끌 수 있는 약물이고, 둘째, 調和藥으로 方 중 약들을 조화시키는 작용을 가진 약물이다.

제4장 藥物의 用量과 禁忌

제1절 藥物의 用量

韓藥의 대부분은 천연약물로 藥性이 비교적 和平하며 안전범위 내에서 용량의 폭이 비교적 넓다. 용량은 일반적으로 최소유효량과 최소중독량의 한계가 명확하지 않으나, 단 약물 용량의 다소는 표준이 있는 것이 아니며 신체적 조건과 질병의 상태로 말미암아 결정된다.

1. 약물의 성질과 용량의 관계

약물의 용량은 체질의 강약과 질병의 輕重 및 약물의 성질에 근거하여 약용량의 다소를 결정한다. 일반적인 說은 性味를 가장 중요시 여기니, 性味가 薄한 無毒性 약물의 용량은 稍大하며, 性味가 惡厚하고 작용이 峻烈한 有毒性 약물의 용량은 당연히 小量으로 시작하여 반응을 살펴본 후 조절해서 사용해야 하기 때문에 과량을 투여해서는 안 된다. 일단 病勢가 감퇴하면 용량을 줄이거나 곧 중지하여 中毒을 방지해야 한다.

광물이나 貝殼類 약물처럼 약물의 質이 비교적 重한 것의 용량은 마땅히 많이 할 것이며, 質이 輕한 약물의 용량은 마땅히 적게 할 것이고, 厚味滋膩한 약물의 용량은 많게 하는 것이 좋다.

2. 藥物배합과 용량의 관계

일반적인 說은 一味로 單用하는 약물의 劑量은 비교적 重하며, 같은 약물이라도 複方에 들어가면 劑量이 비교적 적어진다. 임상 用藥의 체험에 근거하면 複方 중에 主藥의 용량은 비교적 많고, 輔藥의 용량은 비교적 적다. 동일한 처방 중에서도 약물용량의 변화로 말미암아 主導작용이 변화하게 된다. 예를 들면 桂枝湯은 桂枝 3.0g, 白芍藥 3.0g, 甘草 2.0g, 生薑 3.0g, 大棗 5枚이며, 小建中湯은 桂枝湯에서 芍藥을 배로 하고 飴糖을 가한 것이다. 前者는 辛甘化陽으로 風寒을 發散하여 外邪를 다스리고, 後者는 酸甘化陽하여 裏虛를 다스린다. 약물 용량의 변화는

理·法·方·藥의 整體性으로서 藥量변화와 적응증의 관계에 따라 결정되며 한 가지 藥物量의 특수 작용만을 강조할 수는 없다.

3. 藥物劑量의 多少와 劑型과의 관계

약물로서 병을 치료하는데, 劑型이 동일하지는 않다. 이와 같이 劑型이 다르므로 약물사용의 劑量도 다르게 된다.

일반적으로 말해서 같은 약물이라고 하더라도 單用할 경우의 용량은 複方에 사용되는 용량보다 비교적 重量이라야 하며, 또한 湯劑에 사용되는 용량은 丸·散劑 사용되는 용량보다 비교적 重量이라야 한다. 즉 湯劑는 緩急의 病情에 응용되므로 약물의 用量도 비교적 많다. 그러나 丸劑는 미리 갖추어 놓고 질병을 急救하는 것이니, 湯劑의 量에 미치지 못한다. 예를 들면 安宮牛黃丸 蘇合香元 등이 이에 속한다. 또한 複方 중의 主藥의 용량은 기타 輔助藥의 용량보다 비교적 重量이어야 한다.

이렇듯 약물의 용량은 藥物劑型의 不同과 변화에 따라 설명된다.

4. 질병과 劑量의 관계

약물의 劑量은 질병의 성질과 변화에 따라 다른데, 輕病, 久病과 慢性질병은 당연히 그 약물의 용량이 輕해야 하며, 重病, 新病, 急性病은 病情이 비교적 완고하므로 용량도 重해야 한다.

만약 太過나 不及하면 正氣를 손실하고 病機를 치료하지 못한다. 그러므로 약물의 용량은 病證의 구체적 情況과 적당한 변화에 부합해야한다.

5. 體質과 용량의 관계

病人의 신체는 강약이 같지 않고, 약물에 대한 耐受정도에 차이가 있으므로 용량도 역시 그에 따라 변한다. [素問·五常正大論]에 "耐毒者以厚藥 不耐毒者以薄藥"이라 했는데, 이는 用藥할 때는 반드시 체질의 강약에 주의해야 한다는 것을 설명하고 있다. 체질이 강한 자는 약한 자보다 용량이 많아도 되지만, 노인과 아동의 용량은 장년보다 적어야 한다. 또한 부녀의 용량은 남자보다 輕해야 한다. 따라서 일반정황은 환자의 病情과 體質을 서로 결합하고 참작하여 파악하는 것이 중요하다.

6. 계절과 지역의 다름과 용량의 관계

약물의 작용과 환경조건, 기후변화에는 일정한 관계가 있다. 지구상에는 각기 다른 지역의 특성이 있고 인간의 생활 습관이 다르므로, 약물의 양과 효과에 구별이 생긴다. 일반적으로 여름에 熱藥을 쓰고 겨울에 寒藥을 사용할 때의 용량은 당연히 적어야 할 것이고, 여름에 寒藥을 쓰고 겨울에 熱藥을 쓸 때의 劑量은 많게 함이 마땅하다. 高寒한 지역은 溫燥한 약을 약간 많이 사용해도 되지만 寒涼藥은 약간 적게 투여해야 한다. 또한 溫熱한 지역에서 淸熱藥을 사용할 때는 약간 많이 투여해도 되지만 溫熱한 약의 사용은 약간 적게 투여해야 한다. 南方에서는 藥用의 劑量은 비교적 적게 하며 北方은 비교적 많게 한다.

제2절 用 藥 禁 忌

韓藥의 질병치료는 인체에 유리한 면이 있는 반면 불리한 면도 있다. 예를 들면 寒涼藥은 비록 淸熱작용이 있으나 傷陽하고, 辛熱藥은 비록 祛寒작용이 있으나 耗陰하는 것을 말한다.

功伐藥은 祛邪작용이 있으나 傷正하고 滋補藥은 扶正작용이 있으나 戀邪가 될 가능성이 있다. 그러므로 질병을 치료하기보다 인체에 부작용을 제거하는데 세밀한 연구가 요구된다. 특별히 藥性이 강렬하고 有毒한 약물은 신중하게 사용해야 한다. 또 複方 중의 약물배합에도 금기를 가려야 한다.

1. 證 候 禁 忌

질병을 치료하는 약물은 藥性에 따라 같지 않으며 그 작용 역시 각기 특징이 있고 아울러 일정한 적응범위가 있어 이것은 임상에서 주의해야 할 藥物禁忌이다. 그래서 表實證에는 收斂 攻下法을 忌해야 하고 發散시켜야 마땅하다. 表寒이나 表熱에 근거하여 辛溫劑 혹은 辛涼의 發散藥을 選用해야 한다. 表虛證에는 破氣·昇發·辛熱劑의 사용은 금하고, 收斂·補益氣·實表해야 하는 證候에는 甘酸 등의 약물을 사용하는 것이 마땅하다. 그러므로 "病이 陰에 있으면 그 陽을 傷하게 하지 말아야 하고, 病이 陽에 있으면 그 陰을 傷하게 해서는 안 된다"는 설명은 治病과 用藥에 있어서 病情과 함께 절실히 요망되는 것이며 辨證과 약물선택에 주의해야 한다.

2. 配 伍 禁 忌

약물을 배합할 때에 인체에서 생산되는 독성반응과 부작용 그리고 相互制約이 있어 치료효과를 떨어뜨리거나 없애기도 한다. 이것이 약물의 禁忌이다. 그래서 十八反・十九畏가 있으며, 七情 중에서는 相反・相惡가 있다.

3. 姙娠用藥의 禁忌

임신 중에 약물복용은 産母와 胎兒에게 해가 없어야 되므로 주의해서 투여해야 한다. 만약 잘못 복용하면 유산, 조산, 혹은 기형아를 출산할 위험이 있으므로 주의를 기울여야 한다.

그래서 독성이 강한 약물, 작용이 맹렬한 약물, 破氣・破血・降泄의 작용이 있는 약물을 禁用한다. 예를 들면 烏頭 巴豆 牽牛子 大戟 甘遂 商陸 芫花 三稜 莪朮 乾漆 斑蝥 水蛭 麝香 虻蟲 皂角 水銀 馬錢子 輕粉 雄黃 등이다.

愼用해야 할 약물은 活血通絡・行氣導滯시키며 辛熱, 沈降, 滑利시키는 약물이다. 예를 들면 桃仁 紅花 大黃 枳實 乾薑 肉桂 半夏 益母草 貫衆 牛膝 冬葵子 薏苡仁 代赭石 瞿麥 槐角 등이다.

4. 服 藥 禁 忌

복약 기간 중에는 유해한 음식물, 약물은 피해야 하거나 혹은 節制해서 복용해야 하는데, 이것을 服藥禁忌라고 한다. 이것이 잘 지켜지지 않을 때는 약효를 감소시키고 病情에 영향을 주며 혹은 부작용이 발생한다. 예를 들면 地黃과 何首烏는 蘿菖 葱 大蒜을 忌하고, 薄荷는 鱉甲肉을 忌하며, 鱉甲은 莧菜를 忌한다. 土茯苓 使君子 威靈仙은 茶를 忌하고, 黃連 甘草 桔梗 烏梅는 豬肉을 忌하며, 商陸은 犬肉을 忌하고, 常山은 生葱을 忌하며, 補血藥을 복용할 때에는 茶를 忌한다.

痲疹의 表證에는 膩澀한 食物이 마땅치 못하며, 瘡瘍腫毒이나 皮膚瘙痒에는 魚 鰕 牛 羊肉 등 腥膻과 刺戟的인 食品을 복용하는 것은 마땅치 못하다. 熱證에는 辛辣油膩한 食物이 마땅치 못하며, 寒證에는 生冷瓜果 등이 마땅치 못하다. 일반적으로 頭痛, 頭暈, 失眠과 性情이 躁急한 사람은 胡椒 酒 등은 좋지 못하고, 水腫者는 鹽을 多服하지 말아야 하며, 胃病으로 酸이 過多한 사람은 食醋가 좋지 않고, 소화불량자는 油性粘膩한 음식을 忌해야 한다.

十八反・十九畏 : 약물의 사용에 있어서 상호배합할 때에 독이나 부작용을 일으키는 것이 있고 拮抗작용을 하거나 약효를 降低시키고 혹은 상실케 하는 것이 있다. 이것을 통틀어 十八反·十九畏라고 한다.

[太平聖惠方]에 "反惡(畏)藥同用 病旣不瘳 遂傷患者"라 하였고, [本草衍義補遺]에는 "人蔘與藜蘆相反 若服一兩蔘入藜蘆一錢 其一兩蔘虛費"하므로 배합되어지는 약물의 藥性변화에 따라서 配伍에 禁忌가 생기는 것이다. 後代에 오면서 약의 종류가 많아지면서 相反·相畏의 약물도 증가하게 되었다. [本草名]에 "十八反 半樓貝蘞芨攻烏 藻戟遂芫倶戰草 諸參辛芍反藜蘆"라 하였다.

그런데, 우리는 이러한 학설들이 현대적인 해석으로는 어떻게 응용되었는지를 살피는 것이 필요하다. 실제로 氣管支喘息 환자에게 貝母가 배합된 複方 중에서 附子를 加味하면 현저한 효능을 나타내거나, 烏頭와 半夏를 배합해서 破傷風에 양호한 반응을 얻는 것 등이다. 따라서 韓藥의 十八反 十九畏의 학설은 역사적인 조건의 제한이 있고 일정한 局限性이 있어서 全面的이지 못하고 심한 경우 착오를 일으킬 수도 있다. 그러므로 과학적인 실험 이전의 처방은 신중하게 다루어져야 할 것이다. 참고로 十八反과 十九畏의 내용을 적어 보면 아래와 같다.

十八反 : 甘草反甘遂 大戟 芫花 海藻, 烏頭反半夏 貝母 瓜蔞 白蘞 白芨, 藜蘆反人參 丹參 玄參 沙參 苦參 細辛 芍藥.

본래는 相反藥이 十八種이었으나, 李時珍에 의해서 藜蘆와 玄參이 추가되었다.

十九畏 : 硫黃畏朴硝, 水銀畏砒霜, 巴豆畏牽牛, 丁香畏鬱金, 牙硝畏三稜, 人蔘畏五靈脂, 川烏草烏畏犀角, 肉桂畏赤石脂, 狼毒畏蜜陀僧.

5. 도핑(Doping) 관련 약물

도핑이란 한국도핑방지규정(Korea Anti-Doping Code, 한국도핑방지위원회)에서 규정한 하나 또는 그 이상의 도핑방지규정위반의 발생을 말한다. 한국도핑방지규정은 「세계도핑방지규약」(World Anti-Doping Code)과 유네스코 스포츠도핑방지국제협약(International Convention Against Doping in Sport)에 따라 국내에서의 도핑을 근절하기 위하여 2007년에 제정되었으며, 시대적 흐름에 따라 조금씩 개정되어지고 있다. 도핑검사는 최근 운동선수 이외에도 항공업무관련 종사자 및 경찰 및 소방공무원 시험에도 시행 중이다.

한국도핑방지규정은 도핑방지규정의 적용, 도핑의 정의, 도핑방지규정위반, 도핑의 입증, 금지목록(Prohibited List), 검사 및 조사, 시료분석 등의 내용으로 구성되어 있다. 특히 제4조는 금지목록과 관련된 내용으로 세계도핑방지기구가 금지목록을 공시한 후 3개월이 경과되면 효력을 발생하므로, 운동선수 및 관계자는 금지목록 및 개정안의 최신 버전을 숙지할 책임이 있다. 최신 금지목록은 세계도핑방지기구

(WADA) 웹사이트(www.wada-ama.org)에 게제되어 있으며, 금지약물이 포함된 한약재의 경우 규정에 맞는 사용이 매우 중요하다. 특히 麻子仁, 馬錢子, 麻黃, 半夏, 附子, 草烏, 海狗腎 등 한약재는 일부 도핑과 관련되어 있으므로 주의할 필요가 있다.

제5장 藥物의 採集과 貯藏

제1절 藥의 採集

약재의 채집 계절은 약물의 종류 및 치료와 밀접한 관계가 있다. 식물의 根·莖·葉·花·果實·種子·全草 등 약용부위가 각기 다르며, 그에 따른 일정한 성숙시기가 있고, 또 유효성분 함량의 高低가 계절에 따라 큰 차이가 있다. 이로 인하여 약용식물의 유효성분 함량이 가장 많은 때에 채집하면 품질이 비교적 좋은 약재를 얻을 수 있다. 일반적으로 약물의 채집 시기는 다음과 같다.

1. 根과 根莖類 약재

根과 根莖類는 일반적으로 식물의 休眠時期에 채집한다. 즉 늦가을이나 겨울 혹은 이른 봄에 식물의 싹이 나오기 직전에 채취한다. 이때는 식물의 양분이 대부분 根과 根莖에 저장되므로 약물의 유효성분이 비교적 많고, 採集藥材의 생산량도 높고 질도 좋으며 藥力도 충분하다. [名醫別錄]에는 "其根多以二月八月採者 謂春初津潤如萌 未充枝葉勢力淳濃故也"로 기재되어 있다.

다만 몇 가지 예외가 있다. 예를 들면 防風은 봄에 채집하면 體가 軟潤하고 質이 비교적 좋으며, 半夏 太子參 延胡索 貝母는 여름에 채집하는 것이 약효가 가장 우수하다.

根과 根莖의 채집시기는 식물의 生長年限에 주의해야 한다. 일반적으로 일 년 이상 생장하나, 어떤 것은 2~5년이 되어야 藥力이 생기는 것도 있다. 白芍藥 黨參은 3~4년은 자라야 하고, 人蔘은 5~7년은 자라야 한다. 또한 生長年限이 오래될수록 품질이 더욱 좋아진다.

2. 莖葉 全草類 약재

일반적으로 식물생장의 전성기와 花蕾가 개화하려 할 때나 꽃이 활짝 피었을 때 채집한다. 이때는 식물의 생활력이 가장 왕성하고 유효성분의 함량도 최고인데, 仙鶴草 紫蘇葉 益母草 釣鉤藤 등이 해당된다. 예외적으로 桑葉은 서리가 내린 후에 채집하여야(經霜桑葉) 하는데, 그렇지 않은 青桑葉은 부작용이 있다. 또 枇杷葉은 가을에 채취하고, 茵陳은 봄에 幼嫩苗를 채집하는데, 이때가 유효성분의 함량이 최고로 높고 효과도 우수하다. 그러나 시기를 놓치면 효과가 약하다. 神農의 常說에 "二月茵陳 三月蒿 四月五月當柴燒"라고 되어 있다.

줄기 및 全草類의 경우에 채취 방법은 보통 지면 가까이 부분의 줄기를 자르거나 혹은 뿌리째 뽑는데, 이물질이 없도록 깨끗이 해야 한다.

3. 花와 花粉

花는 일반적으로 꽃봉오리가 아직 개화되지 않았거나 처음에 개화했을 때 채취해야 하며, 동시에 향기가 없어지고 꽃잎이 떨어지는 것을 방지하여 저장해야 하는데, 이는 품질과 약효에 영향을 미치는 까닭이다. 金銀花와 槐花가 이런 종류에 속한다. 紅花는 花冠이 있으면서 黃色이 변하여 紅色으로 될 때가 채집의 가장 좋은 시기이다. 旋覆花는 바로 피었을 때 채취하는 것이 좋으며, 松花粉 蒲黃은 꽃이 활짝 피었을 때 채취한다.

꽃을 채집할 때는 맑은 날 이른 아침이 가장 좋으며, 채집한 후에 신속하게 햇볕에서 건조하여 霉爛을 방지해야 한다. 한편 花는 개화시기가 다르고 개화기가 매우 짧으므로 시기를 나누어 채취해야 한다.

4. 樹皮와 根皮

樹皮는 일반적으로 봄 혹은 여름의 5~7월, 혹은 개화 직후에 채집하는데, 이때는 식물체내에 汁液이 충만하고 유효성분이 비교적 많고, 작용이 강하고 치료효과가 높으며 皮層과 木質部의 剝離가 쉽다. 厚朴 黃柏 등이 이에 속한다.

그러나 根皮는 가을 이후에 채취하는 것이 적당하므로, 牡丹皮는 가을에 粉性이 풍부하고 품질이 좋다. 地骨皮도 이 시기에 채취하는 것이 적합하다.

5. 果實과 種子

果實과 種子는 식물체에 따라서 종류와 성숙시기 등이 다르기 때문에 이에 따른다. 보통 성장을 완료했거나 성숙에 가까워졌을 때 채취하는 것을 원칙으로 하는데, 예를 들면 茺蔚子 杏仁 등이 있다.

그런데, 青皮 烏梅 枳實 등 果實類 약물은 미성숙할 때에 채취하며, 枸杞子

같이 汁이 많은 漿果는 쉽게 썩거나 상하기 쉬우므로 여름에서 가을 사이에서 성숙한 것을 채취해야 한다. 그 외에 小茴香 肉豆蔲 등은 성숙한 후에 흩어져 탈락하거나 찢어지므로 완전히 성숙하기 이전 즉 성숙하기 시작했을 무렵에 채집한다. 牽牛子 白芥子 같은 種子類의 약물은 완전히 성숙하여 未開裂時에 채취하는 것이 적당하다. 赤小豆 綠豆 같은 莢果의 채취 시기는 果角이 파열하여 種子가 떨어지는 것을 방지하기 위해 이른 아침에 채집하는 것이 가장 좋다.

6. 樹脂類 약재

이러한 종류의 채취는 기후와 밀접한 관계가 있다. 松香은 흔히 6월에 기온이 높고 건조한 날씨를 골라 채집하며, 乳香은 2월에서 3월 사이의 기온이 따뜻하고 건조한 시기를 기다려 채취한다.

7. 動物類 약재의 截取

昆蟲類약재는 蟲의 부화 발육에 정해진 시기가 있기 때문에 반드시 계절을 잘 맞추어야 한다. 예를 들어 桑螵蛸는 淸明후 45~60일(5월 중순~7월 상순)에 截取해야 하는데, 이때에 비로소 血液이 貫注하고 質本이 純陽으로 효능이 현저하기 때문이다. 만약 이 시기가 지난 후에 채취하면 血液이 枯燥하고 陰生陽退하여 효력이 약해진다. 한편 驢皮는 그 皮가 두텁고 多脂한 겨울에 채취하는 것이 좋으며, 이것을 冬板이라 부른다. 地龍은 6~9월에 잡는 것이 적당하니 이때는 굵고 살이 통통하다. 蜈蚣은 봄・여름・가을 중 아무 때나 잡아도 무방하다.

이상의 내용은 일반 약물의 채집규칙이며, 특수한 약물의 채집은 반드시 구체적인 약물이론에 근거하여 약물의 품질과 수확량을 감안해야 한다. 이 밖에 기후, 시간, 방법, 生長年限 등에 주의하여 채집해야 한다. 가령 根이나 根莖類 약물은 일반적으로 年限이 오래될수록 비교적 좋다. 花 葉 果實은 일반적으로 흐린 날이나 이슬이 마르기 전에 채집해야 하며, 그렇지 않으면 쉽게 霉爛하게 된다. 이른 아침이나 저녁 늦게 채취하는 것이 좋은 몇 종류의 果實이 있는데, 이는 한낮에는 陽光이 너무 강하여 쉽게 변질되어 치료 효과에 영향을 미치기 때문이다.

【參 考】멸종위기동식물보호협약(CITES)이란?

'멸종위기에 처한 야생동식물종의 국제거래에 관한 협약'(CITES: Convention on International Trade in Endangered Species of Wild Fauna and Flora)을 말한다.

1975년 7월 1일 발효되어 175개국이 가입되어 있으며 한국은 122번째로 1993년 7월 9일에 가입하였다.

주된 내용은 살아있는 동식물 뿐아니라, 식품, 동물의 가죽, 원목, 악기, 건조된 약재 등을 대상으로 하며, 부속서에 포함되어 있는 특정 종에 대한 국제 거래에 적용되며, 국내 거래에는 적용하지 않는다. 멸종위험도에 따라 부속서 1, 2, 3으로 구분된다.

1) 부속서 1 : 멸종위기에 처한 종 중 국제 거래로 그 영향을 받거나 받을 수 있는 종이 이에 해당된다. 상업목적의 국제거래를 금지하지만 학술연구목적의 거래는 가능하다. 국제거래시 수출입국의 양국 정부에서 발행되는 수출입 증명서가 필요하며, 다만 비상업적 목적 또는 인공사육(재배)된 것 등의 경우에는 부속서 2로 간주한다. 예) 코뿔소(犀角), 호랑이(虎骨) 등

2) 부속서 2 : 현재 멸종위기에 처해 있지는 않으나 규제하지 않으면 향후 멸종위기에 처할 수 있는 종이 이에 해당된다. 상업 및 학술 연구 목적의 국제거래가 가능하다. 국제거래시 수출국에서 발행하는 수출허가서가 필요하다. 예) 狗脊, 蘆薈, 白芨, 蛇膽, 山慈姑, 石斛, 魚膠, 肉蓯蓉, 印度蛇木, 紫檀香, 赤箭, 天麻, 穿山甲, 沈香, 海馬, 胡黃連, 尾蔘, 人蔘, 紅蔘 등

3) 부속서 3 : 해당 국가 차원에서 지정한 종이 이에 해당된다. 상업 및 학술 연구 목적의 국제거래가 가능하다. 국제거래시 해당국의 수출허가서 및 원산지 증명서가 필요하다. 예) 龜板(중국) 등

＊CITES수재 동식물 중 주로 한약재(의약품)로 사용되는 품목

품목	학명	부속서	비고
犀角	Rhinocerotidae 전 종	1	수입,사용금지
虎骨	*Panthera tigris*	1	수입,사용금지
熊膽	Ursidae 전 종	1,2	
麝香	*Moschus berezovskii* *Moschus chrysogaster* *Moschus moschiferus*	1,2 1,2 1,2	
羚羊角	*Saiga tatarica* *Gazella cuvieri* *Gazella leptoceros* *Gazella dorcas*	2 1 1 3(알제리, 루마니아)	
木香	*Aucklandia lappa*	1	(=*Saussurea lappa, Saussurea costus*)

품목	학명	부속서	비고
犀角	Rhinocerotidae 전 종	1	수입,사용금지
虎骨	*Panthera tigris*	1	수입,사용금지
熊膽	Ursidae 전 종	1,2	
麝香	*Moschus berezovskii* *Moschus chrysogaster* *Moschus moschiferus*	1,2 1,2 1,2	
羚羊角	*Saiga tatarica* *Gazella cuvieri* *Gazella leptoceros* *Gazella dorcas*	2 1 1 3(알제리, 루마니아)	
木香	*Aucklandia lappa*	1	(=*Saussurea lappa*, *Saussurea costus*)
狗脊	*Cibotium barometz*	2	
蘆薈	*Aloe ferox* Aloe africana Aloe spicata	2	
白芨	*Bletilla striata*	2	
蛇膽	*Naja naja atra*	2	
山慈姑	*Cremastra appendiculata*	2	
石斛	*Dendrobium nobile* 등	2	
魚膠	*Acipenser sinensis*	2	
肉蓯蓉	*Cistanche deserticola*	2	
印度蛇木	*Rauwolfia serpentina*	2	
紫檀香	*Pterocarpus santalinus*	2	
朱木 파클리탁셀	*Taxus chinensis* *Taxus cuspidata* *Taxus fauna* *Taxus sumatrana* *Taxus wallichiana*	2	
赤箭	*Gastrodia elata*	2	
天麻	*Gastrodia elata*	2	
穿山甲	*Manis pentadactyla*	2	
沈香	*Aquilaria agallocha*	2	=*Aquilaria malaccensis*
海馬	*Hippocampus spp.* 등	2	우리나라는 유보함
胡黃連	*Picrorhiza kurroa*	2	
尾蔘 人蔘 紅蔘	*Panax ginseng*	2(러시아)	
龜板	*Chinemys reevesii*	3(중국)	=*Mauremys reevesii*

제2절 藥의 貯藏

약을 채취한 후 보관 상태는 품질의 손실을 막고, 유효성분의 함량을 유지하며, 해충을 방지하는 데 있어서 중요한 방법이 된다. 모든 약재들은 각기 다른 특성과 생활사가 각각 다르기 때문에 저장과 보관에 주의를 하지 않으면 약효를 유지할 수 없게 된다.

1. 貯藏前의 처리

저장하기 전에는 반드시 약재의 蟲卵을 없애 건조 상태가 양호해야 하며, 약재는 60℃이하의 온도에서 건조한다. 花 葉 全草類와 揮發性物質 油脂 등이 들어있는 것은 20℃～30℃의 온도에서 건조시키는 것이 마땅하고, 根莖 根 樹皮 등은 30℃～60℃의 온도가 적당하다.

2. 低溫 및 防濕貯藏

한약재의 저장에 있어 저온저장은 가장 이상적인 방법이다. 보통 -5℃에서는 害蟲, 蟲卵과 孢子의 생성을 억제시킬 수 있다. 그리고 약재의 변색을 방지하는데도 기여할 수 있다. 쉽게 충해를 받는 人蔘 黨參 白芷 當歸 郁李仁 胡桃仁 등은 陰涼하고 통풍이 잘되는 곳에서 저장해야 한다. 특히 當歸 川芎 白芷 등의 油類성분이 함유된 약물과 揮發性 또는 昇華性 성분이 함유된 牡丹皮 木香 등은 온도가 높아짐에 따라서 그 함유된 성분이 발산되며 해충의 침범을 받기도 쉽다. 따라서 대부분의 약물은 일반적으로 건조된 상태에서 10℃ 이하에서 저장하는 것이 좋다. 특히 곰팡이 독소(아플라톡신B1 등)가 발생될 수 있는 甘草, 決明子, 瓜蔞仁, 龜板, 桃仁, 木瓜, 半夏, 柏子仁, 白扁豆, 檳榔子, 酸棗仁, 蓮子肉, 鬱金, 遠志, 肉豆蔲, 枳椇子, 巴豆, 杏仁, 紅花 등은 냉장 보관하는 것이 좋다.

일반적으로 온도가 높고 潮濕한 지방에서는 창고온도를 25℃ 이하로 하는데 특별히 통풍에 주의해야 하고 한약재의 건조 상태를 유지해야 한다. 이런 경우에는 특별히 통풍에 주의해서 약물의 건조된 상태를 유지하도록 한다.

防濕에는 건조가 기본적인 조건이다. 약물이 적절하게 건조되어 있다면 미생물에 의한 여러 가지 화학적인 변화가 일어날 수 없다. 그러나 일부 거래되는 약물들의 경우에 수분이 10～20% 정도 함유되고 있으므로, 여름철 특히 장마철의 高溫多濕한 날씨에서는 곰팡이가 발생하고 부패하기가 쉽다.

건조된 상태에서 이용되어지는 모든 약물은 수분함량이 10% 이하가 되도록 완전히 건조시킬 것이며, 이러한 기준에 맞도록 저장해야 한다. 또한 저장중인 약물도 항상 습도에 영향을 적게 받아 건조한 상태를 유지하도록 해야 하는데, 수분함량은 12% 이하를 유지하고, 기본적으로 창고의 습도는 20% 이하로 하는 것이 이상적이다. 대부분의 일반 약재는 35℃ 이하에서는 현저한 변화가 일어나지 않는다.

3. 避 光 貯 藏

약재에 직사광선을 쪼이면 쉽게 변색되고 효능이 감소된다. 특히 花類 葉類는 주의를 요하는 약재이다.

예를 들면 식물색소를 함유한 紅花 紫草 등은 광선의 영향을 받아 약물이 퇴색되면서 약효가 감소하는 경우가 많으므로, 반드시 암실이나 陶製 항아리 또는 유리병에 넣어 저장하는 것이 좋다. 또한 산화작용을 일으키기 쉬운 약물은 밀폐된 용기에 넣어 저장하는 것이 좋다.

4. 防 蟲 貯 藏

약물이 충해를 피하기 위한 가장 좋은 방법은 견고한 용기에 넣어 차고 건조한 곳에 저장하는 방법이다. 충해는 온도 16~35℃ 사이, 상대습도 60% 이상, 약재중 수분의 함량 11% 이상일 경우에 번식이 되므로 이것을 참작해야 한다. 따라서 蟲卵에 오염되었거나 좀벌레 등이 침범하기 쉬운 약물은 저장하기에 앞서 화학약품 처리나 60℃ 정도의 온도에서 烘乾하는 것이 좋다.

일반적으로 防蟲 저장을 위해서는 실내가 완전히 건조되어야 하며, 통풍이 잘되어야 하고, 햇볕의 직사를 피해야 하며, 적당한 용기에 넣어 冷暗處에 저장해야 하는 것을 기본적으로 충족시켜야 한다. 또한 가능하면 5℃ 정도의 저온 저장, 12% 이하의 건조 상태 유지, 상대습도 20% 이하 유지 등이 가장 이상적인 저장 방법이 되며, 창고는 건조와 통풍에 주의해야만 원래 가지고 있는 효능과 외관을 유지할 수 있다.

5. 密 閉 貯 藏

용기 내에서 밀폐시켜 햇빛과 수분, 충해, 방향성 성분의 휘발을 방지하는 약물저장법을 말한다. 예를 들면 熟地黃 胎盤 人蔘 冰片 黃精 枸杞子 麝香 硼砂 등이다. 개봉한 한약재는 밀봉하여 보관한다.

6. 經驗貯藏

① 두 가지의 약재를 동일한 곳에 저장하여 상호제약으로 변질을 방지하는 것을 말한다. 澤瀉와 牡丹皮로서 이들을 각각 저장했을 때 澤瀉는 蟲蛀의 피해를 받고 牡丹皮는 退色이 된다.

② 한 종류의 약재는 다른 한 종류의 약재에 대하여 克制하므로 변질을 막는다. 예를 들면 花椒에는 腥味揮發性물질이 있어서 海龍 海馬 등의 변질을 방지한다.

③ 劇毒약재는 有毒한 약재와 독성이 없는 것과는 서로 저장을 달리해야 한다. 이것은 중독 작용을 방지하기 위함이다. 예를 들면 馬錢子 生烏頭 生半夏 蔓陀羅 등이다.

④ 芳香性약재는 일반 약재와 보관을 분리해야 揮發性물질의 손실을 방지할 수 있다. 薄荷 荊芥 丁香 肉桂 金銀花 등이다.

⑤ 粉性 肉質 香味濃 甛味가 많은 약재인 黨參 貝母 黃芪 當歸 白芷 등은 蟲이 잘생기므로 4월말에서 9월말까지 2~3회 방충작업을 해야 한다.

⑥ 신선한 약재인 生地黃 鮮蘆根 鮮石斛 生薑 등은 햇볕이 안 들고 濕氣가 있는 모래 속에 저장해야 한다.

7. 한약재의 六陳八新說

六陳藥이란 약재의 유통과정 중 약재의 변질이 없는 상태에서 약재가 지니고 있는 독성이나 자극성 등을 오래도록 저장했다가 사용함으로써 독성이나 자극성 등을 감소시킬 수 있는 약물을 말한다. 그러나 약이 부패되거나 충해를 받아도 좋은 의미는 아니다.

예를 들면 吳茱萸 橘皮 半夏 枳實 麻黃 狼毒의 6종이 여기에 속하며, 이 외에도 香薷 神麯 木賊 大黃 芫花 荊芥 枳殼 등도 오래된 陳久品이 좋다고 한다.

八新藥은 약효물질이 발산되거나 소실이 될 수 있는 약재들의 경우에 오래도록 저장하지 않고 신선한 상태에서 사용해야 하는 약물들을 말한다. 여기에 속하는 약물들은 대부분 花類에 속하는 약물로서 채취 후에 오랜 시간이 경과하면 약효물질이 發散되어 목적하는 약효를 거둘 수 없기 때문이다.

예를 들면 蘇葉 薄荷葉 菊花 桃花 赤小豆 澤蘭 槐花 款冬花가 여기에 속하며, 이 8종외에도 人參 白芷 當歸 澤瀉 黨參 沙參 獨活 枸杞子 防風 紅花 白梅花 櫻桃 등도 新品을 사용하는 것이 좋다.

그러나 많은 약물을 천편일률적으로 정할 수는 없다. 가령 枳實의 경우, 新品은 그 절단면이 青色이지만 오래되면 黃色을 띠며 辛辣한 맛이 감소되고, 더욱 오래되면 暗黑色으로 변하여 품질이 저하되므로, 그 중간의 것을 사용하는 것이 좋다. 麻黃의 新品은 혀에 마비를 초래하고, 半夏 木賊 陳皮 吳茱萸 香薷 등은 生으로 사용하면 풋내(青臭)와 辛味가 있으므로, 잘 건조하고 오래 저장하여 둔 뒤 불쾌한 냄새가 없어지면 사용한다. 또한 陳久品에도 정도가 있는데 보통 그 年數는 1년 이상 4년 정도로 본다.

앞으로 六陳八新說에 대한 연구가 좀 더 깊게 있어야 할 것으로 생각된다.

제6장 藥物의 炮製

제1절 炮製의 定義

한의학 이론에 근거하여 약재를 가공 처리함으로써 약재 본래의 성질을 변화시키는 약물 제조 기술을 『炮製』라고 한다. 이는 한의학에서의 전통적인 약물 제조 기술로서 炮炙·炮製·修治·修製·修事·治削·法製등으로 불리어 왔다.

제2절 炮製의 目的

한약은 자연계의 식물, 동물, 광물 중에서 약재를 채취한 다음에는 산지에서 곧 산지가공을 하게 된다. 약재는 주로 천연물이므로 이것을 예방·치료의 목적에 쓰기 위하여 調劑나 製劑를 하려면 이에 앞서 炮製를 하여야 한다. 산지가공을 거친 약재는 대개 천연물 원형에 가까운 약재로서 불순물이 아직 많고 그 부피나 무게가 적당하지 못하며, 특히 광물약재는 매우 단단하여 調劑나 製劑에 부적당하다. 약재에는 여러 가지 성분이 들어있는데 때로는 해당한 약재의 약효와는 관계없는 유독성분 또는 부작용을 나타내는 성분이 들어 있는 것도 있으므로 이런 성분들은 약물에 의한 중독 또는 부작용을 나타낼 수 있다. 그러므로 한약의 치료효능을 높이고 독성과 부작용을 제거하며 調劑·製劑 하는데, 편리하게 하기 위한 가공이 필요하다. 일부 한약재들은 調劑한 다음 보관하는 것이 편리하다. 炮製란 결국 한약재의 質을 높이고 예방치료에 보다 효과적으로 이용하도록 하며 한약을 보관하고 調劑·製劑하는데 편리하게 하기 위하여 산지 가공을 거친 한약재를 정해진 방법으로 다시 가공 처리하는 과정이다.

(1) 약물의 독성이나 부작용 감소

약물이 비록 치료효과가 좋다고 하더라도 독성이나 부작용이 크면 임상에 응용하기에 불안전하기 때문에, 炮製하여 그 독성이나 부작용을 감소시킨 후에 사용하여야 하며 복용 후에도 부작용이 없게 된다. 예를 들면 草烏와 같은 경우는 甘草, 黑豆와 함께 쪄서 독성을 감소시킨다. 또 柏子仁은 寧心安神, 潤腸通便의 작용이 있는데 만약 寧心安神의 목적에 사용하고자 하면 滑腸의 작용으로 설사가 나게 하므로 去油하므로써 그 부작용을 없앨 수 있다.

(2) 藥性의 변화 또는 완화

약물은 각각의 고유한 寒·熱·溫·涼의 성질을 가지므로 性味가 偏盛한 약물을 임상에 사용할 때는 부작용이 날 수 있다. 大寒한 약은 陽을 傷하고, 大熱한 약은 陰을 傷하게 하며, 過酸한 약은 치아를 손상시키고 근육을 傷하게 하며, 過苦한 약은 胃를 傷하게 하여 津液을 손상시킨다. 또, 過甘하면 濕을 生成하여 脹滿하게 하고, 過辛하면 津液을 손상시켜 氣를 소모하게 하며, 過鹹하면 痰濕을 유발한다. 때문에 병의 상태와 체질에 따라 적용하는 약이 서로 다르므로, 炮製를 한 다음에 약의 성질을 변화시켜 사용하여야 한다. 예를 들어 麻黃은 生用하면 辛散하여 解表의 작용이 강하나, 蜜炙하므로써 辛散의 작용을 완화시키고 止咳平喘의 작용을 강하게 한다. 또, 蒲黃은 生用하면 活血化瘀하지만 炒用하면 止血한다.

(3) 치료효과의 증대

한약은 서로 配伍하므로써 치료효과를 증대하는 외에, 炮製나 製劑 등의 방법으로 치료효과를 증대시킨다. 예를 들어 蜜炙한 款冬花는 蜂蜜의 협동작용으로 말미암아 潤肺止咳의 작용이 증대되고, 羊脂로 炙한 淫羊藿은 陽痿에 대한 치료효과를 높인다.

(4) 약물의 작용부위 변화 또는 증대

한약으로 질병을 치료할 때는 보통 經絡이나 臟腑로써 질병의 부위를 나타내고, 昇降浮沈으로써 약물의 작용을 나타낸다. 예를 들면 大黃은 본래 下焦藥이지만 酒製한 후에는 上焦에서 降火하는 작용을 하고, 柴胡, 香附子 등은 醋製한 후에는 약을 肝으로 들어가게 함으로써 肝經의 질병을 치료한다. 또 小茴香, 杜仲 등은 鹽製한 후에는 약을 腎으로 들어가게 함으로써 腎經의 질병을 치료한다.

(5) 調劑·製劑의 간편화

광물 및 갑각류의 약물은 그 質이 매우 딱딱하여 분쇄하기 어려우므로 製劑와 調劑에 불편하다. 그래서 단시간 내에 유효성분이 추출되기 어려우므로 반드시 炮製한 후에 사용한다. 예를 들면 自然銅 磁石 穿山甲 虎骨 象皮 등의 약물은 가공처리한 후에 段·絲·片·塊 등의 切片으로 만들어 처방에 용이하게 하여 사용한다.

(6) 洗淨과 보존기간 연장

한약은 채취, 운반, 보관하는 과정에서 흙이나 기타 이물질이 섞여 있는 경우가 많거나 간혹 비약용 부위도 섞일 수 있다. 때문에 炮製 전에는 반드시 엄격히 분리와 洗淨처리를 하여야 임상 활용 시 사용량을 정확히 할 수 있다. 根과 根莖類 약물의 蘆頭의 殘梗, 껍질류 약물의 粗皮, 동물류의 머리, 다리, 날개 등은 제거하거나 잘 씻는 것이 필요하다. 비록 동일한 종류의 식물일지라도 약용부위가 다르면 그 작용도 다르다. 예를 들면 麻黃의 줄기는 發汗하고 뿌리는 止汗한다. 약물은 열처리하면 건조도가 증가하거나 蟲卵이 없어지므로 저장에 유리하다. 당류의 성분이 많은 약물은 열처리하면 그 당류의 성분은 보존시키면서 오래 저장하게 하고 質이 변하지 않게 된다.

(7) 矯味矯臭

동물류의 약물은 고유의 향기와 맛 때문에 종종 복용할 때에 嘔逆 등의 부작용이 수반되기도 하는데, 복용에 편리하게 하기 위해 酒炙·醋炙·麩炒·水漂·炒黃 등의 처리를 하여 矯味矯臭의 효과를 내게 한다.

제3절 洗淨과 加工

약물을 切製·修治·調劑 전에 먼저 일정한 약용부위를 취하고 비약용 부위와 잡질을 버려 약물의 사용목적에 맞게 하는 것이다. 잡질을 제거하는 방법에는 挑選·篩選·風選·洗漂 등이 있다. 비약용 부위의 제거 방법에는 去莖, 去根, 去枝莖, 去皮殼, 去毛, 去蘆, 去心, 去核, 去頭尾足翅, 去節, 去皮尖 등이 있다.

1. 異物質을 제거하는 法

① 挑 選 : 약물 중에 포함된 이물질이나 곰팡이 등을 제거하는 과정을 말하며, 약물을 깨끗하게 하거나 가공 처리가 쉽도록 하려는 목적으로 한다(예 : 乳香 沒藥 五靈脂).

② 篩 選 : 약물에 포함된 잡질과 性狀의 크기에 따라 여러 크기의 체나 그물로써 약물 중의 모래, 돌, 잡질 등을 제거하는 것이다(예 : 半夏 天南星 川烏 白附子 및 기타 약물 穿山甲 鷄內金).

③ 風 選 : 약물과 잡질의 무게가 다른 것을 이용하여 바람의 힘을 빌어 잡질을

제거하는 방법이다(예 : 靑葙子 車前子 蘿菔子 葶藶子 浮萍 番瀉葉 등의 약물).

④ 洗 漂 : 洗나 漂는 약물을 水洗하거나 빨아서 잡질을 제거하는 방법이다(예 : 烏梅 山茱萸 大棗 川貝母 海藻 昆布 등).

2. 非藥用 부위의 분리와 제거

한약재를 산지 가공할 때 불순물을 없애기는 하였으나 한약을 調劑 또는 製劑하기 전에 다시 한 번 불순물을 없애야 한다.

(1) 去莖・去根

去莖은 根을 사용하는 약물에서 비약용 부위인 殘莖를 제거하는 방법인데, 莖를 사용하는 약물에서 비약용 부위인 殘根을 제거하는 방법을 또한 去根이라고 한다. 예를 들어 丹參 龍膽 白薇 威靈仙 續斷 등은 根類의 약물이고 茵蔯 卷柏 石斛 등이 줄기를 사용하는 약물이다. 특히 麻黃은 莖과 根이 모두 약에 들어가면 兩者의 작용이 서로 달라서 줄기는 發汗解表하고, 뿌리는 止汗하므로 분리하고 구별하여 사용해야 한다.

(2) 去 枝 梗

去枝梗은 과실, 꽃, 葉類를 사용하는 약물의 비약용 부위인 枝梗을 제거하므로 써 깨끗하게 하고 용량을 정확히 하는 방법이다. 五味子 花椒 連翹 夏枯草 辛荑 密蒙花 桑葉 側柏葉 등에 사용된다.

(3) 去 皮 殼

약물 중에는 비약용 부위에 속한 表皮(코르크층), 果皮 또는 種皮가 유효성분의 함량이 미달되거나 果皮와 種子가 작용이 서로 다른 것이 있으므로 이들을 제거하거나 분리하여 약물을 순수하게 하여야 한다.

去皮殼하는 약물은 대개 다음의 세 종류로 나뉜다.

① **樹皮類** : 肉桂 厚朴 杜仲 黃柏 등.

② **根・根莖類** : 桔梗 知母 明黨參 北沙參 白芍藥 등.

③ **果實種子類** : 使君子 草果 益智仁 鵝膽子 木鱉子 大楓子 榧子 石蓮子 白果 桃仁 杏仁 등.

根과 根莖類 중 桔梗, 知母 등의 약물은 신선할 때 산지에서 去皮한다. 또 약물 중에는 보존에 편리하도록 사용할 때에 去皮殼하는데 使君子 白果 등이 그 예이다.

果實 種子類의 약물은 皮殼을 분쇄하여 仁을 취하는데 杏仁 桃仁은 燀法으로 去皮한다. 花椒와 같이 약용부위를 나누어 쓰는 약물은 果皮와 種子의 작용이 서로 달라서 果皮는 溫中散寒·止痛·殺蟲하고 種子인 椒目은 利水·平喘하므로 치료효과를 확실히 하려면 果皮와 種子를 구별하여 약용하여야 한다.

(4) 去 毛

어떤 약물의 표면이나 내부는 絨毛가 密生해 있어서 咽喉를 자극하여 咳嗽나 기타의 有害작용을 가져올 수 있으므로 반드시 제거해야 한다. 약물의 종류에 따라 아래의 방법을 사용한다.

① **刷去毛**: 枇杷葉 石韋 등의 약물은 葉의 背面에 絨毛가 많이 密生해 있어서 역대문헌에는 반드시 刷法을 하도록 기재되어 있다. 唐代의 [新修本草]에는 "대개 枇杷葉은 火布로 닦아서 去毛해야 하는데, 毛는 肺를 침범하여 咳嗽를 발생하게 한다"라고 되어 있다.

② **燙去毛**: 骨碎補 狗脊 등은 표면에 黃棕色의 鱗片이나 絨毛가 있어서 燙焦하고 꺼내어 식힌 다음 다시 두드려서 깨끗하게 한다.

③ **燎去毛**: 鹿茸의 茸毛는 일반적으로 털을 불로 태운 다음 칼로 긁어낸다. 주의할 점은 너무 茸皮를 燎焦하면 갈라지므로 切片시 破碎되지 않도록 하여야 한다.

④ **挖去毛**: 金櫻子는 果實내부에 淡黃色의 絨毛가 있는데 이 약은 대개 산지에서 양쪽으로 쪼개어 絨毛와 씨를 파낸다.

(5) 去 蘆

蘆는 蘆頭라고도 한다. 일반적으로 根頭, 根莖, 殘莖, 葉基 등의 부위를 말한다. 역대의약학자들은 『蘆』를 비약용 부위로 생각하고 "만일 복용하면 嘔吐를 일으킨다"라고 하여 반드시 去蘆하여야 한다고 하였다. 보통 去蘆하는 약물은 人蔘 黨參 玄參 桔梗 地楡 防風 續斷 牛膝 草烏 茜草 등이다. 옛 사람들은 人蔘의 蘆頭는 嘔吐를 일으키게 한다고 생각했다. 元代 吳綬은 "약한 사람은 蔘蘆는 瓜蒂의 대용으로 할 수 있다"라고 하였다. 그러므로 일찍이 蔘蘆는 涌吐藥으로 분류하였다.

(6) 去 心

心은 일반적으로 根類약물의 木質部나 種子의 胚芽를 말한다. 牧丹皮 地骨皮 白蘚皮 五加皮 등은 根皮類의 약물인데, 산지에서 이미 心을 제거한다. 그러나 麥門冬은 心을 복용하여도 心煩증상이 보이지 않으므로 요즘은 去心하지 않고 있다.

한편 巴戟天은 목질의 心이 비약용 부분에 속하므로 반드시 제거해야 한다. 그 방법은 巴戟天을 洗淨하여 潤軟한 다음 心을 뽑아서 曬乾한다. 또 蓮子는 心과 肉이 작용이 서로 다르다. 蓮子芯(胚芽)은 淸心熱하고 蓮子肉은 補脾澁精하므로 반드시 구별하여 약용해야한다. 방법은 蓮子를 浸潤하여 연하게 되면 갈라서 蓮子心을 꺼낸 뒤 나누어 曬乾한다.

(7) 去　核

果實類의 약물 중에는 果肉을 사용하고 核(種子)은 사용하지 않는 약물이 있다. 그중 核(種子)은 비약용 부분에 속한다. 이러한 약들은 核과 果肉의 작용이 서로 다르기 때문에 제거하거나 구별하여 調劑하여야 한다. [雷公炮炙論] 중에는 "山茱萸는 內核은 반드시 버려야 하는데, 內核은 滑精하기 때문이다"라고 기재되어 있다.

(8) 去頭尾足翅

일반적으로 動物類나 昆蟲類의 약물은 頭尾 또는 足翅를 제거하여야 하는 경우가 많다. 그 목적은 유독한 부분이나 비약용 부분을 제거하기 위함이다. 蘄蛇 烏梢蛇 金錢白花蛇는 모두 頭尾를 제거하고, 蛤蚧는 頭足 및 鱗片 등을 제거한다. 斑猫 虻蟲 靑娘子 紅娘子는 모두 頭足翅를 제거한다.

3. 기타 가공

鑛物·動物이나 植物類의 약물 중에는 재질이 특수하거나 형체가 매우 작아서 切片하기 불편한 것이 있는데 아래의 방법을 사용하여 調劑나 製劑할 때에 약효를 충분히 발휘하도록 하여야 한다.

(1) 碾　搗

약물을 碾碎나 搗碎하는 방법인데 대체로 3종류로 나뉜다.

① **鑛物類**：石膏 代赭石 磁石 龍骨 龍齒 海浮石 花蕊石 白石英 紫石英 金精石 銀精石 등.

② **甲殼類**：鼈甲 龜板 穿山甲 牡蠣 石決明 瓦楞子 海蛤 등.

③ **果實·種子類**：蘇子 川楝子 小茴香 女貞子 蔓荊子 梔子 蒼耳子 牛蒡子 白芥子 蘿菔子 牽牛子 冬瓜子 石蓮子 決明子 胡麻子 訶子 刺蒺藜 白豆蔲 草果 砂仁 瓜蔞仁 益智仁 郁李仁 桃仁 杏仁 酸棗仁 胡蘆巴 補骨脂 荔枝核 橘核 등.

(2) 揉 搓

質이 鬆軟하고 絲條狀의 약물은 반드시 揉搓하여 團으로 만들어 調劑와 煎熬에 편하게 하여야 한다. 竹茹 穀精草 등이 그 예이다. 특히 桑葉, 荷葉은 반드시 揉搓하여 調劑한다.

(3) 製 絨

약물을 硏하여 絨狀으로 함으로써 藥性을 완화하고 調劑에 편하게 하는데, 麻黃은 硏하여 絨으로 하면 發汗작용이 완화되어 年老한 사람이나 體弱한 사람, 소아에 복용하기 적합하다. 艾葉은 製絨하면 調劑나 艾卷으로 응용하기에 편리하다.

(4) 拌 衣

약물표면을 물로 濕潤하게 하고 보조 재료로써 표면을 둘러싸는 것으로서 치료효과를 좋게 한다.

① **朱砂拌** : 약물을 濕潤하게 한 후 朱砂細粉을 함께 섞어서 햇볕에 말린다. 朱砂拌茯苓 茯神 遠志 麥門冬 등은 寧心安神의 효능이 높아진다.

② **靑黛拌** : 朱砂拌法과 같다. 靑黛拌燈心草는 淸肝涼血에 사용된다.

제4절 飮 片 切 製

산지가공을 걸친 한약재를 다시 炮製나 調劑 및 製劑하기 위하여서는 일정한 규격으로 자르거나 짓찧어야 한다. 한약재를 일정한 규격으로 자르거나 짓찧어야 炮製한 한약재의 質이 고르게 되고 약재를 製劑할 수 있게 된다. 즉 약재를 자르거나 짓찧으면 약재의 표면적이 커지므로 약재를 용매로 추출할 때 약재와 용매와의 접촉면이 커져 유효성분이 잘 우러나게 된다. 그리고 散劑(가루약)나 丸劑(둥근 알약) 같은 것을 만들 때 약재를 가루내기 위하여서도 우선 약재를 자르거나 짓찧어야 한다. 약재를 자르거나 짓찧어 일정한 크기의 조각으로 만드는 것은 한약을 調劑하기 위하여서도 필요하다.

물로 연하게 한 후 切製하는 과정으로서 切·鎊·刨·剉·劈 등이 있으며, 이러한 飮片의 건조과정에는 陽乾法·陰乾法·火乾法·蒸乾法·湯浸法 등이 있다.

飮片은 처음에는 湯劑에 넣기 위하여 만드는 片狀의 약물을 가리켰다. 그러나 현재는 광범위해져서 炮製를 하기 위하여 만드는 여러 형태의 약물을 모두 일컫는다. 飮片切製는 전통적으로 수공방식이었으나 현재는 어느 정도 기계화되었으며, 포제 과정과 품질 관리는 과학적으로 연구되고 있다.

1. 飮片切製의 목적

① 湯劑에 넣기 쉽다. 약재를 切製하게 되면 표면적이 증가하고 내부조직이 드러나므로 약효성분이 쉽게 煎出된다. 切製品의 부피는 원약재에 비하여 적으므로 작은 용기로도 煎湯하기 좋다.

② 炮製하기 쉽다. 약재를 炮製할 때는 대개 切製한 것으로 하여야 한다. 이는 화력을 균등히 받도록 조절하기 쉽고, 약재의 접촉면이 균일하여 보조재료를 쉽게 흡수하기 때문이다.

③ 製劑하기 쉽다. 약재 切製 후에 사용하면 유효성분의 추출이 증가된다. 분쇄하기 쉽고, 처방 중의 약물 비례량을 측정하기에도 편리하다.

④ 調劑와 저장하기 쉽다. 약재를 切製하면 부피가 감소하고, 깨끗해지며, 건조도가 높아져서 처방을 調劑하기 편리하다. 또한 곰팡이가 피는 요인이 감소하여 저장하기 쉽다.

⑤ 鑑別하기 쉽다. 같은 종류의 약재를 切製하여 동일한 형태의 飮片 모양으로 만들면 내부조직의 특징이 나타나게 되어 약물을 鑑別하기 쉽다.

2. 飮片의 형태

한약재를 자르는 규격은 한약재의 구조와 유효성분의 물리화학적 성질에 따라 다르다. 일반적으로 얇게 자를수록 유효성분이 잘 추출되고 좋다. 그러나 유효성분이 잘 추출되는 약재와 얇게 자르면 부서지기 쉬운 약재, 점액질이 많은 약재는 좀 두껍게 자른다. 일반적으로 質이 단단한 뿌리, 뿌리줄기 및 열매 약재는 1~2㎜정도의 얇은 조각으로 자르고, 유효성분이 잘 추출되거나 얇게 자르면 부서지기 쉬운 약재는 3~5㎜의 두께로 자른다. 껍질 및 잎 약재는 2~4㎜의 너비로 자르고, 全草, 가는 가지 및 가는 뿌리 약재는 5~10㎜의 길이로 자른다. 人蔘, 甘草, 桔梗, 黨參, 黃芪, 沙蔘 등 일부 뿌리약재는 관습적으로 길이 방향에서 45°정도 빗겨 자른다.

한약재를 자르기 위하여 눅눅하게 해주어야 한다. 약재를 눅눅하게 하기 위하여 우선 약재를 물에 30분~1시간, 質이 특별히 굳은 약재는 1~3일간 담근다. 약재를 물에 담그는 시간은 될수록 짧게 하여 유효성분을 잃지 말아야 한다. 그다음 물에 담그었다가 꺼낸 약재를 그릇에 넣고 젖은 천이나 마대로 덮어 눅눅하게 해준다. 이때 약재의 겉층에 흡수된 물기는 속으로 스며들어가 전체 약재가 골고루 눅눅해진다. 눅눅하게 해 줄 때에는 자주 물을 뿌려주어 약재가 마르지 않게 하여야 한다. 이때 뿌려주는 물로는 약재를 담그었던 물이 좋다. 눅눅하게 하는 정도의 시간은 개별약재에 따라 다른데, 약재를 잘라 보았을 때 속까지 축축하고 質이 유연해지는 정도까지 되면 된다. 약재를 물에 담그거나 눅눅하게 해준 다음에는 곧 자르고 자른 약재는 곧 말려야 한다. 이때 말리는 방법은 산지가공 때에 말리는 방법대로 한다. 한약재를 자를 때에는 작두나 자동절단기를 비롯한 여러 가지 절단기를 쓴다.

일반적인 飮片의 형태 및 규격

薄片 : 두께 1~2㎜

極薄片 : 두께 1㎜이하

厚片 : 두께 2~4㎜

直片 : 두께 2~4㎜

斜片 : 두께 2~4㎜

寬絲 : 너비 5~10㎜

細絲 : 너비 2~3㎜

段(咀, 節) : 길이 10~15㎜

塊 : 左右 1cm^3

3. 飮片 형태의 선택원칙

① 質이 緻密하고 堅實한 것은 薄片으로 만들어야 한다(예 : 烏藥 檳榔 當歸 白芍藥 木通 등).

② 質이 성글고 粉性으로 크기가 큰 것은 厚片으로 만들어야 한다(예 : 山藥 天花粉 茯苓 甘草 黃芪 沙參 등).

③ 약재가 鑑別의 특징을 나타내기 위하여, 飮片의 외형의 미관을 위하여, 切製에 편리하기 위하여 그 상황에 따라 直片, 斜片 등을 선택한다(예 : 大黃 何首烏 山藥 黃芪 桂枝 桑枝 등).

④ 약재의 炮炙(예 : 酒蒸)를 위해서는 切製할 때에 일정한 규격의 塊나 片으로 만들어야 한다(예 : 大黃 何首烏 등).

⑤ 약재의 형태가 細長하고 내부에 함유된 성분이 쉽게 煎出되는 것은 切製할 때에 일정한 길이의 段으로 하여야 한다(예 : 木賊 荊芥 薄荷 麻黃 益母草 등).

⑥ 皮類의 약재와 넓은 葉類의 약재는 切製하여 일정한 너비의 絲로 하여야 한다(예 : 陳皮 黃柏 荷葉 枇杷葉 등).

이 외에 木質類의 약재, 동물의 角質類, 骨格類의 약재는 그 목적에 따라 약에 넣을 때 분별切製하여 極薄片, 細末 또는 불규칙한 小塊로 하여야 한다(예 : 松節 蘇木 羚羊角 犀角 鹿角 등).

4. 飮片切製의 방법

현재 일반적으로 이용되는 切製방법에는 切·鎊·刨·剉·劈 등이 있다. 각종 切製法의 방법은 전통적으로 수공방식을 이용해 왔다. 최근에는 切製의 공정이 기계화되고 있다. 그러나 手工切製도 환경과 부분적인 이용에 중요하게 사용되고 있다.

광물성약재, 동물의 뼈, 조개껍질 등은 質이 굳으므로 자르지 않고 짓찧는다. 이런 약재들을 짓찧어 얻는 알갱이의 크기는 직경 2~3㎜로 한다.

약재를 자르는데 노력이 많이 든다. 그러므로 質이 굳고 잘 깨지는 根莖, 塊莖, 塊根, 果實, 種子 약재는 짓찧어 쓰기도 한다. 짓찧은 약재는 일정한 규격의 체로 치고, 큰 조각은 다시 짓찧어 체로 치는 식으로 하여 일정한 크기의 알갱이를 얻는다. 種子 약재는 껍질이 있으므로 그대로는 유효성분이 잘 추출되지 않기 때문이다.

일부 약재는 調劑 또는 製劑하기 위하여 가루로 만들어야 하는 것이 있다. 한약재를 가루로 만들기 위해서는 우선 약재를 자르거나 찧어서 작은 조각으로 만들고 각종 분쇄기나 약사발을 이용하여 가루로 만들고 일정한 규격의 체로 친다. 물에 풀리지 않는 광물성 약재를 매우 고운 가루로 만들 때는 水飛法을 쓰기도 한다. 안과, 외과에서 쓰는 외용약은 이 방법으로 가루 내는 경우가 많고 靈砂 朱砂는 내복과 외용 모두 水飛하는 경우가 있다. 약재에 물을 두고 갈면 직경 0.1㎜까지의 작은 알갱이를 얻을 수 있으나 마른 상태에서는 직경 5㎜이하의 알갱이를 얻기 힘들다.

5. 切製 前의 水處理

건조한 약재는 切製 전에 반드시 적당한 水處理를 하여서 일정량의 수분을 흡수하므로써 質을 연하게 만들어 切製에 편리하도록 하여야 한다. 시행할 때는 계절과 온도, 약재의 종류 및 質의 상태에 맞는 水處理法을 선택해야 한다.

(1) 상용 水處理法

보통 사용하는 水處理法은 淋法·洗法·泡法·潤法 등이다.

① 淋 法 : 약재에 물을 뿌리는 방법이다. 약재를 깨끗한 곳에 가지런히 쌓아 둔 후 물을 위에서 고르게 뿌려서(횟수는 약재의 성질에 따라 다르나, 일반적으로 2~3회) 切製에 적합할 정도로 浸軟한다. 이 방법은 芳香이 있고, 質이 성긴 全草 및 葉類의 약재와 수처리로 유효성분의 손실이 쉬운 약재에 사용된다. 佩蘭 薄荷 香薷 등의 약물에 많이 사용된다. 淋法으로 軟化되지 않은 부분은 다른 방법으로 처리한다.

② 洗 法 : 약재를 수중에 넣고 빨리 세척하고 즉시 꺼내어 물에 약간 적시게 하는 방법이다. 약재와 물이 접촉하는 시간을 되도록 짧게 하여야 하며 보통 質이 성기고 수분이 쉽게 스며드는 陳皮 桑白皮 五加皮 등의 약물에 많이 사용된다. 대부분의 약재는 1회만 씻으면 되지만, 흙이나 기타 잡질이 많아 여러 번 세척하여야 깨끗하게 되는 약재도 있다. 이때는 매번 사용하는 물이 과다하지 않아야 하는데 紫菀, 蒲公英 등이 그 예이다. 대량생산에서는 세척기를 사용하여 약재를 세척한다.

③ 泡 法 : 質이 견고한 약재를 물에 일정 시간 浸泡하는 방법이다. 약물에 따라서는 淋法·洗法이 부적당한 약재가 있으므로 軟化시키기 위해 이 泡法을 사용한다. 泡法은 약재의 부피나 계절 등의 영향을 받는다. 일반적으로 크고 무거운 것은 泡하는 시간이 길고, 細小하고 가벼운 것은 泡하는 시간이 짧다. 봄과 겨울에는 泡하는 시간이 길어야 하고, 여름과 가을에는 泡하는 시간이 짧아야 한다. 泡하는 시간이 길어서 약재가 부패하거나 유효성분이 손실되는 것에 주의해야 한다.

약재를 洗法으로 진흙이나 잡질을 제거한 후 浸泡할 때는 도중에 물을 갈아주지 않는 것이 좋은데, 檳榔 萆薢 烏藥 土茯苓 등의 약재가 그 예이다. 약재에 따라서는 防風 枳殼 靑皮 등과 같이 質이 가벼운 약재가 있는데 浸泡할 때에 눌러주어 완전히 沈水되게 하여야 한다.

④ 潤 法 : 약재를 淋法·洗法·泡法으로 처리한 후 그 軟化한 정도가 切製하기에 적당하게 되지 않은 것은 반드시 潤法으로 처리하여 약효의 손실이 없이 切製에 편리하게 한다. 潤法은 일반적으로 濕潤하게 한 약재를 일정한 용기 안이나 평판에 쌓아 놓고 뚜껑을 덮어서 외부의 수분을 서서히 약재의 내부로 스며들게 하는 방법이다.

大黃 何首烏 澤瀉 川芎 등과 같은 약재는 한번에 潤透가 쉽지 않으므로 여러 번 불려서 軟化시켜야 한다. 그 방법은 한 번 불린 후에 약간 서늘한 곳에서 말린 다음 다시 모아서 뚜껑을 덮고 불리는데 이와 같이 반복하여 軟化되게 한다. 말릴 때에 약재가 너무 건조하면 적당량의 물을 분사하고 다시 모아서 불린다.

여름에는 곰팡이가 피는 것을 방지하여야 하며 전분이 많은 약재는 특별히 주의하여야 한다. 山藥·天花粉 등의 약재는 끈끈해지거나, 紅變 또는 맛이 변하기 쉽다.

當歸 牛膝 玄參 등과 같이 油脂, 糖分이 많은 약재는 약효성분이 과다하게 손실되는 것을 피하기 위하여 吸濕回潤法 처리를 한다. 이 방법은 濕한 지면 위에 자리를 펴고 약재를 직접 그 위에 널어서 吸濕하여 연하게 되면 切製한다. 이 법은 바람이 부는 곳을 피하고 그늘지고 서늘한 곳에서 하여야 하며 필요하면 1~2회 뒤집어 주는 것도 좋다.

약재는 상술한 4종류의 軟化法 외에 특수한 상황에 따라 기타의 軟化法을 응용하기도 한다. 예를 들어 산지에서 가공할 때 그 표면의 미관이나 건조를 촉진하기 위하여 蒸·燙 등의 방법으로 처리하는데, 紅蔘 木瓜 등이 그 예이다. 이런 약재는 質이 견고하여 수분이 쉽게 스며들지 않고, 또 오랫동안 泡하면 유효성분의 손실을 가져온다. 切製할 때는 물로 씻은 후 바구니 내에서 蒸하여 軟化시킨다. 또한 동물류의 약재 중에는 酒浸하여야 軟化하는 것도 있다. 하지만 水處理法을 하면 쉽게 변질되어 버리거나 軟化되지 않는 것이 있는데 鹿茸 蘄蛇 등이다. 약재 중에는 昆布 海藻처럼 원래 다량의 염분을 함유한 것이 있는데, 이러한 것들은 切製할 때에 물로써 여러 번 浸漂하여 鹹味를 제거 한 다음에 비로소 切製하여야 한다.

(2) 藥材水處理의 효과적인 검사법

약재를 水處理하는 과정 중에 그 軟化정도가 切製하기에 적합한가를 검사해야 하는데, 보통 사용하는 검사방법은 아래와 같다.

① **彎 曲 法**: 기다란 모양의 약재 軟化정도를 측정하는 방법이다. 손으로 잡고 엄지를 밖으로 밀고 나머지 네 손가락을 안으로 오므려 약재가 彎曲하고 쉽게 절단되지 않으면 합격이다. 白芍藥 山藥 등에 사용한다.

② **指 陷 法**: 塊狀의 약재의 경우에는 軟化하여 손톱으로 표면을 눌렀을 때 들어가면 합격이다. 澤瀉 天花粉 白朮 등에 사용한다.

③ **穿 刺 法**: 큰 塊狀의 약재의 경우에는 軟化하여 쇠꼬챙이로 뚫어서 心이 딱딱하게 느껴지지 않으면 합격이다.

④ **手 揑 法**: 불규칙한 根 및 根莖類의 약재의 경우에는 軟化하여 한 끝을 손으로 이겨서 비교적 유연한 감각이 있으면 합격이다. 부분적으로 延胡索 枳實 雷丸 등의 塊根·果實·菌類의 약재도 軟化하여 손으로 잡아서 찌직 찌직하는 소리나 딱딱한 느낌이 없으면 합격이다.

최근 切製 공정과 생산주기를 단축하고 飮片의 質을 높이기 위해 眞空加溫潤藥法과 冷壓浸漬法을 사용하여 좋은 효과를 얻고 있다.

6. 飮片의 건조방법

약재를 水處理하고 切製하여 飮片으로 만든 후에는 수분의 양이 많아서 반드시 건조하여야 한다. 그렇지 않으면 飮片의 質에 직접적인 영향을 미치게 된다.

각 종류의 약재는 고유의 色澤이 있으며, 기본적으로 그 내부의 質을 반영한다. 따라서 飮片의 품질 표준은 보통 外觀色澤이 그 지표로 된다. 外觀色澤의 변화는 종종 그 화학성분 및 임상치료 효과의 變化 가능성을 의미하기도 한다. 예를 들어 大黃 黃連의 경우 切製하여 飮片으로 만든 후에 外觀이 황색에서 흑색으로 변하고, 黃芩은 황색에서 녹색으로, 荊芥 · 薄荷 등은 흑색으로, 檳榔 · 白芍藥은 적색 등으로 변하는 것은 質이 변하는 표시가 된다.

(1) 자 연 건 조

飮片을 햇볕에서 건조하거나 그늘지고 서늘하며 통풍이 잘되는 곳에서 건조하는 것을 말한다. 이 법은 특수한 시설이 필요하지 않아서 경제적이다. 보통 약재를 切製한 후에 적당한 날씨와 환경 중에서 지면 위에 널어놓고 가끔 뒤집으며 건조하면 된다. 그러나 이 방법은 넓은 장소가 필요하고 기후변화의 영향을 많이 받는다. 일반적으로 飮片은 대개 曬乾法을 이용한다. 그러나 芳香揮發성분의 荊芥 薄荷 厚朴 陳皮 佩蘭 등과, 햇볕을 받으면 색이 변하는 檳榔 白芍藥 防風 烏藥 大黃 등과, 점액질의 함량이 비교적 많은 黃精 熟地 天門冬 등은 暴曬가 적당하지 않다. 이때에는 대개 陰乾法을 사용하는데 飮片을 통풍이 잘되는 그늘지고 서늘한 곳에 놓고 수분을 서서히 증발시켜 건조시킨다.

(2) 인 공 건 조

일정한 건조설비를 이용하여 飮片을 건조시키는 방법으로, 直火式, 蒸氣式, 電熱式, 赤外線式, 遠赤外線式, 超音波式 등이 이용된다. 기후의 영향을 받지 않고, 자연건조법에 비하여 위생적이며 건조시간이 단축된다. 인공건조의 온도는 약재의 質과 성분에 따라 다르다. 일반적으로 약재를 건조할 때는 80℃를 넘지 않아야 하고 芳香揮發性 성분을 함유한 약재는 50℃가 적당하다. 건조 후의 飮片은 꺼내어 식혀서 다시 저장한다. 그렇지 않으면 식지 않은 열로 인하여 곰팡이가 필 우려가 있기 때문이다.

(3) 飮片품질에 영향을 주는 요소

飮片을 만드는 공정순서를 준수하면 飮片의 품질은 보증된다. 만약 약재의 水處理가 적당하지 않거나, 切製 공구 및 조작기술이 부족하거나, 절제 후의 건조상태가 나쁘거나, 저장이 바르지 않으면 아래와 같은 현상이 나타난다.

① **軟　刀**：약재가 완전히 절단되지 않으면 飮片이 서로 달라붙게 된다. 약재를 軟化할 때에 물이 너무 많아 수분을 과다하게 함유하거나, 공구가 예리하지 않았기 때문이다. 麻黃 甘草 桑白皮 黃芪 등에서 볼 수 있다.

② **掉　邊(脫皮)과 炸心**：전자는 약재를 절단 후 飮片의 外層과 內層이 서로 분리되어 圓圈과 圓心의 두 부분으로 나누어지는 것이고, 후자는 약재를 切製할 때에 그 髓心이 칼을 따라 아래로 힘을 받아 破碎된 것이다. 약재를 軟化할 때에 浸泡나 濕潤이 적당하지 않아 겉과 속의 軟化 정도가 다르기 때문이다. 桂枝 鬱金 檳榔 澤瀉 白芍藥 등에서 볼 수 있다.

③ **敗　片**：약재 飮片의 규격과 유형이 일정하지 않은 것을 말한다. 飮片이 부서졌거나 부적합한 切片으로 된 것을 말하며 이는 가공 기술의 부족으로 인한 것이다.

④ **翹　片**：飮片의 邊緣이 고르지 않은 것이다. 약재를 軟化할 때에 내부의 수분함유가 과다한 때문이다. 檳榔 白芍藥 등에서 볼 수 있다.

⑤ **皺 紋 片**(魚鱗斑)：飮片의 절단면이 거칠어 비늘모양의 小斑처럼 된 것이다. 약재를 완전히 軟化하지 않거나 切製 공구가 예리하지 않기 때문이다. 三稜, 莪朮 등에서 볼 수 있다.

⑥ **變色과 走味**：전자는 飮片을 건조한 후에 원래의 色澤을 잃은 것이고, 후자는 飮片을 건조한 후에 원래의 氣味를 잃은 것이다. 약재를 軟化할 때에 浸泡하는 시간이 너무 길었거나, 切製한 후에 건조시간이 부족하거나 건조방법이 부적당한 때문이다. 檳榔 白芍 大黃 薄荷 荊芥 藿香 등에서 볼 수 있다.

⑦ **油　片**：약재에 함유된 油分이나 점액질이 飮片의 표면으로 흘러나오는 것이다. 약재를 軟化할 때에 물에 상하거나 온도가 너무 높았기 때문이다. 獨活 白朮 蒼朮 當歸 등에서 볼 수 있다.

⑧ **發　霉**：飮片에 흰색의 菌絲가 생기는 것이다. 건조가 완전히 되지 않았거나, 건조 후에 식히지 않고 저장하였거나, 습한 장소에 저장하였기 때문이다. 山藥 天花粉 등에서 볼 수 있다.

제5절 輔 助 材 料

炮製 과정 중 약물에 첨가하여 사용되는 물질이다. 보조재료의 일부는 가열매체로 사용하기도 하지만 대부분은 약물 배합 이론에 근거하여 선택되어 藥性의 조절이나 효능을 높이기 위한 목적으로 사용된다. 상용 보조 재료는 고체와 액체 크게 두 가지로 나눌 수 있다.

1. 固形 輔助材料

(1) 米

쌀은 禾本科 식물인 벼의 種仁이다. 주요성분은 전분, 단백질, 지방, 미네랄, Vitamin B와 다양한 유기산류 및 당류를 함유한다.

性味는 甘平하며, 補中益氣・健脾和胃・除煩止渴・止瀉痢한다. 약물과 함께 炮製하면 약물의 효능이 증가하고 자극성과 독성이 감소한다. 멥쌀이나 찹쌀을 많이 사용한다. 대개 人蔘 黨參 紅娘子 斑猫 등에 사용한다.

(2) 麥 麩

麥麩는 밀의 種皮로 황갈색을 띤다. 주로 전분, 단백질 및 비타민류를 함유한다. 性味는 甘淡하며, 和中益脾한다. 약물과 함께 製하면 약물의 燥性을 완화하고 약물의 불쾌한 냄새를 제거하여 치료효과를 높인다. 대개 枳殼 枳實 白殭蠶 蒼朮 白朮 등에 사용한다.

(3) 白 礬

白礬은 明礬鑛石을 가공하여 만든 불규칙한 결정체로 무색, 투명하거나 반투명하고 유리같은 광택이 있고 質이 딱딱하여 쉽게 부서지며, 물에 잘 녹는다.

性味는 酸澁寒하며, 解毒・祛痰殺蟲・收斂燥濕・防腐의 효능이 있다. 약물과 함께 製하면 약물의 腐爛을 방지하고 독성을 감소시키며 치료효과를 증대시킨다. 대개 半夏 天南星 등에 사용한다.

(4) 豆 腐

豆腐는 콩을 분쇄한 후 가공하여 만든 乳白色의 고체이다. 주로 단백질, 비타민, 전분 등을 함유한다. 性味가 甘涼하며, 益氣和中・生津潤燥・淸熱解毒의 효능이 있다. 약물과 함께 製하면 약물의 독성을 감소시키고 이물을 제거한다. 주로 珍珠에 사용한다.

(5) 土

土는 주로 부뚜막의 흙(伏龍肝), 黃土, 赤石脂 등이다. 伏龍肝은 태운 흙 모양이고 흑갈색이다. 주로 규산염, 칼슘 등을 함유하고 있다. 性味는 辛溫하며, 和胃·止血·止嘔·澀腸止瀉 등의 효능이 있다. 약물을 製한 후에는 약물의 자극성을 감소시키고, 약물의 치료효과를 증가시킨다. 대개 白朮 當歸 山藥 등에 사용한다.

(6) 蛤 粉

蛤粉은 조개류인 文蛤 등의 貝殼을 태워서 분쇄한 회백색의 분말이다. 주로 산화칼슘 등을 함유한다. 性味는 鹹寒하며, 淸熱·利濕·化痰·軟堅 등의 효능이 있다. 약물과 함께 製하면 약물의 비린내를 없애고 치료효과를 증가시킨다. 주로 阿膠에 사용한다.

(7) 滑 石 粉

滑石粉은 단사정 鱗片狀 혹은 방추상의 천연광석으로 희고 녹색을 띤다. 주로 규산염광석을 함유하고 水飛 혹은 細末하여 체로 걸러서 얻는다.

性味는 甘寒하며, 利尿, 淸熱解暑의 효능이 있다. 약물과 함께 製하면, 함께 炒하는 약물이 골고루 열을 받게 해 준다. 대개 刺猬皮, 魚鰾 등에 사용한다.

(8) 河 砂

河砂는 체로 걸러서 얻은 약간 굵은 하천의 모래로 진흙을 씻어서 잡질을 버리고 말려서 얻는다. 약물과 함께 製하면, 함께 炒하는 약물이 골고루 열을 받게 되고, 딱딱한 약물이 푸석푸석하게 되어, 분쇄와 유효성분의 추출을 쉽게 한다. 또한 약물의 독성을 감소시키고 비약용 부분의 제거를 용이하게 한다. 대개 馬錢子 穿山甲 狗脊 龜板 鼈甲 등에 사용한다.

2. 液狀 輔助材料

(1) 酒

酒는 穀類를 醱酵하여 만든 담황색의 맑고 투명한 액체로 氣味가 醇香한 것이 특이하며 자극성이 있다. 性味는 甘辛하고 大熱하며, 능히 血脈을 통하고, 약의 기운을 잘 행하게 하며, 散寒하고, 矯味矯臭한다. 동시에 좋은 유기용매도 되므로 알칼로이드, 염류, 탄닌, 고미질, 유기산, 휘발유, 수지, 당류, 색소류(엽록소, 엽황소) 등이 모두 술에 용해되기 쉬우므로 약물을 酒製한 후에는 유효성분의 溶出이 쉽게 되어 치료효과가 증가한다. 酒浸에는 대개 白酒를 사용하고, 酒炙에는 대개 黃酒를 사용한다. 대개 黃芩, 大黃, 熟地黃, 白芍藥, 白花蛇, 常山 등에 사용한다.

(2) 食 醋

食醋는 쌀 보리 수수 등으로 빚은 술을 발효시킨 것이다. 황색에서 심황색에 이르는 맑고 투명한 액체로 특이한 맛과 냄새가 있다. 주요 성분은 초산 약 4~6%, 회분, 비타민, 환원당 등이 있다.

性味는 酸苦溫하며, 散瘀止血·理氣·止痛·行水·消腫·解毒·矯味矯臭한다. 醋는 좋은 유기용매가 되는데, 약물 중에 함유한 유리 알칼로이드 등의 용해도가 증가하여 추출이 용이하게 되어 치료효과를 높인다. 아울러 약물의 비린내를 없애주고, 약물의 독성을 저하시킨다. 대개 玄胡索 甘遂 大戟 芫花 柴胡 香附子 등에 사용한다.

(3) 蜂 蜜

蜂蜜은 담황색 혹은 황색의 끈적끈적한 액체이다. 신선할 때에는 반투명하며 시간이 경과하면 색이 변하여 어두워진다. 포도당이 과당보다 많거나, 꽃가루가 많거나, 낮은 온도에서는 顆粒 모양 결정이 석출된다. 물에 용해되기 쉽고 氣味가 香甛하여 양호한 영양제가 된다.

생꿀은 약성이 涼하다. 익히면 溫하여 補中하고, 甘하여 和平하며, 해독하고, 부드럽고 윤택하여 潤燥하고, 緩하여 急을 제거하므로 능히 止痛한다. 약재를 製할 때는 주로 가열하여 煉熟한 蜂蜜을 사용한다.

蜂蜜의 주요성분은 과당과 포도당이 약 70%이고, 소량의 설탕, 맥아당, 광물질, wax 등이 있으며 비중은 약 1.349이상이고, 수분을 14~20%정도 함유한다.

백색 또는 담황색, 반투명, 점도가 크고, 芳香이 있으며 맛이 매우 달며 시지 않은 것이 良品이다.

蜂蜜은 平하며, 補中潤燥·止痛·解毒·矯味矯臭의 작용이 있어, 약물을 서로 잘 화합하게 하므로 약물의 치료효과를 증강시킨다. 대개 甘草 麻黃 紫菀 枇杷葉 款冬花 百部根 馬兜鈴 등에 사용한다.

(4) 藥 汁

藥汁製는 약재와 한 가지 또는 몇 가지 약재의 약즙을 함께 炮製하는 방법이다. 일반적으로 독성을 포함하는 약재를 炮製할 때에 많이 사용한다. 상용하는 藥汁製

에는 甘草黑豆製, 白礬生薑製, 黑豆黃酒製, 花椒燈心淡竹葉製, 豆腐甘草吳茱萸製 및 解瘟解毒湯製 등이 있다.

이러한 藥汁製에 대해 전통적으로 다음과 같이 인식하고 있다. 첫째, 약재의 독성과 부작용을 消除하거나 減弱시켜 用藥을 안전하게 한다. 예를 들면 半夏 天南星 白附子는 모두 咽喉를 강렬하게 자극하는 부작용이 있는데, 藥汁製를 한 뒤에는 부작용이 줄고 약물의 치료효과가 증강한다. 둘째, 약재와 약즙사이에 협동작용을 일으켜 그 치료효과를 증강시킨다. 예를 들면 南星을 膽汁製하면 南星의 항경련작용이 증강되며, 大豆黃卷을 燈心草淡竹葉製하면 利濕清熱의 작용이 증강된다.

(5) 生 薑 汁

生薑汁은 生薑科 식물인 생강의 根莖을 갈아서 만든 즙인데, 간혹 乾薑을 적당한 양의 물에 끓인 다음 찌꺼기를 버리고 얻은 황백색의 액체를 말한다. 주요성분은 gingerol, shogaol, zingiberone 등의 정유 외에 전분 및 수지상 물질 등이다.

性味는 辛溫하며, 發表·溫中·散寒·止嘔·開痰·解毒한다. 약물과 함께 製하면, 약물의 寒性은 감소하고, 치료효과는 증가되고, 약물의 독성이 감소된다. 대개 竹茹 草果 半夏 黃連 厚朴 등에 사용한다.

(6) 甘 草 汁

甘草汁은 甘草를 煎湯한 후 찌꺼기를 버리고 남은 황색의 액체이다. 주요성분은 glycyrrhizin, liquiritin, 환원당, 전분 등이다.

性味는 甘平하여 和中緩急·潤肺·調和諸藥·補脾한다. 약물과 함께 製하면, 藥性이 완화되고, 약물의 독성은 감소한다. 대개 遠志 半夏 吳茱萸 등에 사용한다.

(7) 黑 豆 汁

黑豆汁은 大豆의 黑色種子를 煎湯하고 찌꺼기를 버리고 남은 검은색의 혼탁한 액체이다. 黑豆의 주요성분은 단백질, 지방, 비타민, 색소, 전분 등이다.

性味는 甘平하며, 活血·利水·滋補肝腎·養血祛風·解毒한다. 약물과 함께 製하면, 약물의 효과는 증가하고 독성이나 부작용이 감소한다. 주로 何首烏에 사용한다.

(8) 食 鹽 水

食鹽水는 소금을 물에 녹인 다음 여과한 맑은 액체이다. 주요 성분은 염화칼슘이며, 염화마그네슘, 황산마그네슘, 황산칼슘 등을 함유한다.

性味는 鹹寒하며, 强筋骨・軟堅散結・清熱・涼血・解毒・防腐 및 矯味矯臭한다. 약물과 함께 製하면, 약물의 성능이 改變되어 그 효능이 증가한다. 대개 杜仲 巴戟天 小茴香 橘核 車前子 全蝎 등에 사용한다.

(9) 米 泔 水

米泔水는 쌀을 씻을 때 생기는 회백색의 혼탁한 액체인 쌀뜨물로서, 소량의 전분과 비타민을 함유한다.

性味는 甘寒無毒하며, 清熱涼血하고 利小便하며, 油質을 제거하고 약물의 辛燥한 성질을 감소시키며, 補脾和中한다. 油脂에 대하여 흡수작용이 있어서 油質이 비교적 많이 함유된 약물에 많이 사용하며, 주로 蒼朮 등에 사용한다.

米泔水를 수집하기가 어려울 때는 쌀가루 2kg에 물 100kg을 가하고 충분히 섞어서 米泔水로 대체하기도 한다.

(10) 膽 汁

膽汁은 소, 돼지, 양의 쓸개즙이다. 녹갈색이나 암갈색으로 약간 투명한 액체로서 점성이 약간 있으며 특이한 비린내가 있다. 주요성분은 膽汁酸, bilirubin, mucin, 脂肪 및 무기물 등이다.

性味는 苦大寒하며, 清肝明目・利膽通腸・解毒消腫・潤燥한다. 약물과 함께 製하면, 약물의 독성과 燥性이 감소되며, 치료효과가 증가한다. 주로 南星을 製할 때에 사용한다.

(11) 기 타

그밖에도 食用油, 羊脂油, 鱉血 등이 있으며, 치료의 목적에 맞게 선택하여 사용하여야 한다.

제6절 炮 炙

淨製와 切製를 마친 약물 중에는 이어서 보다 구체적인 炮製 처리를 하여야 하는 경우가 많다. 이를 炮炙라고 하는데, 炒・炙・煆・蒸・煮・燀・發芽・醱酵・製霜・提淨・水飛・煨・烘焙・乾餾 등의 방법이 있다.

1. 炒 法

약재를 잘 씻어서 잘게 썰은 후에 용기에 넣고 불의 세기를 고르게 하여 계속 섞으면서 가열하여 일정한 정도로 균일하게 볶는 방법을 말한다. 炒法의 역사는 상당히 오래되었는데, 漢代 이전의 [五十二病方]에는 "爐鹽令黃"이라는 기록이 있다. 여기에서 爐는 炒와 같은 의미이다. 역시 漢나라 때의 [神農本草經]에는 露蜂房을 火熬하여야 한다는 기록이 있다. 여기에서 熬는 역시 炒의 의미로서 [湯液本草]에는 "熬라는 것은 현재의 炒이다"라고 하였다.

炒法을 사용하는 목적은 치료효과를 높이거나, 약물의 성질을 바꾸거나 완화시키거나, 독성이나 자극성을 감소시키기 위해서이다. 이 외에도 약물을 炒한 후에는 矯臭矯味의 효과가 있어 냄새와 맛이 역겨운 약물의 경우 이를 개선하는 효과가 있으며, 수분과 미생물을 제거함으로써 製劑와 보존을 용이하게 하기 위해서이다.

炒法은 약물 자체만 불로 가열하는 방법인 淸炒法과 약물에 보조 재료를 첨가한 후 함께 가열한 후 약물만 골라내는 輔料炒法의 두 가지로 분류할 수 있다. 이 방법은 치료의 목적과 약물의 성질에 따라 선택하여 응용할 수 있다. 淸炒法은 가열하는 정도에 따라 炒黃·炒焦·炒炭으로 나누며, 輔料炒法은 첨가하는 보조 재료에 따라 麩炒·米炒·土炒·砂炒·蛤粉炒·滑石粉炒 등으로 나눌 수 있다.

炒法에서 볶는 정도는 약물의 성질에 따라 다르게 해야 한다. 이를 위해 사용하는 불의 세기를 조절하여야 하는데, 불의 세기는 실제 炒法을 시행할 때에 중요한 요소 중의 하나이므로 주의하여야 한다. 일반적으로 炒黃에서는 文火을 사용하고, 炒焦에서는 中火을 사용하며, 炒炭할 때는 武火을 사용하는 것이 바람직하다.

輔料炒法에서는 대개 중간불이나 센 불을 주로 사용한다. 炒法에서는 또한 가열시간도 중요하다. 가열시간은 주로 炒法의 종류와 약물에 따라 정해지는데, 일반적으로 炒炭은 오래 하여야 하고 炒焦는 다음이며 炒黃은 짧은 시간을 필요로 한다.

炒法에서는 약물을 휘젓거나 섞는 정도도 중요하다. 이 역시 炒法의 종류, 약물의 성질, 보조 재료의 종류 등에 따라 다르다. 휘젓거나 뒤섞는 이유는 열을 균등하게 받고 약물의 色澤을 동일하게 하여 약물의 품질을 일정하게 만들기 위해서이다. 약재를 볶을 때는 또한 약재 조각의 크기를 고르게 하여야 한다. 만일 크기가 고르지 않으면 작은 조각은 지나치게 볶아지고, 큰 조각은 제대로 볶아지지 않아 균일한 품질을 만들기 어렵다. 그러므로 약재를 볶기 전에 일정한 규격의 체로 쳐서 약재 조각을 그 크기에 따라 몇 개의 등급으로 나누어 조각의 크기를 고르게 하여야 한다.

1) 淸 炒 法

淸炒法의 목적은 다음과 같다.

① 치료효과를 높이기 위함인데, 약물을 가열할 때에 약물의 種皮나 果皮가 破裂되어 약효성분이 추출되기 쉽게 하는 효과가 있다. 또한 눋은 냄새가 나게 함으로써 소화작용을 촉진하여 약물의 흡수를 용이하게 한다.

② 약물이 부분적으로 炭化하므로써 止血작용을 높인다.

③ 독성을 감소하거나 없앤다.

④ 약물의 작용과 효능을 완화시키거나 變化시킨다.

⑤ 製劑에 용이하고, 저장하기 편리하게 한다. 약물 중에는 재질이 딱딱한 것들이 있는데, 이들은 가열하면 푸석푸석해져서 분쇄와 製劑하기 편리하고 수분의 함량이 줄어들어 오랫동안 저장할 수 있다.

淸炒할 때의 주의 사항은 첫째, 반드시 약물의 크기를 고르게 하여 볶아야 균일한 정도로 익힐 수 있다. [仁術便覽]에는 "약을 炒할 때에는 大·中·小 세 등급으로 나누어 각각 볶아야 지나치고 덜 익는 것을 피할 수 있다"라고 하였다.

둘째, 炒黃·炒焦·炒炭할 때에는 비록 고른 화력을 선택한다고 해도 온도가 도중에 높아지는 것을 방지하여야 한다. 이렇게 함으로써 炒黃할 때 焦化하는 것을 피하고, 炒焦할 때 炭化하는 것을 피하며, 炒炭할 때 灰化하는 것을 피할 수 있다.

(1) 炒 黃 : 약물의 표면이 약간 누렇게 되고 고소한 냄새가 날 때까지 볶는 방법으로 가장 흔한 방법이다. 일반적으로 種子類의 약재, 健胃消食藥, 배당체가 함유되어 있는 약재 등에 이 방법을 사용한다. 이 약물들은 炒黃하면 健胃消食藥은 健胃·소화작용이 높아지고, 배당체가 함유된 약물은 배당체를 분해하는 효소가 파괴되어 배당체의 분해를 막게 된다. 그리고 種子類의 약물은 種皮가 破裂되어 유효물질을 추출이 잘되게 한다. 炒黃하는 목적은 치료효과를 높이고, 藥性을 완화시키며, 독성을 감소시키고, 약물의 製劑와 저장을 용이하게 하는 것 등이다.

炒黃하는 약물에는 牛蒡子 牽牛子 白芥子 蘿菔子 葶藶子 紫蘇子 瓜蔞仁 冬瓜子 決明子 蒼耳子 蔓荊子 蓮子肉 火麻仁 酸棗仁 薏苡仁 白果 胡蘆巴 芡仁 白蒺藜 槐花 등이 있다.

(2) 炒 焦 : 약물의 표면이 황갈색으로 변하고 내부도 역시 약간 누렇게 될 때까지 볶는 방법이다. 이때에는 炒黃할 때보다 온도를 약간 높이고 시간도 약간 길게 하여야 한다. 炒焦의 목적은 치료효과를 높이거나 약물의 성능을 완화시키기 위함이다. [小兒藥證直訣]에는 "藥性이 冷하여도 炒焦하면 溫하여진다"라고 하였다.

炒焦하는 약물에는 山査 川楝子 梔子 檳榔 등이 있다.

(3) 炒 炭 : 약물의 표면은 검게 타고 내부는 황갈색으로 될 때까지 볶는 방법으로 焦黑이라고도 한다. 일반적으로 止血藥에 炒炭하는 경우가 많은데 이는 炒炭 후 止血작용이 높아진다는 경험에 의한 것이다. 주의할 점은 약물을 숯이나 재로 만들지 않아야 한다는 것이며, 약 자체의 성질은 그대로 보존되어야 한다는 뜻에서 옛사람들은 이를 燒存性이라고 하였다. 특히 재질이 딱딱한 약물은 센 불을 사용하고, 재질이 성긴 조각·꽃잎·꽃가루·잎·全草類 등의 약물은 중간 불을 사용하여야 한다.

炒炭할 때는 炒焦할 때보다 더 높은 온도로 하여야 하며, 炒炭 하는 중 약물에 불꽃이 생길 수 있으며 이때는 물을 분무하여 불을 꺼야 한다.

炒炭하는 약물에는 大薊·小薊·白茅根·牧丹皮·側柏葉·川椒·貫衆·槐角·乾薑·烏梅·地楡·蒲黃·卷柏·荊芥 등이 있다.

2) 加輔料炒法

보조재료를 용기에 넣고 가열하여 일정한 정도로 되면 약물을 넣고 함께 炒하는 방법이다. 보조재료의 종류에 따라 米炒·麩炒·土炒·砂炒·蛤粉炒·滑石粉炒 등이 있다.

(1) 米 炒 : 약재와 쌀을 함께 넣고 볶는 방법이다. 米炒의 목적은 ① 약물의 健脾止瀉 작용을 높이는데, 예로 黨參이 있다. ② 약물의 독성을 감소시키고 역겨운 香臭를 교정한다. 예로 斑猫 등이 있다. 약재 100㎏당 쌀 20㎏을 사용한다.

(2) 麩 炒 : 약재와 밀기울을 함께 넣고 볶는 방법이다. 麩炒의 목적은 ① 치료효과를 높인다. 補脾 작용의 약물은 麩炒한 후에는 치료효과가 높아지는데, 白朮 山藥 등이 그 예이다. ② 藥性을 완화시키는데, 약물 중 자극성이 심한 경우에 사용한다. 枳實은 麩炒한 후에는 破氣작용이 완화되어 正氣를 상하는 것을 막는다. 또, 蒼朮은 麩炒하면 그 辛燥한 성질이 완화된다. ③ 矯味矯臭한다. 白殭蠶은 생것은 비린내가 나는데 麩炒하면 복용하기 쉽게 된다. 麩炒할 때는 약재 100㎏당 밀기울 10~15㎏을 사용한다.

(3) 土 炒 : 약재를 흙과 함께 볶는 방법이다. 土炒의 목적은 溫中補脾·止嘔·止瀉의 효능을 높이기 위해서이다. 脾胃질환을 치료하는 약물은 土炒한 후에는 固脾止泄의 효능이 높아진다. 예로 山藥 白朮 등이 있다. 흙을 가열한 다음 약을 넣고 볶을 때는 불의 세기를 일정하게 조절하여 약재가 타는 것을 방지해야 한다. 약재 100㎏당 흙 25~30㎏을 사용한다.

(4) 砂 炒 : 약재와 모래를 함께 볶는 방법이다. 砂炒의 목적은 ① 調劑와 製劑에 편리하게 한다. 재질이 딱딱한 약재는 砂炒하면 재질이 연하여지므로 약효물질이

추출되기 쉽고 분쇄하기 쉽게 된다. 狗脊 穿山甲 虎骨 등에 응용한다. ② 독성을 감소시킨다. 독성이 있는 약재는 砂炒한 후에는 부분적으로 독성성분을 파괴하므로 독성이 감소된다. 예로 馬錢子 등이 있다. ③ 矯味矯臭한다. 맛이나 냄새가 나쁜 약재는 砂炒한 후에는 나쁜 香臭가 줄어든다. ④ 洗淨에 편리하다. 약재의 비약용 부분은 砂炒 후에는 용이하게 제거할 수 있다. 예로 骨碎補 馬錢子 등이 있다.

(5) **蛤 粉 炒** : 약재와 蛤粉을 함께 넣고 볶는 방법이다. 蛤粉炒의 목적은 ① 약재의 재질을 성기게 하여 製劑와 調劑에 편리하게 한다. ② 약재의 滯膩한 性을 없애고 矯味矯臭한다. ③ 약물의 淸熱化痰 효과를 증강시킨다. 약재 100㎏당 30~50㎏을 사용한다.

(6) **滑石粉炒** : 약재와 滑石粉을 함께 넣고 炒하는 방법으로 약재 100㎏당 滑石粉 40~50㎏을 사용한다. 滑石粉炒의 목적은 ① 약재의 質이 성글게 되어 煎出이 용이하고 破碎에 쉽게 한다. 예로 黃狗腎 등이 있다. ② 약재의 독성을 내리고 불량한 氣味를 교정한다. 예로 水蛭 등이 있다.

2. 炙 法

약물을 씻거나 細切한 후에 일정량의 액체보조재료와 함께 炒하므로써 보조재료가 약물조직 내에 스며들게 하는 炮製방법을 炙法이라고 한다. 약물을 炙한 후에는 性味・效能・作用・歸經 및 이화학적 성질에 가벼운 변화가 생길 수 있어서 해독, 치우친 성질의 교정, 치료효과의 증대, 유효성분추출의 용이함 및 矯味矯臭 등의 효과를 나타내어 치료효과를 높일 수 있다.

炙法과 加輔料炒法은 방법이 기본적으로 비슷하지만 약간의 차이점이 있다. 加輔料炒法은 온도는 비교적 높은 반면 시간이 짧으나, 炙法은 비교적 온도가 낮은 반면 시간이 약간 길다.

炙法은 첨가하는 보조 재료의 종류에 따라 酒炙・醋炙・鹽炙・薑炙・蜜炙・油炙 등으로 나누어진다.

1) 酒 炙 法

약물을 씻거나 잘게 썬 후에 일정량의 술과 함께 볶는 방법을 酒炙法이라고 한다. 술은 大熱하고 芳香이 있으므로 약의 기운을 잘 행하게 하며, 活血通絡한다. 그러므로 酒炙法은 活血散瘀・祛風通絡의 약물에 많이 응용한다.

(1) 酒炙의 목적은 ① 藥性을 바꾸어 약을 上行하게 한다. 임상에서 많이 사용하는 苦寒藥은 원래 沈降하여 中下焦의 濕熱을 내린다. 酒炙하면 寒性이 완화되어 脾胃의

陽氣가 傷하는 것을 막고, 술의 昇提 작용을 빌어서 약을 上行하게하며, 上焦의 邪熱을 淸하는데, 예로 黃連 大黃 등이 있다.

② 活血通絡의 효능을 높인다. 임상에서 많이 쓰는 약의 하나인 活血散瘀藥은 炮製할 때에 酒炙法을 많이 사용하는데, 예로 當歸 川芎 등이 있다. 酒炙는 술과 협동작용을 일으키어 치료효과를 높인다.

③ 矯臭효과를 나타낸다. 烏梢蛇 등과 같이 비린내가 나는 약은 酒炙한 후에는 비린내를 없애거나 감소시킨다.

(2) 酒炙방법은 ① 먼저 술을 섞은 후 약을 炒하는 방법 : 일정량의 술과 약물을 함께 섞은 후 불린 다음 술이 완전히 흡수되기를 기다려 용기에 넣고 文火로 炒乾한다. 質이 비교적 堅實한 根 및 根莖類의 약물은 일반적으로 이 방법을 사용한다.

② 먼저 약을 炒한 다음에 술을 가하는 방법 : 먼저 약을 炒하여 일정한 정도가 되면 일정량의 술을 분사하여 炒乾한다. 이 방법은 質이 성근 약물에 많이 사용되나, 술을 약물 내부까지 스며들게 하기 어렵고, 가열하면 빨리 휘발되므로 많이 사용되지 않는다.

酒炙法에 사용되는 술은 중국에서는 黃酒를 사용하지만, 우리나라에서는 약주나 막걸리를 사용한다. 술의 용량은 일반적으로 100㎏의 약물 당 막걸리 10~20㎏이 적당하다. 白酒 혹은 소주도 간혹 사용되는데, 알코올 도수가 높으므로 용량은 반 이하로 줄이는 것이 좋다.

(3) 酒炙法을 사용할 때의 주의사항으로는 ① 술을 약물에 불리는 과정 중에 용기 뚜껑을 덮어서 술이 휘발되는 것을 막아야 한다.

② 만약 술의 용량이 적으면 약물과 혼합하기가 어려우므로 먼저 술에 물을 적당량 희석한 후에 약물을 함께 섞는 것이 좋다.

③ 가열하여 炒할 때는 화력이 높아지지 않도록 부지런히 뒤섞어야 한다. 일반적으로 炒하여 마르게 하려면 색이 짙어질 때에 꺼내어 식힌다.

酒炙를 하는 약물로는 黃連 大黃 常山 烏梢蛇 桑枝 蟾酥 川芎 白芍 續斷 當歸 牛膝 威靈仙 등이 있다.

2) 醋 炙 法

약물을 씻거나 細切한 후에 일정량의 식초와 함께 볶는 방법을 醋炙法이라고 한다.

식초의 性味는 酸苦微溫하여 肝經血分으로 들어가 收斂·解毒·散瘀止痛의 작용을 한다. 그러므로 醋炙法은 疏肝解鬱·散瘀止痛·攻下逐水의 약물에 많이 사용된다.

(1) 醋炙의 목적은 ① 약을 肝으로 들어가게 하여 活血止痛의 효능을 높인다. 乳香 沒藥 三稜 莪朮 등은 醋炙한 후에는 活血散瘀의 효능이 높아진다. 柴胡 香附子 靑皮 玄胡索 등은 疏肝止痛의 효능이 높아진다.

② 독성을 없애고 부작용을 감소시킨다. 大戟 甘遂 芫花 商陸 등은 독성이 감소되고 峻下작용이 완화된다.

③ 矯臭矯味의 효과가 있다. 五靈脂 乳香 沒藥 등은 醋炙한 후에는 活血祛瘀의 효능이 높아질 뿐만 아니라 역겨운 냄새를 감소시켜 복용에 편리하게 된다.

(2) 醋炙방법은 ① 먼저 식초와 섞은 후 炒하는 방법 : 일정량의 米醋와 약물을 함께 섞어서 불린 다음, 식초가 완전히 흡수되었을 때 용기 내에서 文火로 炒하여 일정한 정도로 되면 꺼내어 식힌다. 대개의 약물은 이 방법을 쓰는데 식초가 약물 조직의 내부까지 완전히 스며들게 해야 한다.

② 먼저 炒한 후에 식초를 가하는 방법 : 약물을 搗碎하여 용기에 넣고 炒하여 표면에 광택이 나거나(樹脂類의 경우), 혹은 표면의 색이 짙어지거나 역겨운 냄새가 빠져 나오면(動物糞便類의 경우) 일정량의 米醋를 분사하여 炒하면서 말린 다음 용기에서 꺼내어 뒤집으며 식힌다. 이 법은 樹脂類와 動物糞便類의 약물에 많이 응용된다.

(3) 식초의 용량은 일반적으로 약물 100㎏당 식초 20~30㎏을 사용하고, 더 많이 사용할 경우에도 50㎏이상은 넘지 않도록 한다.

主意事項 : ① 만약 식초의 용량이 약간 적으면 약물과 함께 충분히 섞을 수 없으므로 적당량의 물에 희석한 후에 약물과 섞는다.

② 樹脂類와 動物糞便類의 약물은 먼저 醋와 함께 섞는 방법은 좋지 않다. 약물이 끈적끈적해지고 塊를 형성하여 醋製시에 열을 균일하게 받지 못하기 때문이다.

醋炙를 하는 약물로는 甘遂 商陸 芫花 大戟 狼毒 莪朮 柴胡 玄胡索 香附 三稜 靑皮 艾葉 五靈脂 乳香 沒藥 등이 있다.

3) 鹽 炙 法

약물을 씻거나 細切한 후 일정량의 食鹽水와 함께 볶는 방법을 鹽炙法이라고 한다. 食鹽의 性味는 鹹寒하여 淸熱凉血·軟堅散結·潤燥·通便의 효능이 있다. 이러한 이유로 鹽炙法은 補腎固精·治疝·利尿와 瀉相火의 약물에 많이 응용된다.

(1) 鹽炙의 목적은 ① 약을 下行하게 하여 치료효과를 높인다. 일반적으로 杜仲 巴戟 補骨脂 등의 補腎藥은 鹽炙한 후에는 補肝腎의 효능이 높아진다. 茴香 橘核 荔枝核 등의 약은 鹽炙 후에는 止痛의 효능이 강해져서 疝症에 대한 치료효과를 높인다. 車前子 등의 약은 鹽炙 후에는 利尿작용이 증가한다.

② 滋陰降火의 작용이 강해진다. 知母 黃柏 등의 약은 鹽炙하면 상호작용이 더욱 강하여져 滋陰降火·淸熱凉血의 효능이 높아진다.

(2) 鹽炙 방법은 ① 먼저 소금물과 함께 섞은 후 炒하는 방법 : 일정량의 食鹽을 적량의 물에 녹인 다음 약물과 함께 섞어서 불리고, 소금물이 완전히 흡수된 후

文火로 일정한 정도로 炒하여 꺼낸 다음 식히거나 건조한다.

② 먼저 약을 炒한 후 鹽水를 가하는 방법 : 먼저 약물을 용기에 넣고 일정한 정도로 炒한 다음, 소금물을 분사하여 다시 文火로 炒乾하여 꺼내어 식힌다. 점액질이 많은 약물은 일반적으로 이 방법을 사용한다.

소금의 용량은 보통 100kg의 약물 당 食鹽 2~3kg을 사용한다.

注意事項 : ① 소금을 물에 녹일 때에는 반드시 물의 용량을 일정하게 조절하여야 한다. 물의 용량은 약물의 흡수상태에 따라 다르지만 대개 食鹽의 4~5배가 적당하다. 만약 물을 과다하게 가하면 鹽水가 약에 완전히 흡수되지 않거나 濕이 과하여 쉽게 炒乾할 수 없다. 또한 물을 적게 가해도 역시 약물과 섞기에 어렵다.

② 점액질이 많은 車前子 知母 등의 약물은 먼저 소금물과 함께 섞는 것은 마땅하지 않다. 이러한 종류의 약물은 물에 불리면 점도가 더욱 커져서 鹽水가 쉽게 스며들지 못하고, 炒할 때에도 역시 용기에 잘 달라붙는다. 그렇기 때문에 먼저 약물을 가열하여 수분을 제거하고 약물의 質이 疏鬆해진 다음 鹽水를 분사하므로 써 鹽水가 쉽게 스며들게 해야 한다.

(3) 鹽炙法의 화력은 약해야 하는데 두 번째의 방법을 쓸 때에는 화력의 조절에 주의해야 한다. 만약 화력이 지나치게 높으면 鹽水를 넣은 후 수분이 신속하게 증발되어 食鹽은 용기에 달라붙어서 鹽炙의 목적을 달성하기 어렵게 된다.

鹽炙를 하는 약물로는 知母 澤瀉 巴戟天 小茴香 益智仁 橘核 杜仲 補骨脂 黃柏 沙苑子 荔枝核 車前子 砂仁 菟絲子 등이 있다.

4) 薑 炙 法

약물을 씻거나 細切한 후 일정량의 薑汁과 함께 섞어서 볶거나 끓이는 등으로 처리하는 방법을 薑炙法이라고 한다. 生薑은 辛溫하여 溫中止嘔·化痰止咳한다. 그러므로 薑炙法은 祛痰止咳·降逆止嘔의 약물에 많이 사용된다.

(1) 薑炙의 목적은 ① 그 寒性을 制하고 和胃止嘔의 효능을 강하게 한다. 黃連 竹茹 등의 寒性藥은 薑製를 하면 그 寒性이 완화되고 和胃止嘔 등의 작용이 강해진다. 그러므로 古人은 "薑製는 溫散하고 開痰한다"라고 하였다.

② 부작용을 완화하여 치료효과를 높인다. 厚朴은 咽喉에 대하여 일정한 자극성이 있는데 薑炙하면 그 자극성을 완화시키고 溫中化濕의 작용을 강하게 한다.

(2) **薑 汁 炒** : 약물을 일정량의 薑汁과 함께 섞어서 불리는데, 薑汁이 약물내부에 스며들기 시작하면 용기에 넣고 文火로 일정한 정도 炒한 다음 꺼내어 식힌다. 혹은 약물과 薑汁을 함께 섞어서 薑汁이 완전히 흡수된 다음 건조시키기도 한다.

(3) **薑 汁 煮** : 먼저 生薑을 切片하여 煎湯한 다음 거르고 남은 생강즙에 약물을 넣고 2시간 정도 끓인 뒤 薑湯이 완전히 흡수되면 꺼내어 切片하여 건조한다.

生薑의 용량은 일반적으로 100㎏의 약물 당 生薑 10~30㎏을 사용한다. 만약 生薑이 없으면 乾薑을 煎湯한 즙을 사용하는데 용량은 生薑의 3분의 1을 쓰면 된다. 薑汁의 제조방법은 다음과 같다.

① 搗 汁 : 生薑을 씻어서 자른 후 적당한 용기에 넣고 찧은 다음 적량의 물을 가하여 즙을 짜내고, 찌꺼기는 다시 물과 함께 찧어서 즙을 짜내는데 이 방법을 2~3차한 후 薑汁을 합하여 사용한다.

② 煎 汁 : 生薑片이나 乾薑片을 용기에 넣고 물을 적당히 부어 끓인 다음 거르고, 찌꺼기는 다시 물을 넣어 끓인 후 거르는데 이 두 餘液을 적당히 농축하여 사용한다.

注意事項 : ① 薑汁을 준비할 때에는 물의 용량이 너무 많지 않도록 주의하여야 한다. 일반적으로 마지막으로 얻는 薑汁과 生薑의 비율은 약 1 : 1이 적당하다.

② 약물과 薑汁을 함께 섞은 후 약물에 薑汁이 완전히 흡수된 후 文火로 炒乾한다.

薑炙法을 사용하는 약물로는 厚朴 竹茹 草果 등이 있다.

5) 蜜 炙 法

씻거나 細切한 약물을 일정량의 煉蜜과 함께 볶는 방법을 蜜炙法이라고 한다. 蜂蜜은 性味가 甘平하여 甘緩益脾·潤肺止咳·矯味 등의 작용을 한다. 그러므로 蜜炙法은 止咳平喘·補脾益氣의 약물에 많이 사용된다.

(1) 蜜炙의 목적은 ① 潤肺止咳의 작용을 강하게 한다. 百部根 款冬花 紫菀 枇杷葉 등의 약은 蜜炙하면 그 潤肺止咳의 효능이 높아진다. 그러므로 "蜜製하면 甘緩하여 潤肺한다"고 하였다.

② 補脾益氣의 작용을 강하게 한다. 黃芪 甘草 등의 약은 蜜炙하면 상호작용이 증가하여 補中益氣의 효능이 높아진다.

③ 藥性을 완화한다. 麻黃은 發汗작용이 강하지만 蜜炙한 후에는 發汗力이 약해지는 반면 止咳平喘의 작용이 강하여진다.

④ 矯味하고 부작용을 제거한다. 馬兜鈴은 그 味가 苦烈하여 胃에 대하여 일정한 자극성이 있는데, 蜜炙한 후에는 약물의 본래 효능인 止咳작용이 강해지는 외에 矯味의 효과가 있어서 嘔吐를 방지한다.

(2) 蜜炙 방법은 ① 꿀에 섞은 후 炒하는 방법 : 먼저 일정량의 煉蜜을 적당한 양의 물에 희석하고 약물과 함께 섞어서 방치한 다음, 꿀이 약물의 조직내부에 완전히 스며들게 되면 용기 내에서 文火로 炒하여 색이 더욱 짙어지고 끈끈한 것이 없어졌을 때에 꺼내어 식힌다.

② 炒한 후 꿀을 가하는 방법 : 먼저 약물을 용기에 넣고 文火로 炒하여 약물의 색이 짙어지면 일정량의 煉蜜을 넣고 신속히 저으면서 꿀과 약물이 잘 섞이도록

炒하여 끈끈한 것이 없어졌을 때 꺼내어 식힌다. 약물의 조직이 치밀하여 꿀이 쉽게 스며들기 어려울 때에 사용하는데, 수분이 제거되고 質이 성기게 되면 꿀이 잘 흡수되기 때문이다.

(3) 煉蜜의 용량은 약물의 종류에 따라 다르다. 일반적으로 재질이 푸석푸석하고 섬유질이 많은 약물은 煉蜜이 많아야 하고, 質이 堅實하고 점성이 강하고 정유성분이 많은 약물은 煉蜜의 양이 적어야 한다. 보통 약물 100㎏당 煉蜜 약 25㎏을 사용한다.

蜜炙法에는 모두 煉蜜을 사용하는데 그 제조방법은 다음과 같다. 먼저 蜂蜜을 용기에 넣고 가열하여 끓인 후 약한 불로 바꾸어 서서히 끓는 상태를 유지하면서 거품과 wax를 제거한 후 고운 체나 천으로 죽은 벌, 잡질을 여과하고, 다시 용기에 넣고 끓인다. 거품이 생기면 손으로 찍어 보아 生蜜보다 점성이 약해졌을 때 신속히 용기에서 꺼낸다. 加溫할 때 주의할 점은 끓어 넘치거나 타는 것에 주의해야 하고 꿀이 끓기 시작하면 저어주어서 넘치는 것을 막아야 한다.

蜜炙할 때의 주의사항은 ① 煉蜜을 만들 때 화력이 높으면 안 되는데 넘치거나 타는 것을 방지하기 위해서이다. 이 외에 만약 蜂蜜이 지나치게 끈끈하면 물을 적당히 가해야 한다.

② 蜜炙에 사용되는 꿀은 오래된 것은 좋지 않다. 점성이 매우 강하여서 약물과 혼합하기 어렵기 때문이다.

③ 蜜炙할 때는 화력을 일정한 정도로 약하게 유지해야 타는 것을 방지할 수 있다. 炙하는 시간은 약간 길게 하는 것이 좋은 데, 수분이 완전히 제거되고 약물이 부패하지 않기 위해서이다.

④ 蜜炙한 약물은 비록 식었더라도 密閉하여 보존하여야 하는데, 쉽게 끈적끈적해지고 발효하여 변질되는 것을 막기 위해서이다.

蜜炙를 하는 약물로는 甘草 黃芪 紫菀 馬兜鈴 百部根 白前 枇杷葉 款冬花 旋覆花 桑白皮 百合 麻黃 金櫻子 등이 있다.

6) 油 炙 法

씻어서 細切한 약물을 일정량의 식용유에 넣고 가열하는 방법을 油炙法이라고 한다. 油炙法에 주로 사용되는 보조 재료는 식물유와 동물유가 있다. 보통 麻油(芝麻油), 羊脂를 사용하며, 이 외에 菜油, 酥油도 사용한다.

(1) 油炙의 목적은 ① 치료효과를 높인다. 淫羊藿은 羊脂로 油炙하면 그 溫腎壯陽의 효능이 높아진다.

② 분쇄하기 쉽다. 虎骨 豹骨 등은 油炙한 후에는 그 質이 성기어져서 분쇄하기 쉬워진다.

(2) 油炙 방법은 대개 油炒, 油炸과 油脂塗酥烘烤가 있는데, 그 중 油炒와 油炸法을 많이 쓴다.

① 油 炒 : 먼저 羊脂를 잘게 부수어 용기 내에서 가열하고 찌꺼기를 버린 후, 羊脂油와 약재를 섞으면서 약한 불로 炒하여 기름이 완전히 흡수되어 약물의 표면이 윤택해지면 꺼내어 식힌다.

② 油 炸 : 식물유를 용기 내에 넣고 가열하여 끓으면 약물을 넣고 약한 불로 炸하여 일정한 정도가 되면 꺼내어 기름을 거르고, 약재를 파쇄한다.

③ 油脂塗酥烘烤 : 動物骨骼類를 톱 등으로 잘라서 爐에 넣고 酥油로 塗布한 다음 가열하여 酥油가 骨內에 스며든 후에 다시 불로 가열하기를 반복하여 骨質이 성기게 되면 꺼내어 식힌 후 파쇄한다.

油炙하는 약물로는 淫羊藿 蛤蚧 등이 있다.

3. 煆 法

약물을 직접 가마나 불에 견디는 용기 내에서 고열로 가열하는 방법이다. 煆法은 매우 일찍부터 사용되었다. [五十二病方] 에는 광물약, 동물약, 일부 식물약에 燔法을 사용한 기록이 있다. [金匱玉函經]에는 "비록 燒煉炮炙의 방법들이 있으나 생것과 熟하는 것에는 각각의 정해진 규칙이 있다"고 하였는데, 여기에서 燒와 煉은 서로 다른 정도의 燔法이다. 燒와 煉은 온도의 高低, 시간의 長短 등의 차이가 있을 뿐이다. 唐 시대에 이전 시대 사람들의 관습을 이어받고, 당시의 상황에 따라 煆法을 만들었고, 宋·元·明·清을 거치면서 지금에 이르렀다. 문헌에 기록된 燔·燒·煉은 모두 煆法에 포함시킬 수 있는데, 이는 곧 정도가 다른 각종의 煆法이다.

煆法의 목적은 약물을 고온(300~700℃)으로 가열하여 그 원래의 性狀을 바꾸어 質이 성기어져서 분쇄와 煎湯이 쉽게 한다. 또한 약물의 이화학적 성질을 변화시켜 부작용을 감소시키거나 없애고, 치료효과를 높인다. 煆法은 광물약류, 동물골격 및 貝殼類의 약과 일부 식물약에 응용된다. 煆法을 할 때에는 약물이 열을 고루 받게 하고, 원래의 성질이 변하지 않게 하여야 한다. 식물류의 약물은 특히 炭化되는 것을 피해야 하며, 광물류 및 기타류의 약물은 煆하므로써 質이 성기게 되는 것을 기준으로 삼는다. 煆法은 하는 방법과 목적에 따라 明煆法·煆淬法·密閉煆法으로 나눠진다.

(1) 明 煆 法

약물을 직접 爐火나 불에 견디는 용기 내에서 煆燒하는 방법을 明煆法이라고 한다.

明煆의 목적은 ① 약물을 성기게 하거나 結晶水를 없앰으로써 粉碎와 煎煮를 쉽게 한다. 白礬 硼砂 石決明 代赭石 등이 있다.

② 약물의 수렴작용을 강하게 한다. 牡蠣 赤石脂 등의 약물이 있다.

明煅法의 방법은 質이 딱딱한 광물약을 爐火에 놓고 煅하여 빨갛게 달군 다음 꺼내어 식힌다. 結晶水를 가진 광물약이나, 동물의 패각류, 화석류의 약물은 불에 견디는 용기 내에서 붉게 煅透한 다음 꺼내어 식힌다. 대량생산을 할 때는 平爐나 反射爐에서 煅한다. 약물 중에는 煅燒할 때 몹시 튀는 광물약이 있으므로, 용기에 뚜껑을 덮거나 反射爐를 사용한다(密閉하면 안 된다).

注意事項 : 明煅할 때는 약물은 반드시 한 번 紅透하여야 하며, 도중에 불을 끄면 안 된다. 白礬은 煅燒할 때에 뒤집으면 안 되는데, 그렇지 않으면 煅透하는 것이 쉽지 않게 된다. 煅할 때에는 약물은 반드시 크기에 따라 나누어서 煅하여야 한다. 섞인 채로 하게 되면 큰 것은 煅透되지 않았는데, 작은 것은 이미 불을 지나치게 받는 현상이 생긴다. 약물 중에는 煅할 때 온도를 높게 하면 안 되며, 시간이 길어서도 안 되는 것이 있는데, 이는 불을 지나치게 받아서 재가 되는 것을 피하기 위함이다.

(2) 煅 淬 法

약물을 明煅法으로 가열하여 빨갛게 달군 다음 식기 전에 일정량의 淬液이나 찬물에 담가 냉각시켜 質을 성기게 하는 방법을 煅淬法이라고 한다.

煅淬의 목적은 약물의 이화학적 성질을 變化시키고, 치료효과를 높이며, 부작용을 감소시키고, 불순물을 제거하며, 약물을 성기게 하여 분쇄와 유효성분의 추출이 쉽게 한다. 煅淬를 하는 약물에는 磁石 自然銅 爐甘石 등이 있다. 煅淬法은 質이 딱딱한 약물에 많이 응용되는데, 고온을 받아도 성기게 되지 않는 광물류, 패각류 및 임상상의 특별한 목적으로 쓰이는 약물에 응용된다.

注意事項 : 煅淬는 여러 번 반복하여 시행하여야 하는데, 액체보조재료가 흡수되어 약물이 성기게 되는 것을 기준으로 한다. 사용되는 淬液의 종류와 용량은 대상 약물의 성질과 목적에 따라 다르다.

(3) 密 閉 煅 法

약물을 고온의 진공상태에서 煅燒하여 炭으로 만드는 방법을 密閉煅法이라고 한다. 悶煅・暗煅法이라고도 한다. 煅하면 質이 너무 성기게 되거나, 炒炭하면 쉽게 炭化되는 약물에 응용한다.

密閉煅法은 약물의 성질을 變化시켜 새로운 치료효과를 내게 하며, 血餘炭 陳棕炭 등의 약물에서는 止血작용을 높인다. 乾漆 등 유독한 약물은 煅炭한 후에는 독성이 감소된다.

密閉煅의 방법은 약물을 용기에 넣고 위에 조그만 용기로 뚜껑을 덮어서 이들을 소금진흙으로 서로 밀봉하고 위에 무거운 것으로 덮어서 용기 내의 공기가 팽창하여 뚜껑이 열리는 것을 막는다. 진흙이 마를 때까지 기다리는데, 煅燒하므로써 가열하여 완전히 투과될 때까지 한다(전부 炭化). 두개의 용기를 소금진흙으로 봉한 곳에 조그만 구멍을 내고 젓가락으로 막은 다음, 爐火에서 煅燒하고 때때로 구멍과 젓가락 틈에서 나는 연기를 관찰하여 흰색이나 황색의 연기가 청색의 연기로 바뀌면서 감소하면 화력을 낮추고 煅하여 연기가 나지 않을 때 불을 끄고 식은 후에 약물을 꺼낸다. 煅炭을 만들 때는 깨끗한 약재 혹은 약재 飮片을 煅藥솥에 넣고 덮개를 덮은 다음 밀봉하여 산소가 들어가지 않게 한 상태에서 煅한 뒤 불을 끄고 솥이 완전히 식으면 꺼낸다.

注意事項 : ① 煅燒과정 중에는 약물이 열을 받아 炭化되기 때문에 많은 양의 공기 및 진한 연기가 봉한 사이로 분출되므로 습한 진흙으로 봉하여 공기가 들어가는 것을 막으면서 약물을 炭化시켜야 한다.

② 紅透한 후에는 완전히 식은 후 뚜껑을 열어야 한다. 이는 약물이 공기로 인해 연소되어 炭化되는 것을 피하기 위함이다.

③ 煅하는 용기 내에 약재를 너무 많이 넣지 말아야 한다. 이는 너무 조밀하면 煅하여도 투과되지 않으므로, 炭化되는 정도가 적어지기 때문이다.

④ 煅透의 정도는 뚜껑의 둘레에 물을 뿌려 끓는 것으로 판단하거나, 뚜껑의 둘레에 흰 종이나 흰쌀을 놓아 초황색으로 되는 것으로 판단한다.

4. 蒸·煮·燀法

(1) 蒸 法

약물을 깨끗이 한 후 술, 식초 등의 보조 재료를 가하거나 가하지 않고(淸蒸) 용기에 넣고 쪄서 일정한 정도로 만드는 방법을 蒸法이라고 한다.

蒸法의 목적은 ① 약물의 성능을 변화시켜 用藥의 범위를 넓힌다. 地黃 何首烏 등이 있다.

② 부작용을 감소시킨다. 黃精 大黃 등이 있다.

③ 약효를 보존하고 저장에 편리하게 한다. 黃芩 桑螵蛸 등이 있다.

④ 切片하기 쉽게 한다. 木瓜 天麻 玄參 등이 있다.

蒸하는 방법은 약물을 깨끗이 씻어서 물에 불리거나 보조 재료와 함께 섞은 후 불려서 시루 등의 용기에 넣고 가열하여 일정한 정도로 찐 다음 꺼낸다.

注意事項 : ① 액체보조재료를 넣어서 찌는 약물은 보조 재료가 완전히 흡수된 후에 쪄야 한다.

② 찌는 동안에는 일반적으로 먼저 센 불로 가열하여 완전히 익은 후에 약한 불로 바꾸어 용기 내에서 증기가 충분히 흡수되도록 기다려야 한다. 그러나 酒蒸할 때에 密閉되지 않은 용기에서는 먼저 약한 불을 사용하여 술기운이 흡수되어 휘발되지 않게 함으로써 酒蒸의 목적을 이루도록 하여야 한다.

③ 찔 때에는 불의 세기와 시간에 주의하여야 하며, 시간이 너무 짧게 되면 修治의 목적을 이룰 수 없다. 너무 오래 찌게 되면 약효가 떨어질 수 있으며 건조하기가 어려워진다.

보조 재료에 따라 酒蒸·醋蒸·鹽蒸 등이 있다. 酒蒸은 일정량의 술과 함께 蒸하는 방법으로 종자류 약재는 100㎏당 黃酒 20㎏을 쓰고, 뿌리 및 뿌리줄기류 약재는 黃酒 30㎏을 사용한다.

醋蒸은 일정량의 식초와 함께 蒸하는 방법으로 약재 100㎏당 식초 20㎏을 사용한다.

鹽蒸은 일정량의 食鹽水와 함께 蒸하는 방법으로 약재 100㎏당 食鹽 2㎏을 사용한다.

(2) 煮 法

약물에 보조 재료를 가하거나 가하지 않은 채로 용기에 넣고, 적당량의 물을 부어서 함께 삶는 방법을 煮法이라고 한다. 이때 고형 보조 재료는 먼저 빻아야 한다.

목적은 ① 川烏 등과 같이 약물의 독성을 없애거나 내린다.

② 遠志 등과 같이 藥性을 바꾸어 약효를 높인다.

③ 珍珠 등과 같이 약물을 깨끗하게 한다.

약물을 삶을 때는 100℃ 정도에서 비교적 긴 시간을 가열하여 보조 재료가 약재 중에 쉽게 스며들게 하여야 하고, 삶는 정도는 약물의 성질에 의하여 정해지는데 일반적으로 삶아서 중심에 白色이 없으면 透心된 것으로 한다. 물의 양이 너무 많으면 약물이 너무 익어서 진한 藥液이 약물에 다시 흡수되기 어렵다. 또한 물의 양이 너무 적으면 속까지 익기가 어려워 품질에 영향을 미치게 된다. 삶는 방법은 약물의 성질, 보조재료의 종류 및 炮製의 목적에 따라 다르다.

醋煮法은 일정량의 식초와 함께 삶는 방법으로 약재 100㎏당 식초 20㎏을 사용한다.

(3) 燀 法(水燙)

약재를 끓는 물에 넣고 단시간 동안 삶은 다음 꺼내어 種皮를 분리하는 방법을 燀法이라고 한다. 유효성분을 보존하면서 비약용 부분을 제거하여 유용한 부분을 취하기 위한 것이다. 杏仁 白扁豆 등이 이 방법을 사용한다.

먼저 많은 양의 물을 끓인 다음 약물을 한꺼번에 끓는 물에 넣고 가열하여 種皮가 팽창하여 쉽게 떨어지게 될 정도로 되면 꺼내어 찬물에 담그고 種皮와 仁을 분리하고 曬乾한 후 키로 種皮를 제거한다.

5. 複製法

잘 씻은 약물에 한 종류나 여러 종류의 보조재료를 넣고 정해진 순서대로 반복하여 修治하는 방법을 複製法이라고 한다. 複製法의 역사는 꽤 오래되었는데, 일찍이 唐代에 複製方法이 이루어졌다. [千金翼方]에는 熟地黃을 만드는 법, 乾地黃을 만드는 법이 정해져 있다. 현재는 약물의 複製法은 전통방법과 비교할 때 보조재료의 종류, 용량 및 순서에 있어 약간씩 개량되어 있다.

複製法의 목적은 ① 치료효과가 높아진다. 白附子는 生薑 白礬으로 製한 후에는 그 독성이 감소되는 외에 祛風逐痰의 치료효과가 높아진다.

② 藥性이 變化된다. 天南星은 膽汁으로 製한 후에는 그 性味가 辛溫한 것이 苦涼으로 變化된다.

③ 약물의 독성을 내리거나 없앤다. 半夏는 甘草 石灰로 製한 후에는 독성이 감소되고 치료효과가 높아진다.

방법은 약물을 일정한 용기 내에 넣고 정해진 순서에 따라 浸, 泡, 蒸, 漂 또는 다른 방법을 함께 써서 반복하여 炮製함므로써 목적하는 품질에 도달하게 한다.

6. 醱酵發芽法

(1) 醱酵法

일정한 온도와 습도에서 누룩이나 효소의 분해 작용을 이용하여 약물을 發泡시키거나 표면을 입히는 방법을 醱酵法이라 한다. 발효시키면 약물의 원래 성질을 바꾸고 새로운 치료 작용을 나타내므로 약물의 종류를 늘릴 수 있다.

발효 방법은 약물을 각각 가공처리한 후 온도, 습도가 적당한 환경에서 醱酵를 시킨다. 일반적으로 온도는 30~37℃, 상대습도는 70~80%가 적당하다. 일반적으로 醱酵한 후에 芳香性이 생기고, 매캐한 냄새가 없어지며, 약물의 표면이 黃衣로 덮이고, 내부에는 반점이 생기는 것이 醱酵가 잘 된 것이다.

주의사항으로 온도와 습도가 너무 낮으면 醱酵가 더디거나 醱酵되지 않으며, 온도가 너무 높으면 효소의 작용을 방해하므로 醱酵되지 않는다.

(2) 發芽法

잘 익은 果實이나 種子를 일정한 온도와 습도에서 싹이 나게 하는 방법을 發芽法이라고 하며 蘖法이라고도 한다. 약물을 發芽시키므로써 새로운 치료효과를 얻을 수 있다.

방법은 우선 잘 익은 보리(大麥), 기장(黍), 조(粟)나 대두(大豆)를 가지고 물에 일정한 시간 동안 담그었다가 꺼내서 물이 잘 빠지는 용기 내에 넣고 축축한 것으로 덮은 다음, 매일 물을 2~3번 뿌려서 濕潤하게 유지하면서 18~25℃의 온도에서 약 3일이 지나면 싹을 내고, 싹이 약 1㎝ 정도 되면 꺼내어 건조시킨다.

注意事項 : ① 發芽과정 중에 자주 검사하고 자주 물을 뿌려서 酸敗되어 發芽에 영향을 주는 것을 막아야 한다. 물에 담그는 시간은 기후에 따라서 적당히 조절해야 한다.

② 發芽할 때에는 鬚根이 먼저 나온 후 싹이 나오므로 반드시 싹이 일정한 정도로 자란 다음에 꺼내어 건조하여야 한다.

③ 신선하고 성숙한 果實이나 種子는 發芽率이 85% 이상이다.

7. 기타 제법

(1) 製霜法

약물을 去油하여 분말로 하거나 작은 결정으로 만드는 방법이다. 약재를 去油시켜 분말로 만드는 방법, 약재를 析出시켜 결정으로 만드는 방법, 약재를 높은 온도에서 승화시켜 분말이나 작은 결정으로 만드는 방법, 약재를 여러 차례 장시간 煎湯한 후에 찌꺼기로 남은 부분을 취하는 방법 등이 있다.

(2) 烘焙法

약물을 약한 불로 간접 혹은 직접 가열하여 충분히 건조시키는 것을 烘焙法이라고 한다.

곤충류나 약물 중에는 분쇄와 저장을 쉽게 하기 위하여 종종 이 방법을 써서 가열처리한 후에 충분히 건조해야 하는 것들이 있다. '烘'은 약물을 불 가까운 곳이나 용기나 건조실 등의 설비를 이용하여 함유한 수분을 서서히 증발시키는 방법이다. '焙'는 약물을 용기 내에서 약한 불로 단시간 가열하면서 계속 휘저어서 약물의 표면색이 짙어지고 質이 성기어지면 꺼낸다.

주의할 점은 烘焙法은 炒法과는 달리 약한 불을 사용하여 부지런히 뒤섞어서 약물이 눋지 않게 하여야 한다.

(3) 煨 法

약물을 축축한 것으로 싸서 가열된 滑石粉 중에 넣거나, 또는 직접 가열된 밀기울 중에 넣거나, 약물을 여러 겹의 종이로 싸서 가열하는 방법을 煨法이라고 한다.

煨法의 목적은 약물의 자극성이나 휘발성 성분을 제거하므로써 부작용을 없애거나, 藥性을 완화하거나, 치료효과를 높이기 위함이다.

滑石粉煨, 麥麩煨는 보조 재료가 다른 修治방법으로, 각각 滑石粉炒・麥麩炒法과는 다르다. 보조 재료의 용량, 열을 받는 정도, 시간의 길이 등은 약물에 따라 다르게 하여야 한다.

① **麵 裹 煨**: 밀가루반죽으로 싸서 煨하여, 반죽 색이 황색으로 변하면 꺼내어 냉각한 후 麵皮를 제거하는 방법이다.

② **紙 漿 煨**: 거친 草紙로 약을 세겹 이상 싼 후, 물에 넣어 흡수시킨 후 용기 내의 熱砂 속이나 火炭 속에 묻어서 草紙가 초흑색이 될 때까지 炮製한 후 냉각 제거시키는 방법이다.

③ **隔 紙 煨**: 종이(草紙) 위에 약물의 切片을 평평히 깔고, 그 위에 草紙를 또 깔기를 되풀이 한 후에 화로 근처에 놓아 휘발성 성분 및 油脂 등이 종이에 흡수되게 하여 약물의 자극성 및 부작용을 감소시키는 방법이다.

④ **烘 煨**: 철망 위에 약물의 切片을 올려놓고 화로 중에 놓거나 혹은 건조실에 넣어 烘煨함으로서 약물 중의 휘발성분을 제거하는 방법이다.

(4) 提 淨 法

提淨法은 結晶法이라고도 하며 주로 광물약을 용해, 여과, 재결정처리하여 잡질을 제거하는 방법이다. 芒硝, 硇砂 등을 만들 때 사용한다.

(5) 水 飛 法

물에 녹지 않는 광물, 패각류의 약물을 물에 넣고 반복하여 갈아서 極細末로 만드는 방법을 말한다. 水飛를 하는 목적은 ① 이물을 제거하고 약물을 깨끗하게 만든다.

② 약물을 極細末로 만들어 복용과 외용에 편리하게 한다.

③ 약물을 연마하는 과정에서 공기 중에 날려 오염되는 것을 방지한다.

④ 약물 중의 砒素, 水銀 등이나 가용성의 독성 물질들을 제거한다.

水飛하는 방법은 우선 약물을 적당히 파쇄하여 乳鉢이나 적당한 용기 내에 넣고 물을 부어 갈아서 죽처럼 되면 다시 다량의 물을 넣고 갈아서 거친 입자가 물에 가라앉으면 곧바로 용기를 기울여 현탁액을 따라 낸다. 물에 가라앉은 거친 분말은 다시 갈아서 이와 같은 과정을 계속 반복하여 용기에 하나도 남아 있지 않을 때까지 한다. 따라 낸 현탁액은 방치하여 모두 침전되기를 기다렸다가 침전되면 물을 따라 내고 건조한 다음 용기에 남은 약재분말을 부수면 극세말을 얻을 수 있다. 朱砂와 雄黃을 분쇄할 때는 鐵器와 높은 온도를 피하여야 한다.

(6) 乾 溜 法

약물을 용기 내에서 불로 가열하여 즙액을 내는 방법을 乾溜法이라고 한다.

乾溜法을 할 때의 온도는 비교적 높은데 일반적으로 120～450℃정도이다. 그러나 약재에 따라서 약물의 용해온도도 다르다. 蛋黃油는 280℃정도, 竹瀝油는 350～400℃정도, 豆類는 일반적으로 400～450℃정도에서 만든다.

최근에는 砂浴(sand bath)에서 가열하는 방법을 사용하는데, 乾溜機 상부에 응결된 액체나 용기 주위를 가열하여 아래에 고인 액체를 모은다. 약물은 가열로 인한 다양한 변화를 통하여 새로운 화합물을 만들어 낸다. 乾溜法으로 제조된 약물은 항알러지, 항진균작용, 항경련 등의 효능이 있다.

(7) 昇 華 法

수은화합물로 된 약재를 炮製할 때 흔히 이 방법을 쓴다. 즉 昇華용 가마에 원료를 넣고 密閉한 다음 일정한 시간 가열하여 昇華시킨다. 가열이 끝난 다음 昇華용 가마를 식힌다.

(8) 製 膠 法

동물의 皮, 骨, 甲, 角 등에 물을 넣고 끓여 얻은 액을 졸여 고체물질로 만드는 방법이다. 製膠하는 방법은 원료에 따라 약간 다른 점이 있으나 기본조작은 다음과 같다. 즉 원료를 적당한 크기로 자르고 물을 넣고 일정한 시간 끓이고 거른 다음 찌꺼기에 다시 물을 넣고 끓인다. 이런 조작을 5~6번을 반복하여 얻은 액을 모두 합하고 끓여 졸인다. 물기가 거의 날아간 다음 액을 틀에 부어 넣고 식히면 엉키게 된다. 이것을 잘게 썰어 완전히 말린다.

各 論

제1장 解表藥 ······ 153
제2장 清熱藥 ······ 197
제3장 瀉下藥 ······ 278
제4장 祛風濕藥 ······ 297
제5장 芳香化濕藥 ······ 326
제6장 利水滲濕藥 ······ 339
제7장 溫裏藥 ······ 366
제8장 理氣藥 ······ 382
제9장 消食藥 ······ 404
제10장 驅蟲藥 ······ 411
제11장 止血藥 ······ 420
제12장 活血祛瘀藥 ······ 439
제13장 化痰止咳平喘藥 ······ 476
제14장 安神藥 ······ 517
제15장 平肝藥 ······ 531
제16장 開竅藥 ······ 551
제17장 補益藥 ······ 563
제18장 收澀藥 ······ 658
제19장 涌吐藥 ······ 687
제20장 外用藥 ······ 694
附錄 ······ 707

제1장 解 表 藥

表邪를 發散하여 表證을 解除하는 주된 작용이 있는 약물을 解表藥이라 한다. 대부분 辛散發表, 輕揚升浮하는 약물로 구성되어 있는데 주로 肺 膀胱經에 入하고 肌表로 偏行하여 發汗을 촉진시키고, 汗出시키므로써 表邪를 解하는 작용이 있어 초기에 表證을 治愈하고 질병의 傳變을 방지하는 역할을 한다. 이론적 근거는 [素問·陰陽應象大論]의 "其在皮者, 汗而發之", "因其輕而揚之"이다.

일반적으로 外感病邪가 肌表를 침범하여 나타나는 惡寒, 發熱, 頭痛, 身痛, 無汗 혹은 有汗, 脈浮하는 증상에 응용되는데, 藥性에 따라 發散風寒藥과 發散風熱藥으로 구분하므로 表證을 風寒과 風熱로 구분하여 사용하여야 한다.

이밖에 解表藥 중에는 平喘, 化痰, 透疹, 行氣, 止嘔, 利水, 祛風勝濕, 緩和疼痛 및 明目 등의 효능도 있어, 表證에 喘咳, 透發不暢, 胸悶, 嘔吐, 水腫, 風濕關節腫痛 및 目疾 등 證을 겸한 경우에도 사용된다.

解表藥을 응용할 때는 반드시 外感風寒과 風熱의 證이 다르므로 發散風寒藥과 發散風熱藥을 選用하여야 하며, 환자의 正氣가 偏虛된 차이를 근거로 하여 助陽益氣劑나 養陰之劑 등 扶正시키는 약물을 배합하여 隨證加減하므로서 좋은 치료효과를 기대할 수 있다. 그리고 外感病中에서도 瘟病초기에 表證이 있을 때는 發散風熱藥을 選用하는 외에 淸熱解毒藥을 배합하여 응용하여야 한다.

發汗力이 비교적 강한 解表藥을 응용할 때는 發汗過多로 인한 陽氣의 耗散과 津液의 손상에 주의하여야 하며 또 陽虛自汗, 陰虛盜汗 및 久患瘡癰, 淋病失血 등 證의 환자는 外感表證이 있더라도 신중히 사용한다.

제1절 發散風寒藥

性味는 대체로 辛溫하여 辛味로서 發散시키고 溫性으로 祛寒하며 發散風寒을 주요 작용으로 하여 外感風寒으로 인한 惡寒發熱, 無汗 혹은 汗出不暢, 頭痛, 身痛, 舌苔薄白, 脈浮緊 등의 寒象이 두드러진 表證에 응용하며, 表證을 가지고 있는 咳喘, 水腫, 瘡瘍 및 風寒痺痛 등의 證에도 응용하여 치료효과를 높일 수 있다.

麻 黃 [本經]

Ephedrae Herba

異 名：龍沙[本經]・卑相[別錄]・卑鹽[別錄]

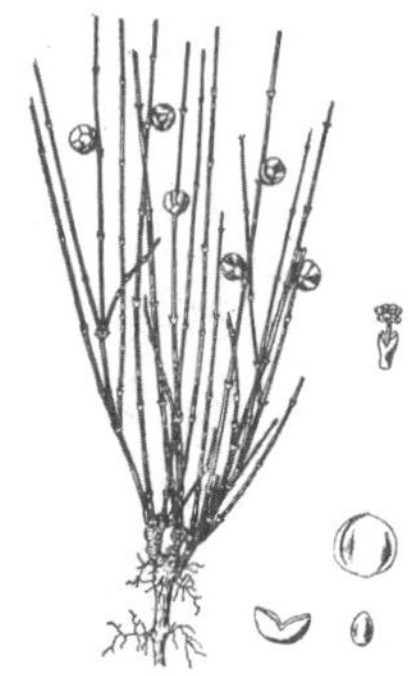

草麻黃
Ephedra sinica

【基 原】 마황과(麻黃科：Ephedraceae)에 속한 다년생초본인 草麻黃 *Ephedra sinica* Stapf, 中麻黃 *E. intermedia* Schrenk et C. A. Mey., 木賊麻黃 *E. equisetina* Bunge의 초질경이다.

【性 狀】 ① 草麻黃：줄기는 가늘고 길며 圓柱形으로 약간 편평하고 가지가 좀 갈라지며 지름은 약 1~2㎜로 약간 褐色을 띤 草質莖이다. 표면은 淡綠色 또는 黃綠色으로 가는 세로의 棱線이 있고, 손으로 만지면 약간 거칠게 느껴진다. 마디는 뚜렷하며 마디 사이의 길이는 2~6㎝이다. 마디에는 膜質의 鱗葉이 2개 있고 길이는 약 3~4㎜로 윗부분은 灰白色으로 날카롭고 긴 三角形이며, 끝은 뒤로 젖혀져 있고 밑 부분은 赤褐色이고 합쳐져서 筒狀을 이룬다. 體는 가볍고 質은 脆鬆하여 절단하기 쉬우며, 단면은 약간 섬유성으로 周邊은 綠黃色이고 髓部는 紅褐色으로 圓形에 가깝다.

② 中麻黃：줄기는 가늘고 긴 圓柱形을 이루며 지름 1.5~3㎜이고, 全草는 黃綠色으로 마디 위의 膜質鱗片葉은 3개가 輪生하며 길이 약 2~3㎜로 灰白色을 띠며 끝은 뾰족하고 마디 사이의 길이는 2~6㎝이고 손으로 만지면 감촉이 거칠다.

③ 木賊麻黃：줄기는 가늘고 긴 圓柱形으로 대부분 가지가 갈라지며 草麻黃에 비하여 좀 가늘고 지름은 약 1~1.5㎜이다. 표면은 草綠色 또는 黃綠色으로 세로로 棱線이 있으며 감촉은 거칠지 않고, 마디 사이의 길이는 1.5~3㎝이다. 마디에는 2개(간혹 3개)의 膜質鱗葉이 있으며, 길이 약 1~2㎜이고 윗부분은 짧은 三角形으로 灰白色이고 끝은 대부분 뒤로 젖혀져 있지 않으며, 밑 부분은 赤褐色 또는 黑褐色으로 합해져서 筒狀을 이룬다.

이상의 麻黃들은 줄기가 굵으며 淡綠色으로 내부가 충실하고 맛이 쓰고 떫은 것을 良品으로 한다.

【産 地】 ① 草麻黃：건조지대에 자생하는데 吉林, 遼寧, 河北, 山西, 內蒙古, 陝西, 甘肅, 寧夏, 山東, 河南省 등에 분포한다.

② 木賊麻黃：河北, 山西, 內蒙古, 陝西, 甘肅, 青海, 寧夏, 新疆, 四川省 등에 분포한다.

③ 中麻黃：吉林, 遼寧, 河北, 山西, 內蒙古, 陝西, 甘肅, 青海, 新疆, 西藏 南部 등 지역에 분포한다.

【成　分】① 草麻黃 : alkaloid 1~2%를 함유하며, 그 속의 40~90%는 *l*-ephedrine이고, 그 다음은 *d*-pseudoephedrine과 미량의 *l*-*n*-methylephedrine, *d*-*n*-methylpseudoephedrine, *l*-norephedrine, *d*-demethylpseudoephedrine, epnedine 등을 함유한다.

② 中麻黃 : 다양한 ephedrine 유도체를 함유하고 tannin, flavonoid 배당체, dextrin, inulin, 전분, pectin, cellulose, glucose 등을 함유한다.

③ 木賊麻黃 : alkaloid 1.15~1.75%를 함유하며 그중 주요한 성분은 ephedrine과 *d*-pseudoephedrine이 들어 있다. 또한 tannin, flavonoid 배당체, dextrin, inulin, 전분, pectin, cellulose, glucose 등의 糖類화합물과 蓚酸, 枸櫞酸, 사과酸, fumaric acid 등의 유기산을 함유한다.

【性　味】性은 溫하고, 味는 辛微苦하다.

【歸　經】肺·膀胱經.

【效能 主治】發汗散寒·宣肺平喘·利水消腫. 治風寒感冒, 胸悶喘咳, 風水浮腫, 氣管支哮喘. 蜜炙 潤肺止咳.

【解　說】味辛性溫하고 質이 輕한데 辛味는 發散하고 溫性은 祛寒하며 體輕升浮하여 肺와 膀胱經에 들어간다. 肺는 皮毛와 表裏가 되고, 膀胱은 一身의 表를 주관하므로 發汗解表시키고 散寒시키는 효능이 있어 外感風寒으로 表實無汗한 證을 치료한다.

능히 宣肺하여 平喘止咳하므로 邪氣가 肺에 壅遏하고 肺氣不宣하여 나타나는 咳嗽氣喘에 寒·熱·痰·飮과 表證의 有無에 상관없이 사용할 수 있다.

또한 麻疹의 透發이 不暢하거나 風疹으로 身痒 등의 병증이 있을 때 응용하고, 溫散寒邪의 효능이 있으므로 病情에 상응되는 약물을 배합하여 風濕痺痛 및 陰疽 등의 병증을 다스린다.

이 외에도 위로는 肺氣를 開宣하여 發汗하고 또한 水道를 通調케 하여 膀胱으로 下輸하여 利水케 하므로 水腫에 表證을 겸한 證에 가장 적합하다.

【炮　製】잡질을 제거하고 發汗에는 生用하고, 潤肺止咳에는 蜜炙用한다.

【用　量】內服 : 煎湯 2~8g. 外用 : 適量

【禁忌症】發汗하는 효능이 강하므로 身體虛弱, 表虛自汗, 陰虛盜汗, 肺虛喘咳의 증상에는 모두 忌하는데, 이는 過汗하면 亡陽證이 되어 正氣를 손상시킬 우려가 있기 때문이다.

【配合例】① 桂枝와 배합하면 發汗力이 증강된다(예 : 麻黃湯).

② 白朮 生薑 등을 배합하면 水腫에 表證을 겸한 證을 치료한다(예 : 越婢加朮湯).

③ 杏仁 甘草 등을 배합하여 風寒外束으로 肺氣가 壅遏하여 된 喘咳를 치료한다(예 : 三拗湯).

④ 細辛 乾薑 半夏 등을 배합하여 外感風寒에 寒飮을 겸한 喘咳를 치료한다(예 : 小青龍湯).

⑤ 石膏 杏仁 甘草 등을 배합하여 熱邪가 壅閉되어 나타나는 喘咳를 치료한다(예 : 麻杏甘石湯).

桂 枝 [本經]

Cinnamomi Ramulus

異 名 : 柳桂[重廣補注本草幷圖經]

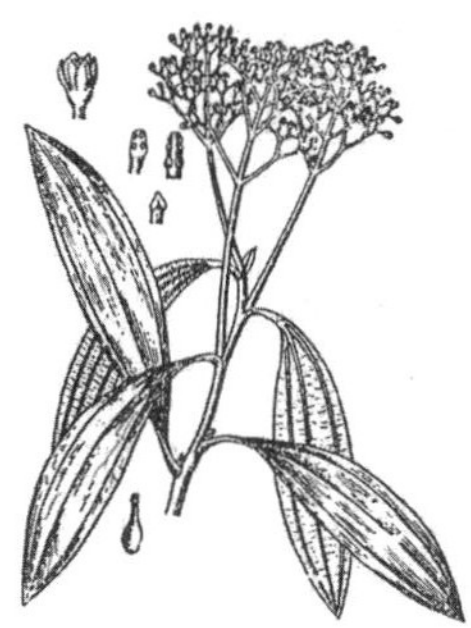

肉桂
Cinnamomum cassia

【基 原】 녹나무과(樟科 : Lauraceae)에 속한 常綠喬木인 肉桂 *Cinnamomum cassia* Presl의 어린 가지이다.

【性 狀】 긴 圓柱形으로 많은 가지가 있으며 길이 30~75㎝, 굵은 쪽의 지름은 3~7㎜이다. 바깥 면은 褐色~赤褐色으로 모가 난 것도 있다. 가는 주름과 잎, 가지 또는 새싹이 붙었던 흔적이 있다. 質은 단단하고 부스러지기 쉬우며 꺾은 면의 皮部는 赤褐色이고 木部는 黃白色~엷은 黃褐色이며 髓部는 方形을 나타낸다. 특이한 향기가 있으며 맛은 조금 맵고 껍질 부분은 더욱 진하다.

【產 地】 栽植하는데 越南이 주산지이다. 그 외에도 중국의 廣西, 廣東省, 雲南, 福建省 등에도 분포한다.

【成 分】 정유를 1~2% 함유하며, 정유 중 주요성분은 cinnamaldehyde로 64.75%(건조 중량의 1%이상)를 차지하며, 5~6년생 수목의 정유함량이 최고로 높다. 이외에 phenylpropyl acetate, cimnamic acid, cinnamyl acetate, salicyladehyde, anhydrocinnzeylanol, 2'-hydroxycinnamal 등을 함유한다.

【性 味】 性은 溫하고, 味는 辛甘하다.

【歸 經】 心·肺·膀胱經.

【效能 主治】 發汗解肌·溫經通脈·助陽化氣. 治風寒感冒, 脘腹冷痛, 血寒經閉, 關節痹痛, 痰飮, 水腫, 心悸, 奔豚.

【解 說】 辛味는 散하고 溫性은 通行케 하여 外로는 表에 작용하여 오로지 肌表의 風寒을 發散하며, 四肢에 橫走하여 經脈을 宣通케 하며 關節을 利하게 한다. 또한 溫通의 작용은 活血通經하고 散寒止痛하는 효능이 있어 外感風寒과 風寒濕痺 및 經閉, 痛經 등 증상을 치료하는 要藥이 된다.

發汗작용은 麻黃에 비하여 緩和하므로 風寒表證의 無汗과 有汗을 막론하고 적용할 수 있으며, 더욱이 體虛感冒로 上肢肩臂가 疼痛한 證 등에 적합하다.

痰飮과 蓄水를 치료하는데 이는 溫化의 작용이 있기 때문이다. 水濕의 陰邪는 陽을 得하게 되면 化濕하게 되므로, 桂枝는 通陽化氣의 효능으로 化濕利水의 효과를 증강케 하고 利水化濕藥과 배합하여 상용하므로서 陽氣不行으로 水濕이 停留되어 나타나는 痰飮과 蓄水의 證을 치료하게 된다.

汗出, 惡風의 表虛證을 치료하는데, 酸斂시키는 약물을 배합하여 한편으로는 發散시키고 또 한편으로는 收斂하여 營衛를 조화케 하여 散風斂營되고 表邪가 解하게 되며, 大汗出하는 弊가 없이 病證이 치료된다. 소위 桂枝가 無汗에는 發汗시키고, 有汗에는 止汗시킨다는 說은 이와 같이 배합된 약물의 효과이며, 실제로 桂枝는 辛溫發散시키는 약물로 止汗작용은 없다. 그러므로 陰虛盜汗에 桂枝를 誤用하면 火邪가 심해져 盜汗이 더욱 심하게 되어 亡陽證을 일으켜 動風 또는 動血 등의 증상이 나타난다.

【炮 製】 물에 담가 물기가 충분히 스며들면 꺼내어 썰어서 건조한다.

【用 量】 4~12g.

【禁忌症】 溫熱病, 陰虛陽盛, 血熱妄行證과 孕婦, 月經過多者는 복용을 忌한다.

【配合例】 ① 麻黃과 배합하여 風寒表實無汗, 惡寒發熱을 치료한다(예 : 麻黃湯).

② 芍藥과 배합하여 表虛有汗, 表證不解, 惡風發熱을 치료한다(예 : 桂枝湯).

③ 附子와 배합하여 風寒濕痹와 邪氣가 經絡에 阻滯하여 된 肩臂關節痠痛을 치료한다(예 : 桂枝附子湯).

④ 吳茱萸 當歸 川芎 芍藥 등을 배합하여 血寒瘀滯로 인한 經閉와 經痛을 치료한다(예 : 溫經湯).

⑤ 茯苓 白朮 甘草 등을 배합하여 陰寒의 阻遏로 陽氣가 不行하여 水濕이 停留한 痰飮喘咳를 치료한다(예 : 苓桂朮甘湯).

紫 蘇 葉 [藥性論]

Perillae Folium

異 名 : 蘇[別錄] · 蘇葉[本草經集注] · 紫菜[食物名實圖考]

【基 原】 꿀풀과(脣形科 : Labiatae)에 속한 1년생초본인 차조기(蘇葉) *Perilla frutescens* var. *acuta* Kudo 또는 주름소엽 *P. frutescens* Britton var. *crispa* Decne의 잎 및 끝 가지로, 여름에 줄기와 잎이 무성할 때 채취하여 曬乾한다.

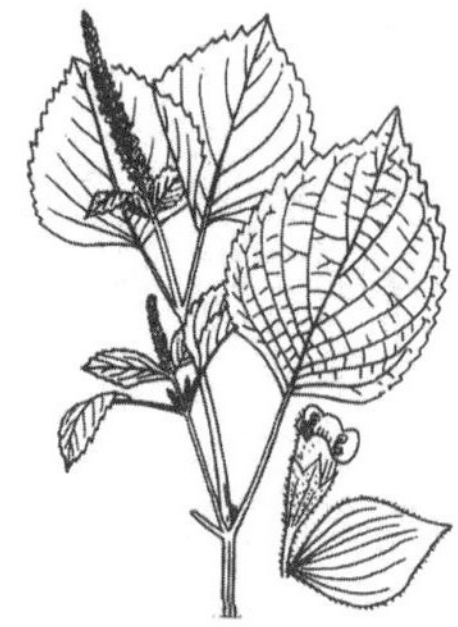
차조기
Perilla frutescens var. *acuta*

【性　狀】주름지고 쭈그러진 잎과 그 파편이며 때때로 가는 줄기를 가진다. 잎은 양면이 모두 褐色을 띤 紫色이거나 윗면은 灰綠色～綠褐色이고 뒷면은 褐色을 띤 紫色을 띤다. 형체가 고른 잎을 물에 담가 주름을 펴 보면 엽신은 넓은 卵形～倒心臟形이고 끝쪽은 약간 뾰족하며 길이 5～12㎝, 너비 5～8㎝이고 엽연에는 톱니가 있다. 基部는 넓은 창 모양을 하고 길이 3～5㎝의 엽병을 갖고 있다. 줄기 및 엽병의 횡절면은 方形이다. 잎을 확대경으로 보면 양면에 드문드문 털이 있고 특히 엽맥 위에 더욱 많으며 뒷면에는 가는 선모를 볼 수 있다. 냄새가 있고 맛은 약간 쓰다.

【産　地】우리나라 각지에서 재배하고 있으며, 중국의 江蘇, 浙江, 河北 등의 省에 분포한다.

【成　分】葉에는 정유성분으로 주로 rosmarinic acid, dillapiol, perillaldehyde, elemicin 등이며, myristicin, rosmarinic acid methyl ester, caffeic acid, perillaketone, protocatechuic acid, vanilic acid, ursolic acid, tormentic acid, egomaketone, α-pinene, β-pinene, camphene, limonene, linalool, menthone, menthol, eugenol, elemicin, β-caryophyllene, *p*-cymene, benzaldehyde 등도 함유한다.

【性　味】性은 溫하고, 味는 辛하다.

【歸　經】肺・脾經.

【效能 主治】解表散寒・行氣和胃. 治風寒感冒, 咳嗽嘔惡, 姙娠嘔吐, 魚蟹中毒.

【解　說】性味가 辛溫하고 芳香이 있어 肺 脾經에 들어가 風寒의 邪氣를 發散시킬 뿐 아니라 또한 行氣寬中시켜 惡寒, 發熱, 頭痛, 鼻塞, 無汗에 咳嗽를 겸한 外感風寒表證에 효과가 있으며, 表寒에 氣滯를 겸하여 胸悶不舒한 證에 적합하다.

脾肺氣滯로 인한 咳嗽痰多 및 胸悶嘔惡 등 證에 적용한다. 그러므로 風寒表證에 胸悶嘔惡 등 證이 겸하여 나타나면 紫蘇를 사용하는 것이 가장 적합하다.

發汗작용은 麻黃과 桂枝에 미치지 못하므로 外感風寒의 輕證에 상용하고, 安胎의 효능은 行氣시키는 작용 때문이며, 行氣시키면 氣機가 通暢하게 되어 胎氣가 自和되기 때문이다.

葉과 梗과 種子를 구분하여 응용하는데 蘇葉은 發表散寒시키고, 蘇梗은 理氣安胎시키며, 蘇子는 降氣消痰하므로 外感風寒에는 蘇葉을 多用하고, 胸悶嘔惡와 氣滯 및 胎動不安에는 蘇梗을 多用하며, 痰多喘咳에는 蘇子를 多用한다.

【炮　製】잡질과 老梗을 제거하고 사용한다.

【用　量】內服：煎湯 4～12g, 外用：적당량을 搗敷 혹은 煎水洗. 장시간 煎湯하여서는 안 된다.

【禁　忌】辛溫하여 發汗行氣 하므로 陰虛, 氣虛 및 溫病者는 愼用한다.

【配合例】① 杏仁 前胡 桔梗 등을 배합하여 外感風寒으로 惡寒發熱하고 無汗에 咳嗽를 겸한 증상을 치료한다(예 : 杏蘇散).

② 香附子 陳皮 등을 배합하여 表寒에 氣滯로 胸悶을 兼한 증상을 치료한다(예 : 香蘇散).

③ 藿香 半夏 陳皮 등을 배합하여 脾胃氣滯로 胸悶不舒하고 惡心嘔吐하는 증상을 치료한다(예 : 藿香正氣散).

④ 砂仁 木香 陳皮 등을 배합하여 妊娠惡阻와 氣滯로 인한 胎動不安을 치료한다.

⑤ 生薑과 같이 사용하여 魚蟹毒을 치료한다.

荊　芥 [吳普本草]

Schizonepetae Spica

異 名 : 假蘇[本經] · 鼠蓂[本經] · 姜芥[別錄] · 一捻金[和漢藥考]

【基　原】꿀풀과(脣形科 : Labiatae)에 속한 1년생초본인 형개(荊芥) *Schizonepeta tenuifolia* Briquet의 꽃대(花穗)이다. 중국에서는 꽃대를 荊芥穗, 全草는 荊芥라 한다.

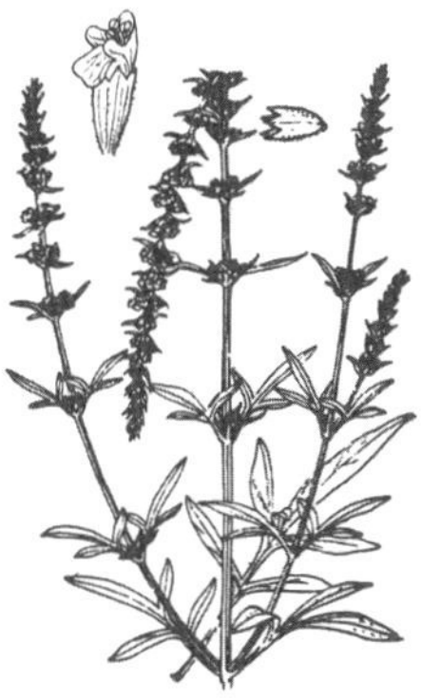

형개
Schizonepeta tenuifolia

【性　狀】보통 꽃대(花穗)만으로 되나 때때로 줄기에 對生하는 잎을 가지는 것도 있다. 줄기는 紡錘形이며 紫褐色을 띠고 잎은 線狀 또는 좁은 披鍼形이며 때로는 떨어져 있다. 꽃대(花穗)는 길이 5~10㎝이고 작은 순형화(脣形花)와 때로는 열매를 가지는 꽃받침통이 붙어 있다. 확대경으로 보면 전체적으로 유백색의 짧은 털을 볼 수 있다. 특이한 냄새가 있고 입속에 넣으면 약간 시원한 느낌이 있다.

【産　地】우리나라 각지에서 재배하고 있으며, 중국의 주산지는 江蘇, 浙江, 河南, 河北, 山東 등이며 대부분 재배한다.

【成　分】지상부, 穗, 梗 각각에는 정유 1.12%, 1.69%, 0.60%를 함유하고, 그중에 주요성분은 pulegone, menthone, isomenthone, isopulegone, 또한 benzal-dehyde, cymene, limonene, neomenthol, menthol, piperitone, piperitenone, humulene, caryophyllene 등이다.

【性　味】性은 微溫하고, 味는 辛하다.

【歸　經】肺・肝經.

【效能 主治】解表散風・透疹. 治感冒, 頭痛, 痲疹, 風疹, 瘡瘍初起. 炒炭治便血, 崩漏, 産後血暈.

【解　說】輕揚하여 疏散하나 辛하되 烈하지 않고, 微溫하여 燥하지 않아 그 性이 비교적 和平하여 風邪를 發散하는데 뛰어나다. 따라서 風寒과 風熱을 疏散하고 血中의 風熱을 疏散하므로 外感風寒과 風熱의 表證에 모두 사용된다.

荊芥의 芳香은 輕揚疏散하므로 血分의 風熱이 上部에 鬱遏하여 頭痛目赤하고 咽喉가 腫痛한 證에 더욱 마땅하며, 痲疹透發不暢과 風疹瘙痒 및 瘡瘍초기에 적용하는데 이는 辛(溫)한 性味가 病邪를 透邪시켜 밖으로 나가게 하므로 써 病을 치료하게 된다.

【炮　製】無汗에는 生用하고, 有汗에는 炒用하며, 止血에는 炒炭하여 사용한다.

【用　量】4~12g. 內服：煎湯, 혹은 入丸散. 外用：搗敷, 研末調敷 或煎水洗.

【禁忌症】表虛有汗과 發熱이 重하고 惡寒이 輕少한 者, 陰虛頭痛者, 血虛發熱, 陰虛火盛으로 인하여 頭痛目赤이 된 者는 복용을 忌한다.

【配合例】① 防風 羌活 등을 배합하여 風寒表證인 惡寒發熱, 無汗頭痛 등 證을 치료한다(예：荊防敗毒散).

② 薄荷 連翹 金銀花 등을 배합하여 風熱表證인 發熱頭痛, 咽喉腫痛, 혹은 目赤 등 證을 치료한다(예：銀翹散).

③ 蟬蛻 牛蒡子 薄荷 金銀花 등을 배합하여 痲疹透發不暢과 風疹瘙痒 및 瘡瘍초기에 表證이 있는 증상을 치료한다(예：竹葉柳蒡湯).

④ 阿膠 艾葉 甘草 등을 배합하여 崩漏下血을 치료한다(예：膠艾湯).

羌　活 [本經]

Osterici seu Notopterygii Radix et Rhizoma

異 名：羌靑[本經]・胡王使者[吳普本草]・羌滑[本草蒙筌]・蠶羌[中草藥滙編]

【基　原】미나리과(繖形科：Umbelliferae)에 속한 다년생초본인 강호리 *Ostericum koreanum* Maximowicz의 根, 羌活 *Notopterygium incisum* Ting 혹은 寬葉羌活 *N. forbesii* H. Boissieu의 根莖 및 根을 기원으로 한다.

【性　狀】① 강호리：紡錘形의 主根과 여러 개의 곁뿌리로 이루어지고 根頭部

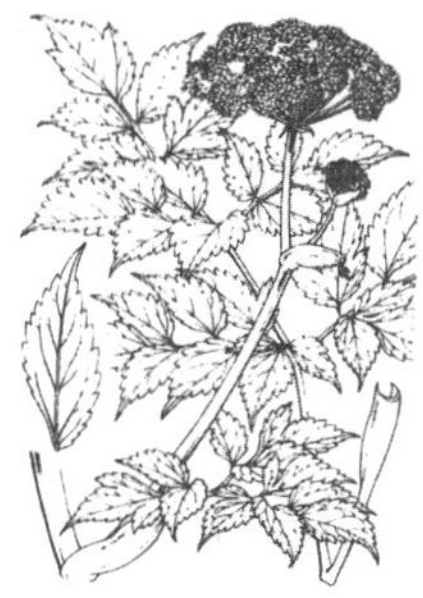

강호리
Ostericum koreannm

에는 줄기의 殘基가 남아 있으며 그 둘레에 紫色의 側芽가 2~5개 붙어 있다. 길이 15~30㎝, 지름 2~5㎝이다. 바깥 면은 黃褐色~褐色이며 세로주름이 많고 군데군데 잔뿌리 자국이 남아 있다. 꺾은 면을 확대경으로 보면 皮層은 엷은 黃色이고 木部는 黃色이며 褐色의 形成層이 뚜렷하다. 횡절면을 현미경으로 보면 코르크층 아래 후각조직이 있고 수지도가 동심성으로 배열되어 있다. 導管은 방사상으로 발달되었으며 모든 柔組織에는 전분립이 들어 있다. 특유한 냄새가 있고 맛은 처음에는 달고 시원하며 뒤에는 조금 쓰다.

② 羌活 : 약간 구부러진 圓柱形~圓錘形으로 길이는 3~10㎝, 지름이 0.5~2.0㎝이다. 때로는 根莖이 分枝되어 있다. 표면은 黃褐色~暗褐色을 띤다. 根莖의 꼭대기에는 약간 圓形의 줄기 흔적이 있고, 때때로 짧은 줄기의 잔기가 붙어 있으며, 표면에는 도드라진 마디가 있고 마디 사이가 보통 짧다. 마디에는 혹 모양의 뿌리 흔적이 있다. 뿌리의 바깥 면에는 조잡한 세로의 주름 및 혹 모양의 잔뿌리 흔적이 있다. 質은 가볍고 약간 약하여 쉽게 끊어진다. 횡절면은 방사상의 갈라진 무늬가 있고 皮層은 黃褐色이거나 褐色이며 木部는 淡黃色~엷은 灰黃色을 띠고 수부는 灰白色 또는 淡褐色을 띤다. 확대경으로 보면 皮層 및 髓部에 褐色의 가느다란 油點이 있다. 특이한 향내가 있고 맛은 처음에는 약간 시다가 뒤에는 약간 맵고 알알하다.

③ 寬葉羌活 : 根莖 및 根으로서 根莖은 원주상이고 위쪽 끝은 줄기 및 엽초의 흔적이 나와 있으며 根은 원추형으로 세로로 주름무늬와 皮孔이 있다. 표면은 褐色이고 根莖 가까운 곳에는 비교적 치밀한 환형 무늬가 있다. 길이는 4~13㎝, 지름은 0.6~2.5㎝이다. 어떤 것은 根莖이 거칠고 크며 불규칙한 결절상으로 위쪽 끝에는 여러 개의 줄기 기저부가 있고 뿌리는 비교적 가늘다. 뿌리는 쉽게 꺾인다. 절면은 약간 평탄하며 껍질은 엷은 灰黑褐色이고 木部는 黃白色이다.

이 약의 맛은 약간 쓰고 비교적 담백하다.

【產 地】 우리나라 각지에서 재배하는데 강원도가 주산지이다. 羌活은 四川, 雲南, 青海, 甘肅 등의 省에서 생산되고, 寬葉羌活은 주로 四川, 青海, 陝西, 河南 등의 省에서 생산된다.

【成 分】 根莖에는 coumarin類 화합물이 있는데 이에는 isoimperatorin 0.38%, cnidilin 0.345, notopterol 1.2%, bergapten 0.009%, demethylfuropinnarin, bergaptol 0.088%, nodakenetin 0.04%, columbianetin, columbiananine, imperatorin, marmesin 등이 있고, 페놀 성분으로는 *p*-hydroxyphenethyl anisate 0.005%, ferulic acid 0.89% 가 있고, 스테롤 화학물로는 β-sitosterol glucoside, β-sitosterol 등이 있다. 정유는 약 2.7%로서 그 성분은,

α-thujene, α,β-pinene, β-ocimene, γ-terpinene, limonene, 4-terpinenol, bornylacetate, α-copaene, β-farnesene, apiol, guaiol, benzylbenzoate 등이다. 지방산으로는 methyltetradecanoate, methylhexadecanoate, methyloctadecanoate, methyleicosanoate 등이다.

【性　味】性은 溫하고, 味는 辛苦하다.

【歸　經】膀胱・腎經.

【效能 主治】散寒・祛風・除濕・止痛. 治風寒感冒頭痛, 風濕痹痛, 肩背痠痛.

【解　說】上昇發散하는 작용이 강하여 肌表의 游風과 寒濕의 邪氣를 發散시키고 關節을 通利하여 止痛시키는 효능이 있다. 따라서 外感風寒과 風濕으로 인한 頭身疼痛과 風寒濕邪로 인한 關節疼痛을 치료하는데, 특히 上半身의 風寒濕痹에 뛰어난 효과가 있다.

外感表證에 羌活이 氣香性散하여 表의 風寒濕邪를 發散시키는 효능이 좋으므로 表證이 風寒에 속하고 濕을 겸하여 나타나는 寒熱無汗, 頭痛如裹, 項背强痛, 骨節酸疼, 肢體沈重한 증상에 마땅하다.

風寒濕痹에 羌活이 風濕을 祛하고 寒邪를 散하여 利關節하는 효능이 있어 痹證을 치료하는 要藥이 된다. 그런데 "直上頂巓, 橫行支臂"하는 특징이 있어 上半身의 痹痛에 효과가 있고, 偏勝하는 邪氣에 따라 관련이 있는 약물과 배합을 하여야 한다. 예를 들면 風邪偏勝에는 桂枝 防風 威靈仙 薑黃 등과 같이 사용하고, 寒邪偏勝에는 附子 細辛 炙甘草 등과 같이 사용하여야 하며, 濕邪偏勝에는 薏苡仁 蒼朮 防己 등과 배합하여야 한다.

이 외에 水腫과 瘡瘍腫毒에도 응용되는데 水腫은 羌活이 疏風透表하기 때문으로 陽水로써 遍身水腫, 二便不利한 證을 치료하고, 瘡瘍腫毒은 羌活의 辛溫한 性味로 解表하기 때문이며 瘡瘍초기에 風寒表證이 있고 寒熱無汗한 경우에 사용한다.

【炮　製】잡질을 제거하고 씻은 후 厚片으로 절편해서 사용한다.

【用　量】內服：煎湯 4～12g. 혹은 入丸散.

【禁忌症】血虛痹痛, 氣血虧虛者 및 表虛汗多症에는 복용을 忌한다.

【配合例】① 防風 細辛 白芷 川芎 등을 배합하여 外感風寒으로 인한 惡寒發熱, 頭痛身痛을 치료한다(예：九味羌活湯).

② 防風 薑黃 當歸 赤芍藥 甘草 등을 배합하여 風寒濕邪로 인한 肩臂肢節疼痛을 치료한다(예：蠲痺湯).

③ 附子 白朮 甘草 등을 배합하여 風濕相搏, 掣痛不可屈伸 등을 치료한다(예：羌附湯).

④ 獨活 防風 川芎 藁本 蔓荊子 등을 배합하여 肩背痛不可回顧, 脊痛項强 등을 치료한다(예：羌活勝濕湯).

⑤ 荊芥 防風 등을 배합하여 風寒表證의 瘡瘍초기를 치료한다(예：荊防敗毒散).

白 芷 [本經]

Angelicae Dahuricae Radix

異 名：芳香[本經]・白茝[別錄]・苻蘺[吳普本草]・香白芷[夷堅志]

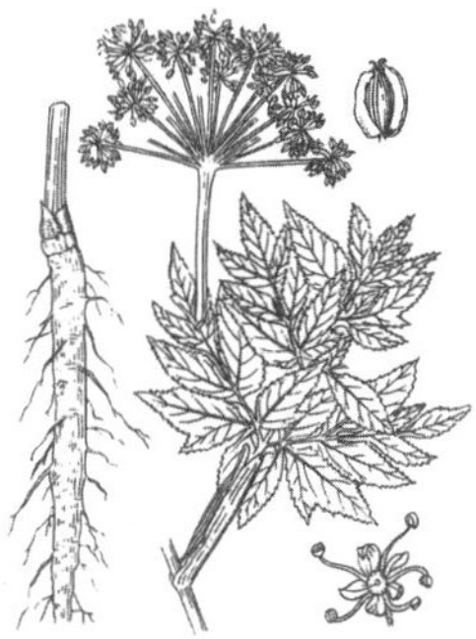

구릿대
Angelica dahurica

【基 原】미나리과(繖形科：Umbelliferae)에 속한 다년생초본인 구릿대(興安白芷) *Angelica dahurica* Bentham et Hooker 또는 杭白芷 *A. dahurica* Bentham et Hooker f. var. *formosana* (Boiss.) Shan et Yuan의 根이다.

【性 狀】짧은 主根으로부터 긴 뿌리가 많이 갈라져서 대체로 紡錘形을 이루고 길이 10~25㎝이며 바깥 면은 灰褐色~어두운 褐色을 띤다. 根頭部에는 약간의 葉鞘가 남아 있고 좁게 두드러진 돌림마디가 있다. 뿌리에는 세로주름과 세로로 두드러진 여러 개의 가는 뿌리 자국이 있다. 횡절면은 灰白色으로 빈틈이 많고 중앙부는 어두운 褐色을 띤다. 특이한 냄새가 있고 맛은 약간 쓰다.

【産 地】우리나라 전국각지에 분포하며 재배하기도 한다. 중국에서는 河南의 長葛, 禹懸에서 생산되는 白芷는『禹白芷』라 부르고, 河北의 安國에서 생산되는 것은『祁白芷』라 부른다.『杭白芷』는 浙江에서 생산되며,『川白芷』는 四川에서 주로 생산된다.

【成 分】根에는 coumarin계 성분 imperatorin, isoimperatorin, alloisoimperatorin, alloimperatorin, oxypeucedanin, isooxypeucedanin, oxypeucedanin hydrate, byakangelicin, byakangelicol, neobyakangelicol, phellopterin, xanthotoxol, bergapten, cnidilin, 및 pabulenol 등을 함유한다. 또한 지방산인 sistosterol과 palmitic acid도 함유한다.

【性 味】性은 溫하고, 味는 辛하다.

【歸 經】肺・胃・大腸經.

【效能 主治】散風除濕・通竅止痛・消腫排膿. 治感冒頭痛, 眉棱骨痛, 鼻塞, 鼻淵, 牙痛, 白帶, 瘡瘍腫毒.

【解 說】辛味는 發散祛風하고, 溫燥한 性은 除濕시키며, 芳香은 通竅하므로 能히 肺・胃・大腸 三經의 風濕之邪를 발산하는데 사용되나 주로 胃經의 主藥으로 사용된다. 足陽明胃經은 頭面을 上行하므로 外感風邪로 인한 頭目昏痛, 眉棱骨痛, 牙痛 및 鼻淵流涕 등의 病證을 치료하는 要藥이 된다.

또한 祛風除濕하는 효능이 있어 風濕으로 인한 痺痛과 皮膚瘙痒을 치료하고,

燥濕止帶하는 효능으로 婦女의 寒濕帶下證에 상용하는 약물이 된다.

이 외에 消腫排膿하는 효능은 辛味의 작용 때문으로 癰疽瘡瘍, 毒蛇咬傷 등에 外科에서 상용하는 보조약으로 內服과 外用 모두 사용된다.

【炮　製】잡질을 제거하고 물에 담가 물기가 스며들면 두껍게 썰어 건조하여 사용한다.

【用　量】內服：煎湯 12~14g；혹은 入丸散. 外用：適量, 研末敷.

【禁忌症】陰虛火旺者와 血虛有熱者는 忌하고, 癰疽已潰에는 점차적으로 減用한다.

【配合例】① 防風 羌活 등을 배합하여 外感風寒으로 인한 頭痛, 鼻塞을 치료한다(예：九味羌活湯).

② 川芎 防風 등을 배합하여 陽明經頭痛, 眉棱骨痛, 頭風痛, 齒痛 등을 치료한다(예：川芎茶調散).

③ 蒼耳子 辛夷 薄荷 등을 배합하여 鼻淵을 치료한다(예：蒼耳散).

④ 金銀花 穿山甲 天花粉 등을 배합하여 瘡瘍초기에 紅腫熱痛한 증상을 치료한다(예：仙方活命飮).

防　風 [本經]

Saposhnikoviae Radix

異 名：屛風[別錄]・百枝[吳普本草]・銅芸[本經]

【基　原】미나리과(繖形科：Umbelliferae)에 속하는 다년생초본인 防風 *Saposhnikovia divaricata* Schischkin의 根이다.

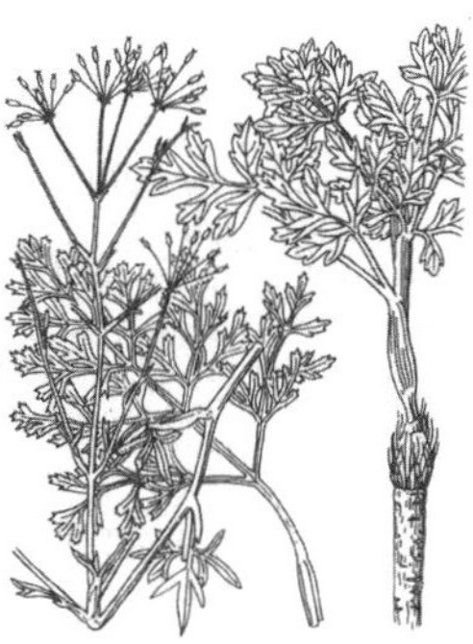

防風
Saposhikovia divaricata

【性　狀】圓柱狀을 이루고 길이 15~20㎝, 지름 7~15㎜이고 아래쪽은 약간 가늘다. 바깥 면은 엷은 褐色을 띠며 根莖의 윗부분에는 촘촘히 돌림마디 모양의 세로주름이 있고 褐色의 털 모양으로 된 葉鞘의 殘基가 붙어 있는 것도 있다. 뿌리에는 많은 세로주름과 가는 뿌리의 자국이 있다. 이 약의 횡절면을 확대경으로 보면 가장자리는 灰褐色이고 빈틈이 여러 개 보이며 중앙은 둥글고 黃色을 띤다. 특이한 냄새가 있고 맛은 약간 달다.

【產　地】중국에서는 西北 및 河北, 內蒙古, 陝西省과 山西省 등의 지역에 분포하며, 주로 東北과 內蒙古의 東北에서 생산된다.

【成　分】nodakenin, 3′-O-angeloylhamaudol, imperatorin, phellopterin을 함유하고,

정유 성분으로 octanal, nonanal, hexanal, cuparene, β-eudesmol 등을 함유한다.

【性　味】性은 溫하고, 味는 辛甘하다.

【歸　經】肝・脾・膀胱經.

【效能 主治】解表祛風・勝濕・止痙. 治感冒頭痛, 風濕痺痛, 骨節酸痛, 風疹瘙痒, 四肢攣急, 破傷風.

【解　說】性味가 辛甘微溫하고, 質이 柔潤하여 膀胱 肝 脾 3經에 들어가 周身을 善行하고 風邪를 祛하여 治風에 通用하는 要藥이 된다.

外感表證의 상용약으로 祛風解表하는 효능이 뛰어나 外感表證에 寒熱虛實을 막론하고 사용되어 惡寒發熱, 頭痛身痛 등의 風寒證과 風熱에 의한 目赤咽痛 등 證을 치료한다.

風寒의 邪를 祛하여 解表하고 또한 風濕을 祛하여 止痛케 하므로 風寒의 表證과 風濕으로 인한 痺痛을 치료하는데 상용되어 風寒濕痹, 關節疼痛, 四肢攣急 등 證에 사용된다. 이와 같은 효능은 防風의 性味가 微溫하되 燥하지 않고 甘緩하여 峻烈하지 않아 性이 비교적 緩和하므로 防風을 風藥 중에 潤劑라 부르게 되었으며, 防風이 肝脾經에 入하고 肝主筋, 脾主四肢 하므로 防風의 勝濕은 經絡筋骨 중의 風濕之邪를 제거하는데 유효하다.

또한 祛風止痒하는 효능이 있어 風瘡疥癬 혹은 皮膚瘙痒 등을 치료하고, 肝經에 入하여 祛風, 解痙하는 효능이 있어 破傷風, 角弓反張, 牙關緊閉, 抽搐痙攣 등 證에도 사용된다.

荊芥와 防風은 모두 散風解表작용이 있고 藥力이 緩和하여 風寒과 風熱表證에 함께 사용되는데, 防風의 祛風解表작용은 全身疼痛을 치료하는데 荊芥보다 뛰어나고, 荊芥는 發汗解表하는 작용이 防風에 비하여 우수하므로 解表發汗에는 兩者를 같이 사용한다.

【炮　製】물에 담가 수분이 흡수되면 절편하여 사용하고, 發表에는 生用하고, 止痒에는 蜜炙하며, 發痘에는 酒洗하고, 止瀉에는 炒用하며, 止血에는 炒炭한다.

【用　量】內服：煎湯 2～12g. 혹은 入丸散. 外用：適量, 煎水熏洗, 硏末調敷.

【禁忌症】乾薑 藜蘆 白蘞 芫花를 惡하고, 萆薢를 畏한다. 陰虛火旺과 血虛發痙者는 복용을 忌한다.

【配合例】① 羌活 蒼朮 細辛 川芎 등을 배합하여 外感風寒濕邪로 인한 惡寒發熱, 頭項强痛 등 증상을 치료한다(예：九味羌活湯).

② 羌活 當歸 薑黃 赤芍藥 黃芪 甘草 등을 배합하여 風寒濕痹, 關節疼痛, 四肢攣急 등 증상을 치료한다(예：蠲痺湯).

③ 黃芪 白朮을 배합하여 表虛自汗, 易感風邪한 증상을 치료한다(예：玉屛風散).

④ 天南星 白附子 天麻 등을 배합하여 破傷風으로 牙關緊閉, 四肢抽搐, 角弓反張

등의 증상을 치료한다(예 : 玉眞散).

⑤ 陳皮 白朮 白芍藥 등을 배합하여 腹痛, 泄瀉 등 증상을 치료한다(예 : 痛瀉要方).

藁 本 [本經]

Ligustici Tenuissimi Rhizoma et Radix

異 名 : 藁茇[山海經] · 鬼卿[本經] · 地新[本經] · 山茝[廣雅] · 蔚香[廣雅] · 微莖[別錄]

【基 原】 미나리과(繖形科 : Umbelliferae)에 속한 다년생 초본인 고본(細葉藁本) *Ligusticum tenuissimum* Kitagawa (=*Angelica tenuissima* Nakai), 藁本(西藁本) *L. sinense* Oliv. 또는 遼藁本 *L. jeholense* Nakai et Kitagawa의 根莖 및 根이다.

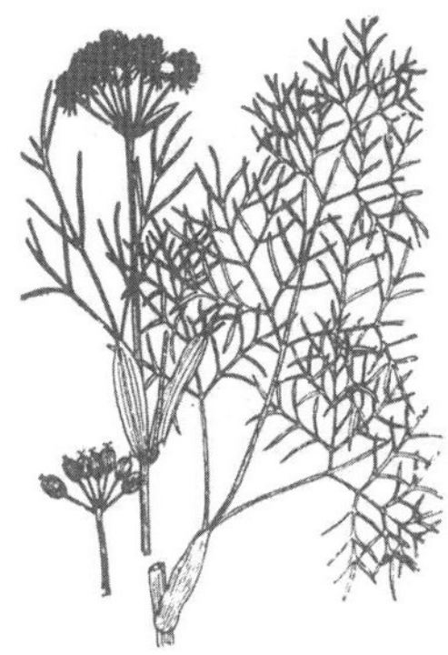

고본
Ligusticum tenuissimum

【性 狀】 고르지 않게 갈라진 긴 圓柱形이고 길이 5~9㎝, 지름 7~20㎜, 根頭部에는 줄기의 殘基가 남아 있다. 바깥 면은 灰褐色~褐色이고 質은 단단하다. 꺾은 면은 黃白色이며 꺼칠꺼칠하고, 중심부가 비어 있는 것도 있다. 특이한 향기가 있고 맛은 맵다.

藁本(西藁本)은 根莖이 불규칙한 결절상원주형으로 약간 구부러지고 分枝되며 길이 3~10㎝, 지름 1~2㎝이다. 표면은 갈색 또는 암갈색으로 거칠고 세로로 주름무늬가 있고, 위쪽에는 오목하고 둥근 줄기흔적이 여러 개 있으며, 아래에는 점 모양으로 돌기된 뿌리흔적이 있거나 뿌리가 여러 개 있다. 가볍고 비교적 단단하며 쉽게 꺾어지고, 꺾은 면은 노란색 또는 황백색이고 섬유상이다. 향기가 강하고 맛은 맵고 쓰며 약간 마비성이다.

遼藁本은 비교적 작고, 根莖은 불규칙한 團塊狀이거나 柱狀이며, 다수의 가늘면서 길고 굴곡되어 있는 뿌리가 있다.

【産 地】 고본은 우리나라 각지의 高山에 자생하고, 또한 각지에서 재배하고 있다. 藁本(西藁本)은 河南, 陝西, 甘肅, 江西, 湖北, 四川, 山東, 雲南 등의 省에서 생산되고, 遼藁本은 吉林, 遼寧, 河北, 山東, 山西 등의 省에서 생산된다.

【成 分】 정유가 0.85%가 있는데, 그중에는 neocnidilide 25%, limonene 14.44%, cnidilide 10.78%, 4-terpineol 8.0%이며, 또한 α-pinene, sabinene, camphene, myrcene, phellandrene, terpinene, camphor, lavandulol 등을 함유한다.

遼藁本은 정유를 1.3% 함유하고, 그중에는 phellandrene 33.32%, 4-terpinyl acetate 13.82%, myristicin 9.05%, ligustilide 6.23%이다.

【性　味】性은 溫하고, 味는 辛하다.

【歸　經】膀胱經.

【效能 主治】祛風・散寒・除濕・止痛. 治風寒感冒, 巓頂疼痛, 風濕肢節痺痛.

【解　說】辛溫한 性味로 發散, 散寒止痛작용이 좋으며 膀胱經에 入하므로 外感風寒으로 인한 頭痛에 효과가 뛰어나고 특히 顚頂疼痛 치료에 要藥이 된다.

또한 祛風勝濕하는 효능이 있어 外感風濕으로 인한 肢體痹痛, 頭痛項强, 四肢酸重하는 證을 치료하고, 風濕으로 인한 頭面과 皮膚瘙痒에 사용된다.

이 외에 散寒除濕하는 효능으로 寒濕이 腸胃를 침범하여 나타나는 腹痛泄瀉를 치료한다.

【炮　製】씻은 후 潤透後에 절편하여 曬乾用한다.

【用　量】4~12g.

【禁忌症】血虛頭痛에는 복용을 忌한다.

【配合例】① 羌活 白芷 川芎 蒼朮 등을 배합하여 外感風寒으로 인한 頭痛과 巓頂疼痛을 치료한다(예 : 神朮湯).

② 羌活 獨活 防風 등을 배합하여 外感風濕으로 인한 肢體痺痛, 頭痛項强, 四肢酸重을 치료한다(예 : 羌活勝濕湯).

③ 防風 白蒺藜 등을 배합하여 風濕으로 인한 頭面과 皮膚瘙痒을 치료한다(예 : 藁本散).

④ 吳茱萸 小茴香 등을 배합하여 寒濕으로 인한 腹痛泄瀉를 치료한다(예 : 藁本湯).

辛　夷 [本經]

Magnoliae Flos

異 名 : 辛矧・侯桃・房木[本經]・迎春[本草拾遺]・木筆花[蜀本草]

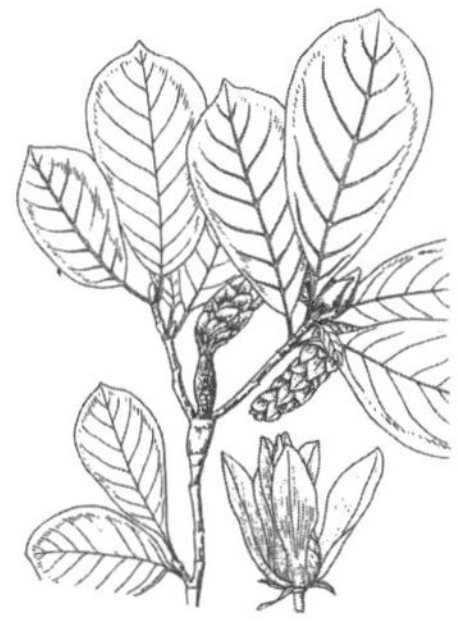
백목련
Magnolia denudata

【基　原】목련과(木蘭科 : Magnoliaceae)에 속한 落葉灌木인 백목련(玉蘭) *Magnolia denudata* Desrousseaux 또는 望春花 *M. biondii* Pamp., 武當玉蘭 *M. sprengeri* Pamp.의 花蕾이다.

【性　狀】① 백목련 : 끝쪽이 약간 뾰족한 毛筆의 붓털 비슷한 卵形~紡錘形을 이루고 길이 1~4㎝, 중간의 지름이 7~20㎜이다. 바깥 면은 黃白色~綠褐色의 부드럽고 윤이 있는 5㎜

가량의 털이 밀생하고 안쪽의 基部에 黑褐色의 거친 비늘 모양의 鱗片이 覆瓦狀으로 겹쳐져 있다. 3장의 包葉이 있고 세로로 잘라보면 9장의 花被와 여러 개의 엷은 黃褐色의 수술 및 褐色의 암술이 1개 있으며 부서지기 쉽다.

특이한 향기가 있고 맛은 맵고 시원하며 조금 쓰다.

② 望春花 : 長卵形이며, 毛筆의 머리 모양과 같고, 길이 1.2~2.5㎝, 지름 0.8~1.5㎝이다. 基部에는 가끔 짧은 梗이 남아 있고, 길이는 약 5㎜이며, 梗의 위에는 乳白色 점 모양의 皮孔이 있다. 苞片은 2~3층이며, 매 층마다 2조각이고, 2개 층 사이의 苞片 사이에는 작은 鱗片이 있으며, 苞片의 바깥 표면은 灰白色 또는 灰綠色의 茸毛로 덮여 있고, 안쪽 표면은 類褐色이며, 털이 없다. 花被는 9조각이고, 類褐色이며, 外輪 花被는 3조각이고, 條形이며, 안에 있는 兩輪의 길이에 1/4정도이며, 萼片의 모양이며, 안의 兩輪 花被는 6조각이고, 각각의 輪에 3개가 있고, 수레바퀴 모양으로 배열되어 있다. 암술과 수술은 다수이며, 나선상으로 배열되어 있다. 體는 가벼우며, 質은 부서지기 쉽다. 방향이 있고, 맛은 신량하고 약간 쓰다.

③ 武當玉蘭 : 길이 2~4㎝, 지름 1~2㎝이다. 基部의 지경은 비교적 거칠고 튼튼하고, 皮孔은 紅褐色이다. 苞片의 바깥 표면에는 淡黃色 혹은 黃綠色의 용모로 덮여 있고, 최외층 苞片의 용모는 이미 탈락되어 黑褐色이다. 腺毛가 그리 많지는 않으며, 內外輪은 명확한 차이점은 없다.

【産　地】중국이 원산지로 백목련은 河北, 山西, 江蘇, 浙江, 江西, 河南, 湖北, 湖南 및 雲南省 등지에 분포하고 또는 재배한다. 우리나라에서는 가정에서 관상수로 栽植하고 있다.

【成　分】① 백목련 : 정유를 함유하는데, 0.29~0.67%와 0.08~0.09%로 나눠지며, 그중 주요 성분에는 1,8-cineole, phellandrene, n-pentadecane, camphor, sabinene, limonene, p-cymene, 3-hexen-1-ol, linalool oxide, α-copaene 등이 있다.

② 望春玉蘭 : 정유 3.4%를 함유하는데, 그중 주요성분은 β-pinene, 1,8-cineole과 camphor이다. 또한 α-pinene, phellandrene, sabinene, terpinene, tert-butylbenzene, agarole 등이 있다. 이 외에 magnolin, fargesin, aschantin, biondinin A 등이 있다.

④ 武當玉蘭 : 정유를 함유하는데, bornyl acetate, α-pinene, β-pinene, camphene, β-cineole, camphor, limonene, cymene 등이 있다. 꽃에는 1.0%의 정유를 함유하고, thujene, 4-thujanol, 1,4-cineole, δ-cadinol, 3-decen-2-one, 4- terpineol, sabinol 등이다. 樹皮에도 정유 성분이 있다.

【性　味】性은 溫하고, 味는 辛하다.

【歸　經】肺・胃經.

【效能 主治】散風寒・通鼻竅. 治風寒頭痛, 鼻淵, 鼻塞不通, 鼻流濁涕.

【解　說】芳香은 質輕하고 氣味는 모두 약하여 解表力은 비교적 약하지만, 肺에

入하여 散風寒 通鼻竅하고 胃에 入하여 胃中清陽之氣를 上昇시키므로 風寒으로 인한 頭痛鼻塞에 사용된다. 또한 鼻淵頭痛, 鼻流濁涕, 不聞香臭 등의 증상에 要藥이 된다. 辛夷에 비록 風寒을 發散시키는 작용이 있으나 일반적으로는 外感表證에는 많이 응용하지 않으며, 더러는 齒痛을 치료하는데 응용된다.

鼻淵, 鼻塞, 鼻涕 등의 鼻질환이 寒에 치우친 경우에는 細辛 白芷 防風 등과 배합하고, 熱에 치우치면 薄荷 黃芩 蒼耳子 등과 배합하는데, 內服외에도 散劑, 乳劑, 油劑 등으로 만들어 局部에 外用하기도 한다.

【炮 製】苞片을 벗겨 속의 蕊心을 微焙한 후 파쇄하여 사용한다.

【用 量】內服 : 煎湯에 4～12g을 包煎한다.

【禁忌症】性味가 辛溫하므로 陰虛火旺者와 氣虛者 및 頭腦痛이 血虛火熾에 속한 者, 齒痛이 胃火에 속한 者는 복용을 忌한다.

【配合例】① 蒼耳子 白芷 薄荷 등을 배합하여 鼻淵을 치료한다(예 : 蒼耳子散).

② 川芎 細辛 木通 등을 배합하여 鼻內窒塞不通, 呼吸因難 등의 증상을 치료한다(예 : 芎藭散).

③ 川芎 木通 防風 羌活 甘草 細辛 藁本 升麻 白芷 등을 배합하여 肺虛鼻塞, 流涕不聞香臭 등 증상을 치료한다(예 : 辛荑散).

④ 川芎 細辛 木通을 배합하여 鼻塞重者를 치료한다(예 : 川芎散).

細 辛 [本經]

Asiasari Radix et Rhizoma

異 名 : 少辛[山海經]・小辛[本經]・細草[吳普本草]・細條[廣雅]・綠鬚薑[藥譜]

【基 原】쥐방울덩굴과(馬兜鈴科 : Aristolochiaceae)에 속하는 다년생초본인 만주족도리풀(北細辛・遼細辛) *Asiasarum heterotropoides* Fr. var. *mandshuricum* (Maxim.) Kitag. 또는 서울족도리풀(漢城細辛) *A. sieboldi* Miq. var. *seoulense* Nakai의 根 및 根莖이다. 중국에서는 이 외에 족도리(華細辛) *A. sieboldi* Miq.를 추가하고 있다.

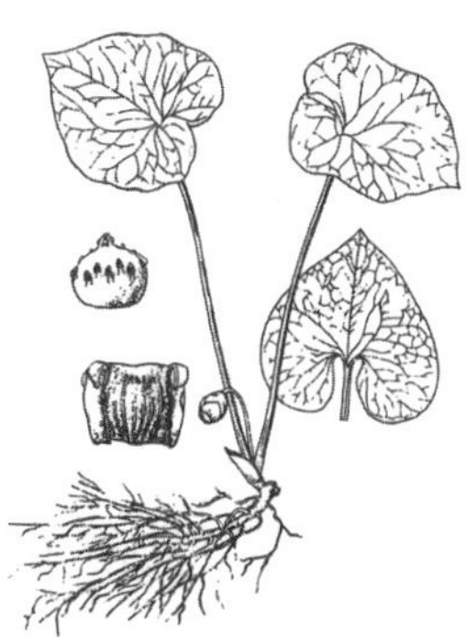

만주족도리풀
Asarum heterotropoides var. *mandshuricum*

【性 狀】① 細辛 : 고르지 않게 구부러진 노끈 모양을 이루고 길이 2～4㎝, 지름 2～3㎜의 黃褐色의 마디를 가진 根莖에 길이 약 15㎝, 지름 약 1㎜의 뿌리가 많이 달린 것으로서 그 바깥 면은 엷은 褐色～어두운 褐色으로 밋밋하거나

극히 얕은 세로주름이 있다. 根莖의 위쪽 끝에는 葉柄, 花柄 또는 싹눈이 붙어 있는 경우가 있으며 각 마디에는 葉柄과 花柄의 자국이 있고 그 마디 사이에 가늘고 긴 뿌리가 여러 개 붙어 있다. 꺾어지기 쉽고 꺾은 면은 황백색으로 평탄하지 않다. 특이한 냄새가 있고 맛은 맵고 혀를 약간 마비시킨다.

② 漢城細辛 : 根莖의 지름이 0.1~0.5㎝, 마디 사이 간격이 0.1~1㎝이다. 基部에 엽이 많이 생겨 2개가 되고, 葉柄에는 털이 있고, 葉片은 비교적 두텁다. 花被의 裂片은 벌어져 있다. 果實은 반구형이다.

【產 地】족도리는 우리나라의 각지와 중국의 陝西, 河南, 山東, 浙江 등의 省에 분포하고, 만주족도리풀과 서울족도리풀은 주로 東北 지역에서 생산된다.

【成 分】① 華細辛 : 全草에는 정유 2.6%을 함유하며, 그 성분으로는 α-pinene, camphene, β-pinene, sabinene, limonene, 1,8-cineole, *p*-cymene, ɣ-terpinene, terpinolene, borneol, myrcene, terpinen-4-ol, α-terpineol, estragole, naphthalene, safrole, asaricin 등이다.

② 遼細辛 : 全草에는 정유 2.5%를 함유하고, 그 성분으로는 α-pinene, camphene, β-pinene, myrcene, sabinene, limonene, 1,8-cineole, *p*-cymene, ɣ-terpinene, terpinolene, borneol, eucarvone, estragole, safrole, asaricin 등이다. 별도로 higenamine을 함유한다.

③ 漢城細辛 : 全草에는 1.0%의 정유를 함유한다. 정유를 분리 추출하면 methyleu- genol, safrole, asaricin, eucarvone 등을 얻을 수 있으며, 또한 α-pinene, camphene, β-pinene, myrcene, sabinene, limonene, 1,8-cineole, *p*-cymene, borneol, α-terpineol, *p*-cymen-α-ol, estragole 등을 함유한다.

【性 味】性은 溫하고, 味는 辛하다.

【歸 經】心・肺・腎經.

【效能 主治】祛風散寒・通竅止痛・溫肺化飮. 治風寒感冒, 頭痛, 牙痛, 鼻塞鼻淵, 風濕痺痛, 痰飮喘咳.

【解 說】味가 辛香하고 性이 溫하면서 猛烈하여 外로는 風寒의 邪氣를 發散시키고, 內로는 寒飮을 化하고 아울러 開竅하여 止痛시키는 효능이 있어 外感風寒으로 인한 頭痛, 身痛, 肺寒停飮, 痰多咳喘 등 證을 치료하는 要藥이 된다.

細辛의 散寒시키는 작용이 비교적 좋으나 發汗시키는 작용이 약하여 일반적인 解表의 方劑에는 응용하지 않고, 祛風散寒하는 작용은 外感風寒表證에 寒邪가 偏盛하여 생긴 頭痛, 肢體疼痛이 비교적 심한 경우에 적용된다.

더불어 足少陰腎經에 入하여 少陰之寒을 없애는 작용이 있어 小腹疼痛, 下肢畏寒, 舌淡不渴한 症이 陰寒에 속한 者를 치료하는데 附子 肉桂와 배합하고, 陽虛로 인한 外感風寒病證에 惡寒發熱, 身倦欲臥, 舌苔水滑, 脈沈한 者에는 麻黃 附子와 배합한다.

또한 溫肺化飮하는 효능이 있어 寒飮伏肺를 치료하는 상용약으로 咳嗽氣喘,

痰多淸稀한 者를 치료하고, 辛香走竄하는 性이 있어 白芷 皂角刺를 硏末하여 吹鼻하면 通竅醒神의 효능이 있고, 烏頭를 배합하면 牙痛을 치료하고, 頭痛에는 川芎을, 痹痛에는 桂枝를 배합하면 祛風止痛의 妙가 있다.

이 외에 單用하거나 黃連과 배합하여 患部에 발라 口瘡치료에 사용하기도 한다.

【炮 製】濕潤시킨 다음 절단하고 曬乾하여 사용한다.

【用 量】內服：煎湯 2~4g 혹은 粉末 0.5~2g. 外用：適量. 散劑의 용량은 과다하면 좋지 않다.

【禁忌症】氣虛汗多, 血虛頭痛, 陰虛咳嗽에는 복용을 忌한다. 藜蘆와 같이 사용하지 않는다.

복용량이 과다한 경우 面色紅潮, 頭暈, 多汗 등 증상이 발생되고 심하면 胸悶, 心悸, 惡心, 嘔吐 등의 부작용이 발생된다.

【配合例】① 羌活 防風 川芎 등을 배합하여 外感風寒表證에 寒邪가 偏盛하여 된 頭痛, 身痛 등 증상을 치료한다(예：九味羌活湯).

② 川芎 荊芥 防風 羌活 등을 배합하여 風邪頭痛을 치료한다(예：川芎茶調散).

③ 杜仲 桑寄生 등을 배합하여 痺症日久, 肝腎兩虧로 인한 腰膝疼痛을 치료한다(예：獨活寄生湯).

④ 當歸 桂枝 등을 배합하여 風寒濕痹, 骨節疼痛 혹은 手足逆冷을 치료한다(예：當歸四逆湯).

⑤ 麻黃 乾薑 五味子 등을 배합하여 寒飮伏肺로 인한 咳嗽氣喘, 痰多淸稀 등 증상을 치료한다(예：小靑龍湯).

生 薑 [別錄]

Zingiberis Rhizoma Recens

異 名：姜根・百辣雲[本草綱目]・因地草・炎涼小子[和漢藥考]

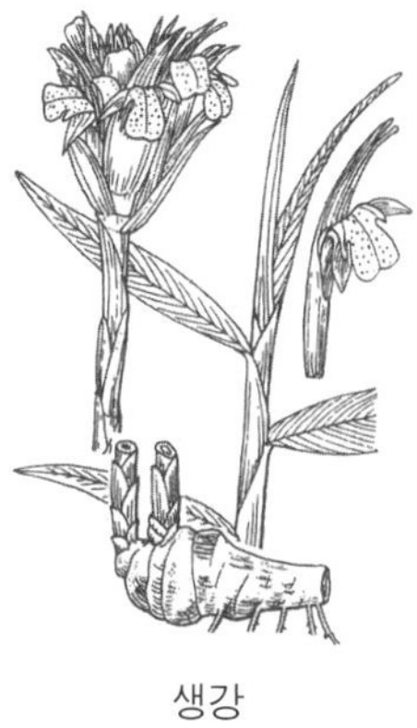

생강
Zingiber officinale

【基 原】생강과(生薑科：*Zingiberaceae*)에 속한 다년생초본인 생강(薑) *Zingiber officinale* Roscoe의 신선한 根莖이다.

【性 狀】偏壓되고 불규칙한 덩어리 모양으로서 대개는 갈라졌거나 또는 그 갈라진 덩어리이다. 각 덩어리는 길이 2~5㎝, 지름 1.5~2.5㎝의 좀 구부러진 卵形~긴 卵形을 이루고 바깥 면은 엷은 灰色~灰色의 코르크층으로 싸여 있다. 덩어리 사이는 매우 가늘고 짧게 연결되어 있으며 이 부위는 쉽게 꺾어진다.

꺾은 면은 엷은 黃色을 띠고 皮部와 中心柱를 자르는 內上皮가 뚜렷하게 보이고, 皮部와 중심주에는 섬유를 수반하는 維管束이 작은 점으로 보이며 흩어져 있다. 특이한 냄새가 나고 맛은 매우 맵다.

【產 地】 열대아시아가 원산지로 우리나라에는 각지의 밭에 재배하는데 전북 완주와 충남 서산이 저명한 산지이다.

【成 分】 정유에는 α-zingiberene, β-santalol, β- phellandrene, β-bisabolene, α-curcumene, zingiberol, perillaldehyde, neral, geranial, 2-caraneol, camphene, β-ocimene, myrcene, citral, isofenchyl alchol 등을 함유하고, 매운맛 성분으로는 gingerol, methylgingediol, methylgingediacetate, gingerdione 등이 있으며, gingerol은 분해되어 정유성분인 shogaol과 결정성의 매운맛 성분인 zingiberone, zingerone의 혼합물로 변한다. 또한 furanogermenone, pipecolic acid, aspartic acid, glutamic acid, serine 등의 수종의 아미노산과 수지상물질 및 전분을 함유한다.

【性 味】 性은 微溫하고, 味는 辛하다.

【歸 經】 肺・脾・胃經.

【效能 主治】 解表散寒・溫中止嘔・化痰止咳・解毒. 治風寒感冒, 胃寒嘔吐, 寒痰咳嗽, 半夏毒, 天南星毒, 魚蟹毒.

【解 說】 味辛하고 性溫하여 肺經에 들어가 風寒의 邪氣를 散하여 解表하는데, 辛散發表하는 효력은 비교적 약하여 感冒의 輕證에 사용하므로 外感風寒으로 인한 惡寒發熱, 頭痛鼻塞 등 증상을 치료한다. 다만 外感風寒의 證이 重症일 때는 반드시 다른 辛溫解表藥과 같이 사용해야 하며, 生薑은 輔助藥으로서 辛溫解表劑 중에 사용하여 發汗작용을 증강시킨다.

그리고 胃經에 들어가서는 溫胃和中시키고 降逆止嘔시켜 止嘔시키는 要藥이 된다. 그러므로 生薑은 嘔家에 聖藥이라 하여 胃寒이나 痰濕이 中洲에 阻滯되어 나타나는 胃氣上逆의 惡心嘔吐에 모두 효과가 있으며, 胃熱嘔吐에도 相應하는 약물과 배합하여 사용하여도 양호한 효능이 있다.

또한 溫肺止咳하는 효능이 있어 風寒으로 肺가 傷하여 나타나는 咳嗽痰多를 치료하고, 解毒작용이 있어 魚蟹毒으로 인한 嘔吐와 泄瀉, 南星毒, 半夏毒 등에 單用하거나 紫蘇葉과 같이 사용한다.

外皮를 生薑皮라 하는데, 性味가 辛涼하여 脾 胃 2經에 들어가 和脾行水시키는 효능이 있어 水腫을 치료하는데 主要하게 응용되며, 茯苓皮 桑白皮 大腹皮 등을 배합하여 利水退腫하여 浮腫을 치료한다.

【炮 製】 잡질을 제거하고 入煎時에 절편하여 사용한다.

【用 量】 內服 : 煎湯 4~12g.

【禁忌症】表虛自汗, 熱盛者, 陰虛內熱者와 陰虛咳嗽吐血者는 복용을 忌한다.

【配合例】① 桂枝를 배합하여 溫經散寒하고 惡寒發熱을 치료한다(예 : 桂枝湯).

② 半夏를 배합하여 胃寒嘔吐를 치료한다(예 : 小半夏湯).

③ 竹茹 枇杷葉 黃連 등 寒性藥을 배합하여 胃熱嘔吐를 치료한다(예 : 橘皮竹茹湯).

④ 紫蘇葉 杏仁 紫菀 陳皮 등 散寒止咳藥과 배합하여 風寒으로 인한 咳嗽痰多를 치료한다(예 : 杏蘇散).

⑤ 大腹皮 桑白皮 茯苓皮 陳皮 등을 배합하여 水腫, 小便不利를 치료한다(예 : 五皮飮).

香　薷 [別錄]

Elsholtziae Herba

異 名 : 香菜[千金要方] · 香茉[食療本草] · 石香茉 · 香茸[本草圖經]

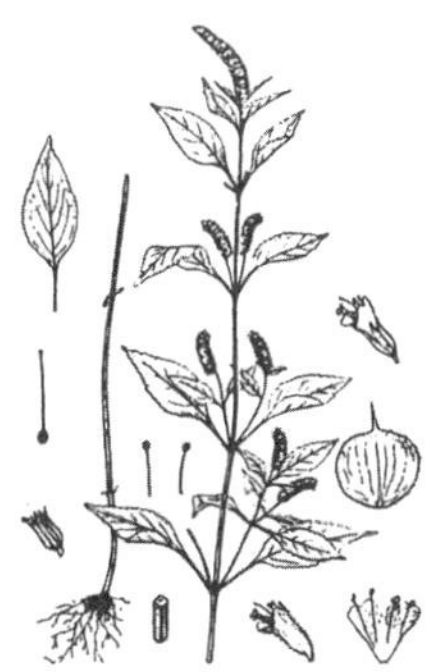

향유
Elsholtzia ciliata

【基　原】꿀풀과(脣形科 : Labiatae)에 속한 다년생초본인 향유(土香薷) *Elsholtzia ciliata* Hylander 또는 기타 동속식물의 꽃필 때의 全草이다. 중국에서는 가는잎산들깨(石香薷) *Mosla chinensis* Maxim.를 기원으로 한다.

【性　狀】가늘고 네모진 줄기에 긴 橢圓形~卵形의 잎이 마주나며 잎끝은 뾰족하고 잎 가는 톱니가 있고 줄기 끝에는 꽃대가 있다. 줄기의 길이 20~50㎝, 잎의 길이 3~10㎝, 너비 1~3㎝, 꽃이삭의 길이 3~10㎝, 지름 5~10㎜이다. 바깥 면은 灰綠色~黃綠色이며 꽃은 赤紫色~赤褐色이고 짧은 흰털이 있다. 특이한 방향이 있고 맛은 시원하고 맵다.

【產　地】우리나라의 각지에 분포하며, 밭에 재배하기도 한다. 중국에서는 재배산을 江香薷라 하고 야생산을 靑香薷라 하는데, 江香薷는 주로 江西에서 생산되고, 靑香薷는 廣西, 湖南, 湖北 등지에서 생산된다.

【成　分】全草에는 정유가 0.2~1%가 있고, 신선한 뿌리와 잎에는 0.26~0.59%의 정유를 함유하고, 건조된 뿌리와 잎에는 0.8~2.0%를 함유한다. 그중에는 elsholtzione 85%, acetophenone 1%가 차지하고 있다.

꽃향유의 정유 중에 주성분은 elsholtzidiol이고, 그 밖에 sterol, phenol계 물질과 flavonoid배당체 등을 함유한다. 향유의 全草에 함유된 정유 중 주성분은 elsholtzia ketone이며 그 외에 naginataketone, α-pinene, cineole, *p*-cymene, isovaleric acid, isobutyl-isovalerate, acetic acid, α-, β-naginatene, octanol-3, camphor, geraniol, *n*-caproic acid, isocaproic acid 등을 함유한다.

【性　味】性은 微溫하고, 味는 辛하다.

【歸　經】肺・胃經.

【效能 主治】發汗解表・和中利濕. 治暑濕感冒, 惡寒發熱, 頭痛無汗, 腹痛吐瀉, 小便不利.

【解　說】性味가 辛溫芳香하여 外로는 暑邪를 祛하여 解表하고, 內로는 濕毒을 化하여 和中하므로 祛暑解表의 要藥이 된다. 그러므로 古人들은 夏季에 香薷를 응용하는 것은 冬季에 麻黃을 사용하는 것과 같다고 하였다. 이와 같이 香薷는 發汗시키는 효능이 강하여 여름철에 寒으로 外傷되고 濕邪로 內傷되어, 陽氣가 陰邪의 鬱遏을 받아 惡寒, 發熱, 胸悶無汗 및 腹痛吐瀉하는 陰暑病證을 치료하며, 혹 暑濕에 熱象을 兼하였을 때는 黃連을 배합하여 응용하여야 한다.

利水消腫하는 효능으로 風邪가 外襲하여 肺氣가 宣降하지 못하여 나타나는 水腫을 치료하는데, 그 작용은 發汗, 利水하는 것으로 眼瞼浮腫, 四肢 및 全身浮腫 등에 모두 적용할 수 있으나 風水浮腫에 마땅하다.

【用　量】內服：煎湯 4～12g.

【禁忌症】表虛汗多者와 無表邪者 및 氣虛有熱者는 복용을 禁한다.

【配合例】① 厚朴 白扁豆 등을 배합하여 夏季暑濕 表證인 惡寒發熱, 頭重頭痛, 無汗身痛, 腹痛吐瀉를 치료한다(예：香薷散).

② 白朮을 배합하여 水腫, 小便不利, 吐瀉, 腹痛을 치료한다(예：香薷朮丸).

葱　白 [本經]

Allii Fistulosi Bulbus

異 名：葱莖白[綱目]・葱白頭[藥品化義]

【基　原】백합과(百合科：Liliaceae)에 속한 다년생초본인 파(葱) *Allium fistulosum* Linne의 신선한 鱗莖이다.

【性　狀】긴 圓柱形이며 한쪽 끝에는 가는 뿌리가 여러 개 붙어 있고 다른 쪽은 同心圓으로 된 잘린 자리가 있으며 길이 3～10㎝, 지름 1～2㎝이다. 바깥 면은 白色이며 세로의 가는 평행맥이 뚜렷하다. 파 냄새가 있고 맛은 조금 달고 맵다.

【産　地】우리나라 각지에서 재배한다.

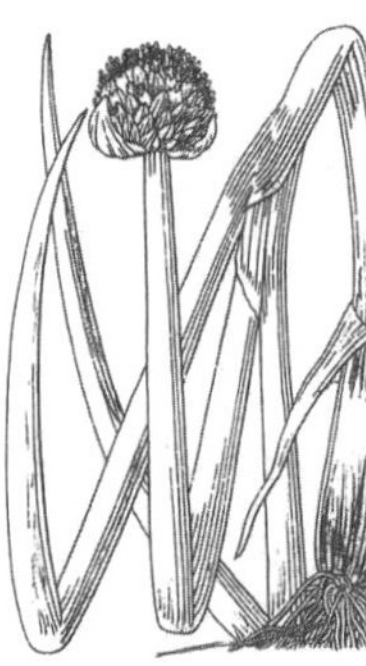

파
Allium fistulosum

【成　分】정유, 점액질, crude fat, crude protein, crude fiber, N-free extract, pentosan, polysaccharides 등을 함유하며, 정유 중의 주성분은 allicin이고, 점액질의 주요 성분 중 가장 많은 것은 당이다. 또한 cellulose, semicellulose, protopectin, pectin 등을 함유한다.

【性　味】性은 溫하고, 味는 辛하다.

【歸　經】肺・胃經.

【效能 主治】發表通陽・解毒殺蟲. 治感冒風寒, 陰寒腹痛, 二便不通, 痢疾, 瘡癰腫痛, 蟲積腹痛.

【解　說】性味가 辛散溫通하여 능히 上下를 宣通하고, 表裏를 通達케 하며, 外로는 寒邪를 散하여 解表하고, 內로는 陽氣를 通하게 하여 止痛하므로 外感風寒으로 인한 惡寒發熱과 혹은 寒邪가 裏로 들어가 下痢脈微하고 寒凝氣阻로 인한 腹痛과 尿閉 등의 증상에 모두 응용한다. 그러나 發汗시키는 효능이 약하여 感冒의 輕證에 주로 응용하고 또는 다른 解表藥과 같이 사용하여 보조약으로 하여 응용한다.

【用　量】內服：煎湯, 2~5莖.

【禁忌症】表虛汗多에는 복용을 忌한다.

【配合例】① 豆豉 生薑 등을 배합하여 外感風寒으로 인한 惡寒, 發熱, 頭痛 등 증상을 치료한다(예：葱豉湯).

② 附子 乾薑 등을 배합하여 腹痛泄痢에 脈微한 證을 치료한다(예：白通湯).

檉　柳 [開寶本草]

Tamaricis Cacumen

異 名：檉[詩經]・春柳[本草圖經]・西河柳・赤檉柳

【基　原】위성류과(檉柳科：Tamaricaceae)에 속하는 위성류(檉柳) *Tamarix juniperina* Bunge의 嫩枝와 葉이다.

【性　狀】길이가 일정치 않으며 가지가 많고 가는 가지는 지름 2㎜ 내외이다. 바깥 면은 灰綠色이고 신선한 것에는 많이 어긋나 있는 鱗片狀의 小葉이 있다. 質은 여리고 꺾어지기 쉽다. 가지의 아래쪽은 지름 3~6㎜, 바깥 면은 紅褐色, 꺾은 면은 黃白色으로 木部가 대부분을 차지하고 나이테가 분명하다. 皮部와 木部는 떨어지기 쉽고 가운데에 髓가 있다. 냄새가 조금 있고 맛은 덤덤하다.

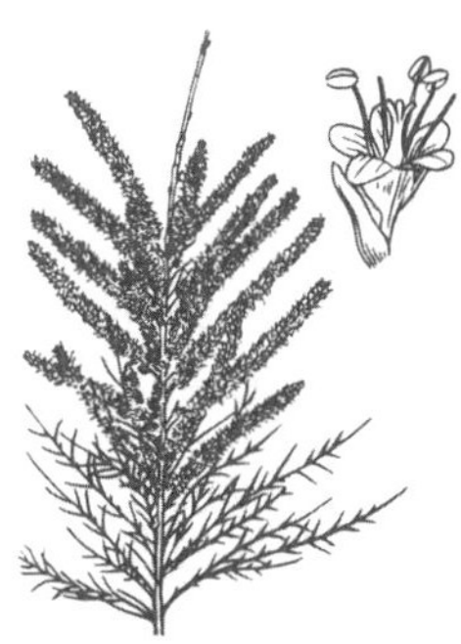

위성류
Tamarix juniperina

【產　地】중국이 원산지로 東北, 華北, 中南, 西南 및 河北, 陝西 등 지역에 분포하며, 우리나라에서는 정원에 재배한다.

【成　分】건조된 가지와 잎에는 tamarixinol, tamarixone, tamarixol, β-sitosterol, daucosterol, stearic acid, hentriacontane, dotriacontanyl acetate 등을 함유하고, 수지에는 quercetin-monomenthylether가 들어 있고, 수피에는 수분 19.6%, tannin 5.21% 함유한다.

【性　味】性은 平하고, 味는 辛하다.

【歸　經】心・肺・胃經.

【效能 主治】疏風解表・透疹解毒. 治風熱感冒, 痲疹不透, 風濕痺痛, 皮膚瘙痒.

【解　說】性味가 甘辛平하여 散風, 解表, 透疹시키는 要藥으로 木部는 解表祛風시키고 痲疹을 透發시키며, 枝는 解毒, 祛風, 利尿시키는 효능이 있어 風濕으로 인한 痺痛과 痧疹熱毒不發을 치료한다. 이와 같이 開發疏散의 要藥이 되어 능히 血分의 毒을 없애주어 痲疹초기의 透發不暢을 치료하는 상용약으로, 風으로 인하여 閉한 症에 적용하여 透發케 한다.

【用　量】內服：煎湯, 4～12g.

【禁忌症】痲疹이 이미 透發한 者와 體虛汗多者는 복용을 忌한다.

【配合例】① 竹葉 牛蒡子 蟬蛻 荊芥穗 甘草 知母 등을 배합하여 痲疹초기의 透發不暢을 치료한다(예：竹葉柳蒡湯).

② 薄荷 荊芥 生薑 등을 배합하여 感冒風寒을 치료한다.

③ 胡荽 浮萍 櫻桃核 등을 배합하여 痲疹不透를 치료한다.

蒼 耳 子 [本經]

Xanthii Fructus

異 名：菜耳實[本經]

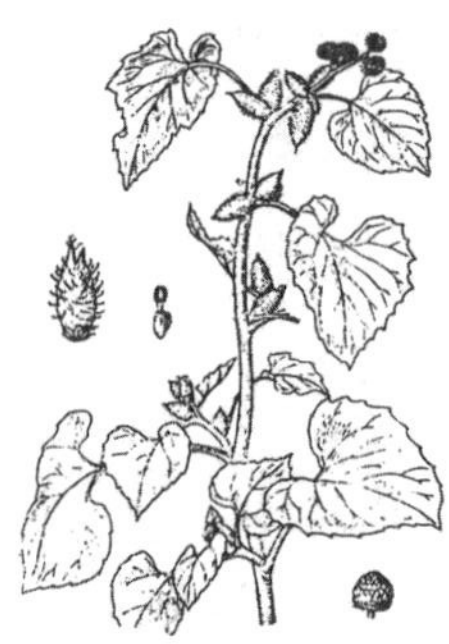

도꼬마리
Xanthium strumarium

【基　原】국화과(菊花科：Compositae)에 속하는 1년생초본인 도꼬마리(蒼耳) *Xanthium strumarium* Linne의 果實이다.

【性　狀】긴 卵圓形으로 길이 10～15㎜, 지름 3～5㎜이며 양끝이 뾰족하고 한쪽에는 2개의 부리가 있고 전체에 가시가 돋아 있다. 바깥 면은 灰黑色～黃褐色이고 속은 2개의 방으로 나뉘어져 있고 그 안에 黑色의 납작한 종자가 1개씩 들어 있다. 냄새가 없고 맛은 조금 떫고 쓰다.

【產　地】우리나라 각지의 들판에 분포한다.

【成　分】열매에는 지방유가 9.2%가 있고, 그중에는 지방으로는 palmitic acid 5.32%, stearic acid 3.68%, oleic acid 26.8%, linoleic acid 64.20%가 있다. 또 ceryl alcohol, β-sitosterol, γ-sitosterol, δ-sitosterol 등이 있다. 불용성으로는 lecithin 33.2%, cephalin 66.8%가 있다. 그 외에 포도당, 과당, 자당이 있고, 아미노산으로는 glycine, serine, aspartic acid, glutamic acid, alanine, valine, lysine, tyrosine, proline, arginine 등을 함유한다.

種仁에는 40%의 지방유를 함유하고, 그중에 지방산으로 palmitic acid 1.5~2.0%, stearic acid 7.0~7.5%, oleic acid 26.7%, linoleic acid 64.8% 등을 함유한다.

【性　味】性은 溫하고, 味는 辛苦하며, 有毒하다.

【歸　經】肺經.

【效能 主治】散風除濕·通鼻竅. 治風寒頭痛, 鼻淵流涕, 風疹瘙痒, 濕痺拘攣.

【解　說】性味가 辛苦하면서 溫하여 疏散시키고 宣通시키는 특징이 있어 위로는 巓頂에 達하고, 밑으로는 足膝에 走하며, 內로는 筋骨을 通하고, 外로는 皮膚에 작용하여 일체의 風濕邪를 善祛하는 효능이 있다.

鼻淵과 風寒頭痛을 치료하는 것은 辛溫한 性味로 發散하고 上行하는 성질이 있어 風寒을 散하여 閉塞된 것을 開竅하기 때문으로 특히 鼻淵치료에 뛰어난 효과가 있어서 鼻淵의 要藥이 된다.

風濕痹痛과 四肢拘攣을 치료하는 것은 祛風濕하는 효과가 있기 때문이며 "上中下一身風濕衆病不可缺"이라 하여 濕痹拘攣에 상용하는 藥이 된다.

이 외에 風濕을 散하여 止痒하는 효과가 있어 風疹瘙痒, 疥癩 등의 피부질환을 치료한다.

【炮　製】淸炒하여 사용한다.

【用　量】內服 : 煎湯 4~12g.

【禁忌症】血虛로 인한 頭痛과 痺痛에는 복용을 忌하고, 猪肉, 馬肉, 米泔을 忌한다. 全草와 果實에는 毒이 있으므로 대량을 內服하면 中毒의 위험이 있어 過量이나 久服은 마땅하지 않다.

【配合例】① 白芷 辛荑 등을 배합하여 頭痛鼻淵과 鼻流濁涕 등 證을 치료한다(예 : 蒼耳散).

② 威靈仙 肉桂 川芎 등을 배합하여 風濕으로 인한 痹痛과 四肢拘攣 등 證을 치료한다(예 : 仙靈脾散).

③ 防風 白芷 藁本 등을 배합하여 外感風寒으로 인한 頭痛을 치료한다.

④ 防風 當歸 白鮮皮 地膚子 黃柏 등을 배합하여 風濕痺痛과 四肢拘攣, 皮膚濕疹瘙痒 및 麻風病을 치료한다.

제2절 發散風熱藥

發散風熱藥의 性味는 대체로 辛涼하여 解表하는 작용은 비교적 緩慢하나 風熱을 發散시키는 작용이 강하여 風熱表證과 溫病초기, 痘疹초기 등 증상과 惡寒이 輕하고 發熱이 重하여 咽乾口渴, 舌苔黃, 脈浮數 등 증상에 응용된다. 그 외에 風熱性 眼病에도 상용하는데 發散風熱藥을 응용할 때는 淸熱시키는 약물을 배합하여 사용해야 한다.

薄 荷 [新修本草]

Menthae Herba

異 名 : 蕃荷菜[千金]・南薄荷[本草衍義]・升陽菜[滇南本草]

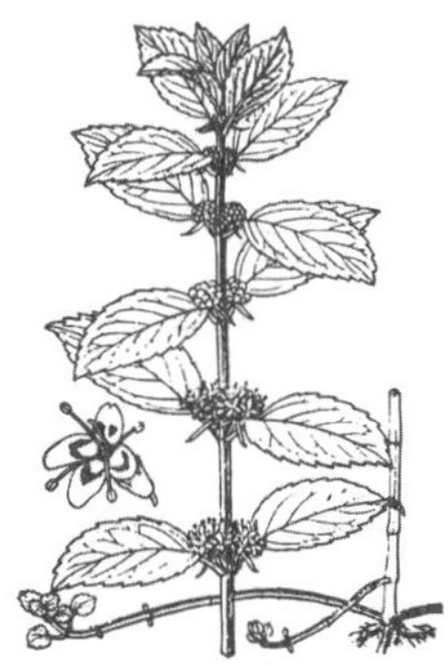

박하
Mentha arvensis var. *piperascens*

【基　原】꿀풀과(脣形科 : Labiatae)에 속한 다년생초본인 박하(薄荷) *Mentha arvensis* Linne var. *piperascens* Malinvaud의 葉과 지상부이다.

【性　狀】줄기 및 여기에 對生하는 잎으로 줄기는 방주형(方柱形)이고 엷은 褐色~赤紫色을 띠며 가는 털이 있다. 물에 담가 주름진 것을 풀면 잎은 卵圓形~긴 楕圓形이고 양끝은 뾰족하며 길이 2~8㎝, 너비 10~25㎜이고 가장자리에는 불규칙한 톱니가 있다. 葉柄은 길이 3~10㎜이고 잎의 윗면은 엷은 黃褐色~엷은 黃綠色이며 뒷면은 엷은 綠色~엷은 黃綠色이다. 잎을 확대경으로 보면 양면에 털, 특히 뒷면에 많은 腺毛 및 腺鱗이 있다. 특이한 냄새가 있고 맛은 입에 넣으면 시원한 느낌을 남긴다.

【産　地】우리나라 각지에서 재배한다. 중국에서는 주로 江蘇의 太倉, 浙江, 湖南 등에서 생산된다.

【成　分】신선한 잎에는 1.0~1.5%의 정유를 함유하고 있으며, 그중에는 menthol 함량이 62.3~87.2%이며, 또는 menthone, isomenthone, pulegone, decyl acetate, methyl acetate, methylbenzoate, pinene, 3-pentol, 2-hexanol, 3-octanol, myrcene, limonene, cineole, α-terpineol 등을 함유하고, 유기산 성분으로는

rosmarinic acid, caffeic acid 등이 있으며, 아미노산 성분으로는 aspartic acid, glutamic acid, serine, glycine, threonine, alanine, valine, leucine, isoleucine, lysine 등을 함유한다.

【性 味】性은 涼하고, 味는 辛하다.

【歸 經】肺·肝經.

【效能 主治】宣散風熱·淸頭目·透疹. 治風熱感冒, 風溫初起, 頭痛, 目赤, 喉痺, 口瘡, 風疹, 痲疹, 胸脇脹悶.

【解 說】辛味는 發散하고 涼性은 淸熱하여 風熱之邪를 宣解하므로 外感風熱表證으로 發熱, 微惡風寒, 無汗 혹은 有汗不暢, 頭痛 등 증상을 치료하는 상용약이다.

質이 輕하여 輕揚升浮하는 性質이 있어 頭目과 咽喉를 淸利하므로 風熱上攻으로 인한 頭痛目赤, 咽喉腫痛, 鼻淵 등 증상을 치료하고, 宣散하는 효능이 뛰어나 風熱이 外束하여 痲疹초기에 透發不暢하는 증상을 치료하며, 血熱生風으로 인한 隱疹瘙痒을 치료하고, 溫病초기에 表證이 있는 경우를 치료한다.

또한 氣香하고 肝經氣分에 入하여 疏肝解鬱하는 효능이 있어 肝氣鬱滯로 인한 胸悶不舒를 치료하고, 辟穢氣하여 暑邪內鬱로 인한 腹痛, 吐瀉를 치료한다.

이와 같은 효능은 함유된 揮發性 정유인 薄荷油의 작용으로 소량을 內服하였을 경우에는 중추신경을 흥분시켜 피부의 모세혈관을 확장하여 汗腺의 분비를 촉진하고 신체의 熱을 發散시키는 기능을 증가하여 發汗解熱하며 또한 腸內의 異常醱酵를 制止하여 胸腹脹滿을 치료하며, 外用하면 피부의 점막과 혈관을 수축하여 局部에 淸涼感을 발생케 하며 동시에 말초신경을 마비시켜 消炎, 止痛, 止痒의 작용이 있게 된다.

【用 量】內服:煎湯 2~10g.

【禁忌症】陰虛發熱과 咳嗽自汗, 汗多 및 表虛에는 복용을 忌한다.

【配合例】① 荊芥 桔梗 桑葉 菊花 牛蒡子 등을 배합하여 外感風熱로 인한 發熱, 頭痛, 無汗 및 溫病초기에 表證이 있는 증상을 치료한다(예:桑菊飮).

② 荊芥 桔梗 生甘草 牛蒡子 白殭蠶 등을 배합하여 頭痛, 目赤, 咽喉腫痛 등 증상을 치료한다(예:銀翹散).

③ 荊芥 牛蒡子 連翹 등을 배합하여 痲疹초기에 사용한다(예:宣毒發表湯).

④ 柴胡 白芍藥 當歸 등을 배합하여 肝氣鬱滯로 인한 胸悶不舒, 脇肋脹痛 등 증상을 치료한다(예:逍遙散).

⑤ 藿香 連翹 白豆蔲 등을 배합하여 暑邪內鬱로 인한 腹痛, 吐瀉 등 증상을 치료한다(예:甘露消毒丹).

『附 1』薄 荷 油

【基 原】薄荷의 신선한 莖葉을 증류하여 얻은 정유이다.

【性 味】性은 涼하고, 味는 辛하다.

【效能 主治】疏風·清熱. 治外感風熱, 頭痛目赤, 咽痛, 齒痛, 皮膚風痒.

『附 2』薄 荷 腦

【基 原】薄荷의 全草에서 추출된 薄荷油를 냉각시켜 얻은 結晶.

【性 味】性은 涼하고, 味는 辛하다.

【效能 主治】疏風·清熱. 治風熱感冒, 頭痛目赤, 咽喉腫痛, 齒痛, 皮膚瘙痒.

牛 蒡 子 [別錄]

Arctii Fructus

異 名 : 惡實[別祿]·鼠粘子[本草圖經]·黍粘子[珍珠囊]

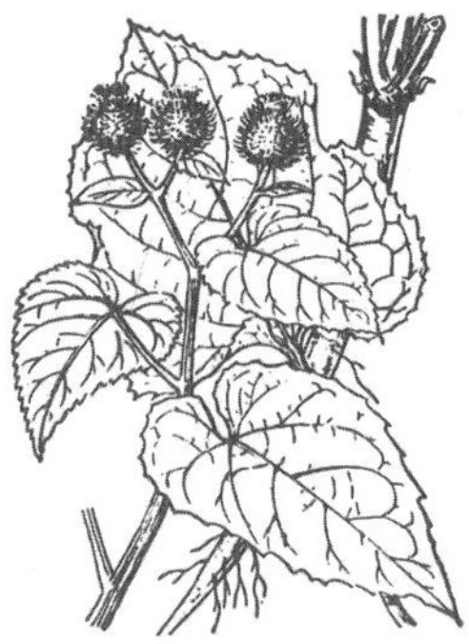

우엉
Arctium lappa

【基 原】국화과(菊花科 : Compositae)에 속한 2년생초본인 우엉(牛蒡) *Arctium lappa* Linné의 성숙한 果實이다.

【性 狀】긴 卵形으로 조금 구부러졌고 길이 4~7㎜, 지름 약 2㎜이다. 바깥 면은 灰色~黑褐色으로 얕은 능선이 있다. 한쪽 끝이 오목하게 圓盤狀으로 들어가 있고 質은 굳으며 속은 灰白色~연한 褐色이다. 냄새가 없고 맛은 점액성이고 조금 쓰다.

【産 地】우리나라 각지에서 재배한다. 중국에서는 東北과 浙江省에 걸쳐 생산된다. 이 외에도 四川, 湖北, 河北, 河南, 陝西 등의 省에서도 역시 생산된다.

【成 分】果實에는 arctiin, 가수분해로 생긴 arctigenin과 glucose를 함유한다. 또 matairesinol, trachelogenin, sesquilignan AL-D, AL-F가 있다. 種子에는 arctiin, lappaol A, B, C, D, E, F, H가 있다. 또 지방유를 함유하고 있는데, 그중 지방산 성분으로 arachic acid, stearic acid, palmitic acid 와 linoleic acid을 함유한다.

【性 味】性은 寒하고, 味는 辛苦하다.

【歸 經】肺·胃經.

【效能 主治】疏散風熱·宣肺透疹·解毒利咽. 治風熱感冒, 咳嗽痰多, 痲疹, 風疹, 咽喉腫痛, 痄腮丹毒, 癰腫瘡毒.

【解　說】性味가 辛苦寒하여 辛味는 發散하고 苦味는 泄하여 능히 風熱을 疏散하고 또한 清熱解毒하는 효능이 있어 透發하는 가운데 清泄하는 효과가 있다.

따라서 疏散風熱하는 효능으로 外感風熱로 인한 咳嗽, 喀痰不利, 咽喉腫痛 등 증상을 치료하는 상용약이 되고, 宣肺透疹하는 효능으로 痲疹초기에 透發不暢하거나 風熱로 인한 隱疹瘙痒을 치료한다.

또한 解毒利咽하는 효능으로 熱毒으로 인한 瘡腫, 咽喉腫痛, 痄腮 등 증상을 치료하는 要藥이 된다.

【炮　製】生用하거나 微炒하여 搗碎하여 사용한다.

【用　量】4~12g.

【禁忌症】性이 寒하고 滑利하므로 痘疹이 氣虛色白하고, 大便自利 혹은 泄瀉者와 癰疽已潰하고 便閉가 있는 者는 복용을 忌한다.

【配合例】① 荊芥 薄荷 桔梗 金銀花 連翹 등을 배합하여 咽喉腫痛이 風熱에 속하는 證을 치료한다(예 : 銀翹散).

② 蟬蛻 薄荷 荊芥 葛根 등을 배합하여 痲疹초기에 透發이 不暢한 증상과 風疹을 치료한다(예 : 竹葉柳蒡湯).

③ 板藍根 玄參 桔梗 連翹 등을 배합하여 熱毒癰腫, 咽喉腫痛, 痄腮 등 증상을 치료한다(예 : 普濟消毒飮).

④ 桔梗 桑葉 浙貝母 甘草 등을 배합하여 外感風熱로 인한 咳嗽와 喀痰不爽한 증상을 치료한다.

桑　葉 [本經]

Mori Folium

異 名 : 鐵扇子[百草鏡]・蠶葉[福建藥物志]・經霜桑葉

【基　原】뽕나무과(桑科 : Moraceae)에 속한 落葉喬木인 뽕나무(桑) *Morus alba* Linné 또는 기타 同屬近緣植物의 葉이다.

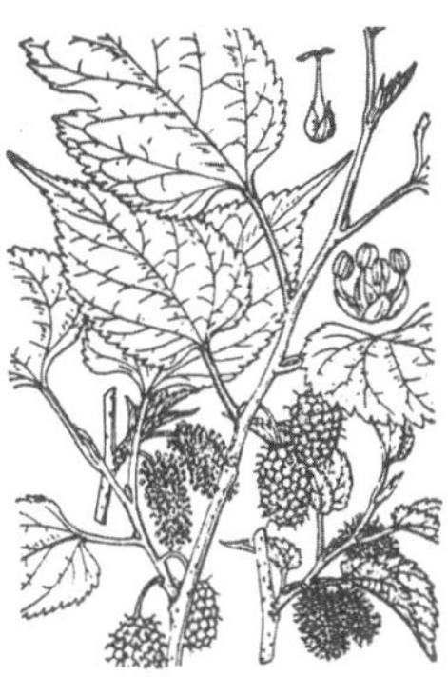

뽕나무
Morus alba

【性　狀】말라서 쭈그러졌으며 부스러지기 쉽다. 물에 적시어 펴면 완전한 것은 卵形 또는 넓은 卵形으로 길이 8~15cm, 너비 7~13cm, 잎끝은 뾰족하고 잎자루가 붙은 基部는 심장형으로 되어 있다. 잎 가에는 거치가 있고 불규칙하게 갈라진 것도 있다. 잎의 윗면은 황록색 혹은 엷은 黃褐色이고,

아랫면에는 엽맥이 돌출되어 있고 작은 엽맥은 그물 모양으로서 그 위에 털이 나 있다. 質은 부스러지기 쉽고 가볍다. 거의 냄새가 없고 맛은 덤덤하나 조금 쓰며 떫다.

【產　地】 우리나라 각지에서 재배한다. 중국에서는 주로 安徽, 浙江, 江蘇, 四川, 湖南, 기타 지역에서도 생산된다.

【成　分】 잎에는 rutin, quercetin, isoquercetin, moracetin 및 미량의 β- sitosterol, campesterol, lupeol, myoinositol 0.18%, inkosterone, ecdysterone, hemolysin, chlorogen acid 등을 함유한다. 정유 성분 중에는 acetic acid, propionic acid, butyric acid, isobutyric acid, valeric acid, isovaleric acid, capronic acid, methyl salicylate, guaiacol, phenol, *o*-cresol, *m*-cresol, eugenol 등이 함유되어 있다. 또 fumaric acid, 구연산, 호박산, palmitic acid, hentriacontane, hydroxycoumarin, 자당, 과당, 포도당, asparagin acid, glutamin acid 등의 아미노산을 함유한다.

【性　味】 性은 寒하고, 味는 甘苦하다.

【歸　經】 肺・肝經.

【效能 主治】 疏散風熱・淸肺潤燥・淸肝明目. 治風熱感冒, 肺熱燥咳, 頭暈頭痛, 目赤昏花.

【解　說】 輕淸發散하고 甘寒淸潤하여 風熱을 疏散하고 또한 肝火를 淸泄하는 효능이 있어 風熱在表의 外感風熱과 風熱의 邪氣가 肺에 침습하여 潮熱傷肺로 인한 發熱, 頭痛, 咽痛, 乾咳無痰한 證에 사용된다.

그리고 風熱이 上攻하였거나 肝火가 上炎하여 나타나는 頭暈目眩, 頭痛頭脹, 目赤腫痛 등 證에 상용하는 良品이 된다. 이 외에 涼血止血하는 효능이 있어 血熱吐血의 輕症에 涼血止血藥과 같이 사용하기도 하나 藥力이 비교적 약하다.

【炮　製】 씻어서 사용하거나, 蜜水를 적셔 사용한다.

【用　量】 內服 : 煎湯 4～12g, 肺熱燥咳에는 蜜炙用한다.

【禁忌症】 肺虛無火者와 風寒으로 인한 咳嗽에는 복용을 忌한다.

【配合例】 ① 菊花 薄荷 連翹 桔梗 등을 배합하여 外感風熱로 인한 發熱, 頭痛, 咳嗽 등 증상을 치료한다(예 : 桑菊飮).

② 杏仁 沙參 貝母 麥門冬 등을 배합하여 燥熱傷肺로 인한 咳嗽咽乾을 치료한다(예 : 桑杏湯).

③ 菊花 石決明 白芍藥 등을 배합하여 肝陽上亢으로 인한 頭暈目眩, 頭痛頭脹 등 증상을 치료한다(예 : 羚角鉤藤湯).

④ 黑芝麻와 배합하여 肝腎不足으로 인한 眼目昏花를 치료한다(예 : 桑麻丸).

菊 花 [本經]

Chrysanthemi Flos

異 名 : 節華[本經] · 日精 · 女華 · 陰成[別錄] · 甘菊 · 眞菊[抱朴子] · 金精[玉函方] · 金蕊[綱目]

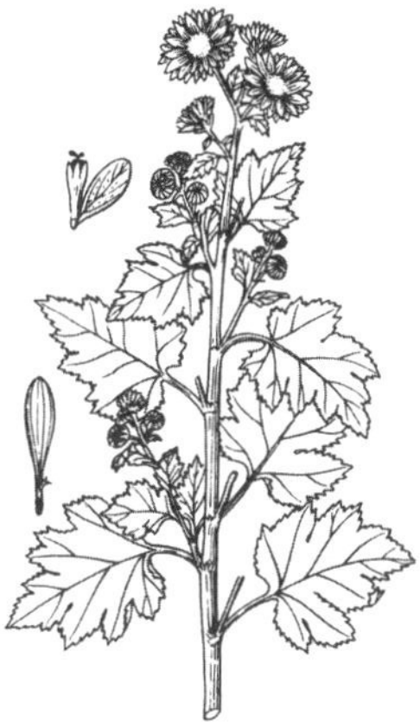

국화(菊)
Chrysanthemum morifolium

【基 原】국화과(菊花科 : Compositae)에 속한 다년생초본인 국화(菊) *Chrysanthemum morifolium* Ramatuelle의 頭狀花序이다.

【性 狀】지름 0.3~3.0㎝의 두상화로서 總苞는 3~4겹으로 되어 있으며, 바깥쪽의 總苞는 線形~鍼形이고 안쪽의 總苞는 좁은 卵形 혹은 卵形을 나타낸다. 다수의 舌狀花는 白色~엷은 黃褐色이고 소수의 管狀花는 엷은 黃褐色을 띤다. 總苞의 바깥 면은 綠褐色~褐色을 띤다. 質은 가볍고 부서지기 쉽다.

【產 地】우리나라의 각지에서 재배하고 있다. 중국에서는 주로 浙江, 安徽, 河南 등에서 생산된다. 四川, 河北, 山東 등에서도 역시 생산되며 재배가 많다.

【成 分】꽃에는 정유를 함유하고 그 주요성분은 borneol, camphor, chrysanthenone이며, flavonoid로서 cosmosiin, apigenin, quercitrin, luteolin, heneicosane, tricosane, thymol, hexacosane 등을 함유한다.

【性 味】性은 微寒하고, 味는 甘苦하다.

【歸 經】肺 · 肝經.

【效能 主治】散風淸熱 · 平肝明目. 治風熱感冒, 頭痛眩暈, 目赤腫痛, 眼目昏花.

【解 說】淸香質輕하여 肺經의 風熱을 發散하고 味苦性寒하여 肝經의 熱을 淸泄하는데 다만 疏風시키는 효능이 淸熱시키는 효능에 비하여 약하다.

風熱의 邪氣를 없애는 효능으로 外感風熱과 風溫초기의 發熱, 頭昏 등에 사용하고, 甘苦하면서 寒한 性味는 오로지 肝火를 平하므로 平肝明目하는 효능이 있어 肝經風熱 및 肝火上攻으로 인한 目赤腫痛, 頭暈目眩, 頭痛 등의 證에 상용하는 良品이 된다.

이 외에 淸熱解毒 · 消腫하는 작용이 있어 淸熱解毒藥을 배합하여 癰腫, 疔瘡 등에 사용된다.

菊花에는 黃菊 白菊 野菊 등 3種이 있는데 모두 風熱을 疏散시키고 平肝解毒의 효능이 있으나 작용에 차이가 있어 疏散風熱에는 黃菊花를 多用하고, 平肝潛陽에는

白菊花를 多用하며, 野菊花에는 淸熱解毒시키는 효능이 가장 강하여 瘡瘍腫毒을 치료하는데 多用한다.

治風하는 작용에서 菊花는 防風과 비교되는데, 防風의 治風은 風寒에 속한 周身骨節之風에 적용하고, 菊花는 風熱에 속한 上半身의 遊風에 적용된다.

【用　量】內服：煎湯 6～12g.

【禁忌症】氣虛胃寒과 食少泄瀉者는 愼用한다.

【配合例】① 桑葉 薄荷 등을 배합하여 外感風熱로 인한 發熱頭痛을 치료한다(예：桑菊飮).

② 地黃 山茱萸 枸杞子 등을 배합하여 肝陰不足으로 인한 眼目昏花를 치료한다(예：杞菊地黃丸).

③ 金銀花 甘草 등을 배합하여 癰疽瘡瘍에 紅腫熱痛하고 疔瘡腫毒 등 증상을 치료한다(예：銀翹散).

④ 黃芩 梔子 등을 배합하여 熱盛煩躁를 치료한다.

⑤ 蟬蛻 決明子 등을 배합하여 目赤腫痛을 치료한다.

葛 根 [本經]

Puerariae Radix

異 名：鷄齊根[本經]・乾葛[閻氏小兒方]・甘葛[滇南本草]・粉葛[本草便方]

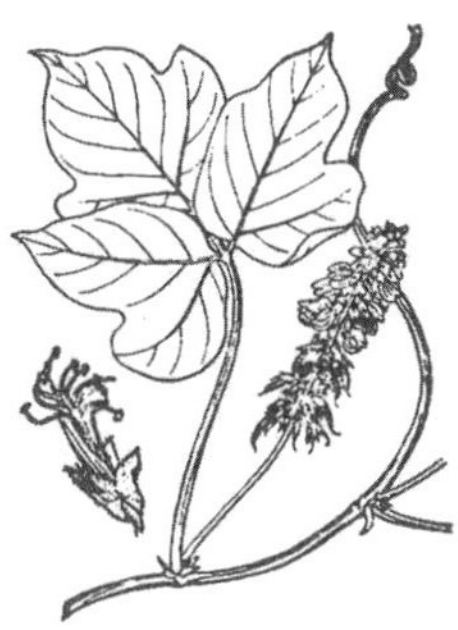

칡
Pueraria thunbergiana

【基　原】콩과(豆科：Leguminosae)에 속하는 多年生藤本인 칡(野葛) *Pueraria lobata* (Willd.) Ohwi의 周皮를 제거한 根이다.

【性　狀】약 5㎜ 입방의 고르지 않은 6면체로 잘게 썬 것 또는 길이 20～30 cm, 너비 5～10㎝, 두께 약 1㎝의 판 모양이 되도록 세로로 자른 것으로 바깥 면은 엷은 灰黃色～灰白色이다. 橫折面을 확대경으로 볼 때 形成層의 특수한 발육에 의한 동심성의 윤층 또는 그 일부가 보이며, 篩部는 엷은 灰黃色, 木部에는 많은 導管이 작은 점으로 보인다. 수선은 약간 함몰되고 엷은 灰黃色이다. 종단면에는 섬유성의 木部와 전분질의 柔組織이 서로 엇갈려서 세로무늬를 이룬다. 세로로 갈라지기 쉬우며 갈라진 면은 몹시 섬유성이다. 이 약의 횡절면을 현미경으로 보면 사부에는 結晶 세포열을 수반한 纖維束이 많으며 木部에는 導管 및 木部 섬유가 많고 柔組織에 가득 차있는 전분립은 9～12㎛의

다면체의 단립, 드물게는 2~3개로 된 복립이며 중앙에 제점 또는 빈틈이 보이고 층문이 있다. 냄새가 없고 맛은 약간 달다.

【產 地】 우리나라 각지에 분포하고, 중국은 주로 湖南, 河南, 廣東, 浙江, 四川 등 지에서 생산된다.

【成 分】 葛根에는 isoflavone성분의 puerarin, puerarin xyloside, daidzein, β-sitosterol, arackin acid과 다량의 전분(신선한 葛根에는 19~20%)을 함유한다.

【性 味】 性은 涼하고, 味는 甘辛하다.

【歸 經】 脾・胃經.

【效能 主治】 解肌退熱・生津・透疹・升陽止瀉. 治外感發熱頭痛, 項背强痛, 口渴, 消渴, 痲疹不透, 熱痢, 泄瀉, 高血壓頸項强痛.

【解 說】 性味가 涼 甘辛하여 辛散시키는 성격을 가지고 있어 脾 胃 2經에 들어가 陽明胃經의 要藥이 된다.

陽明은 肌肉을 주관하므로 解肌發汗시키어 肌表에 邪氣가 鬱滯하여 身熱이 不退하고, 口渴 또는 不渴, 有汗 혹은 無汗을 막론하고 風寒과 風熱表證에 모두 응용할 수 있으며, 表證에 項背가 강한 症에 마땅하다.

胃氣를 鼓舞시켜 生津하는 효능이 있어 口渴에 外感과 內傷에 모두 응용할 수 있고, 升發하는 性質이 있어 痲疹초기에 透發不暢하는 症에 升麻와 相須하여 사용하며, 荊芥, 薄荷와 같이 사용하면 더욱 좋다.

또한 陽明經에 入하여 脾胃의 淸陽之氣를 昇發하므로 泄瀉와 痢疾을 치료한다.

【炮 製】 解表, 透疹, 生津에는 生用하고, 止瀉에는 煨用한다.

【用 量】 內服 : 煎湯, 6~12g.

【禁忌症】 胃寒嘔吐者와 表虛汗多者는 복용을 忌하고, 胃氣를 손상시킬 염려가 있어 多服은 삼간다.

【配合例】 ① 麻黃 桂枝 등을 배합하여 風寒表證을 치료한다(예 : 葛根湯).

② 柴胡 黃芩 石膏 등을 배합하여 風熱表證을 치료한다(예 : 柴葛解肌湯).

③ 天花粉 麥門冬 黃芪 등을 배합하여 熱病煩渴과 內熱消渴, 口乾多飮 등 증상을 치료한다(예 : 玉泉丸).

④ 升麻와 배합하여 痲疹초기에 透發不暢을 치료한다(예 : 升麻葛根湯).

⑤ 人蔘 白朮 木香 등을 배합하여 脾虛泄瀉를 치료한다(예 : 七味白朮散).

『附』 葛 花 Puerariae Flos

【基 原】 칡(野葛) *Pueraria lobata* (Willd.) Ohwi의 花이다.

【性 味】 性은 涼하고, 味는 甘하다.

【歸 經】 脾・胃經.

【效能 主治】解酒醒脾. 治傷酒煩熱口渴, 頭痛頭暈, 脘腹脹滿, 嘔逆吐酸, 不思飮食.
【用法用量】內服 : 煎湯, 3~9g 혹은 入丸·散.
【配合例】① 甘草 葛根 砂仁 貫衆 등을 배합하여 酒毒을 치료한다(예 : 葛根散)
② 木香 陳皮 人蔘 猪苓 白茯苓 등을 배합하여 飮酒太過로 인한 嘔吐痰逆, 心神煩亂, 飮食減少 등을 치료한다(예 : 葛花解酲湯)

柴 胡 [本經]

Bupleuri Radix

異 名 : 茈胡·地薰[本經]·山菜·茹草[吳普本草]·紫草[品滙精要]

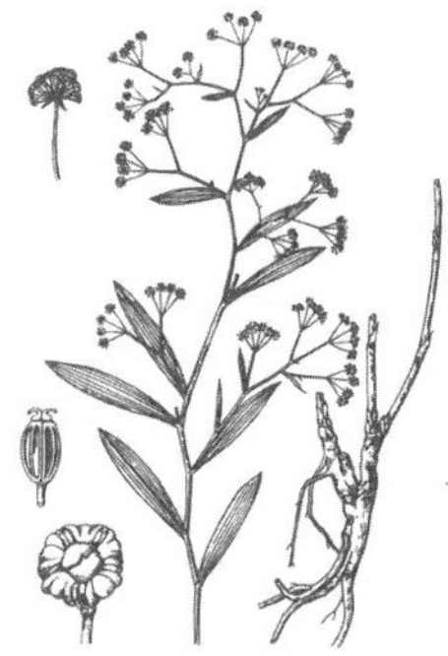
시호
Bupleurum falcatum

【基 原】미나리과(繖形科 : Umbelliferae)에 속한 다년생초본인 시호(柴胡) *Bupleurum falcatum* Linné 또는 그 변종의 根이다. 중국에서는 柴胡(北柴胡) *B. chinense* DC. 혹은 狹葉柴胡(南柴胡) *B. scorzonerifolium* Willd.의 根을 기원으로 한다.
【性 狀】① 시호(柴胡) : 단일 또는 갈라진 뿌리로 윗부분은 굵으며 지름 5~15㎜이고, 아랫부분은 가늘고 길이 10~15㎝이며 根頭部에는 줄기의 基部가 남아 있다. 바깥 면은 엷은 褐色~褐色이며 깊은 주름이 있고 꺾어지기 쉬우며 꺾은 면은 약간 섬유성이다. 특이한 냄새가 있고 맛은 약간 쓰다.
② 北柴胡 : 圓錘形으로 分枝되어 있으며 길이 6~15㎝, 지름 0.3~0.8㎝이다. 표면은 黑褐色 또는 淡紫褐色으로 세로주름과 側根의 흔적 및 皮孔이 있다. 頂端에는 줄기의 基部와 섬유 모양의 잎 基部가 남아 있다. 質은 단단하면서 질기며 절단하기 어렵다. 단면은 片狀의 섬유성으로 皮部는 엷은 褐色이며 木部는 黃白色이다.
③ 南柴胡 : 비교적 가늘고 많이 分枝되었다. 표면은 褐紅色 또는 黑褐色으로 根頭部에는 여러 개의 혹 모양의 돌기가 있으며, 頂端에는 섬유 모양의 葉基로 싸여 있다. 質은 약간 柔軟하고 절단하기 쉬우며, 단면은 약간 평탄하고 섬유성은 아니다. 상한 기름 냄새가 난다.
【產 地】시호는 우리나라 각지의 산야에 분포하며, 현재는 밭에 재배한다. 北柴胡는 주로 河北, 河南, 遼寧, 湖北, 陝西 등의 省에서 생산된다. 南柴胡는 주로 湖北, 四川, 安徽, 黑龍江, 吉林 등의 省에서 생산된다.
【成 分】시호 뿌리에는 정유 0.15%를 함유하고 있는데, 그중에는 pentanoic acid, hexanoic acid, heptanoic acid, 2-heptenoic acid, octanoic acid, 2-octenoic acid,

nonanoic acid, 2-nonenoic acid, γ-heptalactone, γ-octalactone, γ-decalactone, eugenol, phenol, γ-undecalactone, cresol, thymol 등이 있으며, 또한 다당류를 함유한다.

【性　味】 性은 微寒하고, 味는 苦하다.

【歸　經】 肝・膽經.

【效能 主治】 和解表裏・疏肝・升陽. 治感冒發熱, 寒熱往來, 胸脇脹痛, 月經不調, 子宮脫垂, 脫肛.

【解　說】 芳香疏泄한 性味는 可升可散하여 半表半裏의 邪氣를 없애는데 좋은 효능이 있어 傷寒의 邪氣가 少陽에 있어서 나타나는 寒熱往來, 胸脇苦滿, 口苦, 咽乾, 目眩 등의 證을 치료하는 少陽의 要藥이 되고, 外感表邪가 未解되어 나타나는 發熱에도 양호한 退熱작용이 있다.

또한 肝氣를 條達케 하여 疏肝解鬱하게 하므로 肝氣鬱結로 인한 胸脇과 乳房의 脹痛, 月經不調, 痛經 등 證을 치료하고, 淸陽의 氣를 昇擧하는 작용이 있어 中氣不足으로 氣虛下陷하여 나타나는 懶言惡食, 倦怠嗜臥, 四肢無力, 胃下垂, 脫肛, 子宮下垂, 短氣, 疲乏 등 證을 치료하는 상용 약이 된다.

實證과 虛證에 모두 응용할 수 있으나 배합하는 약물에 따라 발휘되는 작용도 같지 않아 葛根과 배합하면 解表退熱시키고, 黃芩과 배합하면 表裏를 和解하며, 白芍藥과 배합하면 疏肝止痛하고, 白朮과 배합하면 肝脾를 調和하며, 香附子와 배합하면 疏肝解鬱하고, 當歸와 배합하면 능히 調經하며, 常山과 배합하면 截瘧시키는 효능이 있다.

【炮　製】 外感에는 生用하고, 內傷升氣에는 酒炙用하며, 陰虛人에게 사용할 때는 醋炙 또는 鱉血炙하여 사용한다.

【用　量】 內服 : 煎湯, 4～12g.

【禁忌症】 性이 昇發하므로 虛人의 氣逆이나 혹은 陰虛火旺, 眞陰虧損者와 肝陽上升者는 복용을 忌한다.

【配合例】 ① 黃芩 半夏 등을 배합하여 傷寒의 邪氣가 少陽經에 있는 寒熱往來, 胸脇苦滿, 口苦咽乾, 目眩 등 증상을 치료한다(예 : 小柴胡湯).

② 葛根 黃芩과 배합하여 外感表邪가 未解하여 나타난 發熱을 치료한다(예 : 柴葛解肌湯).

③ 當歸 芍藥 또는 鬱金 香附子 등을 배합하여 肝氣鬱滯로 인한 胸脇脹痛, 月經不調 등 증상을 치료한다(예 : 逍遙散).

④ 黃芪 人蔘 升麻 등을 배합하여 氣虛下陷이나, 久瀉로 인한 脫肛과 子宮下垂 등 증상을 치료한다(예 : 補中益氣湯).

升 麻 [本經]

Cimicifugae Rhizoma

異 名 : 周升麻[本經] · 周麻[別錄] · 鷄骨升麻[本草經集注] · 鬼臉升麻[綱目]

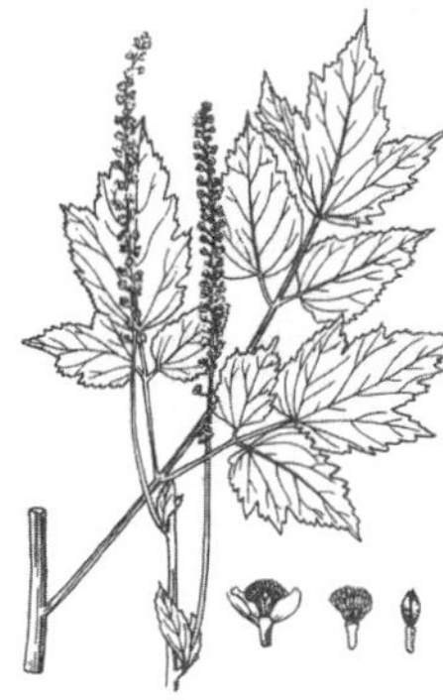
승마
Cimicifuga heracleifolia

【基 原】 미나리아재비과(毛茛科 : Ranunculaceae)에 속하는 다년생초본인 승마(大三葉升麻) *Cimicifuga heracleifolia* Komarov 또는 동속식물의 根莖이다. 중국에서는 이 외에 눈빛승마(興安升麻) *C. dahurica* (Turcz.) Maxim. 또는 황새승마(川升麻) *C. foetida* L. 의 根莖를 기원으로 한다.

【性 狀】 ① 승마 : 굵은 마디 모양을 가지고 고르지 않으며 길이 6~18㎝, 지름 10~25㎜이다. 바깥 면은 어두운 褐色~灰黑色이며 많은 잔뿌리가 붙어 있고 때로는 根莖에 몇 개의 큰 줄기 자국이 있다. 그 가운데는 오목하고 그 주변은 색이 엷으며 방사상의 모양을 나타낸다. 質은 가벼우면서 단단하고 꺾은 면은 섬유성이다. 髓는 어두운 褐色을 띠며 때로는 비어 있다. 냄새가 없고 맛은 쓰고 약간 떫다.

② 눈빛승마 : 根莖은 불규칙하고 긴 條狀이며, 많은 分枝가 모여서 마디 모양을 이루고, 길이 3~13㎝ 지름 1.5~2.4㎝이다. 표면은 灰黑色이며, 거칠고, 洞狀의 莖痕이 있으며, 지름 0.5~1.5㎝ 높이 1~3㎝이고, 구멍의 내벽에는 현저하게 세로로 향하는 그물 모양의 꽃무늬가 있다. 하면에는 단단한 수근의 殘痕이 있다. 몸체는 가볍고 質은 단단하여 쉽게 절단되지 않고, 단면까지 평탄하지 않으며, 목질부는 방사상으로, 섬유성이며, 黃綠色으로 갈라진 틈이 있고 髓는 중간이 비어 있고 黑色이다. 냄새는 거의 없고 맛은 비교적 쓰다.

③ 황새승마 : 根莖은 불규칙한 긴 덩어리 모양으로 分枝는 비교적 많고, 길이 3~17㎝ 지름 1.7~4㎝이다. 표면은 暗褐色으로 까칠까칠하고 윗면에는 여러 개의 圓形의 空洞狀의 莖基가 있고, 지름 0.8~2.5㎝이고 높이 1~2㎝이며, 내벽은 거칠고 구멍은 얕다. 하면에는 다수의 수근 흔적이 있다. 體의 실질은 굳고 질기며, 쉽게 절단되지 않고 단면은 평탄하지 않다. 木部는 黃綠色으로 방사상 모양을 하고 있고, 髓部는 조금 평탄하며 灰綠色이고 粉性이 조금 있다. 냄새가 거의 없고 맛은 비교적 쓰다.

【產 地】 우리나라 각지의 심산에 분포한다. 중국에서는 주로 遼寧, 吉林, 黑龍江에서 생산되고, 河北, 山西, 陝西, 四川, 青海 등에서도 역시 생산된다.

【成　分】승마의 根莖에는 cimicifugine, salicylic acid, tannin, 수지, caffeic acid, ferula acid 등이 있다. 눈빛승마의 根莖에는 visnagin, ferulic acid, isoferulic acid, caffeic acid, norvisnagin, visamminol, cimicilen, 12-hydroxycimigenol arabinoside, cimicifugin, β-sitosterol, cimigenol, cimigenyl xyloside, dahurinol, cimicifugoside, shengmanol xyloside 등이 있다.

【性　味】性은 微寒하고, 味는 辛微甘하다.

【歸　經】肺・脾・胃・大腸經.

【效能 主治】發表透疹・淸熱解毒・升擧陽氣. 治風熱頭痛, 齒痛, 口瘡, 咽喉腫痛, 麻疹不透, 陽毒發斑, 脫肛, 子宮脫垂.

【解　說】性味가 甘辛微寒하며 體가 輕浮하고 上行하여 升散시키는 良品이 되며 熱毒을 解하는 작용을 겸하여 解表透疹하는 효능이 있어 外感風熱로 인한 頭痛, 發熱과 麻疹초기에 透發不暢한 證을 치료하는 要藥이 된다.

더욱이 李時珍이 "瘡家聖藥"이라 할 정도로 淸熱解毒하는 효능이 뛰어나 熱毒으로 인한 다양한 病證에 사용되는데, 入胃하여 陽明熱邪로 인한 頭痛, 牙齦腫痛, 口舌生瘡 등 證을 치료하고, 入脾肺하여 風熱上壅으로 인한 咽喉腫痛과 熱毒壅盛으로 인한 熱病發斑, 瘡瘍腫毒 등을 치료한다.

또한 升擧陽氣하는 효능이 있어 中氣虛弱으로 인한 短氣, 倦怠, 久泄脫肛, 子宮下垂 및 氣不攝血하여 나타나는 崩漏不止 등을 치료하는 상용약이 된다.

升麻는 升擧시키고 透發시키는 작용이 柴胡 葛根과 비슷하나 그 효능이 더 강하고, 柴胡와 배합하여 사용하면 升提하고, 葛根과 배합하면 透疹시키는 작용이 더욱 증강된다.

【炮　製】淸熱解毒에는 다량을 生用하고, 升陽에는 소량을 蜜炙하거나 酒炙한다.

【用　量】內服：煎湯, 2～15g.

【禁忌症】升浮하는 성질이 있어 陰虛陽浮, 喘滿氣逆 및 麻疹已透에는 복용을 忌한다.

【配合例】① 葛根 芍藥 甘草과 배합하여 麻疹초기 透發不暢을 치료한다(예：升麻葛根湯).

② 黃連 生地黃 牡丹皮 등을 배합하여 陽明熱邪로 인한 頭痛, 牙齦腫痛, 口舌生瘡 등 證을 치료한다(예：淸胃湯).

③ 桔梗 玄參 등을 배합하여 風熱上壅으로 인한 咽喉腫痛을 치료한다(예：牛蒡子湯).

④ 黃芪 人蔘 柴胡 등을 배합하여 氣虛下陷으로 인한 脫肛과 子宮下垂를 치료한다(예：補中益氣湯).

蔓荊子 [本經]

Viticis Fructus

異 名：蔓荊實[本經]・荊子[本草經集注]・萬荊子[浙江中藥手冊]・蔓青子[中藥材手冊]

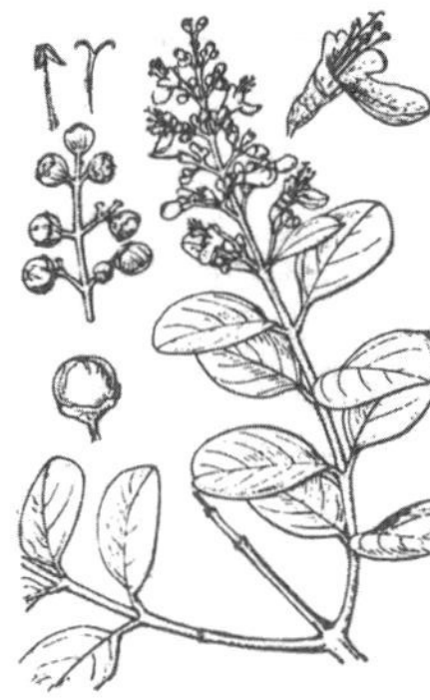

순비기나무
Vitex rotundifolia

【基　原】 마편초과(馬鞭草科：Verbenaceae)에 속한 落葉灌木인 순비기나무(單葉蔓荊) *Vitex rotundifolia* Linné fil.(=*V. trifolia* L. var. *simplicifolia* Cham.) 또는 三葉蔓荊 *V. trifolia* L.의 성숙한 果實이다.

【性　狀】 圓球形～偏球形으로 지름 4～6㎜이다. 바깥 면은 黑色～黑褐色이고 아래쪽으로부터 1/3～2/3는 灰白色의 얇은 꽃받침으로 싸여 있으며 가볍고 質은 단단하여 쉽게 부서지지 않는다. 횡단면을 확대경으로 보면 열매 속이 넷으로 갈라졌고 그 안에 白色의 작은 종자가 1개씩 들어 있다. 특이한 방향이 있고 맛은 덤덤하며 약간 맵다.

【産　地】 우리나라의 경북 및 황해도 이남의 바닷가에 자생하고, 중국에서는 單葉蔓荊이 주로 山東, 江西, 浙江, 福建 등의 省에서 생산되며, 蔓荊은 주로 廣東, 廣西 등의 省에서 생산된다.

【成　分】 ① 果實의 腺毛에는 정유를 함유하는데 그 주성분은 α-pinene과 camphene 55%, terpineol acetylester 약 10%, diterpene alcohol類 약 20%이다. 그 외에 alkaloid vitricine 0.01%을 함유한다는 보고도 있다. 순비기나무 果實에는 비타민 A를 약 0.15% 함유하고, 1종의 flavonol 유도체인 vitexicarpin(=castisin)을 함유한다는 보고도 있다. 果實과 잎에는 정유, 미량 alkaloid와 비타민 A가 있다. 果實 중에는 vitexicarpin (=casticin)이 있다.

② 三葉蔓荊 果實에는 소량(0.01%)의 vitricin이 있다. 아울러 2.6%의 지방유가 있으며, 주요성분으로는 myristic acid, palmitoleic acid, oleic acid, linoleic acid, 0.9%의 paraffin, γ-tocopherol과 β-sitosterol 등이 있다. *p*-hydroxy benzoic acid, *p*-anisic acid, vanillin 등이 있다. 잎의 정유에는 α,β-pinene, phenol, 1,8-cineole과 α-terpineol 등을 함유한다.

【性　味】 性은 微寒하고, 味는 辛苦하다.

【歸　經】 肝・胃・膀胱經.

【效能 主治】 疏散風熱・清利頭目. 治風熱感冒, 頭痛, 齒齦腫痛, 目赤多淚, 目暗不明, 頭暈目眩, 濕痺拘攣.

【解　說】味가 辛苦하여 風邪를 發散하고, 性이 微寒하여 淸熱하며 質이 輕하여 上部로 들어가 頭面部의 風熱을 發散하는 효능이 있어 外感風熱로 인하여 나타나는 頭痛, 頭暈, 目赤腫痛 및 頭風痛 등 證을 치료하는데 상용하는 要藥이 된다.

또한 肝經風熱을 疏散하여 淸利頭目하므로 風熱이 上攻하여 나타나는 目昏, 目赤腫痛, 多淚 등 症의 치료에 사용된다.

이 외에 辛散苦燥하는 性味로 袪風勝濕하는 효능이 있어 風濕痺痛, 肢體攣急한 證에 袪風濕藥과 배합하여 사용된다.

蔓荊子와 藁本에는 모두 袪風勝濕止痛하는 효능이 있어 頭痛, 風濕痺痛, 筋脈拘攣 등에 사용되는데, 蔓荊子는 外感風熱에 적합하고 藁本은 外感風寒에 적합한 차이가 있다.

최근 鎭靜止痛시키는 약리작용이 있어 神經性頭痛과 고혈압으로 인한 頭痛에 효과가 있으며, 또한 體溫中樞를 鎭靜시켜 退熱작용이 있다고 보고되었다.

【炮　製】文火로 炒한다.

【用　量】內服：煎湯, 6～12g, 혹은 入丸散. 外用：適量, 煎湯外洗.

【禁忌症】血虛有火로 인한 頭痛目眩과 脾胃가 虛한 者는 복용을 忌한다.

【配合例】① 羌活 獨活 川芎 등을 배합하여 風濕으로 인한 頭身疼痛, 難以轉側 등 증상을 치료한다(예：羌活勝濕湯).

② 川芎, 何首烏, 威靈仙 등을 배합하여 風濕으로 인한 筋攣骨痛을 치료한다(예：神仙換骨丹).

③ 薄荷 桑葉 菊花 등을 배합하여 風熱頭痛을 치료한다.

④ 桑葉 菊花 靑葙子 決明子 등을 배합하여 風熱上攻으로 인한 目赤腫痛, 羞明多淚 등 증상을 치료한다.

淡 豆 豉 [別錄]

Glycine Semen Preparata

異　名：香豉[傷寒論]・豉[別錄]・淡豉・大豆豉[本草綱目]・豆豉[普濟本事方]

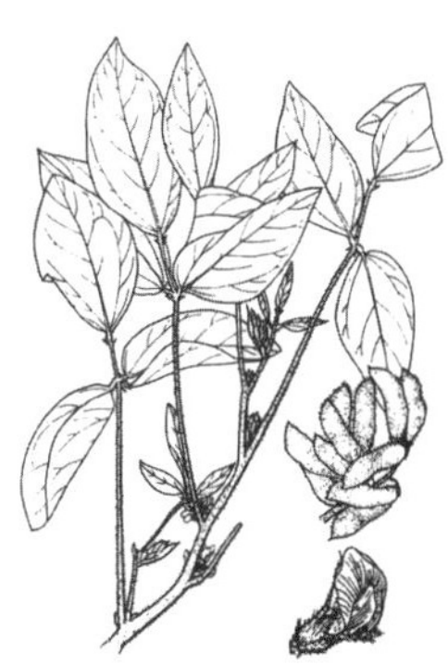

콩
Glycine max

【基　原】콩과(豆科：Leguminosae)에 속한 1년생초본인 콩(大豆) *Glycine max* Merrill의 성숙한 種子를 삶아서 발효시킨 것으로, 桑葉과 靑蒿 각 70～100g을 물에 끓여 여과하고 깨끗한 大豆 1000g에 달인 액을 혼합하여 모두 흡수되게 한 후 쪄서 약간 曬乾한다. 여기에 삶아 두었던 桑葉과 靑蒿 찌꺼기를 덮어 黃衣가 될 때까지 발효시킨 다음 꺼내어,

桑葉과 靑蒿의 찌꺼기를 제거하고 씻은 후 다시 용기에 넣고 15~20일간 충분히 발효시켜 뜨는 냄새가 날 때 꺼내 약간 쪄서 건조하여 만든다.

【性　狀】약간 납작한 卵形~橢圓形을 이루고 길이 5~10㎜, 지름 5~7㎜이다. 바깥 면은 黑色 또는 黃褐色의 외피로 덮여 있고 광택은 없으며 쭈그러져서 고르지 않다. 안쪽에 黃色~黃褐色의 떡잎이 2개 있다. 質은 부드러우며 줄 모양의 종제(種臍)가 있다. 특이한 냄새가 있고 맛은 약간 달다.

【産　地】우리나라 각지에서 가공하고, 중국에서는 주로 東北지방에서 가공 생산된다.

【成　分】黑大豆에는 비교적 풍부한 단백질, 지방과 탄수화물이 있다. 비타민 B_1, B_2, carotin, 니아신, daidzin과 genistin이 있다. Daidzin의 함량은 0.009%로 가수분해 후 얻을 수 있는 것은 daidzein과 포도당이다. Genistin의 함량은 0.01~0.15%로 가수분해한 후에 얻을 수 있는 것은 genistein과 포도당이다.

【性　味】性은 寒하고, 味는 苦辛하다.

【歸　經】肺・胃經.

【效能 主治】解表・除煩・宣發鬱熱. 治感冒, 寒熱頭痛, 煩躁胸悶, 虛煩不眠.

【解　說】大豆를 桑葉 靑蒿와 함께 발효시켜 만든 것으로 表邪를 宣散하여 外感風寒으로 인한 發熱, 惡寒, 頭痛, 無汗에 사용되고, 鬱熱을 宣散하는 효능이 있어 胸中煩悶을 다스린다.

그러나 發汗시키는 효능이 다른 약물보다 平緩하여 다른 약물을 배합하여 사용하여야 하며, 發汗시키되 陰液을 손상시키지 않아 溫病表證을 치료하는 主藥이 된다.

그러므로 邪熱이 胸中에 鬱滯되어 나타나는 心胸煩悶과 不眠 등 證에 宣透시키는 性을 취하여 적용하지만, 淸熱시키는 효능이 없으므로 일반적으로 梔子와 배합한다. 따라서 溫邪의 初感이나 혹은 餘熱이 內擾하여 透發하고자 하는 病證에 가장 좋은 상용 약물이 된다.

淡豆豉는 性과 質이 가공할 때의 輔料에 따라 같지 않다. 桑葉과 靑蒿를 같이 하여 만들 경우 藥性이 寒涼에 偏重하여 感冒風熱의 證에 주로 응용하여 치료하고, 麻黃과 紫蘇를 같이 넣어 만들 경우에는 藥性이 辛溫에 偏重하여 感冒風寒의 病證에 주로 응용된다. 기타의 방법으로 豆豉를 만들기도 하는데, 이때 사용되는 輔料로는 辣蓼 佩蘭 藿香 羌活 柴胡 白芷 川芎 葛根 赤芍藥 桔梗 甘草 등이 있다.

豆豉와 大豆黃卷은 모두 發表시키는 약물이나, 豆豉는 味가 辛하여 그 효능이 宣透시키는데 편중되었고, 大豆黃卷은 味가 甘淡하여 淸利시키는데 편중되었으므로, 임상에 응용할 때에는 風熱의 邪氣가 氣分에 있어서 發熱할 경우에는 豆豉를 多用하고, 濕熱이 蘊結하여 發熱하는 증상에는 大豆黃卷을 多用하는 것이 마땅하다.

【炮　製】맑은 물에 씻은 후 曬乾하거나 또는 焦香하여 사용한다.

【用　量】內服：煎湯 4～16g.

【禁忌症】胃虛易嘔者, 傷寒이 陰經에 傳入하거나 三陰에 直中한 者는 복용을 忌한다.

【配合例】① 葱白과 배합하여 外感風寒의 發熱, 惡寒, 頭痛, 無汗 등 증상을 치료한다(예：葱豉湯).

② 薄荷 金銀花 連翹 등을 배합하여 感冒傷風이나 溫病초기가 風熱에 속한 證을 치료한다(예：銀翹散).

③ 梔子와 배합하여 胸中煩悶과 不眠 등 증상을 치료한다(예：梔子豉湯).

④ 大黃 梔子와 배합하여 濕熱鬱蒸으로 인한 酒疸, 心中懊憹熱痛 등 증상을 치료한다(예：梔子大黃湯).

蟬　蛻 [別錄]

Cicadidae Periostracum

異 名：蟬殼・枯蟬[別祿]・蟬甲[千金翼方]・蟬退殼[聖惠方]・蟬退[眼科龍木論]・蟬衣[臨證指南醫案]

【基　原】매미과(蟬科：Cicadidae)에 속한 昆蟲인 말매미 *Cryptotympana dubia* Haupt 또는 黑蚱 *C. pustulata* Fabricius이 성충이 될 때 탈피한 껍데기이다.

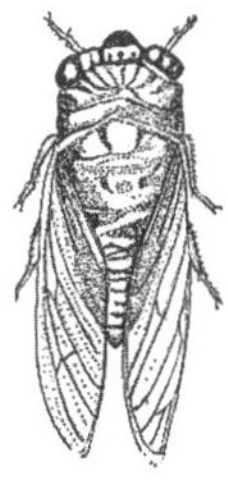

말매미
Cryptotympana dubia

【性　狀】매미와 비슷한 모양으로 길이 약 3.5㎝, 지름 2㎝이다. 바깥면은 黃白色～黃褐色으로 반투명하고 광택이 있다. 머리 부분에는 실과 같은 모양의 촉각이 1쌍 있고 옆으로 2개의 눈이 돌출되어 있다. 턱부위는 돌출하고 입은 갈고리 모양이다. 윗입술은 짧고 아랫입술은 좀 길다. 등 쪽은 十字 모양으로 갈라지고 안쪽으로 구부러져 있다. 흉배부는 양쪽으로 2쌍의 날개 흔적이 있고 3쌍의 다리가 있다. 꼬리는 뾰족하다. 냄새가 거의 없고 맛은 덤덤하다.

【産　地】우리나라 각지에서 산출되나 수입에 의존하고 있다. 중국에서도 대부분의 지역에서 역시 생산되며 주로 山東, 河北, 河南, 江蘇省 등에서 생산된다.

【成　分】Chitin, 유색소, isoxanthopterin, erythropterin, 단백질, 아미노산, 유기산, 페놀류 화합물이 있다. 아미노산은 alanine, proline, aspartic acid 등으로 최고의 함량을 가지고 있다. Serine, threonine, glutamic acid, tyrosine과 γ-aminobutyric acid 등이 그다음으로 많다.

【性　味】性은 寒하고, 味는 甘하다.

【歸　經】肺・肝經.

【效能 主治】散風除熱・利咽・透疹・退翳・解痙. 治風熱感冒, 咽痛, 音啞, 痲疹不透, 風疹瘙痒, 目赤翳障, 驚風抽搐, 破傷風

【解　說】性이 寒하고 質이 輕하여 肺와 肝經에 들어가 肺經의 風熱을 宣散하여 解表透疹에 효능이 있고, 肝經에 들어가 涼肝熄風시켜 止痙退翳의 효능이 있다.

따라서 肺의 風熱을 涼散하여 清利頭目하는 효능으로 外感風熱과 溫病초기의 頭痛, 發熱, 咳嗽, 咽痛 등 證을 다스리고, 透疹止痒하는 효능이 있어 風疹瘙痒과 痲疹초기에 透發不暢한 證을 치료한다.

또한 肝의 風熱을 疏散하는 효능이 있어 目赤, 翳障을 다스리고, 涼肝息風하는 효능으로 定驚止痙하므로 肝經風熱로 인한 小兒夜啼, 驚風抽搐과 破傷風에 사용된다.

蟬蛻와 薄荷는 모두 疏散風熱하는 효능이 있어 같이 사용하는 경우가 많은데, 薄荷는 理氣解鬱하여 辟穢氣를 하나 蟬蛻는 明目退翳, 祛風解痙하는 점이 다르다.

【用　量】內服 : 煎湯, 4～8g.

【禁忌症】孕婦는 愼用한다.

【配合例】① 薄荷 桑葉 連翹 등을 배합하여 外感風熱이나 溫病초기에 表證이 있는 증상을 치료한다(예 : 桑菊飮).

② 牛蒡子 薄荷 葛根 등을 배합하여 痲疹초기에 透發不暢한 증상을 치료한다(예 : 竹葉柳蒡湯).

③ 菊花 木賊와 배합하여 風熱目赤과 翳膜遮睛을 치료한다(예 : 蟬菊散).

浮　萍 [本經]

Spirodelae Herba

異　名 : 水萍[本經]・苹子草[肘後方]・小苹子[本草拾遺]・浮萍草[本草圖經]・水蘚[品滙精要]・苹[中藥志]

【基　原】개구리밥과(浮萍科 : Lemnaceae)에 속한 多年生 漂浮植物인 개구리밥(紫萍) *Spirodela polyrhiza* Schleider 또는 좀개구리밥(稀脉浮萍) *Lemna paucicostata* Hegelm의 全草이다.

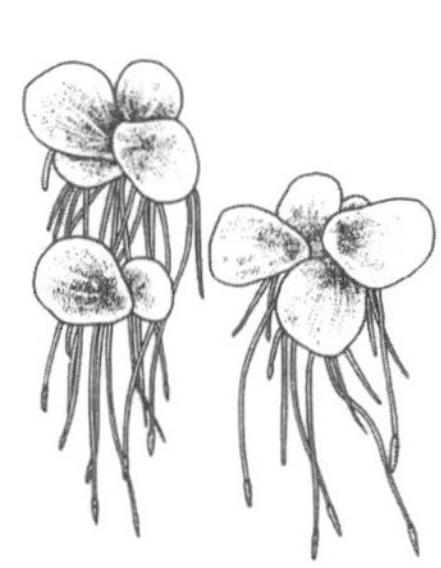

개구리밥
Spirodela polyrhiza

【性　狀】개구리밥 : 엷은 비늘 모양의 卵形～長卵形이다. 길이 6～9㎜, 지름 2～5㎜이며 윗면은 綠色이며 광택이 있고 아랫면은 紫赤色이며 3～4개의 잎이 붙어 있고 가운데에서 여러 개의 수염뿌리가 나 있다. 가볍고 쉽게 부스러진다. 약간 비린 냄새가 있고 맛은 맵다.

【產　地】우리나라 각지의 沼澤池에 자생한다. 중국에서는 주로 福建, 湖北, 四川, 江蘇, 浙江에서 생산된다.

【成　分】① 개구리밥 : 全草는 orientin, luteolin-7-monoglycoside, vitexin, β-carotene, luteine, epoxyluteine, violaxanthin과 neoxanthin을 함유하고, 또한 지방 8%, 단백질 24.4%를 함유하며, 지방에 함유된 지방산으로는 linolenic acid, palmitic acid, leucine, aspartic acid, glutamic acid가 9.05~9.79%을 함유한다.

② 좀개구리밥 : 全草는 lycopersene, sitosterol, phytol 등을 함유한다.

【性　味】性은 寒하고, 味는 辛하다.

【歸　經】肺經.

【效能 主治】宣散風熱·透疹·利尿. 治痲疹不透, 風疹瘙痒, 水腫尿少.

【解　說】辛寒한 性味로 泄熱하고 輕浮升散하여 發汗解表하는 효능으로 外感風熱, 發熱無汗 등의 증상을 치료하고, 入肺하여 宣肺透疹, 祛風止痒하는 효능으로 痲疹透發不暢과 皮膚風熱 혹은 血燥受風하여 발생되는 隱疹, 風疹, 皮膚瘙痒 등을 치료한다.

또한 宣肺하는 작용으로 通調水道 下達膀胱하므로 利水消腫의 효능이 있어 表證을 겸하거나 濕邪가 안에 沮滯되어 나타나는 浮腫, 小便不利 등 증상에 양호한 치료효과가 있다.

【用　量】內服 : 煎湯, 4~12g, 신선한 것은 15~30g.

【禁忌症】表虛自汗者, 血虛膚燥와 氣虛風痛에는 복용을 禁한다.

【配合例】① 薄荷 蟬蛻 등을 배합하여 痲疹透發不暢을 치료한다.

② 牛蒡子 薄荷 防風 등을 배합하여 隱疹, 風疹, 皮膚瘙痒 등 證을 치료한다.

③ 紫蘇 桑白皮를 배합하여 表證을 兼한 水腫, 小便不利를 치료한다.

木　賊 [嘉祐本草]

Equiseti Herba

異 名 : 木賊草[本草經疏]·節節草[植物名實圖考]·節骨草[東北藥用植物志]

【基　原】속새과(木賊科 : Equisetaceae)에 속한 多年生 常綠草本인 속새(木賊) *Equisetum hyemale* Linné의 全草이다.

【性　狀】긴 원통 모양이고 길이 30~60㎜, 지름 3~5㎜이며 군데군데 마디가 있고 마디 사이는 3~6㎝이며 흑색 단통형(短筒形)의 葉鞘가 달려 있고 가지가 갈라지지 않았으며 속이 비어 있다. 바깥 면은 灰綠色~黃綠色이며 세로로 8~30개의 움푹한

홈이 있고 質은 무르며 무게는 가볍다. 냄새가 없으며 맛은 달콤하고 조금 쓰며 떫다.

【産 地】깊은 산의 음습지에 자생하는데 제주, 강원, 평안남북도, 함경남북도에 분포한다. 중국에서는 주로 遼寧, 吉林, 黑龍江, 陝西, 湖北 등에서 생산되며. 遼寧에서 생산된 것을 상품으로 한다.

【成 分】지상부는 정유를 함유하며, 그중에 유기산으로는 succinic acid, fumaric acid, glutaric acid, methyl ester, *p*-hydroxybenzoic acid, *m*-hydroxybenzoic acid, *m*-methoxycinnamic acid, ferulic acid, vanillic acid, caffeic acid, *p*-methoxy-cinnamic acid가 있다. 또 flavonoid를 함유하고 있다. Alkaloid로는 palustrine, 미량의 nicotine 등을 함유하며, thymine, dimethylsulfone, vanillin, 과당, 포도당, *p*-hydroxybenzaldehyde 등도 함유한다.

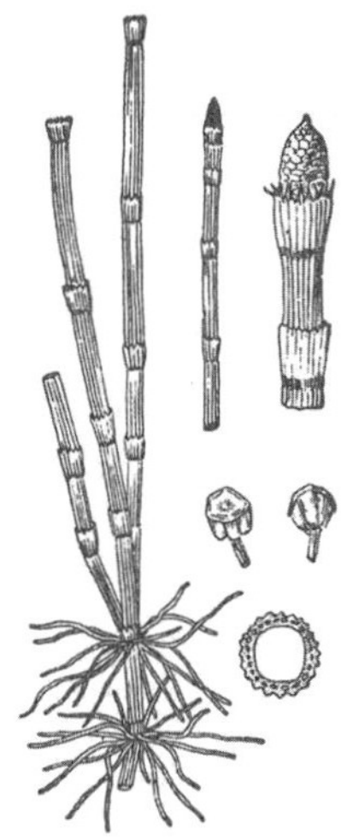

속새
Equisetum hyemale

【性 味】性은 平하고, 味는 甘苦하다.

【歸 經】肺·肝經.

【效能 主治】散風熱·退目翳. 治風熱目赤, 迎風流淚, 目生雲翳.

【解 說】性味가 甘苦平하여 外感風熱로 인한 目赤多淚를 치료하고, 肝經의 風熱을 疏散시켜 翳障을 치료하는 효능이 있어 眼科에서 상용하는 要藥으로 目昏多淚에는 蒼朮과 배합하고, 翳膜이 風熱에 속한 경우에는 菊花와 배합하며, 目赤에는 穀精草 石決明과 배합한다.

木賊과 麻黃은 形質이 유사하고 升散시키는 작용도 비슷하다. 다만 木賊은 辛熱하지 않고 肝經의 血分에 들어가 風熱을 疏散시켜 血로 하여금 目으로 疏通하게 하여 祛翳明目의 要藥이 되며, 麻黃은 그 性味가 辛燥하여 衛分에 있는 風寒의 邪에 대하여 腠理를 열어주어 汗出시키는 효능이 있어 發汗解肌의 要藥이 된다.

【炮 製】諸血病에는 炒黑하여 사용하고, 發散에는 씻은 후 去節하여 사용한다.

【用 量】內服：煎湯 4~12g.

【禁忌症】怒氣로 인하여 目疾이 생긴 者와, 暑熱로 傷血한 眼目의 暴赤腫痛 및 久翳, 氣血虛證에는 복용을 忌한다.

【配合例】① 菊花 白蒺藜 防風 등과 배합하여 肝經風熱로 目赤腫痛, 翳膜 등 증상을 치료한다(예：密蒙花散).

② 當歸 川芎 白芷와 배합하여 肝腎兩虛 風邪外襲으로 인한 冷淚時流, 迎風更甚, 目無痛感 등 증상을 치료한다(예：止淚補肝散).

③ 荊芥 槐角 枳殼 등과 배합하여 腸風下血을 치료한다(예：木賊散).

제2장 清熱藥

裏熱을 淸泄하는 주요 효능이 있는 약물을 淸熱藥이라고 한다. 〈內經〉의 "熱者寒之"와 治法 중의 "淸法"에 해당한다.

淸熱藥은 性이 寒涼하여 淸熱瀉火, 燥濕解毒, 涼血, 淸虛熱 등의 효능이 있으므로 熱病高熱, 溫疫, 熱痢, 癰腫瘡毒, 目赤腫痛, 咽喉腫痛 및 陰虛內熱 등의 증상이 나타나는 각종 裏熱證候에 응용한다.

裏熱證은 발병원인이 같지 않고, 질병의 발생부위와 발전변화의 단계가 또한 다양하며, 환자의 체질 상태가 서로 다르기 때문에 다양한 임상표현을 나타낸다. 그러므로 치료 시에는 辨證論治와 약물의 특성에 근거하여 정확한 淸熱藥을 사용하여야 만이 양호한 치료효과를 기대할 수 있다. 즉 淸熱藥은 각각 瀉火가 특징인 藥, 燥濕이 특징인 藥, 涼血이 특징인 藥, 解毒이 특징인 藥, 淸虛熱이 특징인 藥 등 약물에 따라 주된 작용이 다르므로, 질병에 따라 약물의 특성을 구별하여 투약해야 한다. 淸熱藥 중에는 효능이 비교적 복잡한 경우가 많고, 涼血, 解毒 등 여러 작용을 같이 가지고 있어서 명확히 구분하기는 어렵지만, 주요 효능에 따라 대체적으로 아래와 같이 5종류로 나눈다.

淸熱瀉火藥 : 氣分熱을 淸하므로 氣分實熱證에 사용하여 瀉火泄熱의 작용이 있다.

淸熱燥濕藥 : 苦燥한 성질이 强하여 淸熱燥濕과 瀉火解毒의 작용이 있어서 實火濕熱과 熱毒證에 응용한다.

淸熱涼血藥 : 주로 血分으로 들어가 血分熱을 淸하므로 血分實熱의 病證에 涼血淸熱의 작용이 있다.

淸熱解毒藥 : 淸熱解毒의 작용이 있어서 溫疫, 毒痢 및 癰腫, 瘡毒 등의 熱毒病證에 응용한다.

退虛熱藥 : 淸虛熱, 退骨蒸의 효능이 있어 午後潮熱, 低熱不退 등의 病證에 응용한다.

淸熱藥을 응용할 때에는 熱證의 부위가 氣分인가 血分인가, 實熱인가 虛熱인가를 구별하고, 아울러 질병의 상태를 살펴서 主次와 先後를 결정하여 먼저 解表할 것인가 또는 表裏를 함께 치료할 것인가를 결정해야 한다. 大便秘結을 겸하였을 때는 먼저 通便導滯하거나, 혹은 瀉下藥과 淸熱藥을 함께 투여해야 한다. 氣分熱과 血分熱이 겸한 證은 마땅히 氣血을 모두 淸熱해야 하며, 虛熱證에는 補陰藥을 배합해야 한다.

淸熱藥의 性은 寒涼하고 味는 苦한 것이 많아서 脾胃를 손상시켜 運化에 영향을 미치므로 脾胃虛寒과 食少便溏한 환자는 투약에 주의하여야 하며, 사용 시에는 健胃和中하는 약물을 배합하여야 한다. 熱病은 津液을 손상하기 쉽고, 淸熱燥濕藥은 性이 매우 燥하여 津液을 손상하기 쉽다. 그러므로 陰虛 환자는 補陰藥을 배합하여야 한다. 또한 陰盛格陽과 眞寒假熱 등의 寒證과 陽虛證에는 사용을 삼가야 한다.

淸熱藥은 사용하다가 병이 치료되면 곧 중지하여 正氣가 손상되지 않도록 해야 한다.

제1절 淸熱瀉火藥

熱과 火는 모두 6淫의 하나로 發熱心煩, 汗出, 口渴하고 심하면 神昏譫語, 發狂 등의 證候가 나타나게 된다. 熱은 火가 점점 나타나는 과정이고, 火는 熱이 極盛한 상태이므로 이들 사이에는 정도상의 차이만 있을 뿐이다. 그러므로 淸熱하는 약물은 대개 瀉火할 수 있는 약물이다.

本節에서 나오는 약물들은 대체로 甘寒하거나 苦寒하며, 肺經과 胃經의 氣分實熱을 주로 다스리고, 心熱과 暑熱 혹은 淸肝明目의 작용도 있다. 주로 急性熱病의 高熱, 汗出, 煩渴, 譫語, 發狂, 小便短赤, 舌苔黃燥, 脈洪實有力, 肝熱目疾 등의 實熱證에 응용된다.

淸熱瀉火藥은 心經, 肺經, 肝經 등 작용 부위가 다양하므로 임상에서 사용할 때에는 구별하여 사용하여야 한다. 또한 體虛한 사람이 이 약물을 사용할 때에는 正氣를 고려하여 克伐이 너무 지나치지 않도록 하여야 하며, 필요시 扶正의 약물을 배합해야 한다.

石 膏 [本經]

Gypsum Fibrosum

異 名：細石・細理石[別錄]・軟石膏[本草衍義補遺]・白虎[藥品化義]・寒水石[綱目]

【基　原】 黃酸鹽類에 속한 광물인 천연의 含水황산칼슘으로 조성은 대략 $CaSO_4 \cdot 2H_2O$이다. 채취 후에 泥砂와 雜石을 제거한다.

【性　狀】 單斜晶系에 속하는 섬유 모양의 집합체로 긴 塊狀, 板塊狀 또는 불규칙한 塊狀을 나타내며, 白色, 灰白色 또는 淡黃色으로 반투명하다. 세로로 자른 면은 絹絲모양의 광택이 있다. 體는 重하고 質은 軟하며, 손으로 문지르면 파쇄시킬 수

있다. 경도는 1.5~2.0이고 비중은 2.3이다. 냄새와 맛이 거의 없으며, 물에 잘 녹지 않는다.

【產　地】석고는 그 분포가 넓으며, 岩鹽 등과 함께 대규모의 증발 침전형 광물로서 산출되기도 한다. 또 黑鑛광상 등의 層狀 금속광상에 수반되고, 화산의 분기공이나 黃氣孔 부근에도 흔히 발견된다. 중국에서는 매우 넓게 분포되어 있으며, 주로 湖北, 甘肅, 四川, 安徽省에서 산출되는 것이 가장 좋다.

【成　分】주요 성분은 含水황산칼슘($CaSO_4 \cdot 2H_2O$)이며 그중에 CaO 32.57%, SO_3 46.50%, H_2O 20.93%이며, 모래가루, 점토, 유기물, 황화물 등의 잡질이 있다. 이외에도 미량의 Fe^{2+}와 Mg^{2+}가 있다. 煅石膏는 無水황산칼슘($CaSO_4$)이다.

【性　味】性은 大寒하고, 味는 辛甘하다.

【歸　經】肺・胃經.

【效能 主治】生用：淸熱瀉火・除煩止渴. 治熱病壯熱不退, 煩渴, 神昏譫語, 發狂, 發斑, 肺熱喘咳, 中暑自汗, 胃火頭痛, 牙痛, 口舌生瘡.

煅用：生肌斂瘡. 外治癰疽瘡瘍, 潰不收口, 湯火燙傷.

【解　說】辛甘・大寒하며 肺 胃 2經에 들어가 辛味는 散하고 大寒은 淸熱하여 肺胃의 火를 淸케 하고 退熱生津하며 除煩止渴하므로 肺胃氣分의 實熱을 淸解하는 要藥이 된다. 무릇 熱이 氣分에 있어서 壯熱煩渴과 脈洪大 혹은 肺熱喘急 등 證이 있을 때에 主藥으로 사용된다.

古人은 이르기를 "斑은 陽明熱毒으로 인한 것이고, 疹은 太陰風熱로 인한 것이다"고 하였다. 이와 같이 斑疹을 발생하는 모든 병은 모두 肺胃의 鬱熱과 관계가 있는데, 石膏는 肺胃氣分의 熱을 淸解하고 또 血藥을 도와 涼血解毒하기 때문에, 邪熱이 鬱肺한 發疹과 邪熱이 營血에까지 파급된 發斑에도 사용할 수 있다.

또한 胃火로 인한 頭痛, 齒痛 등 證에도 상용하는데, 이는 石膏가 胃火를 淸泄하는 작용이 있어 火를 제거해주면 통증이 그치기 때문이다.

최근에는 보통 淸熱解毒藥과 배합하여 流行性B形腦炎, 流行性腦脊髓膜炎, 肺炎 등 證을 치료하는데 양호한 효과가 있다.

다만 性이 大寒하므로 實熱이 있는 경우가 아니면 사용함이 마땅하지 않다.

石膏를 煅하면 淸熱작용이 크게 줄어들고 收斂 작용을 갖게 되는데, 硏末外敷하면 生肌斂瘡의 효능이 있어 外科에서 상용한다. 다만 凝滯不散하므로 生石膏에 비하여 脾胃에 부담을 주므로 오로지 外用이 마땅하다.

【炮　製】生石膏는 잡질과 泥土를 제거하고 깨끗이 한 다음 부수어 사용한다. 煅石膏는 깨끗한 石膏塊를 取하여 無烟 爐火 혹은 적당한 耐火性 容器에 넣고 武火로 가열하여 脆鬆狀이 될 때까지 煅한 다음에 꺼내어 서늘한 곳에 펼쳐 두었다가 碾碎하여 사용한다.

【用　量】生石膏는 15~60g이며, 重症에는 적당히 증량한다. 湯劑에는 先煎한다. 煅石膏는 研細末하여 외용한다.

【禁忌症】脾胃가 虛寒하고, 血虛와 陰虛로 發熱이 있는 者는 복용을 忌한다.

【配合例】① 淸熱潤燥하는 知母와 배합하면 淸解裏熱작용이 증강하여 溫熱病으로 壯熱不退, 口渴, 煩躁, 脈洪大 등의 氣分 實熱이 亢盛한 證을 치료한다(예 : 白虎湯).

② 竹葉, 麥門冬을 배합하면 溫熱病 후기의 餘熱不退, 心胸煩悶, 口乾喜飮, 舌紅少苔의 證을 치료한다(예 : 竹葉石膏湯).

③ 麻黃 杏仁 등을 배합하여 肺熱咳喘, 心煩口渴 등 實熱證을 치료한다(예 : 麻杏甘石湯).

④ 熟地黃 知母 牛膝 등을 배합하여 胃火上炎으로 인한 頭痛, 齒痛, 牙齦腫痛을 치료한다(예 : 玉女煎).

⑤ 煅石膏에 黃柏 靑黛 등을 배합하면 收斂生肌작용이 증가되어 濕疹, 水火燙傷, 瘡瘍潰後不斂과 瘡瘍久不收口 등 證을 치료한다.

知　母 [本經]

Anemarrhenae Rhizoma

異 名 : 蚳母・連母・野蓼・地參[本經]・女雷[別錄]・
莐藩[爾雅]・芪母[說文]・昌支[新修本草]

【基　原】백합과(百合科 : Liliaceae)에 속한 다년생초본인 지모(知母) *Anemarrhena asphodeloides* Bunge의 根莖이다. 중국에서는 봄과 가을에 채취하여 鬚根과 泥沙를 제거하고 曬乾한 것을 『毛知母』라 하고, 外皮를 제거한 후 曬乾한 것을 『知母肉』이라 한다.

【性　狀】毛知母 : 다소 편평하고 굵은 노끈 모양을 이루며 길이 3~15㎝, 지름 5~15㎜로 약간 구부러지고 때로는 갈라져 있다. 바깥 면은 黃褐色~褐色이고 윗면에는 1줄의 세로로 된 줄과 털 모양으로 된 葉鞘의 殘基 또는 그 붙었던 자국이 가는 輪節로 되어 있고 아랫면에는 오목하고 둥근 점모양의 뿌리 자국이 많이 있다. 이 약의 質은 가볍고 꺾어지기 쉽다. 횡단면은 엷은 黃褐色이고 이것을 확대경으로 보면 皮層은 아주 좁고, 넓은 중심주에는 많은 維管束이 불규칙하게 흩어져 있고 점액세포 또는 그것이 모여서 다공성을 나타낸다. 약간 특이

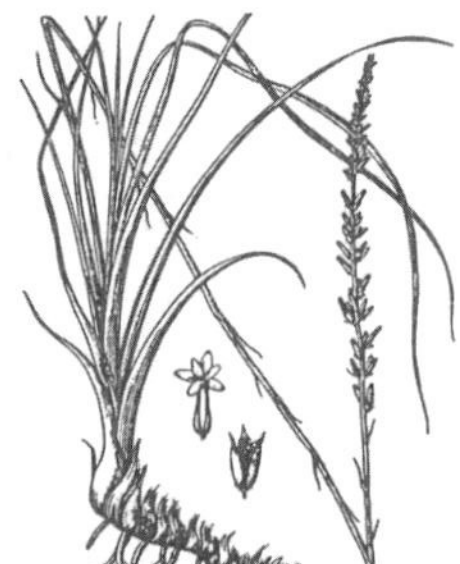

지모
Anemarrhena asphodeloides

한 냄새가 있고 맛은 조금 달고, 입으로 씹어보면 점액성이며 나중에는 쓰다.

知母肉 : 표면이 黃白色 혹은 淡黃褐色이고 구부러진 縱構가 있으며, 葉痕과 根痕이 있는 것도 있다. 비대하며, 質은 단단하고, 단면은 黃白色인 것이 좋다.

【産 地】우리나라 각지에서 재배한다. 중국에서는 河北, 山西省이 주산지이며, 특히 河北 易縣産의 품질이 저명하며 西陵知母라 부른다.

【成 分】根莖은 총 saponin 약 6%을 함유하며, 주로 6종류의 saponin 즉 timosaponin A-I, timosaponin A-II, timosaponin A-III, timosaponin A-IV, timosaponin B-I, timosaponin B-II이다. 그중에서 timosaponin A-III는 sarsasapogenin과 timobiose 즉 β-glucose(1→2), β-galactose가 결합하여 된 saponin이다. timosaponin A-I는 sarasapogenin의 β-*d*-galactopyranoside이다. 根莖 중에 함유된 sapogenin은 주로 sarsasapogenin인데 건조된 根의 함유량은 약 0.5%이다. 이 외에 markogenin, neogitogenin 등을 함유한다. 知母의 根莖에서 추출된 saponin은 예전에는 asphonin이라고 불렀던 것인데 이것은 markogenin, timosaponin A-III, timosaponin A-IV, timosaponin B 등의 혼합물로 추측된다. 根莖에는 또 다량의 환원당, 점액질, tannin, 지방유 등을 함유한다. 또 1g당 nicotine acid 188㎍, nicotin amide 12㎍을 함유한다. 이 외에도 mangiferin (chimonin) 0.5%을 함유한다.

【性 味】性은 寒하고, 味는 苦甘하다.

【歸 經】肺・腎・胃經.

【效能 主治】淸熱瀉火・生津潤燥. 治外感熱病, 高熱煩渴, 肺熱燥咳, 骨蒸潮熱, 內熱消渴, 腸燥便秘.

【解 說】性이 寒하고 味가 苦甘하며 質이 柔潤하고 肺 胃 腎 3經에 들어가 苦寒은 淸熱瀉火하고 甘寒質潤은 滋陰潤燥하므로 淸潤에 장점을 가지고 있다고 할 수 있다. 그러므로 燥熱傷陰의 경우에 實證과 虛證을 불문하고 모두 응용할 수 있다. 그러나 寒潤한 성질은 滑腸作瀉하기 쉬우므로 陰虛便秘에 매우 적합하다.

知母와 石膏는 모두 肺胃의 實熱을 淸熱케 하는데, 石膏는 辛甘大寒하여 그 작용이 淸解에 있고, 知母는 苦寒質潤하여 그 작용이 淸潤에 있으므로 肺熱을 淸宣하려면 石膏를 多用하고 淸熱潤燥에는 知母를 多用한다. 裏熱이 重하고 津液이 이미 손상된 者는 知母를 사용함이 마땅하고, 裏熱이 重하되 津液이 아직 손상되지 않은 者는 石膏를 사용함이 마땅하며, 氣分의 熱이 熾盛하여 傷津한 者에는 知母와 石膏를 相須하여 응용하여야 한다.

【炮 製】淸熱瀉火와 滋陰潤燥에는 生用하고, 腎經에 入하여 滋陰降火에는 鹽水炙한다.

【用 量】6~12g.

【禁忌症】脾胃가 虛寒하고 大便溏泄, 寒飮咳嗽의 경우에는 복용을 忌한다.

【配合例】① 石膏와 배합하면 清熱瀉火의 효능이 증강되어 溫熱病으로 壯熱煩渴, 脈洪大 등이 있는 肺胃實熱의 證을 치료한다(예 : 白虎湯).

② 黃柏과 相須하여 養陰藥 처방에 배합되면, 肺腎陰虛와 陰虛火旺으로 인한 骨蒸潮熱, 盜汗, 夢遺 등 證을 치료한다(예 : 知柏地黃丸).

③ 貝母와 배합하면 清熱潤肺止咳의 효능이 증강되어 肺熱咳嗽 혹은 陰虛肺熱과 燥咳痰少를 치료한다(예 : 二母丸).

④ 天花粉 五味子 등 清熱生津藥과 배합하여 口渴飮多, 尿多 등 證이 있는 消渴을 치료한다(예 : 玉液湯).

蘆 根 [別錄]

Phragmitis Rhizoma

異 名 : 蘆茅根[會約醫鏡] · 葦根[溫病條辨] · 蘆菰根[草木便方] · 順江龍[天寶本草] · 蘆頭[全國中草藥匯編]

【基 原】벼과(禾本科 : Gramineae)에 속한 다년생초본인 갈대(蘆葦) *Phragmites communis* Trinius의 根莖을 건조한 것으로, 全年에 걸쳐 채취하여 鬚根과 膜狀葉을 제거하고 鮮用하거나 曬乾한다.

【性 狀】鮮蘆根 : 긴 圓柱形으로 扁壓된 것도 있으며 길이는 일정치 않고 지름은 약 1.5㎝이다. 표면은 黃白色으로 광택이 있고 10~17㎝ 간격으로 마디가 있는데, 마디에는 鬚根과 芽根이 남아 있다. 體는 가볍고 質은 질기며 쉽게 절단되지 않는다. 꺾은 면은 섬유성이며 속이 없고 乳白色이고, 壁 두께는 1~2㎜이고, 小孔이 배열되어 環을 이루고 있다.

乾蘆根 : 편압된 긴 圓柱形으로 표면은 광택이 있고 黃白色이며 마디 부위는 비교적 단단하고 마디 사이에는 세로 주름이 있다. 質은 가볍고 질기며 쉽게 절단되지 않는다.

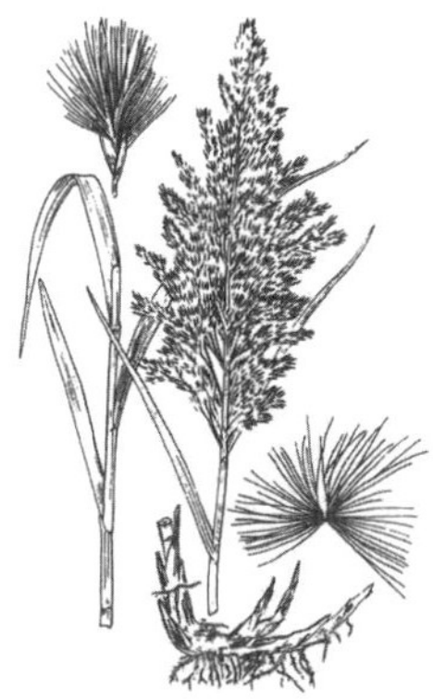

갈대
Phragmites communis

【産 地】우리나라 각지의 들판과 물가에 분포한다.

【成 分】根莖은 coixol 및 단백질 5%, 지방 1%, 탄수화물 51%, asparagin 0.1%을 함유하며, 줄기는 cellulose 48~54%, lignin 약 18.2%, xylan 약 12.4%, 灰分 2.8%를 함유한다. 다당을 가수분해하면 *d*-xylose, *l*-arabinose, *d*-glucose, *d*-galacton 및 2종의 uron酸을 얻는다. 이 외에 다량의 비타민 B_1, B_2, C와 tricin을 함유한다.

【性 味】性은 寒하고, 味는 甘하다.

【歸　經】肺・胃經.

【效能 主治】清熱生津・除煩止嘔・利尿. 治熱病煩渴, 胃熱嘔吐, 肺熱咳嗽, 肺癰吐膿, 熱淋澀痛.

【解　說】肺와 胃는 溫熱에 쉽게 손상되는 臟腑이다. 熱邪가 胃를 침범하여 胃의 津液을 灼傷하면 津少口渴하게 되고, 胃氣의 通降을 저해하면 上逆하여 嘔하게 된다. 또 熱邪가 肺를 침범하여 淸肅의 기능을 잃으면 咳嗽 혹은 咳吐膿血하게 되어 肺癰이 된다.

蘆根은 甘寒質輕하여 肺胃氣分의 熱을 淸하는데 장점이 있어 능히 淸肺熱하여 祛痰排膿하며 또한 淸胃熱하여 生津止嘔한다. 그러므로 淸熱하되 胃를 손상하지 않으며, 生津하되 邪氣를 戀慕하지 않기 때문에 溫病초기나 혹은 熱病傷津으로 인한 煩熱口渴과 胃熱嘔逆 및 肺癰吐膿 등의 證에 상용한다. 또 宣透하는 작용이 있어 疹透不暢에 사용하면 透發을 촉진하는 효과가 있다. 다만 藥力이 和平하기 때문에 用量을 많이 사용하여야 하며, 鮮蘆根이 乾蘆根보다 효능이 좋다.

【炮　製】절단하여 사용하거나 절단한 후 曬乾한다.

【用　量】20～40g.(鮮蘆根 60～120g)

【禁忌症】脾胃虛寒者는 愼用한다.

【配合例】① 薏苡仁 桃仁 冬瓜子 등을 배합하여 肺癰의 咳吐腥臭膿痰과 痰中帶血을 치료한다(예 : 葦莖湯).

② 桑葉 桔梗 등과 배합하여 風熱感冒로 인한 咳嗽, 口乾舌燥를 치료한다(예 : 桑菊飮).

③ 竹茹 薑汁 등과 배합하면 淸胃止嘔의 효능이 있어 胃熱嘔逆을 치료한다(예 : 蘆根飮).

④ 天花粉 麥門冬 등과 배합하면 生津淸熱의 효능이 있어 熱病傷津으로 인한 煩熱口渴, 舌燥津少의 證을 치료한다.

⑤ 白茅根 車前草 등과 배합하면 利尿작용이 있어 熱淋澀痛을 치료한다.

瓜 蔞 根 [本經]

Trichosanthis Radix

異 名 : 天花粉・白藥[圖經]・瑞雪[綱目]・栝樓粉・蔞粉[藥材學]

【基　原】박과(葫蘆科 : Cucurbitaceae)에 속한 다년생 덩굴식물인 하늘타리(栝樓) *Trichosanthes kirilowii* Max., 雙邊栝樓 *T. rosthornii* Harms 또는 노랑하늘타리 *T. kirilowii* Max. var. *japonica* Kitamura의 根으로, 가을과 겨울에 채취하여 外皮를 제거하고 절단하거나 쪼개서 건조한다.

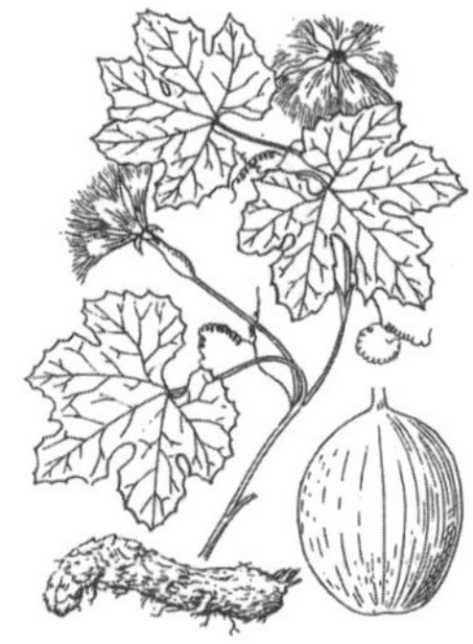

하늘타리
Trichosanthes kirilowii

【性 狀】고르지 않은 圓柱形으로 길이 5~10cm, 지름 3~5cm이나 때때로 세로로 쪼개져 있다. 바깥 면은 엷은 黃色이며 세로주름과 細根의 흔적 및 약간 움푹하게 들어간 가로로 긴 皮孔이 있고, 黃褐色의 外皮가 남아 있기도 한다. 質은 견실하고 꺾은 면은 엷은 黃色으로 粉性이 풍부하다. 횡단면을 확대경으로 보면 넓은 방사조직과 褐色을 띤 黃色의 導管에 의한 반점 또는 작은 구멍이 있다. 냄새가 없고 맛은 약간 쓰다.

【産 地】우리나라 중부이남의 산야에 분포한다. 중국에서는 河南, 山東, 廣西, 河北, 江蘇, 安徽 등지에서 나며 河南 安陽産이 품질이 좋다.

【成 分】신선한 뿌리는 trichosanthin을 함유하고, 또한 수종의 아미노산으로 xylose, α-hydroxymethylserine, aspartic acid, threonine, serine, glutamic acid, citrulline, glycine, valine, tyrosine, phenylalanine, histidine, lysine, arginine, ornithine, peptide, ribose, arabinose, glucose, galactose 등이 있다. 뿌리에는 혈당을 감소시키는 다당류가 있는데, trichosan A, B, C, D, E가 있다. 신선한 뿌리에는 또한 stigmasta-7-en-3β-ol, stigmasta-7-en-3β-ol-3-O-β-D-glucopyranoside, bryonolic acid, cucurbitacin B와 cucurbitacin D, 23,24-dihydrocucurbitacin B가 있다.

【性 味】性은 微寒하고, 味는 甘微苦酸하다.

【歸 經】肺・胃經.

【效能 主治】清熱生津・消腫排膿. 治熱病煩渴, 肺熱燥咳, 內熱消渴, 瘡瘍腫毒.

【解 說】味가 甘微苦酸하여 酸은 능히 生津하여 止渴潤枯하고 微苦는 降火하며 甘은 胃를 손상하지 않는다. [本草滙言]에 "瓜樓根은 五臟鬱熱을 退한다. 心火가 盛하면 舌乾口燥하고, 肺火가 盛하면 咽腫喉痺하며, 脾火가 盛하면 口舌齒腫하고, 痰火가 盛하면 咳嗽不寧하게 된다. 만일 肝火로 脇脹走注하고, 腎火로 骨蒸煩熱하며, 혹은 癰疽已潰와 未潰에 熱毒이 不散하거나 五疸에 身目이 俱黃하고 小便이 若淋若澁한 것은 모두 火熱이 鬱結한 때문이다. 이러한 경우 瓜樓根은 鬱結을 開하고 痰火를 降하여 이를 치료한다. 또한 瓜樓根은 그 性이 甘寒하여 능히 渴을 치료하는데 補藥과 함께 사용하면 虛渴을 치료하고, 涼藥과 함께 사용하면 火渴을 치료하며, 氣藥과 함께 사용하면 鬱渴을 치료하고, 血藥과 함께 사용하면 煩渴을 치료하니 治渴의 要藥이 된다"고 하였다.

瓜樓根과 蘆根은 모두 清熱生津하는 효능이 있어 口渴津少를 치료하는데, 舌苔가 剝離하고 舌質이 紅絳한 證을 반드시 갖추고 있을 필요는 없고, 氣分의 津液이 손상된 초기를 다스린다. 다만 瓜樓根은 清熱작용은 蘆根보다 약하지만 生津작용은 우수하다. 또한 瓜蔞根은 癰腫瘡瘍에 사용하여 능히 消腫排膿한다.

【炮　製】生用한다.

【用　量】12～16g.

【禁忌症】脾胃虛寒과 大便滑泄者는 복용을 忌한다. 烏頭類 약재와 같이 사용하여서는 안 된다.

【配合例】① 沙參 麥門冬 등을 배합하여 肺熱燥咳를 치료한다(예 : 沙參麥冬湯).

② 麥門冬 知母 등을 배합하여 熱病傷津과 消渴을 치료한다.

③ 連翹 蒲公英 浙貝母 등을 배합하여 瘡瘍已潰와 未潰를 치료한다.

竹　葉 [別錄]

Phyllostachyos Folium

異 名 : 淡竹葉[別錄]

【基　原】벼과(禾本科 : Gramineae)에 속한 多年生 常綠喬木인 솜대(淡竹) *Phyllostachys nigra* var. *henonis* Stapf.의 葉으로, 全年에 걸쳐 채취하여 曬乾한다.

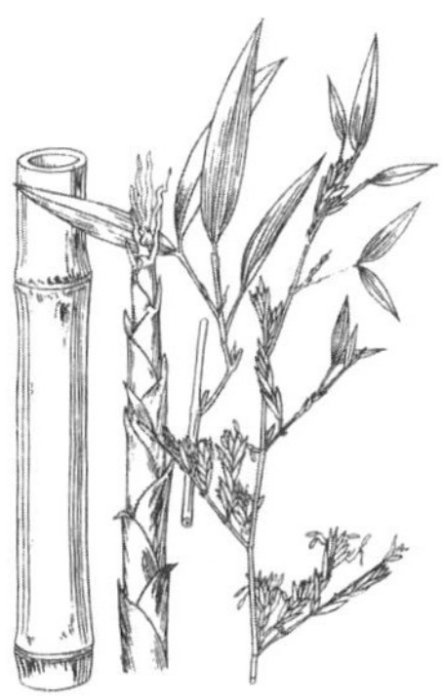

솜대
Phyllostachys nigra var. *henonis*

【性　狀】좁은 披針形으로 길이 7.5～16㎝, 너비 1～2㎝로 先端은 점차 뾰족해지며 基部는 鈍形을 이루고 葉柄의 길이는 약 5㎜이다. 邊緣의 한쪽은 비교적 매끄럽고 다른 한쪽은 작은 鋸齒가 있다. 平行脈은 6～8對로 작은 橫脈은 뚜렷하다. 葉面은 짙은 녹색으로 털이 없고 背面은 색이 비교적 옅고 基部에는 작은 털이 있다. 質은 얇으면서 부스러지기 쉽다.

【產　地】우리나라의 중남부에 분포한다.

【成　分】葉은 알칼로이드, 아미노산, 유기산, 페놀화합물, 탄닌, 사포닌, 단백질, 다당류 및 엽록소 등을 함유한다. 또한 Al, Ba, Zr, Ti, K, Sr, Zn, Sn, Fe, Pb, Mg, Ca, Mn, Cu, Ag와 B 등 18여 종의 원소를 함유한다.

【性　味】性은 寒하고, 味는 辛苦(또는 甘淡)하다.

【歸　經】心・肺・胃經.

【效能 主治】淸熱除煩・生津利尿. 治熱病煩渴, 小兒驚癎, 咳逆吐衄, 面赤, 小便短赤, 口糜舌瘡.

【解　說】性味가 辛苦寒하고 心 肺 胃 3經에 들어가는데, 苦寒은 心肺의 熱을 淸하여 煩渴症을 치료하고, 辛寒은 上焦의 風熱을 散한다. 아울러 心經의 火를 導하여

小便을 利하게 하므로 小便이 短赤 澀痛하고 口舌生瘡한 등의 證을 치료하여 淸上導下의 효능이 있기 때문에 淸利의 良品이 된다. 鮮者가 좋으며 久煎해서는 안 된다.

竹葉卷心은 竹葉 중 처음 나온 卷狀의 嫩葉으로 性味와 효능이 竹葉과 서로 같으나 竹葉보다 心熱을 淸하는데 우수하여 오로지 心經의 實熱로 인한 煩熱, 尿赤, 口舌生瘡 및 溫病으로 神昏 譫語한 등 證에 응용한다.

【炮　製】細切하여 사용한다. 鮮者가 더욱 좋다.

【用　量】8~16g.

【禁忌症】中焦虛寒者는 愼用한다.

【配合例】① 石膏 麥門冬 등을 배합하여 熱病, 煩熱과 口渴을 치료한다(예 : 竹葉石膏湯).

② 生地黃 木通 등을 배합하여 心火上炎으로 인한 口舌生瘡, 혹은 心熱이 小腸으로 移하여 小便이 黃赤短少하고 淋痛하는 등 證을 치료한다(예 : 導赤散).

梔　子 [本經]

Gardeniae Fructus

異 名 : 木丹[本經]・卮子[〈漢書〉孟康注]・支子[本草經集注]・黃鷄子[廣西中藥志]・山梔子[藥性論]・枝子[新修本草]・黃荑子[閩東本草]・越桃[別錄]・黃梔子[江蘇藥材志]・山梔[浙江藥用植物志]

【基　原】꼭두서니과(茜草科 : Rubiaceae)에 속한 常綠灌木인 치자나무(水梔) *Gardenia jasminoides* Ellis(= *G. jasminoides* for. *grandiflora* Makino) 또는 동속식물의 성숙한 果實로, 9~11월에 열매가 성숙하여 紅黃色을 띨 때 채취하여 건조한다.

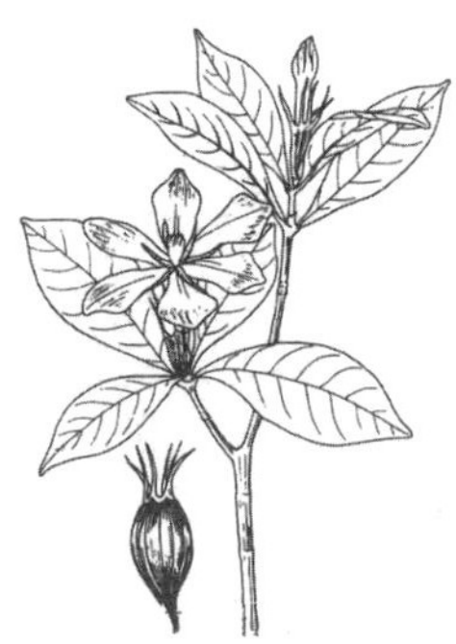

치자나무
Gardenia jasminoides

【性　狀】긴 卵形~卵形을 이루고 길이 1~5㎝, 너비 10~15㎜이며 흔히 6개 내외의 뚜렷한 능선이 세로로 뻗는다. 위 끝에는 꽃받침 또는 그 자국이 있고 아래 끝에는 果柄이 붙어 있는 것도 있다. 바깥 면은 黃褐色~黑褐色을 띠고 果皮는 얇고 부스러지기 쉽다.

열매의 내부는 2실로 나뉘지고 黃赤色~어두운 赤色의 胎座에 종자의 덩어리가 달려 있다. 종자는 거의 원형으로 편평하고 긴 쪽의 지름이 약 0.5cm이며 黑褐色 또는 黃赤色을 띠고 있다. 약간 냄새가 있고 맛은 쓰다.

【産　地】우리나라에서는 남부지방에서 재배하고 있다. 중국에서는 浙江, 江西, 湖南, 福建省이 주산지이며, 湖南省의 생산량이 많고 浙江産의 품질이 우수하다.

【成　分】Flavonoid로 gardenin, pectin, tannin, crocin, crocetin, *d*-mannitol, nonacosane, β-sitosterol 등과 이외에 여러 종류의 iridoide 골격의 배당체 즉 gardenoside, geniposide(genipin-1-glucoside), genipin-β-*d*-gentiobioside 및 소량의 shanzhiside를 함유하고, 또한 gardoside, scandoside methyl ester, choline 및 ursolic acid 등을 함유한다.

【性　味】性은 寒하고, 味는 苦하다.

【歸　經】心・肝・肺・胃・三焦經.

【效能 主治】瀉火除煩・清熱利尿・涼血解毒. 治熱病心煩, 黃疸尿赤, 血淋澀痛, 血熱吐衄, 目赤腫痛, 火毒瘡瘍. 外治捻挫傷痛.

【解　說】輕淸上行하여 心肺와 胸膈의 熱을 瀉한다. 邪熱을 淸하면 心胸의 煩熱이 解하고 躁擾不寧이 自除하기 때문에 瀉火除煩의 효과가 있고, 또한 苦寒淸降하여 三焦의 火를 瀉하여 小便을 利하기 때문에 淸熱利濕의 효능이 있으며, 그리고 心 肝經에 들어가 涼血止血의 작용이 있다. 그러므로 일체의 熱病으로 熱이 胸膈에 蘊結하여 된 心煩懊憹와 혹은 熱이 血分에 鬱하여 된 吐衄下血 및 濕熱이 蘊結한 黃疸, 淋閉, 小便不利 등 證에 要藥이 된다.

최근에 梔子를 肝膽의 濕熱을 淸利시키는 약물과 같이 사용하여 急性黃疸性肝炎, 膽囊炎, 膽石症, 혹은 腎盂腎炎, 尿道炎 등 질환에 응용하여 일정한 치료효과를 얻고 있다.

梔子皮는 表에 達하여 肌熱을 去하고, 梔子仁은 裏로 走하여 內熱을 淸하게 된다.

【炮　製】上中二焦의 淸熱瀉火에는 連殼用하여 生用하고, 下焦를 치료할 때는 去殼하고, 止血에는 炒黑하여 사용한다.

【用　量】8～12g.

【禁忌症】脾虛便糖者는 복용을 忌한다.

【配合例】① 淡豆豉와 배합하면 透邪泄熱, 除煩解鬱하여 熱이 胸膈에 蘊結하여 된 煩熱懊憹, 躁擾不寧, 睡眠不安 등 證을 치료한다(예 : 梔子豉湯).

② 黃連 黃芩 黃柏 등을 배합하면 瀉火淸熱하여 實火證으로 壯熱煩躁, 神昏譫語 등 證을 치료한다(예 : 黃連解毒湯).

③ 菊花 黃芩 甘草 등을 배합하여 肝熱로 目赤腫痛, 口苦口乾, 心中煩熱한 證을 치료한다.

④ 茵蔯 黃柏 등을 배합하여 肝膽濕熱이 鬱結하여 풀리지 않는 黃疸, 發熱, 小便短赤 등 證을 치료한다(예 : 茵蔯蒿湯).

⑤ 側柏葉 生地黃 茅根 등 淸熱涼血藥과 배합하여 血熱妄行으로 인한 吐血 衄血, 尿血 등 證을 치료한다.

夏枯草 [本經]

Prunellae Spica

異 名 : 夕句 · 乃東[本經] · 麥夏枯草[滇南本草] · 鐵色草[綱目] · 棒槌草[中藥志] · 牛牯草[湖南] · 六月乾[福建]

【基 原】 꿀풀과(脣形科 : Labiatae)에 속한 다년생초본인 꿀풀 *Prunella vulgaris* var. *lilacina* Nakai의 꽃이삭(果穗)으로, 여름철에 꽃이삭이 반쯤 시들어 紅褐色을 띨 때에 채취하여 曬乾한다.

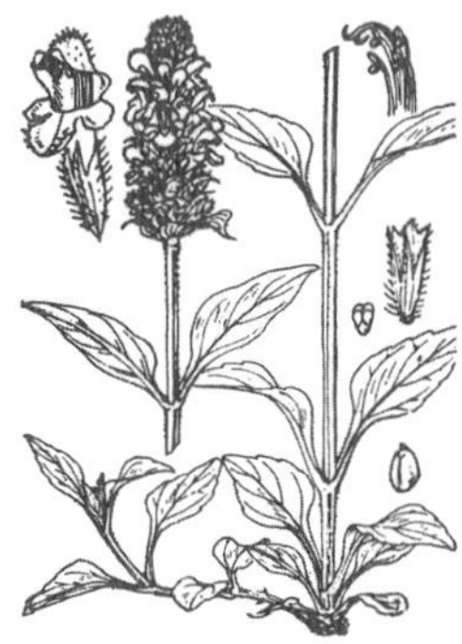

꿀풀
Prunella vulgaris var. *lilacina*

【性 狀】 花軸에 많은 苞葉 및 꽃받침이 붙어 있고 圓柱形에 가까우며 길이 3~6㎝, 지름 10~15㎜이다. 겉은 灰褐色이고 質은 가볍다. 위쪽에는 花冠이 남아 있으며 아래쪽에는 줄기가 있고 꽃받침 속에 과실은 4개로 쪼개져 있다. 苞葉은 心臟形~偏心形이며 꽃받침과 맥상에는 백색의 털이 있다.

體는 가볍고 質은 취약하며 淸香한 氣가 조금 있다.

【產 地】 우리나라 각지에 분포한다.

【成 分】 全草는 triterpenoid saponin을 함유하며, 그 sapogenin은 oleanolic acid이다. 또 oleanolic acid, ursolic acid, rutin, hyperoside, *cis*-caffeic acid, trans-caffeic acid, 비타민 B_1, 비타민 C, 비타민 K, carotene, 수지, 고미질, tannin, 정유, alkaloid, 수용성염류(약 3.5% 중 약 68%는 염화칼륨) 등을 함유한다. 花穗는 anthocyanin의 delphinidin과 cyanidin, *d*-camphor, *d*-fenchone, ursolic acid 등을 함유한다.

【性 味】 性은 寒하고, 味는 辛苦하다.

【歸 經】 肝 · 膽經.

【效能 主治】 淸火 · 明目 · 散結 · 消腫. 治目赤腫痛, 目珠夜痛, 頭痛眩暈, 瘰癧, 癭瘤, 乳癰腫痛, 甲狀腺腫大, 淋巴腺結核, 乳腺增生, 高血壓.

【解 說】 鬱結된 질환은 辛味를 得하면 散하고, 火熱의 邪는 寒을 得하면 解한다. 夏枯草의 苦寒은 泄熱하고 辛味는 散結하여, 주로 肝經에 들어가 肝火를 淸하고 鬱結을 散하는 효능이 있기 때문에, 肝熱과 痰火가 鬱結되어 나타나는 질환을 치료하는 要藥이 된다. 瘰癧, 瘤癭, 目赤腫痛과 頭痛, 眩暈 등 證에 상용한다.

최근에 決明子 菊花 黃芩 鉤藤 등과 배합하여 肝熱에 속하는 高血壓 病證을 치료하고, 임상에서 腫瘤를 치료하는 方劑에 첨가하여 상용하고 있다.

【炮 製】 花穗만을 취하여 細切하여 사용한다.

【用　量】12～20g.

【禁忌症】脾胃虛弱者는 愼服한다.

【配合例】① 甘菊 石決明 등을 배합하여 肝火上淡으로 인한 目赤腫痛, 目珠疼痛, 頭痛, 眩暈 등 證을 치료한다.

② 當歸 白芍 등을 배합하여 肝虛로 인한 目珠疼痛을 치료한다(예 : 夏枯草散).

③ 玄參 浙貝母 昆布 등을 배합하여 肝氣不舒로 痰火가 鬱結하여 된 瘰癧, 癭瘤 등 證을 치료한다(예 : 夏枯草膏).

淡 竹 葉 [本草綱目]

Lophatheri Herba

異 名 : 竹葉門冬青[分類草藥性]・迷身草[嶺南科學雜志]・山鷄迷[華南經濟禾草植物]・金竹葉[廣西中獸醫藥用植物]・長竹葉[江西植物藥材志]・山冬・地竹[廣西中藥志]・淡竹米[藥材學]

【基　原】벼과(禾本科 : Gramineae)에 속하는 다년생초본인 조릿대풀(淡竹) *Lophatherum gracile* Brongh.의 꽃피기 전의 全草로, 5～6월 未開花時에 채취하여 鬚根을 제거한 것이다.

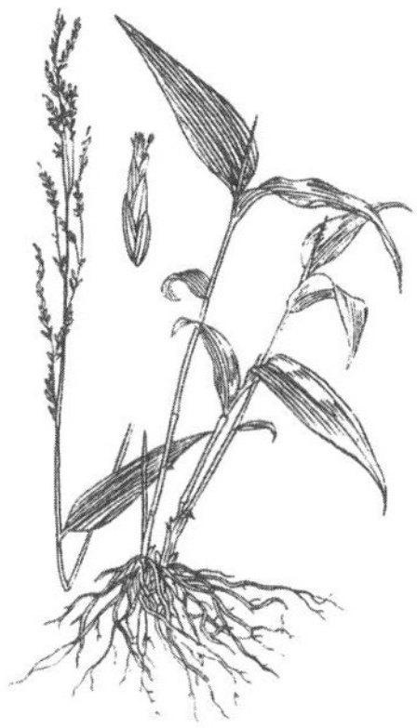

조릿대풀
Lophatherum gracile

【性　狀】길이 25～75㎝, 줄기는 圓柱形으로 마디가 있으며 바깥 면은 엷은 黃綠色이고 꺾은 면은 속이 비어 있다. 葉鞘는 갈라졌고 잎은 披鍼形으로 쭈그러져 말려 있고, 길이 5～20㎝, 너비 10～35㎜이다. 바깥 면은 엷은 綠色～黃綠色이고 葉脈은 평행이며 가는 맥은 가로로 되어 長方形을 이루고 뒤쪽의 바깥 면은 더욱 뚜렷하며 質은 가볍고 부드럽다. 잎이 크고 綠色이며 根과 穗가 없는 것이 좋다. 냄새가 거의 없고 맛은 담담하다.

【產　地】우리나라 남쪽 섬의 숲속에서 자란다. 중국에서는 長江유역으로 부터 南部 各省에 분포하며 일반적으로 浙江產의 품질이 우수하다고 하여 속칭 杭竹葉이라고 한다.

【成　分】莖 및 葉은 arundoin, cylindrin, taraxerol 이나 friedelin과 같은 phenol류 성분, triterpenoids,아미노산, 유기산 및 당류를 함유한다.

【性　味】性은 寒하고, 味는 甘淡하다.

【歸　經】心・胃・小腸經.

【效能 主治】淸心火・除煩熱・利小便. 治熱病煩渴, 小便赤澀, 淋痛, 口舌生瘡.

【解　說】心經에 熱이 있으면 煩하고, 胃經에 熱이 있으면 渴한다. 淡竹葉은 心胃의 熱邪를 淸泄하여 熱病으로 인한 心煩口渴을 다스리고, 體輕氣薄하여 上焦氣分의 熱邪를 다스린다. 또한 輕淸之品으로 淸上徹下하여 表裏관계인 心·小腸의 熱邪를 淸하여 心火上炎으로 인한 口舌生瘡과 心火가 小腸으로 移한 小便不利, 灼熱澀痛을 다스린다.

효능이 竹葉과 비슷하나 다만 竹葉은 心熱을 淸하는 효능이 좋으며, 淡竹葉은 利尿 작용이 강하다.

【炮　製】잡질과 뿌리를 제거하고 細切한 다음 曬乾하여 사용한다.

【用　量】6~16g.

【禁忌症】孕婦는 복용을 忌하고, 實火가 없거나 濕熱者는 愼用한다.

【配合例】① 白茅根과 배합하여 尿血을 치료한다.

② 燈心草 海金沙 등을 배합하여 熱淋을 치료한다.

密蒙花 [開寶本草]

Buddlejae Flos

異 名 : 小錦花[雷公炮炙論]·羊耳朶[滇南本草]·蒙花[本草求眞]·黃飯花[南寧市藥物志]·蒙花珠·水錦花[全國中草藥匯編]

【基　原】마전과(馬錢科 : Loganiaceae)에 속한 落葉灌木인 密蒙花 *Buddleja officinalis* Maximowicz의 花蕾와 花序이다. 봄에 꽃이 피지 않았을 때 채취하여 건조한다.

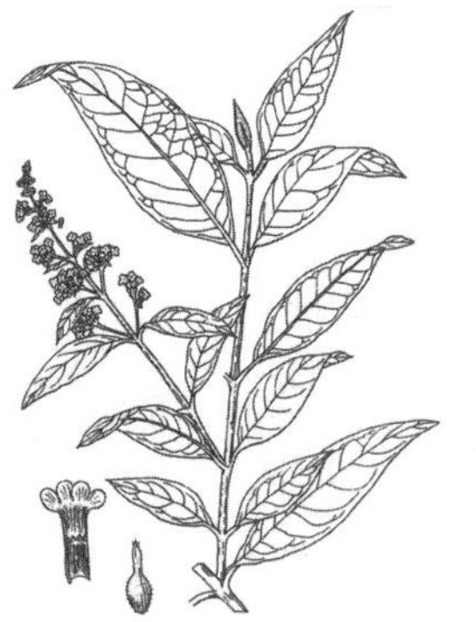

密蒙花
Buddleja officinalis

【性　狀】대부분 花蕾가 밀집되어 있는 花序로 되어있는데 불규칙한 圓錐狀으로 길이 1.5~3㎝이다. 바깥 면은 灰黃色 혹은 黃褐色이고 茸毛로 싸여 있다. 花蕾는 짧은 막대 모양으로 길이 0.3~1㎝, 지름 0.1~0.2㎝이다. 花萼은 鍾狀으로 四裂되어 있으며 花冠은 筒狀이고, 質은 柔軟하다. 향기가 조금 있고 맛은 약간 쓰며 맵다.

【產　地】중국의 湖北, 四川, 陝西, 河南이 주산지이며, 雲南, 廣西, 湖南 등에서도 산출한다.

【成　分】배당체로 buddleo-glucoside, acaciin, catalpol, acteoside, mimengoside A, B, aucubin, catalposide, linarin, echinacoside, acacetin 등을 함유한다.

【性　味】性은 微寒하고, 味는 甘하다.

【歸　經】肝經.

【效能 主治】 淸熱養肝·明目退翳. 治目赤腫痛, 多淚羞明, 眼生翳膜, 肝虛目暗, 視物昏花.

【解　說】 性이 甘寒淸涼하여 주로 肝經에 들어가 肝熱을 淸하고 肝燥를 潤하는 효능이 있어 養血明目의 良藥으로 眼科에서 상용한다.

무릇 肝은 目에 開竅하며 目은 血을 得하면 능히 볼 수 있는데, 肝이 虛하면 目盲하여 볼 수 없고 肝이 熱하면 目赤多眵하게 된다. 淸熱하고 養肝하기 때문에 目疾에 虛實을 막론하고 응용할 수 있으며, 肝腎이 虛하여 熱이 있는 者에게 가장 마땅하다.

密蒙花와 靑葙子는 모두 淸肝明目退翳의 효능이 있어 目赤翳障을 치료한다. 그러나 密蒙花는 肝血을 養하여 淸하는 가운데 補하는 작용이 있어 肝虛目盲과 虛實의 目疾에 두루 사용할 수 있는데 비하여, 靑葙子는 苦寒沈降하여 淸肝明目하므로 오로지 肝火上攻으로 인한 熱毒冲眼에 마땅하다.

【炮　製】 生用하거나 蜜製하여 사용한다.

【用　量】 4~12g.

【禁忌症】 陽虛者는 愼用한다. 또한 瞳孔을 확대하는 작용이 있으므로 瞳孔散大者는 忌한다.

【配合例】 ① 石決明 菊花 木賊 등을 배합하여 肝熱目疾과 赤腫多眵를 치료한다(예 : 密蒙花散).

② 枸杞子 菟絲子 沙苑子 등 補肝藥과 배합하여 肝虛로 熱이 있는 目盲翳障을 치료한다.

靑 葙 子 [本經]

Celosiae Semen

異　名 : 草決明[本經]·野鷄冠花子[醫學入門]·狗尾巴子[四川中藥志]·牛尾巴花子[中藥材手冊]

【基　原】 비름과(莧科 : Amaranthaceae)에 속한 1년생초본인 개맨드라미(靑葙) *Celosia argentea* L.의 성숙한 種子로, 가을철에 열매가 성숙했을 때 채취하여 曬乾한다.

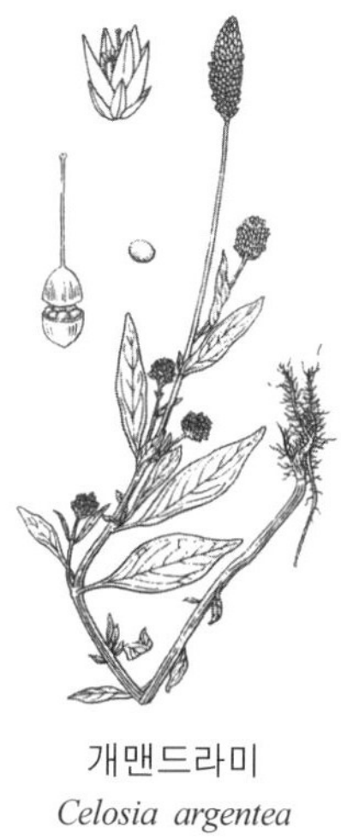

개맨드라미
Celosia argentea

【性　狀】 偏圓球形~圓腎形이고 지름 1~2㎜이다. 바깥 면은 黑色에서 赤黑色이며 광택이 있고 확대경으로 관찰해보면 그물 모양의 무늬가 있으며, 중간부위는 조금 볼록하고 가장자리 약간 움푹 들어간 곳에 臍點이 있다. 種皮는 얇고 쉽게 부서진다. 냄새와 맛이 없다.

【産　地】印度가 원산지이고, 우리나라 각지의 들판에 자생하며 또는 정원에서 재배한다.

【成　分】지방유(celosa oil)가 약 15%가 함유되어 있고, 전분 30.8%, niasin 14㎍/g과 풍부한 초산칼륨을 함유한다.

【性　味】性은 微寒하고, 味는 苦하다.

【歸　經】肝經.

【效能 主治】祛風熱 · 淸肝火 · 明目退翳. 治肝熱目赤, 翳障, 肝火眩暈, 高血壓, 鼻衄, 皮膚風熱瘙癢, 疥癬.

【解　說】性이 苦寒淸降하여 오로지 肝經實火를 瀉하여 明目退翳하는 효능이 있어 眼科에서 상용하는 藥이다. 주로 肝火가 上炎하여 된 目疾에 사용하며, 熱毒이 上沖한 赤腫翳障에 효과가 더욱 좋다. 肝火를 淸하고 風熱을 消散하는 작용이 있기 때문에 肝陽上亢으로 인한 고혈압이나 風熱頭痛에도 이용된다.

淸熱하는 힘이 비교적 강하고 瞳孔을 확대시키는 작용이 있다.

개맨드라미의 莖葉과 根을 靑葙이라 하는데, 靑葙은 性이 微寒하고 味가 苦하여 祛風燥濕, 殺蟲止痒의 효능이 있어 風熱瘡疹瘙痒과 陰痒, 風濕痺痛 등에 사용된다.

【炮　製】生用하거나 炒爆하여 사용한다.

【用　量】12~20g.

【禁忌症】肝腎이 虛하거나 瞳孔이 확대된 자는 복용을 忌한다.

【配合例】① 決明子 密蒙花 菊花 등을 배합하여 肝熱로 인한 目赤腫痛, 翳膜遮睛, 視物昏暗 등 證을 치료한다.

② 決明子 菊花 生地黃 玄參 등을 배합하여 肝熱上亢으로 인한 頭暈, 頭痛을 치료한다(예 : 靑葙子丸).

槐　角 [本經]

Sophorae Fructus

異 名 : 槐實[本經] · 槐子[本草經集注] · 槐莢[寶慶本草折衷] · 槐豆[本草原始] · 槐連豆[中藥材手冊]

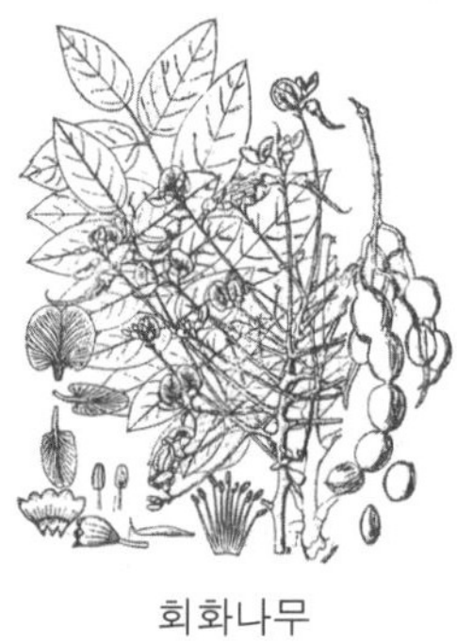

회화나무
Sophora japonica

【基　原】콩과(豆科 : Leguminosae)에 속한 落葉 小喬木인 회화나무(槐) *Sophora japonica* L.의 성숙한 果實로, 겨울철에 채취하여 건조한다.

【性　狀】콩꼬투리 모양으로 길이 2~6㎝, 지름 약 5㎜로 1~6개의 종자가 들어 있다. 果皮는 얇고 돌출되어 있으며 綠褐

色～褐色이고, 종자는 비교적 둥글며 黑褐色～黑色이다. 質은 부드럽고 연하여 건조하면 쭈그러지며 절단하기 쉽다. 단면은 黃綠色으로 점성이 있다.

냄새가 없고 맛은 쓰다.

【産 地】 우리나라 각지에 재배하고 있으며, 중국에서는 각지에 분포하고 특히 河北, 山東, 江蘇, 遼寧省 등에서 주로 생산된다.

【成 分】 9종의 flavonoid와 isoflavonoid를 함유하고, 그중에는 sophoraflavonoloside, genistein, sophoricoside, sophorabioside, kaempferol, glucoside C, 등이 있다. Rutin의 함량이 매우 높은데, 특히 어린 果實은 48%를 함유한다.

【性 味】 性은 寒하고, 味는 苦하다.

【歸 經】 肝·大腸經.

【效能 主治】 淸熱瀉火·涼血止血. 治腸熱便血, 痔腫出血, 肝熱頭痛, 眩暈目赤.

【解 說】 性味와 효능이 槐花와 비슷하다. 다만 止血 작용이 槐花보다 약하고 淸熱下降의 작용이 강하며, 또한 質潤으로 潤腸효능이 있어 便血과 痔瘡出血 등 證에 多用한다. 이 외에도 肝經의 實火를 瀉火시키는 효능을 겸하고 있어 肝火가 上炎되어 나타나는 頭昏과 頭痛 및 目赤腫痛 등 증상에 대해 양호한 치료효과가 있다.

槐角은 어린 과실이 rutin 함량이 높은데, [本草圖經]에도 "槐實… 七月七日採嫩實, 搗取汁作煎, 十月採老實入藥."이라고 하여 채취시기를 구별하였다.

【炮 製】 生用하거나 또는 蜜炙하여 사용한다.

【用 量】 8～20g.

【禁忌症】 脾胃가 虛寒하거나 食少便溏한 경우와 孕婦는 복용을 忌한다.

【配合例】 ① 地楡 當歸 防風 黃芩 枳殼 등을 배합하여 腸風下血을 치료한다(예 : 槐角丸).

② 丹參 香附子 등을 배합하여 婦人崩淋, 下血을 치료한다.

③ 白芍 木香 등을 배합하여 赤痢를 치료한다.

④ 貫衆과 배합하여 婦人의 子宮出血이 멎지 않는 것을 치료한다.

⑤ 車前 茯苓 木通 甘草 등을 배합하여 小便血尿를 치료한다.

제2절 淸熱燥濕藥

淸熱燥濕藥은 대체로 性味가 苦寒하여 苦味는 燥濕하고 寒性은 淸熱하므로 濕熱이 內蘊하거나 濕邪가 化熱한 證에 응용된다. 腸胃濕熱로 인한 泄瀉, 痢疾, 痔瘻 등 증상, 肝膽濕熱로 인한 脇肋脹痛, 黃疸, 口苦 등 및 下焦濕熱로 인한 小便淋瀝澁痛,

帶下 등 증상에 응용되며, 기타 心火亢盛과 關節腫痛, 濕疹, 瘰腫, 耳痛流膿 등 證에도 응용된다.

그러나 本類의 약물들은 苦寒하여 傷胃시키고, 燥性은 傷陰시키므로 脾胃가 허약하거나 津液이 虧耗된 者에게는 마땅히 愼用하여야 하며, 사용할 때는 益胃시키고 養陰시키는 약물을 배합하여 응용하여야 한다.

本類의 약물 가운데 黃芩 黃連 黃柏 龍膽草 등은 淸熱燥濕의 효능은 물론 瀉火解毒의 효능도 있어 瀉火解毒藥으로도 상용된다.

黃 芩 [本經]

Scutellariae Radix

異 名 : 腐腸[本經]·黃文·內虛[吳普本草]·空腸[別錄]·子芩·宿芩[陶弘景]·狆尾芩[新修本草]·條芩[綱目]·元芩·土金茶根[東北藥用植物志]

【基 原】 꿀풀과(脣形科 : Labiatae)에 속하는 다년생초본인 황금(黃芩) *Scutellaria baicalensis* Georgi의 周皮를 벗긴 根으로, 가을에 채취하여 鬚根과 周皮를 제거하고 曬乾한다.

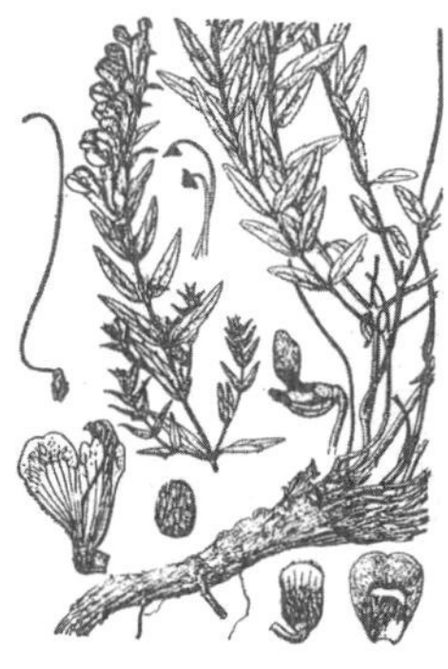

황금
Scutellaria baicalensis

嫩根으로 內外가 모두 實하며 黃色으로 微綠色을 띤 것을 子芩 또는 條芩이라 하고, 老根으로 中心이 비어 있고 겉면은 黃色이고 내부는 黑色을 띤 것을 枯芩, 宿芩 또는 片芩이라 한다.

【性 狀】 圓柱狀~半管狀 또는 평판상을 이루고 길이 5~25㎝, 지름 5~30㎜이다. 바깥 면은 黃褐色을 띠며 조잡하고 뚜렷한 세로의 주름이 있으며 군데군데 곁뿌리의 자국 및 갈색의 周皮 파편이 남아 있다. 위 끝에는 줄기의 자국 또는 줄기의 殘基가 붙어 있다. 묵은 뿌리에서는 木部가 썩어서 黑褐色으로 되고 때때로 속이 비어 있으며 이것을 枯芩이라 부른다. 質은 단단하고 부서지기 쉽다. 꺾은 면은 黃色이고 섬유성이다. 條長하며 質이 堅實하고 黃色인 것이 좋다.

거의 냄새가 없고 맛은 조금 쓰다.

【産 地】 우리나라 각지의 밭에서 재배한다. 중국에서는 河北, 內蒙古, 山西, 山東, 陝西 등이 주산지며 遼寧, 黑龍江에서도 생산한다.

【成 分】 뿌리는 baicalein, baicalin, wogonin, wogonoside 및 neobaicalein 등과 안식향산, β-sitosterol 등을 함유한다.

【性　味】性은 寒하고, 味는 苦하다.

【歸　經】肺・膽・胃・大腸・小腸經.

【效能 主治】淸熱燥濕・瀉火解毒・止血・安胎. 治濕溫, 暑溫胸悶嘔惡, 濕熱痞滿, 瀉痢, 黃疸, 肺熱咳嗽, 高熱煩渴, 血熱吐衄, 癰腫瘡毒, 胎動不安, 崩漏, 熱淋.

【解　說】苦味는 燥濕하고 寒性은 淸熱하여 淸熱燥濕하는 상용약물이 되어 濕熱諸證에 사용하는데, 肺經의 熱을 瀉하는데 더욱 우수하다. 그러므로 邪熱이 肺를 침범하여 나타나는 肺熱咳嗽, 痰黃粘稠 등의 證에 반드시 사용한다.

黃芩이 비록 淸肺를 위주로 하지만 적절한 배합에 따라서 능히 諸經의 熱을 淸하게 할 수 있다. 柴胡와 배합하면 少陽經의 熱을 淸하게 하면서 寒熱을 없애주고, 芍藥과 배합하면 大腸의 熱을 淸하게 하여 瀉痢를 止하고, 桑白皮와 배합하면 淸肺하여 止嗽하고, 白朮과 배합하면 淸熱하여 安胎하며, 黃連과 배합하면 淸心解毒하여서 瘡癰을 치료하고, 山梔와 배합하면 胸膈의 熱을 치료하고, 荊芥 防風과 같이 사용하면 肌表의 熱을 치료한다. 朱丹溪가 [丹溪心法・金匱當歸散論]에서 "婦人이 임신하면 脾가 장애를 받아 運化가 지체되어 濕을 生하고 濕은 熱을 生한다. 古人이 白朮과 黃芩을 安胎의 聖藥이라고 한 것은 白朮이 補脾燥濕하고 黃芩이 淸熱하기 때문이다"라고 한 바와 같이 黃芩을 白朮과 배합하면 安胎의 효능이 있다.

黃芩은 苦寒한 약물이기 때문에 脾胃를 상하게 할 수 있으며, 實熱이 아닌 경우에는 사용할 수 없다.

生用하면 淸熱瀉火하는 힘이 강하고, 炒用하면 寒性이 감약되어 安胎에 사용할 수 있으며, 酒炙하면 그 上行하는 힘을 이용하여 上焦의 熱을 淸하고, 炒黑存性하여 止血에 多用한다.

임상응용에서 枯芩과 條芩의 구별이 있는데 枯芩은 體輕達上하여 淸肺火에 좋고, 條芩은 體重下達하여 淸大腸熱에 좋다.

【炮　製】절편하여 건조하여 사용한다. 淸熱瀉火에는 生用하고, 安胎에는 炒用하며, 上焦의 熱을 淸하는데에는 酒炙用하고, 止血에는 炒炭用한다.

【用　量】4~12g.

【禁忌症】脾胃虛寒者는 忌한다.

【配合例】① 滑石 白豆蔲 通草 등 化濕滲利藥과 같이 사용하면 濕熱로 인한 濕溫發熱, 胸悶, 口渴不欲飮을 치료한다(예 : 黃芩滑石湯).

② 芍藥과 배합하여 腸胃濕熱로 인한 瀉痢腹痛을 치료한다(예 : 黃芩湯).

③ 茵蔯蒿 梔子 등과 배합하면 淸熱利濕退黃의 효능이 증대되므로 濕熱黃疸 치료의 보조약으로 쓰인다.

④ 生地黃 木通 등을 배합하여 膀胱濕熱로 인한 小便短赤, 淋瀝澁痛의 證을 치료한다(예 : 火府丹).

⑤ 黃連 梔子 등을 배합하여 急性熱病으로 壯熱煩躁하고 苔黃脈數한 證을 치료한다(예 : 黃連解毒湯).

⑥ 桑白皮 知母 등과 배합하여 肺熱咳嗽, 痰黃粘稠를 치료한다(예 : 淸肺湯).

⑦ 黃芩炭을 單用으로 煎服하거나, 혹은 生地黃 白茅根과 배합하여 熱盛火熾로 迫血妄行한 出血證을 치료한다.

⑧ 黃連 金銀花 連翹 大黃 등 瀉火解毒藥과 배합하여 熱毒瘡瘍을 치료한다.

⑨ 白朮 當歸 등을 배합하여 胎動不安을 치료한다(예 : 當歸散).

⑩ 柴胡를 배합하여 寒熱往來를 치료한다(예 : 小柴胡湯).

黃 連 [本經]

Coptidis Rhizoma

異 名 : 王連[本經]・支連[藥性論]

【基 原】미나리아재비과(毛茛科 : Ranunculaceae)에 속하는 다년생초본인 日黃連 *Coptis japonica* Makino, 黃連(味連) *C. chinensis* Franch., 三角葉黃連(雅連) *C. deltoidea* C.Y. Cheng et Hsiao 또는 雲連 *C. teeta* Wall.의 根莖으로, 가을에 채취하여 鬚根과 泥沙를 제거하고 건조한다.

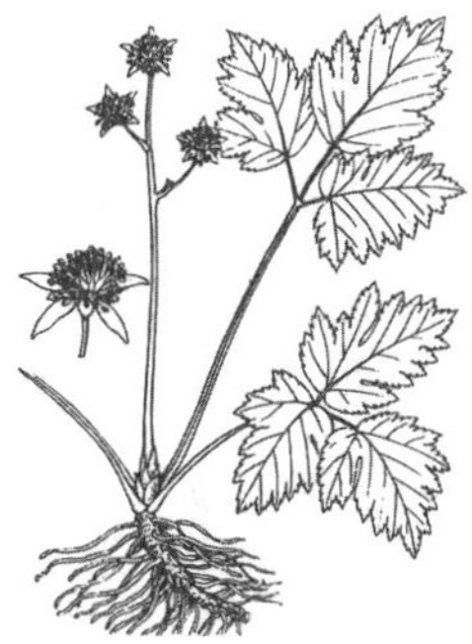

황련

Coptis japonica

【性 狀】① 日黃連 : 고르지 않은 圓柱形으로 길이 2~4㎝, 때로는 10㎝에 이르며 지름 2~7㎜로 다소 구부러져 있고 때때로 갈라져 있다. 바깥 면은 灰黃褐色을 띠고 돌림마디가 있으며 줄기의 殘基와 다수의 뿌리의 基部를 볼 수 있다. 한쪽 끝에 葉柄의 殘基가 있으며 그 대부분은 흔히 그을려 있다. 꺾은 면은 약간 섬유성이고 코르크층은 엷은 灰褐色, 皮部는 黃褐色, 木部는 黃色, 髓는 黃褐色이다.

약간 냄새가 있고 맛은 매우 쓰며 잔류성으로 침을 황색으로 물들인다.

② 味 連 : 分枝가 많고 여러 개가 한 묶음으로 되어 있으며 조금 구부러지고 닭의 발톱과 비슷하다. 길이는 3~6㎝, 지름 0.3~0.8㎝이다. 바깥 면은 黃色 또는 黃褐色으로 엉성하고 불규칙한 結節狀의 융기와 鬚根 및 鬚根의 殘基가 있으며, 節間의 표면은 매끄럽다. 윗부분에는 褐色의 鱗葉이 남아 있고, 頂端에는 남은

줄기와 葉柄이 있다. 質은 단단하고, 꺾은 면은 고르지 않으며, 皮部는 橙紅色 또는 暗褐色이며, 木部는 鮮黃色 또는 橙黃色이며 방사상으로 배열되어 있고, 髓部는 비어 있는 것도 있다.

약간 냄새가 있고 맛은 매우 쓰다.

③ 雅 連 : 分枝되지 않은 單枝로 약간 圓柱形으로 조금 구부러졌고, 길이 4~8㎝, 지름 0.5~1㎝이다. 節間의 표면은 매끄러우며 비교적 길고, 頂端에는 殘基가 남아 있다.

④ 雲 連 : 구부러져 鉤狀을 나타내며 대개는 單枝로 비교적 細小하다.

【產 地】 日黃連은 일본의 北海道와 本州의 산지 숲속의 습한 지역에 야생하며, 약용으로 재배하기도 한다. 味連은 四川의 石柱가 대표산지로서 湖北 西部, 陝西, 甘肅 등지에서도 역시 생산되며 주로 재배품이다. 雅連은 주로 四川의 洪雅, 峨眉 등지에서 생산되는데 재배품이 대부분이며, 소량은 야생종이다. 雲連은 주로 雲南의 德欽, 碧江과 西藏 지역에서 생산되며, 원래는 야생이었으며 현재는 재배된다.

【成 分】 黃連의 根莖은 berberine 5.56~7.25%, epiberberine, magnoflorine, coptisine, berberrubine, palmatine, columbamine, jaterrhizine, worenine, ferulic acid, obakunone, obakulactone 등을 함유한다. 三角葉黃連 根莖은 worenine, epiberberine, berberine, coptisine, palmatine, jaterrhizine, magnoflorine 등을 함유한다. 雲連의 根莖은 epiberberine, berberine, coptsine, palmatine, worenine, jaterrhizine 등을 함유한다.

대한약전에는 黃連을 건조한 것은 정량할 때 베르베린 [베르베린염화물($C_{20}H_{19}NO_5$: 371.82)] 4.2% 이상을 함유하도록 되어 있다.

【性 味】 性은 寒하고, 味는 苦하다.

【歸 經】 心・脾・胃・肝・膽・大腸經.

【效能 主治】 淸熱燥濕・瀉心除煩・瀉火解毒. 治濕熱痞滿, 嘔吐呑酸, 瀉痢, 黃疸, 高熱神昏, 心火亢盛, 心煩不寐, 血熱吐衄, 目赤, 牙痛, 消渴, 癰腫疔瘡. 外治濕疹, 濕瘡, 耳道流膿.

酒黃連 : 善淸上焦火熱. 治目赤, 口瘡.

薑黃連 : 淸胃和胃止嘔. 治寒熱互結, 濕熱中阻, 痞滿嘔吐.

萸黃連 : 舒肝和胃止嘔. 用于肝胃不和, 嘔吐呑酸.

【解 說】 性味가 大苦大寒하여 大寒은 淸熱하고, 苦味는 燥濕하여 瀉火燥濕의 효능을 가지고 있어 心火를 瀉하고 腸胃의 濕熱을 淸하는 효과가 뛰어나 淸心, 除煩, 消痞, 止痢 등 濕火가 鬱結된 것을 치료하는 要藥이 된다. 그러므로 心火가 亢盛하여 煩熱神昏하고 또는 心煩不眠하며, 血熱妄行으로 인한 吐血 衄血을

치료하고, 腸胃에 濕熱로 인한 痞滿嘔吐와 瀉痢腹痛 등 證을 치료하는 要藥이 된다. 또한 心火를 瀉하고 熱毒을 解毒시키는 효과가 뛰어나 外科의 疔毒癰腫과 口舌赤爛 등 증상에 상용하며, 內服과 外用을 막론하고 양호한 효과가 있다.

이 외에도 酒黃連은 上焦의 火熱을 善淸하여 目赤과 口瘡에 적용하여 치료하고, 薑黃連은 淸胃 和胃시켜 止嘔시키므로 寒熱이 互結되고 濕熱이 阻滯하여 나타나는 痞滿嘔吐를 치료하며, 萸黃連은 舒肝和胃하여 止嘔시키므로 肝胃不和로 인한 嘔吐呑酸을 치료한다.

黃連을 과량복용하면 苦寒한 性味가 胃를 손상하여 소화불량이 일어나며, 또한 性이 燥하므로 多用하면 胃의 津液을 손상하므로 養陰藥과 같이 사용하여야 한다. 炒用하면 苦寒한 性이 감소하기는 하지만 傷胃하는 약물이므로 脾胃가 虛寒하거나 實火가 없는 자에게는 사용하여서는 안 된다.

【炮　製】淸熱瀉火에는 生用하고, 上焦의 火를 淸하려면 酒炙用하며, 嘔吐를 止하고자 하면 薑汁拌炒하며, 肝胃不和로 인한 嘔吐呑酸에 吳茱萸湯浸炒하여 사용한다.

【用　量】4～12g. 外用은 適量.

【禁忌症】胃寒嘔吐와 脾虛泄瀉의 證에는 복용을 均忌하고, 大苦大寒하므로 過量이나 久服은 마땅하지 않다.

【配合例】① 木香을 배합하면 淸腸止痢의 효능이 있어 瀉痢腹痛과 裏急後重을 치료한다(예 : 香連丸).

② 葛根 黃芩 등을 배합하여 痢疾초기에 發熱表證을 겸한 者를 치료한다(예 : 葛根芩連湯).

③ 黃芩 半夏 乾薑 등을 배합하면 和胃降逆 開結除痞의 효능이 있어 脘腹痞滿, 惡心嘔吐를 치료한다(예 : 半夏瀉心湯).

④ 吳茱萸를 배합하여 肝鬱化火로 胃失和降하여 된 嘔吐呑酸의 證을 치료한다(예 : 左金丸).

⑤ 黃芩 梔子 등을 배합하여 急性熱性病에 壯熱煩躁하고 심하면 神昏譫語한 證을 치료한다(예 : 黃連解毒湯).

⑥ 朱砂 生地黃 등을 배합하여 心火亢盛으로 인한 心煩失眠을 치료한다(예 : 朱砂安神丸).

⑦ 大黃 黃芩 등을 배합하여 火熱이 內熾하여 迫血妄行으로 된 吐血과 衄血을 치료한다(예 : 瀉心湯).

⑧ 赤芍藥 牡丹皮 生地黃 金銀花 등을 배합하여 熱毒瘡瘍과 癰疽腫痛을 치료한다.

黃 柏 [本經]

Phellodendri Cortex

異 名 : 檗木[本經] · 檗皮[傷寒論] · 黃檗[本草經集注]

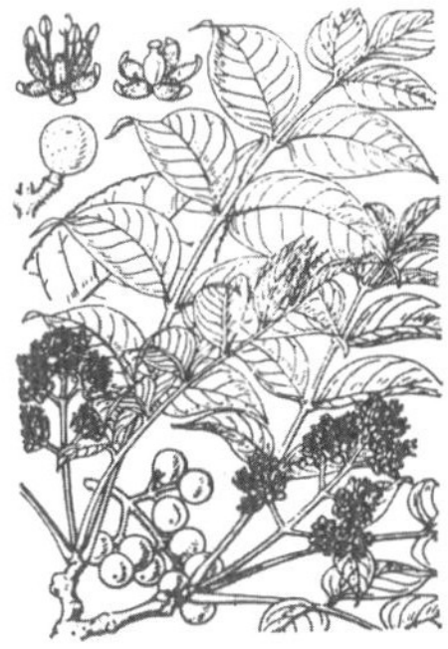
황벽나무
Phellodendron amurense

【基 原】 운향과(芸香科 : Rutaceae)에 속한 落葉喬木인 황벽나무(關黃柏) *Phellodendron amurense* Ruprecht의 周皮를 벗긴 樹幹皮로서, 3~6월에 채취하여 周皮를 제거하고 曬乾한다. 중국에서는 黃皮樹(川黃柏) *P. chinense* Schneid. 도 기원으로 하고 있다.

【性 狀】 ① 關黃柏 : 板狀~半管狀 또는 조각으로 두께 2~4㎜, 너비 5~15㎝, 길이 20~40㎝이나 때로는 파편이 섞여 있다. 바깥 면은 灰黃褐色~灰褐色이고 皮目의 자국이 많이 있다. 안쪽 면은 黃色~어두운 黃褐色이며 가는 세로줄을 볼 수 있고 매끈하다. 꺾은 면 섬유성이고 밝은 황색을 띤다. 體는 가볍고 質은 비교적 단단하다. 약간의 특이한 냄새가 있고 맛은 매우 쓰며 점액성으로 침을 황색으로 물들인다.

② 川黃柏 : 板狀~半管狀으로 길이와 너비는 같지 않으며, 두께는 3~6㎜이다. 바깥 면은 黃褐色 또는 灰褐色으로 평탄하거나 혹은 가로주름이 있으며 皮目의 흔적과 灰褐色의 코르크층이 남아 있는 것도 있다. 안쪽 면은 暗黃色 또는 淡褐色이며 세밀한 가로주름이 있다. 體는 가볍고 質은 단단하며, 단면은 섬유성으로 裂片狀의 層으로 나뉘어졌고 深黃色이다.

【產 地】 우리나라에서는 황벽나무가 각지에 분포한다. 중국에서는 황벽나무가 遼寧, 吉林, 河北, 內蒙古 등에 분포하고, 黃皮樹는 四川, 貴州, 湖北, 雲南 등에 분포한다.

【成 分】 樹皮는 berberine, jatrorrhizine, magnoflorine, phellodendrine, candicine, palmatine, menisperine(*n*-methylisocorydinum) 등의 alkaloid를 함유한다. 이외에도 obacunone, obaculactone, obacunonic acid, lumicaeruleic acid, 7-dehydrostigmasterol, dictamnolide, β-sitosterol, campesterol 등을 함유하며, 根皮는 berberine,, candicin, jatrorrhizine, phellodendrine 등을 함유한다.

대한약전에는 黃柏 말린 것은 정량할 때 베르베린〔염화베르베린($C_{20}H_{19}NO_5$: 357.37)으로〕 0.6% 이상을 함유하도록 하였다.

【性 味】 性은 寒하고, 味는 苦하다.

【歸　經】腎・膀胱・大腸經.

【效能　主治】淸熱燥濕・瀉火解毒・退虛熱. 治濕熱瀉痢, 黃疸, 帶下, 熱淋, 脚氣, 痿躄, 骨蒸勞熱, 盜汗, 遺精, 瘡瘍腫毒, 濕疹瘙痒.

鹽黃柏 : 滋陰降火. 治陰虛火旺, 盜汗骨蒸.

【解　說】性味가 苦寒 沈降하여 腎火를 瀉하고 下焦의 濕熱을 淸熱燥濕시키는 효과가 뛰어나 濕熱로 인한 瀉痢, 黃疸, 淋濁, 帶下, 足腫과 濕熱瘡毒 등 證을 치료하는 要藥이 된다.

黃柏이 虛熱을 退하여 骨蒸을 치료하는 것은 瀉함으로써 補하는 뜻이 있는데, 이는 火가 제거됨으로써 陰을 손상하지 않는 것이지 滋陰 작용이 있는 것은 아니다.

生用하면 降火하는 작용이 크고, 鹽水炙하면 腎經에 들어가 瀉火하는 효능이 증가된다. 그러나 黃柏은 苦寒한 약물로 傷陰敗胃하기 쉬우므로 火가 旺盛하고 胃氣가 강한 자가 아니면 복용을 忌한다.

黃芩 黃連 黃柏은 모두 苦寒한 瀉火燥濕의 要藥으로 濕熱이나 熱毒火盛으로 인한 病證에 응용하는데 임상에서는 상호 배합하므로써 치료효과가 증가된다. 예를 들면 熱毒赤痢를 치료하는데 白頭翁湯에 黃連과 黃柏을 배합하고, 表裏三焦의 熱盛을 치료하는 三黃石膏湯과 火熱亢盛을 치료하는 黃連解毒湯에 三黃을 배합하면 서로 佐使가 되어 瀉火燥濕의 작용이 증가하게 된다. 그러나 이들은 비슷한 효능을 가지고 있으면서도 각각의 특징이 있는데 黃芩은 肺火를 瀉하고 安胎하는 효능이 있으므로 肺熱咳嗽, 痰黃粘稠 및 胎熱不安한 證에는 黃芩을 多用하여 瀉肺시켜 上焦를 淸하게 하고, 黃連은 心과 胃經의 火를 瀉하고 止嘔하는 효능이 있어 心煩不眠과 痞滿 嘔逆 등 證에 多用하여 치료하는데 이는 心胃의 火를 瀉하여 中焦를 淸하게 하는데 있으며, 黃柏은 腎火를 瀉하는데 주가 되고 또한 下焦의 濕熱을 除하는 뚜렷한 효과가 있어 陰虛陽亢과 濕熱이 下注하여 된 病證에 多用하는데 이는 相火를 瀉하여 下焦를 淸하게 되기 때문이다. 그러므로 黃芩은 上焦를 치료하고, 黃連은 中焦를 치료하며, 黃柏은 下焦를 치료한다고 하는 것은 각각의 특징적인 효력을 말하는 것이라고 하겠다.

【炮　製】實火를 瀉하려면 生用하고, 虛火에는 鹽水炙하며, 止帶・止血에는 炒黑하여 사용한다.

【用　量】4～16 g.

【禁忌症】脾胃虛寒者는 복용을 忌한다.

【配合例】① 白頭翁 黃連 등을 배합하여 濕熱蘊結로 인한 瀉痢腹痛과 身熱後重을 치료한다(예 : 白頭翁湯).

② 梔子를 배합하여 濕熱蘊結로 인한 黃疸과 身熱發黃을 치료한다(예 : 梔子柏皮湯).

③ 木通 淡竹葉 등을 배합하여 膀胱濕熱로 인한 小便淋澁熱痛을 치료한다.

④ 車前子 白果 등을 배합하여 婦女帶下에 穢臭黃稠한 證을 치료한다(예 : 易黃湯).

⑤ 蒼朮 牛膝 등을 배합하여 足膝腫痛을 치료한다(예 : 三妙散).

⑥ 赤芍藥 牡丹皮 梔子 등을 배합하여 熱毒瘡瘍과 皮膚濕疹에 內服하고 또한 大黃 苦參 滑石 등을 배합하고 가루내어 撒敷 혹은 煎水로 外洗하여 치료한다.

⑦ 知母와 相須하여 陰虛火旺으로 인한 骨蒸潮熱, 盜汗, 遺精 등 證을 치료한다(예 : 知柏地黃丸).

龍 膽 草 [本經]

Gentianae Scabrae Radix et Rhizoma

異 名 : 龍膽 · 陵游[本經] · 草龍膽[集驗方] · 地膽草[普濟方] · 膽草[藥品化義] · 山龍膽[浙江中藥手冊] · 四葉膽[廣西中獸醫藥用植物] · 水龍膽[江蘇植物藥材志]

【基 原】 용담과(龍膽科 : Gentianaceae)에 속하는 다년생 초본인 용담(龍膽) *Gentiana scabra* Bunge(=*G. scabra* var. *buergeri* (Miq.) Max.) 또는 기타 동속식물의 根 및 根莖으로, 봄과 가을에 채취하여 曬乾한다. 중국에서는 條葉龍膽 *G. mandshurica* Kitag., 과남풀(三花龍膽) *G. triflora* Pall. 및 堅龍膽 *G. rigescens* Franch.을 기원으로 한다.

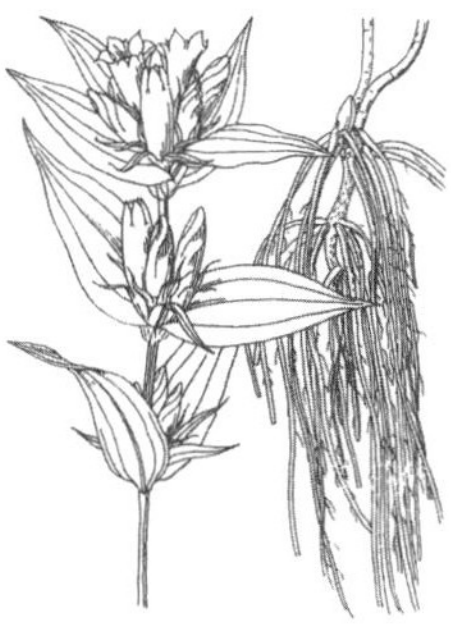

용담
Gentiana scabra var. *buergeri*

【性 狀】 根莖과 이로부터 나온 많은 뿌리로 되어 있고, 根莖은 길이 약 2㎝, 지름 약 7㎜로 위 끝에는 싹눈 또는 짧은 줄기의 殘基가 붙어 있다. 뿌리는 길이 10~15㎝, 지름 약 3㎜로 거친 세로 주름이 있으며 質은 유연하다. 바깥 면은 黃褐色~灰黃褐色이다. 뿌리의 꺾은 면은 평탄하고 黃褐色이다.

약간 특이한 냄새가 있고 맛은 매우 쓰며 잔류성이다.

【產 地】 용담은 우리나라 각지에 분포한다. 중국에서는 용담은 주로 東北 지역에서 생산되고, 陝西와 西藏을 제외한 전국 각지에서 고르게 생산된다. 三花龍膽은 주로 東北과 內蒙古 등에서 생산되고, 條葉龍膽은 주로 東北 지역, 河南, 浙江, 江蘇, 山東, 安徽 등에서 생산되며, 堅龍膽은 주로 雲南, 四川, 貴州 등에서 생산된다.

【成 分】 根과 根莖은 gentiopicrin 약 2%와 gentianine 약 0.15%, gentianose 약 4% 함유한다.

【性 味】 性은 寒하고, 味는 苦하다.

【歸　經】肝・膽經.

【效能 主治】淸熱燥濕・瀉肝膽火. 治濕熱黃疸, 陰腫陰痒, 帶下, 强中, 濕疹瘙痒, 目赤耳聾, 脇痛, 口苦, 驚風抽搐.

【解　說】性味가 大苦大寒하므로 沈降하여 下焦에 直達하여 下焦濕熱을 淸熱燥濕하고, 大寒은 瀉火하여 肝經의 實火를 瀉하는 것이 효과가 뛰어나 肝經의 熱盛과 下焦의 濕熱을 치료하는 要藥이 된다. 그러므로 目赤頭痛과 耳聾耳腫, 脇痛 口苦 및 驚風 抽搐 등 證이 肝火나 肝風으로 된 證에 응용하여 양호한 효능이 있으며, 濕熱黃疸, 陰囊腫痛, 陰痒帶下 및 淋濁 등 下焦濕熱의 證에도 현저한 효과가 있다.

다만 龍膽은 苦寒한 약물로 과다하게 복용하면 脾胃의 發生之氣를 쉽게 손상하므로 多服이나 久服은 마땅하지 않고, 脾胃가 虛寒者는 복용을 忌한다.

龍膽草와 黃柏은 下焦의 濕熱을 淸하는 효능이 비슷하나 龍膽草는 肝膽의 實火를 瀉하고, 黃柏은 주로 相火를 瀉하는 長點이 있다.

【炮　製】淸熱燥濕에는 生用하고, 上焦火에는 酒龍膽을 사용하며, 淸肝涼血에는 龍膽炭을 사용한다.

【用　量】4~8g.

【禁忌症】脾胃虛寒者는 복용을 忌한다.

【配合例】① 茵蔯 梔子 黃柏 등 淸熱燥濕藥과 배합하여 濕熱黃疸을 치료한다.

② 黃柏 苦參 車前子 滑石 등 淸熱利濕藥과 배합하여 小便赤澀과 白帶, 濕疹 등 證을 치료한다.

③ 梔子 黃芩 柴胡 木通 등을 배합하여 肝膽實火로 인한 兩脇이 脹痛하고, 口苦, 目赤耳聾, 陰腫陰痒 등 證을 치료한다(예 : 龍膽瀉肝湯).

④ 牛黃 鉤藤 등을 배합하여 肝經熱盛으로 인한 高熱, 驚風, 手足抽搐 등 證을 치료한다(예 : 涼驚丸).

⑤ 石決明 鉤藤 菊花 등을 배합하여 肝火頭痛과 頭暈을 치료한다.

苦　參 [本經]

Sophorae Radix

異 名 : 苦骨[綱目]・川參[貴州民間方藥集]・牛參[湖南藥物志]・地骨[全國中草藥匯編]・野槐根・山槐根[中草藥學]・地參[新華本草綱要]

【基　原】콩과(豆科 : Leguminosae)에 속한 다년생초본인 고삼(苦參) *Sophora flavescens* Aiton의 周皮를 벗긴 根으로, 봄과 가을에 채취하여 根頭와 곁뿌리를 제거하고 曬乾한다.

【性　狀】圓柱形을 이루고 길이 5~20㎝, 지름 2~3㎝이다. 바깥 면은 어두운 褐色~黃褐色이며 세로 주름이 뚜렷하고 짧은 皮目이 있으며, 周皮를 벗긴 것은 黃白色이다. 質은 단단하여 절단하기 어렵고 꺾은 면은 약간 섬유성이다. 횡단면은 皮部의 두께가 약 1㎜이며 篩部 부근은 약간 어두운 색을 띠고 木部와의 구별이 뚜렷하다.

특이한 냄새가 있고 맛은 매우 쓰며 잔류성이다.

【產　地】우리나라 각지에 분포한다. 중국에서는 주로 山西, 河南, 河北 등에서 생산되며 기타 대부분의 省에서도 역시 생산된다.

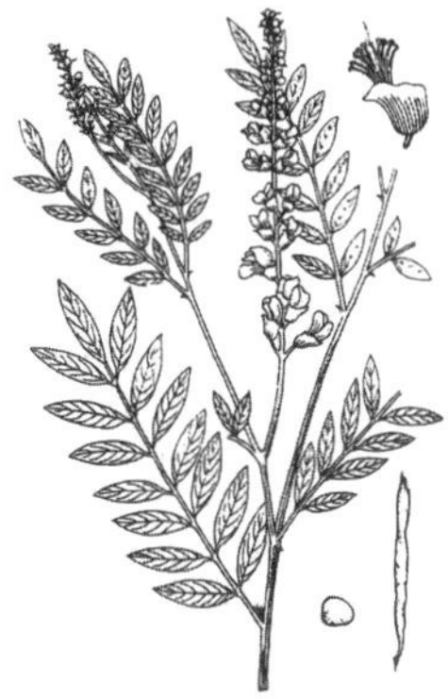

고삼
Sophora flavescens

【成　分】根은 alkaloid로 *d*-matrine, *d*-oxymatrine, *d*-sophoranol, *l*-anagyrine, *l*-methylcytisine, *l*-baptifoline, *l*-sophocarpine 등을 함유하고, 또한 flavonoid류로 xanthohumol, isoxanthohumol, 3,4,5-trihydroxy-7-methoxy-8-isopentenylflavone, 8-isopentenyl-kaempferol, 등을 함유한다.

【性　味】性은 寒하고, 味는 苦하다.

【歸　經】心·肝·胃·大腸·膀胱經.

【效能 主治】淸熱燥濕·祛風殺蟲·利尿. 治熱痢, 便血, 黃疸尿閉, 赤白帶下, 陰腫陰痒, 濕疹, 濕瘡, 皮膚瘙痒, 疥癬痲風, 外治滴蟲性陰道炎.

【解　說】味苦性寒하여 燥濕淸熱한다. 濕熱痢疾을 치료하는 효능은 黃連과 서로 비슷하고, 下焦의 濕熱을 없애주어 濕熱黃疸과 赤白帶下 등 證을 치료하는 효능은 黃柏 龍膽草와 서로 같다. 다만 苦參은 祛風, 殺蟲하여 止痒하는 효능이 있어 많은 종류의 피부질환 즉 疥癬, 濕疹, 膿疱瘡, 痲風病과 婦女의 陰道滴蟲 등을 치료하는 뚜렷한 효과가 있다. 또한 性이 沈降에 偏重하여 利尿 작용도 현저하다.

다만 苦寒한 약물이므로 內服할 때는 용량을 많이 사용하여서는 안 되며, 脾胃가 虛寒하여 食少便溏한 경우에는 복용을 忌한다.

【炮　製】生用하며 止血治痢에는 苦參炭을 사용한다.

【用　量】4~12g.

【禁忌症】脾胃가 虛寒한 者는 복용을 忌한다.

【配合例】① 龍膽草 梔子 등을 배합하여 濕熱로 인한 黃疸을 치료한다.

② 木香 甘草 등을 배합하여 濕熱로 인한 瀉痢를 치료한다(예 : 香參丸).

③ 黃柏 蛇床子 등을 배합하여 赤白帶下를 치료한다.

④ 枯白礬 黃柏 蛇床子 등을 배합하여 煎湯外洗하면 疥癬, 皮膚瘙痒症을 치료한다.

⑤ 蒲公英 石韋 등을 배합하여 濕熱蘊結로 인한 小便不利와 灼熱澀痛을 치료한다.

白鮮皮 [本經]

Dictamni Radicis Cortex

異 名：白膻[陶弘景]・地羊膻[本草圖經]・蘚皮[藥性集要]・北鮮皮[藥材資料滙編]・野花椒根皮・臭根皮[中草藥學]

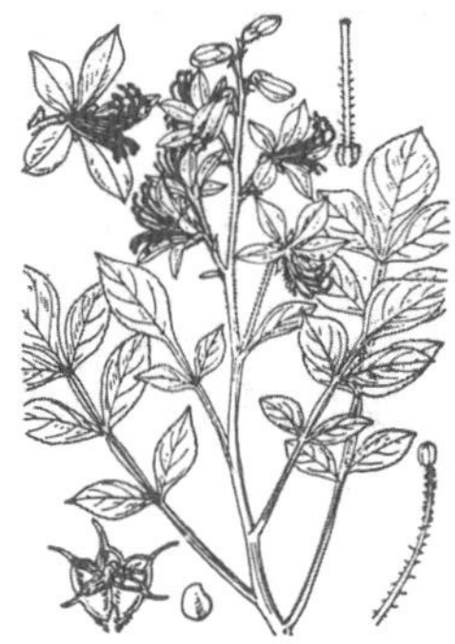

백선
Dictamnus dasycarpus

【基　原】 운향과(芸香科：Rutaceae)에 속한 다년생초본인 백선(白鮮) *Dictamnus dasycarpus* Turcz.의 根皮로서, 봄과 가을에 채취하여 泥沙와 코르크층을 제거하고 根皮를 벗겨내어 曬乾한다.

【性　狀】 원통 모양이고 길이 5～12㎝, 지름 1～2㎝, 두께 1～3㎜이며 잔뿌리가 있다. 바깥 면은 黃白色～엷은 褐色이고 매끄러우며 안쪽 면은 엷은 黃色이고 質은 부드러워 쉽게 부러진다. 꺾은 면은 乳白色～엷은 黃色이고 층 모양을 나타낸다. 肉이 두텁고 색이 灰白色이며 단면은 층층이 나뉜 것이 좋다.
특이한 냄새가 있고 맛은 조금 쓰다.

【產　地】 우리나라 각지에 분포한다. 중국에서는 주로 遼寧, 河北, 山東 등에서 생산된다.

【成　分】 根皮는 dictamnine, dictamnolacton, trigonellin, sitosterol, obacunonic acid, choline, fraxinellone 등을 함유한다.

【性　味】 性은 寒하고, 味는 苦하다.

【歸　經】 脾・胃・膀胱經.

【效能 主治】 清熱燥濕・祛風解毒. 治濕熱瘡毒, 黃水淋漓, 濕疹, 風疹, 疥癬瘡癩, 風濕熱痺, 黃疸尿赤.

【解　說】 性味가 苦寒하여 濕熱을 제거하는데 우수하다. 濕熱이 肌肉에 內蘊하면 外로는 濕疹疥癬과 皮膚瘙痒이 발생하고, 濕熱이 下注하면 陰部腫痒과 赤白帶下가 된다. 脾 胃經에 들어가 肌肉에 走하여 祛風濕熱하고, 膀胱經에 들어가 小便을 利하여 濕熱이 小便을 따라 나가게 한다. 그러므로 皮膚의 濕熱痒瘡을 치료하는 要藥이 된다.

【炮　製】 去心하고 細切하여 사용한다.

【用　量】 6～12g.

【禁忌症】 虛寒證에는 禁한다.

【配合例】 ① 金銀花 連翹 苦參 蒼朮 등을 배합하면 清熱 解毒 除濕의 효능이 증가하여 濕熱瘡毒, 疥癬, 濕疹, 皮膚瘙痒 및 陰部腫痛 등 證을 치료한다(예：白鮮皮湯).

② 苦參 蛇床子 川椒 등을 배합하여 煎湯 外洗하여 婦女의 陰痒帶下를 치료한다.
③ 金銀花 防己 등을 배합하여 일체의 下部濕瘡을 치료한다.
④ 茵蔯蒿를 배합하여 黃疸을 치료한다.

大 豆 黃 卷 [本經]

Glycine Semen Germinatum

異 名 : 大豆卷[本草經集注] · 大豆蘖 · 黃卷[食經] · 卷蘖[食療本草] · 黃卷皮[本草圖經] · 豆蘖[綱目] · 菽蘖[本經疏證]

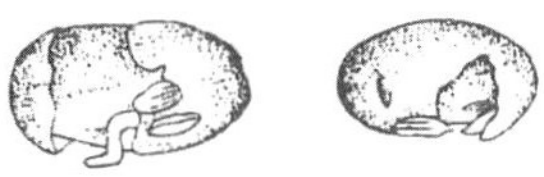
大豆黃卷藥材

【基 原】 콩과(豆科 : Leguminosae)에 속한 1년생초본인 콩(大豆) *Glycine max* Merrill의 종자를 發芽시킨 것이다.

黑大豆를 깨끗이 씻은 후 먼저 냉수에 浸泡하여 외피가 약간 주름이 생기면 꺼내어 마대에 넣고 그 위를 濕布로 덮어 發芽시키거나 적당한 용기에 넣어 발아시킨다. 뿌리가 1.5~2㎝정도 되었을 때 꺼내 曬乾한다.

【性 狀】 楕圓形이며 납작하고 길이 8~12㎜, 지름 5~7㎜이다. 바깥 면은 黃色~黑褐色으로 조금 쭈그러졌고 臍點이 뚜렷하며 한쪽 끝에 길이 5~10㎜의 구부러진 1개의 胚根과 2개의 황백색 子葉이 있다. 質은 부서지기 쉽다.

냄새가 없고 씹으면 콩비린 맛이 있다.

【產 地】 우리나라 각지에서 제조가공한다.

【成 分】 단백질, 지방, 탄수화물이 풍부하다. Xanthypoxanthine, hypoxanthine, xanthine, carotene, 비타민 B_1, B_2, 니아신, 칼슘, 규소, 칼륨 등을 함유한다.

【性 味】 性은 平하고, 味는 甘하다.

【歸 經】 脾 · 胃經.

【效能 主治】 淸解透表 · 除濕利氣. 治濕溫初起, 暑濕發熱, 食滯脘痞, 濕痺, 筋攣, 骨節煩疼, 水腫脹滿, 小便不利.

【解 說】 性味가 甘平하여 胃經에 들어가 淸熱利濕과 發汗解表의 효능이 있다. 이러한 효능을 이용하여 근대 임상에서는 주로 暑溫, 濕溫, 暑濕內蘊, 發熱汗少 및 胸悶不舒 등 증상에 사용된다. 그러나 古方에서는 通血脈의 효능을 이용하여 濕痺拘攣과 水腫脹滿 등 증상에 많이 사용하였다.

豆卷과 豆豉는 모두 發表의 효능이 있는데, 豆豉는 味가 辛하여 宣透에 偏重되고, 豆卷은 甘淡하여 淸利에 偏重된다. 그러므로 豆豉는 風熱로 인한 氣分의 發熱에 많이 사용하고 豆卷은 濕熱蘊結에 表證을 겸한 發熱에 마땅하다.

大豆黃卷은 가공방법에 따라 명칭과 작용을 구별하는데, 麻黃水에 제조한 것을 『大豆黃卷』이라 하고, 淸水에 제조한 것을 "淸水豆卷"이라고 하며, 前者는 性이 溫하여 發汗解表가 좋고, 後者는 性이 涼하여 淸熱利濕에 좋다.

【炮　製】生用 또는 竹葉燈心湯에 煮한다. 燈心과 淡竹葉을 솥에 넣고 끓인 후 찌꺼기를 버리고 여기에 大豆黃卷을 넣고 文火로 가열하여 湯液이 大豆黃卷에 흡수될 때 꺼내어 曬乾한다(大豆黃卷 500g：淡竹葉 12g：燈心 6g).

【用　量】12~20g.

【配合例】① 半夏 茯苓 黃芩 滑石 등을 배합하여 濕痹筋攣, 膝痛, 水腫脹滿 등 證을 치료한다.

② 大黃 橘皮 靑葱 등을 배합하여 水腫喘滿과 大小便難을 치료한다.

③ 牛黃淸心丸에 사용되어 眩暈煩鬱과 痰涎壅塞을 치료한다.

제3절 淸熱涼血藥

淸熱涼血藥은 營分과 血分의 熱邪를 淸解하는 작용을 가지고 있어 주로 血分實熱證인 血熱妄行과 發斑, 發疹 혹은 吐血, 衄血, 便血 등의 出血과 舌絳煩躁, 神昏, 譫語 등 證에 적용한다.

熱邪가 營分과 血分에 들어가면 종종 傷陰耗液하는데, 淸熱涼血藥 중에는 生地黃, 玄參 등과 같이 養陰작용을 兼有한 약물도 있으므로, 熱病傷陰에는 먼저 이들 약물을 응용하여 標本을 함께 다스리는 것이 좋다. 熱邪가 氣分에 있을 때에 淸熱涼血藥을 사용하면 熱邪가 潛伏하여 變證이 발생될 염려가 있으므로 대체로 사용하지 않는 것이 좋다. 만일 氣分과 血分에 함께 熱이 있다면 반드시 淸熱瀉火藥을 함께 사용하여야 한다.

犀　角 [本經]

Rhinoceri Cornu

異　名：奴角・低密[綱目]・烏犀角[證治准繩]・香犀角[現代實用中藥]・犀牛角

【基　原】무소과(犀科：Rhinocerotidae)에 속한 동물인 印度犀 *Rhinoceros unicornis* L. 爪哇犀 *R. sondaicus* Desmarest, 蘇門犀 *R. sumatrensis* Cuvier, 黑犀 *R. bicornis* L.와 白犀 *R. simus* Burchell의 뿔을 잘라 曬乾한 것이다.

印度犀와 爪哇犀는 單角犀이고 蘇門犀, 黑犀와 白犀는 雙角犀이다. 보통 印度犀, 爪哇犀, 蘇門犀의 뿔을 犀角이라 하고, 아프리카에 서식하는 黑犀와 白犀의 큰 뿔을 廣角이라 하며, 黑犀와 白犀의 꼭대기에 있는 작은 뿔을 小犀角이라고 한다.

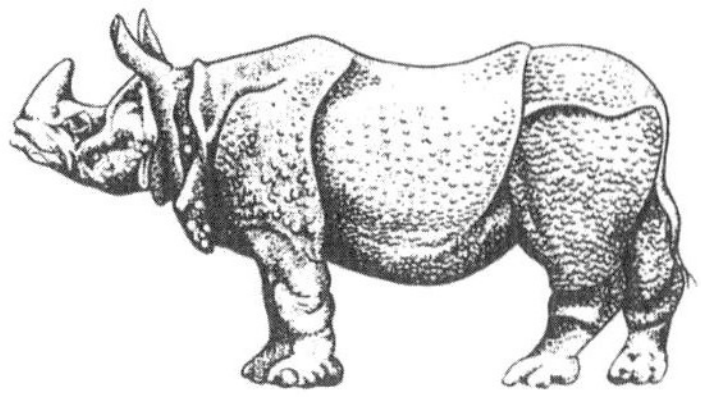

印度犀
Rhinoceros unicornis

코뿔소는 CITES(멸종위기에 처한 야생동식물종의 국제거래에 관한 협약)에 의해 보호되고 있으므로, 소과(牛科 : Bovidae)에 속한 동물인 水牛 *Bubalus bubalis* L.의 뿔을 代用하기도 한다.

【性　狀】 ① 犀 角 : 圓錘形으로 밑 부분으로부터 위로 갈수록 점점 가늘어지며 약간 구부러졌고 크기가 다양하며, 큰 것은 30㎝에 이르는 것도 있다. 표면은 烏黑色으로 아랫부분의 色은 점점 엷어져 灰褐色을 나타낸다. 底部의 周邊에는 馬牙狀의 鋸齒(馬牙邊)가 있는데 높이가 약 3㎝이고 표면은 울룩불룩하여 고르지 않다. 뿔의 앞면에 길이가 약 9～15㎝이고 깊이는 약 3㎝인 1개의 세로홈(天溝)이 있고, 그 아래에 서로 마주 보는 밑판 위에 돌출된 부위(地崗)가 1개 있는데 돌출부는 길이가 약 6～7㎝, 높이가 2～4㎝이다. 角底盤은 비교적 큰 長圓形으로 앞은 좁고 뒤는 넓으며 灰黑色 또는 黑渴色으로 중앙은 움푹 들어가 깊이가 3~6㎝이며 이를 窩子라고 부른다. 角質은 단단하다.

② 廣 角 : 비교적 長大하여 길이가 60㎝에 이르는 것도 있다. 底部로부터 위로 향해 점점 가늘어지며. 中部는 둥글고 끝은 구부러져 가늘며 약간 납작하다. 上部는 灰黑色이고 下部는 灰黃色이며 표면은 엉성하고 가는 裂紋이 있다. 底部의 주변에는 엉성한 털이 있고, 底盤은 圓形으로 약간 움푹하게 들어갔다. 窩子가 비교적 얕고 天溝, 地崗과 馬牙邊이 없다. 角質은 단단하다.

③ 小犀角 : 길이는 3～13㎝이다. 새까맣고 광택이 있으며 하반부의 색은 비교적 옅고 세로무늬가 많이 있다. 밑판은 원형이고 지름은 3~9㎝이며 窩子는 얕다.

【產　地】 印度犀는 水生 코뿔소로 인도, 부탄, 네팔 등지에 서식하고, 爪哇犀와 蘇門犀는 인도네시아, 미얀마, 말레이시아, 태국, 인도 등지에 서식하고 있으며, 黑犀와 白犀는 陸生 코뿔소로 아프리카 삼림에 서식하고 있다.

【成　分】 Keratin이 주성분이며, thiolactic acid, 탄산칼슘, 인산칼슘 및 교질 등을 함유한다.

【性　味】 性은 寒하고, 味는 苦鹹하다.

【歸　經】 心 · 肝 · 胃經.

【效能 主治】 涼血止血 · 解毒化斑 · 安神定驚. 治傷寒溫疫熱入血分, 驚狂, 煩躁, 譫妄, 斑疹, 發黃, 吐血, 衄血, 下血, 癰疽瘡毒.

【解　說】性이 陰寒에 속하고, 味는 苦鹹을 兼하여 心 肝 2經에 들어가 涼血定驚하고 陽明經에 들어가 淸熱解毒한다. 특히 心經의 邪熱을 淸熱하여 血分의 熱毒을 解하고 心火를 淸하는 오로지 血分의 毒을 解하는 要藥이 된다. 그러므로 일체의 熱證과 邪氣가 心營에 들어가 高熱神昏하고 痙厥抽搐하며 혹은 溫毒이 血分에 內陷하여 나타나는 發斑과 發黃 및 熱盛으로 迫血妄行하여 나타나는 吐衄下血 證 등의 要藥이 된다.

犀角은 寒涼한 약물로 血分의 藥이 되므로 熱邪가 營血에 들어가지 않은 者는 쉽게 사용해서는 안되며, 孕婦 또한 愼用하여야 한다.

水牛角은 [別錄]에 "時氣 寒熱頭痛을 치료한다."고 하였고, [大明本草]에 "煎汁은 熱毒風과 壯熱을 치료한다."고 한 바와 같이 犀角의 효능과 비슷하다. 근대 임상보고에서도 犀角 대신에 水牛角을 사용하여 溫熱病과 小兒 熱證에 양호한 효과가 있다고 하였다. 다만 용량을 크게 늘려 일반적으로 30～120g을 사용하여야 한다.

【炮　製】鎊으로 磨하여 사용한다.

【用　量】2～8g(煎湯). 先煎한다.

【禁忌症】熱邪가 營血에 들어가지 않은 者는 가볍게 사용하지 말고, 孕婦는 복용을 忌한다.

【配合例】① 連翹 麥門冬 玄參 등을 배합하여 溫熱病에 熱入營血하여 神昏譫語하는 證을 치료한다(예 : 淸營湯).

② 羚羊角을 배합하여 熱이 心 肝 2經에 들어가 痙厥抽搐하는 證을 치료한다(예 : 紫雪丹).

③ 生地黃 牡丹皮 赤芍藥 등을 배합하여 血熱妄行으로 인한 吐血과 衄血을 치료한다(예 : 犀角地黃湯).

④ 大靑葉 石膏 등을 배합하여 溫熱病에 熱毒熾盛으로 몸에 斑疹이 發하고 그 색이 暗紫色인 경우에 사용한다(예 : 犀角大靑湯).

地　黃 [本經]

Rehmanniae Radix

異 名 : 地髓[本經]・生地黃[別錄]・鮮生地[本草便讀]・山菸根[遼寧]・苄

【基　原】현삼과(玄參科 : Scrophulariaceae)에 속한 다년생초본인 지황(地黃) *Rehmannia glutinosa* (Gaertner) Liboschitz의 根으로서, 봄과 가을에 채취한다. 중국에서는 懷慶地黃 *R. glutinosa* Liboschitz f. *hueichingensis* (Chao et Schih)

Hsiao이 유명하다. 신선한 根을 生地黃(중국에서는 鮮地黃)이라 하고, 根을 曬乾한 것을 乾地黃(중국에서는 生地黃)이라 한다.

【性 狀】 ① 生地黃(鮮地黃) : 圓柱形～紡錘形을 이루고 길이 5～15㎝, 지름 8～20㎜로서 더러는 꺾이어졌거나 구부러진 것도 있다. 바깥 면은 黃赤色～黃赤褐色을 띠고 가로로 깊이 패어진 골이 있다. 質은 매우 연하여 잘 꺾인다. 꺾은 면은 평탄하며 木部는 白色, 皮部는 엷은 黃赤色이다. 皮部와 木部는 기계조직이 전혀 없고 木部에는 網紋導管이 방사상으로 배열되어 있다. 특이한 냄새가 조금 있고 맛은 달며 조금 쓰다.

② 乾地黃(生地黃) : 圓柱形～紡錘形을 이루고 길이 5～15㎝, 지름 6～15㎜로서 더러는 꺾이어졌거나 변형되어 있다. 바깥 면은 黃褐色～黑褐色을 띠고 깊은 세로주름과 가로로 곁뿌리의 자국과 皮目이 있다. 體는 무겁고 質은 비교적 연하고 질기며 쉽게 꺾어지지 않는다. 횡단면은 흑색이며 광택이 있고 평탄하며 점성을 가지고 있다.

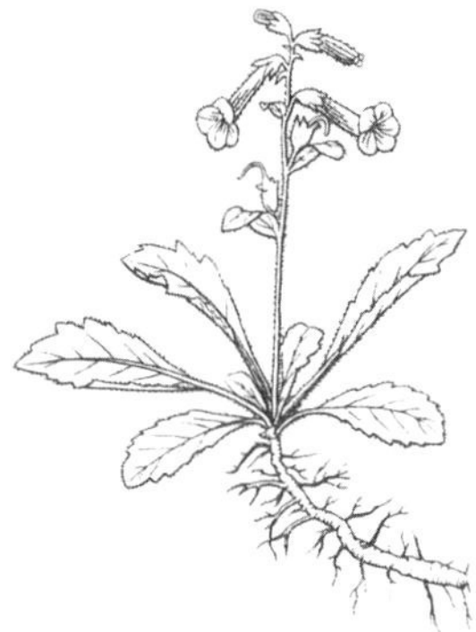

지황
Rhemannia glutinosa

【產 地】 우리나라의 중부이남 지방에서 재배하고 있으며, 중국에서는 河南, 河北, 內蒙古 및 東北지방 등에서 재배하고 있다. 河南省產을 懷地黃이라 부른다.

【成 分】 Glycosides가 주성분이며, leonuride, aucubin, catalpol, rehmannioside A,B,C,D, melittoside, geniposide, 6-O-E-feruloyl ajugol, 6-*O*- Z-feruloyl ajugol, jioglutoside A, B 등을 함유한다. 그중에 catalpol의 함량이 가장 많다. 또한 당류가 있는데, D-glucose, D-galactose, D-fructose, sucrose, raffinose, stachyose, manninotriose, verbascose 가 있으며 전체 64.9%를 차지한다. 이 외에 lysine, histidine, arginine, aspartic acid, glutamin acid, serine, glysine 등을 함유한다.

【性 味】 生地黃(鮮地黃) : 性은 寒하고, 味는 甘苦하다.

乾地黃(生地黃) : 性은 凉하고, 味는 甘苦하다.

【歸 經】 生地黃(鮮地黃) : 心・肝・腎經.

乾地黃(生地黃) : 心・肝・腎經.

【效能 主治】 ① 生地黃(鮮地黃) : 淸熱生津. 涼血止血. 治熱病傷陰, 舌絳煩渴, 發斑發疹, 吐血, 衄血, 咽喉腫痛.

② 乾地黃(生地黃) : 淸熱涼血, 養陰生津. 治熱病舌絳煩渴, 陰虛內熱, 骨蒸勞熱, 內熱消渴, 吐血, 衄血, 發斑發疹.

【解 說】 甘寒質潤한 性味는 腎經에 들어가 腎陰을 滋하여 潤燥시키고, 苦寒한 性味는 心 肝血分에 들어가 淸營涼血하여 邪熱을 泄熱한다. 그러므로 溫熱病의 熱이

營血에 들어간다든가 혹은 熱이 陰液을 손상하고 또한 血熱妄行 등으로 나타나는 각종 病證에 응용하여 치료한다.

地黃은 生地黃과 乾地黃을 포괄하여 말하며, 모두 養陰涼血한다. 다만 生地黃은 苦味가 甘味보다 重하고 氣가 大寒하여 淸熱涼血에 더욱 좋은 효과가 있고, 乾地黃은 甘味가 苦味보다 重하여 滋陰養血의 효능이 양호하다. 그러므로 急性熱病에는 生地黃이 적용되며, 慢性陰虛血少의 證에는 乾地黃을 응용하는 것이 마땅하다. 또한 乾地黃은 炒炭하면 止血시키는 효능이 강하여 오로지 失血證에 적용한다.

【炮　製】 乾地黃은 止血에 炒炭한다.

【用　量】 生地黃 20～40g ; 乾地黃 12～20g.

【禁忌症】 脾虛濕滯나 腹滿便溏者는 복용을 忌한다.

【配合例】 ① 玄參 犀角 등을 배합하면 淸熱養陰의 효능이 있어 溫熱病에 熱邪가 營血에 들어가 身熱口乾하고 譫語하며 舌紅絳한 證을 치료한다(예 : 淸營湯).

② 玄參 麥門冬을 배합하면 養陰通便의 효능이 있어 熱甚傷陰으로 津液이 虧損되어 나타나는 便秘를 치료한다(예 : 增液湯).

③ 沙參 麥門冬 玉竹 등의 益胃生津하는 약물을 배합하여 熱病傷津으로 인한 舌紅口乾을 치료한다(예 : 益胃湯).

④ 靑蒿 鱉甲 知母 등을 배합하면 養陰退熱의 효능이 있어 熱病후기에 夜熱早涼하고 혹은 慢性病의 陰虛內熱證을 치료한다(예 : 靑蒿鱉甲湯).

⑤ 生側柏葉 生艾葉 등 涼血止血藥과 배합하여 血熱妄行으로 인한 吐血, 衄血, 尿血, 便血, 崩漏 등 證을 치료한다(예 : 四生丸).

⑥ 犀角 牡丹皮 등 涼血解毒藥과 배합하여 血熱毒盛으로 斑疹紫黑한 證을 치료한다(예 : 犀角地黃湯).

⑦ 玄參 麥門冬 등을 배합하여 咽喉焮紅燥痛을 치료한다(예 : 養陰淸肺湯).

⑧ 天門冬 枸杞子 山藥 山茱萸 등의 補肝腎 약물과 배합하여 消渴을 치료한다(예 : 滋膵飮).

玄　參 [本經]

Scrophulariae Radix

異　名 : 重台[本經]・鹿腸・鬼藏[吳普本草]・咸[別錄]・黑參[御藥院方]・ 元參[本草通玄]

【基　原】 현삼과(玄參科 : Scrophulariaceae)에 속하는 다년생초본인 현삼(北玄參) *Scrophularia buergeriana* Miq.의 根으로서, 겨울철에 莖葉이 말랐을 때 채취하여 씻은 다음 曬乾하거나 烘乾하여 반쯤 마른 것을 3～6일 동안 쌓아 놓고 내부를 검게

변색시켜서 여러 번 반복하여 건조한다. 중국에서는 玄參 *S. ningpoensis* Hemsl.을 기원으로 한다.

【性 狀】① 현삼(北玄參) : 불규칙하게 구부러지고 긴 圓柱形~紡錘形으로 길이 4~15㎝, 지름 1~3㎝이다. 바깥 면은 黃褐色~褐色이고 거친 세로주름이 있다. 質은 단단하면서도 유연하여 꺾기 힘들다. 꺾은 면은 黑褐色이다.

특이한 냄새가 있고 맛은 약간 달며 뒤에는 조금 쓰다.

② 玄參 : 圓柱形과 유사하고, 중간 부분이 다소 굵거나 또는 윗부분이 굵고 아랫부분은 가늘며 어떤 것은 양의 뿔 모양으로 굽었고 길이는 6~20㎝, 지름 1~3㎝이다. 표면은 灰黃色이거나 褐色이고, 세로로 난 주름이 선명하고 가로로 성글게 난 균열과 皮目이 있다. 質은 단단하고 질기며 쉽게 꺾어지지 않는다. 단면은 새카맣고 방사상으로 된 연한 褐色 점 모양의 維管束이 있다. 냄새는 마치 설탕을 약간 태운 듯 특이하고 맛은 달면서 조금 쓰다. 물에 담그면 물색이 검어진다.

【產 地】우리나라 각지에서 재배하고 있으며, 중국에서는 長江유역과 陝西, 福建省 등에 야생 또는 재배한다. 특히 浙江省에서 생산된 것을 浙玄參이라 한다.

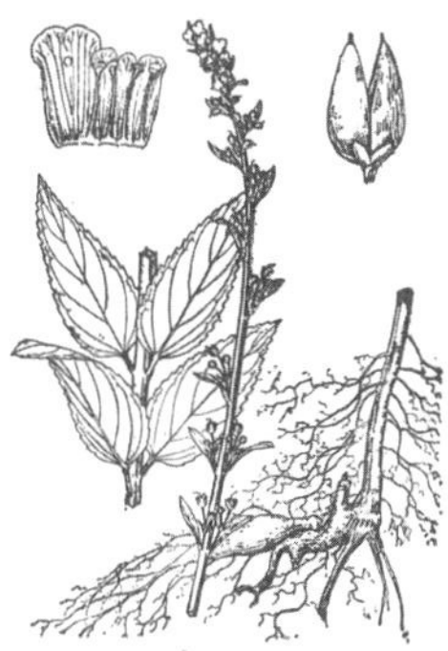

현삼
Scrophularia buergeriana

【成 分】Alkaloid, 당류, sterol, 미량의 정유, carotene 등을 함유하고, *l*-asparagin 등의 amino acid와 지방산으로 oleic acid, linoleic acid, stearic acid 등을 함유한다.

【性 味】性은 寒하고, 味는 甘苦鹹하다.

【歸 經】肺・腎・胃經.

【效能 主治】涼血滋陰・瀉火解毒. 治熱病傷陰, 舌絳煩渴, 溫毒發斑, 津傷便秘, 骨蒸勞嗽, 目赤, 咽痛, 瘰癧, 白喉, 癰腫瘡毒.

【解 說】性味가 甘苦鹹寒하여 苦寒이 相合하면 解毒하고, 甘寒이 相合하면 滋水養陰하며, 鹹寒質潤은 軟堅潤燥한다. 주로 腎經에 들어가 腎水를 강장케하여 浮遊하는 火를 억제하므로써 淸上徹下의 효능이 있어 滋陰降火의 要藥이 되며 또한 潤燥, 軟堅解毒의 효능이 있다. 그러므로 陰虛證과 熱毒證에 응용할 수 있으며, 특히 邪熱이 內盛하여 腎陰이 부족하게 된 證에는 꼭 필요한 藥이 된다.

【炮 製】淸熱涼血에는 生用, 活血散瘀에는 酒炙用, 止血에는 炒炭하여 사용한다.

【用 量】12~20g.

【禁忌症】脾胃가 虛寒하여 胸悶食少한 者는 복용을 忌한다. 黎蘆를 反한다.

【配合例】① 生地黃 麥門冬 黃連 金銀花 등 滋陰淸熱解毒藥과 배합하여 溫熱病에 熱이 營血에 들어가 煩熱口渴하고 夜寐不安하며 神昏譫語, 發斑 등 證을 치료한다(예 : 淸營湯).

② 生地黃 麥門冬 등을 배합하여 熱病후기에 津液枯竭로 인한 便秘를 치료한다(예 : 增液湯).

③ 薄荷 牛蒡子 등의 辛涼解表藥을 배합하여 外感으로 인한 咽喉腫痛을 치료한다.

④ 生地黃 麥門冬 등의 養陰藥을 배합하여 虛火上炎으로 인한 咽喉腫痛을 치료한다.

⑤ 牡蠣 浙貝母 등 軟堅散結藥을 배합하여 瘰癧痰核을 치료한다(예 : 消瘰丸).

⑥ 金銀花 當歸 甘草 등을 배합하여 脫疽를 치료한다(예 : 四妙勇安湯).

牡丹皮 [本經]

Moutan Radicis Cortex

異 名 : 牡丹根皮[綱目]・丹皮[本草正]・丹根[貴州]・木芍藥

【基　原】작약과(芍藥科 : Paeoniaceae)에 속한 落葉小灌木인 모란(牡丹) *Paeonia suffruticosa* Andrews의 根皮이다. 가을에서 초봄 사이에 뿌리를 캐어 수염뿌리와 莖芽를 제거하고 根皮를 벗겨내어 曬乾한다.

【性　狀】管狀~半管狀의 껍질조각으로 길이 5~8㎝, 지름 10~15㎜, 두께 2~6㎜이다. 바깥 면은 어두운 褐色~紫色을 띤 褐色이며 가로로 길고 작은 楕圓形의 곁뿌리 자국과 세로주름이 있으며 안쪽 면은 엷은 灰褐色~어두운 紫色을 띠고 편평하다. 質은 단단하면서 잘 부스러지고 안쪽 면 및 꺾은 면에는 때때로 백색의 結晶이 붙어 있다.

특이한 냄새가 있고 맛은 약간 맵고 쓰다.

木心이 없으면서 단면이 백색 가루로 덮여 있고, 粉性이 많고 향기가 강한 것이 좋다.

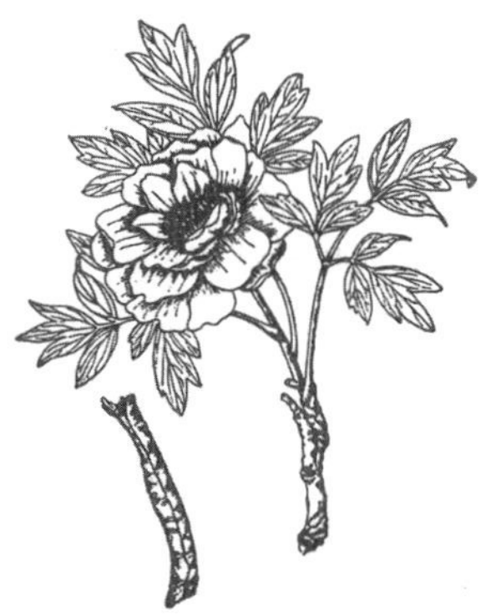

모란
Paeonia suffruticosa

【産　地】우리나라 각지에서 재배한다.

【成　分】根은 paeonoside, paeonolide (paeonoside + arabinose), paeoniflorin, paeonol, 등을 함유하고, 이 외에 정유 0.15~0.4% 및 phytosterol 등을 함유한다.

【性　味】性은 微寒하고, 味는 苦辛하다.

【歸　經】心・肝・腎經.

【效能 主治】清熱涼血・活血散瘀. 治溫毒發斑, 吐血衄血, 夜熱早涼, 無汗骨蒸, 經閉痛經, 癰腫瘡毒, 跌撲傷痛.

【解　說】味가 苦辛하고 性이 寒하다. 血分에 들어가 苦寒은 血熱을 清熱하고, 辛은 瘀血을 行血케 하여 涼血散瘀하는 효능이 있다. 그러므로 涼血을 하면서도

瘀血이 잔류되지 않게 하며, 活血하면서도 妄行하지 않게 하는 장점을 가지고 있으며, 氣가 淸芳하여 陰分의 伏熱을 淸透케 한다. 그러므로 熱邪가 營血에 들어가 나타나는 吐衄, 斑疹과 陰分伏熱로 인한 夜熱早涼 및 血熱로 인한 瘀血停滯 등 證에 多用한다.

牡丹皮와 生地黃은 다같이 陰虛發熱을 치료하나, 다만 生地黃은 甘寒滋陰의 작용이 重하여 능히 生陰하므로서 熱을 退하게 하고, 牡丹皮는 淸芳透達하여 熱을 退하여 生陰을 유리하게 하므로 二者를 相須하여 상용한다. 또한 牡丹皮는 心經에 들어가 血脈의 瘀滯를 통행하게 하는 효능이 桂枝와 서로 비슷하다. 그러나 桂枝는 性이 溫하여 血脈中의 寒滯를 통하게 하고, 牡丹皮는 性이 寒하여 血脈中의 熱結을 없앤다. 一寒一熱로 性이 다르므로 응용도 각각 다르다.

【炮　製】淸熱涼血에는 生用, 活血散瘀에는 酒炙用, 止血에는 炒炭하여 사용한다.

【用　量】8～16g.

【禁忌症】活血行瘀의 약물이므로 月經過多나 孕婦에는 愼用해야 한다. 血虛有寒者와 孕婦 및 月經過多者는 복용을 忌한다.

【配合例】① 生地黃 犀角 등을 배합하여 熱이 血分에 들어가 나타나는 發斑發疹과 吐血衄血 등 證을 치료한다(예 : 犀角地黃湯).

② 靑蒿 鱉甲 등을 배합하여 熱이 陰分에 伏하여 夜熱早涼하고 陰虛發熱하며 無汗骨蒸한 證을 치료한다(예 : 靑蒿鱉甲湯).

③ 桂枝 茯苓 桃仁 등을 배합하여 血瘀經閉와 痛經 및 腹中瘀塊 등 證을 치료한다(예 : 桂枝茯苓丸).

④ 大黃 桃仁 冬瓜仁 등을 배합하여 腸癰초기에 未成膿者를 치료한다(예 : 大黃牡丹皮湯).

⑤ 敗醬草 金銀花 紅藤 등을 배합하여 腸癰이 已成膿한 者를 치료한다.

赤 芍 藥 [本經]

Paeoniae Radix Rubra

異 名 : 木芍藥[古今注]・紅芍藥[聖濟總錄]・草芍藥[滇南本草]・赤芍[藥品化義]

【基　原】작약과(芍藥科 : Paeoniaceae)에 속한 다년생초본인 함박꽃(芍藥) *Paeonia lactiflora* Pallas의 根으로, 봄과 가을에 채취하여 鬚根을 제거하고 曬乾한다. 중국에서는 이 외에 川赤芍 *P. veitchii* Lynch 도 사용한다.

【性　狀】圓柱形으로 양끝의 굵기가 거의 비슷하며 조금 구부러져 있다. 길이

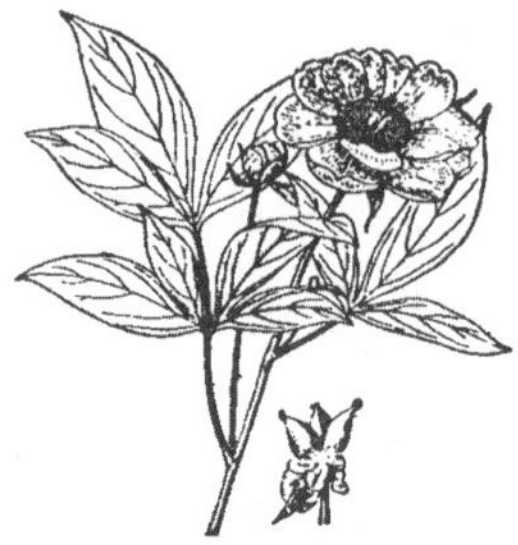

함박꽃
Paeonia lactifora

10～30㎝, 지름 5～15㎜로 바깥 면은 黑褐色～茶褐色으로 거칠고 皮目과 곁뿌리의 자국이 옆으로 돌출되고 크고 깊은 주름이 세로로 져 있다. 겉껍질은 쉽게 떨어진다. 質은 단단하나 꺾기기 쉽다. 꺾은 면은 백색이며 粉性이다.

약간 향기가 나며, 맛은 조금 쓰며 떫다.

【産　地】우리나라에서는 각지에서 재배하고, 중국에서는 內蒙古, 四川 및 東北 각지에서 주로 생산되며 內蒙古 산이 특히 유명하다.

【成　分】Paeoniflorin, paeonol, paeonin, paeonolide, 안식향산 약 1.07%, 정유, 지방유, 수지, tannin, 당, 전분, 점액질, 단백질, β-sitosterol, triterpenoids 등을 함유한다.

【性　味】性은 微寒하고, 味는 苦하다.

【歸　經】肝經.

【效能 主治】清熱涼血・散瘀止痛. 治溫毒發斑, 吐血衄血, 目赤腫痛, 肝鬱脇痛, 經閉痛經, 癥瘕腹痛, 跌撲損傷, 癰腫瘡瘍.

【解　說】性味가 苦寒하여 주로 肝經血分에 들어가 血分의 實熱을 清熱시키고, 瘀血留滯를 善散하여 涼血祛瘀의 要藥이 된다. 그러므로 일체의 血熱과 血瘀의 證에 모두 응용하여 치료한다.

赤芍藥의 효능은 牡丹皮와 비슷하여 능히 涼血散瘀하므로 두 약물을 相須하여 응용하기도 한다. 다만 牡丹皮는 清熱涼血 작용이 비교적 좋아 血分의 實熱을 清하고 또한 陰虛發熱을 치료하며, 赤芍藥은 活血祛瘀의 작용이 우수하고 아울러 止痛시키는 효능이 있다.

【炮　製】生用한다.

【用　量】8～16g.

【禁忌症】虛寒性의 經閉, 痛經과 血虛無瘀者, 月經過多者 및 孕婦는 복용을 忌하여야 한다. 黎蘆와 배합하지 않는다.

【配合例】① 生地黃 牡丹皮 등을 배합하여 溫熱病에 熱이 血分에 들어가 發熱, 舌絳, 身發斑疹 및 血熱妄行으로 인한 吐血과 衄血을 치료한다(예 : 犀角地黃湯).

② 當歸 川芎 등을 배합하여 血瘀痛經과 經閉, 産後瘀滯腹痛을 치료한다(예 : 四神散).

③ 當歸 桃仁 乳香 沒藥 등을 배합하여 跌撲損傷을 치료한다.

④ 金銀花 生甘草 등 清熱解毒藥을 배합하여 瘡癰을 치료한다(예 : 仙方活命飮).

⑤ 菊花 黃芩 夏枯草 등을 배합하여 目赤腫痛을 치료한다.

⑥ 柴胡 香附子 川芎 등을 배합하여 脇痛을 치료한다.

【備 考】기원식물로 白芍藥과 赤芍藥을 구별하는 것에 대해서는 논란이 많은데, 중국약전에는 白芍藥과 赤芍藥 모두 *Paeonia lactiflora* Pallas로 되어 있어 기원식물이 같다. 다만 가공방법에 있어서 赤芍藥은 수염뿌리만을 제거하고 햇볕에 말리는데 비하여, 白芍藥은 수염뿌리를 제거한 후 蕟는 물에 넣어 삶은 후 外皮를 제거하고 혹은 다시 삶아 햇볕에 말린 것이라 하였다.

아울러 중국약전에서는 赤芍藥으로 향기가 보다 강한 川芍藥 *Paeonia veitchii* Lynch가 추가되어 있는데, 이로 보아 赤芍藥은 白芍藥보다 慓悍한 기운이 있어야 한다고 생각하는 듯하다.

2002년 대한약전 8개정에서 白芍藥과 赤芍藥을 삭제하고 芍藥으로 통일하였다.

紫 草 [本經]

Lithospermi Radix

異 名 : 茈草[爾雅]·紫丹[本經]·地血[吳普本草]·紫草茸[小兒藥證直訣]·紫草根[現代實用中藥]·山紫草·大紫草[江蘇植物藥材志]·紅紫草[湖北中草藥志]·紫根[長白山植物藥志]

【基 原】지치과(紫草科 : Boraginaceae)에 속한 다년생초본인 지치(紫草, 硬紫草) *Lithospermum erythrorhizon* Sieb. et Zucc.의 根으로, 봄과 가을에 채취하여 曬乾한다.

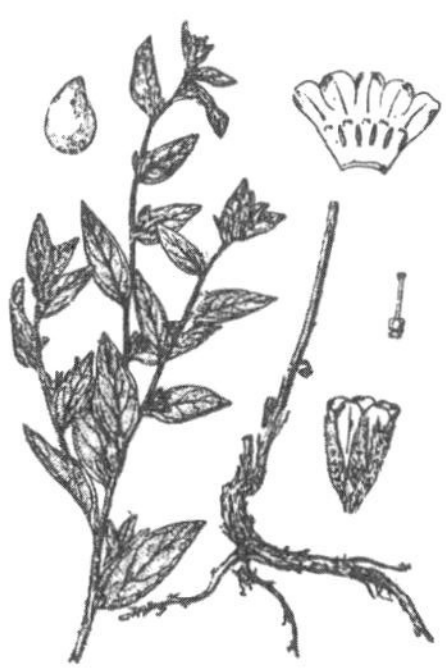

지치
Lithospermum erythrorhizon

중국에서는 이외에도 新疆紫草 *Arnebia euchroma* (Royle) Johnst., 內蒙紫草 *Arnebia guttata* Bunge를 기원으로 하며, 이를 각각 軟紫草, 黃花軟紫草 라 한다.

【性 狀】① 지치(硬紫草) : 약간 가늘고 긴 紡錘形으로 간혹 分枝되어 있고 길이 6~10㎝, 지름 5~15㎜이다. 바깥 면은 어두운 紫色~紫褐色을 띠고 皮層은 거칠고 얇게 벗겨지기 쉽다. 대부분 꼬인 깊은 세로 홈이 있고 때로는 木部까지 이른다. 根頭部에는 때때로 줄기의 殘莖이 붙어 있다. 꺾어지기 쉽고 어두운 자색을 띠고 안쪽의 엷은 褐色의 부분은 불규칙하게 배열되고 木部는 黃色에 가깝다. 根頭部의 중앙은 때때로 빈틈이 생겨있고 그 주변은 赤紫色을 띤다.

약한 냄새가 있고 맛은 조금 달다.

② 新疆紫草(軟紫草) : 불규칙한 긴 圓柱形으로 대부분 꼬여있고 길이 7~20㎝, 지름 10~25㎜이다. 표면은 紫紅色 또는 紫褐色이고 皮層은 성글며 條形片狀을 이루고 보통 10여 층이 겹쳐졌으며 쉽게 벗겨진다. 頂端 중 일부는 分枝한 줄기의 殘基가 보인다. 무게는 가볍고 質은 부드러우며 부서지기 쉽다. 단면은 들쭉날쭉

하고 목질부는 비교적 작으며 黃白色 또는 黃色이다.

냄새는 특이하고 맛은 쓰고 떫다.

【產　地】지치는 우리나라 각지에 분포한다. 新疆紫草(軟紫草)는 주로 新疆, 西藏 등에서 생산되고, 內蒙紫草(黃花軟紫草)는 주로 內蒙古, 甘肅에서 생산된다.

【成　分】지치 根은 shikonin, β-hydroxyisovalerylshikonin, isobutyrylshikonin, acetylshikonin, lithospermidin 등을 함유하고, 新疆紫草 根은 acetylshikonin, shikonin 등을 함유한다.

【性　味】性은 寒하고, 味는 甘鹹하다.

【歸　經】心・肝經.

【效能 主治】涼血活血・解毒透疹. 治血熱毒盛, 斑疹紫黑, 麻疹不透, 瘡瘍, 濕疹, 水火燙傷.

【解　說】性味가 甘寒質潤하여 淸潤시키는 약물이 되어 血分에 들어가 涼血, 解毒, 透疹 및 滑腸시키는 효능이 있어 임상에서 麻疹을 치료, 예방하는데 상용된다. 그러므로 血熱毒盛하여 麻疹이 欲出不暢하고 斑疹이 紫黑하며 大便이 秘結한 證에 가장 마땅하다.

이 외에도 瘡瘍, 濕疹, 火傷 등 증상에 外用하기도 하는데 이는 涼血解毒의 효능이 있기 때문이다.

【炮　製】生用하거나 酒洗하여 사용한다.

【用　量】4~12g.

【禁忌症】가벼운 瀉下작용이 있으므로 脾虛便溏者는 복용을 忌한다.

【配合例】① 赤芍藥 蟬蛻 등을 배합하여 麻疹이나 斑疹이 血熱毒盛하여 透疹不暢한 證을 치료한다(예 : 紫草快斑湯).

② 牛蒡子 山豆根 甘草 등을 배합하여 溫熱病이나 熱毒熾盛으로 인한 咽痛을 치료한다(예 : 紫草消毒飮).

③ 當歸 白芷 血竭 輕粉 등을 배합하여 膏藥을 만들어 瘡瘍腫毒과 潰久不斂하는 증상에 外用하여 치료한다(예 : 生肌玉紅膏).

④ 瓜蔞仁을 배합하여 癰疽, 便閉를 치료한다.

제4절 淸熱解毒藥

여기에 속하는 약물들은 각종 熱毒證을 다스리는데, 여기서 毒이란 일반적으로 火熱壅盛으로 인하여 紅・腫・熱・痛 등의 癰瘍腫毒이 발생된 각종 化膿性감염증을 뜻하며, 흔히 『熱毒』 혹은 『火毒』이라고 칭하는 것이다. 여기의 약물들은 淸熱邪

혹은 淸火邪작용을 할 수 있으므로 火毒이나 熱毒에 의한 瘡瘍腫毒을 해소시킬 수 있으므로 정도의 차이는 있으나 消炎·抗感染 등의 작용을 구비하고 있어 淸熱解毒藥類라고 칭한다. 그러므로 淸熱解毒藥類는 癰瘡, 丹毒, 斑疹, 咽腫, 喉痺와 毒痢 등을 치료하는데 사용된다. 임상에서 淸熱解毒藥을 응용할 때 반드시 熱毒의 다양한 증상에 근거하여 정확한 약물을 선택하여야 하며, 또한 배합도 중시하여야 한다. 예를 들어 表邪가 겸하였으면 解表藥을 배합하고, 氣分에 高熱이 나타나면 淸熱瀉火藥을 배합하며 瘡瘍이 虛證에 속했을 때는 補養藥을 배합하여야 한다. 여기의 약물들은 모두 寒涼의 性을 지니고 있으므로 瘡瘍, 喉痺, 痢疾, 發斑 등의 병증이 陰證이나 寒證에 속했을 때는 응용이 적당하지 못하다.

金 銀 花 [別錄]

Lonicerae Flos

異 名 : 忍冬花[新修本草]·銀花[溫病條辨]·雙花[中藥材手冊]·二花[陝西中藥志]·金藤花[河北藥材]·金花[江蘇省植物藥材志]

【基 原】인동과(忍冬科 : Caprifoliaceae)에 속한 多年生 半常綠木質藤本인 인동덩굴(忍冬) *Lonicera japonica* Thunb의 花蕾를 건조한 것으로, 여름철 꽃이 피기 전에 채취하여 건조한다. 이 외에도 중국에서는 紅腺忍冬 *L. hypoglaus* Miq. 山銀花 *L. confusa* DC. 및 毛花柱忍冬 *L. dasystyla* Rehd을 기원으로 한다.

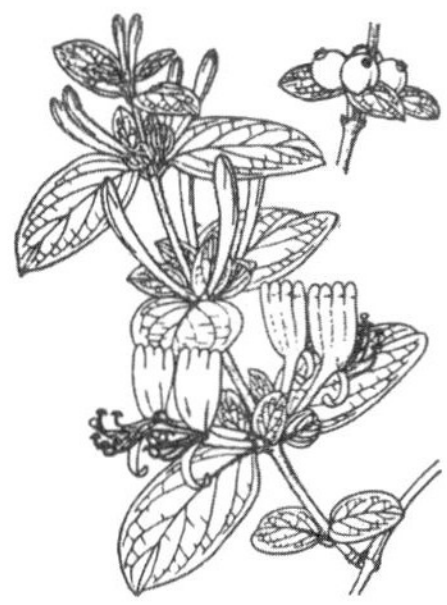

인동덩굴
Lonicera japonica

【性 狀】① 忍 冬 : 棒狀모양을 한 꽃봉오리와 흔히 입술모양의 꽃이 섞여 있는 것으로 길이 30㎜이고 윗부분은 직경 약 3㎜ 아랫부분은 직경 약 1.5㎜이다. 바깥 면은 黃白色 또는 綠白色이고 오래 저장한 것일수록 색은 진하다. 확대경으로 보면 엷은 褐色의 털이 밀생하고 꽃받침은 녹색으로 끝이 5개로 갈라져 있고 갈라진 조각은 털이 있고 길이가 약 2㎜이다. 수술은 5개로 黃白色이고 암술은 1개이며 자방에는 털이 없다. 특이한 냄새가 있고 맛은 담백하며 약간 쓰다.

② 紅腺忍冬 : 길이 2.5~4.5㎝, 지름 0.8~2㎜이다. 표면은 黃白色 또는 黃褐色으로 털이 없거나 혹은 드문드문 털이 덮여 있다. 꽃받침 통은 털이 없으며 先端은 5裂하였고 裂片은 긴 三角形으로 털이 덮여 있다.

③ 山銀花 : 길이 1.6~3.5㎝, 지름 0.5~2㎜이다. 꽃받침통과 花冠은 白色의 털로 덮여 있다.

④ 毛花柱忍冬：길이 2.4~4㎝, 지름 1~2.5㎜이다. 표면은 淡黃色으로 약간 紫色을 띠었고 털이 없다. 꽃받침통의 裂片은 짧은 三角形이다.

【產　地】忍冬은 우리나라 각지에 분포하고, 중국에서는 廣東, 廣西, 雲南, 浙江, 江西, 福建, 湖南, 四川省 등에 분포한다.

【成　分】花는 luteolin, inositol 약 1% 함유하며, 이 외에 saponin, tannin 등을 함유한다. 유효성분은 isochlorogenic acid와 chlorogenic acid 등으로 알려져 있다.

【性　味】性은 寒하고, 味는 甘하다.

【歸　經】心・肺・胃經.

【效能 主治】淸熱解毒・涼散風熱・涼血止痢. 治癰腫疔瘡, 喉痹, 丹毒, 熱毒血痢, 風熱感冒, 溫病發熱.

【解　說】性이 寒하여 淸熱시키고 解毒시키는 효능이 있어 熱毒瘡癰을 치료하는 要藥이 된다. 또한 金銀花는 體가 輕揚하여 肺經에 들어가 邪熱을 善散하므로 風熱을 宣散하여 風熱表證을 치료하는 良品이 되기도 한다. 또한 氣가 芳香하고 性이 寒하여 瀉中에 補가 있고 血分의 毒을 解하고 經絡의 濕을 淸하여 散熱解毒, 消腫祛膿의 要藥이 된다. 이러한 작용은 消炎, 淸血, 利尿, 殺菌작용을 나타내어 熱性病, 身熱無汗, 化膿性질환, 急慢性淋疾, 梅毒, 痢疾, 膿瘍, 癰疽, 疥癬腫毒惡瘡, 咽喉腫痛을 치료하고, 癰疽초기와 혹은 潰한 후에 응용하면 탁월한 효과가 있으므로 外科의 聖藥이 된다.

本品을 炒炭하면 血分에 들어가 熱毒血痢를 치료하는데, 이는 淸熱解毒시키고 止血시키는 효능이 있기 때문이다. 이 약을 사용하는데 있어서 熱毒癰腫에는 용량을 重하게 하는 것이 마땅하고, 溫病發熱에는 용량을 輕하게 하고 아울러 반드시 生用하며, 血痢血便에는 炒炭하여 응용한다.

【炮　製】生用하거나 炒炭하여 사용한다.

【用　量】8~20g.

【禁忌症】虛寒作瀉者는 복용을 忌하고, 外瘍氣虛膿淸者는 복용을 禁한다.

【配合例】① 當歸 黃芪 甘草 등과 배합되어 乳汁停滯로 인한 癰腫疼痛 등에 응용된다(예：金銀花散).

② 陳皮 黃芪 天花粉 防風 當歸 穿山甲 등을 배합하여 癰疽未成 혹은 成潰 등에 응용된다(예：托裏消毒飮).

③ 天花粉 當歸 生甘草 등을 배합하여 癰疽腫瘍에 응용된다(예：消毒聖神湯).

④ 土茯苓 甘草 黑料豆 등을 배합하여 楊梅結毒에 응용된다(예：忍冬湯).

⑤ 連翹 桔梗 薄荷 竹葉 荊芥 牛蒡子 등을 배합하여 溫病초기의 發熱不惡寒口渴 등에 응용된다(예：銀翹散).

連 翹 [本經]

Forsythiae Fructus

異 名 : 旱連子[藥性論] · 大翹子[新修本草] · 空殼 · 空翹[中藥志] · 落翹[新華本草綱目]

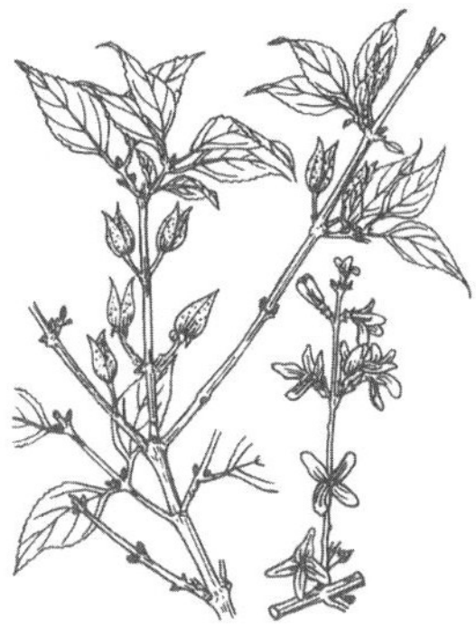

개나리
Forsythia koreana

【基 原】물푸레나무과(木犀科 : Oleaceae)에 속한 落葉灌木인 개나리 *Forsythia koreana* Nakai와 의성개나리(金鍾花) F. *viridissima* Lindl.의 果實로, 가을에 果實이 익기 시작할 때 또는 완전히 익었을 때 채취하여 蒸熱한 다음 曬乾한다. 이외에 同屬近緣植物로 중국에서는 連翹 F. *suspensa* (Thunb.) Vahl를 기원으로 한다.

【性 狀】長卵形 또는 卵形으로 약간 납작하고 길이 1.5~2.5㎝, 지름 0.5~1.3㎝이다. 표면에는 불규칙한 세로주름과 여러 개의 볼록한 작은 반점이 있으며, 양면에는 각 한 개의 뚜렷한 세로 홈이 있다. 頂端은 뾰족하고, 基部에는 작은 果梗이 있거나 혹은 이미 떨어져 있다. 익을 때 채취한 것을 青翹라 하는데, 대개 벌어지지 않았고 표면이 綠褐色이다. 質은 단단하고, 種子가 많으며 黃綠色으로 細長하고 한쪽에는 깃이 있다. 완전히 익었을 때 채취한 것을 老翹(黃翹)라 하며 頂端이 벌어졌거나 또는 벌어져 두 쪽으로 되어 있고, 표면은 黃褐色 또는 紅褐色으로 內表面은 淺黃褐色이며 매끄럽고 縱隔이 하나 있다. 質은 부서지기 쉽고, 種子는 褐色으로 이미 떨어져 있다. 특이한 냄새가 있고 맛은 약간 수렴성이 있다.

【産 地】우리나라 각지에 재배되고 있으며, 특히 경북의 의성군이 유명하고, 중국에는 山西 河南省에서 많이 생산된다.

【成 分】連翹의 果實은 forsythol, sterol화합물, saponin, flavonol배당체류, matairesinoside 등을 함유하고, 果皮는 oleanolic acid를 함유한다. 連翹의 青連翹는 saponin 4.89%, alkaloid 0.2%를 함유하고, phylligenin, pinoresinol, bisepoxylingnan 등을 함유한다.

【性 味】性은 微寒하고, 味는 苦하다.

【歸 經】心 · 肺 · 膽經.

【效能 主治】清熱解毒 · 消腫散結. 治癰疽, 瘰癧, 乳癰, 丹毒, 風熱感冒, 溫病初起, 溫熱入營, 高熱煩渴, 神昏發斑, 熱淋尿閉.

【解 說】味苦 性微寒하여 苦味는 瀉火하고, 寒性은 清熱하며 또한 質이 輕清하여 上浮하므로서 表裏에 透達케 하여 清心瀉火에 뚜렷한 효과가 있어 氣血을 宣暢하며 血結氣聚를 散하므로 消腫散結시키는 효능이 있어 瘡瘍腫毒과 瘰癧結核을 치료하

는데 聖藥이 된다. 이러한 작용으로 上焦의 風熱을 散하여 外感風熱이나 또는 急性熱病으로 인한 煩熱神昏과 血熱發斑의 證에 多用하여 치료한다. 이 외에도 [藥性本草]에는 五淋과 小便不通을 치료한다고 하였는데, 利尿작용이 있어 치료하는데 良品이 되기도 한다.

金銀花와 連翹는 양호한 淸熱解毒작용이 있어 透熱達表하고 또한 裏熱을 淸하고 瘡毒을 解毒하므로 內外를 막론하고 각종 질병과 熱毒諸證을 치료하는데 相須하여 응용하므로 써 치료효과를 증강케 한다. 다만 金銀花는 甘하여 胃를 상하지 않게 하고 表熱을 淸解하는데 偏重되었고, 連翹는 苦寒하여 裏熱을 淸解하는데 偏重하였으며, 金銀花는 또한 涼血하므로 熱毒血痢를 치료하고, 連翹는 散結하여 瘰癧結核을 치료한다.

【炮　製】잡질을 제거하고 生用한다.

【用　量】6～12g.

【禁忌症】脾胃虛弱者와 氣虛發熱 및 癰疽已潰나 膿淸色淡者는 복용을 忌해야 한다.

【配合例】① 山梔子 甘草 防風을 배합하여 瘡瘍癤腫, 一切惡瘡 등에 응용한다(예 : 連翹散).

② 鬼箭羽 瞿麥 甘草를 배합하여 瘰癧結核에 응용한다(예 : 連翹散).

③ 大黃 朴硝 甘草 梔子仁 薄荷 黃芩 등과 배합되어 上中焦의 邪氣로 鬱熱하여 胸膈에 熱이 凝聚하여 생긴 身熱口渴, 面赤脣焦, 口舌生瘡 등의 증상에 응용한다(예 : 涼膈散).

④ 金銀花 桔梗 薄荷 竹葉 生甘草 등과 배합되어 風溫, 溫熱, 溫疫, 冬溫의 초기 熱不惡寒而渴者에 응용한다(예 : 銀翹散).

⑤ 蒲公英 王不留行 野菊花를 배합하여 乳腺炎에 응용한다.

蒲 公 英 [新修本草]

Taraxaci Herba

異 名 : 蒲公草[新修本草]・仆公英[千金翼方]・地丁[本草衍義]・黃花地丁・蒲公丁・狗乳草[綱目]

【基　原】국화과(菊花科 : Compositae)에 속한 다년생초본인 민들레(蒲公英) *Taraxacum platycarpum* H. Dahlstedt 또는 同屬 近緣植物의 全草로, 봄과 여름에 꽃이 피기 전이나 후에 채취하여 曬乾한다.

【性　狀】쭈그러져 말려진 덩어리이며 뿌리와 꽃과 열매가 달려 있는 것도 있다.

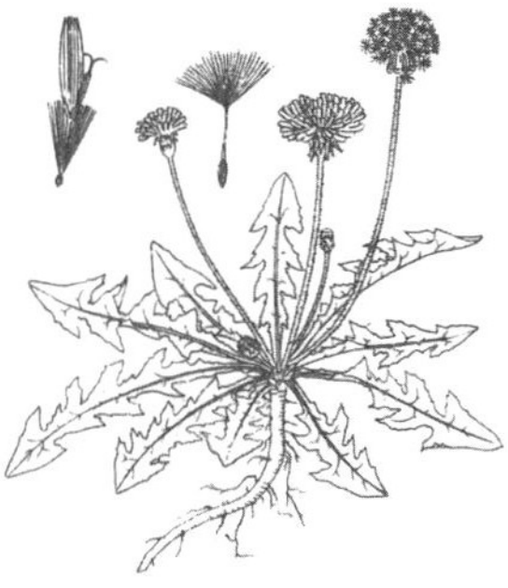

민들레
Taraxacum mongolicum

뿌리는 圓錐狀으로 구부러졌으며 길이 5～30㎝이다. 표면은 紫褐色으로 쭈글쭈글하고, 根頭部는 紫褐色 또는 黃白色의 茸毛가 있는데 이미 탈락되었다. 잎은 基生하고 쭈그러져 파쇄되어 있으나 완전한 잎은 날개 모양으로 갈라져 있다. 완전한 葉片은 倒披針形으로 綠褐色 또는 暗灰色이며, 先端은 뾰족하고 혹은 鈍하며 邊緣은 淺裂 또는 羽狀으로 분열하였고 基部로 갈수록 좁아져 柄狀을 나타내며, 下表面에는 主脈이 뚜렷하다. 花莖은 한 개 또는 여러 개로 頭狀花序로 頂生하며, 花冠은 黃褐色 또는 淡黃白色이다.

【産 地】우리나라 각지에 분포한다.

【成 分】민들레의 全草는 taraxasterol, cholin, inulin 및 pectin을 함유한다. 根은 taraxol, Ø-taraxasterol, taraxasterol, ß-amyrin, stigmasterol, ß-sitosterol, choline, 유기산, 과당, 자당, 포도당, glucoside 및 수지, 고무 등을 함유한다. 葉은 lutein, violaxanthin, plastoquinone, 비타민 C 및 비타민 D 등을 함유하며, 花는 arnidiol, lutein 및 flavoxanthin 등을 함유한다.

【性 味】性은 寒하고, 味는 苦甘하다.

【歸 經】肝・胃經.

【效能 主治】淸熱解毒・消腫散結・利尿通淋. 治疔瘡腫毒, 乳癰, 瘰癧, 目赤, 咽痛, 肺癰, 腸癰, 濕熱黃疸, 熱淋澀痛

【解 說】性味가 苦甘寒하여 熱毒을 解毒하고 癰腫을 消腫케 하여 外科의 각종 熱毒 癰腫과 기타 熱毒으로 인한 證에 상용하는 要藥이 된다. 또한 疏鬱通乳작용을 겸하고 있어 乳癰치료에 더욱 양호하여 乳癰초기에 紅腫堅硬하고 膿腫이 아직 형성되지 않은 경우에 뚜렷한 치료효과가 있다. 최근 임상에서 淸熱解毒작용 외에 利尿작용과 緩下시키는 효능이 있는 것으로 밝혀져 上氣道炎과 肺炎, 急性肝炎, 急性膽囊炎, 尿路感炎 및 十二指腸潰瘍 등 證에 비교적 좋은 치료효과가 있다.

【炮 製】細切하여 사용한다.

【用 量】12～20g.

【禁忌症】장기간 또는 과량을 사용하지 말고, 實熱火毒者가 아닌 外證의 漫腫無頭와 不赤不腫者는 복용을 禁하고, 陰疽와 外證已潰者도 복용을 忌한다.

【配合例】① 紫花地丁 野菊花 金銀花 등을 배합하여 疔瘡腫痛을 치료한다(예 : 五味消毒飮)

② 金銀花 連翹 赤芍藥 穿山甲 등을 배합하여 乳癰초기에 紅腫堅硬한 證을 치료한다.

③ 魚醒草 冬瓜子 桔梗 蘆根 등 清肺, 祛痰, 排膿시키는 약물 등을 배합하여 肺癰의 咳吐膿血痰을 치료한다.

④ 大黃 金銀花 冬瓜仁 牡丹皮 등을 배합하여 腸癰의 熱毒壅盛을 치료한다.

⑤ 白茅根 車前子 등을 배합하여 淋證을 치료한다.

紫花地丁 [本草綱目]

Violae Herba

異 名 : 堇堇菜・箭頭草[救荒本草]・獨行虎[綱目]・地丁草[本草再新]・紫地丁・免耳草[中藥大辭典]

【基 原】제비꽃과(堇菜科 : Violaceae)에 속한 다년생초본인 제비꽃(東北堇菜) *Viola mandshurica* Baker 또는 호제비꽃(紫花地丁) *V. yedoensis* Makino 同屬近緣植物의 帶根全草로, 5~8월 열매가 성숙하면 뿌리를 뽑아서 泥土를 제거하고 曬乾한다.

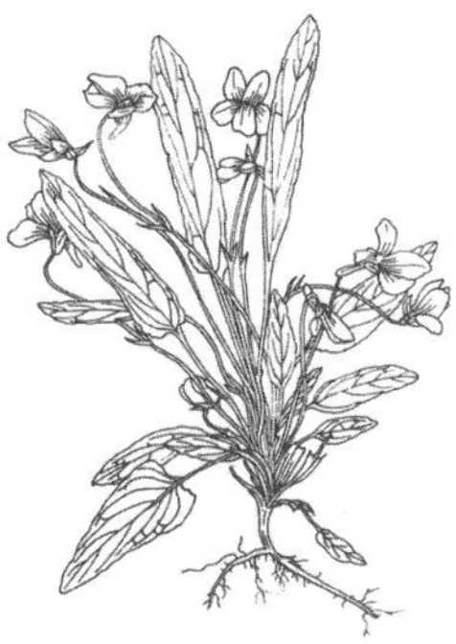

제비꽃
Viola mandshurica

【性 狀】쭈그러졌고 부서지기 쉽다. 主根은 長圓錘形으로 지름이 1~3㎜이고 淡黃褐色이며 가는 세로주름이 있다. 잎은 基生하고 灰綠色이며 펴보면 葉片은 披針形 또는 卵狀披針形으로 길이 1.5~6㎝, 너비 1~3㎝이고, 先端은 둔하고 基部는 截形 또는 약간 心形이며 邊緣은 鈍한 鋸齒가 있고, 양면에는 털이 있다. 葉柄은 가늘고 길이 2~8㎝이며 윗부분에는 뚜렷한 狹翅가 있고 花梗은 섬세하다. 花瓣은 5片으로 紫褐色 또는 淡紫色이며 꽃은 細管狀이다. 蒴果는 橢圓形으로 3裂하였고 淡褐色의 種子가 많이 들어 있다.

【産 地】우리나라 각지에 분포하고, 중국에는 長江 유역하류와 南部 各省에 분포한다.

【成 分】호제비꽃의 全草는 배당체, flavonoid, 蠟(cerotin산 및 불포화산 등의 ester류로 구성)을 함유한다. 花는 蠟을 함유하며, 그중에는 포화산(주로 cerotin산) 34.9%, 불포화산 5.8%, 알콜류 10.3%, 탄화수소 약 47%가 포함되어 있다.

【性 味】性은 寒하고, 味는 苦辛하다.

【歸 經】心・肝經.

【效能 主治】清熱解毒・涼血消腫. 治疔瘡腫毒, 癰疽發背, 丹毒, 毒蛇咬傷.

【解 說】性味가 苦辛寒한데, 苦味는 泄하고 辛味는 散하며 寒性은 능히 清熱하여

心 肝 2經의 血分에 들어가 淸熱解毒작용이 있으므로 熱毒으로 인한 疔瘡腫毒, 淋巴腺結核 및 모든 化膿性感染 등의 병증에 응용하며, 單方으로 內服하거나 혹은 外用도 가능하다. 또한 涼血消腫시키는 효능이 있어 血熱이 壅滯되어 나타나는 紅腫熱痛의 疔癰瘡癤을 치료하는데 통용되며, 특히 疔毒을 치료하는 뚜렷한 효과가 있다. 그러나 火毒瘡瘍이 아니면 응용하는 것은 마땅하지 않다.

【炮 製】細切하여 사용한다.

【用 量】12~20g.

【禁忌症】체질이 虛寒한 者는 복용을 忌한다.

【配合例】① 金銀花 蒲公英 野菊花 등을 배합하여 熱毒으로 인한 疔瘡, 乳癰, 腸癰, 丹毒을 치료한다(예 : 五味消毒飮).

② 雄黃을 소량 배합하여 搗汁해서 毒蛇咬傷에 外敷하여 치료한다.

③ 菊花 蟬蛻 등을 배합하여 肝熱로 인한 目赤腫痛을 치료한다.

大 青 葉 [別錄]

Isatidis Folium

異 名 : 大藍[神農本草經集注]·藍葉[本草正]·藍菜[食鑒本草]

【基 原】십자화과(十字花科 : Cruciferae)에 속하는 2년생초본인 菘藍 *Isatis indigotica* Fort.의 葉으로, 여름과 가을에 2~3차 채취하여 曬乾한다.

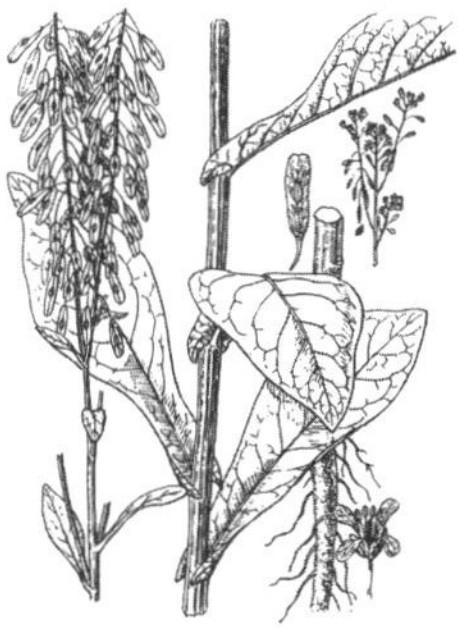

菘藍
Isatis indigotica

【性 狀】쭈그러져 말려 있고 대개는 파쇄되어 있다. 잎을 펴보면 長橢圓形으로부터 長圓狀의 倒披針形으로 길이 5~20㎝, 너비 2~6㎝이다. 윗표면은 暗灰綠色이고 색이 비교적 짙고 약간 돌기한 작은 점을 볼 수 있다. 先端은 둔하고 全緣이거나 약간 波狀이며, 基部는 狹窄하고 밑으로 갈수록 葉柄은 翼狀을 나타낸다. 葉柄의 길이는 4~10㎝로 淡紫黃色이며, 質은 부서지기 쉽다.

【產 地】중국의 河北, 陝西, 江蘇, 安徽 등지에서 재배하고 있다.

【成 分】葉은 istan B를 약 1% 함유하며, glucobrassicin과 neoglucobrassicin 등이 분리되었다.

【性 味】性은 寒하고, 味는 苦하다.

【歸 經】心·肺·胃經.

【效能 主治】淸熱解毒·涼血消癍. 治溫邪入營, 高熱神昏, 發癍發疹, 黃疸, 熱痢, 痄腮, 喉痺, 丹毒, 癰腫.

【解 說】性味가 苦·寒한데, 寒은 淸熱하고 苦味는 泄降하여 淸熱解毒작용이 강하면서 氣血과 表裏의 熱邪를 모두 淸解할 수 있다. 또한 苦寒하면서도 燥性이 없어 淸熱시키면서도 陰을 상하지 않게 하는 장점이 있다. 이와 같이 비교적 강한 淸熱解毒 涼血消癍시키는 효능이 있어 溫熱病에 熱毒이 血分에 들어가 나타나는 發斑, 神昏, 壯熱, 煩燥 등 證을 치료하는데 적용한다. 아울러 淸熱解毒시켜 利咽消腫케 하므로 血熱毒盛으로 丹毒, 口瘡, 咽喉腫痛 등 證이 발생하게 되는데, 이러한 증상에 신선한 大靑葉을 搗汁하여 복용하거나 丹毒에 外敷하여 치료한다.

【炮 製】細切하여 사용한다.

【用 量】12~20g.

【禁忌症】脾胃가 虛寒한 者는 복용을 忌한다.

【配合例】① 赤石脂 阿膠 豆豉 甘草 등을 배합하여 熱病不解 및 下痢困篤 등 證을 치료한다(예 : 大靑湯).

② 炒大黃 梔子 黃芪 升麻 黃連 朴硝 등을 배합하여 腦熱耳聾 등 證을 치료한다(예 : 大靑丸).

③ 犀角 山梔 豆豉 등을 배합하여 熱病發斑 咽喉腫痛 등 證을 치료한다(예 : 犀角大靑湯).

④ 茵蔯 秦艽 天花粉 등을 배합하여 熱甚黃疸을 치료한다(예 : 退黃方).

⑤ 玄參 生地黃 石膏 知母 木通 地骨皮 荊芥 등을 배합하여 痲疹에 色甚紅, 微紫 혹 出血太甚者를 치료한다(예 : 大靑湯).

板藍根 [本草綱目]

Isatidis Radix

異 名 : 靛靑根[本草便讀] · 藍靛根[分類草藥性] · 靛根[中藥形性經驗鑑別法]

【基 原】십자화과(十字花科 : Cruciferae)에 속한 2년생초본인 菘藍 *Isatis indigotica* Fort.의 根으로, 겨울에 채취하여 曬乾한다.

【性 狀】圓柱形으로 약간 비틀려 구부러졌고, 길이 10~20㎝, 지름 0.5~1㎝이다. 표면은 灰黃色으로 세로주름과 支根의 痕跡 및 가로로 긴 皮孔이 있다. 根頭는 팽대하고 輪狀으로 배열된 暗綠色의 葉柄의 殘基와 밀집된 혹 모양의 돌기가 있다. 質은 부드러우면서 實하고 절단하기 쉽다. 단면의 皮部는 黃白色이고 木部는 黃色이다.

【産　地】중국 각지에서 재배하고 있다.

【成　分】根은 indoxyl-β-glucoside, β-sitosterol, isatin 등을 함유하고, 또 식물성 단백질, 수지상물질, 당류를 함유한다. 아미노산으로 arginine, proline, glutamine산, trosine, γ-alanin, valine, leucine 등을 함유한다. 또한 그람 양성균 및 음성균에 대한 항균물질인 sinalbin을 함유하며, kinesin도 함유한다.

【性　味】性은 寒하고, 味는 苦하다.

【歸　經】心・胃經.

【效能 主治】淸熱解毒・涼血・利咽. 治溫毒發斑, 舌絳紫暗, 痄腮, 喉痺, 爛喉丹痧, 大頭疫, 丹毒, 癰腫

【解　說】性味가 苦寒한 淸熱解毒의 要藥으로써 大靑葉과 性味, 效能이 유사하여 모두 淸熱解毒 및 涼血의 효능을 지니고 있다. 그러나 大靑葉은 淸熱涼血작용이 강하고, 散結利咽작용이 우수하다. 그러므로 心 胃 2經에 들어가 淸熱解毒시켜 涼血利咽하는 효능이 있어 溫熱病의 發熱頭痛과 喉痛 및 痄腮, 癰腫瘡毒 등 熱이 熾盛하여 나타나는 證을 치료한다.

【炮　製】細切하여 사용한다.

【用　量】15～30g.

【禁忌症】체질이 허약한 자는 복용을 忌한다.

【配合例】① 黃芩 黃連 陳皮 甘草 玄參 柴胡 등을 배합하여 風熱疫毒의 邪氣로 인한 惡寒發熱 咽喉不利 舌燥口渴 등을 치료한다(예 : 普濟消毒飮).

② 山茨菇 連翹 甘草 靑黛 등을 배합하여 流行性 腮腺炎을 치료한다(예 : 豫防腮腺炎方).

靑　黛 [藥性論]

Indigo Pulverata Levis

異 名 : 靛花[簡便單方]・靑蛤粉[本草綱目]・靑缸花[外科正宗]・藍露・淀花[手板發蒙]・靛沫花[中藥形性經驗鑑別法]

【基　原】蓼科(마디풀과 : Polygonaceae)에 속한 쪽(蓼藍) *Persicaria tinctoria* H. Gross과 쥐꼬리망초과(爵床科 : Acanthaceae)에 속한 馬藍 *Baphicacanthus cusia* (Nees) Bremek 및 十字花科(십자화과 : Cruciferae)에 속한 菘藍 *Isatis indigotica* Fort.의 잎이나 莖葉을 가공하여 얻은 분말이나 덩어리로, 여름과 가을에 莖葉의 생장이 무성할 때 채취하여 2～3일 동안 맑은 물에 담가 잎이 부풀어 올라 떨어질 정도가 되면 가지를 건져내고 잎과 石灰를 10 : 1의 비율로 넣고 휘저어 섞어 浸液이

烏綠色에서 紫紅色으로 변하면 液面의 거품을 걷어내고 햇볕에 말린다.

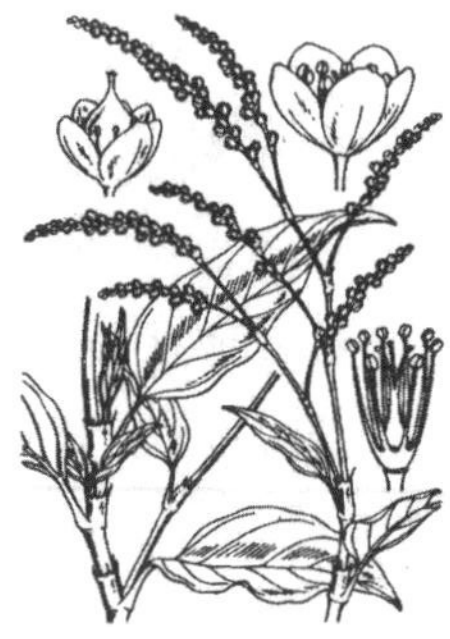
쪽(蓼藍)
Persicaria tinctoria

【性　狀】灰藍色 또는 深藍色의 매우 부드럽고 가벼운 가루로 손이나 종이에 잘 묻어난다. 풋내가 나고 약간 酸味가 있다. 수면에 뜰 정도로 가볍고 부드러우며 태우면 紫紅色의 연기를 내면서 타는 것이 良品이다. 무겁고 딱딱하고 백색의 점이 있으며 덩어리로 물속에 넣으면 顆粒狀이 되어서 가라앉는 것은 質이 떨어진다.

【産　地】중국의 福建, 河南, 雲南, 江蘇, 安徽省 등지에서 주로 생산된다.

【成　分】Indigo(靛藍, $C_{16}H_{10}O_2N_2$) 5% 이상을 함유하고, 아울러 indirubin을 함유한다.

【性　味】性은 寒하고, 味는 鹹하다.

【歸　經】肝・肺・胃經.

【效能 主治】淸熱解毒・涼血・定驚. 治溫毒發斑, 血熱吐衄, 胸痛咳血, 口瘡, 痄腮, 喉痺, 小兒驚癎.

【解　說】性味가 鹹寒하고 肝 肺 胃 3經에 들어가 鬱熱을 없애주어 淸熱解毒하고 涼血定驚하는 약물이다. 주로 熱毒으로 인한 發斑과 血熱妄行으로 인한 吐血, 衄血, 咯血 등 證을 치료하고, 또한 肝 膽經의 鬱火를 善淸하고 解毒하여 息風止痙시키는 효능이 있어 小兒의 驚風과 發熱, 痙攣 등 證을 치료한다. 이 외에도 淸熱解毒작용을 이용하여 熱咳氣急痰稠와 痄腮腫痛을 치료하는데 內服하고 瘡疹으로 黃水의 膿汁이 많이 흐를 때 外用한다.

【炮　製】硏末하여 사용한다.

【用　量】2~4g.

【禁忌症】胃寒者는 복용을 忌한다.

【配合例】① 天竺黃 黃連 人蔘 地龍 등을 배합하여 小兒 天釣客忤 五疳八痢를 치료한다(예 : 靑黛丸).

② 海浮石 括蔞仁 川貝母 등을 배합하여 肺經咳嗽로 인한 肺有熱痰을 치료한다(예 : 靑黛海石丸).

③ 朱砂 雄黃 附子 黎蘆 胡黃連 등을 배합하여 小兒疳痢 眼球鼻痒 頭髮乾焦 등을 치료한다(예 : 靑黛散).

④ 牛黃 鉤藤 龍膽 防風 黃連 麝香 등을 배합하여 小兒의 肝熱驚風 抽搐 등을 치료한다(예 : 涼驚丸).

牛 黃 [本經]

Bovis Calculus

異 名 : 犀黃[外科全生集] · 丑寶[綱目]

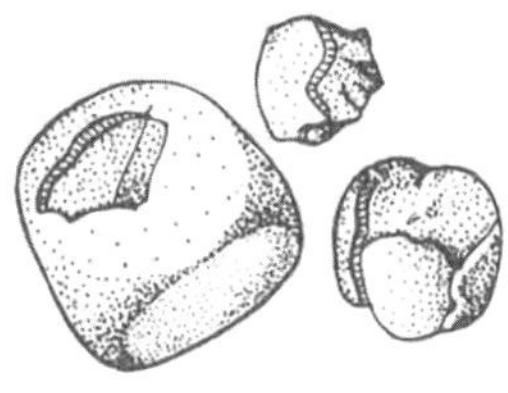

牛黃藥材

【基 原】소과(牛科 : Bovidae)에 속한 동물인 소(牛) *Bos taurus* Linné var. *domesticus* Gmelin 의 膽囊結石으로, 소의 膽囊이나 膽管에서 채취하여 겉면의 膜質을 제거하고 陰乾한다.

【性 狀】卵形, 類球形 또는 三角形으로 지름이 1~3㎝이다. 표면은 黃金色 또는 紫黃色으로 짙고 엷은 정도가 같지 않고 비교적 부드럽고 매끄러우면서 약간 광택이 있다. 외부에는 한 층의 흑색에 윤기가 있는 얇은 膜이 결쳐있는데 이것을 『烏金花』라 하며 거칠고 裂紋이 있다. 體는 가볍고 質은 바삭바삭하고 부드러우며 층층으로 나누어떨어지고, 단면의 色은 비교적 엷고 긴밀하여 細膩한 層紋을 볼 수 있다. 氣는 淸香하고 맛은 쓰면서 뒤에는 달고, 뚜렷한 淸涼感이 있으며 씹으면 쉽게 부스러지고 齒牙에 들어붙지 않는다.

【產 地】세계 각지에서 생산되며, 특히 브라질, 호주, 뉴질랜드, 인도, 중국 등 각국에서 수입되고 있다.

【成 分】주요성분은 bilirubin계 색소(bilirubin, biliverdin 등) 72~76%, cholic acid와 desoxycholic acid로 된 담즙산(desoxycholic acid의 함량이 높다) 4~6%, 결합형담즙산 3~4%이다. 기타 아미노산으로 alaninm glycine, taurine, aspartic acid, arginine, leucine, methionine 등을 함유한다.

【性 味】性은 涼하고, 味는 甘하다.

【歸 經】心 · 肝經.

【效能 主治】淸心 · 豁痰 · 開竅 · 涼肝 · 息風 · 解毒. 治熱病神昏, 中風痰迷, 驚癎抽搐, 癲癎發狂, 咽喉腫痛, 口舌生瘡, 癰腫疔瘡.

【解 說】氣味가 苦涼하고 氣가 香하여 주로 心 肝 2經에 들어가 淸心開竅割痰하고 涼肝熄風定驚하므로 상술한 모든 證에 유효하게 작용한다. 心은 火에 속하여 心熱을 火炎하고, 肝은 風에 속하여 肝熱하게 되면 風生하게 되어, 風火가 相搏하면 痰氣가 壅塞하게 되어 神昏譫語, 驚風抽搐, 中風痰迷 등 증상이 나타나는 경우에 적용된다. 그러나 보통 麝香과 相須하여 응용되는데, 開竅시키는 효능이 麝香과 같지 않고 解毒시키는 효능이 비교적 강하여 解毒去腐시키는 要藥이 되어 咽喉腫爛과 牙疳口瘡 및 각종 瘡瘍腫毒의 證의 內服과 外用을 막론하고 모두 양호한 효과가 있다.

그러나 中風을 치료하는 데는 반드시 邪氣가 臟腑에 들어가 痰涎이 壅塞하고 神志가 昏迷한 때에 처방에 응용하여야 한다. 邪氣가 中經中絡하여 半身不遂, 口眼喎斜, 肌膚不仁한 때에는 정황을 참작하여 사용해야 邪氣를 끌고 裏로 들어가 病情이 악화되는 것을 방지할 수 있다.

【炮　製】研末하여 極細末로 만들어 사용한다.

【用　量】0.15~0.35g(多入丸散用).

【禁忌症】孕婦는 愼用하고, 實熱證이거나 熱邪가 아직 營分에 들어가지 않은 경우 및 小兒의 驚癎이 脾胃虛寒에 속하는 경우에는 복용을 忌한다.

【配合例】① 麝香 乳香 沒藥 등을 배합하여 癰疽 瘰癧 疔毒 등을 치료한다(예 : 犀黃散).

② 犀角 麝香 氷片 雄黃 金箔 羚羊角 등을 배합하여 溫熱邪가 心包에 들어감으로 인한 神昏譫語, 壯熱驚癎 등을 치료한다(예 : 牛黃淸心元).

③ 黃芩 梔子 朱砂 鬱金 등을 배합하여 壯熱煩燥, 神昏譫語 또는 小兒의 熱性으로 인한 痙厥 등을 치료한다(예 : 安宮牛黃丸).

④ 犀角 朱砂 雄黃 琥珀 麝香 金箔 등을 배합하여 中風急風不語, 中惡氣絶, 煩燥氣喘, 小兒諸癎急風 등을 치료한다(예 : 至寶丹).

馬齒莧 [新修本草]

Portulacae Herba

異 名 : 馬齒草[雷公炮炙論]·馬莧[本草經集注]·五行草[本草圖經]·五方草·馬齒菜[聖惠方]·長命菜[本草綱目]·山莧·安東菜[醫林纂要]

【基　原】쇠비름과(馬齒莧科 : Portulacaceae)에 속한 1년생 초본인 쇠비름(馬齒莧) *Portulaca oleracea* L.의 지상부로, 여름과 가을에 채취하여 씻은 다음 약간 찌거나 끓는 물에 담갔다가 曬乾한다.

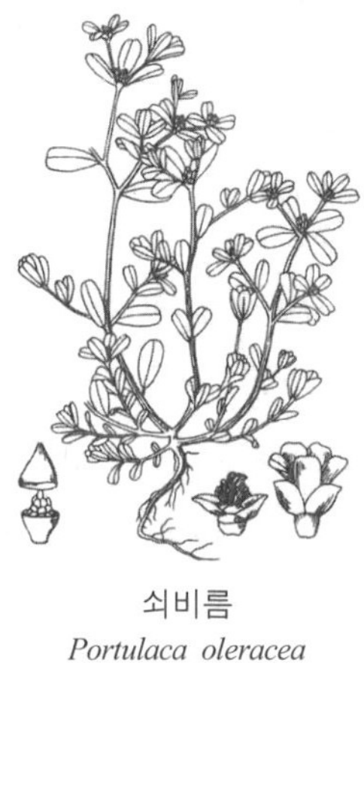
쇠비름
Portulaca oleracea

【性　狀】쭈그러져 말려 있고, 줄기는 圓柱形으로 길이는 30㎝에 달하고, 지름 0.1~0.2㎝이며 표면은 黃褐色으로 세로주름이 뚜렷하다. 잎은 對生 혹은 互生하고 파쇄되기 쉬우며, 완전한 葉片은 倒卵形으로 길이 1~2.5㎝, 너비 0.5~1.5㎝이며 綠褐色으로 先端은 둔하고 全緣이다.

【産　地】우리나라 각지의 들판에 분포한다.

【成 分】全草는 주로 noradrenaline(신선한 全草 1g 당 2.5㎎)과 칼륨염을 함유한다.
【性 味】性은 寒하고, 味는 酸하다.
【歸 經】大腸・肝經.
【效能 主治】淸熱解毒・涼血止血. 治熱毒血痢, 癰腫疔瘡, 濕疹, 丹毒, 蛇蟲咬傷, 便血, 痔出血, 崩漏下血.
【解 說】性이 寒하고 滑利하여 心經血分에 들어가 淸熱解毒시키고 涼血시키는 효능이 있고, 또한 大腸經에 들어가 大腸을 潤滑케 하여 오랫동안 적체된 것을 제거하므로 腸胃가 淸潔하게 되고, 邪熱을 없애 胃氣를 暢達케 하여 痢疾을 치료하는 要藥이 된다. 이 외에도 涼血하여 止血시키는 효능이 있어 崩漏下血의 證에 응용하여 치료한다. 또한 赤白痢를 치료하는 효능이 양호하며, 최근 임상과 抗菌실험을 통해서 그 효능이 입증되고 있다.
【炮 製】절단하여 사용한다.
【用 量】4～8g.
【禁忌症】脾胃虛寒으로 인한 泄瀉者는 복용을 忌한다.
【配合例】① 濕熱이나 熱毒으로 인한 痢疾에 煎服하거나 鮮品을 搗汁하여 꿀을 넣어 調服한다.
② 熱毒瘡瘍이나 濕疹, 蛇蟲咬傷에 煎服하거나 鮮品을 搗爛하여 患部에 塗敷한다.

白頭翁 [本經]

Pulsatillae Radix

異 名 : 野丈人・胡王使者[本經]・粉乳草・白頭草[履巉岩本草]・
白頭公[本經集注]・注之花・老翁發[和漢藥考]・
猫頭花・猫古都[植物名實圖考]

【基 原】미나리아재비과(毛茛科 : Ranunculaceae)에 속한 다년생초본인 할미꽃(朝鮮白頭翁) *Pulsatilla koreana* Nakai의 根으로, 중국에서는 白頭翁 *P. chinensis* (Bge.) Regel을 기원으로 하며, 봄과 가을에 채취하여 건조한다.
【性 狀】類圓柱形 또는 圓錘形으로 약간 비틀려 구부러졌고, 길이 6～20㎝, 지름 0.5～2㎝이다. 표면은 黃褐色 또는 紫褐色으로 불규칙한 세로주름과 세로 홈이 있으며, 皮部는 쉽게 탈락하고 노출된 黃色의 木部에는 그물 모양의 裂紋과 쪼개진

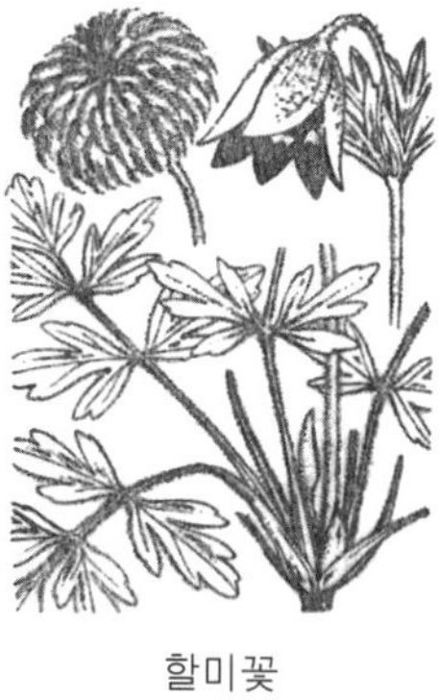

할미꽃
Pulsatilla koreana

틈이 있으며, 根頭部는 썩어 움푹 들어가 있다. 根頭部는 조금 팽대하고 白色의 융모가 있으며 鞘狀의 葉柄에 殘基를 볼 수 있다. 質은 단단하면서도 잘 부스러지고, 단면의 皮部는 白色 또는 黃褐色이며, 木部는 淡黃色이다.

【産　地】우리나라 각지의 들판에 분포한다.

【成　分】Saponin을 약 9% 함유하며, 이 밖에 anemonin을 함유한다.

【性　味】性은 寒하고, 味는 苦하다.

【歸　經】胃・大腸經.

【效能 主治】淸熱解毒・涼血止痢. 治熱毒血痢, 陰痒帶下, 아메바性痢疾.

【解　說】性味가 苦寒하여 泄降시키며 胃 大腸에 歸經한다. 腸胃의 熱毒을 淸除하고 涼血止痢시키는 뚜렷한 효과가 있어 熱毒下痢를 치료하는 要藥이 되어 細菌性痢疾과 아메바性痢疾에 상용한다. 특히 아메바性痢疾의 치료에 더욱 현저한 효과가 있다.

【炮　製】潤透시킨 다음 薄片으로 절편하고 건조하여 사용한다.

【用　量】12~20g.

【禁忌症】虛寒性의 瀉痢에는 복용을 忌한다.

【配合例】① 黃連 秦皮 黃柏 등을 배합하여 熱毒血痢로 發熱腹痛하고 下痢膿血하며 裏急後重한 證을 치료한다(예 : 白頭翁湯).

② 阿膠珠 甘草 秦皮 黃連 등을 배합하여 産後下痢를 치료한다(예 : 白頭翁加甘草阿膠湯).

秦　皮 [本經]

Fraxini　Cortex

異　名 : 岑皮[吳普本草]・樊槻皮[本草經集注]・秦白皮[藥性論]・梣木皮[本草拾遺]・蠟樹皮[中藥志]

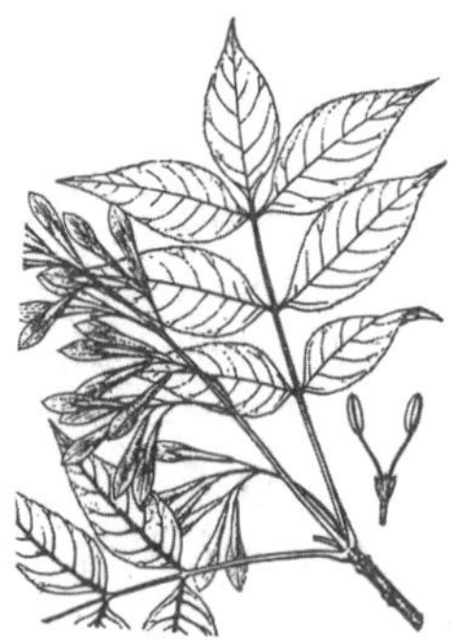

물푸레나무
Fraxinus rhynchophylla

【基　原】木犀科(물푸레나무과 : Oleaceae)에 속한 落葉喬木인 물푸레나무(苦櫪白蠟樹) *Fraxinus rhynchophylla* Hance의 枝皮와 幹皮로, 중국에서는 白蠟樹 *F. chinensis* Roxb, 尖葉白蠟樹 F. szaboana Lingelsh. 혹은 宿柱白蠟樹 *F. stylosa* Lingelsh.도 약용하며, 봄과 가을에 벗겨 曬乾한다.

【性　狀】枝皮는 卷筒狀 또는 槽狀으로 길이 10~60㎝, 두께 1.5~3㎜이다. 外表面은 灰白色, 灰褐色 또는 黑褐色으로 평탄하거나 약간 엉성하며, 灰白色의 圓點狀의 皮孔과 가는

주름 및 分枝된 흔적이 있다. 內表面은 黃白色 또는 褐色으로 매끄럽다. 質은 단단하면서도 잘 부스러지고, 단면은 섬유성으로 黃白色이다.

【産 地】 우리나라 각지에 분포한다.

【成 分】 樹皮는 esculin, esculetin 등을 함유한다.

【性 味】 性은 寒하고, 味는 苦澀하다.

【歸 經】 肝・膽・大腸經.

【效能 主治】 淸熱燥濕・收澀・明目. 治熱痢, 泄瀉, 赤白帶下, 目赤腫痛, 目生翳膜.

【解 說】 性味가 寒하면서 苦澀하여 淸熱燥濕하는 가운데 收斂시키는 효능을 나타내 肝膽經에 들어가 肝膽의 火를 淸火하여 濕熱痢疾과 肝熱로 인한 目疾 등 證에 상용한다.

[本經]에 "秦皮는 風寒濕痺를 치료한다"고 하였는데, 최근에 肌肉의 風濕疼痛을 輕減시키는 작용이 있어 風濕痺痛을 치료하는데 적용하고 있다. 또한 味가 澀하여 止帶의 효능이 있어 濕熱帶下를 치료한다.

秦皮와 黃連은 모두 止痢시키는 효능과 目赤腫痛을 치료하는 효능이 있는데, 다만 黃連의 苦寒은 淸熱시키는 藥力이 커서 心火를 瀉하고 아울러 止嘔시키는 반면, 秦皮는 性이 澀하고 收斂하는 효능이 있어 濕熱帶下를 치료한다.

【炮 製】 細切하여 사용한다.

【用 量】 6～12g.

【禁忌症】 味가 大苦하여 胃虛食少者는 禁用하고, 脾胃가 虛寒한 者는 복용을 忌한다.

【配合例】 ① 白頭翁 黃連 黃柏 등을 배합하여 濕熱痢疾로 裏急後重한 證을 치료한다(예 : 白頭翁湯).

② 黃連 菊花 등을 배합하여 肝熱로 인한 目赤腫痛과 目生翳膜을 치료한다.

③ 大黃과 硏末하여 肝脾積熱로 인한 眼疾을 치료한다.

敗 醬 [本經]

Patriniae Radix

異 名 : 鹿腸[本經]・鹿首・馬草・澤敗[別錄]・鹿醬[藥性論]・酸益[日華子]・苦菜・苦蘵[綱目]

【基 原】 마타리과(敗醬科 : Valerianaceae)에 속한 다년생초본인 마타리(黃花敗醬) *Patrinia scabiosaefolia* Fisch. ex Link와 뚝갈(白花敗醬) *P. villosa* (Thunb.) Juss의 뿌리로, 여름에 채취하여 曬乾한다.

【性　狀】원기둥 모양의 뿌리줄기와 가지가 갈라진 뿌리로 되어 있으며 길이 5~12cm, 지름 2~7mm이다. 바깥면은 갈색~흑갈색이며 가로주름과 뿌리자국이 있다. 꺾은 면은 고르지 않고 연한 노란색~갈색이다. 특유한 냄새가 있고 맛은 약간 아리다.

【產　地】우리나라 각지의 들판에 분포한다.

【成　分】마타리의 根은 oleanolic acid, hederagenin, scopoletin, patrinoside와 많은 종류의 saponin을 함유한다. 뚝갈의 根은 morroniside, loganin(meliatin), villoside를 함유한다.

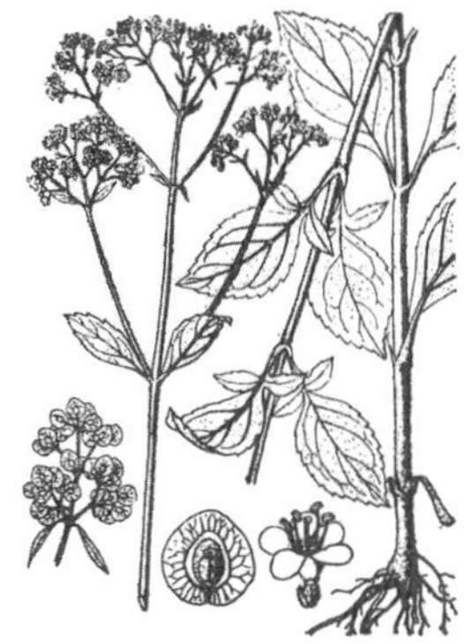
뚝갈
Patrinia villosa

【性　味】性은 微寒하고, 味는 辛苦하다.

【歸　經】肝・胃・大腸經.

【效能 主治】清熱解毒・消腫排膿・祛瘀止痛. 治腸癰, 下痢, 赤白帶下, 產後瘀滯腹痛, 目赤腫痛, 癰腫疥癬.

【解　說】辛味는 散結하여 排膿活血하고, 苦寒하여 清熱解毒한다. 毒이 解毒되고 瘀血이 散瘀되면 癰腫이 自消되므로 瘡癰腫毒을 치료하는데 상용하는 要藥이 된다.

또한 本品의 辛味는 腸胃에 들어가 散하는 효능으로 腸胃의 瘀滯를 行하게 하여 內癰을 치료하는 뚜렷한 효과가 있어 腸癰에 膿의 有無를 막론하고 必用하는 要藥이 된다. 오늘날 임상에서는 肺膿瘍, 肝膿瘍 및 子宮內膜炎, 子宮附屬器炎, 卵巢囊腫 등 證에 비교적 양호한 치료효과가 있다. 다만 實熱瘀血者가 아니면 적용하는 것은 마땅하지 않다.

【炮　製】細切하여 사용한다.

【用　量】8~20g.

【禁忌症】脾胃虛弱으로 인한 泄瀉, 食欲不振 및 虛寒下脫者는 복용을 忌한다.

【配合例】① 薏苡仁 附子 등을 배합하여 腸癰에 膿已成者를 치료한다(예 : 薏苡附子敗醬散).

② 金銀花 蒲公英 牡丹皮 赤芍藥 등을 배합하여 腸癰에 膿未成者를 치료한다.

③ 魚腥草 冬瓜仁 桔梗 등을 배합하여 肺癰에 咳唾膿血者를 치료한다.

④ 金銀花 連翹 등을 배합하여 癰腫毒을 치료한다.

⑤ 當歸 川芎 乳香 沒藥 등을 배합하여 血熱瘀滯로 인한 心腹疼痛을 치료한다.

白花蛇舌草 [廣西中藥誌]

Hedyotidis Herba

異 名 : 蛇舌草 · 矮脚自花蛇利草[廣西中藥志]

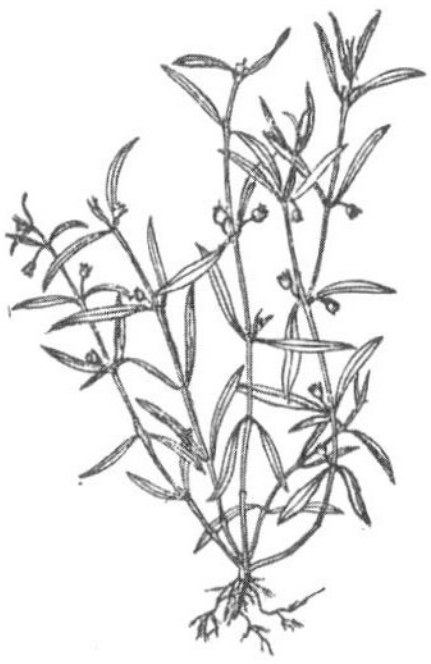

백운풀
Oldenlandia diffusa

【基 原】꼭두서니과(茜草科 : Rubiaceae)에 속한 1년생초본인 백운풀(白花蛇舌草) *Hedyotis diffusa* Willd. (=*Oldenlandia diffusa* (Willd.) Roxb.)의 全草로, 여름과 가을에 채취하여 曬乾한다.

【性 狀】엉켜진 모양으로 灰綠色 또는 灰褐色이며 主根은 하나이고 수염뿌리는 가늘다. 줄기는 가늘고 말려져 있으며, 質은 부서지기 쉽고 중앙에는 白色의 髓部가 있다. 잎은 파쇄되었거나 말려져 있고 쉽게 떨어진다.

【產 地】우리나라에서는 제주도의 습지에서 자생하고, 중국에서는 長江이남의 각지에 분포한다.

【成 分】全草는 hentriacontane, stigmasterol, ursolic acid, oleanolic acid, β-sitosterol, β-sitosterol-*d*-glucoslde, *p*-coumaric acid 등을 함유한다.

【性 味】性은 寒하고, 味는 微苦甘하다.

【歸 經】胃 · 大腸 · 小腸經.

【效能 主治】清熱利濕 · 解毒消癰. 治肺熱喘咳, 扁桃腺炎, 咽喉炎, 腸癰, 痢疾, 黃疸, 骨盤炎, 子宮附屬器炎, 癰腫疔瘡, 毒蛇咬傷.

【解 說】性味가 微苦甘寒하여 비교적 강한 解毒消癰의 효능을 가지고 있다. 癰腫瘡毒과 咽喉腫痛에 內服하여 치료하고, 毒蛇咬傷에는 患部에 塗敷하여 치료한다. 아울러 清熱利濕하여 小便을 通利시키는 효능이 있어 熱淋으로 인한 小便不利의 證에도 응용된다. 최근 임상에서는 清熱解毒작용을 이용하여 胃癌과 食道癌 및 直腸癌 등 다양한 종류의 癌에 응용하고 있다.

【炮 製】細切하여 사용하거나 新鮮品을 사용하기도 한다.

【用 量】20~80g.

【禁忌症】孕婦는 복용을 忌한다.

【配合例】① 紅藤 敗醬 등을 배합하여 腸癰을 치료한다.

② 金銀花 連翹 菊花 등을 배합하여 癰腫을 치료한다.

③ 紫花地丁 半邊蓮 등을 배합하여 腫毒과 毒蛇咬傷에 患部에 搗敷하거나 內服하여 치료한다.

④ 半邊蓮 車前草 石韋 등을 배합하여 熱淋으로 인한 小便不利를 치료한다.
⑤ 藤梨根 半枝蓮 등을 배합하여 각종 癌에 적용하여 치료한다.

熊 膽 [新修本草]

Ursi Fel

異 名：黑熊膽・人熊膽[綱目]

【基 原】 곰과(態科：Ursidae)에 속하는 동물인 반달가슴곰(黑熊) *Ursus thibetanus* Cuvier, 또는 불곰(棕熊) *Ursus arctos* Linné의 膽汁으로, 겨울철에 捕捉하여 膽囊을 切取하거나 또는 開腹하여 膽道에 管을 삽입하여 膽汁을 유출시켜 채취한 다음 陰乾하거나 냉동건조한다.

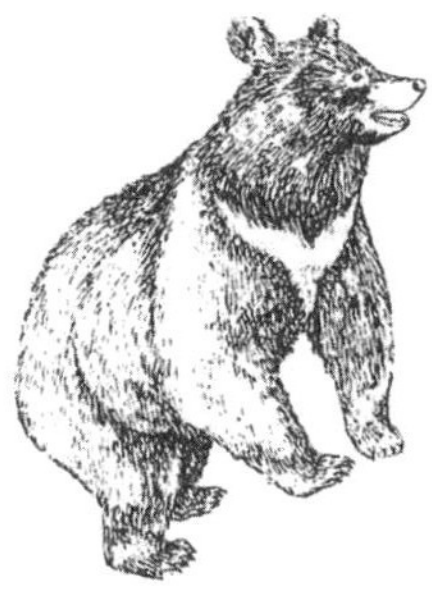

흑곰
Selenarctos thibetanus

【性 狀】 長扁卵形으로 윗부분은 좁고 아랫부분은 넓어 주머니 모양을 나타내며, 길이 10～20㎝, 너비 5～10㎝이다. 표면은 灰褐色, 黑褐色 또는 褐黃色으로 약간 구김살이 있고 囊皮는 얇아 부서지기 쉽다. 깨어진 면은 유리 같은 광택이 있고 습윤되어 있지 않으며 囊內에는 건조된 膽汁이 있는데 불규칙한 塊狀이거나 顆粒狀 또는 硬膏狀이며 색깔은 같지 않아 金黃色(金膽 혹은 銅膽), 黑色 또는 黑綠色(鐵膽 혹은 墨膽), 黃綠色(菜花膽)이다. 氣는 淸香하고 味는 苦하며, 膽仁을 粉末하여 소량을 물이 담긴 접시에 넣으면 물위에서 돌면서 黃色의 실 모양으로 풀어져 가라앉되 넓게 흩어지지 않는다. 膽仁이 많으며 金黃色으로 半透明하고 質이 鬆脆한 것이 良品이다.

【產 地】 중국의 雲南, 四川, 西藏, 新疆省과 東北, 華北省 지방에 서식하며, 우리나라 함경도지방에 서식한다.

【成 分】 膽汁酸을 함유하며, 그중 유효성분은 tauro-ursodesoxyclolic acid 약 20%를 함유하며, 이는 가수분해되어 taurine과 ursodesoxycholic acid를 생성한다. 또한 소량의 chenodesoxycholic acid 와 cholic acid를 함유한다.

【性 味】 性은 寒하고, 味는 苦하다.

【歸 經】 心・肝・膽經.

【效能 主治】 淸熱解毒・止痙・明目. 治驚風, 癲癎, 抽搐, 目赤腫痛, 羞明, 翳障, 瘡癰腫痛, 痔瘡腫痛, 咽喉腫痛

【解 說】 性味가 苦寒하고 肝膽經에 들어가 肝經의 邪熱을 淸熱시켜 痙攣을 제지시키는 효능이 있어 肝熱熾盛으로 熱極生風하여 된 驚風과 癲癎 및 抽搐 등 증상을 치료하고, 또한 肝熱을 淸泄시켜 明目退翳시키는 효능이 있어 肝熱로 인한 目赤腫

痛과 羞明 및 翳障을 치료한다.

이 외에도 淸熱解毒 작용으로 癰腫을 없애므로 瘡癰腫痛과 痔瘡腫痛을 치료하며 또한 熱毒壅結로 인한 咽喉腫痛에도 양호한 효과가 있다.

최근 밝혀진 약리작용으로 肝의 脂肪을 감소시켜 肝臟을 강화보호하고, 肝의 解凝기능을 항진시키고 毒物을 排除하며, 肝의 glycogen을 축적시켜 乳酸의 생성을 억제하고, 膽汁생성과 분비촉진 및 排泄量을 증가하며, 肝色素의 排泄기능을 항진시키고, vitamin B_1, B_2의 흡수와 ester化를 증가시키며, 體內의 vitamin C의 함량을 臟器안에 증가시켜 주고, 소화액의 분비를 촉진하여 식욕을 증진시키며, 기타 血糖低下작용과 利尿작용이 있는 것으로 밝혀졌다.

【炮　製】研細末하여 사용한다.

【用　量】1～2.5g(內服은 대개 丸 또는 散劑, 不入湯劑).

【禁忌症】虛寒者는 복용을 忌한다.

【配合例】① 龍腦를 배합하여 風蟲牙痛을 치료한다.

② 竹瀝으로 調服하여 小兒痰熱驚癎을 치료한다.

③ 肝熱로 인한 目赤腫痛과 羞明, 翳障에 滴眼 또는 內服하여 치료한다.

白　蘞 [本經]

Ampelopsis Radix

異 名 : 兎核[本經] · 白根[別錄] · 猫兒卵[綱目] · 鵝抱蛋[植物名實圖考]

【基　原】포도과(葡萄科 : Vitaceae)에 속한 多年生 攀緣藤本인 가회톱(白蘞) *Ampelopsis japonica* (Thunb.) Makino의 塊根으로, 봄과 가을에 채취하여 曬乾한다.

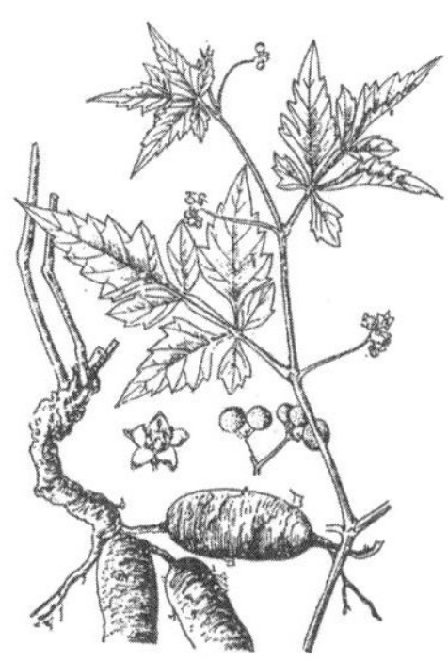
가회톱
Ampelopsis japonica

【性　狀】긴 橢圓形 또는 紡錘形으로 양쪽 끝이 뾰족하고 구부러졌으며 길이 3～12㎝, 지름 1～3㎝이다. 바깥 면은 黃褐色으로 세로 주름이 있고 층층으로 쉽게 떨어져 나가며 안쪽 면은 엷은 褐色이다. 質은 가벼우며 쉽게 꺾이고 꺾인 면은 粉質이며 白色 또는 엷은 紅色이다. 냄새는 없고 맛은 조금 달다.

【產　地】우리나라에서는 황해도 이북에 분포하고, 중국에서는 東北, 河北 및 陝西, 河南, 湖北, 四川省 등에 분포한다.

【成　分】점액질과 전분을 함유한다.

【性　味】性은 微寒하고, 味는 苦하다.

【歸　經】心 · 肝 · 胃經.

【效能 主治】淸熱解毒 · 消癰散結. 治癰疽發背, 疔瘡, 瘰癧, 水火燙傷.

【解　說】苦寒으로 清熱解毒하고, 味辛으로 消腫生肌하는 작용이 있기 때문에 瘡瘍癰腫, 紅腫熱痛, 燙火傷 등의 병증에 응용하는데, 주로 瘡口不斂의 要藥으로서 內服과 外用에 모두 양호하다. 清熱解毒시키는 작용이 있어 瘡癰 초기에 內服 또는 外用하여 散結消腫케 하여 치료한다. 또한 斂瘡生肌시키는 효능이 있어 瘡癰潰後의 不斂者에게 外用하여 치료하는 瘡口不斂의 要藥이며, 水火燙傷에 粉末로 만들어 患部에 敷塗하여 치료한다. 燙傷이나 火傷을 다스릴 경우는 單方으로 研末하여 물로 調塗할 수도 있고, 赤小豆를 배합해서 細末하여 鷄子白으로 으깨어 바른다. 이 밖에 凍傷에 응용할 수 있는데, 이때는 黃柏을 배합하여 細末로 바른다.

【炮　製】절편하여 사용한다.

【用　量】6～16g.

【禁忌症】脾胃虛寒者와 實火가 없는 者는 복용을 忌한다.

【配合例】① 赤芍藥 當歸 連翹 黃芩 등을 배합하여 癰疽潰瘍不收를 치료한다(예 : 內托白蘞散).

② 赤小豆를 배합하고, 研末하여 鷄蛋淸과 調和하여 癰腫患部에 敷塗하여 치료한다.

③ 白芨 絡石藤 등을 배합하여 瘡癰潰後의 不斂者에게 外用하면 斂瘡生肌시킨다.

漏　蘆 [本經]

Rhapontici Radix

異 名 : 野蘭[本經]・鬼油麻[日華子]

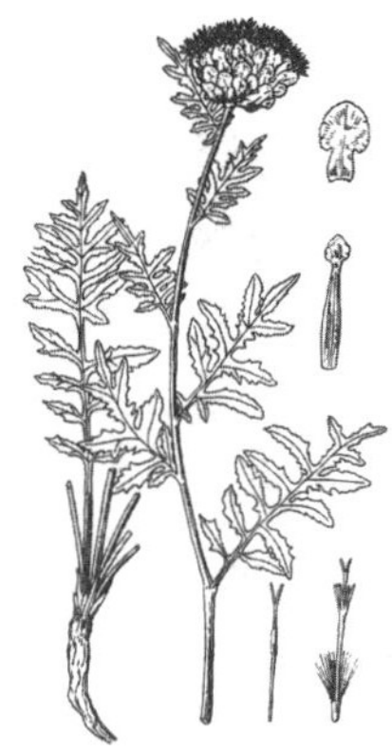

뻐꾹채(祁州漏蘆)
Rhaponticum uniflorum

【基　原】국화과(菊花科 : Compositae)에 속한 다년생초본인 뻐꾹채(祁州漏蘆) *Rhaponticum uniflorum* (L) DC., 절굿대(單州漏蘆) *Echinops setifer* L.와 큰절굿대(藍刺頭) *E. latifolius* Tausch의 根으로, 봄과 가을에 채취하여 曬乾한다.

【性　狀】圓錘形 또는 긴 圓錘形으로 길이 10～30㎝, 가운데 지름 1～2㎝로서 2～3개의 곁뿌리가 있는 것도 있다. 根頭部는 지름 2～4㎝가 되는 것도 있으며, 줄기나 잎이 붙었던 자국이 있고 회백색인 실 모양의 털이 나 있다. 이 약의 바깥 면은 灰褐色 또는 어두운 褐色으로 거칠며 불규칙한 세로주름과 그물 모양의 찢어진 무늬가 있고 묵은 뿌리는 겉껍질이 들떠 있는 것도 있다. 質은 가볍고 부서지기 쉬우며 꺾은 면은 裂片狀으로 皮部와 木部가 뚜렷하게 구분되며 導管은 방사상으로 배열되었고 황색이다.

【産　地】우리나라 각지에 분포한다.

【成　分】뻐꾹채의 根은 휘발성 정유 약 0.34%를 함유한다.

【性　味】性은 寒하고, 味는 苦하다.

【歸　經】胃經.

【效能 主治】淸熱解毒・消癰・下乳汁・舒筋通脈. 治乳癰腫痛, 癰疽發背, 瘰癧瘡毒, 乳汁不通, 濕痺拘攣.

【解　說】淸熱解毒, 消癰의 효능이 좋기 때문에 乳汁不下의 경우에는 下乳작용이 있는 王不留行 穿山甲 등을 배합하여 응용하지만 만약에 乳汁不下가 氣血不足이나 체질허약으로 인한 경우는 응용이 적당하지 않다. 性味가 苦寒하여 淸熱解毒시키는 효능이 있어 癰腫을 消散하여 癰疽瘡腫의 초기에 熱盛에 의한 焮腫疼痛인 병증에 응용한다. 또한 下乳작용이 있기 때문에 邪熱壅滯로 인한 乳汁不下, 乳房腫痛이 있으며 점차 癰腫이 되려고 할 때에 응용한다. 熱邪를 淸解시켜 乳汁의 排泄을 촉진하는 작용이 있어 熱邪의 壅滯로 乳房이 作脹하고 乳汁이 不下하는 증상에 응용하면 양호한 치료효과가 있다.

【炮　製】씻은 다음 細切하고 건조하여 사용한다.

【用　量】4~16g.

【禁忌症】氣虛者와 瘡瘍不起者 및 姙婦는 복용을 忌한다.

【配合例】① 蒲公英 連翹 大黃 등을 배합하여 瘡癰腫毒과 乳癰을 치료한다.

② 王不留行 穿山甲 등을 배합하여 熱邪壅滯로 乳房作脹하여 乳汁이 不下하는 證을 치료한다.

山 慈 姑 [嘉祐本草]

Cremastrae Tuber

異 名：金燈花[本草拾遺]・鹿蹄草[經驗方]・山茨菇[綱目]・毛慈姑[藥材資料匯編]・泥冰子[中藥材手冊]

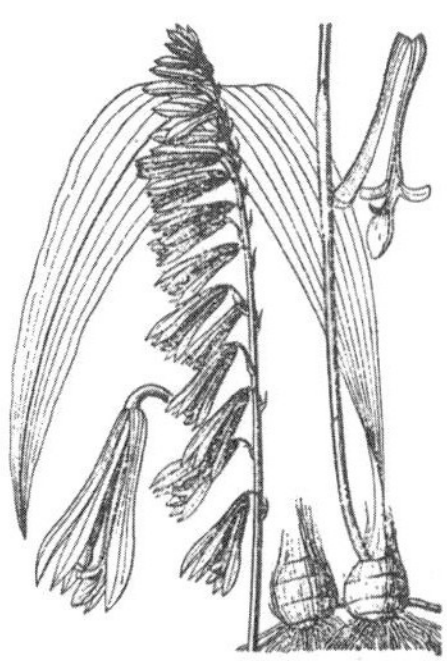

약난초
Cremastra appendiculata

【基　原】蘭科(난초과：Orchidaceae)에 속하는 다년생초본인 약난초(杜鵑蘭) *Cremastra appendiculata* (D.Don) Makino의 假鱗莖으로, 5~7월에 假球莖을 채취하여 鬚根을 제거하고 曬乾한다. 중국에서는 獨蒜蘭 *Pleione bulbocodioides* (Franch.) Rolfe 혹은 雲南獨蒜蘭 *P. yunnanensis* (Rolfe) Rolfe을 기원으로 한다.

【性　狀】圓球形 또는 납작한 圓形으로 지름이 1~2㎝이다. 바깥 면은 灰褐色 또는 褐色이고 세로주름이 있으며 위 끝부

분에는 둥근 꼭지가 있고 허리에는 돌출된 주름이 띠 모양으로 둘러져 있고 밑 부분은 오목하게 들어가고 여기에 수염뿌리가 붙어 있다. 質은 단단하고 절단면은 白色 또는 黃白色 粉性이다. 냄새가 거의 없고 맛은 덤덤하며 粘液性이다.

【産　地】우리나라에서는 전북 내장산이남 계곡 숲속에 자생하고, 중국에서는 貴州와 四川省에서 주로 생산된다.

【成　分】根莖은 粘液 즉 giucomannan (mannose:glucose, 2 : 1)을 함유한다.

【性　味】性은 涼하고, 味는 甘微辛하며, 有小毒하다.

【歸　經】肝・脾經.

【效能 主治】清熱解毒・化痰散結. 治癰腫疔毒, 瘰癧痰核, 淋巴結核, 蛇虫咬傷.

【解　說】性味는 微辛涼하여 清熱解毒・泄熱散結의 효능을 가지고 있어 實熱에 속한 瘡癰腫毒, 瘰癧結核 등의 병증에 응용한다. 그러므로 임상에서 熱毒으로 인한 癰腫, 瘰癧結核, 蛇蟲咬傷 및 時行疫毒, 一切飮食中毒 등의 병증을 다스릴 때 이 약에 解毒攻毒의 효과가 있는 약물을 배합하여 응용한다. 또한 解毒散結, 抗腫瘍의 효능이 있어 乳腺癌, 食道癌 및 淋巴腺腫瘤 등의 병증에 응용하며, 최근에는 鼻咽癌, 肺癌, 子宮頸癌, 皮膚癌 등의 병증에 응용한다.

【炮　製】潤透시킨 다음 절편하고 건조하여 사용한다.

【用　量】4~8g.

【禁忌症】正氣가 허약한 者는 복용을 忌한다.

【配合例】① 雄黃 朱砂 등을 배합하여 癰疽發背와 疔腫惡瘡을 치료한다.
② 輕粉 硼砂를 배합하여 面上瘢痕을 치료한다.

綠　豆 [開寶本草]

Phaseoli Radiatae Semen

異 名 : 青小豆[聖惠方]

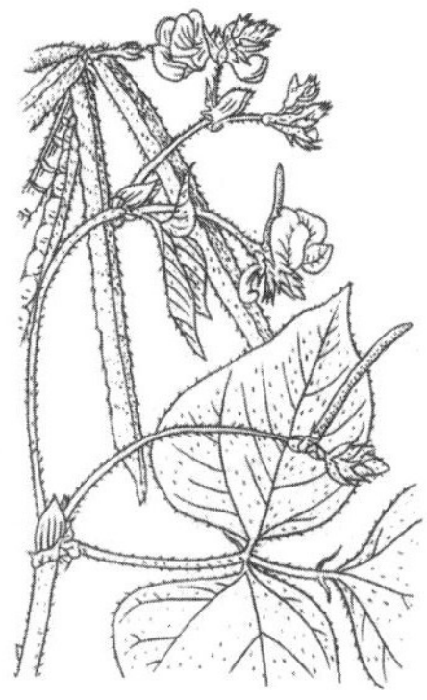

녹두
Phaseolus radiatus

【基　原】豆科(콩과 : Leguminosae)에 속한 1년생초본인 녹두(綠豆) *Phaseolus radiatus* L.의 種子로, 가을에 種子가 성숙할 때 채취하여 曬乾한다.

【性　狀】짧은 橢圓形으로 길이 4~6㎜이다. 표면은 綠黃色 또는 어두운 綠色이며 광택이 있다. 種臍는 白色으로 끝에 있으며 그 길이는 種子의 2/3 정도 된다. 種皮는 얇으나 질기고 벗기면 엷은 黃綠色 또는 黃白色의 떡잎이 나온다. 떡잎은 2枚이며 두껍고 質은 단단하다.

【産　地】우리나라 각지의 농가에서 재배한다.

【成　分】100g 중에 단백질 22.1g, 지방 0.8g, 탄수화물 59g, 칼슘 49㎎, 인 286㎎, 철 3.2㎎, carotenoid 0.22㎎, vitamin B_1 0.53㎎, vitamin B_2 0.12㎎, nicotinic acid 1.8㎎ 등을 함유한다.

【性　味】性은 寒하고, 味는 甘하다.

【歸　經】心・胃經.

【效能 主治】淸熱解毒・消暑止渴. 治癰腫瘡毒, 巴豆 및 附子中毒, 暑熱煩渴

【解　說】性味가 甘寒하여 淸熱解暑하고 除煩止渴시키는 효능이 있어 暑熱煩渴을 치료하고, 또한 淸熱解毒시켜 癰腫을 消腫시키는 효능이 있어 癰腫瘡毒을 치료하는데 外敷한다. 이 외에도 巴豆나 附子 烏頭 등 熱毒약물에 중독되어 煩燥悶亂하거나 嘔吐口渴者는 連皮生硏하여 搗汁하거나 粉末로 만들어 복용한다.

【炮　製】搗汁하거나, 粉末로 만들어 사용한다.

【用　量】16～32g.

【禁忌症】脾胃가 虛寒한 者나 虛寒性 泄瀉에는 복용을 忌한다.

【配合例】① 淸熱解暑에는 單用한다.

② 外用에는 大黃末과 薄荷汁을 섞어 患部에 涂敷한다.

③ 黃連 甘草 등을 배합하여 熱毒약물에 중독되어 煩燥悶亂하거나 嘔吐口渴한 증상을 치료한다.

萎 陵 菜 [救荒本草]

Potentillae Herba

異 名 : 翻白草・白頭翁[本草推陳續編]・翻白菜・根頭菜・痢疾草[長白山植物藥志]・野鳩旁花[中國藥用植物志]・天青地白・小毛藥・虎爪菜[貴州民間方藥集]

【基　原】장미과(薔薇科 : Rosaceae)에 속한 다년생초본인 딱지꽃(萎陵菜) *Potentilla chinensis* Ser.의 全草로 봄에 줄기가 아직 나오지 않을 때 채취하여 曬乾한다.

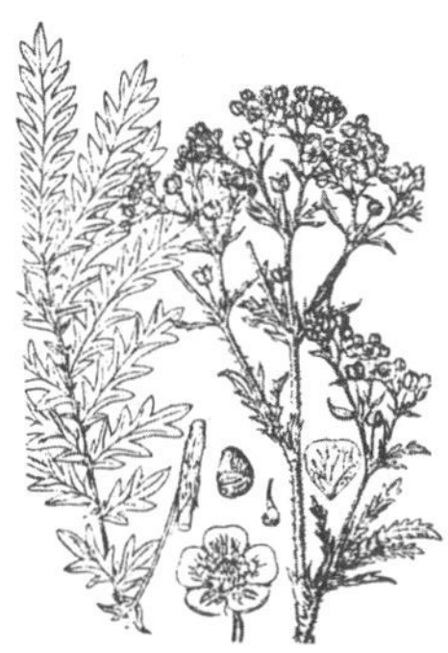

딱지꽃
Potentilla chinensis

【性　狀】뿌리는 紡錘形 또는 類圓椎形으로 조금 비틀려 구부러져 分枝되었고, 길이 5～17㎝, 지름 0.5～1㎝이다. 표면은 暗褐色 또는 暗紫紅色으로 세로주름이 있고 코르크層이 쉽게 떨어지며 根頭部는 약간 팽대하다. 質은 단단하여 절단하기 쉬우며, 단면의 皮部는 얇고 暗褐色이며 木部는 분리되어 있고 射線은 방사상으로 배열되어 있다. 잎은 基生하고 單數羽

狀複葉으로 葉柄이 있고 小葉은 좁고 긴 橢圓形이며 邊緣은 羽狀으로 깊게 쪼개져 있고, 下表面과 葉柄에는 灰白色의 부드러운 털로 덮여 있다.

【産　地】우리나라 각지의 산야 잔디밭에 자생한다.

【成　分】신선한 全草는 수분 62.39%, 비타민 C 49.4㎎을 함유하고, 건조품은 수분 12.12%, 단백질 9.18%, 지방 4.03%, 조섬유 21.89%, 무기성분 7.25%, P_2O_5 0.26%, CaO 2.63%를 함유한다. 根은 tannin을 다량 함유한다.

【性　味】性은 寒하고 味는 苦하다.

【歸　經】肝・大腸經.

【效能 主治】淸熱解毒・涼血止痢. 治赤痢腹痛, 久痢不止, 痔瘡出血, 癰腫瘡毒

【解　說】性味가 苦寒하고 肝 大陽 2經에 들어가 淸熱解毒시키고 涼血止痢시키는 효능이 있어, 腸에 熱毒으로 인한 赤痢腹痛과 오래된 痢疾을 치료하는데, 그 효능이 白頭翁 馬齒莧과 비슷하다. 또한 解毒시키는 작용이 있어 痔瘡出血과 癰腫瘡毒을 치료하는데 鮮品을 搗爛하여 患部에 塗敷한다.

【炮　製】細切하여 사용한다.

【用　量】12～20g.

【禁忌症】脾胃虛寒으로 인한 久痢不止에는 복용을 忌한다.

【配合例】① 白頭翁 馬齒莧 등을 배합하여 痢疾腹痛을 치료한다.

② 槐花 地楡 등을 배합하여 濕熱로 인한 痔出血을 치료한다.

③ 金銀花 蒲公英 등을 배합하여 癰腫을 치료한다.

野 菊 花 [本草拾遺]

Chrysanthemi Indici Flos

異 名 : 山菊花[東北中草藥]・千層菊・黃菊花[安徽中草藥]

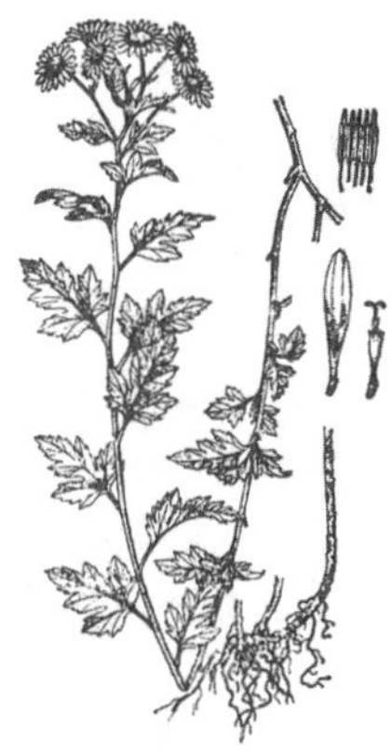

감국
Chrysanthemum indicum

【基　原】국화과(菊花科 : Compositae)에 속한 다년생초본인 감국(野菊) Chrysan-themum indicum L.의 頭狀花序이며, 가을에 꽃이 필 때 채취하여 曬乾한다.

【性　狀】類球形으로 지름 0.3～1㎝의 頭狀花序이다. 總苞는 4～5층으로 되어 있고, 外層의 苞片은 卵形 또는 條形이며, 외표면의 가운데는 灰綠色 또는 褐色으로 白毛에 싸여 있고 邊緣은 膜質이며, 內層의 苞片은 긴 橢圓形으로 膜質이고 외표 면에는 털이 없다. 總苞의 基部에는 花梗이 남아 있다. 舌狀花는 1輪으로 다수이고 黃色이며 쭈그러져 있고 管狀花는 여러 개로 짙은 黃

色이며, 體는 가볍다.

【産　地】우리나라 각지에 분포한다.

【成　分】花는 acacetin-7-rhamnoglucoside, 고미질, linarin, chrysanthemin, α-thujone 등을 함유한다. 또한 *dl*-camphor, tetracosane, hexacosane 등의 정유를 함유하며, 그 밖에 비타민 A류 및 비타민 B_1을 함유한다.

【性　味】性은 微寒하고, 味는 苦辛하다.

【歸　經】肝・心經.

【效能 主治】淸熱解毒・散風淸熱・平肝明目. 治疔瘡癰腫, 目赤腫痛, 頭痛眩暈, 風熱感冒, 眼目昏花.

【解　說】性이 微寒하고 味는 苦辛하며 肝 心 二經에 들어가 淸熱解毒시키는 효능이 있어, 癰腫과 疔毒, 咽喉腫痛 및 風火赤眼 등의 證을 치료한다.

이 외에도 全草 또한 약재로 사용하며 瘡毒에는 鮮品을 搗爛하여 患部에 塗敷하기도 하고, 煎湯하여 皮膚瘙痒에 洗劑로 사용하기도 한다.

【炮　製】生用한다.

【用　量】12～20g.

【禁忌症】陰疽와 肝陰不足者는 복용을 忌한다.

【配合例】① 蒲公英 紫花地丁 金銀花 등을 배합하여 瘡毒을 치료한다.

② 夏枯草 桑葉 등을 배합하여 目赤腫痛을 치료한다.

忍冬藤 [本草經集注]

Lonicerae Caulis

異 名：老翁須・千金藤[蘇沈良方]・忍冬草[證治要結]・忍寒草[洪氏集驗方]・金銀花藤[丹溪心法]・甛藤[本草述]

【基　原】인동과(忍冬科：Caprifoliaceae)에 속한 多年生 半常綠 纒繞灌木인 인동덩굴(忍冬) *Lonicera japonica* Thunb.의 莖枝로 가을과 겨울에 채취하여 曬乾한다.

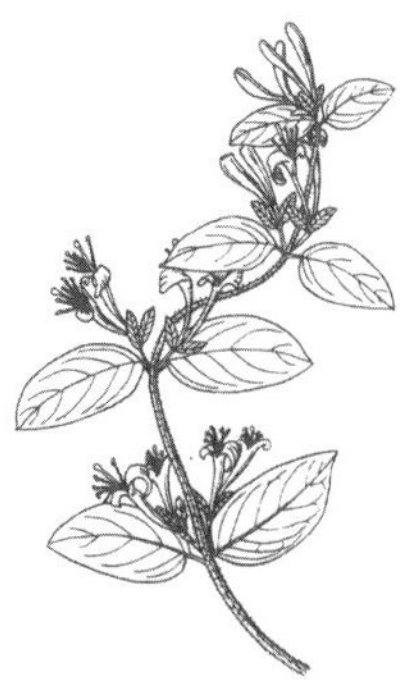
인동덩굴
Lonicera japonica

【性　狀】줄기는 圓柱形이고 마디에는 잎이 붙었던 자국과 가지를 자른 흔적이 있다. 바깥 면은 엷은 紅色 또는 어두운 紅色으로 세로무늬가 있고 잔털이 있다. 어린 가지에는 털이 밀생하며, 껍질은 쉽게 떨어져 나가 회백색의 木部가 드러나 보이며 섬유성이다. 단면은 섬유상으로 黃白色이며 속은 비어 있다. 냄새가 별로 없고 맛은 조금 쓰고, 어린 가지의 맛은 덤덤하다.

【産　地】우리나라 각지에 분포한다.

【成　分】莖은 loganin, tannin, alkaloid가 함유하며, 葉은 chrologenic acid, lonicerin (luteolin-7-rhamno-glucoside) 및 luteolin 등의 flavonoid류를 함유한다.

【性　味】性은 寒하고, 味는 甘하다.

【歸　經】肺・胃經.

【效能 主治】淸熱解毒・疏風通絡. 治溫病發熱, 熱毒血痢, 癰腫瘡瘍, 風濕熱痺, 關節紅腫熱痛.

【解　說】性味가 甘寒하여 淸熱解毒시키는 작용이 있으나, 그 解毒작용은 金銀花에 미치지 못한다. 또한, 經絡을 통하게 하는 작용이 있어, 經絡에 風熱을 없애 止痛시키므로 風熱痺痛과 關節紅腫熱痛 등 經絡이 不舒하여 된 證을 치료하는데 상용한다.

【炮　製】細切하여 사용한다.

【用　量】20～40g.

【禁忌症】脾胃가 虛寒者는 복용을 忌한다.

【配合例】① 忍冬藤(帶葉花)을 건조한 것은 40g, 鮮品은 120g을 煎湯하여 四時外感으로 發熱口渴하고 肢體痠痛者를 치료한다.

② 甘草節과 배합하여 一切의 癰疽를 치료한다.

③ 忍冬藤 豨薟草 鷄血藤 老鶴草 白薇을 배합하여 風濕性關節炎에 水煎服하여 치료한다.

蚤　休 [本經]

Paridis Rhizoma

異 名：蚩休[本經]・重樓・重台・草甘遂[唐本草]・ 紫河車[本草圖經]・三層草[綱目]・草河車[植物名實圖考]

【基　原】백합과(百合科：Liliaceae)에 속한 삿갓나물(北重樓) *Paris verticillata* Bieb.의 根莖으로, 가을에 채취하여 鬚根을 제거하고 씻은 후 曬乾한다. 중국에서는 雲南重樓 *P. polyphylla* Smith var. *yunnanensis* (Franch.) Hand.-Mazz 또는 七葉一枝花 *P. polyphylla* Smith var. *chinensis* (Franch.) Hara을 기원으로 한다.

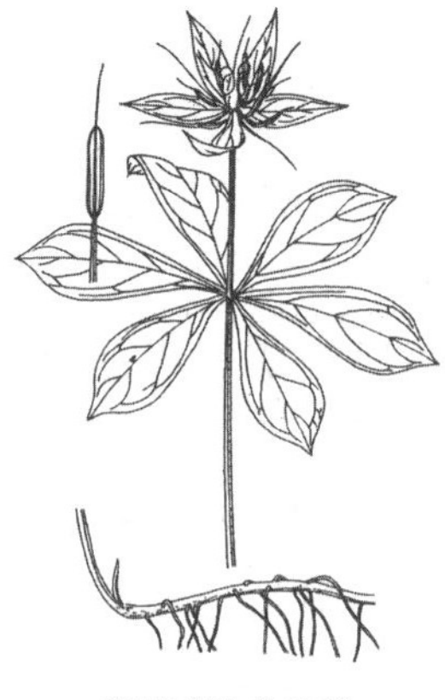

삿갓나물(北重樓)
Paris verticillata

【性　狀】結節狀의 扁圓柱形으로 약간 구부러졌고, 길이 5～12㎝, 지름 1.5～3.5㎝이다. 표면은 黃褐色 또는 灰褐色으로 外皮가 떨어진 곳은 白色을 나타내고, 層狀으로 된 볼록하고 엉성한 環紋이 밀생되어 있으며, 한쪽에 結節은

뚜렷하고 結節 위에는 卵圓形으로 된 움푹한 莖痕이 있고, 다른 한쪽에는 드문드문한 鬚根과 鬚根의 흔적이 있다. 頂端에는 鱗葉과 줄기의 殘基가 있다. 質은 堅實하고, 단면은 평탄하며 白色 또는 黃白色의 粉性이다.

【產 地】 삿갓나물은 우리나라 각지에 분포하고, 중국산은 중국 전역에 분포한다.

【成 分】 중국산은 pariden 및 paistyhnin으로 불리는 steroid saponin을 함유한다. Pariden 및 paristyhnin은 가수분해한 후 diosgenin을 생성한다. 그 밖에 alkaloid와 아미노산 등을 함유한다.

【性 味】 性은 微寒하고, 味는 苦하며, 有小毒하다.

【歸 經】 肝經.

【效能 主治】 淸熱解毒, 消腫止痛, 熄風定驚. 治疔瘡癰腫, 咽喉腫痛, 毒蛇咬傷, 跌僕傷痛, 驚風抽搐.

【解 說】 性味가 苦微寒하고 肝經血分에 들어가 비교적 강한 淸熱解毒 작용이 있어 癰腫을 消腫케 하고 止痛시키는 효능이 있어 瘡瘍腫毒을 치료하는 要藥이 된다. 그러므로 모든 熱毒瘡傷과 각종 癌腫, 咽喉腫痛 및 蟲蛇咬傷 등에 응용된다. 또한 小兒의 高熱로 인한 驚風抽搐을 치료하는데, 이는 苦寒한 性味가 降泄시키는 효능이 있어 涼肝定驚시키기 때문이다.

【炮 製】 潤透시켜 薄片으로 만들어 건조하여 사용한다.

【用 量】 4~12g.

【禁忌症】 體虛者나 實火熱毒이 없는 者 및 陰證瘡瘍과 孕婦는 복용을 忌한다.

【配合例】 ① 黃連 金銀花 甘草 赤芍藥 등을 배합하여 瘡癰腫毒과 疔毒內攻을 치료한다.

② 夏枯草를 배합하여 瘰癧을 치료한다.

③ 連翹 板藍根 등을 배합하여 痄腮를 치료한다.

④ 半邊蓮을 배합하여 毒蛇咬傷을 치료한다.

⑤ 玄參 山豆根 등을 배합하여 熱毒壅盛으로 인한 咽喉腫痛을 치료한다.

半 邊 蓮 [本草綱目]

Lobeliae Chinensis Herba

異 名 : 急解索[綱目] · 蛇利草[岭南采藥錄] · 細米草[中國藥用植物志] · 蛇舌草[福建民間藥草] · 魚尾花[江西中藥] · 半邊菊 · 半邊旗[廣西中藥志]

【基 原】 초롱꽃과(桔梗科 : Campanulaceae)에 속한 다년생초본인 수염가래꽃(半邊蓮) *Lobelia chinensis* Lour.의 全草로, 여름철에 채취하여 건조한다.

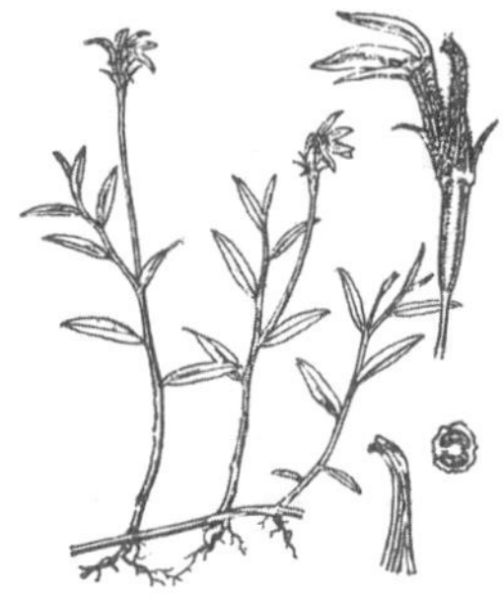

수염가래꽃
Lobelia chinensis

【性 狀】둘둘 감겨져 뭉치를 이룬 것으로 根莖의 지름은 1~2㎜이고, 표면은 엷은 褐黃色으로 매끄럽거나 혹은 가는 주름이 있다. 뿌리는 가늘고 작으며 黃色이고 섬세한 鬚根이 側生되어 있다. 줄기는 細長하고 分枝되어 있으며 灰綠色으로 마디가 뚜렷하고 細根이 붙어 있는 것을 볼 수 있다. 잎은 互生하고 葉柄이 없으며, 葉片은 쭈그러졌고 綠褐色이며 펴 보면 좁은 披針形으로 길이 1~2.5㎝, 너비 0.2~0.5㎝이고 邊緣에는 드문드문 얕은 鋸齒가 있다. 花梗은 細長하고 꽃은 작고 葉腋에 單生하며 花冠의 基部는 筒狀이며, 上部는 5裂하고, 엷은 紫紅色이다.

【產 地】우리나라 전역에 분포한다. 중국에서도 전역에 분포하는데, 주로 湖北, 湖南, 江西, 安徽, 四川, 江蘇, 廣東省 등지에서 생산된다.

【成 分】全草는 alkaloid, libelanidine, saponin 및 아미노산 등을 함유한다. alkaloid의 주된 성분으로는 lobeline, lobelanudine, isolobenine(즉 norlobelanine) 등이다. 根莖은 lobelinin을 함유한다. 또 毒蛇咬傷치료의 유효성분은 sodium fumarate, sodium succinate, sodium p-hydroxybenzoate 등이다.

【性 味】性은 平하고, 味는 辛하다.

【歸 經】心・肺・小腸經.

【效能 主治】清熱解毒・利尿消腫. 治大腹水腫, 面足浮腫, 癰腫疔瘡, 蛇蟲咬傷, 晩期吸血蟲病腹水.

【解 說】性味가 辛平하여 清熱解毒시키는 작용이 있어, 蜂蝎刺螫 및 毒蛇咬傷과 疔瘡초기의 腫痛을 치료하는데 本品을 單用하여 外敷 또는 內服하여 치료한다. 또한 利水消腫시키는 효능이 있어, 大腹水腫과 面足浮腫 등 證을 치료한다. 최근에는 胃癌, 直腸癌, 肝癌 등의 병증에 白花蛇舌草 半枝蓮 등을 배합하여 응용하고 있다.

【炮 製】절단하여 사용한다.

【用 量】12~20g.

【禁忌症】虛證水腫에는 복용을 忌한다.

【配合例】① 澤瀉 茯苓 등을 배합하여 大腹水腫과 面足浮腫을 치료한다.
② 本品을 짓찧어 毒蛇咬傷에 外敷하여 치료한다.

土 茯 苓 [本草綱目]

Smilacis Rhizoma

異 名 : 禹餘糧 · 白餘糧[本草經集注] · 草禹餘糧[本草拾遺] · 刺猪苓[本草圖經] · 仙遺糧[滇南本草] · 土萆薢[本草會編] · 山猪糞 · 山地栗 · 過岡龍[綱目] · 山歸來[有用植物圖說]

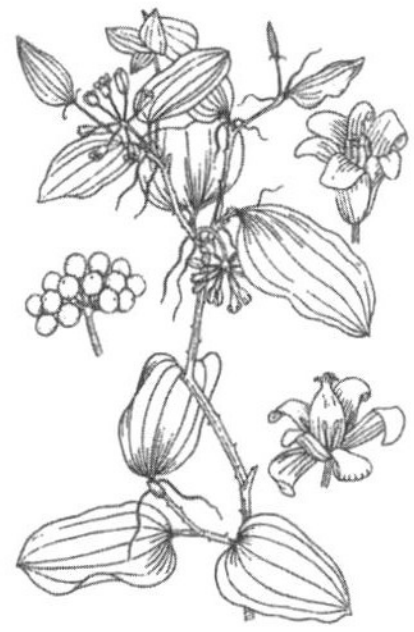

청미래덩굴
Smilax china

【基 原】백합과(百合科 : Liliaceae) 속한 多年生 攀援狀 灌木인 光葉菝葜 *Smilax glabra* Roxb. 根莖으로, 여름과 가을에 채취하여 건조하거나 썰어 曬乾한다. 우리나라에서는 청미래덩굴(菝葜) *Smilax china* L.을 사용하기도 한다.

【性 狀】① 光葉菝葜 : 약간 圓柱形으로 조금 납작하거나 혹은 불규칙한 가늘고 긴 덩어리로 結節狀의 융기가 있고 짧게 分枝되어 있으며, 길이 5~22㎝, 지름 2~5㎝이다. 표면은 黃褐色 또는 灰褐色으로 울퉁불퉁하여 고르지 않고 단단한 鬚根과 殘基가 있으며, 分枝된 頂端에는 圓形의 根瘡이 있고 外皮에는 불규칙한 裂紋과 鱗葉이 남아 있다. 質은 堅硬하고, 절편은 長圓形 또는 形狀이 불규칙하고 두께 1~5㎜로 邊緣은 고르지 않다. 단면은 乳白色 또는 淡紅褐色으로 粉性이며, 점 모양의 維管束과 많은 작은 點이 있다.

② 청미래덩굴(菝葜) : 약간 圓柱形으로 조금 구부러졌고 結節狀으로 불규칙하게 움푹 들어갔으며, 길이 약 8~15㎝, 지름 약 2~4㎝이다. 표면은 紫褐色으로 광택이 조금 있고, 結節이 膨大한 곳에는 단단한 鬚根의 殘基와 芽痕이 있다. 質은 단단하여 절단하기 어렵고, 단면은 黃褐色으로 평탄하다.

【產 地】중국의 長江유역의 南部 各省에 분포한다.

【成 分】Saponin, tannin, 수지 등을 함유한다. 청미래덩굴 根莖은 diosgenin과 diosgenin 관련 saponin을 함유하고, 또한 alkaloid, phenol류, 아미노산, 유기산, 당류를 함유한다.

【性 味】性은 平하고, 味는 甘淡하다.

【歸 經】肝 · 胃經.

【效能 主治】除濕 · 解毒 · 通利關節. 治濕熱淋濁, 帶下, 癰腫, 瘰癧, 疥癬, 梅毒 및 水銀中毒으로 인한 肢體拘攣, 筋骨疼痛.

【解 說】性味가 甘淡平하여 利濕導熱하는 가운데 解毒시키는 장점이 있어, 梅毒을

치료하는 要藥이 된다. 또한 능히 關節을 利하고 輕粉과 水銀毒을 解毒시키므로, 梅毒의 치료로 水銀劑를 복용하여 나타나는 肢體拘攣者에게 더욱 양호한 효과가 있다. 오늘날 임상에서는 濕熱로 인한 瘡毒을 치료하는데 응용하고 있다.

【炮 製】浸泡하여 潤透시킨 다음 절편하여 사용한다.

【用 量】20~75g.

【禁忌症】肝腎陰虧者는 복용을 忌한다.

【配合例】① 金銀化 白蘚皮 威靈仙 甘草 등을 배합하여 梅毒치료제로 水銀劑를 복용하여 나타나는 肢體拘攣을 치료한다.

② 苦參 蒼朮 白鮮皮 地膚子 등을 배합하여 濕熱瘡毒을 치료한다.

③ 木通 蒲公英 萹蓄 등을 배합하여 熱淋을 치료한다.

④ 金銀花와 배합하여 瘡毒을 치료한다.

魚腥草 [別錄]

Houttuyniae Herba

異 名 : 岑草[吳越春秋]・蕺[別錄]・蕺菜[孟詵]・紫背魚腥草[履巉岩本草]・臭猪巢[醫林纂要]・肺形草[貴州民間方藥集]

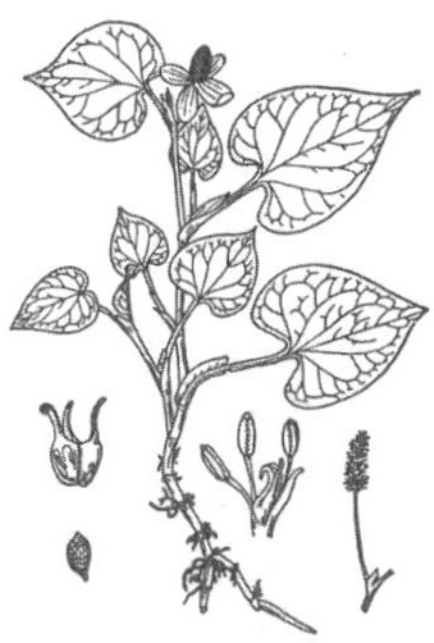

약모밀
Houttuynia cordata

【基 原】삼백초과(三白草科 : Saururaceae)에 속하는 1년생초본인 약모밀(蕺菜) *Houttuynia cordata* Thunb.의 지상부로, 여름철에 莖葉이 무성하고 花穗가 많을 때 잘라서 曬乾한다.

【性 狀】줄기는 납작한 圓柱形으로 비틀려 구부러졌으며, 길이 20~35㎝, 지름 0.2~0.3㎝이다. 표면은 褐黃色으로 縱棱이 여러 개가 있고, 마디는 뚜렷하여 下部의 마디위에는 鬚根이 남아 있으며, 質은 부스러지기 쉽다. 잎은 互生하고 葉片은 말려져 쭈그러졌으며, 펴보면 心臟形으로 길이 3~5㎝, 너비 3~4.5㎝이다. 先端은 뾰족하고 全緣이며, 上表面은 어두운 黃綠色 또는 어두운 褐色이고, 下表面은 灰綠色 또는 灰褐色이며, 葉柄은 細長하다. 꽃은 穗狀花序로 頂生하며 黃褐色이다. 잎을 비비면 생선비린내가 난다.

【産 地】우리나라에서는 중부지방에서 자생 또는 재배되고 있으며, 중국에서는 長江유역 이남의 各省에 분포한다.

【成 分】全草는 정유를 함유하되, 그중 항균성분으로는 lauric aldehyde, myrcene,

decanoyl acetaldehyde, methyl-n-nonylketone, capric aldehyde, capric acid 등이 있다.

【性　味】性은 微寒하고, 味는 辛하다.

【歸　經】肺經.

【效能 主治】淸熱解毒·消癰排膿·利尿通淋. 治肺癰吐膿, 痰熱喘咳, 熱痢, 熱淋, 癰腫瘡毒.

【解　說】原名이 蕺菜로 줄기와 잎에서 비린내가 나서 붙여진 명칭이다. 性味가 辛寒한데, 辛味는 散하고 行하게 하며 微寒은 淸熱하므로, 淸熱解毒의 효능이 있고 또한 消癰排膿시키는 효과가 있어, 모든 癰腫瘡毒의 치료에 상용되는데, 더욱이 內癰의 치료에 많이 응용된다. 주로 肺經의 熱毒을 淸解하여, 痰熱이 壅肺가 되어 膿血을 吐하는 證을 치료하는 要藥이 된다.

최근에는 大葉性肺炎과 急性氣管支炎, 小兒肺炎, 腸炎으로 인한 泄瀉 및 尿路感染 등의 證에도 양호한 효과가 있다.

【炮　製】절단하여 사용한다.

【用　量】12~20g.

【禁忌症】虛寒證과 陰性外瘍에는 복용을 忌한다.

【配合例】① 桔梗 蘆根 薏苡仁 瓜蔞 등을 배합하여 肺癰吐膿을 치료한다.
② 黃芩 桑葉 貝母 知母 등을 배합하여 肺熱咳嗽를 치료한다.
③ 野菊花 金銀花 蒲公英 등을 배합하여 實熱癰腫瘡毒을 치료한다.
④ 車前子 白茅根 海金沙 등을 배합하여 濕熱로 인한 淋證을 치료한다.
⑤ 黃連 黃柏 등을 배합하여 濕熱로 인한 瀉痢를 치료한다.

射　干 [本經]

Belamcandae Rhizoma

異 名：烏扇·烏蒲[本經]·黃遠[吳普本草]·夜干[本草經集註]·
烏吹·草薑[別錄]·鬼扇[肘后方]·鳳翼[本草拾遺]·
野萱花·扁竹[綱目]

【基　原】붓꽃과(鳶尾科：Iridaceae)에 속한 다년생초본인 범부채(射干) *Belamcanda chinensis* Leman의 根莖으로, 봄 또는 가을에 채취하여 曬乾한다.

【性　狀】고르지 않은 덩어리로 갈라져 있고 길이 3~10㎝, 지름 1~2㎝이다. 바깥면은 黃褐色이며 쭈글쭈글하고 비교적 빽빽한 環紋이 排列되어 있다. 위쪽에는 몇

개의 줄기가 떨어져 나간 흔적이 파여져 있고, 줄기가 남아 있는 것도 있다. 아래쪽은 가는 뿌리가 있거나 뿌리의 흔적이 남아 있기도 하다. 質은 단단하고 꺾으면 황색을 띤다. 냄새가 없고 맛은 조금 쓰고 맵다.

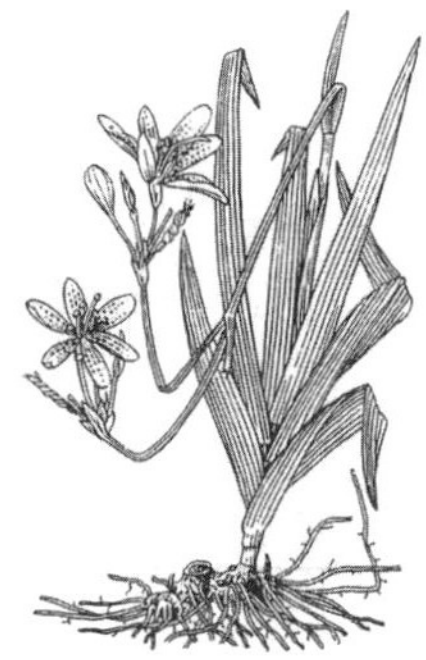

범부채
Belamcanda chinensis

【産　地】우리나라 각지에 분포한다.

【成　分】根莖은 belamcandin, iridin, tectoridin, tectorigenin을 함유한다.

【性　味】性은 寒하고, 味는 苦하다.

【歸　經】肺經.

【效能 主治】清熱解毒・消痰・利咽. 治熱毒痰火鬱結, 咽喉腫痛, 痰涎壅盛, 咳嗽氣喘.

【解　說】性味가 苦寒하며 肺經에 들어가 清熱解毒과 利咽의 효능이 있으므로 痰熱壅盛으로 인한 咽喉腫痛의 병증에 응용하는 要藥이다. 또한 苦寒으로 降泄하기 때문에 化痰・止咳平喘의 효능이 있다. 그러므로 肺熱多痰, 咳逆上氣 등의 병증에 응용하며, 임상에서는 이 약에 止咳平喘작용이 있는 약물을 배합하여 응용한다. 單方으로도 역시 효과가 좋은데, [醫方大成]에서 "喉痺不通을 다스리는 處方으로서 이 약의 搗汁을 嚥下한다"고 한 것을 예로 들 수 있다. 또한 降火解毒하고 咽喉를 利하므로, 清肺 祛痰되어 喘咳가 自平하게 된다. 그러므로 咽喉腫痛과 痰多喘咳의 證을 치료하는데 응용한다. 이러한 치료효과가 있어 [本草綱目]에서는 咽喉腫痛을 치료하는 要藥이 된다고 하였다.

【炮　製】潤透시킨 다음 절편하고 건조하여 사용한다.

【用　量】4～12g.

【禁忌症】實火가 아니거나 脾虛泄瀉에는 적당하지 않으며, 孕婦는 복용을 忌하고, 장기간 복용하면 虛하게 되고 多服하면 下痢한다. 脾胃虛弱과 五臟虛寒 및 氣血兩虛에는 복용을 忌한다.

【配合例】① 玄參 連翹 牛蒡子 荊芥 등을 배합하여 痲疹, 咳嗽聲瘖, 咽喉腫痛 등의 證을 치료한다(예 : 射干消毒飮).

② 麻黃 細辛 半夏 紫菀 五味子 등을 배합하여 寒飮壅肺로 인한 咳嗽氣喘의 證을 치료한다(예 : 射干麻黃湯).

③ 麻黃 細辛 生薑 등을 배합하여 寒飮痰喘으로 喉中에서 水鷄聲이 있는 證을 치료한다.

④ 桑白皮 馬兜鈴 桔梗 등을 배합하여 肺熱로 咳嗽痰多한 證을 치료한다.

山 豆 根 [開寶本草]

Sophorae Tonkinensis Radix et Rhizoma

異 名 : 山大豆根 · 黃結[經驗方] · 苦豆根[中藥材手冊] · 廣豆根[中藥志]

【基　原】콩과(豆科 : Leguminosae)에 속한 落葉小灌木인 越南槐 *Sophora tonkinensis* Gapnep.의 根과 根莖으로, 가을에 채취하여 건조한다.

【性　狀】불규칙한 매듭모양으로 된 根頭部와 아래로 갈라지는 圓柱形의 뿌리이며 根頭部의 끝에는 줄기의 殘基가 남아 있다. 뿌리의 길이는 일정하지 않으나 30~50㎝, 지름 7~15㎜이고, 바깥 면은 갈색 혹은 黑褐色이고 고르지 않은 세로 주름과 가로로 돌출된 皮目이 있다. 質은 몹시 단단하여 꺾기 어렵다. 꺾은 면은 평탄하나 섬유성이며 皮部는 엷은 褐色이고 木部는 엷은 黃色이다. 콩비린 냄새가 있고 맛은 몹시 쓰다.

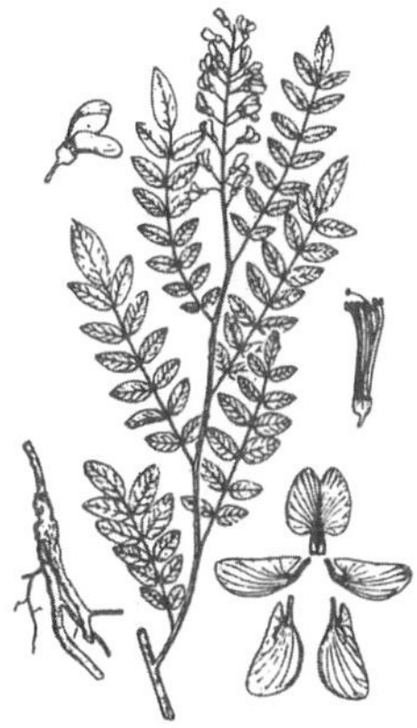

越南槐
Sophora tonkinenssis

【産　地】중국의 廣西, 廣東, 貴州省에서 주로 생산된다.

【成　分】Alkaloid로서 matrine, oxymatrine, anagyrine, methylcytisine, cytisine, sophocarpine, sophoramine, sophoranol 등을 함유하며, flavon으로 maackiain, genistein, trifolirhizin, pterocarpin, sophoranone 등을 함유한다.

【性　味】性은 寒하고, 味는 苦하며, 有毒하다.

【歸　經】肺 · 胃經.

【效能 主治】淸熱解毒 · 消腫利咽. 治火毒蘊結, 咽喉腫痛, 齒齦腫痛.

【解　說】性味가 大苦大寒하여 泄降下行하므로, 肺胃의 火를 淸泄하여, 解毒, 利咽, 消腫의 효능이 있어, 熱毒熾盛으로 인한 咽喉腫痛을 치료하는 要藥이 된다. 喉는 肺에 속하고, 牙齦은 陽明經에 속하여, 肺 胃 2經에 火毒이 上攻하면 咽喉와 齒齦이 腫痛하게 된다.

이 외에도 抗癌작용이 있어 다양한 癌腫의 치료에 사용하며, 더욱이 초기의 喉頭癌과 肺癌에 일정한 치료효과가 있다.

【炮　製】殘莖을 제거하고 浸泡하여 潤透시켜 절편하고 건조하여 사용한다.

【用　量】4~12g.

【禁忌症】脾胃가 虛寒하여 食少下痢하는 者는 복용을 忌하며 喉證이 虛火와 風寒에 속한 者와 脾虛便溏者는 마땅히 禁用하여야 한다.

【配合例】① 梔子 連翹 黃芩 防風 黃連 등을 배합하여 實火로 인한 咽喉腫痛을 치료한다(예 : 淸涼散).

② 連翹 桔梗 牛蒡子 등을 배합하여 咽喉腫痛을 치료한다.

③ 石膏, 黃連, 升麻, 牡丹皮 등을 배합하여, 胃火上炎으로 인한 牙齦腫痛, 口舌生瘡을 치료한다.

제5절 清虛熱藥

대개 寒涼한 성질을 가지고 있으며 虛熱을 淸熱시켜 주는 효능을 가진 약물을 淸虛熱藥이라고 한다. 기본적으로 虛則補의 원리에 따라 本治로서는 補陰劑가 해당되어지며, 本類에 속하는 淸虛熱藥은 熱에 대한 標治를 담당함으로써 淸熱瀉熱시키는 효능을 나타낸다.

本類에 속하는 약물들은 虛熱病證에 적용되는데, 예를 들면 溫熱病 후기의 熱傷陰液으로 口燥咽乾, 夜熱早涼, 熱退無汗, 低熱不退 舌紅少苔, 脈細數 등의 陰虛發熱證과 만성소모성질환(예 : 勞瘵 등)으로 장기간 나타나는 午後發熱, 手足心熱, 顴紅盜汗과 진행성 消瘦 등 骨蒸勞熱證에 사용된다. 보통 이런 경우에 滋水制火藥인 補陰藥이 主藥으로 적용되며 淸虛熱藥은 보조적으로 응용되어지고, 아울러 小兒疳熱이나 成人勞瘵 등의 증상에 加減되어지고 있다. 本類의 약물을 응용할 때는 항상 淸熱涼血藥이나 淸熱養陰藥 등을 적절하게 배합하여 標本에 모두 적용될 수 있게 하여야 한다.

青 蒿 [本經]

Artemisiae Annuae Herba

異 名 : 草蒿・方潰[本經]・臭蒿[日華子]・香蒿[本草衍義]・蒿子・草青蒿・草蒿. [全國中草藥匯編]・細葉蒿[湖南]

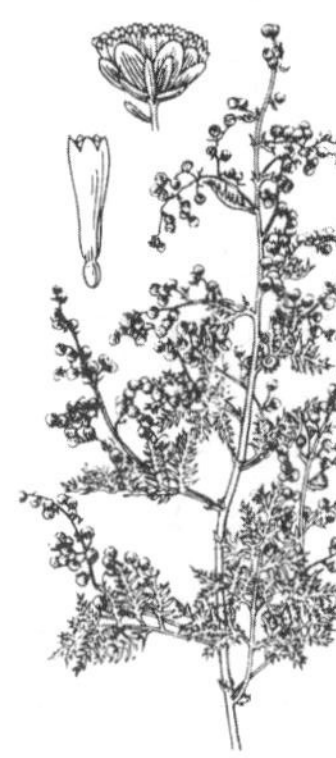
개똥쑥
Artemisia annua

【基 原】 국화과(菊花科 : Compositae)에 속한 1년생 또는 2년생 초본인 개똥쑥(黃花蒿) *Artemisia annua* L.의 지상부로, 가을철에 꽃이 완전히 피었을 때 채취하여 老莖을 제거한 다음 陰乾한다.

【性 狀】 줄기는 원주형으로 위쪽에서 많이 分枝되었고, 표면은 황록색 또는 황갈색으로 세로로 稜線이 있으며, 質은 약간 단단하고 절단하기 쉽다. 잎은 호생하고 어두운 녹색 또는 녹갈색으로 말려져 있거나 떨어졌으며, 裂片은 矩圓形 또는 긴 타원형으로 양쪽 면은 짧은 털이 덮여 있다. 다수의 細小한 頭狀花序를 볼 수 있다. 특이한 냄새가 있고 맛은 덤덤하다.

【産　地】우리나라 각지의 들판에 자생한다.

【成　分】정유 0.3～0.5%을 함유하고, 그중 camphene, isoartemisia keton, L-camphor, nopinene, β-bourbonene 등이 주요 성분이다. 최근에 항말라리아 성분인 arteannuin이 분리되었다.

【性　味】性은 寒하고, 味는 苦辛하다.

【歸　經】肝・膽經.

【效能 主治】淸熱解暑・除蒸・截瘧. 治暑邪發熱, 陰虛發熱, 夜熱早涼, 骨蒸勞熱, 瘧疾寒熱, 濕熱黃疸.

【解　說】性味가 苦辛寒하고 芳香하며 肝・膽 2經에 들어가, 苦寒은 淸熱하고 辛味와 芳香은 發散하여 肝膽과 血分의 熱을 淸泄하고 陰分의 伏熱을 밖으로 透出케 하는 淸熱, 涼血, 退蒸의 良藥이 된다.

淸熱解暑작용은 淸芳疏達과 淸透解肌 효능으로 祛暑治瘧하는 것인데, 주로 여름철에 暑熱로 인하여 外感한 경우나 瘧疾 등 證에 응용되어진다. 또한 除蒸작용은 주로 溫邪가 傷陰하여 발열하거나 또는 骨蒸勞熱 등에 寒熱을 막론하고, 熱이 陰分으로부터 발생하는 證에 모두 응용되어진다.

性이 비록 苦寒하나 芳香은 胃腸에 대한 자극성이 적어 일반적인 苦寒藥과 같이 소화기능을 손상시키지 않는다.

青蒿와 柴胡는 효능이 비슷하며 歸經 역시 肝 膽經에 들어가 瘧疾과 寒熱往來 등 證을 치료한다. 그러나 柴胡의 性은 升散에 치우쳐 있고 疏肝解鬱에 특징적인 효능을 나타내며 아울러 淸陽을 升擧하지만 많이 사용하면 傷陰의 염려가 있는 반면, 青蒿의 淸涼한 芳香은 暑熱을 善解하나 陰을 상하지 않게 하여 陰虛發熱의 證에 응용한다.

【炮　製】淸熱解暑와 截瘧에는 生用하며, 除蒸에는 鱉血炙(青蒿 500g당 鱉血 75g) 혹은 醋青蒿(青蒿 500g당 10%醋 50g)하여 사용한다.

【用　量】4～40g.

【禁忌症】産後의 血虛와 脾胃虛寒으로 인한 泄瀉와 식욕부진 또는 汗出過多에는 복용을 忌한다.

【配合例】① 黃芩 陳皮 半夏 枳殼 竹茹 茯苓 등과 배합하여 暑熱外感으로 發熱無汗한 證을 치료한다.(예 : 蒿芩淸膽湯).

② 鱉甲 生地黃 知母 등과 배합하여 溫病후기에 熱이 陰分에 伏하여 夜熱早涼하고 熱退無汗하거나 또는 陰虛潮熱과 骨蒸盜汗을 치료한다(예 : 青蒿鱉甲湯).

③ 地骨皮 銀柴胡 胡黃連 秦艽 鱉甲 知母 등과 배합하여 骨蒸勞熱을 치료한다(예 : 淸骨散).

④ 人蔘 麥門冬 등과 배합하여 虛勞와 盜汗 口乾 등을 치료한다(예 : 青蒿丸).

白 薇 [本經]

Cynanchi Atrati Radix et Rhizoma

異 名：白幕・薇草・骨美[別錄]・白微[綱目]・白龍鬚[植物名實圖考]・巴子根[青島中草藥手冊]

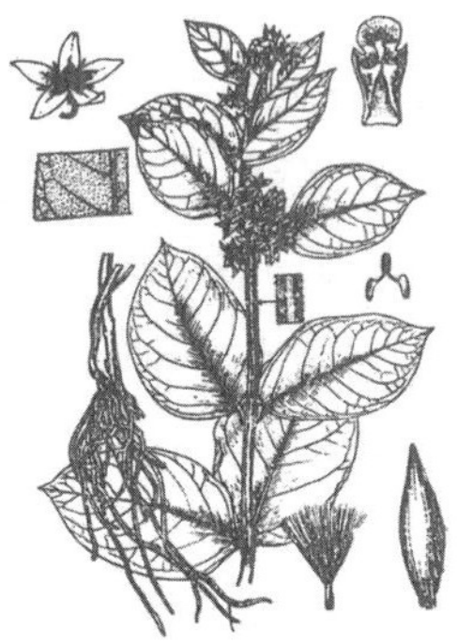
백미꽃
Cynanchum atratum

【基 原】박주가리과(蘿藦科：Asclepiadaceae)에 속한 다년생초본인 백미꽃(白薇) *Cynanchum atratum* Bunge 또는 만생백미(蔓生白薇) *C. versicolor* Bunge의 根 및 根莖으로 봄과 가을에 채취하여 曬乾한다.

【性 狀】1. 白薇：엷은 황갈색의 가늘고 긴 뿌리가 짧은 根莖에 모여 붙어 말꼬리 모양을 이루고 길이 10~25㎝, 지름 0.1~0.2㎝이다. 질은 부서지기 쉽고 꺾어지기 쉽다. 꺾은 면은 평탄하고 피부는 황백색이며 목부는 비교적 작고 노란색이다. 이 약은 냄새가 약간 있고 맛은 약간 쓰다.

2. 蔓生白薇：根莖과 잔존하는 莖基는 모두 비교적 가늘고, 뿌리가 많이 구부러져 있다. 뿌리가 굵고 길며, 황갈색인 것이 좋다.

【産 地】백미꽃은 우리나라 각지에 분포한다. 중국에서는 東北, 中南, 西南, 河北, 山西, 陝西 등지에 분포한다. 蔓生白薇는 중국의 遼寧, 河北, 河南, 山東, 山西, 安徽, 四川省에 분포한다.

【成 分】白薇는 cynatratoside A, B, C, D, E, F, glaucoside C, H, glaucogenin A, atratoside A, B, C, D 등을 함유한다. 蔓生白薇는 cynaversicoside A, B, C, D, E, neocynanversicoside, glaucoside H 등을 함유한다.

【性 味】性은 寒하고, 味는 苦鹹하다.

【歸 經】胃・肝・腎經.

【效能 主治】淸熱涼血・利尿通淋・解毒療瘡. 治溫邪傷營發熱, 陰虛發熱, 骨蒸勞熱, 産後血虛發熱, 熱淋, 血淋, 癰疽腫毒.

【解 說】性味가 苦鹹寒한데, 苦味는 泄降하고 鹹味는 血分에 들어가며 寒한 性은 淸熱하므로 血分의 熱을 淸하게 할 뿐 아니라 陰虛發熱도 아울러 치료하는데 虛實을 막론하고 응용될 수 있다. 그러나 대개 虛熱을 退熱케 하고 透解하므로, 熱病후기에 餘邪가 未盡하고 內熱로 陰液이 손상되어 低熱이 不退하거나 혹은 産後虛熱 및 일체의 원인불명의 虛性發熱 등 證에 모두 隨證加減하면 현저한 退熱작용을 나타낸다.

즉, 주된 기능은 淸熱작용이나 온전히 瀉하지만은 않는 약물이라고 설명되어진다. 임상에서 부인과의 淸虛熱藥으로 응용되어지는 예가 많은 것도 이를 나타내는데, 즉

産後發熱에 當歸 人蔘 등과 배합되는 白薇散 등이 대표적인 예가 될 수 있다.

白薇 銀柴胡 地骨皮 靑蒿는 모두 淸虛熱藥이나 각기 특징을 가지고 있다. 白薇와 靑蒿는 淸熱후 發散되나(衛分에 작용), 銀柴胡와 地骨皮는 淸熱후 發散되지 않는다(營分에 작용). 또한 白薇와 地骨皮는 淸肺熱하여 熱咳에 사용되나, 銀柴胡와 靑蒿는 이런 효과가 없으며, 白薇는 특징적인 利尿작용을 가지고 있다.

【炮　製】細切하여 사용하거나, 米泔浸한 후 잔뿌리를 제거하고 蒸하여 사용한다.

【用　量】4～20g.

【禁忌症】傷寒 혹은 溫病 등에서 血分에 熱이 없거나, 汗多亡陽・脾胃虛寒으로 食少便溏者 등의 경우는 忌한다.

【配合例】① 人蔘 當歸 甘草 등을 배합하여 産後虛熱로 昏厥한 경우 등에 치료한다(예 : 白薇散).

② 杏仁 貝母 麻黃 등을 배합하여 傷寒에 쉽게 不解되는 경우에 치료한다(예 : 白薇散).

③ 芍藥 등을 배합하여 熱淋 血淋 등의 모든 小便赤澁 熱痛 등을 치료한다(예 : 白薇散).

④ 白蘞 白芍藥 등을 배합하여 小便不禁을 치료한다(예 : 白薇散).

⑤ 단방으로 內服 혹은 外用하여 瘡癰腫毒 咽喉腫痛 및 毒蛇咬傷 등을 치료한다.

地 骨 皮 [本經]

Lycii Radicis Cortex

異 名 : 杞根・地骨[本經]・枸杞根・苟起根[本草經集註]・枸杞根皮[藥性論]・狗奶子根皮・山枸杞根[山東中藥]

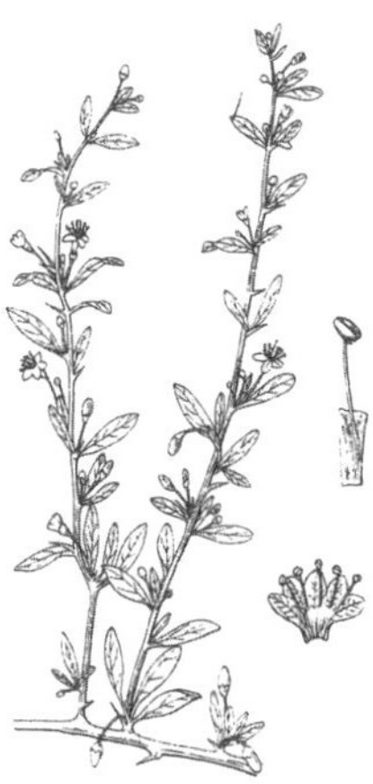

구기자나무
Lycium chinense

【基　原】가지과(茄子科 : Solanaceae)에 속한 落葉小喬木인 구기자나무(枸杞) *Lycium chinense* Mill. 또는 영하구기(寧夏枸杞) *L. barbarum* L.의 根皮로, 立春이나 立秋 후 뿌리를 채취한 후 根皮를 벗겨 曬乾한다.

【性　狀】管狀～半管狀 또는 조각으로서 두께 0.1～0.3㎝이다. 바깥 면은 黃色～灰褐色이며 내면은 灰色～灰褐色이고 周皮는 비늘 모양으로 벗겨지기 쉽다. 꺾은 면은 灰白色～灰褐色을 나타내고 섬유성은 아니며 質은 가볍고 거칠다. 특이한 냄새가 조금 있고 맛은 달고 뒤에는 쓰다. 겉면이 깨끗하고 두께 5㎜ 이상, 길이 5㎝이상이며 木部가 없는 것이어야 한다.

【産　地】구기자나무는 우리나라 각지에 분포하는데, 특히 충남의 청양과 전남의 진도가 유명하다. 중국에서는 河北省, 天津 지역이 주산지이며, 河南, 山西, 陝西, 四川, 浙江省 등에서 생산된다. 寧夏枸杞는 주로 寧夏와 甘肅이 주산지이다.

【成　分】Alkaloid 성분으로 betaine, kukoamine 등을 함유하고, 이 밖에 lyciumamide 등을 함유한다.

【性　味】性은 寒하고, 味는 甘하다.

【歸　經】肺・肝・腎經.

【效能 主治】涼血除蒸・淸肺降火. 治陰虛潮熱, 骨蒸盜汗, 肺熱咳嗽, 喀血, 衄血, 內熱消渴.

【解　說】性味가 甘寒하고 肺・腎 2經에 들어가 虛熱을 善退시켜 退熱除蒸에 상용하는 良藥이 된다. 또한 肺火를 降火하여 邪熱이 肺에 침습하여 肺의 肅降기능이 失調되어 나타나는 咳嗽氣喘과 陰虛發熱이 오래도록 不退하는 病證과 內熱로 인한 消渴證을 치료한다. 이 외에 涼血시키는 효능이 있어 吐血과 衄血을 치료하는데 상용된다.

骨蒸에서의 地骨皮 응용 례를 보면 "有汗骨蒸에는 地骨皮를 첨가하고 無汗骨蒸에는 牡丹皮를 첨가한다"고 되어 있다(雖與丹皮同治骨蒸之劑 但丹皮味辛能治無汗骨蒸 此屬味甘能治有汗骨蒸[本草求眞]). 이는 有汗骨蒸은 退虛熱하고, 無汗骨蒸은 血滯로 인한 것이니 活血하라는 의미로 해석될 수 있다. 이러한 엄격한 구분에도 불구하고, 최근 陰虛發熱에는 有汗 혹은 無汗을 막론하고 두 가지 약이 같이 배합되기도 한다.

또한 地骨皮는 淸泄肺熱하나, 牡丹皮는 淸泄肝熱하며 淸血分實熱하고 活血祛瘀 작용이 있는 점으로 地骨皮와 牡丹皮를 구분하기도 한다.

【炮　製】잡질을 제거하고 細切하여 사용한다.

【用　量】4~20g.

【禁忌症】外感風寒의 發熱과 脾胃虛寒인 경우는 忌한다. 또한 虛勞火旺이나 脾胃虛弱으로 식욕이 부진하고 水樣性下痢증상에는 소량을 사용하여야 하며, 假熱인 者는 복용을 忌한다.

【配合例】① 蓮子 人蔘 黃芪 赤茯苓 車前子 黃芩 麥門冬 등을 배합하여 心火上炎으로 인한 口乾 煩渴 등을 치료한다(예 : 淸心蓮子飮).

② 知母 人蔘 赤茯苓 등을 배합하여 陰虛發熱 및 虛熱作渴을 다스린다(예 : 地骨皮散).

③ 鱉甲 知母 銀柴胡 秦艽 貝母 當歸 등을 배합하여 虛勞骨蒸潮熱 등을 치료한다(예 : 地骨皮湯).

④ 桑白皮 甘草 등과 배합되어 肺熱로 인한 咳嗽氣急을 치료한다(예 : 瀉白散).

⑤ 白茅根 側柏葉 등과 배합되어 血熱妄行으로 인한 吐血 衄血 尿血 등을 치료한다.

銀 柴 胡 [本草綱目]

Stellariae seu Gypsophilae Radix

異 名 : 銀胡[本草求眞] · 山菜根 · 山馬踏菜根[山東中藥] · 牛肚根 · 沙參兒 · 白根子 · 土參[中藥志] · 銀夏柴胡

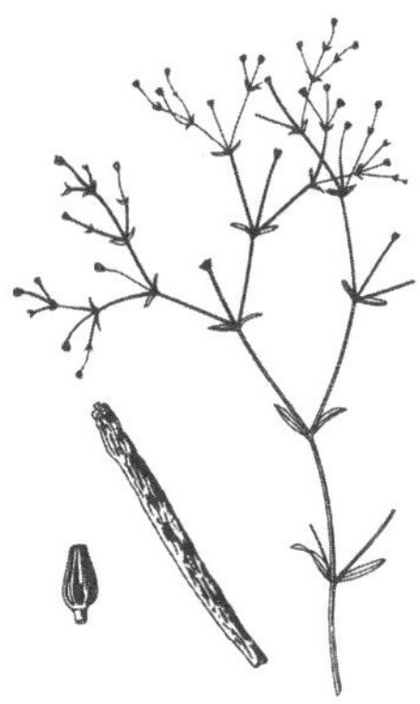

銀柴胡
Stellaria dichotoma var. *lanceolata*

【基 原】 패랭이꽃과(石竹科 : Caryophyllaceae)에 속한 다년생초본인 銀柴胡 *Stellaria dichotoma* L. var. *lanceolata* Bunge 또는 대나물(絲石竹) *Gypsophila oldhamiana* Miq의 根으로, 봄과 가을에 채취하여 曬乾한다.

【性 狀】 1. 銀柴胡 : 이 약은 뿌리로 원기둥 모양에 가깝고 가지가 갈려 있다. 길이 15~40cm, 지름 10~25mm이다. 바깥면은 연한 노란색 또는 황백색이고 꼬여있는 세로주름 및 곁뿌리 자국이 있으며 구멍 모양으로 오목하게 패여 있으며, 이 부근을 세로로 자르면 가루 모양의 물질이 나오고 또한 갈색의 틈을 볼 수 있다. 위쪽 끝에는 촘촘하게 사마귀 모양으로 돌기된 줄기가 붙었던 자국을 볼 수 있다. 질은 단단하지만 부서지기 쉬우며 자르기 쉽다. 자른 면에는 틈새가 있고 피부는 매우 엷으며 목부에서는 노란색과 흰색이 엇갈리는 방사상 무늬를 볼 수 있다. 이 약은 냄새가 약간 있고 맛은 달다.

2. 대나물 : 이 약은 뿌리로 원기둥 모양 또는 원뿔 모양이고 길이는 일정하지 않으며 지름은 5~35mm이다. 바깥면은 황갈색 또는 회황갈색이고 전체에는 꼬여있고 세로로 된 도랑이 있다. 코르크층을 제거한 것은 황백색이고 단지 코르크층이 붙어 있던 자국만이 있다. 위쪽 끝에는 지상경이 붙었던 그루터기가 있고 근두부 가까이에는 여러 개의 돌출된 둥근 곁뿌리 자국 및 가는 환문이 있다. 몸체는 가볍고 질은 견실하며 자른 면에는 2~3환으로 된 노란색과 흰색이 엇갈려 형성된 무늬가 있다. 이 약은 냄새가 없고 맛은 약간 아리다.

【産 地】 1. 銀柴胡: 중국의 東北과 內蒙古, 河北, 陜西, 甘肅, 寧夏 등지에 분포한다. 2. 대나물: 우리나라 중부의 동서해안의 산야에 자생하며, 중국에서는 山西, 陜西, 甘肅, 內蒙古, 寧夏, 河南 등에 분포한다.

【成 分】 銀柴胡는 β-carboline류, cyclic peptide류, flavonoid류, neolignans, phenylpropanoids 및 sterol류 등을 함유한다. 그 외에 terpenoid류인 salcolin A, myricarin A, B arenarine A, B dibutylphthalate 등도 함유한다.

【性 味】性은 微寒하고, 味는 甘하다.

【歸 經】肝・胃經.

【效能 主治】淸虛熱・除疳熱. 治陰虛發熱, 骨蒸勞熱, 小兒疳熱.

【解 說】性味가 甘微寒하여 涼血退熱의 우수한 효능을 가지고 있다. 특히 退熱시키되 泄하지 않고, 理陰시키나 升騰하지 않으므로 虛熱을 淸退시키는 虛熱의 良藥이다. 이러한 점에서 일반적인 虛熱은 물론이고, 小兒의 疳積 등 證에 유용하게 활용되어지고 있다.

柴胡와 銀柴胡는 모두 解熱작용이 있으나, 科屬이 다른 식물이며, 효능도 또한 명확히 구분된다. 銀柴胡는 虛熱을 淸退시켜 오로지 陰虛發熱을 치료하고, 升散시키는 작용은 없으나 涼血시키는 효능이 있다(예 : 柴胡鱉甲散). 柴胡는 透表泄熱시켜 寒熱往來를 치료하고, 升散시키는 작용이 있으며 涼血시키는 효능은 없다(예 : 小柴胡湯).

【炮 製】일반적으로 細切하여 生用하나, 淸虛熱의 효능을 증강시키기 위해서 鱉血炙(銀柴胡 500g 당 活鱉 2마리정도)하여 사용한다.

【用 量】4~12g.

【禁忌症】外感風寒과 血虛無熱者는 복용을 忌한다.

【配合例】① 靑蒿 鱉甲 地骨皮 胡黃連 秦艽 知母 등을 배합하여 陰虛發熱과 勞熱骨蒸 盜汗 등을 치료한다(예 : 淸骨散)

② 鱉甲 등을 배합하여 溫病으로 潮熱이 있고 身體枯瘦 皮膚甲錯 등을 치료한다(예 : 銀甲散)

③ 梔子 黨參 黃芩 連翹 人蔘 川芎 桔梗 등을 배합하여 小兒蟲積으로 인한 發熱腹大 消瘦 口渴 眼紅 등을 치료한다(예 : 柴胡淸肝湯)

胡 黃 連 [開寶本草]

Picrorhizae Rhizoma

異 名 : 割孤露澤[開寶本草]・胡連[本草正義]・假黃連[全國中草藥匯編]

【基 原】현삼과(玄參科 : Scrophulariae)에 속한 다년생초본인 印度胡黃連 *Picrorhiza kurrooa* Bentham 또는 胡黃連 *P. scrophulariaeflora* Pennell의 根莖으로 가을에 채취하여 鬚根을 제거하고 曬乾한다.

【性 狀】圓柱形으로 조금 구부러지고 길이 3~12㎝, 지름 0.3~0.8㎝이다. 바깥

면은 灰褐色~어두운 褐色으로 거칠며 세로주름과 가로의 고리무늬가 있고 코르크층이 떨어진 부분은 갈색을 나타낸다. 質은 단단하면서도 부스러지기 쉬워 쉽게 꺾어진다. 꺾은 면은 평탄하고 黃褐色~진한 褐色이며 4~10개의 乳白色의 점 모양 維管束이 환상으로 배열되어 있다. 냄새가 거의 없고 맛은 매우 쓰며 지속적이다.

크기가 고르며 꺾인 면이 黑色이고 맛이 몹시 쓴 것이어야 한다.

【産 地】印度胡黃連은 파키스탄과 인도에서 주로 생산되며, 西藏胡黃連은 중국의 西藏남부와 雲南서북부 및 四川서부에서 주로 생산된다.

【成 分】印度胡黃連은 kutkin 3.4%, *d*-mannitol 0.5%, vanollic acid 0.1%, kutkiol, kutkisterol 0.18%, acetovanillone을 함유한다. 西藏胡黃連은 picroside I, II, aucubin, catalpol 등을 함유한다.

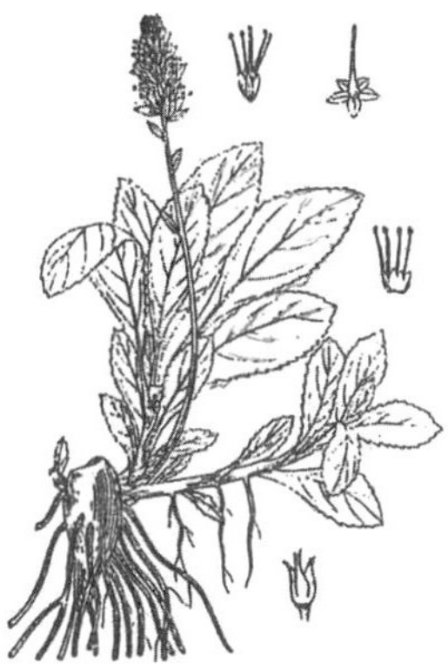

印度胡黃連
Picrorrhiza kurrooa

【性 味】性은 寒하고, 味는 苦하다.

【歸 經】肝・胃・大腸經.

【效能 主治】退虛熱・除疳熱・淸濕熱. 治陰虛骨蒸, 潮熱盜汗, 小兒疳積, 消化不良, 腹脹體瘦, 下痢, 發熱, 濕熱瀉痢, 黃疸, 痔疾.

【解 說】性味가 苦寒하여 虛熱을 없애주므로 陰虛骨蒸과 潮熱盜汗을 치료하고, 아울러 淸熱消疳하므로 小兒疳積으로 소화불량하고 腹脹體瘦하며 下痢, 發熱 등의 症候를 치료한다. 이 외에도 黃連의 효능과 비슷하여 濕熱을 없애고 解毒시켜 주므로 腸胃의 濕熱로 인한 瀉痢와 痔瘡腫痛 등을 치료한다.

일반적으로 임상에서 小兒疳積으로 소화불량하고 腹脹體瘦한 경우에 다용되었던 淸熱健胃劑로 小兒疳熱의 良藥이며, 古方의 경우에 소량의 黃連으로 대체되기도 하였다.

【炮 製】細切하여 사용한다.

【用 量】2.0~12g.

【禁忌症】脾胃가 虛寒한 者는 복용을 忌한다.

【配合例】① 靑蒿 鱉甲 地骨皮 胡黃連 秦艽 知母 등을 배합하여 陰虛骨蒸과 潮熱盜汗을 치료한다(예 : 淸骨散).

② 使君子 人蔘 黃連 神麯 麥芽 山楂 白朮 白茯苓 등을 배합하여 소아의 諸疳을 치료한다(예 : 肥兒丸).

③ 丁香 密陀僧 肉豆蔲 檳榔 朴硝 訶子 麝香 등을 배합하여 疳疾瀉痢를 치료한다(예 : 胡黃連丸).

④ 刺猬皮 麝香 등을 배합하여 濕熱下痢와 痔瘡을 치료한다.

제3장 瀉 下 藥

大便을 通利시키는 약물을 瀉下藥이라 한다. 瀉下藥은 大便을 通利시켜 胃腸의 積滯를 排除하거나 혹은 實熱을 淸熱導下시키고, 水飮을 攻逐하는 작용을 가지고 있다. 그러므로 大便不通과 腸胃積滯 혹은 實熱內結 혹은 寒積, 水飮停蓄 등 裏實證에 적용한다.

瀉下藥은 그 특성과 응용범위에 따라 일반적으로 攻下藥·潤下藥·峻下逐水藥으로 분류하는데, 攻下藥과 峻下逐水藥은 작용이 맹렬하며 後者가 더욱 峻烈하고, 潤下藥은 緩和한 작용을 가지고 있다.

瀉下藥을 응용할 때의 주의 점은 裏熱하면서 外感表邪를 겸하였을 때는 마땅히 먼저 解表한 후에 攻裏하여야 하며 필요에 따라서는 解表藥과 같이 사용하여 表邪가 裏로 傳入되지 않게 하여야 하고, 裏가 實한데 正氣가 虛하면 補養藥과 같이 사용함으로써 攻補를 兼施하여 攻下시키되 正氣를 상하지 않게 하여야 한다.

瀉下藥을 임상에 응용함에 있어 작용이 강렬한 瀉下藥은 久病으로 正氣가 虛하거나 年老 體弱者에게는 마땅히 愼用하여야 한다. 또한 瀉下藥은 골반강에 充血을 촉진시키므로 月經過多者나 孕婦는 마땅히 응용함을 忌하여야 하며, 瀉下藥은 胃氣를 손상하기 쉽기 때문에 病證이 호전되면 즉시 중지하고 과량을 투여하여서는 안 된다. 이 외에도 病情이 重하여 急下하고자 하는 경우에는 攻下藥 또는 峻下藥을 選用하고 용량도 약간 많게 하며 湯劑로 하여 內服한다. 病勢가 緩慢한 경우에는 緩下劑를 이용하는데 용량을 過重하게 하여서는 안 되며 丸劑로 만들어 內服하는 것이 좋다.

제1절 攻 下 藥

本類의 약물들은 비교적 강한 瀉下작용을 가지고 있어 體內에 宿食이 停滯하였거나 裏實證으로 大便이 燥結된 病證에 적용한다. 그 藥性은 대부분 苦寒하고 또한 淸熱瀉火작용을 가지고 있으므로 裏熱積滯나 燥屎堅結者에게 더욱 적합하다.

處方을 구성하는데 있어서 通常 行氣藥을 配伍하는데 이것은 瀉下의 力量을 증강시키고 아울러 腹滿의 모든 證候를 없애기 위한 것이며, 어떠한 약물들은 寒積으로 인한 便秘를 치료할 수 있으나 반드시 溫裏藥을 배합하여 치료하여야 한다.

苦寒한 藥性을 가진 攻下藥은 때에 따라서는 通便을 목적으로 하는 이 외에 모든 實熱諸證과 高熱不退로 인한 譫語發狂 혹은 火熱이 上炎하여서 오는 上部充血, 頭痛, 目赤, 咽喉腫痛, 牙齦腫痛 및 火熱의 熾盛으로 인한 上部充血(衄血, 吐血, 咯血 등)證에 便秘의 有無를 막론하고 苦寒한 攻下藥을 적용함으로써 實熱을 淸除하고 혹은 導熱下行하여 "釜底抽薪"의 효과를 나타낸다. 또한 熱痢초기의 下痢後重과 혹은 飮食이 積滯하여 瀉하되 不暢한 證候에도 攻下藥을 配伍하여 實邪積滯를 攻逐하여 腹痛泄瀉를 緩解하여야 한다. 이와 같은 증상 이외에도 攻下藥은 驅蟲藥을 같이 사용하면 蟲體의 排出을 촉진하게 한다.

大 黃 [本經]

Rhei Radix et Rhizoma

異 名 : 黃良[吳普本草] · 火參[吳普本草] · 膚如[吳普本草] · 將軍[藥錄] · 錦紋大黃[千金要方] · 川軍[藥物生産辨] · 蜀大黃[藥性論] · 生軍[鮑相璈의 驗方新編] · 牛舌大黃[本草綱目]

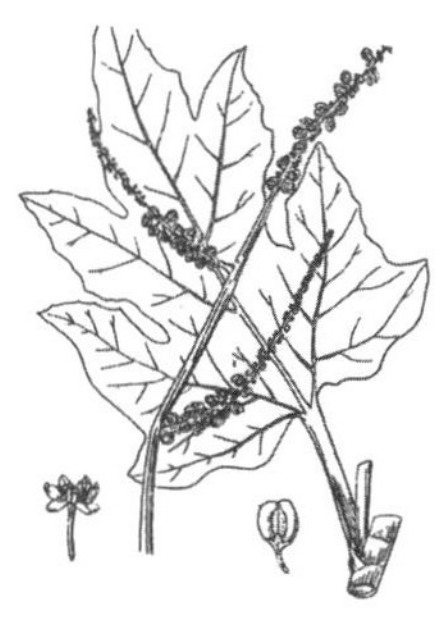

掌葉大黃
Rheum palmatum

【基 原】 마디풀과(蓼科 : Polygonaceae)에 속한 다년생초본인 掌葉大黃 *Rheum palmatum* L., 唐古特大黃 *R. tanguticum* Maxim. et Balf. 혹은 藥用大黃 *R. officinale* Baill.의 根 및 根莖으로, 늦은 가을에 줄기와 잎이 마를 때 채취하거나 또는 이른 봄에 채취하여 鬚根과 外皮를 제거하고 절편 또는 잘라서 曬乾한다.

【性 狀】 卵形, 長卵形 또는 圓柱形이고 때때로 가루 및 세로로 잘려서 다듬어져 있으며 지름 4~10㎝, 길이 5~15㎝이고 껍질은 거의 벗겨져 있다. 皮層의 대부분이 제거된 것의 바깥 면은 黃褐色 또는 연한 褐色이고 흰색의 가는 그물눈 모양을 볼 수 있으며 質은 치밀하고 단단하다. 코르크층이 남아 있는 것의 바깥 면은 어두운 褐色 또는 赤黑色을 나타내고 주름이 있으며 質은 거칠면서 무르다. 이 약의 꺾인 면은 섬유성이 아니다. 이 약의 횡단면은 灰褐色, 연한 灰褐色 또는 갈색이고 黑褐色에 흰색, 엷은 褐色이 뒤섞인 복잡한 무늬가 있다. 이 무늬는 形成層 부근에서 때때로 방사상을 이루고

안쪽의 髓에는 지름 1~3㎜의 갈색의 작은 원의 중심에서 방사상을 이루는 선문과 같은 조직으로 되어 있고 이 조직은 고리 모양(環狀)으로 배열되거나 혹은 불규칙하게 흩어져 있다.

특이한 냄새가 있으며 맛은 떫고 쓰다. 입에 넣고 씹으면 가는 모래를 씹는 느낌이 있고 침을 황색으로 물들인다.

【産 地】掌葉大黃은 중국의 四川, 甘肅, 青海, 西藏 등 지역에 분포하고, 唐古特大黃은 青海, 甘肅, 四川 등 지역에 분포하며, 藥用大黃은 湖北, 四川, 雲南, 貴州 등 지역에 분포한다.

【成 分】주요성분으로 anthraquinones을 함유한다(2.0~3.0%). 크게 배당체인 결합형과 당이 떨어져 나간 유리형으로 구분된다. 그중 결합형 anthraquinone들은 사하작용의 주요성분이며, sennoside A-F, chrysophanein, pulmatin, physcionin, emodin-6-monoglucoside, aloe-emodin-8-monoglucoside, , rhein-8-monoglucoside, physcine-monoglucoside 등으로 구성되어 있다. 유리형 anthraquinones은 rhein, aloe-emodin, emodin, physcion, chrysophanol으로 구성되어 있다. 또한 stilbene glycoside로 rhaponticin, piceid 등을 함유하며, 이외에도 naphthalene glycoside류, phenylbutane glycoside, tannin 등을 함유한다.

【性 味】性은 寒하고, 味는 苦하다.

【歸 經】脾・胃・大腸・肝・心包經.

【效能 主治】瀉熱通腸・涼血解毒・逐瘀通經. 治實熱便秘, 積滯腹痛, 瀉痢不爽, 濕熱黃疸, 血熱吐衄, 目赤, 咽腫, 腸癰腹痛, 癰腫疔瘡, 瘀血經閉, 跌打損傷, 上消化道出血, 外治水火燙傷.

① 酒大黃：淸上焦血分熱毒. 治目赤咽腫, 齒齦腫痛.

② 熟大黃：瀉下力緩, 瀉火解毒. 治火毒瘡瘍.

③ 大黃炭：涼血化瘀止血. 治血熱有瘀出血症.

【解 說】性味가 苦寒沈降하고 力猛善行하여 下焦에 直達하므로 腸胃의 積滯를 蕩滌하고, 血分의 實熱을 淸熱瀉火하는 효능을 도와 血로 들어가 降泄시키며, 또한 活血逐瘀의 효능이 있어 攻積, 瀉火, 逐瘀의 要藥이 된다. 그러나 性이 峻烈하여 正氣를 손상시키므로 實證이 아니라면 신중하여야 하며, 孕婦나 婦女의 月經時 또는 授乳期에는 愼用해야 한다.

生用하면 瀉下力이 강하고 實熱證을 치료하며 瀉火解毒 효능이 강하다. 熟(製)大黃은 瀉下力이 緩和하고 濕熱을 淸化시키는 작용이 증가한다. 酒製하면 驅熱下行하여 上部의 熱을 淸熱하는 효능이 좋으며, 熱毒이 上炎하여 나타나는 目赤, 口瘡, 牙痛, 頭痛에 사용하며, 아울러 活血行瘀의 효능을 증강케 한다. 炒炭하면 止血

작용이 증강하여 化瘀止血하며 血熱로 된 瘀血性 出血症을 치료한다. 이와 같이 病情에 따라 炮製하여 응용하여야 한다.

또한 通便하고자 하면 後下하거나 혹은 沸水에 浸泡하여 복용하여야 한다.

【炮 製】生大黃은 厚片 또는 小塊로 썰어 사용하고, 酒大黃은 生大黃에 黃酒를 고루 뿌려서 약한 불에다 볶아서 통풍이 잘되는 곳에서 건조하며, 熟大黃은 小塊로 절단한 生大黃에 黃酒를 고루 혼합하여 시루에 넣고 쪄서 건조한다. 大黃炭은 大黃片을 강한 불로 外表面이 갈색이 될 때까지 볶아지면 꺼내 건조한다.

【用 量】4~16g(瀉下不宜久煎).

【禁忌症】表證未解者, 血虛氣弱, 脾胃虛寒, 無實熱積滯者 및 胎前産後에는 복용을 忌한다.

【配合例】① 芒硝 枳實 厚朴 등을 배합하여 大便燥結, 積滯便秘, 壯熱苔黃 등의 증상을 치료한다(예 : 大承氣湯).

② 附子 細辛 등을 배합하여 寒積便秘의 증상을 치료한다(예 : 大黃附子湯).

③ 桃仁 蟅蟲 등을 배합하여 産後腹痛과 腹中에 瘀血이 있는 者를 치료한다(예 : 大黃蟅蟲丸).

④ 黃連 黃芩 등을 배합하여 心火偏亢으로 迫血上溢하여 된 吐血과 衄血을 치료한다(예 : 瀉心湯).

⑤ 茵蔯 梔子 등을 배합하여 濕熱黃疸을 치료한다(예 : 茵蔯蒿湯).

⑥ 甘遂 芒硝를 배합하여 水飮과 邪熱이 結聚한 結胸證을 치료한다(예 : 大陷胸湯).

芒 硝 [別錄]

Natrii Sulfas

異 名 : 馬牙消[藥性論] · 芒消[名醫別綠] · 英消[開寶本草] · 盆消[本草圖經]

【基 原】黃酸鹽類의 광물인 芒硝族에 속한 芒硝 *Mirabilite*를 加工精製하여 얻은 結晶體로 含水황산나트륨 $Na_2SO_4 \cdot 10H_2O$이다.

【製 法】天然産의 芒硝를 뜨거운 물에 溶解하고 濾過한 후 冷却시켜 析出한 結晶體를 통칭 朴硝라 한다. 다시 萊菔을 씻은 후 절편하여 그릇에 넣고 물로 삶은 다음 朴硝를 넣고 같이 煮沸하여 완전히 溶化되면 濾過하거나 혹은 澄淸後에 上層液만 취하여 冷却하여 結晶이 析出할 때를 기다려 건조한 것을 芒硝라 한다(朴硝 60㎏ 당 萊菔 6~12㎏).

【性　狀】棱柱狀 長方形의 불규칙한 塊狀 또는 粒狀이다. 無色透明하거나 혹은 類白色으로 半透明하다. 質은 脆鬆하고 부서지기 쉬우며, 단면은 유리 모양의 광택이 있다. 냄새는 없고 맛은 조금 시고 짜면서 淸涼感이 있다.

芒硝 가루는 무색투명한 結晶 또는 백색의 結晶 모양 가루이며 공기 중에서 쉽게 風化된다. 33℃에서 결정수에 녹고 100℃에서 결정수를 잃는다. 이 약의 수용액은 중성이다. 이 약 1g은 물 1.5㎖에 녹고 에탄올에는 녹지 않는다.

【產　地】중국의 河北, 河南, 四川, 江蘇, 安徽, 山西省 등 지역에서 생산한다.

【成　分】건조한 것은 황산나트륨 Na_2SO_4 99% 이상을 함유하고, 미량의 염화나트륨 NaCl, 염화마그네슘 MgCl, 황산마그네슘 MgSO, 황산칼슘 $CaSO_4$ 등 무기염을 함유한다.

【性　味】性은 寒하고, 味는 鹹苦하다.

【歸　經】胃・大腸經.

【效能 主治】瀉熱通便・潤燥軟堅・淸火消腫. 治實熱便秘, 大便燥結, 積滯腹痛, 腸癰腫痛. 外治乳癰, 痔瘡腫痛.

【解　說】鹹味로 軟堅케 하고, 苦味로 泄降케 하며, 寒性은 勝熱케 하므로, 腸胃의 實熱을 蕩滌하여 燥屎를 없애므로 實熱積滯와 大便燥結의 證을 치료하며, 大黃과 相須하여 사용하면 瀉熱通便의 효과를 증강시킨다.

玄明粉은 芒硝가 風化작용을 거쳐서 얻어진 것으로, 주로 Na2SO4를 함유하는데, 性味는 鹹苦寒하며, 주로 胃 大腸經으로 들어가서 효능을 발휘한다. 瀉熱通便하고 潤燥軟堅하며 淸火消腫하는 효능이 있어서 實熱便秘, 大便燥結, 積滯腹痛을 치료하며, 外用하면 咽喉腫痛, 口舌生瘡, 牙齦腫痛, 目赤, 癰腫, 丹毒을 치료한다.

朴硝 芒硝 玄明粉은 모두 효능이 비슷하며, 다만 朴硝는 잡질이 비교적 많고, 芒硝는 質이 純粹하며 瀉下작용이 강하고, 玄明粉의 質은 가장 純粹하나 瀉下力은 緩하며 口腔이나 眼科질환에 外用藥으로 다용한다.

【炮　製】研末하여 사용한다.

【用　量】6~12g.

【禁忌症】脾胃虛寒者와 孕婦는 복용을 忌한다.

【配合例】① 大黃 甘草 등을 배합하여 實熱積滯로 大便이 燥結하고 腹滿脹痛한 증상을 치료한다(예 : 調胃承氣湯).

② 硼砂 龍腦 등을 배합하여 咽喉腫痛과 口舌生瘡을 치료하는데 外用한다(예 : 冰硼散).

③ 大黃 甘遂 등을 배합하여 結胸症의 心下硬滿痛을 치료한다(예 : 大陷胸湯).

蘆　薈 [藥性論]

Aloe

異 名：訥會[本草拾遺]・象膽[開寶本草]・奴會[開寶本草]

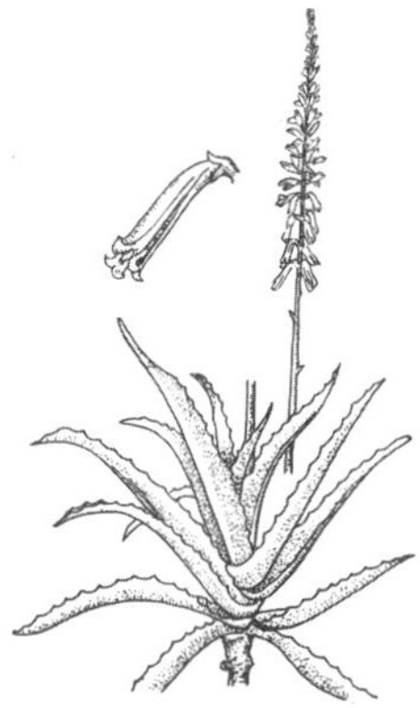

고슴도치알로에
Aloe ferox

【基　原】백합과(百合科：Liliaceae)에 속한 다년생초본인 알로에베라(庫拉索蘆薈) *Aloe barbadensis* Miller (=*A. vera* (L.) Burm. f.), 고슴도치알로에(好望角蘆薈) *A. ferox* Miller, *A. africana* Miller 또는 기타 同屬 近緣植物의 잎의 液汁이다. 연중 잎을 꺾어서 흘러내리는 液汁을 모아 용기에 넣고 蒸乾하여 塊狀으로 만든다.

【性　狀】① 庫拉索蘆薈: 老蘆薈 또는 肝色蘆薈라고 한다. 가지런하지 않은 덩어리 모양이고, 보통 주변 부분이 파열되어 다각형을 이루며 크기는 일정하지 않다. 어두운 赤褐色 혹은 茶褐色이며 2급품은 黑褐色을 나타낸다. 열을 만나도 녹지 않으며 質은 가볍고 단단하여 부서지지 않는다. 단면은 편평하며 납과 비슷하지만 광택이 없다. 불쾌한 냄새가 있고 맛은 좀 쓰다. 냄새가 짙고 물에 용해시킬 때에 잡물이나 흙이 없는 것이 좋다.

② 好望角蘆薈: 新蘆薈 또는 透明蘆薈라고 한다. 黑褐色이지만 綠色을 띠고 質은 가볍고 부서지기 쉽다. 단면은 평탄하며 유리 모양의 광택이 있다. 나머지는 老蘆薈와 같다.

【產　地】알로에베라는 우리나라 각지와 중국의 南方 各省에서 재배되고 있으며, 아프리카 북부와 남아메리카의 서인도제도에서 야생한다.

【成　分】液汁에는 aloin(barbaloin), isobarbaloin, β-barbaloin 및 樹脂를 함유한다.

【性　味】性은 寒하고, 味는 苦하다.

【歸　經】肝・胃・大腸經.

【效能 主治】瀉下・淸肝熱・殺蟲. 治熱結便秘, 婦女經閉, 小兒驚癎, 小兒驚風, 疳積, 蟲積, 濕癬, 痔瘻, 萎縮性鼻炎, 瘰癧.

【解　說】性味가 苦寒하여 瀉下시키고 또한 肝火를 淸火시키는 효능이 있어 習慣性便秘와 熱結便秘를 瀉下시켜 치료하며, 大便秘結로 肝經에 實熱이 축적되어 나타나는 頭暈, 頭痛과 煩燥易怒, 驚癎을 치료한다. 이 외에도 殺蟲시키는 효능이 있어 蟲積腹痛으로 面色이 萎黃하고 消瘦한 小兒의 疳積을 치료하며, 또한 外用하여 癬瘡을 치료하는데 塗敷하기도 한다.

【炮　製】硏末하며 사용한다.

【用　量】1～2g(宜入丸散, 不入湯劑).

【禁忌症】脾胃가 虛寒하고 食少便溏者와 孕婦는 복용을 忌한다.

【配合例】① 朱砂를 배합하여 熱結便秘로 煩燥失眠한 증상을 치료한다(예 : 更衣丸).

② 龍膽草 梔子 靑皮 등을 배합하여 肝經의 火盛으로 인하여 眩暈, 頭痛, 脇痛, 目赤, 煩躁하며 大便이 秘結한 경우를 치료한다(예 : 當歸龍薈丸).

③ 人蔘 白朮 등 補氣健脾藥을 배합하여 小兒疳積을 치료한다(예 : 肥兒丸).

제 2 절 潤 下 藥

潤下藥은 대개가 植物의 種子나 種仁으로 되어 있어 풍부한 油脂를 함유하여 潤燥滑腸의 작용을 가지고 있으므로, 緩下通便시켜 年老津枯나 産後血虧, 病後津液未復 및 亡血患者의 腸燥津枯便秘에 적용한다.

潤下藥을 응용함에 있어 病情의 根據가 같지 않으므로 적당한 약물을 選用해야 한다. 예를 들면 熱盛으로 津液이 손상되어 온 便秘에는 淸熱養陰藥을 配伍해야 되며, 血虛를 겸하였을 때는 補血藥을 同用하며, 氣滯를 겸한 者는 行氣藥을 兼用하여 調氣시켜 치료하여야 한다.

火 麻 仁 [本經]

Cannabis Semen

異　名 : 麻子[神農本草經]・麻子仁[傷寒論]・大麻子[神農本草經集注]・大麻仁[藥性論]・火麻子[本草新編]

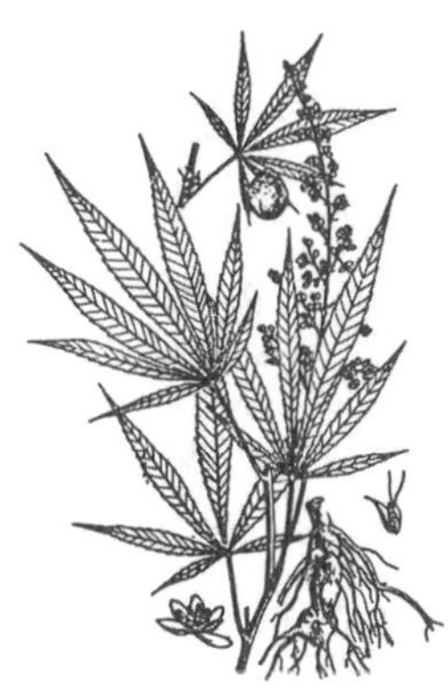

삼
Cannabis sativa

【基　原】삼과(大麻科 : Cannabinaceae)에 속하는 1년생초본인 삼(大麻) *Cannabis sativa* L.의 성숙한 種子로, 가을에 果實이 성숙할 때 채취하며 曬乾한다.

【性　狀】圓球形～偏卵圓球形으로 길이 4～5.5㎜, 지름 2.5～4㎜이다. 표면은 灰褐色 또는 灰黃色으로 매우 작은 白色 또는 褐色의 그물 모양 무늬가 있고 양쪽에는 한 개씩의 稜線이 있으며, 頂端은 약간 뾰족하고 基部에는 果梗이 떨어진 둥근 자국이 있다. 果皮는 얇고 잘 부서져 파쇄하기 쉽고, 種皮는 綠色이고 子葉은 2개로 乳白色이며 기름기가 많다. 특이한

냄새가 있고 맛은 덤덤하다

【産 地】우리나라의 각지에서 재배한다.

【成 分】種子는 지방유 약 30%를 함유한다. 새로 짠 기름은 황녹색이나 시간이 경과함에 따라서 황갈색으로 변한다. 그중에서 포화지방산은 4.5~9.5%이며, 불포화 지방산은 oleic acid 약 12%, linoleic acid 약 53%, linolenic acid가 25%으로 구성 되어져 있다. 이외에도 cannabinol을 약간 함유한다.

【性 味】性은 平하고, 味는 甘하다.

【歸 經】脾・胃・大腸經.

【效能 主治】潤燥・滑腸・通便. 治血虛津虧, 腸燥便秘.

【解 說】味甘・性平하고 質潤多脂하여 腸道를 潤滑시키는 효능이 있어 緩下通便에 상용하는 약물이 되며, 또한 滋養補虛하는 효능도 가지고 있어 老年이나 體虛 및 出産後에 津枯血少로 인한 腸燥便秘에 要藥이 된다.

그러나 계속해서 장기간 복용하여서는 안 되며, 1차 內服에 60~120g 이상이면 중독증상인 吐瀉와 四肢痲木의 증상이 나타나며, 심하면 昏睡狀態에 이르게 된다.

【炮 製】잡질과 殘留된 外殼을 골라내고 사용하거나 滋脾潤燥의 효능을 증강하려면 微炒하여 사용한다.

【用 量】12~20g.

【禁忌症】腸滑者는 복용을 忌한다.

【配合例】① 枳實 芍藥 大黃 厚朴 杏仁 등을 배합하여 脾約便秘를 치료한다(예 : 麻子仁丸).

② 肉蓯蓉 當歸 등을 배합하여 婦人의 産後血虛, 津液枯竭로 인한 便秘를 치료한다.

③ 當歸 白芍 生地黃 등을 배합하여 養血潤腸시켜 血虛便秘를 치료한다.

郁 李 仁 [本經]

Pruni Japonicae Semen

異 名 : 郁子[醫心方]・李仁肉[藥材學]

【基 原】薔薇科(장미과 : Rosaceae)에 속한 落葉灌木인 이스라지(郁李) *Prunus japonica* Thunb. 또는 양이스라지나무(歐李) *P. humilis* Bge. 혹은 長柄扁桃 *P. pedunculata* Maxim.의 성숙한 種子로, 여름과 가을에 성숙한 果實을 채취하여 果肉과 核殼을 제거하고 種子를 채취하여 曬乾한다.

【性　狀】① 小郁李仁：歐李와 郁李, 이스라지의 種子를 말한다. 약간 長卵形으로 길이 5~7㎜, 지름 3~5㎜이다. 표면은 黃白色, 黃褐色 또는 짙은 褐色으로 基部쪽에는 세로로 향한 脈紋이 있다. 頂端은 뾰족하고 基部는 純圓形이며 中間에는 圓形의 臍가 있다. 種皮는 얇고 벗겨지기 쉬우며 種仁은 두 쪽으로 白色이며 油性을 띠고 있다.

② 大郁李仁：長柄扁桃의 種子이다. 길이는 6~10㎜, 지름 5~7㎜이다. 표면은 黃竭色이다.

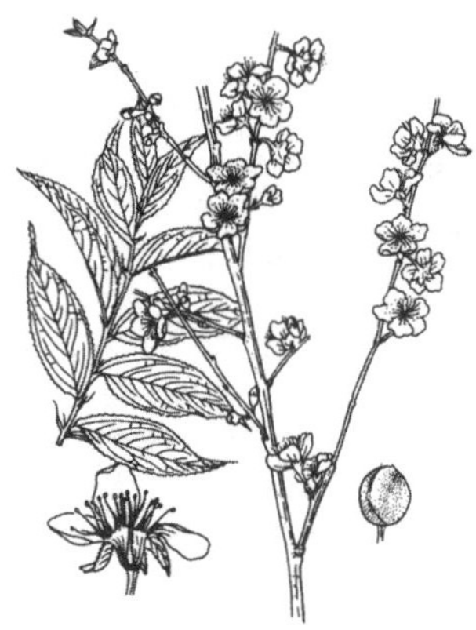

이스라지
Prunus japonica

【產　地】중국의 遼寧, 內蒙古, 河北, 河南, 山東, 江蘇, 浙江, 福建, 湖北, 廣東 등 지역에 분포하며, 이스라지는 우리나라의 각지에 분포한다.

【成　分】이스라지의 종자는 amygdalin을 1.82%, 양이스라지나무의 종자는 amygdalin을 2.25%, 長柄扁桃의 종자는 amygdalin을 2.30% 함유하고 있다. 또한 prunuside A, B를 함유하고 있다.

【性　味】性은 平하고, 味는 辛苦甘하다.

【歸　經】脾・大腸・小腸經.

【效能 主治】潤燥滑腸・下氣・利水. 治津枯腸燥, 腹脹便秘, 食積氣滯, 小便不利, 大腹水腫, 四肢浮腫, 脚氣.

【解　說】辛開苦降하고 甘潤滑利하여 大小便의 秘結을 通導하고, 周身의 水氣를 通利시켜 宣散行氣시키고 除脹消積하는 좋은 약이 된다. 그러나 滋養補益시키는 작용이 없어 實證에 마땅하고 虛證에는 愼用하여야 하며, 孕婦는 복용을 하지 말아야 한다.

【炮　製】씻은 다음 曬乾하여 사용할 때 搗碎하여 쓰며, 또는 湯浸하여 皮尖을 없애고 生蜜에 浸一宿한 후 陰乾하고 研하여 膏를 만들어 쓴다.

【用　量】4~12g.

【禁忌症】陰虛津液虧損者와 孕婦는 愼用하고, 大便不實者는 복용을 忌한다.

【配合例】① 火麻仁 杏仁 柏子仁 등을 배합하여 津液과 血이 말라서 발생하는 腸燥便秘를 치료한다(예：五仁丸).

② 桑白皮 赤小豆 橘皮 등을 배합하여 水腫腹滿의 證을 치료한다(예：郁李仁湯).

③ 薏苡仁 杏仁 등을 배합하여 水腫, 脚氣, 小便不利를 치료한다.

④ 陳皮 三稜 등을 배합하여 風熱氣秘를 치료한다(예：郁李仁散).

⑤ 朴硝 當歸 生乾地黃 등을 배합하여 產後에 腸胃燥熱로 인한 大便秘澁을 치료한다.

⑥ 陳皮 檳榔 茯苓 甘遂 등을 배합하여 脚氣腫滿喘促과 大小便澀을 치료한다.

제3절 峻下逐水藥

峻下逐水藥의 작용은 맹렬하여 극렬한 腹痛과 泄瀉를 일으키고, 또한 그 약물 중에는 利尿작용도 가지고 있어 대량의 水分을 大小便을 따라 배출하게 하므로, 水腫과 胸腹積水 및 痰飮結聚로 喘滿壅實하는 등 證에 적용한다.

峻下逐水藥은 많은 독성을 가지고 있으므로 임상에 응용할 때는 마땅히 "治病卽止"하여야 하며 久服하여서는 안 된다. 또한 體虛한 환자에게는 愼用하고 孕婦의 경우에는 복용을 忌하여야 한다.

임상적으로 이들의 證候가 보이는 환자는 일반적으로 病程이 비교적 길고 證은 實한데 體는 虛하게 되었으므로 환자의 구체적인 病情을 근거로 先攻後補 또는 先補後攻 혹은 攻補兼施 등의 방법으로 신중하게 치료하여야 하며, 때로는 邪正의 盛衰와 正氣의 固護 등으로 치료하여야 된다.

이상의 방법 외에도 반드시 주의하여야 할 점은 약물의 炮製, 配伍, 劑量, 用法 및 禁忌 등을 엄격하게 구분하여 사용하여야 만이 안전한 효과를 기대할 수 있다.

甘 遂 [本經]

Euphorbiae Kansui Radix

異 名 : 主田[神農本草經] · 甘澤[吳普本草] · 苦澤[吳普本草] · 重澤[吳普本草]

【基 原】 대극과(大戟科 : Euphorbiaceae)에 속한 多年生 肉質草本인 甘遂 *Euphorbia kansui* T.N. Liu et T.P. Wang의 塊根으로, 봄에 開花前 혹은 늦가을에 莖葉이 마른 후 채취하여 外皮를 제거하고 曬乾한다.

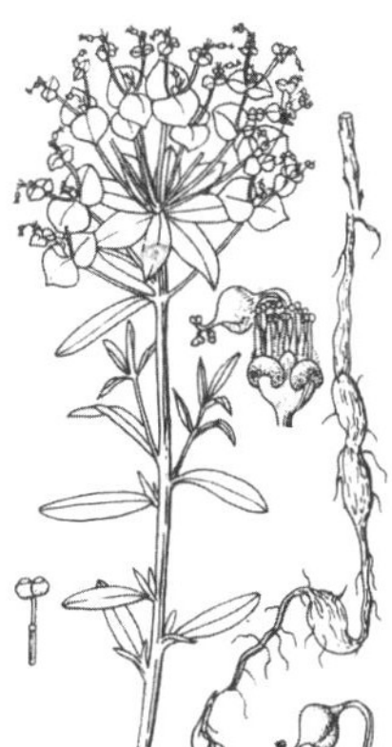

甘遂
Euphorbia kansui

【性 狀】 橢圓形, 長圓柱形 또는 連珠形으로 길이 1~5㎝, 지름 0.5~2.5㎝이다. 표면은 類白色 또는 黃白色으로 움푹 들어간 곳에는 褐色의 外皮가 남아 있다. 質은 脆鬆하고 절단하기 쉬우며, 절단면은 白色의 粉性이고, 木部는 방사상의 무늬를 약간 나타낸다. 長圓柱狀의 것은 섬유성이 비교적 강하다. 특이한 냄새가 조금 있고 맛은 조금 달고 아리다.

【產 地】 중국의 陝西, 河南, 山西, 河北 등에 분포한다.

【成 分】 Triterpenoid를 함유한다. 그중에는 α-euphor, α-euphorbol, euphorbon, triucallol 등이 있다. 그 밖에 palmitic acid, 구연산, 수산, tannin, 수지, glucose, 전분, 비타민 B_1 등을 함유한다.

【性　味】性은 寒하고, 味는 苦하며, 有毒하다.

【歸　經】肺·腎·大腸.

【效能 主治】瀉水逐飮·消腫散結. 治水腫脹滿, 胸腹積水, 痰飮積聚, 氣逆咳喘, 二便不利, 濕熱腫毒.

【解　說】苦味는 降하고 寒性은 除熱하여 走泄下行하므로, 그 작용이 맹렬하여 瀉水逐飮의 峻藥으로 胸腹의 積水를 치료하는데 가장 빠른 효능을 가지고 있다.

外用할 경우에는 消腫散結시키는 효능이 있어 모든 腫毒證을 치료한다. 다만 독성이 있으므로 內服할 때는 과량을 사용해서는 안 되며, 病證이 치료되면 즉시 사용을 중지하여야 하고, 體虛나 孕婦에는 복용을 忌한다.

生用時에는 瀉水力과 毒性이 크므로 外用에 응용하고, 炮製後에는 瀉下力과 毒性이 減弱되므로 內服에 적용한다.

【炮　製】外用에는 生用하고, 內服에는 醋炙하여 사용한다.

【用　量】2～4g.

【禁忌症】氣虛, 傷陰, 脾胃衰弱者 및 孕婦는 복용을 忌한다. 甘草와 같이 사용해서는 안 된다.

【配合例】① 牽牛子와 배합하여 水腫脹滿과 胸腹積水를 치료한다(예 : 二氣散).

② 大黃 芒硝 등을 배합하여 水飮과 熱邪가 結聚된 증상을 치료한다(예 : 大陷胸湯).

③ 本品을 硏末하여 水調外敷하고 甘草汁을 內服하여 濕熱腫毒이나 일체의 腫毒을 치료한다.

④ 大戟 白芥子를 배합하여 胸脇停飮을 치료한다(예 : 控涎丹).

大　戟 [本經]

Euphorbiae Pekinensis Radix

異 名 : 下馬仙[本草綱目]·京大戟[中國藥典]

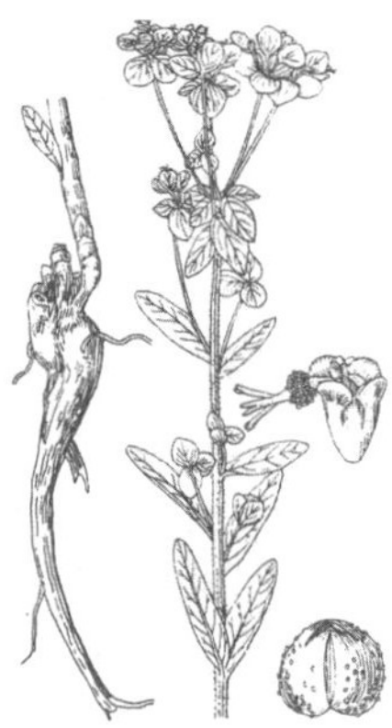
대극
Euphorbia pekinensis

【基　原】대극과(大戟科 : Euphorbiaceae)에 속한 다년생초본인 대극(京大戟) *Euphorbia pekinensis* Rupr.의 根으로, 봄에 發芽前 또는 가을에 莖葉이 말랐을 때 채취하여 줄기와 鬚根을 제거하고 曬乾한다.

【性　狀】고르지 않은 긴 圓錘形으로 조금 구부러졌고 곁뿌리가

난 것도 있으며 길이 10~20㎝, 지름 1.5~4㎝이다. 표면은 灰褐色 혹은 紫褐色으로 엉성하고 세로 주름과 가로로 향한 皮孔 및 支根의 흔적이 있다. 頂端은 약간 膨大하며 다수의 圓形으로 된 줄기의 흔적이 있다. 質은 단단하고 절단하기 어려우며, 단면은 類白色 또는 淡黃色으로 섬유성이다. 향기가 조금 있고 맛은 쓰며 맵다.

【產 地】우리나라의 산야에 분포하며, 중국에는 東北, 華東지역 및 河北, 河南, 湖北, 四川, 廣東, 廣西省 등 지역에 분포한다.

【成 分】Triterpenoid(euphorbon 등)와 alkaloid, euphorbia A・B・C, 색소체 등을 함유한다.

【性 味】性은 寒하고, 味는 苦辛하며, 有毒하다.

【歸 經】肺・脾・腎經.

【效能 主治】瀉水逐飮. 治水腫脹滿, 胸腹積水, 痰飮積聚, 氣逆喘咳, 二便不利.

【解 說】性味가 苦寒하여 泄下시켜 二便을 通利하며, 그 瀉水逐飮의 효능이 甘遂와 비슷하여 胸水와 腹水 및 水腫喘滿 등 證에 적용하며, 아울러 攻毒消腫시키는 효능이 있어 瘡瘍腫毒을 치료하는데 응용된다. 그러나 性猛有毒하므로 氣壯實邪者가 아니면 輕用함은 마땅하지 않고, 虛證이나 孕婦는 복용을 忌한다.

【炮 製】잡질을 제거하여 外用에는 生用하고, 內服에는 醋炙用한다.

【用 量】2~4g.

【禁忌症】虛寒으로 인한 陰水浮腫이나 體弱者 및 孕婦는 복용을 忌한다. 甘草와 같이 사용해서는 안 된다.

【配合例】① 甘遂 白芥子 등을 배합하여 痰飮喘咳와 胸脇引痛을 치료한다(예 : 控涎丹).

② 甘遂 芫花 牽牛子 등을 배합하여 腹水脹滿을 치료한다.

③ 山慈菇 千金子 五倍子 雄黃 麝香 등을 배합하여 瘡瘍腫毒을 치료한다.

芫 花 [本經]

Genkwae Flos

異 名 : 去水[神農本草經]・敗花[吳普本草]・赤花[吳普本草]・杜芫[名醫別綠]・頭痛花[本草綱目]

【基 原】팥꽃나무과(瑞香科 : Thymeleaceae)에 속한 落葉灌木인 팥꽃나무(芫花) *Daphne genkwa* Sieb. et Zucc.의 花蕾로, 봄에 꽃이 피기 전에 채취하여 잡질을 제거하고 曬乾한다.

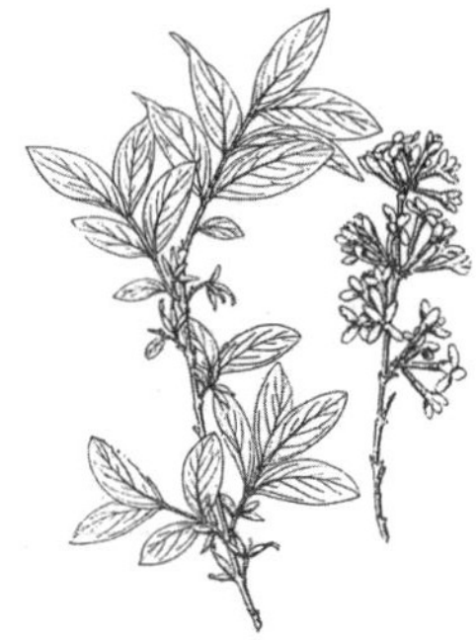

팥꽃나무
Daphne genkwa

【性 狀】짧은 꽃대에 3~7개의 꽃봉오리가 달려 있고, 基部에는 1~2쪽의 꽃받침이 있는데 대개는 떨어져 있다. 한 개의 꽃봉오리는 棒槌狀으로 구부러졌고, 길이 1~1.7㎝, 지름 약 1.5㎜이다. 꽃의 표면에는 淡紫色 또는 灰綠色으로 짧은 털로 덮여 있고, 先端은 4개로 쪼개져 花冠狀을 나타내며, 裂片은 淡紫色 또는 黃褐色이며, 質은 軟하다. 냄새가 조금 있고 맛은 맵고 아리다.

【産 地】우리나라에서는 평남~전남의 바닷가 근처에 분포하며, 중국에는 福建, 浙江, 江蘇, 安徽, 湖北, 湖南, 四川, 山東, 河南, 河北, 陜西省 등 지역에 분포한다.

【成 分】Genkwanin, hydroxygenkwanin, apigenin 및 sitosterol을 함유하고, 이 외에도 안식향산 및 자극성의 油狀物을 함유한다.

【性 味】性은 溫하고, 味는 辛苦하며, 有毒하다.

【歸 經】肺・脾・腎經.

【效能 主治】瀉水逐飮・解毒殺蟲. 治水腫脹滿, 胸腹積水, 痰飮積聚, 氣逆喘咳, 二便不利, 外治疥癬禿瘡, 凍瘡.

【解 說】瀉水逐飮의 효능이 甘遂 大戟과 서로 비슷하나, 다만 芫花의 性은 輕揚하므로 신체의 上部인 胸脇의 水를 瀉하여 痰飮과 積聚를 消去하는데 뚜렷한 효과가 있어 痰飮喘咳와 胸脇引痛 및 胸脇脹滿의 證에 적용한다. 그러나 芫花는 독성이 맹렬하므로 炮製를 하지 않았거나 과량을 투여하였을 경우에는 극렬한 水瀉와 腹痛을 일으키므로 元氣壯實한 자가 아니면 쉽게 투여해서는 안 되며, 또한 甘草와 같이 사용하면 利尿와 瀉下작용이 억제되고 아울러 독성이 증강되므로 주의하여야 한다.

【炮 製】精選한 후 芫花 500g에 醋 125g을 혼합하여 潤透시킨 다음 文火로 醋가 芫花에 모두 흡수될 때까지 炒한 후 꺼내어 陰乾하여 사용한다.

【用 量】2~4g.

【禁忌症】체질이 허약한 자나 孕婦는 복용을 금한다. 甘草와 같이 사용해서는 안 된다.

【配合例】① 甘遂 大戟 등을 배합하여 痰飮喘咳, 胸脇引痛 혹은 水腫腹水를 치료한다(예 : 十棗湯).

② 枳殼을 배합하여 蠱脹을 치료한다(예 : 枳殼丸).

③ 芫花에 甘隧 大黃 葶藶子 巴豆를 배합하여 함께 가루 내어 蜜丸으로 만들면, 水病에 온몸이 浮腫하고 腹大하며 飮食이 不消한 것을 치료한다(예 : 小消化丸).

④ 玄胡索을 배합하여 諸般 氣痛을 치료한다.

牽 牛 子 [別錄]

Pharbitidis Semen

異 名 : 黑牽牛[仁齋直指方] · 白牽牛[仁齋直指方] · 草金鈴[雷公炮炙論] · 黑丑[本草綱目] · 白丑[本草綱目]

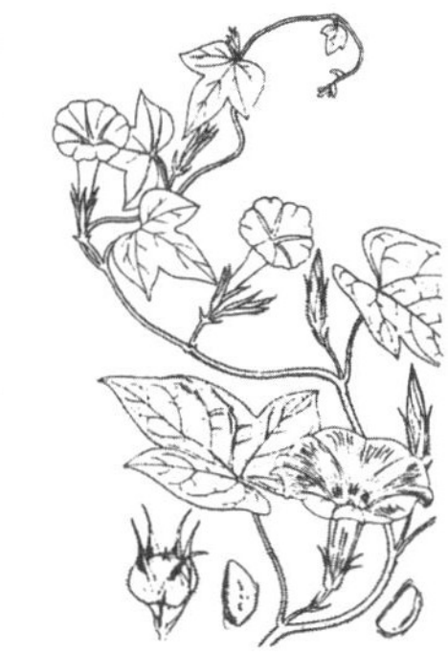

나팔꽃
Pharbitis nil

【基　原】메꽃과(旋花科 : Convolvulaceae)에 속한 1년생 藤性 草本인 나팔꽃(裂葉牽牛) *Pharbitis nil* Choisy. 또는 둥근잎나팔꽃(圓葉牽牛) *P. purpurea* (L) Voigt.의 성숙한 種子로, 7~10월에 果實이 성숙하였을 때 채취하여 曬乾한다.

【性　狀】橘瓣狀과 같고 길이 4~8㎜, 너비 3~5㎜이다. 표면은 灰黑色(黑丑), 淡黃白色(白丑)으로 背面에는 한 개의 얕은 縱溝가 있으며, 腹面의 稜線에 가까운 곳에 약간 움푹한 하나의 種臍가 있다. 質은 단단하고, 횡단면은 淡黃色 혹은 黃綠色의 쭈그러진 子葉이 있으며 油性을 약간 띤다. 약간 냄새가 있고 맛은 기름과 비슷하며 조금 자극성이다.

【產　地】우리나라 각지에서 관상용으로 재배한다.

【成　分】Pharbitin(樹脂配糖體類), nilic acid, gallic acid를 함유한다.

【性　味】性은 寒하고, 味는 苦하며, 有毒하다.

【歸　經】肺 · 腎 · 大腸經.

【效能 主治】瀉水通便 · 消痰滌飮 · 殺蟲攻積. 治水腫脹滿, 二便不通, 痰飮積聚, 氣逆咳喘, 蟲積腹痛, 蛔蟲, 條蟲病.

【解　說】苦寒性降하여 少用하면 大便을 통하게 하고, 多用하면 瀉下작용이 강하여 水瀉와 같고 또한 利尿시키는 효능이 있다.

이와 같이 通瀉시키는 효능이 강력하여 體壯實邪者가 아니면 輕用하는 것은 마땅하지 않으며 孕婦는 복용을 忌하여야 한다.

黑白의 2종이 있는데 일반적으로 黑丑의 약효가 빠르고 白丑의 약효는 느릴 뿐 효능은 비슷하여, 임상에서는 구별하여 응용할 필요는 없다.

牽牛子의 pharbitin이 腸內에서 膽汁과 腸液이 섞이면 ipuloric acid를 분해하여 腸管에 강렬한 자극을 일으켜 생겨 腸의 蠕動을 증가하고 腸粘膜을 充血시켜 분비를 증가케 하여 瀉下작용을 일으키게 된다. 오늘날 밝혀진 藥理작용에 의하면 물이나 알코올의 浸劑는 생쥐에 대하여 瀉下작용을 하지만 煎煮한 후에는 그 작용이 없어지는 것으로 보고되었고, 사람에 대하여 독성이 있지만 그다지 강한 것은 아닌 것으로 보고되었다.

【炮　製】씻은 후 曬乾用하거나, 微炒하여 搗碎用한다.

【用　量】4~12g.

【禁忌症】氣虛者가 脾胃虛弱으로 痞滿이 된 症에는 복용을 忌한다. 임신부는 사용을 금해야 하며, 巴豆, 巴豆霜과 같이 사용해서는 안 된다.

【配合例】① 小茴香을 배합하여 停飮腫滿을 치료한다(예 : 禹功散).

② 大黃을 배합하여 大便秘結을 치료한다(예 : 大黃牽牛丸).

③ 脾胃의 實熱이 壅滯되어 大便이 不通하는 者는 生用하되 研末하여 薑湯으로 복용하여 치료한다.

④ 山査 麥芽 萊菔子 등을 배합하여 飮食積滯로 噯氣食臭, 腹中脹滿疼痛 및 大便不利 등 증상을 치료한다.

⑤ 生薑 大棗 茴香 등을 배합하여 水腫, 腹水, 二便不利를 치료한다.

⑥ 葶藶子 杏仁 등을 배합하여 痰壅氣滯로 인한 咳逆喘滿을 치료한다.

⑦ 檳榔을 배합하여 蟲積腹痛을 치료한다.

商　陸 [本經]

Phytolaccae Radix

異　名 : 當陸[神農本草經集注]・白昌[開寶本草]・章柳根[本草圖經]・水蘿蔔[中國藥植誌]

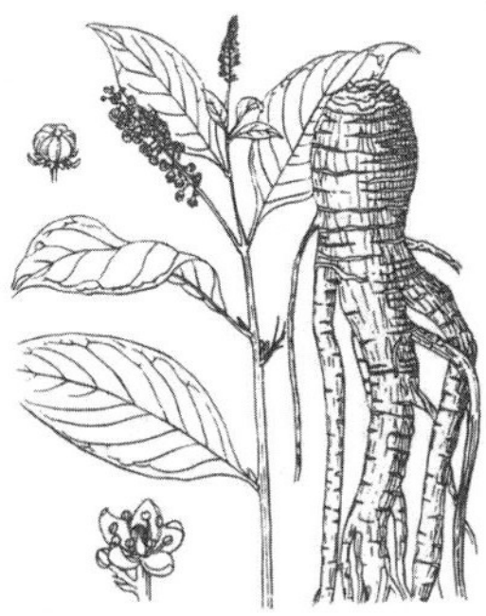

자리공
Phytolacca esculenta

【基　原】자리공과(商陸科 : Phytolaccaceae)에 속한 다년생 초본인 자리공(商陸) *Phytolacca esculenta* Houtt. 또는 미국자리공(垂序商陸) *P. americana* L.의 根으로, 가을부터 다음 봄 사이에 채취하여 鬚根을 제거하고 절편하여 曬乾한다.

【性　狀】圓錘形으로 자른 방향에 따라 일정하지 않는데, 橫切 또는 縱切한 불규칙한 塊片으로 두께가 일정하지 않다. 外皮는 灰黃色 또는 灰褐色으로 橫切片은 구부러져 邊緣은 쭈그러졌으며 지름 2~8㎝이다. 절단면은 엷은 黃褐色 또는 黃白色으로 木部는 융기되었으며, 縱切面은 구부러져 말려 있고 길이 5~8㎝, 너비 1~2㎝로 木部는 평행선상으로 융기되어 있다. 質은 연한 편이나 질기며 쉽게 부서지지 않고, 내면은 흰색의 가루가 붙어 있다. 냄새가 약간 있고 맛은 조금 달며 오래 씹으면 혀를 마비시킨다.

【産　地】우리나라 각지에 분포하고, 중국의 대부분 지역에 분포한다.

【成　分】Saponin 성분으로 phytolaccaside A・B・C・D・E・G와 genin으로서

jaligonic acid, phytolacca genin, esculentic acid, phytolaccagenic acid를 함유한다.

【性　味】性은 寒하고, 味는 苦하며, 有毒하다.

【歸　經】肺·脾·腎·大腸經.

【效能 主治】逐水消腫·通利二便·解毒散結. 治水腫脹滿, 二便不通. 外用治癰腫瘡毒.

【解　說】性味는 苦寒沈降하고 그 性이 下行하여 二便을 通利시키므로 水腫, 腹水, 二便不利 등 증상에 적용하여 치료한다.

逐水消腫의 효능이 비록 甘遂 大戟 芫花에 다음가는 효과를 가지고 있으나 內服時에는 용량을 많게 하여야 한다. 그러나 中毒을 일으키기 쉬우므로 體虛者나 孕婦에게는 복용을 忌하여야 한다.

【炮　製】米醋를 넣어 醋가 전부 흡수될 때까지 기다려 文火로 炒乾하여 사용한다(商陸片 100g당 醋 30g).

【用　量】4～12g.

【禁忌症】脾虛水腫과 胃氣虛弱者 및 孕婦는 복용을 忌한다.

【配合例】① 茯苓皮 椒目 赤小豆 등을 배합하여 水腫脹滿과 二便不利를 치료한다(예：疏鑿飮子).

② 甘遂를 배합하여 十種水氣를 치료한다(예：商陸散).

③ 甘遂 芫花 芒硝 吳茱萸 등을 배합하여 脚氣水腫을 치료한다.

④ 檳榔 桑白皮 甘草 등을 배합하여 水腹如鼓와 二便秘澁을 치료한다.

⑤ 赤小豆 陳皮 木香 등을 배합하여 腫滿喘息과 小便不利를 치료한다.

巴　豆 [本經]

Crotonis Semen

異 名：巴菽[神農本草經]·剛子[雷公炮炙論]·老陽子[本草綱目]·雙眼龍[嶺南採藥錄]

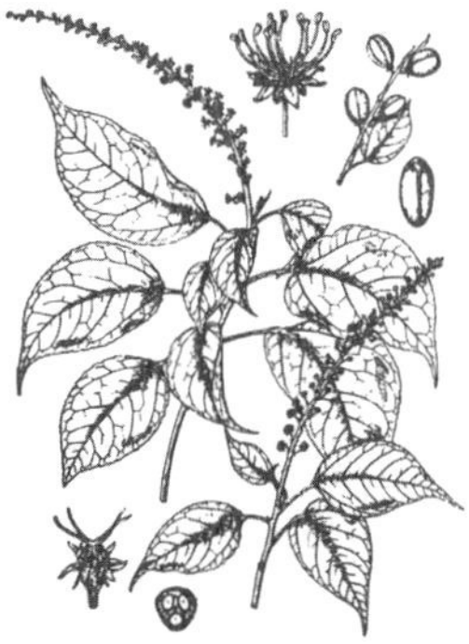

巴豆
Croton tiglium

【基　原】대극과(大戟科：Euphorbiaceae)에 속한 常綠喬木인 巴豆 *Croton tiglium* L.의 성숙한 種子인데, 가을에 完熟한 果實을 채취하여 去殼하고 種子만 채취하여 曬乾한다.

【性　狀】卵圓形으로 三稜이 졌으며, 길이 1.8～2.2㎝, 지름 1.4～2㎝이다. 표면은 灰黃色으로 약간 짙으며 엉성하고 6개의 세로로 된 줄이 있고, 頂端은 平截하며 基部에는 果梗의 흔적이 있다.

果殼을 제거하면 3室이 있는데 각 室마다 한 개의 種子가 들어 있다. 種子는 약간 납작한 楕圓形으로 길이 1.2~1.5㎝, 지름 0.7~0.9㎝이다. 표면은 褐色 혹은 灰褐色으로 한쪽 끝에는 작은 點 모양의 種臍가 떨어진 흔적이 있으며, 다른 한쪽 끝에는 조금 움푹하게 들어가 있다. 外種皮는 얇고 부스러지기 쉬우며, 內種皮는 白色의 얇은 膜으로 되어 있고, 種仁은 黃白色으로 油質이 많다. 횡단면을 확대경으로 보면 가운데는 렌즈 모양의 빈 곳이 있고 그 안에는 2개의 얇은 子葉이 들어 있다. 냄새가 거의 없고, 맛은 처음에는 부드러운 기름 같으나 나중에는 가열(苛烈)하다.

【產　地】중국에서 대개는 재배되고 있으며, 四川, 湖南, 湖北, 雲南, 廣南, 貴州, 廣西, 廣東, 福建, 臺灣, 浙江, 江蘇省 등에 분포한다.

【成　分】種子는 巴豆油를 34~57% 함유하고, 그중에는 crotonic acid, tiglic acid 및 palmitic acid, stearic acid, oleic acid 등의 glyceride, phorbol-12, 13-diesters(巴豆油의 4%), phorbol-12, 13, 20-triesters 등이 있다. 巴豆油 중의 phorbol-diester에는 10여 종이 있고, 정도의 차이는 있지만 모두 發癌 작용이 있다.

【性　味】性은 熱하고, 味는 辛하며, 大毒하다.

【歸　經】胃・大腸經.

【效能 主治】峻下積滯・破癥瘕・逐水消腫・豁痰利咽・殺蟲・外用蝕瘡. 治寒積便秘, 乳食停滯, 下腹水腫, 二便不通, 喉風, 喉痺, 外用治惡瘡疥癬, 疣痣.

【解　說】辛味는 結聚된 邪를 散하고, 熱한 性은 寒凝으로 된 積을 化하므로 腸胃에 沈寒痼冷과 宿食積滯를 湯滌하는 熱性의 峻瀉藥이 되어 寒積으로 인한 腹痛과 大便秘結 및 痰飮, 腹水脹滿 등 證을 치료하는데 적용된다.

巴豆의 독성은 비교적 크고 瀉下작용이 峻猛하므로 生品의 경우에는 주로 外用으로만 활용한다.

또한 熱性을 得하면 瀉下작용을 輔助하고, 冷性을 得하면 止瀉하므로 복용 후 瀉下하고자 하나 瀉下작용이 일어나지 않는 경우에는 熱粥을 복용하여 藥力을 보조케 하여야 하며, 만약 瀉下가 不止하면 冷粥이나 冷水를 먹도록 하고, 또한 巴豆에 중독되어 腹痛大瀉不止者는 黃連이나 綠豆煎湯을 急用하여 解毒하여야 한다.

【炮　製】巴豆霜으로 만들어 사용하는데, 精選한 巴豆를 짓찧어 여러 겹의 吸油紙에 싸서 熱을 조금 가하여 건조한 다음 加壓하여 기름을 빼낸다. 2일에 한 번씩 吸油紙를 바꿔 가면서 6~7회 반복하여 기름이 나오지 않으면 잘게 파쇄하여 쓴다.

【用　量】0.1~0.3g.

【禁忌症】牽牛子와 같이 사용하여서는 안 되며, 寒實積滯가 없는 者와 孕婦 및 體弱者는 복용을 禁한다.

【配合例】① 大黃 乾薑 등을 배합하여 冷食積滯로 인한 腹痛便秘를 치료한다(예 : 三物備急丸).

② 牛膽南星 神麯 朱砂 등을 배합하여 小兒의 乳食停滯, 痰多驚癇의 證을 치료한다(예 : 保赤散).

③ 桔梗 貝母 등을 배합하여 肺癰으로 인한 咳嗽胸痛과 痰飮腥臭 등 증상을 치료한다(예 : 三物白散).

④ 朱砂 牛黃 등을 배합하여 痰迷心竅로 인한 癲狂을 치료한다.

續 隨 子 [開寶本草]

Euphorbiae Lathyridis Semen

異 名 : 千金子[日華子諸家本草] · 菩薩豆[日華子本草] · 千兩金[日華子本草] · 聯步[斗門方]

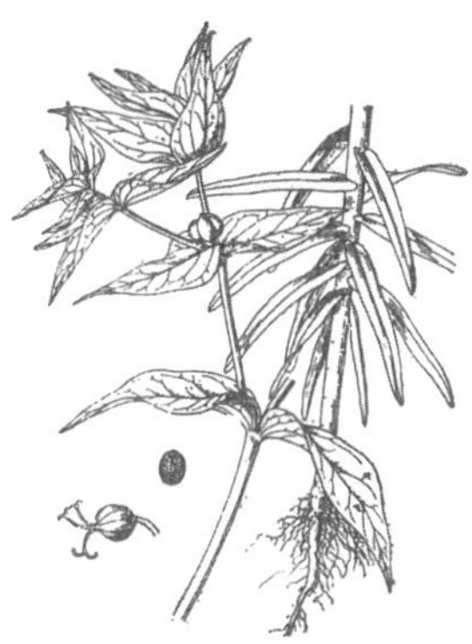

續隨子
Euphorbia lathyris

【基 原】대극과(大戟科 : Euphorbiaceae)에 속한 2년생초본인 續隨子 *Euphorbia lathyris* L.의 성숙한 種子로, 여름과 가을에 種子가 성숙하면 채취하여 曬乾한다.

【性 狀】橢圓形 또는 倒卵形으로 길이 5~6㎜, 지름 3~4㎜이다. 표면은 灰棕色 혹은 灰褐色으로 그물 모양의 주름무늬가 있고, 주름무늬의 볼록한 부위는 짙은 褐色이며, 움푹 들어간 부위는 灰黑色으로 고운 斑點狀으로 이루어졌다. 한쪽에는 움푹 들어간 도랑 모양의 種脊이 있고, 頂端에는 조금 돌기된 작은 圓形의 點이 있으며, 基部는 種脊으로 향한 類白色의 種阜가 있는데 대개는 떨어져 있다. 種皮는 얇으며 단단하나 잘 부스러지고, 內表面은 灰白色으로 광택이 있다. 種仁은 白色이거나 黃白色이고 油質이 풍부하다. 氣는 微하고 맛은 맵다.

【產 地】중국의 河北, 河南, 浙江省에서 주로 생산되며, 이 외에도 四川, 遼寧, 吉林, 湖南, 廣西省 등에서도 생산된다.

【成 分】지방유 40~50%를 함유하고, 그중 유독성분은 euphorbia-steroid 즉 5, 10-diacetyl-6, 20-epoxy-3-phenyl-acetyllathrol, ingenol-20-palmitic acid ester, ingenol-2, 4, 6, 8, 10-pentaen 酸 ester, diacetyl-nicotinyllathyrol 등이다. 이 밖에 coumarins 성분의 daphnetin, euphorbetin esculin 등을 함유한다.

【性 味】性은 溫하고, 味는 辛하며, 有毒하다.

【歸　經】肝・腎・大腸經.

【效能　主治】逐水消腫・破癥殺蟲. 治水腫脹滿, 痰飮, 宿滯, 癥瘕積聚, 二便不通, 血瘀經閉, 疥癬瘡毒, 疣贅, 蛇咬.

【解　說】일명 千金子로 불린다. 性이 猛悍하여 利水, 解毒의 要藥이 된다. 大戟 澤漆 甘遂와 더불어 氣味와 形質, 효능이 유사하되 利水시키는 작용이 강하여 適應證에 적용하면 또한 要藥이 된다. 下氣작용이 신속하여 積聚, 脹滿, 痰飮 등 모든 滯症에 복용하면 가장 마땅하니 이것은 毒으로서 攻毒하는 까닭이다.

[本草經疏]에 의하면 味辛氣溫하고 그 性이 有毒하여 實證을 공격하고 克伐하는 要藥으로 蟲毒을 解毒하고 腹痛脹滿과 積聚를 攻下하고 痰飮을 散하며 또한 婦人의 經閉, 癥瘕, 痃癖瘀血, 大小腸不利 등 諸病에 本品을 적용할 수 있는 원인으로 된 病症에 그 本을 살펴서 치료하여야 마땅하며, 그렇지 않은 證에 사용하여서는 안 된다고 하였다.

【炮　製】種仁을 搗碎하여 泥狀으로 만들고 吸油紙나 布에 싸서 蒸하여 壓搾去油를 반복하여 油質이 완전히 제거된 다음 분말로 만들어 사용한다.

【用　量】2～4g.

【禁忌症】中氣不足者, 大便溏泄 및 孕婦는 복용을 금하고, 病人이 元氣가 虧損된 者는 복용을 忌한다.

【配合例】① 輕粉, 靑黛를 배합하여 丸으로 만들면 癥瘕를 치료한다(예 : 續隨子丸).

② 大黃을 배합하여 腹水腫脹을 치료한다.

③ 山慈菇 文蛤 麝香 大戟 등을 배합하여 飮食物中毒을 치료한다.

제4장 祛風濕藥

肌肉과 經絡 및 筋骨間의 風濕을 제거하여 風濕痺痛을 치료하는 약물을 祛風濕藥이라 한다. 이 약물들은 祛風除濕하는 외에도 散寒, 活血, 通絡, 舒筋, 止痛 혹은 强筋骨의 작용을 가지고 있다. 그러므로 風寒濕痺와 肢體疼痛, 痲木不仁, 關節不利, 筋脈拘急 혹은 腰膝痠痛 등 證을 치료한다.

이들 약물을 응용할 때에는 痺證의 類型과 邪氣가 침범한 부위와 病情의 新久 등 구체적인 情況에 근거하여 응용하되 적당한 약물의 선택과 配伍로 處方해야 한다. 예를 들면 風邪가 偏盛하여 肢體에 流注되어 疼痛이 있는 行痹에는 祛風을 주로 하는 祛風濕藥을 選用하고 活血養營시키는 약으로 보좌하여 치료하여야 하며, 濕邪가 偏盛하여 肢體가 重痛痲木하고 關節이 浮腫한 着痹에는 性質이 溫燥한 祛風濕藥을 選用하여 응용하는데 運脾滲濕시키는 약물을 보좌하여 치료하며, 寒邪가 偏盛하여 肢冷하고 疼痛이 비교적 劇烈한 痛痹에는 마땅히 溫性이 강한 祛風濕藥을 選用하고 通陽溫經시키는 약물로 보좌하며, 陽盛의 체질에는 기본적으로 蘊熱이 있으므로 邪氣의 感染으로 熱로 변하거나 혹은 風寒濕痹가 오래 정체되어 熱로 변화되어 關節이 紅腫熱痛된 熱痹에 마땅히 寒涼한 性質의 祛風濕藥을 選用하거나 혹은 病情을 참작하여 淸熱解毒藥을 배합하여야 한다.

感邪초기에 病邪가 表에 있거나 혹은 疼痛이 上半部에 偏在하면 마땅히 散風勝濕시키는 解表藥을 配伍하므로써 초기에 汗을 따라 解表해야 한다. 病邪가 裏로 들어가 經絡과 筋骨之間에 머물러 脈道가 不利하고 氣血의 運行에 阻滯를 받으면 반드시 活血通絡藥을 같이 사용하여야 한다. 만약 痰濁과 瘀血을 挾하였을 때는 祛痰藥과 化瘀藥을 같이 사용하여야 하며, 久病으로 신체가 허약하여 病에 대한 抗病力이 減弱되면 氣血을 補養시키는 약물과 같이 응용하고, 肝腎虛損으로 腰膝이 痛하고 步履乏力者 또한 마땅히 筋骨을 强壯시키는 祛風濕藥을 選用하고 肝腎을 補養하는 약물을 배합하여 응용하므로써 扶正祛邪의 목적에 도달하게 된다. 다만 이러한 양상이 있을 때 효능이 病情에 적합하면 치료효과는 더욱 증강된다.

약물을 복용하는 데는 酒劑로 만들거나 혹은 丸劑로 하여 常服하는 것이 좋다. 酒劑는 祛風濕藥의 효능을 助長시키는 효능이 있으며, 辛溫性燥한 祛風濕藥은 陰虛血虧의 환자에게는 愼用하여야 한다.

제1절 祛風濕止痺痛藥

本節의 藥은 뚜렷한 止痛작용이 있어 痺痛을 없애는 것이 주요한 효능이므로 風濕으로 인한 肢體나 혹은 關節이 疼痛한 證에 적용한다. 이들 약물을 사용할 때는 病情과 결합하여 응용하거나 혹은 散寒藥을 배합하고, 혹은 淸熱藥을 배합하며 아울러 적당히 活血이나 通絡시키는 약물을 加味하므로써 기대하였던 치료효과를 얻을 수 있다.

獨 活 [本經]

Araliae Continentalis Radix

異 名：長生草[本草綱目]・獨搖草[名醫別錄]・獨滑[本草蒙筌]

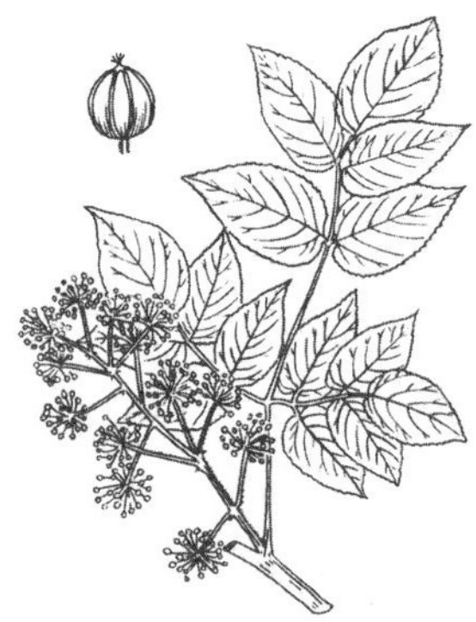

땃두릅
Aralia continentalis

【基 原】 두릅나무과(五加科：Araliaceae)에 속하는 다년생초본인 독활(九眼獨活, 땃두릅) *Aralia continentalis* Kitagawa(＝*A. cordata* Thunb.)의 根인데, 초봄에 發芽하기 전이나 늦가을에 莖葉이 마른 후에 채취하여 曬乾한다. 중국에서는 미나리과(繖形科：Umbelliferae)에 속한 다년생초본인 重齒毛當歸 *Angelica pubescens* Maxim. f. *biserrata* Shan et Yuan를 기원으로 하고 있다.

【性 狀】 ① 독활(九眼獨活)：긴 圓柱形～막대 모양을 하고 길이 10～30㎝, 지름 5～20㎜이다. 바깥 면은 灰白色～灰褐色이며 세로주름과 잔뿌리의 자국이 있다. 꺾인 면은 섬유성이고, 엷은 황색의 髓가 있으며, 質은 가볍고 엉성하다. 특이한 방향이 있고 맛은 처음에는 텁텁하고 약간 쓰다.

② 重齒毛當歸：뿌리는 圓柱形으로 下部는 2～3가지 혹은 여러 가지로 갈라졌고, 길이 10～30㎝이다. 根頭部는 膨大된 圓錐狀으로 가로주름이 많으며 지름이 1.5～3㎝이고, 頂端에는 줄기와 잎의 殘基가 남아 있으며, 표면은 灰褐色 또는 紫褐色으로 세로주름이 있고 隆起된 皮孔와 가는 뿌리의 흔적이 있다. 質은 비교적 단단하고, 단면의 皮部는 灰白色으로 褐色의 油室이 흩어져 있으며 木部는 灰黃色 또는 黃褐色이다.

【産　地】중국의 湖北, 四川省에 분포하며, 우리나라의 독활은 전국 각지에 분포한다.

【成　分】독활(九眼獨活)의 根莖에는 정유와 일종의 triterpenoid saponin을 함유한다. 重齒毛當歸의 根은 angelol, angelicone(glabralactone), bergapten, phytosterol, umbelliferone, scopoletin, angelic acid, tiglic acid, palmitic acid, osthol, glucose 및 소량의 정유를 함유한다.

【性　味】性은 微溫하고, 味는 辛苦하다.

【歸　經】腎·膀胱經.

【效能 主治】祛風除濕·通痹解表止痛. 治風寒濕痹, 腰膝疼痛, 關節屈伸不利, 惡寒發熱, 頭痛身痛, 肢體沈重.

【解　說】性味가 辛散苦降하고 氣香溫燥하여 祛風除濕하고 蠲痹止痛시키는 효능이 있어 風寒濕痺를 치료하고, 그 性이 下行하므로 腰部以下의 痹痛을 치료하는데 더욱 좋은 효과가 있다.

羌活과 獨活은 古代에는 분리하지 않아 [神農本草經]에는 "獨活 一名 羌活"이라 하였고, [名醫別錄]에는 獨活만 기재되어 있고, 羌活은 없으며, [本草綱目]에는 "獨活以羌中來者爲良"이라 기록되어 있다. 실제에 있어서 羌活과 獨活의 형태는 다르지만 모두 祛風, 除濕, 止痛의 작용을 가지고 있다. 다만 羌活은 氣味가 雄烈하고 燥散性大하여 주로 膀胱經에 들어가고 겸하여 腎經에 들어가 發汗解表시켜 病邪가 在上在表者에게 마땅하고, 獨活은 氣味가 淡薄하고 性 또한 緩和하여 주로 腎經에 들어가고 겸하여 膀胱經에 들어가 筋骨間의 風濕을 祛하며, 病邪가 在下在裏者에게 마땅하다. 그러므로 獨活은 足少陰經에 들어가 伏風을 치료하고, 羌活은 足太陽經에 들어가 游風을 치료한다고 하였다.

이와 같이 風寒濕痹가 肌肉과 關節에 痺着하여 나타나는 痛證에 新久를 막론하고 응용할 수 있으며, 더욱이 下部의 痺證에 마땅하다. 또한 風寒濕을 發散시켜 解表하는 효능이 있으나 羌活보다 약하여 같이 배합하여 응용하여 치료한다.

【炮　製】절편하여 사용한다.

【用　量】4～12g.

【禁忌症】血虛發痙과 血虛頭痛 및 氣血兩虛로 인한 遍身疼痛에는 복용을 忌한다.

【配合例】① 防風 秦艽 桑寄生 牛膝 등을 배합하여 風寒濕痹와 腰膝疼痛 및 關節屈伸不利 등 證을 치료한다(예 : 獨活寄生湯).

② 羌活 防風 白芷 川芎 등을 배합하여 風寒濕邪의 침입으로 인한 惡寒發熱, 頭痛身痛, 肢體沈重 등 表寒挾濕證을 치료한다(예 : 羌活勝濕湯).

③ 地黃 杜仲 桑寄生 등을 배합하여 腎虛腰痛을 치료한다.

④ 細辛 川芎 등을 배합하여 少陰頭痛을 치료한다(예 : 獨活細辛湯).

威 靈 仙 [開寶本草]

Clematidis Radix et Rhizoma

異 名：靈仙[藥品化義]・能消[開寶本草]・葳苓仙[珍珠囊]・鐵脚威靈仙[本草綱目]・老虎鬚[陸川本草]

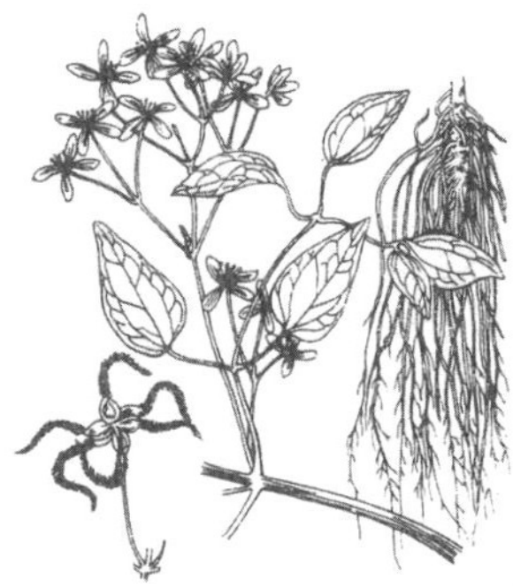

으아리
Clematis mandshurica

【基　原】 미나리아재비과(毛茛科：Ranunculaceae)에 속한 多年生 落葉性 蔓莖植物인 으아리(東北鐵線蓮) *Clematis mandshurica* Rupr.와 威靈仙 *C. chinensis* Osbeck. 및 가는잎사위질빵(棉團鐵線蓮) *C. hexapetala* Pall.의 根과 根莖인데, 가을에 채취하여 曬乾한다.

【性　狀】 ① 으아리：根莖은 柱狀으로 길이 1～11㎝, 지름 0.5～2.5㎝이다. 뿌리는 비교적 密集되었고 길이 5～23㎝, 지름 0.1～0.4㎝이다. 표면은 紫黑色으로, 단면의 木部는 圓形에 가깝다. 맛은 辛辣하다.

② 威靈仙：根莖은 柱狀으로 길이 1.5～10㎝, 지름 0.3～1.5㎝이다. 표면은 淡褐黃色으로 頂端에는 莖基가 殘留되어 있고, 質은 단단하고 질기며, 단면은 섬유성으로 下側에는 많은 細根이 붙어 있다. 根은 細長한 圓柱形으로 약간 구부러졌고 길이 7～15㎝, 지름 0.1～0.3㎝이다. 표면은 黑褐色으로 가는 세로주름이 있으며 皮部는 탈락되어 黃白色의 木部가 노출되어 있다. 質은 단단하면서 부스러지기 쉽고, 단면의 皮部는 비교적 넓고, 木部는 淡黃色으로 方形이며 皮部와 木部사이는 항상 벌어져 있다. 냄새가 약간 있고, 맛은 담담하다.

③ 棉團鐵線蓮：根莖은 短柱狀으로 길이 1～4㎝, 지름 0.5～1㎝이다. 뿌리는 길이 4～20㎝, 지름 0.1～0.2㎝이다. 표면은 紫褐色 또는 黑褐色이며, 단면의 木部는 圓形이다. 맛은 짜다.

【產　地】 으아리는 우리나라 각지에 분포하고, 威靈仙은 중국의 江蘇, 安徽, 浙江省 등의 지역에 분포한다.

【成　分】 으아리의 根은 triterpenoid계 saponin, clematoside A, clematoside A, clematoside B, clematoside C를 함유한다. 威靈仙의 根은 anemonin, anemonol, sterol, 당류, saponin, lacton, phenol류 및 아미노산 등을 함유한다.

【性　味】 性은 溫하고, 味는 辛鹹하다.

【歸　經】 膀胱經.

【效能 主治】祛風除濕·通絡止痛. 治風濕痹痛, 肢體麻木, 筋脈拘攣, 屈伸不利, 骨哽咽喉.

【解　說】辛散溫通하고 性急善走하므로 肌表에 작용하여 祛風除濕하고 通經活絡하여 止痛케 하므로 風濕痹痛, 筋脈拘攣, 關節屈伸不利 혹은 肢體麻木, 腰脚疼痛 등의 證候를 치료하는 要藥이 되며, 특히 風邪가 偏勝하여 游走性으로 肢體가 疼痛하는 證에 더욱 마땅하다.

또한 宣壅通滯하는 효력이 있어서 여러 가지 小骨이 목에 걸려서 토하거나 삼켜도 제거되지 않는 증상을 치료한다.

그러나 走竄性이 강하여 氣血을 소모시키는 부작용이 있으므로 氣血이 허약한 자가 久服하는 것은 좋지 않으며, 용량을 과다하게 사용해서는 안 된다.

本品의 莖葉은 淸熱解毒시키는 작용이 있어 오늘날 임상에서는 咽喉腫痛과 急性黃疸型 傳染性肝炎 및 瘧疾 등 證에 일정한 치료효과가 있다.

【炮　製】細切하여 사용한다.

【用　量】4~12g.

【禁忌症】性이 走竄하므로 久服하면 正氣를 손상하기 쉽고, 體弱者는 복용을 忌한다.

【配合例】① 羌活 防風 獨活 川芎 등을 배합하여 風寒濕痹와 肢體疼痛 및 屈伸不利를 치료한다(예 : 靈仙除痛飮).

② 當歸 桂心 등을 배합하여 跌打損傷으로 인한 疼痛과 風濕腰痛을 치료한다(예 : 神應丸).

③ 防己 秦艽 등을 배합하여 關節疼痛과 肌肉痛을 치료한다.

④ 羌活 獨活 蒼朮 防己 등을 배합하여 風濕相搏으로 인한 肢節腫痛을 치료한다.

防　己 [本經]

Sinomeni Caulis et Rhizoma

異　名 : 靑藤·淸風藤·尋風藤[本草綱目]·滇防己[植物名實圖考]

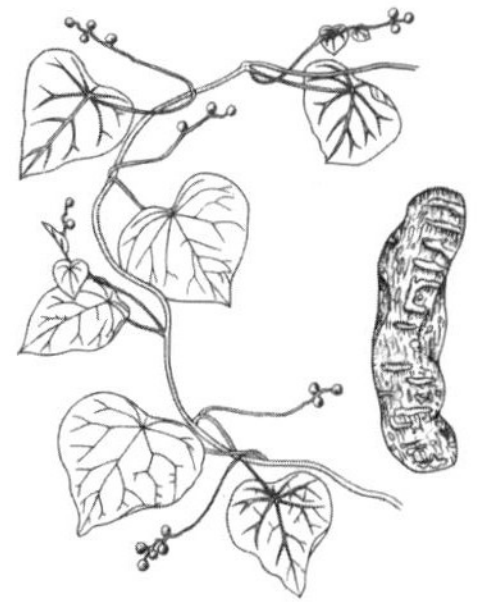

粉防己
Stephania tetrandra

【基　原】새모래덩굴과(防己科 : Menispermaceae)에 속하는 多年生 木質藤本인 방기(靑藤) *Sinomenium acutum* (Thunb.) Rehd. et Wils. 및 毛靑藤 *Sinomenium acutum* (Thunb.) Rehd. et Wils. var. *cinereum* Rehd. et Wils.의 藤莖 및 根莖이다.

중국에서는 草質藤本인 粉防己 *Stephania tetrandra* S. Moore의 根을 가을에 채취하여 코르크층을 제거하고 曬乾하여 사용한다.

【性 狀】① 방기 : 긴 원기둥 모양이고 약간 구부러졌으며, 길이 20~70㎝, 지름 0.5~2㎝이다. 바깥 면은 녹갈색, 밤색 또는 회갈색이고, 마디는 약간 팽대되어 있다. 몸체는 가벼우며 質은 단단하나 취약하고 자르기 쉽다. 잘린 면은 회황색 또는 연한 회갈색이며, 피부는 좁고 목부는 수선이 방사상으로 배열되어 있으며, 수부는 연한 황백색 또는 황갈색이다.

② 粉防己 : 불규칙한 圓柱形, 半圓柱形 또는 塊狀으로 많이 구부러졌고 길이 5~10㎝, 지름 1~5㎝이다. 표면은 淡灰黃色으로 구부러진 부위에는 가로로 홈이 있고 結節狀의 혹과 같은 모양으로 되어 있다. 體는 重하고, 質은 堅實하며, 단면은 평탄하고 灰白色의 粉性이며 방사상의 무늬가 배열되어 있다. 氣는 微하고, 味는 苦하다.

【產 地】방기는 우리나라 남부지방에 분포하고, 중국에서는 장강이남지역에 분포한다. 粉防己는 중국의 浙江, 安徽, 江西, 福建, 廣東, 廣西省 등의 지역에 분포한다.

【成 分】방기 莖 및 根은 sinoacutine, acutumine, N-acutumidine 등을 함유한다. 粉防己 根은 alkaloid를 약 1.2% 함유하고, 주요성분은 tetrandrine과 fangchinoline이다.

【性 味】性은 平하고, 味는 苦辛하다.

【歸 經】肝・脾經.

【效能 主治】祛風通絡・除濕止痛. 治風濕痺痛, 歷節風, 鶴膝風, 脚氣腫痛.

【解 說】性味가 苦平하여 降泄시키는 효력이 비교적 크고 利水除濕시키는 효능이 있으며, 性이 下行하여 下半身에 水濕이 停留하여 된 病證에 더욱 마땅하고, 辛味는 發散하여 風濕을 제거하고 止痛케 하므로 風濕熱邪가 經絡에 壅滯하여 關節이 紅腫熱痛한 證에 상용하여 치료한다. 만약 痛痹證을 치료하고자 하면 溫經散寒시키는 약물을 배합하여야 한다.

다만 苦平한 性味를 가지고 있으므로 風濕熱痹에 마땅하다.

【備 考】쥐방울덩굴과(馬兜鈴科 : Aristolochiaceae)의 廣防己 *Aristolochia fangchi* Wu.의 뿌리를 廣防己라는 한약재로 이용하는데, 性味는 苦辛寒하며, 주로 膀胱, 肺經으로 들어가서 祛風止痛, 淸熱利水하는 효능이 있어서 濕熱身痛, 風濕痹痛, 下肢水腫, 小便不利 등의 증상에 응용한다.

그런데, 중국에서는 粉防己를 漢防己로 부르고, 廣防己를 木防己로 부르기도 하므로, 감별에 주의하여야 한다.

한편 우리나라에서는 댕댕이덩굴 *Cocculus trilobus* Dc의 뿌리를 木防己로 사용하고 있다.

【炮　製】절편하여 사용한다.

【用　量】9～15g.

【禁忌症】體弱陰虛者와 脾胃가 虛寒한 자는 愼用한다.

【配合例】① 黃芪 白朮 甘草 등을 배합하여 水濕이 停留하여 된 水腫脹滿과 脚氣가 脾虛에 속한 자를 치료한다(예 : 防己黃芪湯).

② 葶藶子 大黃 椒目 등을 배합하여 水濕停蓄이 實에 속한 자를 치료한다(예 : 己椒藶黃丸).

③ 烏頭 桂枝 白朮 등을 배합하여 風濕關節疼痛이 寒濕偏勝에 속한 證을 치료한다(예 : 防己湯).

④ 牛膝 木瓜 薏苡仁 등을 배합하여 濕熱이 經絡에 阻滯하여 關節이 紅腫熱痛한 證을 치료한다.

⑤ 薏苡仁 蠶砂 등을 배합하여 濕熱로 인한 風濕痺痛을 치료한다(예 : 宣痺湯).

秦　艽 [本經]

Gentianae Macrophyllae Radix

異 名 : 秦膠[神農本草經]・秦糺[唐本草]・秦爪[四聲本草]・左秦艽[張聿靑醫案]

【基　原】용담과(龍膽科 : Gentianaceae)에 속한 다년생초본인 秦艽 *Gentiana macrophylla* Pall.와 麻花秦艽 *G. straminea* Maxim., 粗莖秦艽 *G. crassicaulis* Duthie ex Burk. 혹은 小秦艽 *G. dahurica* Fisch.의 根인데, 봄과 가을에 채취하여 曬乾한다.

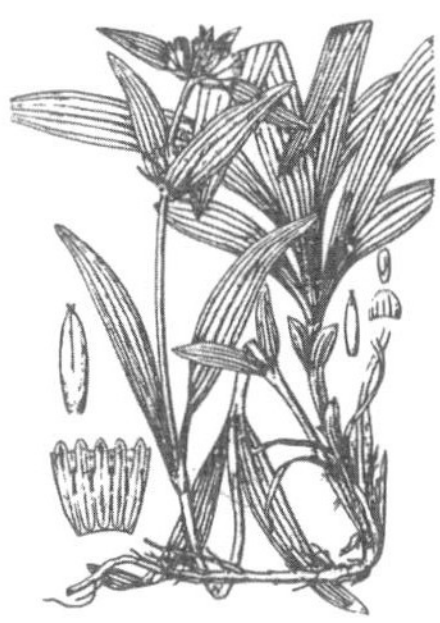

秦艽
Gentiana macrophylla

앞의 세 가지 秦艽를 형상에 따라 秦艽와 麻花秦艽로 구분하기도 하며, 제일 나중의 것을 小秦艽라고 부르기도 한다.

【性　狀】① 秦艽 : 圓柱形으로 上部는 엉성하고 下部는 가늘어 비틀어져 있으며, 길이 10～30㎝, 지름 1～3㎝이다. 표면은 黃褐色 또는 灰黃色으로 세로로 비틀린 주름이 있다. 頂端에는 莖基와 섬유상의 葉鞘가 남아 있다. 質은 단단하면서 부스러지기 쉽고, 단면은 柔潤하고, 皮部는 黃色 또는 黃褐色이며, 木部는 黃色이다. 氣는 특이하고, 味는 苦・微澀하다.

② 麻花秦艽 : 圓錘形으로 여러 개의 작은 뿌리가 모여서 膨大되어 있으며, 지름이 7㎝에 이르기도 한다. 표면은 紫褐色으로 엉성하고 벌어져 그물 모양의 구멍이 있다. 質은 부스러지기 쉽고, 단면은 나무가 썩은 모양이다.

③ 小秦艽 : 圓錘形 또는 類圓柱形으로 길이 8~15㎝, 지름 0.2~1㎝이다. 표면은 紫黃色으로 主根은 1개이며 莖基와 섬유상의 葉鞘가 남아 있고, 下部는 많이 分枝되어 있다. 단면은 黃白色이다.

【産　地】秦艽는 중국의 東北, 華北, 西北 및 河南, 四川 등의 지역에 분포하고, 粗莖秦艽는 四川, 雲南, 西藏省 등의 지역에 분포하며, 小秦艽는 河北, 山西, 內蒙古, 陜西, 甘肅, 寧夏, 青海, 新疆, 四川, 西藏省 등의 高山지대에 분포한다.

【成　分】秦艽는 alkaloid인 gentianine, gentianidine, gentianin C를 함유하고, 당류 및 휘발성 성분을 함유한다.

【性　味】性은 微寒하고, 味는 苦辛하다.

【歸　經】胃・肝・膽經.

【效能 主治】祛風濕・止痹痛・淸虛熱・淸濕熱. 治風濕痹痛, 筋脈拘攣, 骨節酸痛, 日晡潮熱, 小兒疳積發熱.

【解　說】風濕을 제거하는 약으로 상용하는데, 風濕을 없애는 약물들은 대개 辛燥傷陰하나 오직 秦艽는 “質潤하여 燥하지 않아 風藥 중의 潤劑이며 發散藥 중의 補劑가 된다”고 한 것과 같이 風濕을 제거하여 痹證을 치료하고, 또한 經絡을 宣通케 하여 止痛케 하며, 蒸熱을 退하게 하는 효능이 있어 風濕痹痛과 骨蒸潮熱을 치료하는 要藥이 된다. 이 외에도 二便을 利하여 濕熱을 導下하므로 濕熱黃疸을 치료한다.

【炮　製】절단하여 사용한다.

【用　量】8~16g.

【禁忌症】久痛虛羸者와 溲多, 便滑者는 복용을 忌한다.

【配合例】① 青蒿 知母 鱉甲 등 淸虛熱 養陰藥을 배합하여 骨蒸潮熱을 치료한다(예 : 秦艽鱉甲散).

② 羌活 獨活 防風 桑枝 등을 배합하여 風濕痹痛, 肢節痠痛 등 證을 치료한다.

③ 茵蔯 梔子 黃芩 등을 배합하여 濕熱黃疸을 치료한다.

④ 葛根 茵蔯蒿 木通을 배합하여 酒疸을 치료한다.

⑤ 羌活 獨活 防風 白芷 細辛을 배합하여 産後頭痛을 치료한다.

海 桐 皮 [海藥本草]

Kalopanacis Cortex

異 名 : 釘桐皮[藥材資料匯編]・刺桐皮[中藥材手冊]・刺通[貴州草藥]・鼓桐皮[藥材資料匯編]・丁皮[藥材資料匯編]

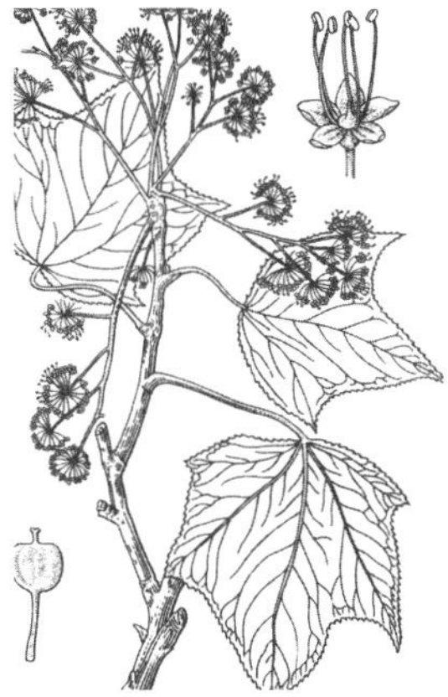

엄나무(川桐皮)
Kalopanax pictus

【基　原】두릅나무과(五加科 : Araliaceae)에 속한 落葉喬木인 엄나무(川桐皮) *Kalopanax pictus* Nakai의 樹皮이다. 중국에서는 콩과(豆科 : Leguminosae)에 속한 落葉喬木인 刺桐 *Erythrina variegata* L. var. *orientalis* (L.) Meer.의 樹皮도 사용한다. 초여름에 벗겨내어 가시를 긁어낸 다음 曬乾한다.

【性　狀】半筒狀 또는 板片狀으로 길이 30~60㎝, 두께 약 1~3㎜이다. 표면은 灰褐色 또는 灰黑色으로 불규칙한 세로주름과 橢圓形이며 灰黃色의 가시자국이 있고, 뾰족한 圓錘形이며 높이 3~10㎜의 赤褐色 또는 褐色의 가시가 남아 있는 것도 있다. 內皮面은 黃色 또는 黃褐色을 띠고 평탄하며 가는 세로주름이 있다. 質은 단단하면서 질기며, 단면은 黃白色 또는 淡黃色으로 섬유성이다.

【產　地】우리나라 각지에 분포하고, 刺桐은 중국의 廣西, 雲南, 福建, 湖北省 등지에 분포한다.

【成　分】Erythraline, hypaphorine, betaine 및 유기산을 함유한다.

【性　味】性은 平하고, 味는 苦辛한다.

【歸　經】肝經.

【效能 主治】祛風濕・通經絡・殺蟲. 治風濕・痹痛, 痢疾, 牙痛, 疥癬.

【解　說】性은 平하고, 味는 苦辛하여 肝經에 들어가 風濕을 제거하고 經絡을 宣通시키는 효능이 있어 風濕으로 인한 痹痛과 四肢拘攣, 腰膝疼痛 등의 證을 치료하며, 또한 殺蟲止痒시키는 효능이 있어 疥癬과 濕疹을 치료하는데 적용하며, 煎湯液을 만들어 洗滌하거나 硏末調敷한다.

【炮　製】절편하여 사용한다.

【用　量】4~14g.

【禁忌症】血虛者는 복용을 忌한다.

【配合例】① 羚羊角屑 薏苡仁 防風 羌活 등을 배합하여 風濕痹痛과 百節拘攣痛을 치료한다.

② 牛膝 川芎 羌活 五加皮 등을 배합하여 脚攣不能屈伸을 치료한다.

③ 知母 貝母 烏梅肉 金毛狗脊 등을 배합하여 大風疾을 치료한다.

④ 海桐皮를 水煎하여 含漱하면 風蟲牙痛을 치료한다.

草 烏 [藥譜]

Aconiti Ciliare Tuber

異 名：烏頭[神農本草經]・烏喙[神農本草經]・毒公[吳普本草]・土附子[日華子本草]・竹節烏頭[本草綱目]

【基 原】 미나리아재비과(毛茛科：Ranunculaceae)에 속한 다년생초본인 놋젓가락나물(卷毛蔓烏頭) *Aconitum ciliare* DC.와 同屬 近緣植物의 塊根을 건조한 것으로 중국에서는 이삭바꽃(北烏頭) *Aconitum kusnezoffii* Reichb.의 塊根을 가을에 잎이 말랐을 때 채취하여 曬乾한다.

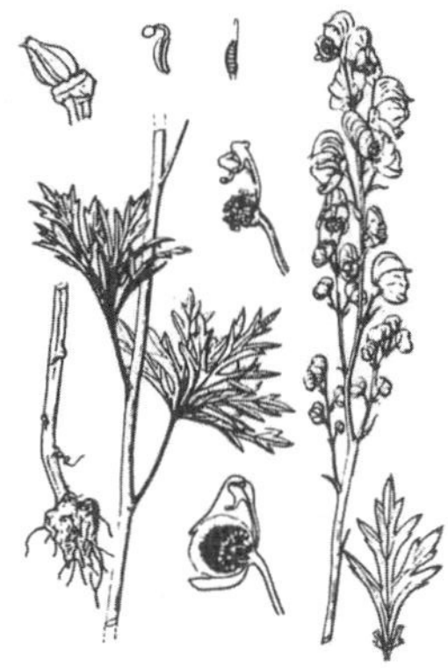

이삭바꽃
Aconitum kusnezoffii

【性 狀】 고르지 않은 圓錘形으로 길이 2~7㎝, 지름 6~18㎜이다. 위쪽에는 줄기자국이나 줄기가 남아 있다. 표면은 灰褐色 또는 黑褐色으로 쭈그러진 세로 주름이 있다. 절단면은 灰白色 또는 어두운 灰色인데 多角形으로 고리 무늬의 층으로 이루어져 있고, 質은 단단하다. 無臭이고, 맛은 辛辣하며, 혀에 마비감이 있다.

【產 地】 우리나라 각지에 분포하고, 중국에서는 東北, 華北 등 各省에 분포한다.

【成 分】 Aconitine, hypaconitine, mesaconitine, deoxyaconitine, beiwutine 등을 함유한다. 중국산은 aconitine, songorine, songoramine, aconifine을 함유한다.

【性 味】 性은 熱하고, 味는 辛苦하며, 大毒하다.

【歸 經】 心・肝・腎・脾經.

【效能 主治】 祛風除濕・溫經止痛. 治風寒濕痺, 關節疼痛, 心腹冷痛, 寒疝作痛, 痲醉止痛.

【解 說】 性味가 辛苦熱해서 祛風除濕, 溫經止痛하는 효능이 있어서 寒性에 속한 風濕痺痛의 證을 치료한다. 이 외에 開豁痰하는 작용이 있어서 中風半身不遂의 證을 다스리며, 外用하면 陰疽를 치료한다.

본 품의 性味, 효능, 응용법, 용법 및 주의사항이 川烏頭와 같으나, 다만 독성이 더욱 더 세다. 따라서 急病이 아니면 久服을 삼가야 한다.

【炮 製】 草烏를 냉수에 3~5일(매일 1~2번 換水) 담근 후 鍋內에 黑豆(혹은 두부), 甘草, 生薑片(혹은 생강즙)과 함께 넣어 잘 섞은 후에 2~4시간 煮沸해서 內面의 白

心이 없어질 정도가 되면 냉각시켜 輔料를 제거하고 햇볕에 말리거나 혹은 烘乾한다(草烏 5㎏ 당 黑豆 125g(黑豆가 없으면 두부 1,250g), 甘草 250g, 生薑片 250g).

【用 量】2～4g.

【禁忌症】독성이 있으므로 生品을 內服하여서는 안되며, *孕婦*는 복용을 忌하고, 半夏 瓜蔞 貝母 白及 白斂 犀角 등과 같이 사용하는 것은 마땅하지 않다.

【配合例】① 桂枝 威靈仙 등을 배합하여 風寒濕痺와 痠痛痲木을 치료한다.

② 蜂蜜과 같이 사용하여 脘腹冷痛과 寒疝腹痛을 치료한다.

蠶 沙 [別錄]

Bombycis Faeces

異 名 : 原蠶沙[本草綱目]

【基 原】누에과(蠶蛾科 : Bombycidae)에 속한 집누에(家蠶蛾) *Bombyx mori* L의 糞便인데, 6～8월에 두 잠부터 세 잠 잘 때 배설한 糞便을 수집하여 曬乾한다.

【性 狀】짧은 圓錘形의 顆粒으로 길이가 약 3㎜ 이상, 지름 2～3㎜이다. 外表面은 黑褐色으로 엉성하고 평탄하지 않으며, 6개의 세로로 향한 주름 홈이 있으며, 頂面은 6棱形이고 兩端은 비교적 평탄하다. 質은 단단하면서 부스러지기 쉽다.

【產 地】우리나라 각지의 양잠농가에서 產出하고, 중국에서는 江蘇, 浙江省에 多產한다.

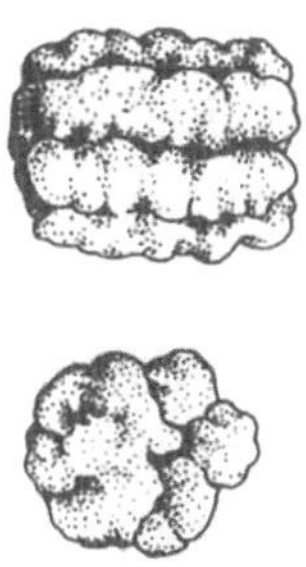

蠶沙藥材

【成 分】유기물 83.8～90.4%, 회분 9.6～16.2%, 總窒素量 1.9～3.6%를 함유하고, 또한 엽록소와 비타민 A·B 등을 함유한다.

【性 味】性은 溫하고, 味는 甘辛하다.

【歸 經】肝·脾·胃經.

【效能 主治】祛風除濕·和胃化濁. 治風濕痹痛, 濕疹瘙痒, 頭風頭痛, 皮膚不仁, 關節不遂, 吐瀉轉筋, 腰脚冷痛.

【解 說】辛散하고 溫通하여 祛風除濕하고 止瘙痒하는 효능이 있어서 風濕痺痛과 肢體不遂 및 濕疹瘙痒을 치료한다.

또한 甘味로 脾胃로 들어가고 辛味로 和胃化濁·燥濕하는 효능이 있어 脾胃經에 濕濁이 內阻하여 나타나는 吐瀉轉筋을 和胃化濕시켜 치료한다.

누에똥으로 晩蠶屎가 더욱 좋은 효능을 가지고 있다. 보고에 의하면 粗葉綠素量이 제3령의 蠶沙에는 1.6%, 제4령은 2.0%, 제5령은 2.4%로, 여러 잠을 잔 누에똥이 좋은 것으로 알려져 있다.

【炮 製】生用한다.

【用　量】12~20g.

【禁忌症】筋骨不遂가 血虛로 經絡을 養榮하지 못하여 된 자와 風濕이 없는 자 및 外邪侵犯者는 복용을 忌한다.

【配合例】① 防己 薏苡仁 連翹 등을 배합하여 風濕痺痛을 치료한다(예 : 宣痺湯).

② 黃芩 木瓜 吳茱萸 등을 배합하여 脾胃에 濕濁이 內阻되어 발생한 霍亂吐瀉轉筋을 치료한다(예 : 蠶矢湯).

③ 本品 2袋를 蒸熟하여 半身不遂의 患部에 慰하여 치료하고, 皮膚濕疹에는 煎湯하여 外洗하여 치료한다.

馬錢子 [本草綱目]

Strychni Semen

異 名 : 番木鱉[飛鴻集]・苦實把豆兒[飛鴻集]・馬前[本草求原]・苦實[本草原始]・火失刻把[本草綱目]

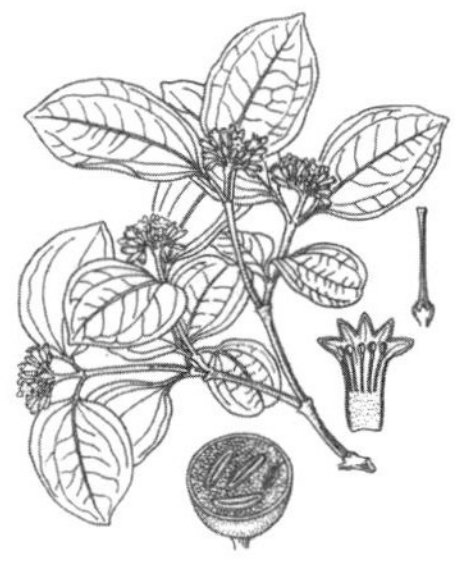

馬錢
Strychnos nux-vomica

【基　原】마전과(馬錢科 : Loganiaceae)에 속하는 常綠喬木인 馬錢 *Strychnos nux-vomica* L.의 種子만 골라내어 曬乾한다.

【性　狀】편평한 圓形의 단추 모양이고 약간 구부러졌고 가장자리가 조금 융기하여 한 면은 항상 오목하고 다른 한 면은 볼록하다. 지름은 1~3㎝, 두께 3~6㎜, 灰褐色 또는 灰綠色의 엎어진 細毛가 密生하여 방사상으로 나 있다. 밑면의 중앙에 조금 돌기한 圓點이 하나 있고 가장자리에 작은 돌기가 있으며, 둥근 작은 돌기 사이에 稜線이 한 줄 있다. 質이 단단하여 잘 파쇄되지 않지만 파쇄하면 淡黃白色의 약간 투명한 角質狀의 種仁이 있다. 無臭에 맛은 매우 쓰며 毒性이 극심하므로 혀를 대지 말아야 한다.

【產　地】열대성 식물로 인도, 베트남, 태국, 스리랑카 등의 지역에 분포한다.

【成　分】성숙한 種子는 alkaloid를 1.5~5% 함유하고, 그중 주요성분은 strychnine으로 총 alkaloid의 약 35~50%이며, 비슷한 함량으로 brucine이 있다. 또한 소량의 colubrine, 16-oxycolubrine, pseudo-strychnine, vomicine, loganin (meliatin) 등을 함유한다.

【性　味】性은 寒하고, 味는 苦하며, 大毒하다.

【歸　經】肝・脾經.

【效能 主治】通絡止痛·散結消腫. 治風濕頑痹, 痲木癱瘓, 跌撲損傷, 癰疽腫痛, 小兒麻痹後遺症, 類風濕性關節炎.

【解 說】味苦性寒하고 毒性이 강렬하여 通絡止痛시키고 散結消腫시키는 효능이 있어 風濕痹痛과 經絡拘攣 및 跌打損傷 등 證에 치료효과가 있다. 또한 古方에는 喉痺를 치료하는데 外用하였으나 오늘날에 와서는 食道癌, 胃癌, 直腸癌 및 肺癌 등을 치료하는데 응용하고 있으며, 馬錢子가 攻毒散結하고 疼痛을 緩和시키는 효능이 있기 때문에 비교적 좋은 치료효과가 기대되어 複方 중에 가하여 많이 응용하고 있다.

그러나 本品을 응용할 때는 반드시 규정된 炮製를 하여야 하며 劑量에도 주의하여야 할 뿐 아니라 久服해서는 안 된다.

【炮 製】냄비에 모래를 넣고 열을 가하여 모래가 뜨겁게 되어 잘 저어질 때 精選한 馬錢子를 넣고 저어서 外表面이 黑褐色 또는 深褐色이 되고, 內部가 부풀어 오르도록 볶아서 꺼내 모래는 체로 쳐서 버리고 식힌 다음 絨毛를 제거하고 粉末로 하여 사용한다.

【用 量】0.3~0.6g.

【禁忌症】姙婦와 身體虛弱者는 복용해서는 안 된다.

【配合例】① 烏頭 威靈仙 등 祛風除濕, 溫經散寒시키는 藥을 배합하여 風濕痹痛과 經絡拘攣 및 肢體麻木癱瘓을 치료한다.

② 乳香 沒藥 自然銅 骨碎補 등 活血止痛藥을 배합하여 硏末外敷하면 跌撲損傷으로 인한 瘀血腫痛을 치료한다.

③ 山豆根 板藍根 등을 배합하여 咽喉腫痛과 癰腫瘡毒을 치료한다.

④ 雄黃 乳香 穿山甲 등을 배합하여 癰腫瘡毒을 치료한다.

제2절 舒筋活絡藥

舒筋活絡藥에 속한 약물들은 舒筋과 活絡의 작용이 특히 우수하여 風濕痹痛에 關節屈伸不利와 拘急을 겸했거나 肢體가 麻木하고 癱瘓한 증상에 적용된다. 筋脈拘攣과 絡脈이 不利한 病證은 같이 나타나는데, 舒筋藥은 통상적으로 活絡의 작용을 함께 가지고 있으므로 舒筋과 活絡은 항상 같이 提起되어 대부분 서로 보조적으로 작용한다. 舒筋活絡藥을 임상에 활용할 때는 반드시 養營活血시키는 약물을 배합하여 氣血을 疏通시켜 筋脈을 濡潤하게 해야 한다.

寒邪의 偏盛으로 된 病證에는 溫經散寒藥을 배합하여야 하며, 火로 변화하여 생긴 病證에는 清熱養陰藥을 배합하여야 하고, 濕邪가 偏勝하여 생긴 病證에는 溫陽시키고 利濕하는 약을 배합하여야 한다. 氣血이 虛衰하여 筋脈을 濡養하지 못할 경우에는 補益藥을 배합해야 하고, 頑痰이나 瘀血이 阻滯된 때에는 祛痰逐瘀藥을 배합해야 한다.

木 瓜 [別錄]

Chaenomelis Fructus

異 名 : 木瓜實[名醫別錄] · 鐵脚梨[清異錄]

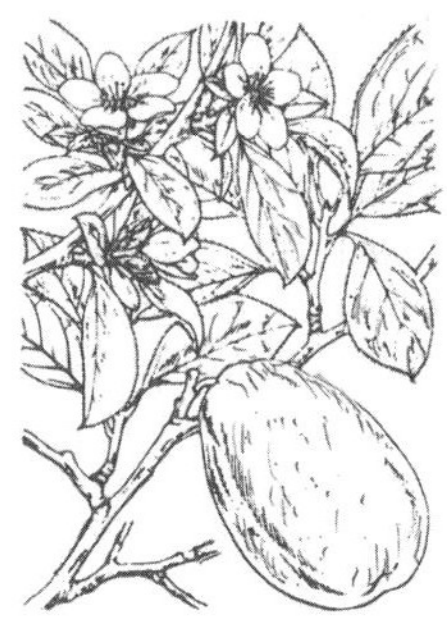

모과나무
Chaenomeles sinensis

【基 原】장미과(薔薇科 : Rosaceae)에 속한 落葉灌木인 모과나무(光皮木瓜) *Chaenomeles sinensis* Koehne와 명자꽃(皺皮木瓜) *C. lagenaria* (Loisel) Koidz.(=*C. speciosa* (Sweet) Nakai)의 성숙한 果實로, 여름과 가을 果實이 익은 것을 따서 끓는 물에 삶아서 外皮가 灰白色이 될 때 꺼내어 약간 曬乾한 다음 쪼개어 曬乾한다.

【性 狀】잘 익은 열매로 長橢圓形~卵圓形이며 길이 4~8㎝, 너비 35~50㎜, 두께 20~35㎜이다. 바깥 면은 赤褐色~赤紫色으로 약간의 광택이 있고 안쪽은 赤褐色이며 평탄하거나 또는 함몰되어 있고 종자는 거의 탈락되어 있다. 종자는 세모뿔 모양으로 赤褐色이며 그 안에는 흰색의 種仁이 한 개 있거나 또는 떨어져서 없다.

【產 地】우리나라 각지에서 과수나 관상용으로 재배하고 있다.

【成 分】Saponin, 사과산, 주석산, 구연산, 비타민 C, flavonoid, tannin을 함유한다. 種子에는 시안화수소산(hydrogen cyanide)을 함유한다.

【性 味】性은 溫하고, 味는 酸하다.

【歸 經】肝 · 脾經.

【效能 主治】舒筋活絡 · 和胃化濕. 治濕痹拘攣, 腰膝關節酸重疼痛, 吐瀉轉筋, 脚氣水腫.

【解 說】性味가 酸溫하고 氣香한데, 溫香은 化濕하는 효능이 있어 脾經에 들어가 中焦의 濕邪를 化濕시켜 醒脾和胃의 효과가 있다. 脾가 健運하게 되면 泄瀉가 止하게 되고, 胃가 和降하게 되면 嘔吐가 自除하게 된다.

또한 비교적 양호한 舒筋活絡의 작용이 있고, 또한 化濕시키는 효능이 있어

風濕痹痛과 筋脈拘攣, 脚氣腫痛을 치료하는 要藥이 되며, 吐利過多로 인한 足腓攣急을 緩解하여 轉筋을 치료한다.

【炮　製】절편하여 사용한다.

【用　量】8～16g.

【禁忌症】多食하면 齒와 骨이 손상되며, 貧血이나 眞陰이 부족하여 下半身腰膝이 無力하거나, 食傷으로 脾胃가 衰弱하고 腹內에 積滯가 있어 便秘가 있는 자는 복용을 忌한다.

【配合例】① 紫蘇葉 吳茱萸 檳榔 등을 배합하여 脚氣浮腫, 濕痹拘攣, 腰膝酸痛 및 關節屈伸不利 등 證이 寒濕에 속한 자를 치료한다(예 : 鷄鳴散).

② 黃柏 薏苡仁 牛膝 등을 배합하여 濕痹筋攣이나 腰膝酸痛이 濕熱에 속한 證을 치료한다.

③ 防己 五加皮 牛膝 續斷 등을 배합하여 濕痹拘攣과 腰膝酸痛을 치료한다.

④ 吳茱萸 香薷 生薑 등을 배합하여 嘔吐腹瀉로 인한 腹痛轉筋을 치료한다.

絡 石 藤 [本經]

Trachelospermi Caulis

異 名 : 絡石[神農本草經] · 鯪石[吳普本草] · 略石[名醫別錄] · 耐冬[唐本草] · 白花藤[植物名實圖考] · 石薜荔[醫學入門]

【基　原】협죽도과(夾竹桃科 : Apocynaceae)에 속하는 常綠攀援木質藤木인 낙석(絡石) *Trachelospermum jasminoides* (Lindl.) Lem.의 帶葉한 藤莖으로, 가을에 잎이 떨어지기 전에 채집하여 曬乾한다.

우리나라에서는 마삭줄 *Trachelospermum asiaticum* var. *intermidium* Nakai. 및 同屬近緣植物의 帶葉한 藤莖도 기원으로 활용하고 있다.

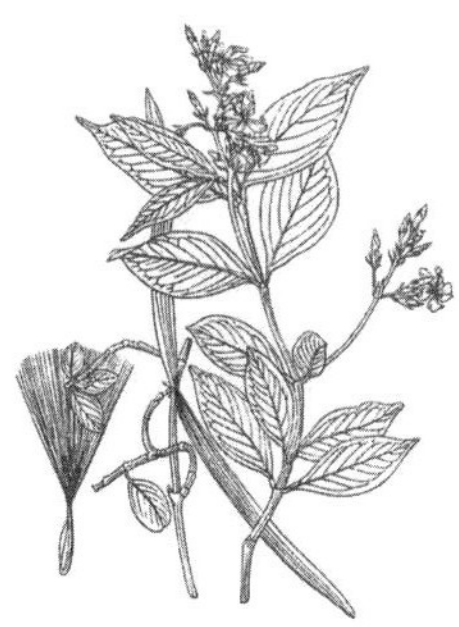

絡石
Trachelospermum jasminoides

【性　狀】줄기는 圓柱形으로 구부러져 많은 가지가 있고 길이가 일정하지 않으며, 지름은 1～5㎜이다. 표면은 紅褐色으로 점 모양의 皮孔과 不定한 뿌리가 있다. 質은 단단하고, 단면은 淡黃白色으로 속이 비어 있다. 잎은 對生하고 短柄이며 楕圓形 또는 卵狀의 披針形으로 길이 1～8㎝, 너비 0.7～3.5㎝로 全緣이다. 윗면은 暗褐色 또는 綠褐色이고 아랫면은 色이 비교적 淡하며 革質이다.

【產　地】우리나라에서는 남부 도서지방에 분포하고, 중국에서는 많은 지방에 분

포하고 있으나 江蘇, 安徽, 湖北, 山東省 등의 지역에서 많이 생산된다.

【成　分】莖은 arctin, tracheloside, matairesinoside, nortracheloside, dambonitol, β-sitosterol, glucoside, cymarose 등을 함유한다.

【性　味】性은 微寒하고, 味는 苦하다.

【歸　經】心・肝・腎經.

【效能 主治】祛風通絡・涼血消腫. 治風濕熱痺, 筋脈拘攣, 腰膝酸痛, 喉痺, 癰腫, 跌打損傷.

【解　說】性味가 苦寒하여 心・肝・腎 3經에 들어가 祛風通絡시키고 清熱시키는 효능이 있어 風濕痹痛과 筋脈拘攣이 熱盛에 偏重된 자에게 적용하여 치료한다. 또한 涼血消腫하는 효능이 있어 喉痹와 癰腫을 치료하며, 咽喉腫痛에는 單味를 水煎하여 천천히 含漱하여 치료한다.

【炮　製】細切하여 사용한다.

【用　量】8~16g.

【禁忌症】脾胃가 虛寒한 자는 복용을 忌한다.

【配合例】① 木瓜 瓜蔞仁 獨活 威靈仙 등을 배합하여 風濕痺痛과 筋脈拘攣을 치료한다.

② 五加皮 牛膝 등을 배합하여 風濕痺痛이 熱盛에 偏重된 자를 치료한다.

③ 皂角刺 瓜蔞 乳香 등을 배합하여 癰腫瘡毒을 치료한다(예 : 止痛靈寶散).

④ 桔梗 射干 甘草 등을 배합하여 咽喉腫痛을 치료한다.

桑　枝 [本草圖經]

Mori Ramulus

異 名 : 桑條[本草圖經]

【基　原】뽕나무(桑) *Morus alba* L. 樹枝인데, 늦은 봄과 초여름에 어린 가지를 채취하여 曬乾한다.

【性　狀】長圓柱形으로 分枝된 것도 있으며, 길이는 일정하지 않고 지름 0.5~1㎝이다. 표면은 灰黃色 또는 黃褐色으로 많은 黃褐色의 점 모양의 皮孔과 가는 세로주름이 있으며, 灰白色의 약간 半圓形의 葉痕과 黃褐色의 腋芽가 있다. 質은 단단하고, 절단하기 어렵고, 단면은 섬유성이다.

【產　地】우리나라 각지에 분포한다.

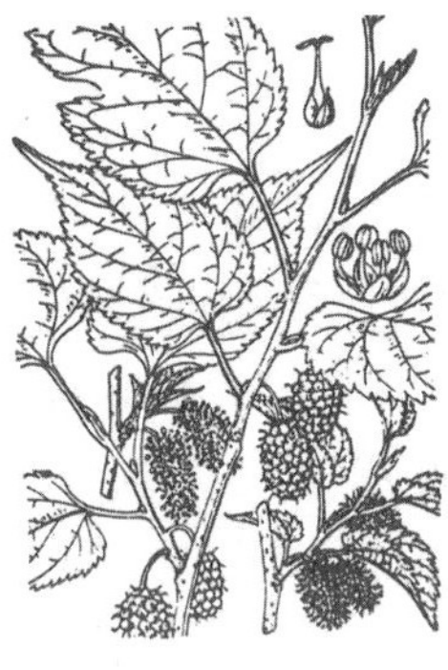

뽕나무
Morus alba

【成 分】枝皮는 mulberrin, mulberrochromene, cyclomulberrin 등을 함유하고, 木質部는 morin, dihydromorin, maclurin 등을 함유한다. 이외에도 tannin, sucrose, frucotose, stacyose, glucose, maltose, raffinose, arabinose, xylose 등을 함유한다.

【性 味】性은 平하고, 味는 苦하다.

【歸 經】肝經.

【效能 主治】祛風濕・利關節. 治風濕痹痛, 四肢拘攣, 肩臂・關節酸痛麻木, 水腫.

【解 說】味는 微苦하고 性은 平한데, 肝經에 들어가 祛風通絡하여 關節을 利하는 효능이 있어 風濕痺痛과 四肢拘攣을 치료하며, 上肢에 나타나는 臂痛에 양호한 효과가 있다. 이 외에도 利水의 작용이 있어 水腫을 치료하는데 응용하기도 한다.

【炮 製】生用하거나 微炒하여 사용한다.

【用 量】12～30g.

【禁忌症】身體虛弱者는 복용을 忌한다.

【配合例】① 益母草를 배합하여 紫白癜風을 치료한다.

② 桃枝 柳枝 槐枝 棗枝 등을 배합하여 膏藥을 만들어 瘡毒을 치료한다.

金錢白花蛇 [雷公炮炙論]

Bungarus Parvus

異 名 : 金錢蛇[中藥材手冊]・小白花蛇[中藥材手冊]

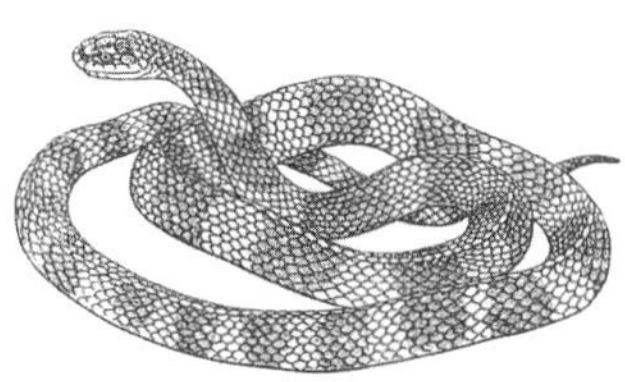

銀環蛇
Bungarus multicinctus

【基 原】코브라과(眼鏡蛇科 : Elapidae)에 속한 脊索動物인 銀環蛇 *Bungarus multicinctus* Blyth.의 건조체로, 봄과 가을에 잡아 내장을 제거하고 씻은 다음 竹片으로 腹部를 벌려 圓盤狀으로 만들어 曬乾한다.

【性 狀】圓盤形으로 말려 있으나 머리를 중앙에 두고 가는 꼬리는 입속에 물려져 있다. 지름은 약 35㎝이며 몸체의 지름은 3～4㎝이다. 등 쪽은 黑褐色으로 광택이 있고 여러 개의 環紋를 가지고 있으며 아울러 1줄기의 뚜렷한 脊稜이 돌기되었고 복부는 黃白色을 띠고 있다. 약간 비린 냄새가 있고 맛은 조금 짜다.

【產 地】중국의 浙江, 福建, 臺灣, 湖南, 湖北, 江西, 廣東, 廣西省 등지에 분포한다.

【成 分】단백질과 지방을 주로 함유하며, 頭部의 毒腺 중에는 다량의 출혈성 독

성물질과 소량의 신경 독성물질을 함유하고, 이외에도 미량의 용혈 성분과 혈액 응고를 촉진시키는 성분이 함유되어 있다.

【性　味】性은 溫하고, 味는 甘鹹하며, 有毒하다.

【歸　經】肝經.

【效能 主治】祛風·通絡·止痙. 治風濕頑痹, 痲木拘攣, 中風口眼喎斜, 半身不遂, 抽搐痙攣, 破傷風症, 痲風疥癬, 瘰癧惡瘡.

【解　說】祛風通絡, 攻毒止搐의 효능이 좋으며, 능히 "內走五臟, 外達皮膚"한다. 따라서 內外의 風毒이 血分에 壅滯한 證에 이 약이 아니면 치료할 수 없으므로 截風의 要藥으로 불려진다. 모든 風病과 風濕痺痛, 筋脈拘攣을 치료하고, 中風으로 인한 口眼喎斜와 肢體痲木, 半身不遂 등 證에 적용하여 치료하며, 또한 痲風과 頑癬, 皮膚瘙痒 등 證에도 응용된다. 이 외에도 定驚止抽搐작용이 있어 破傷風과 小兒의 急·慢驚風을 치료한다.

그런데, 그 性이 溫燥하므로, 內熱生風 및 陰虛風動의 경우에는 사용해서는 안 된다. 그런데, 중국에서는 우리나라와는 달리 銀環蛇의 몸체의 직경이 0.2~0.4㎝인 어린 뱀을 약재로 활용하고 있으니, 좀 더 깊은 연구가 필요하다.

【炮　製】頭尾를 제거하고 灰屑을 제거한 다음 皮骨을 제거하고 細切하여 사용한다.

【用　量】3~4.5g. 가루로 갈아서 呑服하는 경우에는 1~1.5g을 사용한다.

【禁忌症】陰虛內熱者와 類中風이 虛에 속한 자는 복용을 忌한다.

【配合例】① 羌活 防風 秦艽 등을 배합하여 痹證을 치료한다.

② 南星 殭蠶 天麻 등을 배합하여 中風으로 인한 半身不遂를 치료한다.

③ 烏梢蛇 雄黃 등을 배합하여 痲風을 치료한다.

④ 蜈蚣 烏梢蛇 등을 배합하여 破傷風과 小兒의 驚風 등으로 인한 痙攣抽搐과 項强身直 등 證을 치료한다(예 : 定命散).

蘄　蛇 [雷公炮炙論]

Agkistrodon

異　名 : 白花蛇[雷公炮炙論]·花蛇[本草綱目]·褰鼻蛇[開寶本草]·蘄州白花蛇[紹興本草]

【基　原】살모사과(蝮蛇科 : Viperidae)에 속하는 脊索動物인 五步蛇 *Agkistrodon acutus* Gunther의 건조체로, 봄과 가을에 잡아 내장을 제거하고 씻은 다음 竹片으로 腹部를 벌려 圓盤狀으로 만들어 曬乾한다.

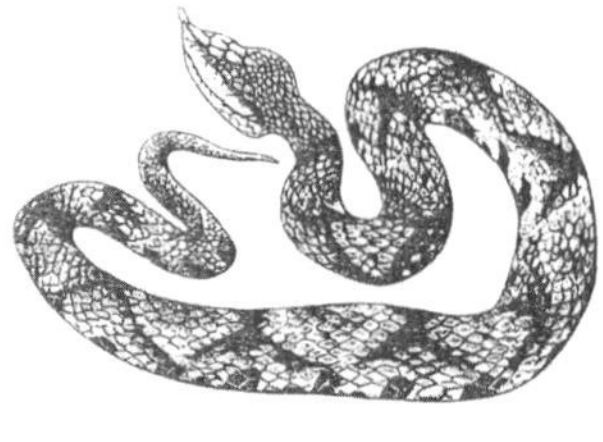
五步蛇
Agkistrodon acutus

【性　狀】圓盤形으로 그 중앙부에 머리가 있으며 지름은 18~25㎝이고 몸체의 지름은 약 3㎝이다. 머리는 삼각형으로 편평하고 코끝은 위로 향하였으며 입은 비교적 넓고 크며 위턱에 긴 독아(毒牙)가 있다. 등 쪽은 棕褐色이며 모가 진 비늘로 덮여 있고, 복부는 白色이며 큰 비늘로 덮여 있고 여러 개의 검은 반점이 있다. 꼬리는 점차 가늘어져서 끝에는 삼각형의 각질을 이루고 있다. 뱃속은 黃白色으로 척추골이 현저하게 돌출되었으며 양쪽에는 많은 늑골을 가지고 있다. 냄새는 비리고, 맛은 약간 짜다.

【產　地】중국의 浙江, 福建, 臺灣, 湖南, 湖北, 江西, 廣東, 廣西省 등의 지역에 분포한다.

【成　分】단백질과 지방을 주로 함유하며, 頭部의 毒腺 중에는 다량의 출혈성 독성물질과 소량의 신경 독성물질을 함유하고, 이외에도 미량의 용혈 성분과 혈액 응고를 촉진시키는 성분이 함유되어 있다.

【性　味】·【歸　經】·【效能 主治】金錢白花蛇와 동일

【解　說】뱀의 성질이 走竄하므로, 外로는 皮膚에 達하고 內로는 經絡을 通하게 하여 도달하지 않는 곳이 없어 人體의 內外를 막론하고 風毒이 壅結된 證을 本品이 아니면 제거할 수 없으므로 祛風通絡의 要藥이 된다. 따라서 모든 風病과 風濕痺痛, 筋脈拘攣을 치료하고, 中風으로 인한 口眼喎斜와 肢體麻木, 半身不遂 등 證에 적용하여 치료하며, 또한 麻風과 頑癬, 皮膚瘙痒 등 證에도 응용된다.

이 외에도 定驚止抽搐작용이 있어 破傷風과 小兒의 急·慢驚風을 치료한다.

【炮　製】頭尾를 제거하고 黃酒에 潤透한 다음 皮骨을 제거하고 細切하여 사용한다.

【用　量】4~12g.

【禁忌症】陰虛內熱者와 類中風이 虛에 속한 자는 복용을 忌한다.

【配合例】① 羌活 防風 秦艽 등을 배합하여 痺證을 치료한다.

② 南星 殭蠶 天麻 등을 배합하여 中風으로 인한 半身不遂를 치료한다.

③ 烏梢蛇 雄黃 등을 배합하여 麻風을 치료한다.

④ 蜈蚣 烏梢蛇 등을 배합하여 破傷風과 小兒의 驚風 등으로 인한 痙攣抽搐과 項强身直 등 證을 치료한다(예 : 定命散).

豨 薟 草 [新修本草]

Siegesbeckiae Herba

異 名：豨薟[唐本草]・火薟[唐本草]・猪膏草[本草拾遺]・黏糊菜[救荒本草]・虎薟[本草綱目]・黃猪母[醫林纂要]

【基　原】 국화과(菊花科：Compositae)에 속한 1년생초본인 진득찰(毛梗稀薟) *Siegesbeckia glabrescens* Makino, 털진득찰(毛稀薟) *S. pubescens* Makino 및 제주진득찰(豨薟) *S. orientalis* L.의 지상부 全草인데, 여름과 가을철에 꽃이 피기 전 및 꽃이 핀 시기에 채취하여 曬乾한다.

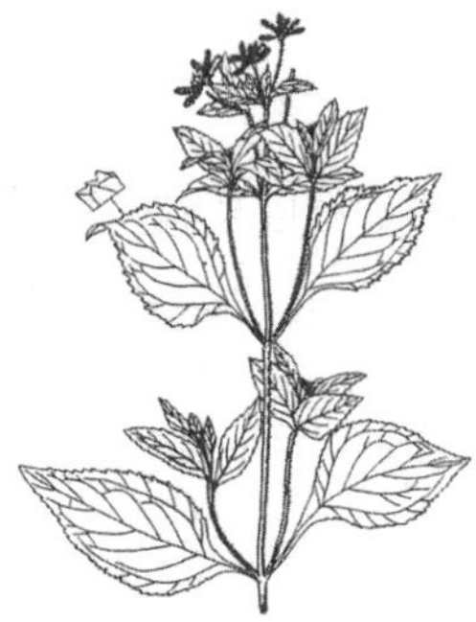

진득찰
Siegesbeckia glabrescens

【性　狀】 줄기는 方柱形으로 가지가 많이 갈라졌고, 길이 30～110㎝, 지름 0.3～1㎝이다. 표면은 灰綠色, 黃褐色 또는 紫褐色으로 세로로 홈과 가는 주름이 있고, 灰色의 부드러운 털로 덮여 있으며, 마디는 뚜렷하고 약간 膨大되어 있다. 質은 부스러져 절단하기 쉽고, 단면은 黃白色 또는 帶綠色으로 髓部는 넓고 類白色이며 속이 비어 있다. 잎은 對生하고 葉片은 쭈그러져 말려 있고, 펴보면 卵圓形으로 灰綠色이고 鋸齒가 있으며, 兩面에 모두 柔毛가 있다.

【產　地】 우리나라 각지에 분포한다.

【成　分】 털진득찰은 darutin-bitter 및 alkaloid를 함유한다. 또한 kirenol, 17-hydroxy-16α-(-)-kauran-19-oic aicd와 각종의 ester를 함유한다.

【性　味】 性은 寒하고, 味는 苦하다.

【歸　經】 肝・腎經.

【效能 主治】 祛風濕・通經絡・利關節・淸熱解毒. 治風濕痺痛, 筋骨無力, 腰膝酸軟, 四肢痲痺, 半身不遂, 風疹濕瘡.

【解　說】 生用하면 性味가 苦寒하여 濕熱을 化濕淸熱하고 風痒을 없애므로 痺痛의 濕熱로 인한 證과 風疹, 濕痒 등에 적용한다. 熟用(酒蒸製)하면 性이 溫하여 風濕을 去하는 가운데 肝腎을 補하여 筋骨을 강하게 하는 효능이 있어 四肢痲痺와 腰膝酸軟 및 口眼喎斜, 半身不遂 등 證에 적용하여 치료한다. 그러나 이 작용이 완만하여 久服하여야 효과가 있다.

최근의 연구에 의하면 혈압을 떨어뜨리고 음식물 중의 脂質類 흡수를 억제하므로, 高血壓과 冠狀動脈硬化로 인한 심장질환을 치료한다고 하였다.

【炮　製】 癰腫과 濕疹에는 生用하고, 風濕痺證에는 黃酒蒸用한다.

【用　量】12～20g.

【禁忌症】陰血不足者는 복용을 忌한다.

【配合例】① 羌活 威靈仙 秦艽 등을 배합하여 風濕痹痛과 筋骨不利 및 肌膚麻木 등 證을 치료한다.

② 臭梧桐과 배합하여 中風으로 인한 口眼喎斜, 言語蹇澀, 半身不遂 등 證과 風濕痺痛을 치료한다(예 : 豨桐丸).

③ 白蘚皮 蒼耳子 등을 배합하여 濕熱瘡毒과 風疹濕痒을 치료한다.

烏梢蛇 [藥性論]

Zaocys

異 名 : 烏蛇[藥性論]・劍脊烏梢[本草衍義]・黑花蛇[本草綱目]・劍脊蛇[中藥誌]

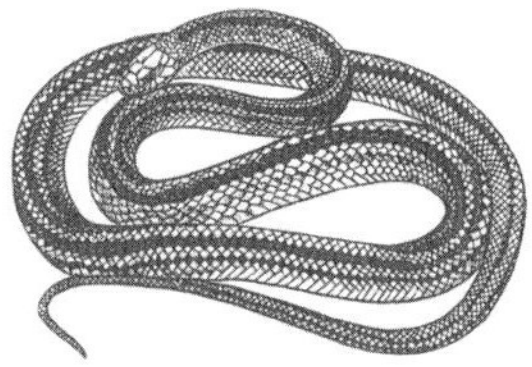

烏梢蛇
Zaocys dhumnades

【基　原】뱀과(遊蛇科 ; Colbridae)에 속한 脊索動物인 烏梢蛇 *Zaocys dhumnades* (Cantor)를 건조한 것으로, 여름과 가을에 잡아 내장과 蛇皮를 제거하고 圓盤狀으로 만들어 건조한다.

【性　狀】말려진 圓盤狀으로 盤의 지름은 약 16㎝이다. 표면은 褐色 또는 綠黑色으로 菱形의 鱗片이 덮여 있고 광택이 없으며, 두부는 盤의 중간에 있고 扁圓形으로 입속에는 가시 모양의 이빨이 여러 개 있으며, 눈은 크고 움푹 들어가지 않았고 광택이 있다. 脊部는 높이 솟아 용마루 모양으로 되어 있다. 腹部의 절개한 가장자리는 속으로 말려져 있고, 脊部의 肛肉은 두터우며 黃白色 또는 엷은 褐色이며, 가지런히 배열된 肋骨을 볼 수 있다. 비린내가 나고 味는 淡하다.

【產　地】중국의 浙江, 江蘇, 安徽, 江西, 福建省 등의 지역에서 산출된다.

【成　分】단백질 22.1%, 지방 1.7%를 함유한다.

【性　味】性은 平하고, 味는 甘鹹하다.

【歸　經】肝經.

【效能 主治】祛風・通絡・止痙. 治風濕頑痹, 麻木拘攣, 中風口眼喎斜, 半身不遂, 抽搐痙攣, 破傷風症, 麻風疥癬, 瘰癧惡瘡.

【解　說】性味가 甘平하고 無毒하여 효능이 白花蛇와 비슷하지만, 藥力이 비교적 약하고 심한 毒性이 없다.

본품은 祛風通絡시키는 효능이 있어 風濕頑痹로 麻木拘攣한 證과 中風으로 口眼喎斜하고 半身不遂한 證을 치료하는 要藥이 된다. 또한 止痙시키는 효능이 있어 抽搐痙攣과 破傷風證을 치료하며, 痲風疥癬과 瘰癧惡瘡에도 적용하여 치료한다.

【炮　製】頸部를 제거하고 溫水에 씻어서 절단하고 黃酒를 拌하여 潤透시킨 다음 文火로 微黃色이 될 때까지 炒하여 사용한다.

【用　量】6～16g.

【禁忌症】血虛生風의 경우에는 복용을 忌한다.

【配合例】① 全蝎 天麻 羌活 當歸 芍藥 등을 배합하여 風濕頑痹로 肢體가 麻木하고 筋脈이 拘攣한 證과, 眞中風으로 口眼이 喎斜하고 半身이 不遂한 證을 치료한다.

② 白花蛇 蜈蚣 등을 배합하여 破傷風의 角弓反張을 치료한다.

③ 白花蛇 腹蛇 雄黃 등을 배합하여 大風疥癬과 皮膚頑癬, 瘰癧, 癰疽惡瘡 등 證을 치료한다.

臭梧桐 [本草圖經]

Clerodendri Trichotomi Folium

異 名：海州常山[本草圖經]・海桐[群芳譜]・岩桐子[中國藥植誌]

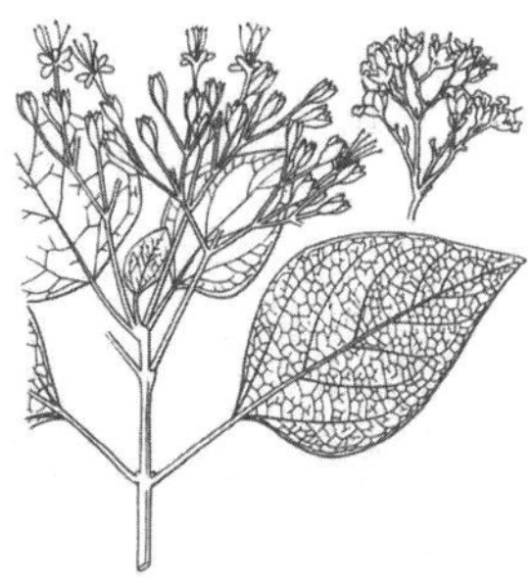
누리장나무
Clerodendron trichotomum

【基　原】마편초과(馬鞭草科：Verbenaceae)에 속한 누리장나무(海州常山) *Clerodendron trichotomum* Thunb.의 어린 가지와 잎으로, 8～10월의 開花後 또는 6～7월에 開花前에 어린 가지와 잎을 따서 曬乾한다.

【性　狀】잎은 쭈그러졌고 완전한 잎을 펴보면 넓은 卵形 또는 橢圓形으로 길이 5～16㎝, 너비 3～13㎝로 先端은 뾰족하고 全緣이거나 혹은 波狀의 鋸齒가 있으며, 基部는 截形 또는 넓은 楔形이며, 上面은 灰綠色이고 下面은 綠色 또는 黃綠色이며 兩面에는 白色의 짧은 털이 있다. 葉柄의 길이는 2～8㎝로 褐色의 짧은 털에 싸여 있다.

【產　地】우리나라 각지에 분포하고, 중국에서는 黃河 이남의 각 지역에 분포한다.

【成　分】葉은 clerodendrin, meso-inositol, alkaloid, acacetin-7-glucrono(1→2)-glucuronide를 함유한다.

【性　味】性은 涼하고, 味는 辛苦甘하다.

【歸　經】肝經.

【效能 主治】祛風濕·止痛·降血壓. 治風濕痹痛, 半身不遂, 高血壓, 偏頭痛, 瘧疾, 痢疾, 痔瘡, 癰疽瘡疥.

【解 說】肝經에 들어가 風濕을 제거하는 효능이 있어 風濕으로 인한 痺痛과 肢體麻木을 치료하고 또한 半身不遂를 치료하는데 豨薟을 배합하여 응용한다. 血壓을 내리는 데는 開花前의 잎이 더욱 좋다. 사용할 때 높은 熱로 煎煮하면 降壓작용이 감약되기 때문에 丸劑나 研末하여 복용하는 것이 마땅하다. 또한 痔瘡이나 癰疽瘡疥에는 外敷한다.

【炮 製】生用한다.

【用 量】6~20g.

【禁忌症】內風으로 인한 半身不遂가 아닌 자는 복용을 忌한다.

【配合例】① 豨薟과 배합하여 風濕痹痛, 肢體麻木 혹은 半身不遂 등 證을 치료한다(예 : 豨桐丸).

② 夏枯草 野菊花 등을 배합하여 肝陽上亢으로 인한 고혈압을 치료한다.

③ 濕疹이나 痔瘡, 癰疽 등에 마른 잎을 研末하여 患部에 敷塗하거나 煎湯하여 洗滌하여 치료한다.

제3절 祛風濕强筋骨藥

本類의 약물은 風濕을 제거하고 筋骨을 튼튼히 하는 작용을 가지고 있어 주로 風濕이 日久하였다든가 肝腎虛損으로 腰膝이 痠痛하고 步履乏力하며 또한 腎虛로 인한 骨痿 등 證에 사용된다. 腎은 骨을 주관하고 肝은 筋을 주관하므로 風濕의 日久로 인하여 肝腎에 累積되어 筋骨이 不健한 證이 출현하게 된다. 腰는 腎臟의 府가 되고 膝은 筋의 府가 되므로 肝腎이 허약한 환자는 風寒濕의 邪가 腰膝部位로 침범하기가 또한 가장 쉽다. 그러므로 祛風濕强筋骨藥物을 적용함에 있어서 곧 扶正去邪와 標本을 함께 살펴서 치료하는 뜻이 있다고 하겠다. 本類의 약물 중에는 筋骨의 힘을 강하게 하는 약물이 있으므로 肝腎을 補하는 약물을 함께 배합하여 腎虛로 인한 骨痿證에 사용함이 좋다. 오랜 동안 風濕에 의한 질병을 앓고 있는 자는 상응하는 祛風濕藥의 투여 외에도 本類의 약물을 加味하여 응용하므로 서 抗病능력을 증강시키고 따라서 질병의 치유를 촉진시킨다.

病情이 근본적으로 제거된 후에는 扶正培本하여 치료를 확실히 함으로써 재발을 방지하여야 한다.

五 加 皮 [本經]

Acanthopanacis Cortex

異 名：五花[雷公炮炙論]・木骨[本草圖經]・南五加皮[科學的民間藥草]・豺漆[神農本草經]・豺節[名醫別錄]・白刺[本草綱目]・茨五甲[草木便方]

【基　原】두릅나무과(五加科：Araliaceae)에 속한 落葉灌木인 오갈피나무(無梗五加) *Acanthopanax sessiliflorus* Seem.와 細柱五加 *A. gracilistylus* W.W. Smith 및 同屬 近緣植物의 뿌리 및 줄기의 껍질인데, 여름과 가을에 채취하여 曬乾한다.

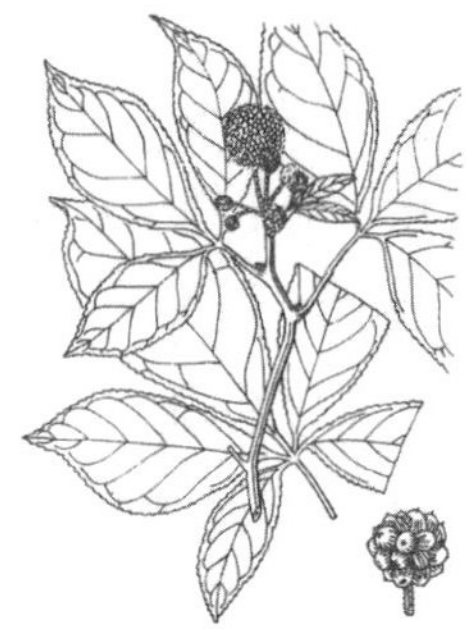

오갈피나무
Acanthopanax sessiliflorus

【性　狀】① 오갈피：管狀 또는 半管狀으로 길이 5~10㎝, 지름 5~8㎜, 두께 1㎜ 정도이다. 바깥 면은 黃褐色~어두운 灰色으로 평탄하며 군데군데 가시가 있거나 또는 그 자국이 있고 비교적 어린 가지의 껍질에는 灰白色의 반점이 있다. 안쪽 면은 黃白色이며 섬유성이므로 자르기 어렵다. 특이한 냄새가 있고 맛은 약간 쓰다.

② 細柱五加：불규칙한 卷筒狀으로 길이 5~15㎝, 지름 0.4~1.4㎝, 두께 약 0.2㎝이다. 外表面은 灰褐色으로 약간 비틀려 구부러졌고 세로주름과 가로로 긴 皮孔이 있다. 內表面은 淡黃色 또는 灰黃色으로 가는 주름이 있다. 體는 가볍고, 質은 부스러지기 쉬우며 단면은 고르지 않고 灰白色이다.

【產　地】오갈피와 同屬 近緣植物은 우리나라 각지에 분포하며, 중국의 細柱五加는 湖北, 河南, 安徽省 등의 지역에 분포한다.

【成　分】根皮는 lignan 성분을 함유한다. 그 중 acanthoside B, eleuthroside E (=acanthoside D) 등이 있다. Triterpenoidal saponin으로 eleutheroside I (=mussenin B), eleutheroside K, eleutheroside L 등을 함유한다. Coumarin으로 eleutheroside B1을 함유하고, flavonoid으로 antoside, kaempferitin, kaempferol-7-rhamnoside, isoquercetin 등을 함유하며, phenylpropanoid으로 syringin (=eleutheroside B)를 함유한다.

【性　味】性은 溫하고, 味는 辛苦하다.

【歸　經】肝・腎經.

【效能 主治】祛風濕・補肝腎・强筋骨. 治風濕痹痛, 筋骨痿軟, 四肢拘攣, 腰膝軟弱, 小兒行遲, 體虛乏力, 水腫, 脚氣.

【解　說】性味가 辛苦溫하여 肝 腎 2經에 들어가 外로는 散風除濕하고 通絡止痛

시키며, 內로는 肝腎을 溫補시켜 强筋健骨시키는 효능이 있다. 그러므로 風濕이 제거되면 痹痛이 自止하고, 肝腎이 强壯케 되면 筋骨이 自强하게 되어 風濕이 去하게 되므로 痹痛과 筋骨痿弱을 치료하는 要藥이 된다.

이와 같이 風濕이 침습하여 된 關節疼痛과 肝腎不足으로 인한 筋骨痿軟을 치료하는데 적용하나, 濕邪가 偏勝되어 筋絡이 拘攣하고 風濕日久로 肝腎이 虧損되어 氣血瘀阻되어 나타나는 病證에 더욱 양호한 효능이 있다.

또한 溫腎化濕하는 효능을 겸하고 있어 水腫을 치료한다.

【炮　製】細切하여 사용한다.

【用　量】8～16g.

【禁忌症】陰虛火旺者는 복용을 忌한다.

【配合例】① 木瓜 松節 등을 배합하여 風濕痹痛과 腰膝痠重腫痛 및 筋骨拘攣 등 證을 치료한다.

② 牛膝 杜仲 續斷 桑寄生 등을 배합하여 肝腎不足으로 인한 筋骨痿軟을 치료한다.

③ 茯苓皮 生薑皮 大腹皮 등을 배합하여 水腫으로 小便이 不利한 證을 치료한다(예 : 五皮散).

虎　骨 [別錄]

Tigridis Os

異 名 : 大蟲骨[肘后方]

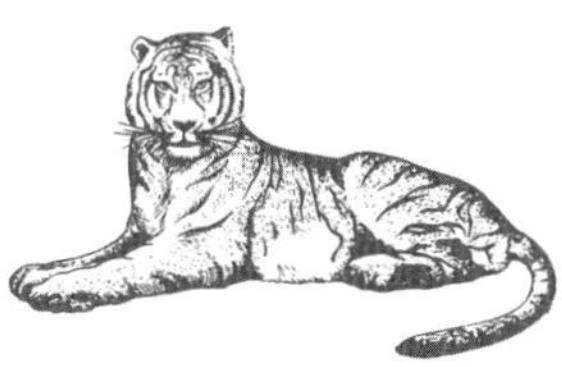

호랑이
Panthera tigris

【基　原】고양이과(猫科 : Felidae)에 속한 동물인 호랑이(虎) *Panthera tigris* L.의 骨骼으로, 頭骨과 四肢骨을 藥用으로 하고, 雄虎의 前脛骨이 더욱 좋다.

【性　狀】頭骨은 둥글고 背腹面은 납작한 편이며, 주둥이 부분은 짧고, 앞이마의 上部에는 한 개의 얕은 홈이 있으며, 頂骨의 後面에는 한 개의 脊棱이 있고, 顴骨은 굵고 크다. 上頜骨에는 門齒 3對, 犬齒 1對, 臼齒 4對가 있고, 下頜骨에는 門齒 3對, 犬齒 1對, 臼齒 3對와 牙齒 30個를 같이 가지고 있으며, 犬齒는 굵고 크며 예리하다. 頸椎 7節, 胸椎 13節, 腰椎 7節, 骶椎 3節이 합쳐져 한 덩어리를 이루었고, 尾椎는 22～28節로 雙數로 되어 있다. 肋骨은 13對이며 肩胛骨은 2個로 扇狀半圓形이다.

前肢의 上節은 하나의 肱骨로 되어 있으며 중간을 절단하면 筒狀을 나타내고,

兩端은 膨大하고 매끄러우며, 下端의 骨이 붙었던 곳의 內側에는 한 개의 楕圓形의 구멍이 있어 이것을 鳳眼이라 하며, 下節에는 骨이 두 개가 있는데 尺骨은 비교적 길고 橈骨은 짧다.

後肢의 上節은 股骨 하나로 되어 있으며 圓柱形으로 上端에는 內側을 향하여 돌출된 球形의 股骨頭가 있고, 下端에는 긴 圓形의 움푹한 槽溝가 있어 膝盖骨이 있는 곳이며, 膝盖骨은 약간 圓形으로 內面은 매끄럽고 두꺼우며 단단하고 무겁다. 下節에는 두 개의 骨이 並列되어 있는데 脛骨은 비교적 굵고 크며 三棱柱形으로 正骨이라 하며, 腓骨은 비교적 가늘어 邦骨이라 한다. 前足은 5趾이고 後足은 4趾로 趾端에는 짧은 발톱이 붙어 있다.

虎骨의 표면은 고른 黃白色으로 油潤하고, 質은 堅實하고 무겁다. 횡단면에 있어서 肱骨은 불규칙한 鈍圓한 四棱形이며 주위의 骨質의 두께는 4~9㎜이고, 脛骨은 鈍圓한 三角形으로 骨質의 두께는 4~5㎜이며, 中心에는 骨髓腔이 있고 그 주위에는 骨質이 비교적 얇으며 骨髓腔의 약 1/3을 차지하고 骨髓는 灰白色의 網狀으로 이루어졌다. 膝盖骨의 단면은 楕圓形이며 길이는 약 2~3.7㎝으로 骨髓腔이 없고 중간에는 엉성하고 불규칙한 骨質이 모여 이루어졌고, 주위의 骨質은 軟骨組織이며 비린내가 난다.

【產　地】중국의 東北지방과 華南지방의 山地에 많이 서식하고, 우리나라에도 서식하고 있다.

【成　分】骨質은 인산칼슘과 탄산칼슘 및 단백질 등을 함유한다.

【性　味】性은 溫하고, 味는 辛하다.

【歸　經】肝・腎經.

【效能 主治】祛風定痛・强筋健骨・鎭痙. 治風濕痺痛, 脚膝軟弱, 四肢拘攣, 關節不利, 驚悸癲癎.

【解　說】祛風定痛시키는 효능이 보다 강하여 風邪偏勝으로 인한 歷節走注疼痛의 證을 치료하는 뚜렷한 효과가 있고, 또한 强筋健骨의 양호한 효과가 있어 風寒濕痺의 證이 비교적 重하다든가 혹은 痺痛이 오래되어 邪氣가 筋骨에 들어가 肝腎이 虧損된 자를 치료할 때 方劑에 넣어 치료하며 일반적으로 사용해서는 안 된다.

【炮　製】절단하여 砂燙炒하거나 酥炙하여 사용한다.

【用　量】12~20g(入丸劑).

【禁忌症】血虛火盛者는 복용을 忌한다.

【配合例】① 木瓜 牛膝 五加皮 등을 배합하여 肝腎不足으로 인한 脚膝痿軟, 下肢無力을 치료한다(예 : 虎潛丸, 虎骨木瓜酒)

② 龜板 熟地黃 牛膝 鎖陽 등을 배합하여 腎虛骨痿를 치료한다.

槲 寄 生 [雷公炮炙論]

Visci Ramulus et Folium

異 名 : 北寄生[中藥誌] · 冬青[東北藥用植物誌] · 槲寄[陝西中藥名錄] · 柳寄生[中藥誌]

【基 原】 겨우살이과(桑寄生科 : Loranthaceae)에 속한 常綠半寄生 小灌木인 겨우살이(槲寄生) *Viscum album* L. var. *coloratum* Ohwi의 帶葉한 莖枝인데, 겨울부터 다음 봄 사이에 채취하여 曬乾하거나 蒸乾한다.

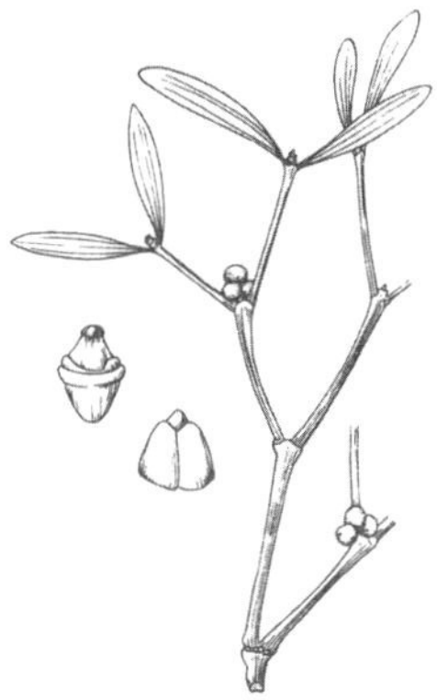

겨우살이
Viscum coloratum

【性 狀】 莖枝는 圓柱形으로 2~5개로 分枝되었고, 길이 약 30㎝, 지름 0.3~1㎝이다. 표면은 黃綠色, 金黃色 또는 黃褐色으로 세로주름이 있으며, 마디는 膨大하고 마디 위에는 分枝 또는 枝痕이 있다. 體는 가볍고, 質은 부서지기 쉬우며, 단면은 평탄하지 않고, 皮部는 黃色이고 木部의 色은 비교적 엷다.

잎은 枝梢에 對生하고 떨어지기 쉬우며 잎자루가 없다. 葉片은 長橢圓狀의 披針形으로 길이 2~7㎝, 너비 0.5~1㎝이다. 先端은 鈍圓하고 基部는 楔形으로 全緣이다. 표면은 黃綠色으로 가는 주름이 있고 革質이다.

無臭이고, 맛은 약간 쓰며, 씹어 보면 점성이 있다.

【產 地】 우리나라 각지에 분포하고, 중국의 東北, 華北 各省에 분포한다.

【成 分】 Oleanolic acid, β-amyrin, acetate, mesoinositol 및 flavonoid 화합물을 함유한다.

【性 味】 性은 平하고, 味는 苦하다.

【歸 經】 肝 · 腎經.

【效能 主治】 祛風濕 · 補肝腎 · 强筋骨 · 安胎. 治風濕痺痛, 腰膝酸軟, 胎動不安.

【解 說】 性味가 苦平하여 肝腎經에 들어가 風濕을 祛하고 舒筋活絡하므로 風濕痺痛을 치료하며, 또한 肝腎을 補하여 筋骨을 튼튼히 하는 효능을 겸하고 있어 肝腎不足으로 인한 腰膝痠痛을 치료하는데 補腎藥을 같이 사용하고, 胎漏下血과 胎動不安을 치료하는데 응용한다.

【炮 製】 細切하여 사용한다.

【用 量】 10~20g.

【禁忌症】 痺痛이 風濕으로 인하지 않은 자는 복용을 忌한다.

【配合例】 ① 獨活 牛膝 杜仲 當歸 등을 배합하여 肝腎不足으로 인한 腰膝酸痛을 치료한다.

② 艾葉 阿膠 杜仲 川績斷 등을 배합하여 肝腎虛損과 沖任脈不固로 인한 胎漏와 胎動不安을 치료한다.

桑寄生 [本經]

Loranthi Ramulus et Folium

異 名：桑上寄生[神農本草經]・寄屑[神農本草經]・寄生樹[爾雅]・寄生草[滇南本草]・蔦木[本草綱目]

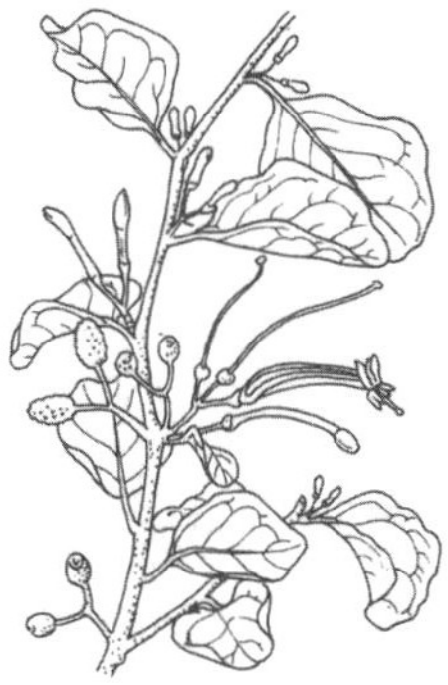

廣寄生
Taxillus chinensis

【基 原】겨우살이과(桑寄生科：Loranthaceae)에 속한 常綠 寄生小灌木인 뽕나무겨우살이(紅花寄生) *Loranthus parasiticus* Merr. 및 廣寄生 *L. chinensis* Danser (=*Taxillus chinensis* (DC.) Danser)의 帶葉한 莖枝인데, 겨울부터 다음 해 봄 사이에 채취하여 曬乾하거나 蒸乾한다.

【性 狀】줄기는 圓柱形으로 길이 3～4㎝, 지름 0.2～1㎝이다. 표면은 紅褐色 또는 灰褐色으로 가는 세로주름과 작게 볼록 나온 褐色의 皮孔이 많이 있으며, 嫩枝에는 紫褐色의 털을 볼 수 있다. 質은 단단하고, 단면은 고르지 않으며, 皮部는 紅褐色이고, 木部는 비교적 엷은 색이다.

잎은 대개 말려 있고 短柄이며, 葉片은 卵形 또는 橢圓形으로 길이 3～8㎝, 너비 2～5㎝이다. 표면은 黃褐色으로 어린잎은 고운 털로 덮여 있고, 先端은 鈍圓이고, 基部는 圓形 또는 넓은 楔形으로 全緣이며, 質은 革質이다. 無臭이고, 맛은 떫다.

【產 地】중국의 福建, 廣東, 廣西省에서 주로 생산된다.

【成 分】Quercetin과 avicularin을 함유한다.

【性 味】性은 平하고, 味는 苦甘하다.

【歸 經】肝・腎經.

【效能 主治】補肝腎・强筋骨・祛風濕・安胎元. 治風濕痺痛, 腰膝酸軟, 筋骨無力, 崩漏過多, 妊娠漏血, 胎動不安, 高血壓.

【解 說】性味가 甘苦平하여 肝腎經에 들어가 風濕을 除하고 肝腎을 補하여 筋骨을 强健케 하므로 風濕痺痛이 오랫동안 치유되지 않거나, 肝腎虧損으로 인한 腰膝痿軟에 더욱 좋으며, 妊娠胎漏나 胎動不安者에게 적용하여 補腎시키고 胎元을 堅固케 하는 효능이 있다.

이 외에도 혈압을 강하시키는 작용이 있어 고혈압으로 인한 眩暈을 치료한다.

【炮 製】절단하여 사용하거나 酒炙用한다.

【用　量】12～24g.

【禁忌症】風濕이 없는 자는 복용을 忌한다.

【配合例】① 獨活 細辛 秦艽 杜仲 등을 배합하여 風濕痺痛과 腰膝酸痛을 치료한다(예 : 獨活寄生湯).

② 淫羊藿 牛膝 등을 배합하여 小兒痲痺後遺症을 치료한다.

③ 續斷 杜仲 當歸 등을 배합하여 胎動不安과 胎漏下血을 치료한다(예 : 桑寄生散).

④ 杜仲 牛膝 白芍藥 夏枯草 등을 배합하여 肝腎不足으로 인한 頭目眩暈을 치료한다.

제5장 芳香化濕藥

氣味가 芳香性이며 그 性이 溫燥에 偏向되어 있어 化濕健脾작용이 있는 약물을 芳香化濕藥이라 한다. 脾는 濕을 싫어하여 "土愛暖而喜芳香"이라 하였다. 만일 濕濁이 中焦에 阻滯되면 脾胃가 水穀을 運化하는 기능이 阻害를 받아 病이 발생하게 된다. 芳香性 약물은 능히 醒脾化濕하고, 溫燥한 약물은 燥濕健脾할 수 있기 때문에 芳香化濕藥은 濕濁內阻로 脾가 濕困하게 되어 運化失職으로 인한 脘腹痞滿, 嘔吐泛酸, 大便溏薄, 少食體倦, 口甘多涎, 舌苔白膩 등 證에 적용된다. 또한 濕痰壅滯와 濕溫, 暑濕 등 諸證에 대해서 적당히 選用하여 化除濕濁할 수 있다.

임상에 응용할 때에는 마땅히 다양한 證候에 대해서 적당히 약물을 배합하여야 한다. 즉 脾胃가 虛弱하면 補脾健胃藥을 배합하여야 하고, 阻氣濕滯로 腹脹이 甚하면 行氣藥을 배합하여야 하며, 寒濕腹痛에는 반드시 溫中止痛藥을 배합하여야 한다. 그리고 芳香化濕藥은 대부분 辛溫香燥한 藥品으로 耗氣傷陰하기가 쉬우므로 陰虛血燥와 氣虛者에게는 愼用하여야 한다. 또한 芳香化濕藥은 그 유효성분이 대부분 揮發性이므로 煎劑에 넣을 때는 반드시 뒤에 넣어야 하며 오래 달이는 것은 좋지 않다.

蒼 朮 [本經]

Atractylodis Rhizoma

異 名：赤朮(陶弘景)・馬薊[說文系傳]・靑朮[水南翰記]・仙朮[綱目]

【基 原】국화과(菊花科：Compositae)에 속한 다년생초본인 가는잎삽주(茅蒼朮) *Atractylodes lancea* DC. 또는 만주삽주(北蒼朮) *A. chinensis* Koidzumi의 根莖으로 봄과 가을에 채취하여 햇볕에 말린다.

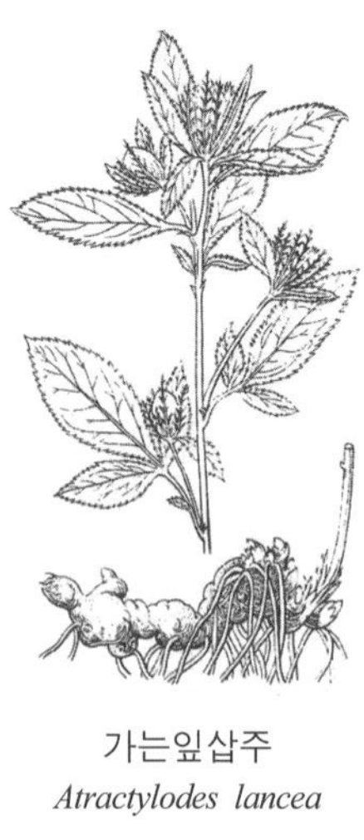
가는잎삽주
Atractylodes lancea

【性 狀】① 茅蒼朮：불규칙한 連珠狀 또는 마디가 있는 圓柱形으로 약간 구부러져 있으며, 分枝되어 있다. 길이 3~10㎝, 지름 1~2㎝이다. 표면은 회갈색으로 주름과 수염뿌리가 남아 있고, 頂端에는 줄기 흔적이나 줄기가 붙어있다. 質은 堅實하고, 단면은 황백색 또는 회백색으로 여러 개의 褐紅色의 油室이

흩어져 있으며, 오래 두면 백색의 針狀結晶이 석출된다. 특이한 향기가 있으며, 맛은 약간 달면서 맵고 또 쓰다.

② 北蒼朮：덩어리 또는 마디가 있는 圓柱形이며, 길이는 4~9㎝, 지름 1~4㎝이다. 표면은 黑褐色이며 去皮된 것은 黃褐色으로 보인다. 質은 비교적 성기며, 단면에는 黃褐色 油室이 흩어져 있다. 향기가 비교적 약하고, 맛은 매우면서 쓰다.

【產 地】 우리나라 각지에 분포하고, 茅蒼朮은 중국의 湖北, 江蘇, 河南, 安徽, 浙江 등에 분포하고, 北蒼朮은 河北, 山西, 陝西 등의 지역에 분포한다.

【成 分】 ① 茅蒼朮：根莖은 정유성분으로 atractylodin, hinesol, β-eudesmol, elemol, atractylone, atractylodinol, acetylatractylodinol, 3-β-hydroxyatractylone, 3-β-acetoxyatractylone 등을 함유한다.

② 北蒼朮：根莖은 정유 성분으로 atractylodin, atractylone, hinesol, β-selinene, L-α-bisabolol, atractylodinol, acetylatractylodinol 등을 함유한다.

【性 味】 性은 溫하고, 味는 辛苦하다.

【歸 經】 脾・胃・肝經.

【效能 主治】 燥濕健脾・祛風散寒・明目. 治脘腹脹滿, 泄瀉, 水腫, 脚氣痿躄, 風濕痺痛, 風寒感冒, 夜盲.

【解 說】 苦溫하고 性燥하며, 辛香하여 주로 發散한다. 外로는 風濕의 邪氣를 제거하고, 內로는 脾胃의 濕邪를 化濕시키므로 燥濕健脾시키고 祛風시키는 要藥이다. 그러므로 濕邪로 인하여 病이 된 모든 證에 上下表裏를 막론하고 응용할 수 있다.

生用하면 辛散의 性이 강하고, 炒用하면 辛散의 性이 약하게 된다.

【炮 製】 祛風發汗에는 生用하고, 燥濕健脾에는 대개 炒用한다.

【用 量】 4~16g.

【禁忌症】 味辛하고 性이 溫燥하므로 陰虛內熱者나 氣虛多汗者는 복용을 忌한다.

【配合例】 ① 厚朴 陳皮 등을 배합하여 脾胃에 濕邪가 阻滯하여 食慾不振, 脘悶嘔惡, 腹滿泄瀉, 舌苔白膩 등 證을 치료한다(예：平胃散).

② 石膏 知母 등 淸熱藥을 배합하여 濕溫胸悶, 自汗身重 등 濕과 熱이 合倂되어 나타나는 證을 치료한다(예：蒼朮白虎湯).

③ 黃柏 牛膝 薏苡仁 등을 배합하여 溫熱이 下注하여 足膝이 腫痛하고 痿軟無力한 證을 치료한다(예：四妙散).

④ 藁本 白芷 川芎 등을 배합하여 外感風寒濕邪로 인한 頭痛, 身痛, 無汗 등 證을 치료한다(예：神朮散).

⑤ 獨活 防風 秦艽 등을 배합하여 風濕이나 寒濕의 阻滯로 關節肢體疼痛과 寒濕에 偏重된 痺痛을 치료한다.

厚 朴 [本經]

Magnoliae Cortex

異 名 : 厚皮[吳普本草] · 赤根[別錄] · 烈朴[日華子]

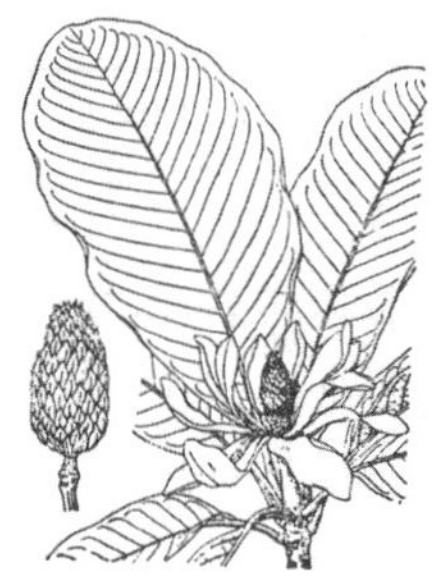

厚朴
Magnolia officinalis

【基　原】목련과(木蘭科 : Magnoliaceae)에 속한 落葉喬木인 厚朴(川朴 · 湖北厚朴) *Magnolia officinalis* Rehder et Wilson, 凹葉厚朴(溫朴 · 溫州厚朴) *M. officinalis* Rehder et Wilson var. *biloba* Rehder et Wilson의 樹皮이다. 4~6월에 15~20년생의 樹幹皮, 根皮, 枝皮를 벗긴 후 코르크층을 제거하고 음건하거나, 樹幹皮를 끓는 물에 약간 담은 다음 음습한 곳에 깔아 놓고 發汗시켜 내표면이 紫褐色으로 변할 때 쪄서 부드럽게 되면 筒狀으로 말아서 햇볕에 말리기도 한다.

【性　狀】① 樹幹皮 : 卷筒狀 또는 雙卷筒狀으로 길이 30~35㎝, 두께 0.2~0.7㎝인 것을 『筒朴』이라 하고, 뿌리 가까운 데서 채취한 幹皮는 한쪽 끝이 나팔의 주둥이 모양으로 벌어져, 길이 13~25㎝, 두께 0.3~0.8㎝로 『靴筒朴』이라 한다. 外表面은 灰紫色 또는 灰褐色으로 엉성하고 鱗片狀을 나타내는 것도 있으며 쉽게 떨어지고 楕圓形의 皮孔과 세로주름이 뚜렷하며, 코르크층이 세밀한 것은 黃褐色을 나타낸다. 內表面은 紫褐色으로 비교적 매끄럽고 세밀한 세로주름이 있다. 質은 단단하여 절단하기 어렵고, 단면은 顆粒性이고, 內層은 紫褐色 또는 褐色으로 油性이며 여러 개의 작은 별 모양으로 반짝이는 것을 볼 수 있다.

② 根 皮(根朴) : 單筒狀 또는 불규칙한 塊片으로 구부러져 鷄腸과 같아 『鷄腸朴』이라고도 한다. 質은 단단하고 절단하기 쉬우며, 단면은 섬유성이다.

③ 枝 皮(枝朴) : 單筒狀으로 길이 10~20㎝, 두께 0.1~0.2㎝이다. 質은 부서지기 쉬우며, 단면은 섬유성이다.

【産　地】중국에서는 주로 四川, 湖北, 浙江, 安徽 등에서 생산되며, 또한 福建, 江西, 湖南, 廣西, 雲南, 貴州, 陝西, 甘肅 등에서도 생산된다.

【成　分】정유를 약 1%를 함유하고, 그중 β-eudesmol이 95% 이상이고, 그 다음으로 magnolol 약 5% 그리고 honokiol이다. 기타 소량의 magnocurarine과 taninn을 함유한다.

【性　味】性은 溫하고, 味는 苦辛하다.

【歸　經】脾 · 胃 · 肺 · 大腸經.

【效能　主治】燥濕消痰 · 下氣除滿. 治濕滯傷中, 脘痞吐瀉, 食積氣滯, 腹脹便秘, 痰飮喘咳.

【解 說】氣味가 苦辛하면서 溫하고 芳香이 있다. 苦味는 下氣시켜 平喘하고, 辛味는 行氣시켜 消脹하며, 芳香은 化濕하여 散滿하고, 溫性은 散寒하여 止痛케 하므로, 腸胃의 氣滯를 제거하고, 脾臟의 濕濁을 燥하여 行氣, 導滯, 燥濕하는데 상용하는 약재이다.

有形의 積인 食, 濕, 痰積을 導下하고, 또한 無形의 滯인 氣, 寒滯를 散하므로, 痰濕, 食積, 寒凝氣滯로 인한 諸證의 치료에 응용한다.

예를 들면 濕滯에는 蒼朮을 배합하여 行氣, 燥濕, 健脾하고, 氣滯에는 木香을 배합하여 行氣止痛하며, 食滯에는 枳實을 배합하여 溫中行氣시키고, 熱滯에는 大黃을 배합하여 瀉熱導滯하며, 肺氣壅滯의 喘咳에는 麻黃 杏仁을 배합하여 下氣平喘하게 한다.

【炮 製】인후 자극을 줄이고 寬中和胃의 효능을 증강시키기 위하여 薑汁製(厚朴 100kg, 生薑 20kg)하여 사용한다.

【用 量】4～12g.

【禁忌症】氣虛, 津傷血枯者는 禁服하며, 임신부는 愼服한다.

【配合例】① 蒼朮 陳皮 등을 배합하여 濕阻氣滯로 인한 脘腹脹滿疼痛과 嘔吐瀉痢를 치료한다(예 : 平胃散).

② 大黃 枳實 등을 배합하여 熱結便秘를 치료한다(예 : 厚朴三物湯).

③ 半夏 杏仁 麻黃 등을 배합하여 痰濕內阻로 肺氣가 壅滯되어 나타나는 胸悶喘咳를 치료한다(예 : 厚朴麻黃湯).

④ 人蔘 甘草 生薑 등을 배합하여 虛寒脹滿을 치료한다(예 : 厚朴生薑甘草半夏人蔘湯).

藿 香 [別錄]

Agastachis Herba

異 名 : 海藿香[海南]

【基 原】꿀풀과(脣形科 : Labiatae)에 속한 다년생초본인 배초향(藿香) *Agastache rugosa* (Fisch. et Meyer) O. Kuntze의 全草의 지상부로 6～7월 사이에 채취하여 햇볕에 말리거나 음건한다. 중국에서는 廣藿香 *Pogostemon cablin* Bentham을 사용한다.

【性 狀】① 藿香 : 잎이 달린 줄기로서 때로는 꽃봉오리가 붙어 있는 것도 있다.

줄기는 네모로 되고 지름은 약 5㎜, 어두운 갈색이며 세로로 된 무늬와 마디가 있고 마디 사이는 3~10㎜이다. 質은 가볍고 연하며 꺾은 면은 고르지 않고 섬유성이며 속이 비어 있다. 윗면의 색은 어두운 綠色이고, 아랫면은 灰褐色으로 잎을 펴서 보면 卵形~三角卵形이다.

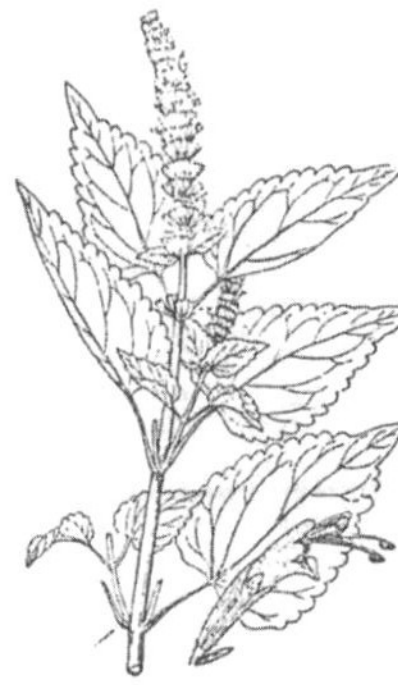

배초향
Agastache rugosa

② 廣藿香 : 줄기와 여기에 對生된 잎으로 되어 있다. 잎은 말라서 쭈그러졌으나 물에 적시어 펴면 卵形~橢圓形을 이루고 길이 4~9㎝, 너비 3~7㎝, 양면에 灰白色의 털이 밀생하며 끝이 짧으면서 뾰족하거나 둔하면서 둥글고 밑이 쐐기 모양이거나 둔한 원 모양이며 가장자리에는 불규칙한 톱니가 있다. 잎자루는 가늘고 길이 2~5㎝이며 부드러운 털이 덮여 있다. 줄기는 네모지고 위에서 가지가 많이 갈라졌으며 길이 50~60㎝, 지름 0.2~0.7㎝이고 겉에는 부드러운 털이 있으며 質은 약하여 부러지기 쉽고 자른 면의 가운데에 髓가 있다. 오래된 줄기는 圓柱形에 가깝고 지름 1~1.2㎝이며 灰褐色의 껍질이 붙어 있다. 특이한 냄새가 있고 맛은 조금 쓰다.

【産　地】藿香은 우리나라와 중국의 각지에 분포한다. 廣藿香은 중국의 海南, 廣東에서 생산되고 있다.

【成　分】藿香은 정유 0.28%를 함유하며, 그중 주성분으로 methylchavicol이 80% 이상을 차지하고, anethole, anisaldehydel, α-limonene, ρ-metlioxycinnaldehyde, α-pinene, β-pinene, 3-ocat anone, 3-ocatanol, ρ-cymene, 1-octen-3-ol, linalool, 1-caryophyllene, β-elemen, β-humulene, β-farnesene, γ-cadinene, calamenene 등이 있다.

廣藿香은 정유 약 1.5% 함유하며, 그중 주성분은 patchouli alcohol이 약 52~57%이고, 기타 eugenol, cinnamic aldehydel pagostol, patchoulipyridinel epiguaipyridine 등을 함유한다.

【性　味】性은 微溫하고, 味는 辛하다.

【歸　經】脾·胃·肺經.

【效能 主治】芳香化濁·開胃止嘔·發表解暑. 治濕濁中阻, 脘痞嘔吐, 暑濕倦怠, 胸悶不舒, 寒濕閉暑, 腹痛吐瀉, 鼻淵頭痛.

【解　說】性味가 辛溫한데, 辛味는 散하고 發表하되 峻烈하지 않고, 微溫은 化濕하되 燥熱하지 않아 表邪를 解하고, 裏의 濕邪를 化濕시키며, 芳香 또한 化濕시켜 和中止嘔의 要藥이 된다.

藿香과 蘇葉은 같이 發表和中시키는 작용이 있다. 단 藿香은 化濕醒脾에, 蘇葉은 發汗解表에 뚜렷한 효과가 있다. 또 藿香과 香薷는 發表解暑의 효능이 있다. 단

藿香은 化濕和中과 醒脾開胃의 작용이 비교적 양호하고, 香薷는 發汗시키는 효능이 좋으며 아울러 利水시키는 효능이 있다.

【用　量】6～12g.

【禁忌症】陰虛者와 陰虛火旺으로 인한 舌絳光滑者는 복용을 禁한다.

【配合例】① 厚朴 蒼朮 半夏 등을 배합하여 脾濕內阻로 運化가 失常되어 脘腹脹滿, 食少作惡, 大便溏薄 등 證을 치료한다(예 : 不換金正氣散).

② 滑石 黃芩 茵蔯 등을 배합하여 暑濕이나 濕溫病을 치료한다(예 : 甘露消毒丹).

③ 半夏 陳皮 등을 배합하여 寒濕內阻로 인한 脘痞嘔吐를 치료한다(예 : 藿香半夏湯).

④ 砂仁 香附子 蘇梗 등을 배합하여 妊娠嘔吐 등을 치료한다.

⑤ 紫蘇 半夏 厚朴 등을 배합하여 暑月에 外感風寒이나 內傷生冷으로 인한 寒熱頭痛, 脘腹痞滿, 嘔惡便瀉 등 證을 치료한다(예 : 藿香正氣散).

砂　仁 [藥性論]

Amomi Fructus

異 名 : 縮沙蜜[藥性論]·縮砂仁[醫學啓源]·縮砂蔤[綱目]

【基　原】생강과(生薑科 : Zingiberaceae)에 속한 다년생초본인 陽春砂 *Amomum villosum* Lour.과 綠殼砂 *A. villosum* Lour. var. *xanthioides* T. L. Wu et Senjen 또는 海南砂 *A. longiligulare* T. L. Wu.의 성숙한 果實로 여름과 가을 사이에 果實이 성숙할 때 채취하여 햇볕에 말리거나 또는 저온에서 건조한다.

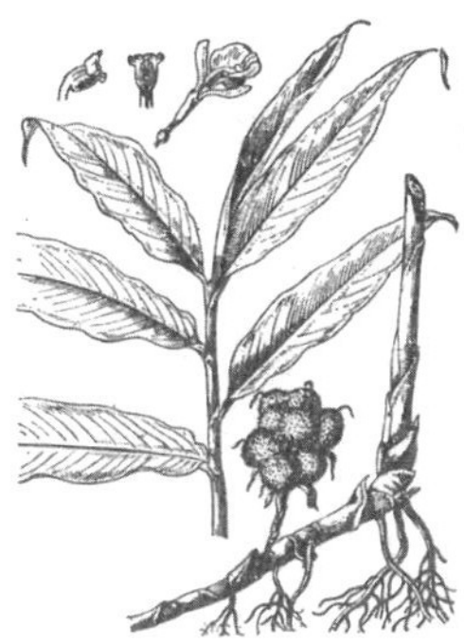

陽春砂
Amomum villosum

【性　狀】① 陽春砂 : 橢圓形 또는 卵圓形으로 뚜렷하지 않은 3개의 棱이 있고, 길이 1.5～2㎝, 지름1～1.5㎝이다. 표면은 紫褐色으로 가시 모양의 돌기가 밀생하고, 頂端에는 꽃의 殘基가 덮여 있으며, 基部에는 果梗이 있다. 果皮는 얇으면서 연하다. 種子는 결집된 덩어리를 이루고 3개의 둔한 棱을 가지고 있으며, 가운데에는 白色의 隔膜이 있고 種子의 덩어리를 나누면 3쪽으로 되는데 한쪽의 種子는 6～15粒으로 되어 있다. 種子는 불규칙한 다면체로 지름 2～3㎜이고 표면은 褐紅色 또는 暗褐色이며 가는 주름이 있고, 겉에는 淡褐色의 막질 모양의 假種皮로 싸여 있다. 質은 단단하고, 胚乳는 灰白色이다.

② 綠殼砂：楕圓形 또는 長圓形으로 길이 1~1.5㎝, 지름 0.8~1㎝이다. 표면은 黃褐色 또는 褐色으로 가시모양의 돌기가 밀생한다. 種子의 덩어리는 비교적 둥글고, 표면은 灰褐色 또는 褐色이며 겉에는 흰 가루가 덮여 있는데 잘 떨어지지 않는다.

③ 海南砂：長楕圓形 또는 卵圓形으로 3棱이 뚜렷하고, 길이 1.5~2㎝, 지름 0.8~1.2㎝이다. 표면은 片狀으로 연한 가시와 基部에는 果梗의 흔적이 남아 있다. 果皮는 두꺼우면서 단단하다. 種子의 덩어리는 비교적 작으며 한쪽의 種子는 5~17粒으로, 種子의 지름은 1.5~2㎜이다.

【産　地】陽春砂仁는 중국에서 주로 雲南, 廣東에서 생산되며, 대개 재배 품으로 품질이 비교적 좋다. 綠殼砂는 주로 雲南에서 생산되며, 일부는 縮砂 혹은 西砂仁이라는 이름으로 베트남 미얀마 태국 인도네시아 등에서 수입된다. 海南砂仁은 주로 중국의 海南 廣東에서 생산되는데, 품질이 좋지 않다.

【成　分】陽春砂의 種子는 정유를 3% 이상 함유하며, 그중 주성분은 borneol, boryl acetate, linalool, nerolidol 등이다. 이외에 사포닌 0.69%를 함유한다.

【性　味】性은 溫하고, 味는 辛하다.

【歸　經】脾・胃・腎經.

【效能　主治】化濕開胃・溫脾止瀉・理氣安胎. 治濕濁中阻, 脘痞不飢, 脾胃虛寒, 嘔吐泄瀉, 妊娠惡阻, 胎動不安.

【解　說】性味가 辛溫하여, 辛味는 散하고, 溫性은 通하게 하며, 芳香은 化濕하는 작용이 있어 化濕・行氣・溫中시키는데 상용하는 要藥이다. 性이 溫하면서도 燥熱하지 않고, 行氣하되 破氣하지 않은 장점이 있다. 醒脾開胃하므로 中焦에 濕邪가 阻滯하거나 脾胃에 氣滯 및 脾胃가 虛寒한 모든 證에 적용하여 치료한다.

또한 安胎시키는 작용은 理氣시키는데 있으므로 氣滯로 인한 胎動不安을 치료하는데 양호한 효과가 있다.

【炮　製】사용할 때에 搗碎하여 사용한다.

【用　量】4~8g(入煎劑宜後下).

【禁忌症】陰虛有熱者는 복용을 禁한다.

【配合例】① 厚朴 木香 陳皮 枳實 등을 배합하여 中焦에 濕阻하거나 脾胃氣滯로 脘腹脹滿하고 飮食不思의 證을 치료한다(예：香砂枳朮丸).

② 人蔘 白朮 乾薑 木香 등을 배합하여 脾虛로 寒濕氣滯에 의한 泄瀉를 치료한다.

③ 厚朴 蒼朮 白豆蔲 등을 배합하여 濕阻로 인한 脘腹脹滿과 嘔吐泄瀉를 치료한다.

④ 白朮 蘇梗 등을 배합하여 中虛氣滯로 인한 胎動不安과 妊娠惡阻를 치료한다.

白豆蔲 [開寶本草]

Amomi Fructus Rotundus

異 名 : 多骨[開寶本草] · 殼蔲[本經逢源] · 白蔲[本草經解] ·
圓豆蔲([中草藥學] · 豆蔲[中國藥典])

【基 原】생강과(生薑科 : Zingiberaceae)에 속한 다년생초본인 白豆蔲(原豆蔲) *Amomum kravanh* Pierre ex Cagnep.와 爪哇白豆蔲(印尼白蔲) *A. compactum* Soland ex Maton의 성숙한 果實로, 10~12월 사이에 果實이 황색으로 성숙하여 갈라지기 전에 채취하여 果柄을 제거하고 햇볕에 말린다.

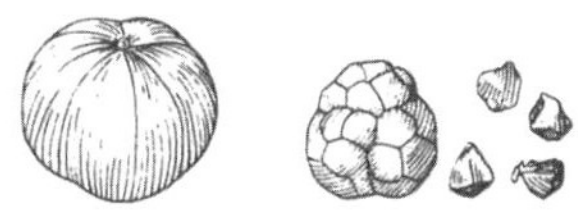

白豆蔲藥材

【性 狀】① 白豆蔲 Amomi Kravanh Fructus : 類球形으로 길이는 1.1~2㎝, 지름이 1.2~1.8㎝이다. 표면은 黃白色 또는 淡黃褐色이며 매끈하고, 3개의 둔한 능(稜)과 여러 개의 세로줄이 있으며, 위쪽은 움푹 들어갔고 아래쪽은 果柄이 붙었던 흔적이 있으며, 양쪽 끝에는 연한 갈색의 絨毛가 있다. 果皮는 얇고 가벼우며 쉽게 부서지며, 안쪽 면은 淡黃色으로 광택이 있다. 안쪽의 얇은 막에 의해 세로로 3실로 나누어졌고, 각 실에는 7~10개의 種子가 들어 있다. 種子는 불규칙한 多面體로 背面은 약간 볼록하고, 지름은 3~4㎜로 표면은 灰褐色~暗褐色이다. 확대경으로 보면 種皮에는 잔주름이 있고, 색이 약간 있는 막상의 假種皮에 덮여 있다. 種子는 강한 향기가 있고 맛은 대단히 매우며, 樟腦와 비슷하다.

② 爪哇白豆蔲 Amomi Compacti Fructus : 類球形으로 3개의 둔한 능(稜)이 있으며, 지름이 0.8~1.2㎝이다. 果皮는 광택이 없으며, 안쪽은 세로로 3실로 나누어져 있으며, 각 실에는 2~4개의 種子가 들어있다.

【產 地】白豆蔲는 주로 태국에서 생산되며, 중국의 廣東 雲南에서도 재배된다. 爪哇白豆蔲는 인도네시아에서 주로 생산되며, 중국의 海南 雲南에서 많이 재배되고 있다.

【成 分】정유, 지방유, 전분, 단백질 등을 함유한다. 정유의 주성분은 1,8-cineole이며, 그밖에 d-borneol과 d-camphor, α,β-pinene, camphene, limonene 등을 함유한다.

【性 味】性은 溫하고, 味는 辛하다.

【歸 經】肺 · 脾 · 胃經.

【效能 主治】化濕消痞 · 行氣溫中 · 開胃消食. 治濕濁中阻, 不思飮食, 濕溫初起, 胸悶不飢 寒濕嘔逆, 胸腹脹痛, 食積不消.

【解 說】味辛性溫하고 氣가 淸芳하여 上焦인 肺에 들어가 下氣止逆하고, 中焦인 脾胃에 들어가 化濕溫中시켜 化濕行氣하고 溫中止嘔시키는 藥으로 上 · 中 二焦의 모든 寒濕氣滯諸證에 응용하여 치료한다.

白豆蔻와 砂仁은 性味가 서로 같고 효능 또한 유사하여 化濕醒脾시키고 行氣寬中한다. 그러나 白豆蔻는 芳香의 氣가 淸하고 溫燥의 性이 약하여 주로 上中二焦에서 濕阻中滿과 胃寒嘔吐에 多用하고, 砂仁은 芳香의 氣가 濁하고 溫燥의 性이 강하여 주로 中下二焦에서 脾寒泄瀉에 多用한다.

豆蔻殼은 효능이 白豆蔻와 비슷하다. 그러나 溫性이 약하고 효능도 약하여 寒濕氣滯로 인한 脘腹脹悶과 嘔吐 등 證에 적용하여 치료한다.

【炮　製】去皮하거나 혹은 連皮하여 搗碎用한다.

【用　量】4~8g(入煎劑宜後下).

【禁忌症】辛燥하여 助熱耗氣하므로 火升作嘔者와 熱腹痛 및 陰虛血燥者는 복용을 忌한다.

【配合例】① 藿香 半夏 陳皮 등을 배합하여 濕阻中焦로 惡心嘔吐, 呃逆噫氣 등 證을 치료한다(예 : 白豆蔻湯).

② 滑石 薏苡仁 通草 등을 배합하여 濕溫초기에 濕邪偏重者를 치료한다(예 : 三仁湯).

③ 黃芩 滑石 通草 등을 배합하여 濕溫초기에 熱邪偏重者를 치료한다(예 : 黃芩滑石湯).

④ 厚朴 陳皮 蒼朮 등을 배합하여 濕阻脾胃로 胸脘痞滿, 胸悶不飢 등 證을 치료한다.

⑤ 人蔘 半夏 生薑 등을 배합하여 脾胃虛寒으로 인한 惡心嘔吐와 呃逆噫氣 등 證을 치료 한다.

草豆蔻 [別錄]

Alpiniae Katsumadai Semen

異 名 : 豆蔻[別錄]・漏蔻[南方異物誌]・草果[通誌]・豆蔻子[廣濟方]・草蔻[本草從新]・草蔻仁[廣東中藥]

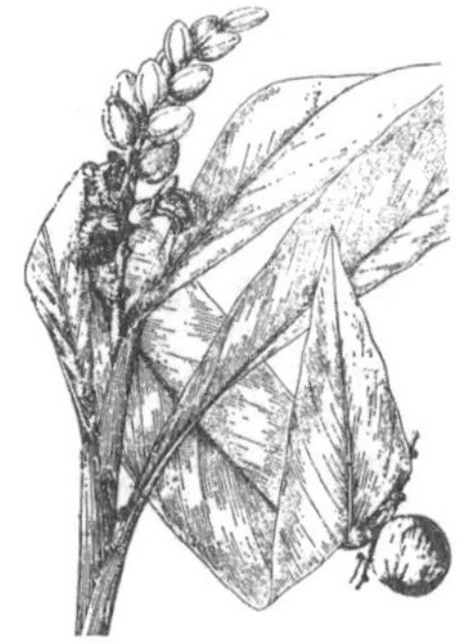

草豆蔻
Alpinia katsumadai

【基　原】생강과(生薑科 : Zingiberaceae)에 속한 다년생초본인 草豆蔻 *Alpinia katsumadai* Hayata의 성숙한 種子로 여름과 가을에 채취하여 90%정도로 햇볕에 말리거나 혹은 끓은 물로 약간 데치고 50%정도 햇볕에 말린 후 果皮를 제거하고 種子團을 취하여 건조한다.

【性　狀】種子가 모여서 된 圓球形으로 지름이 1.5~2.7㎝이다.

표면은 灰褐色으로 중간에는 黃白色의 격막으로 3쪽으로 갈라져 種子團이 나뉘어 들어 있다. 種子는 반들반들하며 쉽게 떨어지지 않고 卵圓形의 다면체로 길이 3~5㎜, 지름 약 3㎜이고, 겉은 얇은 담갈색 막질의 假種皮로 덮여 있고, 質은 단단하고 胚乳는 灰白色이다. 특이한 냄새가 있고, 맛은 맵고 조금 쓰다.

【產 地】주로 중국의 海南과 廣西에서 생산된다.

【成 分】약 4%의 정유를 함유하며, 그중에는 1,8-cineole, α-humulene, camphor 등이 있다. Flavone계 성분으로 alpinetin, pinocembrin, cardanomine 등을 함유한다.

【性 味】性은 溫하고, 味는 辛하다.

【歸 經】脾·胃經.

【效能 主治】燥濕健脾·溫胃止嘔. 治寒濕內阻, 脘腹脹滿冷痛, 噯氣嘔逆, 不思飮食.

【解 說】性味가 辛溫하고 芳香溫燥하여, 燥濕健脾하고 溫胃止嘔시키는 효능이 있다. 그러므로 寒濕이 中焦에 停滯하여 氣機가 不暢한 胃脘痛 嘔吐 泄痢 痰飮의 치료에 상용한다.

【炮 製】搗碎하여 사용한다.

【用 量】4~8g(入湯劑宜後下).

【禁忌症】陰虛血少者와 津液不足者는 禁服하며, 無寒濕者는 愼服한다.

【配合例】① 白朮 砂仁 陳皮 등을 배합하여 脾胃虛弱에 寒濕이 鬱滯하여 된 不思飮食證을 치료한다.

② 吳茱萸 半夏 生薑 등을 배합하여 寒濕胃阻로 氣逆作嘔證을 치료한다.

③ 厚朴 蒼朮 半夏 등을 배합하여 脾胃에 濕盛으로 인한 脘腹冷痛과 大便滑泄을 치료한다.

草 果 [本草品彙精要]

Amomi Tsao-ko Fructus

異 名 : 草果仁[局方] · 草果子[小兒衛生總微論方] · 老蔻[廣西藥用植物名錄]

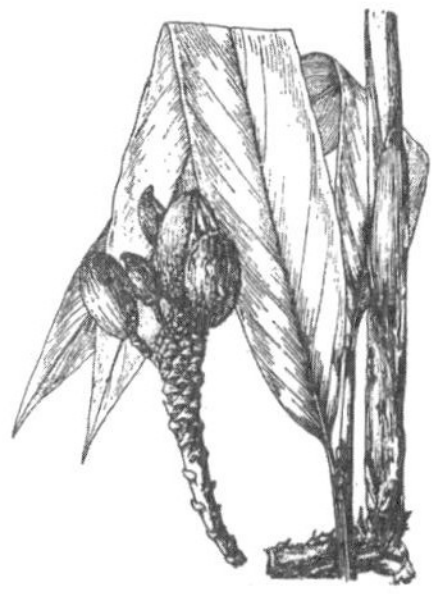

草果
Amomum tsao-ko

【基 原】생강과(生薑科 : Zingiberaceae)에 속한 다년생초본인 草果 *Amomum tsao-ko* Crevost et Lemaire의 성숙한 果實로, 가을에 果實이 성숙할 때 채취하여 햇볕에 말리거나 혹은 저온에서 건조한다.

【性 狀】長楕圓形으로 3줄의 두드러진 능선이 있고 길이 2~

4㎝, 지름 1~2.5㎝이다. 표면은 灰褐色 또는 赤褐色으로 세로 홈과 능선이 있고, 頂端에는 꽃받침이 떨어진 둥근 돌기가 있고, 밑 부분에는 果梗이 남아 있거나, 떨어진 자국이 있다.

果皮는 단단하고 질기며 세로로 갈라지기 쉽다. 外皮를 벗기면 중간에 황갈색의 膈膜이 있고, 種子團은 3쪽으로 나누어져 있으며, 각각에는 8~11개의 種子가 있다. 種子는 圓錐形의 다면체로 지름이 약 5㎜이며, 표면은 赤褐色이고, 겉은 灰白色 막질의 假種皮로 덮여 있고, 種脊은 1개의 세로홈으로 되어 있으며, 끝에는 움푹한 種臍가 있다. 단단하고, 胚乳는 灰白色이다. 특이한 방향이 있고, 맛은 맵고 조금 쓰다.

【產　地】주로 중국의 雲南, 廣西에서 생산되고 있다.

【成　分】果實은 1.6%, 種子에는 2.2%, 果皮에는 0.38%의 정유를 함유한다. 정유 중의 주요성분으로 果實에는 α-pinene, β-pinene, 1,8-cineole, p-cymene, trans-S-undecenal, neral, geranilo 등이 있으며, 種子에는 주로 1,8-cineole, 2-decenal, geranial, neral이 있다.

【性　味】性은 溫하고, 味는 辛하다.

【歸　經】脾・胃經.

【效能 主治】燥濕溫中・除痰截瘧. 治寒濕內阻, 脘腹脹痛, 痞滿嘔吐, 瘧疾寒熱.

【解　說】辛溫하고 溫脾燥濕하므로 脾胃寒濕證을 치료하는 要藥이다. 燥濕溫中의 효능은 草豆蔻와 비슷하나 더욱 강하다. 그러므로 脾胃에 寒濕이 阻滯되어 나타나는 脘腹冷痛, 脹滿, 嘔吐, 泄瀉, 舌苔濁膩의 치료에 사용한다. 濕重者는 蒼朮 厚朴 藿香 등 芳香化濕藥을 배합하며, 寒重者는 吳茱萸 乾薑 등 中焦를 溫暖하게 하는 약재를 배합한다.

또한 截瘧의 要藥이며, 그 性이 溫燥하므로 寒濕偏盛으로 인한 瘧疾을 치료하는데 마땅하다.

이 외에도 消食化積의 효능이 있어, 宿食不消하고 胸脘痞滿嘔惡의 치료에 사용할 수 있다.

【用　量】4~8g.

【禁忌症】溫燥傷津하므로 陰虛血少者는 복용을 忌한다.

【配合例】① 常山 柴胡 知母 등을 배합하여 山嵐瘴氣나 穢濁濕邪가 脾胃에 阻滯하여 나타나는 瘴瘧을 치료한다(예 : 草果飮).

② 厚朴 蒼朮 半夏 등을 배합하여 脾胃에 寒濕이 阻滯하여 脘服이 脹滿하고 舌苔가 濁膩한 證을 치료한다.

佩 蘭 [本經]

Eupatorii Herba

異 名 : 蘭草 · 水香[本經] · 都梁香(李當之[藥錄]) · 木澤蘭[雷公炮炙論] · 燕尾草 · 香水蘭[開寶本草] · 女蘭 · 香草[綱目] · 石瓣 · 針尾鳳[廣東中藥]

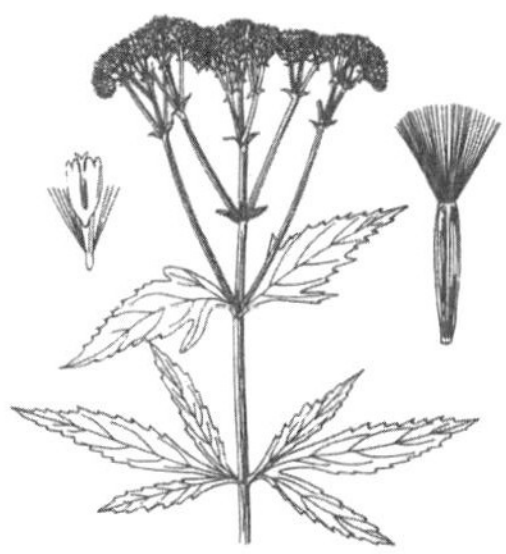

벌등골나물
Eupatorium fortunei

【基 原】국화과(菊花科 : Compositae)에 속한 다년생초본인 벌등골나물(佩蘭) *Eupatorium fortunei* Turcz.의 全草로, 여름철 개화 전에 채취하여 햇볕에 말리거나 음건한다.

【性 狀】줄기는 圓柱形으로 길이 30~100㎝, 지름 0.2~0.5㎝이다. 표면은 黃褐色 또는 黃綠色으로 紫色을 띤 것도 있으며 뚜렷한 마디와 세로로 능선이 있다. 質은 엉성하고, 단면의 髓部는 흰색이거나 비어 있다. 잎은 對生하고 잎자루가 있고, 잎은 대개 쭈그러졌거나 부서졌으며 녹갈색이다. 완전한 잎은 셋으로 쪼개졌거나 혹은 쪼개지지 않았다. 잎을 펴보면 披針形 또는 長楕圓狀의 披針形으로 基部는 좁고, 잎 가장자리에 鋸齒가 있다. 방향이 있고, 맛은 약간 쓰다.

【產 地】우리나라 각지에 분포한다. 중국에서는 주로 江蘇, 河北, 山東과 上海에서 생산되며, 특히 江蘇에서 많이 생산된다. 이 외에도 湖北, 湖南, 貴州, 陜西, 浙江 등에서도 생산된다.

【成 分】全草는 정유 1.5~2.0%를 함유하며, 정유 속에는 p-cymene 약 20%, nerylacetate 약 10% 및 methyl thymyl ether 약 5%를 함유한다. 花와 葉은 taraxasterol, taraxasteryl acetate, taraxasteryl palmitate 등을 함유한다.

【性 味】性은 平하고, 味는 辛하다.

【歸 經】脾 · 胃 · 肺經.

【效能 主治】芳香化濕 · 醒脾開胃 · 發表解暑. 治濕濁中阻, 脘痞嘔惡, 口中甛膩, 口臭, 多涎, 暑濕表症, 頭脹胸悶.

【解 說】氣香味淸하고 辛散하여 中焦에 들어가 芳香化濕하고 醒脾開胃하므로 濕阻中焦 등 證에 상용한다. 그러므로 濕阻中焦로 運化失職하여 脘腹脹滿 納呆不飢 嘔吐 苔白膩者에 사용하며, 또한 濕熱이 脾臟에 內蘊하여 脘腹痞悶, 嘔惡厭食, 口中甛膩, 口臭, 多涎, 苔黃膩者에 사용한다.

또 化濕解暑하는 효능이 있어 여름철 暑濕에 상하여 惡寒發熱하고 頭脹, 身重, 胸悶 등 證과 濕溫초기에 身熱不暢, 身重, 胸脘痞脹 등 證을 치료하는데 상용한다.

藿香의 化濕和中解暑의 효능과 유사하므로 대개 相須하여 응용하는데, 藿香보다 비교적 和緩하다.

【用　量】 4~12g.

【禁忌症】 陰虛와 氣虛의 證이 있는 者와 胃氣가 虛한 者는 복용을 忌한다.

【配合例】 ① 半夏 白豆蔻 藿香 厚朴 등을 배합하여 脾胃에 濕邪가 阻滯하여 胸脘脹悶, 食少體倦, 惡心嘔吐, 泄瀉, 舌苔白膩 및 口中黏膩한 證을 치료한다.

② 藿香 荷葉 厚朴 등을 배합하여 外感暑濕으로 인한 惡寒發熱과 頭脹胸悶을 치료한다.

③ 滑石 薏苡仁 등을 배합하여 濕溫으로 인한 惡寒發熱을 치료한다.

④ 黃芩 茵陳蒿 大豆黃卷 등을 배합하여 濕溫 초기의 證을 치료한다.

제6장 利水滲濕藥

水道를 通利시켜 水濕을 滲除시키는 주요한 효능이 있는 약물을 利水滲濕藥이라 하며 이들 약물을 복용한 후 小便이 通하고 尿量이 증가하므로 利尿藥이라고도 한다.

利水滲濕藥은 水濕이 體內에 停蓄되어 일어난 水腫, 小便不利 및 濕邪로 인하여 된 질환 혹은 濕熱로 인한 諸症 즉 淋濁, 關節疼痛, 黃疸, 濕溫, 腹瀉, 痰飮, 瘡疹 등에 적용된다.

임상에 응용할 때에는 반드시 다양한 病證을 살펴 약물을 選用하고 아울러 적당한 배합을 하여야 한다. 예를 들면 水濕이 泛溢한 水腫을 치료하기 위해서는 健脾利濕藥을 배합하고, 腎陽이 衰弱한 者는 補腎溫陽藥을 배합하여야 하며, 水腫에 表證이 있으면 宣肺發寒藥을 배합하고, 小便不利와 淋證은 濕熱로 인한 경우가 많으므로 淸熱瀉火藥을 배합하며, 氣鬱, 氣虛 혹은 陽虛로 小便이 難澁不利하면 마땅히 疏肝利氣 혹은 補氣助陽藥을 배합하여 응용하여야 한다. 痺證에서의 關節疼痛과 黃疸, 濕溫, 腹瀉, 痰飮 등 證을 분별하여 祛風除濕한다든가 淸熱燥濕, 혹은 芳香化濕, 健脾 등 類의 약물을 배합하여 응용하여야 한다.

利水滲濕藥은 陰虧津少한 病證에는 복용을 忌하고, 脾虛水腫에는 마땅히 健脾를 위주로 하여야 하는데 일방적으로 利水를 주로 하는 것은 마땅하지 않으며, 또한 滑精과 遺精에 있어서도 濕熱이 없는 者는 복용함이 마땅하지 않다.

利水滲濕藥은 약물의 작용과 特性에 따라 利水退腫藥, 利尿通淋藥의 두 가지로 분류할 수 있다.

제1절 利水退腫藥

本類의 약물들은 利水退腫시키는 주된 효능을 가지고 있어 水濕이 內停하여 된 水腫, 小便不利 등 證에 적용된다. 利水退腫의 방법은 水腫을 치료하는 유일한 방법은 아니며, 특히 虛證에 대해서는 반드시 正氣를 扶助하는 健脾益氣藥이나 혹은 補腎溫陽藥을 隨證配伍하여야 만이 이들 利水退腫藥의 退腫작용을 충분히 발휘할 수 있으며 또한 치료효과도 확실하다.

茯　苓 [本經]

Poria Sclerotium

異 名：茯菟[本經]・松腴・不死面[記事珠]・松薯・松苓・松木薯[廣西中藥志]

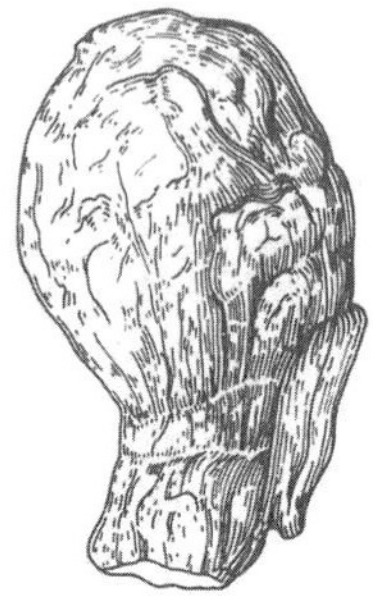
복령
Poria cocos

【基　原】 구멍장이버섯과(多孔菌科：Polyporaceae)에 속한 진균인 복령(茯苓) *Poria cocos* Wolf의 바깥층을 거의 제거한 菌核으로 대개 7~9월에 채취하며, 잡질을 제거하고, 發汗하여 내부의 수분을 대부분 제거한 다음 음건한 것을 "茯苓個"라 한다. 신선한 茯苓을 去皮하고 절제하여 음건하여 塊狀 혹 片狀으로 만든 것을 각각 『茯苓塊』『茯苓片』이라 하며, 벗겨낸 皮部는 『茯苓皮』이라 한다.

우리나라에서는 皮層 아래 淡紅色 부분을 『赤茯苓』, 赤茯苓을 절편한 다음 白色 부분은 『白茯苓』, 가운데 松根이 있는 것을 『茯神』이라 한다.

야생 茯苓은 7월부터 다음해 3월 사이에 松林에서 채취하고, 인공 재배한 것은 종균을 접종 2~3년 후 7~8월에 채취한다.

【性　狀】 ① 茯苓個：類球形, 橢圓形, 扁圓形 또는 불규칙한 덩어리로 크기가 다양하다. 外皮는 얇으면서 거칠고, 어두운 褐色에서 黑褐色으로 쭈글쭈글한 주름이 있다. 무겁고 質은 단단하다. 단면은 顆粒性으로 갈라진 틈이 있다. 外層은 엷은 褐色이고, 內部는 白色으로 일부 淡紅色을 띠기도 한다. 일부는 중간에 소나무 뿌리를 싸고 있는 것도 있다.

② 茯苓塊：去皮 후에 切製된 茯苓으로 塊片狀이며, 크기는 다양하며, 두께는 약 0.4~0.6㎝ 길이는 대개 3㎝ 이상이다. 표면은 白色, 淡紅色 또는 淡褐色이다.

③ 茯苓片：去皮 후에 切製된 茯苓으로 薄片이며, 대개 方形 혹은 長方形으로 크기는 다양하며, 두께는 약 1.5㎜이다. 표면은 편평하며 얇고, 白色이나 灰白色으로 단단하나 쉽게 부서진다.

④ 茯苓皮：茯苓의 벗겨낸 外皮이다. 모양과 크기가 다양하다. 外面은 어두운 褐色에서 黑褐色이며, 內面은 白色 또는 淡褐色이다. 質은 비교적 푸석푸석하며 탄성이 조금 있다.

⑤ 茯神：方塊狀으로 소나무 뿌리(茯神木)을 싸고 있으며, 質은 단단하고 白色이다.

【産　地】 우리나라 각지에 분포하며, 특히 강원도, 경기도, 경북에서 많이 생산된다. 중국에서는 주로 雲南, 安徽, 湖北 등지에서 산출되며, 기타 지방에서도 재배되고 있다.

【成 分】다당류인 pachymose, pachyman, pachymaran 등과, triterpenoid 화합물인 pachymic acid, ebricoic acid, tumulosic acid, poricoic acid 등을 함유한다. 이 외에도 ergosterol, caprylic acid, undecanoic acid, lauric acid 등을 함유한다.

【性 味】性은 平하고, 味는 甘淡하다.

【歸 經】① 茯 苓：心 肺 脾 腎經.

② 茯 神：心 脾經.

③ 茯苓皮：心 脾 腎經.

④ 赤茯苓：心 脾 膀胱經.

【效能 主治】① 茯 苓： 利水滲濕, 健脾寧心. 治水腫尿少, 痰飮眩悸, 脾虛食少, 便溏泄瀉, 心神不安, 驚悸失眠.

② 茯 神：寧心安神, 利水. 治心虛驚悸, 健忘, 失眠, 驚癎, 小便不利.

③ 茯苓皮：利水消腫. 治皮膚水腫.

④ 赤茯苓：行水, 分利濕熱. 治小便不利, 淋濁, 瀉痢.

【解 說】甘味는 補하고 淡味는 滲하며, 藥性이 和緩하여 利水하되 耗氣하지 않아 利水滲濕의 要藥이다. 小便不利 水腫脹滿 痰飮內停證에 寒熱虛實을 막론하고 모두 사용할 수 있다. 대개 猪苓 澤瀉를 배합하여 利水滲濕의 효능을 강하게 한다. 脾虛하여 水濕이 생기는데, 茯苓은 健脾하므로 標本을 모두 치료하는 효과가 있어 특히 脾虛濕勝證에 더욱 적당하다. 또한 脾氣虛弱으로 倦怠無力, 食少便溏者에 人參 白朮 등을 배합하여 사용한다.

이와 같은 특징은 茯苓의 성질이 和平하고 補하되 峻하지 않으며, 利하되 猛하지 않아 扶正去邪할 수 있기 때문이다.

또한 安神작용은 그 기전이 健脾시키는데 있으며, 脾는 後天의 根本이 되고 生氣化血의 根源이 되기 때문에 脾虛하게 되면 生化가 不足하게 되어 心神을 養營함을 잃게 되어 驚悸不眠의 病證을 일으키게 된다.

그 밖에 茯神은 寧心安神, 利水의 효능이 있어 心虛로 인한 驚悸健忘과 不眠驚癎을 치료한다. 茯苓皮는 利水消腫의 효능이 있어 皮膚水腫을 치료하며, 行水하되 耗氣하지 않는다. 赤茯苓은 行水시키고 濕熱을 泄利시키는 효능이 있어, 小便不利와 淋濁, 泄瀉를 치료한다.

이상과 같이 白茯苓은 健脾에 偏重하고, 赤茯苓은 利濕하며, 茯神은 安神시키는 특징이 있다.

【炮 製】寧心安神에는 朱茯神(茯苓 100kg에 朱砂 2kg)으로 만들어 사용하기도 하였다.

【用　量】茯苓, 茯神, 茯苓皮：10～15g.

赤茯苓：6～12g.

【禁忌症】陰虛하면서 濕熱이 없거나, 虛寒으로 인한 滑精, 氣虛下陷者는 愼服한다.

【配合例】① 桂枝 白朮 등을 배합하여 水濕停滯로 인한 水腫脹滿이 寒濕에 偏重된 證을 치료한다(예：五苓散).

② 猪苓 澤瀉 등을 배합하여 濕熱로 인한 水腫脹滿을 치료한다(예：猪苓湯).

③ 人蔘 白朮 등을 배합하여 脾虛氣弱으로 인한 水腫脹滿과 小便不利를 치료한다(예：四君子湯).

④ 人蔘 白朮 山藥 등을 배합하여 脾虛泄瀉를 치료한다(예：蔘苓白朮散).

⑤ 桂枝 白朮 甘草 陳皮 半夏 등을 배합하여 痰飮內停을 치료한다.

猪　苓 [本經]

Polyporus

異　名：豕零[庄子]・豭猪屎[本經]・豨苓[韓昌黎集]・地烏桃[本草圖經]・猪屎苓[四川中藥志]

【基　原】구멍장이버섯과(多孔菌科：Polyporaceae)에 속한 진균인 猪苓 Polyporus umbellatus Fries의 菌核으로, 봄과 가을에 채취하여 햇볕에 말린다.

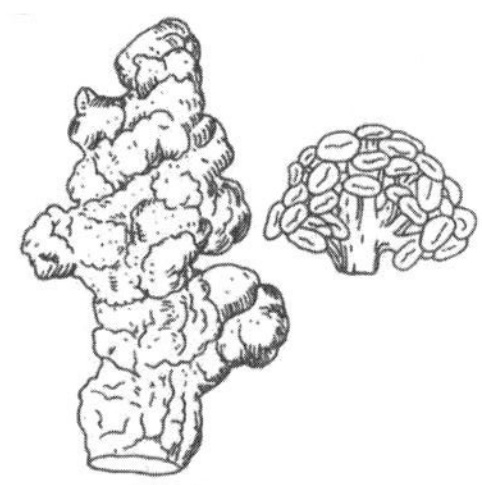

猪苓
Polyporus umbellatus

【性　狀】막대처럼 긴 덩어리, 혹은 圓形과 비슷하거나 납작한 모양으로 크기가 고르지 않다. 일부는 分枝되어 있으며, 길이 5～25㎝, 지름 2～6㎝이다. 바깥 면은 灰褐色～黑褐色을 띠고, 쭈그러졌거나 혹은 혹 모양의 돌기가 있다. 가볍고 단단하며 꺾어지기 쉽다. 단면은 약간 연한 코르크 모양으로 거의 白色～엷은 褐色을 띤다. 냄새는 거의 없고, 맛은 담담하다.

【産　地】주로 중국의 陝西, 雲南, 吉林, 河南, 甘肅, 山西, 四川省 등에서 산출되며 인공재배하기도 한다.

【成　分】Glucan, ergosterol, polyporusterone, α-hydroxy-tetracosanoic acid 등을 함유한다.

【性　味】性은 平하고, 味는 甘淡하다.

【歸　經】腎・膀胱經.

【效能 主治】利水滲濕. 治小便不利, 水腫, 泄瀉, 淋濁, 帶下.

【解　說】味가 甘淡하여 滲泄하고 利水시키는 효능이 茯苓보다 우수하여, 水濕停滯로 인한 小便不利와 水腫, 淋病을 치료하는데 상용하는데, 猪苓만을 사용하여도 좋은 효과가 있다.

또한 猪苓은 利水濕하여 實大便하므로 濕勝泄瀉를 치료한다.

【用　量】8~16g.

【禁忌症】無水濕者는 복용을 忌한다.

【配合例】① 澤瀉 茯苓 등을 배합하여 小便不利를 치료한다(예 : 猪苓湯).

② 阿膠 滑石 등을 배합하여 陰虛로 인한 小便不利를 치료한다.

③ 白朮 桂枝 茯苓 등을 배합하여 舌苔가 白膩하고 小便不利를 치료한다.

澤　瀉 [本經]

Alismatis Rhizoma

異 名 : 水瀉・芒芋・鵠瀉[本經]・澤芝[典述]・及瀉[別錄]・禹孫[綱目]

【基　原】택사과(澤瀉科 : Alismataceae)에 속하는 多年生 沼澤植物인 질경이택사(澤瀉) *Alisma plantago-aquatica* L. var. *orientale* Samuels(=*A. orientalis* (Sam.) Juzepczuk)의 塊莖으로 겨울에 莖葉이 마르기 시작할 때 채취하여, 수염뿌리와 粗皮를 제거하고 건조한다.

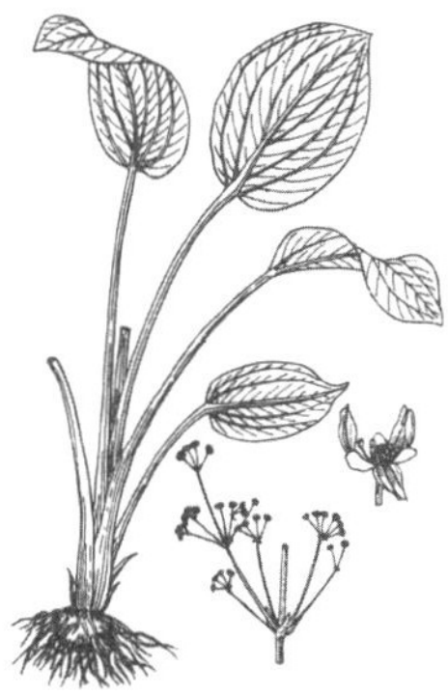

질경이택사
Alisma plantago-aquatica var. *orientale*

【性　狀】고르지 않은 球形~圓錘形으로 길이 3~8㎝, 지름 3~5㎝이다. 때로는 2~4갈래로 갈라져 不定形인 것도 있다. 바깥 면은 엷은 黃褐色~엷은 灰褐色을 띠며 위쪽에는 드물게 줄기의 殘基가 남아 있고 아랫면에는 많은 뿌리 자국이 작은 돌기를 이룬다. 자른 면은 치밀하며 바깥쪽은 灰褐色이고 안쪽은 白色~엷은 黃褐色이다. 質은 가볍고, 깨뜨리기 힘들다. 단면은 黃白色으로 粉性이 있으며, 작은 구멍이 많이 있다. 약한 쓴맛이 있다.

【產　地】남부지방의 少澤地에 재배하고 있다. 중국에서는 주로 福建 四川 江西에서 재배되며, 廣東, 廣西, 湖北, 湖南 등에서도 생산되고 있다.

【成　分】Alisol A・B・C, alisol A monoacetate, alisol B monoacetate, alisol C monoacetate, epialisol A, alismol, alismoxide, choline 등을 함유한다.

【性　味】性은 寒하고, 味는 甘하다.

【歸　經】腎・膀胱經.

【效能 主治】利小便・淸濕熱. 治小便不利, 水腫脹滿, 泄瀉尿少, 痰飮眩暈, 熱淋澁痛, 高脂血症.

【解　說】性味는 淡滲性寒하며 腎 膀胱經에 들어간다. 甘淡은 滲利水濕하고, 寒은 瀉熱하여, 膀胱에 들어가 膀胱의 水濕을 滲利한다. 그러므로 小便不利, 水腫, 泄瀉, 淋濁, 帶下, 痰飮 등의 치료에 상용한다. 또한 性寒하고 腎經에 들어가 相火를 瀉하므로 腎陰不足과 相火亢盛으로 인한 遺精 耳鳴 眩暈 등의 치료에 사용한다.

五苓散 중의 澤瀉는 利尿를 시키기 위함이며, 六味地黃湯 중에서는 腎火를 瀉火시키기 위함이다.

이 밖에도 利尿와 혈압과 혈청지질을 내려주는 효과가 있으므로 고혈압, 고지혈증, 지방간, 관상동맥질환 등에 사용한다.

【炮　製】滋陰 泄熱 利水의 효능을 강하게 하기 위하여 鹽水炙(澤瀉 100kg, 食鹽 2kg)하거나, 滲濕和脾하기 위하여 麩炒(澤瀉 100kg, 麩皮 10kg)한다.

【用　量】6～9g.

【禁忌症】腎虛精滑 無濕熱者는 복용을 忌한다.

【配合例】① 茯苓 猪苓 白朮 등을 배합하여 小便不利와 水腫을 치료한다(예：五苓散).

② 白朮을 배합하여 痰飮과 眩暈症을 치료한다(예：澤瀉湯).

③ 熟地黃 山藥 山茱萸 등과 배합하여 腎陰不足으로 相火가 亢盛하여 나타나는 遺精과 眩暈을 치료한다(예：六味地黃丸).

④ 薏苡仁 車前子 茯苓 白朮 등을 배합하여 濕熱로 인한 泄瀉를 치료한다.

薏苡仁 [本經]

Coicis Semen

異 名：解蠡[本經]・起實[別錄]・感米[千金・食治]・薏珠子[本草圖經]・薏米[藥品化義]・米仁[本草崇原]・薏仁[本草新編]・苡仁[臨證指南]

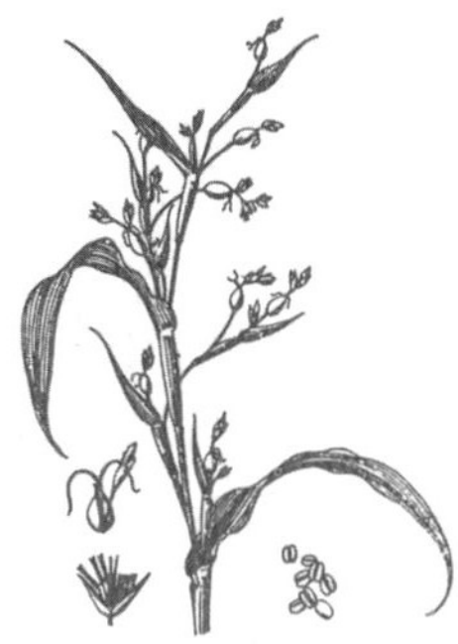

율무
Coix lachyma-jobi var. *mayuen*

【基　原】벼과(禾本科：Gramineae)에 속한 1년생 또는 다년생초본인 율무(薏苡) *Coix lacryma-jobi* var. *mayuen* Satpf의 성숙한 種仁으로 가을에 果實이 성숙하였을 때 채취하여 曬乾한 다음 外殼과 黃褐色 외피를 제거한다.

【性　狀】卵形~넓은 卵形이며, 양 끝은 다소 오목하고 길이 약 6mm, 너비 약 5mm 이다. 등 쪽은 둥글게 부풀어 있고 아래쪽 중앙에는 세로로 깊은 홈이 있다. 등 쪽은 거의 白色의 가루질 이고 아래쪽의 홈 및 그 밖의 표면 군데군데에 갈색 막질의 果皮 및 種皮가 붙어 있다. 단면은 白色의 粉性이 있다. 質은 단단하다. 횡단면을 확대경으로 볼 때 등 쪽은 白色의 內乳로 되고, 아래쪽의 오목한 곳에는 엷은 黃色의 胚斑이 있다. 약간의 특이한 냄새가 있고 맛은 조금 달며, 씹으면 이빨 사이에 달라붙는다.

【產　地】우리나라 각지에서 재배되고 있다. 중국에서는 주로 福建, 江蘇, 河北, 遼寧 등지에서 산출되고 있으며, 그밖에도 四川, 江西, 湖南, 湖北, 廣東, 廣西, 貴州, 雲南, 陝西, 浙江 등에서도 재배되고 있다.

【成　分】Coixenolide, coixol, 단백질, 지방 등과 혈당을 내리는 coixan A, B, C 등을 함유한다.

【性　味】性은 涼하고, 味는 甘淡하다.

【歸　經】脾・胃・肺經.

【效能 主治】健脾滲濕・除痹止瀉・淸熱排膿. 治水腫, 脚氣, 小便不利, 濕痺拘攣, 脾虛泄瀉, 肺癰, 腸癰, 扁平疣.

【解　說】脾는 陰土가 되어 喜燥하여 惡濕한다. 薏苡仁은 甘淡滲濕하고 健脾하며, 微寒하여 胃를 傷하지 않게 하며, 脾를 補하되 滋膩하지 않는다. 약성이 和緩하여 淸補利濕하므로 脾虛濕勝으로 인한 水腫, 脚氣, 淋濁, 泄瀉, 帶下 및 濕溫초기에 상용한다.

또한 祛濕除痹하고 舒筋脈하므로 濕痹拘攣, 屈伸不利에 사용한다. 그리고 위로는 淸肺熱하고, 아래로는 腸胃의 濕을 제거하여, 淸熱排膿의 효능이 있어 肺癰과 腸癰의 치료에 상용한다.

【炮　製】健脾止瀉에는 炒用한다.

【用　量】9~30g, 藥力이 和緩하므로 多服 久服하여야 한다.

【禁忌症】脾虛無濕, 大便燥結과 姙娠婦는 愼服한다.

【配合例】① 敗醬草 附子 등을 배합하여 濕熱壅滯로 인한 腸癰을 치료한다(예 : 薏苡附子敗醬散).

② 人蔘 白朮 茯苓 등을 배합하여 脾虛泄瀉를 치료한다(예 : 蔘苓白朮散)

③ 蒼朮 黃柏 등을 배합하여 濕痺拘攣이 濕重에 속한 證을 치료한다(예 : 四妙散).

④ 麻黃 杏仁 甘草 등을 배합하여 濕痺拘攣이 偏寒에 속한 證을 치료한다(예 : 麻杏薏甘湯).

⑤ 葦莖 桃仁 冬瓜仁 등을 배합하여 濕熱壅滯로 裏寒 肺癰을 치료한다(예 : 葦莖湯).

冬瓜皮 [開寶本草]

Benincasae Exocarpium

異 名 : 白瓜子[本經] · 瓜子 · 瓜辨[金匱要略] · 冬瓜仁[別錄] · 瓜犀[荊楚歲時記]

【基 原】 박과(葫蘆科 : Cucurbitaceae)에 속한 1년생초본인 동아(冬瓜) *Benincasa hispida* Cogn.(=*B. cerifera* Savi)의 果皮를 건조한 것이다.

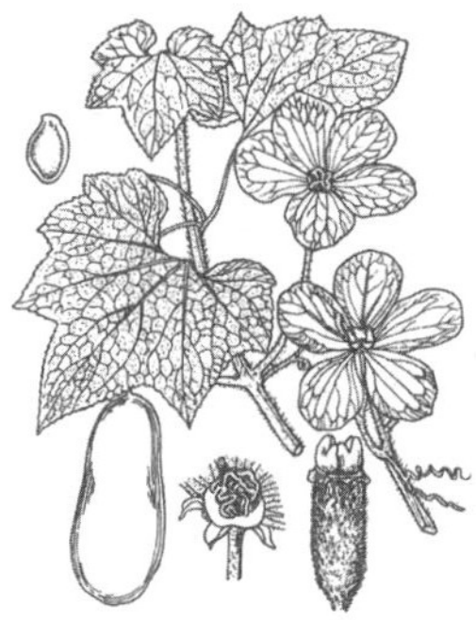

동아
Benincasa hispida

【性 狀】 안쪽으로 한쪽 또는 양쪽으로 말려 筒狀~雙筒狀을 이루고 크기는 고르지 않다. 바깥 면은 매끈하고 광택이 나는 엷은 黃色~黃綠色이거나 어두운 녹색을 띠는 가죽질이고 白霜으로 덮여 있다. 안쪽은 엉성하고 거칠며 維管束이 보인다. 質은 물러서 쉽게 꺾어진다. 냄새는 거의 없고, 맛은 덤덤하다.

【産 地】 중부이남에서 재배하고 있다. 중국에서는 주로 河北, 河南, 安徽, 江蘇, 浙江, 四川 등지에서 산출되며, 전국 각지에서 생산되고 있다.

【成 分】 E-2-hexenal, n-hexanal, n-hexyl formate 등과 같은 정유성분과 비타민 B_1, B_2, C, niacin, carotene, 유기산 등을 함유한다.

【性 味】 性은 涼하고, 味는 甘하다.

【歸 經】 脾 · 小腸經.

【效能 主治】 利尿消腫. 治水腫脹滿, 小便不利, 濕熱口渴, 小便短赤

【解 說】 水腫을 치료하는데 상용하는 약물이다. 小便을 通利하고 水濕을 배출하게 하여 腫脹을 제거하는 효능이 있어 熱性 水腫에 더욱 좋다. 그러나 약력이 비교적 약하므로 보조약으로 응용한다.

【用 量】 9~30g.

【禁忌症】 영양불량으로 인한 虛腫者는 愼用한다.

【配合例】 ① 茯苓皮 大腹皮 澤瀉 등을 배합하여 水腫脹滿과 小便不利 등 證을 치료한다.

② 赤小豆 白茅根 茯苓 등을 배합하여 水腫이 熱性에 속한 證을 치료한다.

赤 小 豆 [本經]

Vignae Angularis Semen

異 名：小豆[肘後方]·赤豆[日華子]·紅豆[綱目]·紅小豆[本草原始]·猪肝赤[本經逢源]

【基 原】콩과(豆科：Leguminosae)에 속한 1년생초본인 팥(赤豆) *Vigna angularis* (Willd.) Ohwi & H. Ohashi 또는 덩굴팥(赤小豆) *V. umbellata* (Thunb.) Ohwi & H. Ohashi의 성숙한 種子로, 가을에 果實이 성숙할 때 채취하여 햇볕에 말린다.

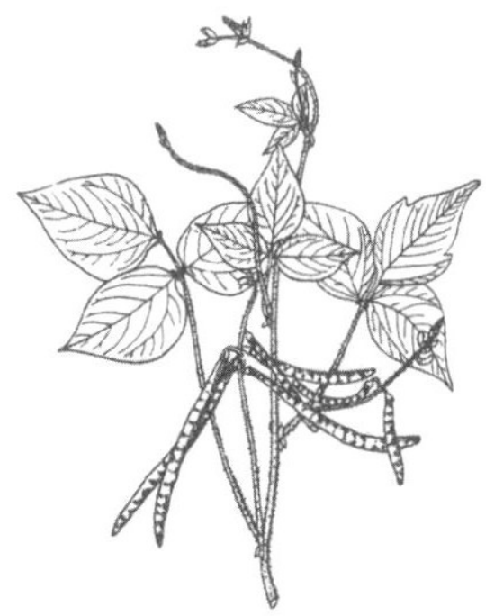

팥
Phaseolus angularis

【性 狀】① 赤豆：짧은 圓柱形으로 양끝은 圓形 또는 折斷形으로 길이는 4~6㎜이다. 種皮는 짙은 赤褐色으로 광택이 있으며 種臍는 돌기되어 있지 않다.

② 赤小豆：圓柱形으로 조금 납작하고, 길이 5~8㎜, 지름 3~5㎜이다. 종피는 赤褐色~紫褐色으로 매끈하며 광택이 있다. 種臍는 줄 모양을 하고 흰색이며 전체 길이의 3분의 2정도이고 중간이 들어갔다. 質은 단단하고 부서뜨리기 어려우며 種皮를 제거하면 2개의 乳白色 子葉이 있다.

【産 地】우리나라 각지의 농가에서 재배한다. 중국에서 赤豆는 吉林 河北 陜西 山東 安徽 江蘇 浙江 江西 廣東 四川 雲南 등에서, 赤小豆는 浙江 江西 湖南 廣東 廣西에서 생산된다.

【成 分】赤小豆는 100g 중에 단백질 20.7g, 지방 0.5g, 탄수화물 58g, 조섬유 4.9g, 회분 3.3g, 칼슘 67mg, 인 305mg, 철 5.2g, thiamine 0.31mg, riboflavine 0.11mg, nicotinic acid 2.7mg 등을 함유한다

【性 味】性은 平하고, 味는 甘酸하다.

【歸 經】心·小腸經.

【效能 主治】利水消腫·解毒排膿. 治水腫脹滿, 脚氣肢腫, 黃疸尿赤, 風濕熱痹, 癰腫瘡毒, 腸癰腹痛.

【解 說】下行하는 효능이 있으며, 內로 水道를 通利하며 水濕을 泄하므로 消腫된다. 滋養性 利水消腫藥이 되어 水腫과 脚氣가 虛證에 偏한 者에게 적합하다. 利水하고 小腸火를 淸하여 濕熱을 小便으로 내보내므로 濕熱黃疸과 熱淋에 응용한다.

또한 外用으로는 血分의 熱毒을 淸하고 寒性은 血分에 들어가 降火生血하게 하므로 熱毒瘡瘍證을 치료한다.

【用　量】9~30g.

【禁忌症】陰虛津傷者는 愼服하고, 과량을 복용하면 滲利傷津할 수 있다.

【配合例】① 麻黃 連翹 등을 배합하여 濕熱黃疸 身黃 發熱 無汗 등을 치료한다(예 : 麻黃連翹赤小豆湯).

② 薏苡仁 冬瓜皮 등을 배합하여 水腫脹滿과 脚氣浮腫 小便不利 등 證을 치료한다.

③ 冬瓜仁 桃仁 薏苡仁 등을 배합하여 腸癰을 치료한다.

玉蜀黍蕊 [現代實用中藥]

Maydis Stigma

異 名 : 玉高粱[綱目] · 玉麥鬚[滇南本草] · 玉米鬚[四川中藥志]

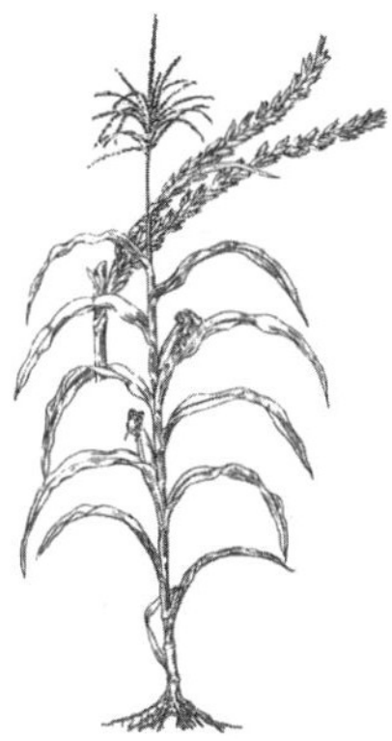

옥수수
Zea mays

【基　原】벼과(禾本科 : Gramineae)에 속한 1년생초본인 옥수수(玉蜀黍) *Zea mays* L.의 花柱로 6~9 월에 채취한다.

【性　狀】가는 실 또는 머리카락 모양으로 서로 엉키어 엉성한 덩어리로 되어 있고, 엷은 綠色~黃綠色이거나 黃褐色을 띤다. 花柱의 길이는 20~30㎝에 이르고, 柱頭는 2개로 갈라지고 그 길이는 1~3㎜이다. 質은 부드럽고 매우 가볍다. 특이한 냄새가 나고 맛은 조금 달다.

【産　地】우리나라 각지의 농가에서 재배하고 있다.

【成　分】지방유 2.5%, 정유 0.12%, 식물고무질 3.8%, 수지 2.7%, 고미배당체 1.15%, saponin 3.18%, alkaloid 0.05% 등을 함유한다. 그 외에도 cryptoxanthin, 비타민 C, pantothen acid, inositol, 비타민 K, sitosterol, stimasterol 등을 함유한다.

【性　味】性은 平하고, 味는 甘하다.

【歸　經】肝 · 膽 · 膀胱經.

【效能 主治】利尿退腫 · 利膽退黃 · 降血壓 · 止血. 治腎炎水腫, 脚氣, 黃疸性肝炎, 膽囊炎, 膽結石, 糖尿病, 吐血, 衄血, 高血壓, 鼻炎, 乳癰.

【解　說】甘平하여 肝膽經과 膀胱經에 들어가 腎炎으로 인한 水腫과 肝硬化性 腹水 및 膀胱에 熱結로 인한 小便短赤과 淋瀝疼痛 등 證을 치료하고, 또한 利膽退黃시키는 효능이 있어 黃疸型肝炎과 膽囊炎 및 膽石症을 치료한다. 이 외에도 당뇨병에 單用 또는 다른 약물과 배합하여 응용하고, 鼻衄, 齒齦出血, 出血性 紫癜 등 證을 치료하며, 降壓작용이 있어 高血壓을 치료하는데 사용하기도 한다.

【用　量】15~30g.

【配合例】① 冬瓜皮 赤小豆 등을 배합하여 腎炎水腫을 치료한다.

② 半邊蓮 馬鞭草 등을 배합하여 肝硬化로 인한 腹水를 치료한다.

③ 車前子 石葦 등을 배합하여 熱淋으로 小便短赤한 증상을 치료한다.

④ 茵陳蒿 金錢草 梔子 등을 배합하여 黃疸型 肝炎, 膽囊炎, 膽石症 등 증상을 치료한다.

⑤ 天花粉 玉竹 山藥 등을 배합하여 糖尿病을 치료한다.

제2절 利尿通淋藥

本類의 약물은 性質이 寒涼하여 利尿通淋의 주된 효능을 가지고 있어 尿頻不利와 熱淋小便灼熱, 短澀刺痛, 尿血 혹은 結石이 있거나 小便混濁 등의 證에 사용한다. 그리고 濕에 의한 경우도 주요한 적응범위가 된다.

利尿通淋藥은 上述한 症候에 대하여 각각의 所長함이 있으므로 마땅히 情況을 참작하여 選用하여야 한다.

임상에 있어서 약물을 配伍하는데는 보통 清熱瀉火藥과 함께 사용하는 외에 만일 陰虛內熱로 小便이 短少하면 養陰藥과 配伍하고, 血淋證에는 보통 涼血止血藥과 配伍하여 사용하며, 小便淋瀝과 脾腎虛損에는 마땅히 補脾益腎하여 치료하여야 한다. 이상과 같이 적당한 隨證配伍를 하여야만 양호한 치료효과를 얻을 수 있다.

車 前 子 [本經]

Plantaginis Semen

異 名：車前[本經]・牛遺・勝舄[別錄]・車輪菜・勝舄葉[救荒本草]・哈螞草[滇南本草]

【基　原】질경이과(車前科：Plantaginaceae)에 속한 다년생 초본인 질경이(車前) *Plantago asiatica* L. 또는 털질경이(平車前) *P. depressa* Willd. 등의 성숙한 種子로 여름과 가을에 種子가 성숙할 때 果穗를 채취하여 햇볕에 말린 다음 種子를 털고 잡질을 제거한다.

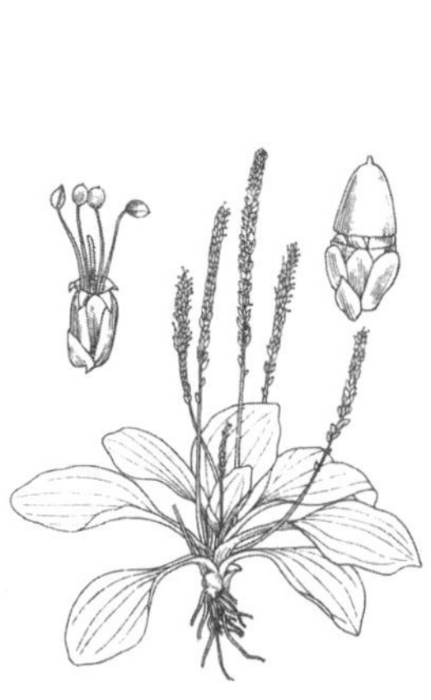

질경이
Plantago asiatica

【性　狀】납작한 橢圓形으로 길이 2~2.5㎜, 너비 0.7~1㎜, 두께 0.3~0.5㎜이다. 바깥 면은 광택이 있는 褐色~黃褐色을

띤다. 이 약 100알의 무게는 약 50㎎이다. 확대경으로 볼 때 거의 매끄럽고 등 쪽은 활 모양으로 융기하지만 아래쪽은 다소 오목하다. 珠孔 및 縫線은 볼 수 없다. 이 약의 횡단면을 현미경으로 볼 때 種皮는 점액을 가진 표피, 영양층 및 거의 등경성의 세포로 된 색소층의 3층으로 되고 그 내부에는 種皮보다 두꺼운 內乳가 2장의 子葉을 둘러싸고 있다. 냄새가 없고 맛은 약간 쓰며 점액성이다.

【産　地】우리나라 각지에 분포한다. 중국에서는 주로 江西, 河南에서 생산된다.

【成　分】Aucubin, plantago-mulilage A, plantagoside, geniposidic acid, plantenolic acid, succinic acid, adenine, choline, β-sitosterol 및 지방유 10.43% 등을 함유한다.

【性　味】性은 微寒하고, 味는 甘하다.

【歸　經】肝・腎・肺・小腸經.

【效能　主治】淸熱利尿・滲濕通淋・明目・祛痰. 治水腫脹滿, 熱淋澀痛, 暑濕泄瀉, 目赤腫痛, 痰熱咳嗽.

【解　說】性味가 甘寒滑利하고, 性이 오로지 降泄하므로 水道를 通利하여 滲濕泄熱시키는 효능이 있어 濕熱의 邪氣를 소변을 따라 배출케 함으로써 溫熱內蘊證을 치료한다. 또한 泄瀉를 치료하는데 응용되며, 이는 水道를 利하게하여 淸濁을 分別케하여 小便이 自利하므로서 止瀉케 되기 때문이다. 明目시키는 효능은 肝經의 熱을 淸熱시켜 肝火上炎으로 인한 目赤腫痛을 치료하기 때문이며, 또한 肝腎不足으로 인한 眼目昏花에 地黃 枸杞子 등 肝腎을 補하는 약과 배합하여 응용하게 된다. 그리고 祛痰止咳의 효능이 있으므로 肺熱咳嗽의 치료에 응용된다.

【炮　製】生品은 利水通淋, 炒車前子는 滲濕止瀉 祛痰止咳, 鹽車前子는 補肝腎明目의 목적으로 사용한다.

【用　量】5~15g, 煎劑에 넣을 때는 包煎한다.

【禁忌症】內傷勞倦, 陽氣下陷, 腎虛精滑 및 內에 濕熱이 없는 者는 복용을 禁한다.

【配合例】① 木通 滑石 등을 배합하여 濕熱下注로 인한 小便淋瀝澀痛을 치료한다(예 : 八正散).

② 熟地黃 菟絲子 등을 배합하여 肝腎不足으로 인한 眼目昏花를 치료한다(예 : 駐景丸).

③ 菊花 黃芩 決明子 등을 배합하여 肝熱로 인한 目赤腫痛을 치료한다(예 : 車前散).

④ 白朮 茯苓 猪苓 등을 배합하여 濕熱泄瀉와 小便不利를 치료한다.

⑤ 桔梗 杏仁 黃芩 등을 배합하여 肺熱咳嗽로 痰多黃稠한 證을 치료한다.

木 通 [本經]

Akebiae Caulis

異 名 : 通草 · 附支[本經] · 丁翁[吳普本草] · 葍藤[本草經集註]

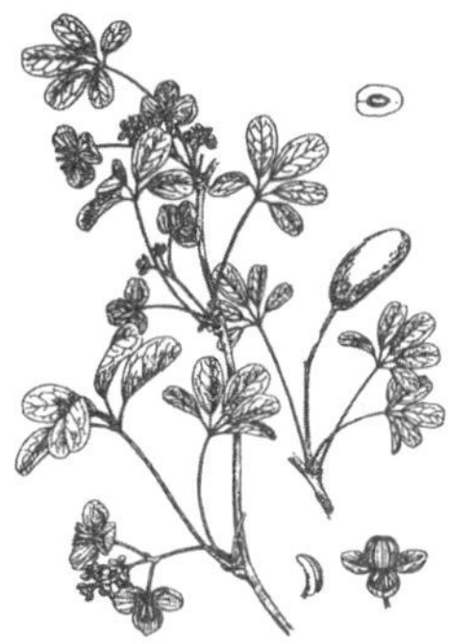

으름덩굴
Akebia quinata

【基 原】으름덩굴과(木通科 : Lardizabalaceae)에 속한 落葉性 灌木인 으름덩굴(木通) *Akebia quinata* Decaisne 또는 三葉木通 *A. trifoliata* (Thunb.) Koidz., 白木通 *A. trifoliata* (Thunb.) Koidz. var. *australis* (Diels) Rehd.의 줄기로서 周皮를 제거하고 가로로 자른 것이다.

【性 狀】圓形 또는 橢圓形의 자른 조각으로 두께 2~3㎜, 지름은 1~3㎝이다. 바깥쪽의 코르크층은 灰褐色이며 圓形 또는 가로로 긴 橢圓形의 皮目이 있다. 皮部는 어두운 灰褐色이며 木部는 엷은 갈색의 導管部와 灰白色의 방사조직이 엇갈려서 방사상으로 배열되어 있다. 髓는 엷은 회황색으로 뚜렷하다. 냄새가 거의 없고 맛은 약간 아리다.

【產 地】木通은 우리나라와 중국 각지에 분포한다. 三葉木通은 중국의 河北, 山西, 陜西, 甘肅, 山東, 河南省 등 분포하며, 白木通은 山西, 浙江, 河南, 湖北, 廣東省 등에 분포한다.

【成 分】Akeboside 11종 이외에도 betulin, myoinositol, sucrose를 함유하며, 칼슘 0.25%를 함유한다.

【性 味】性은 寒하고, 味는 苦하다.

【歸 經】心 · 小腸 · 膀胱經.

【效能 主治】淸熱利尿 · 通利血脈. 治小便短赤, 淋濁, 水腫, 胸中煩熱, 咽喉疼痛, 口舌生瘡, 風濕痺痛, 乳汁不通, 經閉, 痛經.

【解 說】味가 苦하고 氣는 寒하며, 性은 通利하여 淸降케 하므로 上으로는 淸心降火하고, 下로는 利水泄熱케 하여 濕熱의 邪氣가 下行하여 小便으로 배출케 하므로 降火利尿의 효능이 있다. 그러므로 濕熱이 內盛하여 된 모든 병증에 응용한다.

또한 通利關節의 효능은 淸濕熱 利血脈하기 때문으로 風濕熱痺를 치료한다. 通乳하고 通利血脈하므로 부녀의 乳汁不下와 經閉 痛經의 치료에 응용한다.

【用 量】4~12g.

【禁忌症】內에 濕熱이 없는 者와 津虧氣弱으로 인한 精滑, 尿意頻數者 및 孕婦는 복용을 忌한다.

【配合例】① 生地黃 竹葉 등을 배합하여 小便短赤, 淋瀝澁痛, 口舌生瘡, 心煩不眠 등 證을 치료한다(예 : 導赤散).

② 猪苓 紫蘇 檳榔 등을 배합하여 脚氣腫脹을 치료한다(예 : 木通散).

③ 王不留行 穿山甲 등을 배합하여 乳汁不通을 치료한다.

④ 當歸 紅花 牛膝 등을 배합하여 血瘀經閉를 치료한다.

【備　考】위품으로 유통되는 등칡(關木通) *Aristolochia manshuriensis* Kom.은 aristolochic acid 독성으로 인한 사용금지 품목이다.

滑　石 [本經]

Talcum

異 名 : 液石・共石・脫石・番石[別錄]・夕冷[藥性論]・畫石[本草衍義]

【基　原】규산염류의 광물인 곱돌의 덩어리이다.

【性　狀】塊狀의 집합체로 불규칙한 모양의 덩어리이다. 白色, 黃白色 또는 淡藍灰色으로 양초 모양의 광택이 있다. 質은 연하고 손으로 만지면 매끈한 느낌이 있으며 흡습성이 없다. 물에 넣어도 녹지 않는다.

【產　地】우리나라 각지의 광산에서 생산된다. 중국에서는 주로 山東, 遼寧, 江西에서 생산된다.

【成　分】규산마그네슘[$Mg_3(Si_4O_{10})(OH)_2$]으로 규산 63%, 마그네슘 32%, 수분 5%를 함유하고, 소량의 점토, 석회, 철 등을 함유한다.

【性　味】性은 寒하고, 味는 甘淡하다.

【歸　經】膀胱・肺・胃經.

【效能 主治】利水通淋・清熱解暑・祛濕斂瘡. 治熱淋, 石淋, 尿熱澁痛, 暑濕煩渴, 濕熱水瀉. 外治 濕疹, 濕瘡, 痱子.

【解　說】味는 甘淡하고 性은 寒하며, 質이 重하면서 滑한다. 淡은 滲濕하고, 寒은 清熱하며, 滑은 利竅하고, 重은 淸降하므로, 利水滲濕과 清熱解暑의 효능이 있어 暑月에 상용할 수 있다.

內服하면 膀胱의 熱을 瀉하여 小便을 通利시키는 효능이 있어 濕熱이 下注하여 나타나는 淋病과 尿閉 등 證을 通利한다. 또한 寒滑한 藥性은 清解하며 利濕하므로, 暑熱로 인한 煩渴과 濕蘊으로 인한 胸悶 등 證을 치료하고, 暑濕으로 된 泄瀉에 더욱 좋다.

外用으로는 濕疹과 痱子 등을 치료한다.

【炮　製】研末하여 滑石粉을 만들어 사용한다.

【用　量】9～24g.

【禁忌症】脾虛氣弱, 熱病傷津 혹 腎虛滑精者는 복용을 禁한다. 임신부는 愼服한다.

【配合例】① 車前子 木通 등을 배합하여 濕熱下注로 인한 小便不利와 淋瀝熱痛을 치료한다(예 : 八正散).

② 金錢草 海金沙 木通 등을 배합하여 石淋을 치료한다(예 : 二金排石湯).

③ 甘草와 배합하여 暑熱煩渴을 치료한다(예 : 六一散).

④ 薏苡仁 白豆蔻 通草 등을 배합하여 濕蘊胸悶을 치료한다(예 : 三仁湯).

⑤ 車前子 薏苡仁 등을 배합하여 暑濕으로 인한 泄瀉를 치료한다.

通　草 [本草拾遺]

Tetrapanacis Medulla

異　名 : 通脫木[本草拾遺]・葱草[本草滙言]・白通草[藥性切用]

【基　原】두릅나무과(五加科 : Araliaceae)에 속한 灌木인 통탈목(通脫木) *Tetrapanax papyriferus* K. Koch의 莖髓로 가을에 2～3년 된 것을 골라 지상경을 절단하여 髓部를 채취하여 햇볕에 말린다.

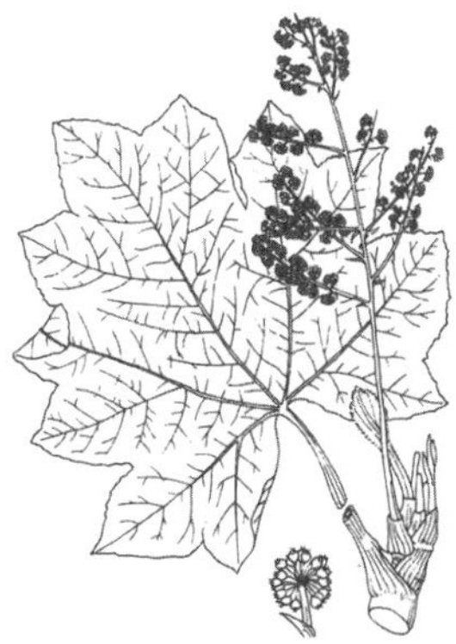

통탈목
Tetrapanax papyriferus

【性　狀】圓柱形의 髓部로 길이 3～6㎝, 지름 12～30㎜이다. 색은 乳白色으로 質은 가벼우며 유연하고 탄력성이 있어 꺾어지기 쉽다. 꺾은 면은 평탄하며 髓部는 지름 5～15㎜로 白色 반투명의 얇은 막상이며 층층으로 되어 세로로 쪼갠 면은 사다리 모양으로 배열되어 있다. 냄새와 맛이 없다.

【產　地】우리나라의 제주도에 자생한다. 중국에서는 주로 貴州, 四川, 廣西, 雲南 등에서 생산된다.

【成　分】회분 5.95%, 지방 1.07%, 단백질 1.11%, 조섬유 48.73%, pentosan 5.83%, glyguronic acid 28.04% 등을 함유한다

【性　味】性은 微寒하고, 味는 甘淡하다.

【歸　經】肺・胃經.

【效能 主治】淸熱利尿・通氣下乳. 治濕熱尿赤, 淋病澁痛, 水腫尿少, 乳汁不下.

【解　說】味가 甘淡하고 性은 寒하다. 淡味는 滲濕하여 淸降하는 효능이 있어, 肺經에 들어가 水道를 通調하고 熱을 끌고 下行하여 小便을 利하게 하며, 胃經에 들어가 通氣上達하여 乳汁을 下行하게 한다. 이와 같이 通乳시키는 효능이 木通과

비슷하다. 다만 利水泄熱시키는 작용은 木通보다 약하다. 오직 通利하되 陰液을 손상하지 않으므로 濕熱로 인한 輕證에 마땅하다.

【用 量】4~8g.

【禁忌症】氣陰兩虛者와 內에 濕熱이 없는 者 및 孕婦는 愼服한다.

【配合例】① 薏苡仁 滑石 竹葉 등을 배합하여 濕溫病으로 小便이 不利한 證을 치료한다(예 : 三仁湯).

② 萹蓄 瞿麥 등을 배합하여 濕熱로 인한 淋痛諸證을 치료한다(예 : 通草湯).

③ 猪蹄 穿山甲 川芎 甘草 등을 배합하여 乳汁不通이나 乳汁稀少한 證을 치료한다(예 : 通乳湯).

海 金 沙 [嘉祐本草]

Lygodii Spora

異 名 : 左轉藤灰[四川中藥志]

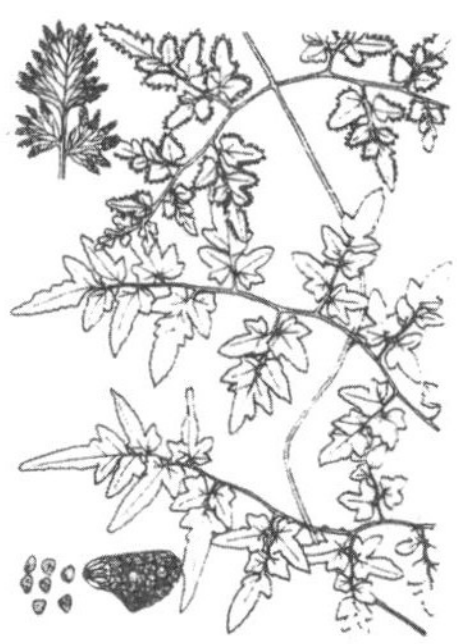

실고사리
Lygodium japonicum

【基 原】실고사리과(海金沙科 : Schizaeaceae)에 속한 多年生 攀援草本인 실고사리(海金砂) *Lygodium japonicum* Swartz의 성숙한 胞子이다. 가을에 포자가 탈락되지 않았을 때 藤葉을 채취하여 햇볕에 말린 다음 胞子를 털어 모은다.

【性 狀】가볍고 고운 가루로 엷은 黃褐色~褐色이며 쉽게 유동된다. 體는 가볍고, 손으로 비비면 매끈매끈한 촉감이 있다. 현미경으로 보면 4면체이고 지름 60~80㎛이다.

【產 地】우리나라의 전라도, 경상도 이남에 분포한다. 중국에서는 廣東, 浙江에서 주로 생산된다.

【成 分】지방유를 함유한다. 그리고 gibberellin A_{73}의 methyester 등을 함유한다.

【性 味】性은 寒하고, 味는 甘鹹하다.

【歸 經】膀胱·小腸經.

【效能 主治】淸利濕熱·通淋止痛. 治熱淋, 砂淋, 石淋, 血淋, 膏淋, 尿道澁痛.

【解 說】甘淡한 味는 利尿하고 寒한 性은 淸熱한다. 그 性은 下降하여 小腸과 膀胱의 濕熱을 淸하게 하며 利水시키는 효능이 있어, 淋病을 치료하는 중요한 약물로 熱淋으로 인한 莖中痛의 치료에 가장 좋다. 그러나 滲利시키는 약물이므로 쉽게 傷陰할 수 있으므로 腎陰不足者에게는 愼用하여야 한다.

【用 量】8~20g.

【禁忌症】小便不利와 諸淋이 腎水의 眞陰不足으로 인한 者는 愼服한다.

【配合例】① 滑石 甘草 등을 배합하여 膀胱濕熱로 인한 小便短赤과 淋瀝澀痛이 熱淋, 血淋, 石淋 등으로 인한 證을 치료한다(예 : 海金沙散).

② 黑丑 甘遂 등을 배합하여 脾濕太過로 인한 通身腫滿을 치료한다.

③ 滑石 石葦 車前子 등을 배합하여 淋證을 치료한다.

石 韋 [本經]

Pyrrosiae Folium

異 名 : 石韉[本經]・石皮[別錄]・石葦[滇南本草]・金星草・石蘭[綱目]

【基 原】고란초과(水龍骨科 : Polypodiaceae)에 속한 다년생초본인 석위(石韋) *Pyrrosia lingua* (Thunberg) Farwell 또는 기타 동속 식물의 葉으로 봄~가을에 채취하여 根莖과 根을 제거하고 햇볕에 말리거나 陰乾한다.

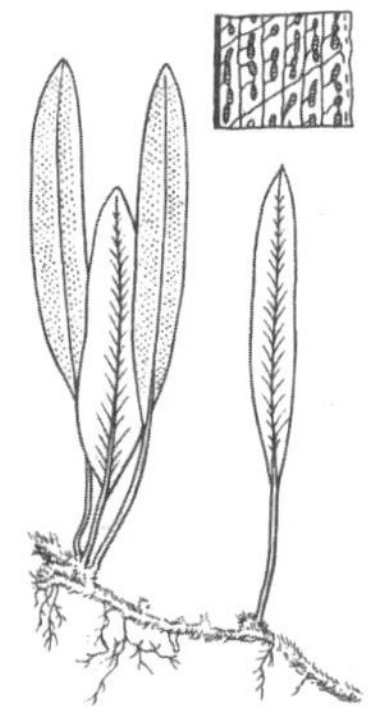

석위
Pyrrosia lingua

【性 狀】披針形~卵狀披針形으로 잎이 두껍고 길이 10~27㎝, 너비 1~3㎝이다. 잎의 윗면은 黃綠色이며 뒷면은 灰白色~褐黃色으로 褐色의 털이 있고 主脈은 융기되어 있으며, 엷은 黃色의 포자낭이 덮여 있다.

【產 地】우리나라 각지의 숲에 자생한다. 중국에서는 주로 河南, 浙江, 安徽, 湖北, 雲南, 廣東, 廣西에서 생산된다.

【成 分】全草는 diploptene, mangiferin, isomangiferin, chlorogenic acid, β-sitosterol 등을 함유하며, 葉은 kaempferol, quercetin, isoquercitrin, trifolin, chlorogenic acid, β-sitosterol 등이 분리되었다.

【性 味】性은 微寒하고, 味는 甘苦하다.

【歸 經】肺 膀胱經.

【效能 主治】利尿通淋・淸肺化痰・止血. 治熱淋, 血淋, 石淋, 小便不通, 淋瀝澁痛, 吐血, 衄血, 尿血, 崩漏, 肺熱喘咳.

【解 說】性味가 味苦性寒하며, 上으로는 淸肺시키고, 下로는 膀胱을 利한다. 肺金을 淸하게 하여 化源을 滋하며, 膀胱을 通하게하여 小便이 利하게 되므로, 淸熱, 利水, 通淋에 상용하는 약재로서 小便이 淋漓澀痛하는 淋證 중에서도 熱에 속하는 者에게 더욱 좋다. 또 肺熱을 淸하여 化痰止咳平喘의 효능이 있어 肺熱咳嗽에 사용하며, 涼血止血의 효능이 있어 血淋의 치료에도 좋은 효과가 있다.

【用　量】6~12g.

【禁忌症】陰虛者와 濕熱이 없는 者는 복용을 禁한다.

【配合例】① 車前子 滑石 瞿麥 등을 배합하여 熱淋, 小便短赤, 淋瀝澁痛을 치료한다.

② 白茅根 山梔子 木通 등을 배합하여 血淋을 치료한다.

③ 檳榔과 배합하여 硏末하고 薑湯으로 복용하면 急·慢性氣管支炎을 치료한다.

萆　薢 [本經]

Tokoro Rhizoma

異 名 : 百枝[吳普本草]·竹木[雷公炮炙論]·赤節[別錄]·白菝葜[日華子]·川萆薢[本草原始]·粉萆薢[本草從新]

【基　原】마과(薯蕷科 : Dioscoreaceae)에 속하는 도꼬로마(山萆薢) *Dioscorea tokoro* Makino의 根莖이다. 중국에서는 粉背薯蕷 *D. hypoglauca* Palibin의 根莖을 粉萆薢라 하고, 국화마(綿萆薢) *D. septemloba* Thunb., 福州薯蕷 *D. futschauensis* Uline ex R. Kunth의 근경을 綿萆薢라고 한다.

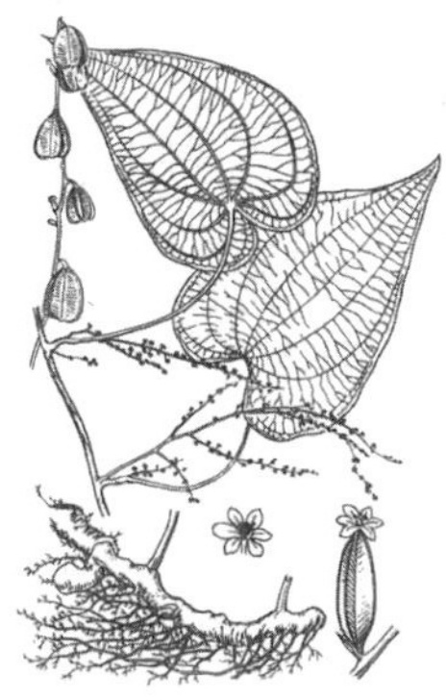

도꼬로마
Dioscorea tokoro

【性　狀】圓柱狀이며 불규칙한 分枝가 있으며 구부러져 있다. 직경은 약 1㎝이다. 표면에 불규칙하면서 세로로 길고 거친 무늬가 있으며, 무늬 사이로 약간의 가는 裂紋이 있고, 芽痕과 莖痕이 대개 도드라져 있다. 단단하여 쉽게 절단되지 않으며, 절단면은 淡黃色으로 粉性이 있고 맛은 쓰다.

【産　地】도꼬로마는 우리나라 각지에 분포한다. 粉萆薢는 중국에서 주로 浙江, 安徽, 湖南에서 생산된다.

【成　分】도꼬로마는 dioscin, tokoronin, yononin, prosapogenin B, tokorogenin-1-glucose 등을 함유한다.

【性　味】性은 平하며, 味는 苦하다.

【歸　經】肝·胃·膀胱經.

【效能 主治】利濕濁·祛風濕. 治膏淋 白濁, 帶下, 瘡瘍, 濕疹, 風濕痹痛.

【解　說】味苦하여 利水濕하며 淸濁을 분리하여 去濁하는 효능이 있다. 下焦에 濕濁이 鬱滯하여 생긴 膏淋과 小便混濁을 치료하는 要藥이다. 또한 부인의 淋濁과 白帶의 치료에 응용한다. 乳糜尿의 치료에 양호한 효과가 있다.

또한 風濕을 제거하여 通絡止痛하는 효능이 우수하여 風濕痹痛의 치료에 응용하는데, 寒濕이나 濕熱을 막론하고 證에 맞게 적절하게 배합하여 응용한다.

【用 量】10~15g.

【禁忌症】腎虛陰虧者는 愼服한다.

【配合例】① 茯苓 石菖蒲 등을 배합하여 下焦濕熱로 인한 淋濁과 白帶를 치료한다(예 : 萆薢分淸飮).

② 附子 桂枝 등을 배합하여 風濕痹痛과 關節不利 및 腰膝酸痛이 寒濕에 속한 者를 치료한다.

③ 秦艽 防己 桑枝 등을 배합하여 關節不利, 腰膝酸痛이 濕熱에 속한 者를 치료한다.

地 膚 子 [本經]

Kochiae Fructus

異 名 : 地葵[本經]・地麥[別錄]・益明[藥性論]・落帚子[日華子]・竹帚子[滇南本草]・千頭子[萬病回春]

【基 原】명아주과(藜科 : Chenopodiaceae)에 속한 1년생초본인 댑싸리(地膚) *Kochia scoparia* Scharder의 성숙한 果實이다.

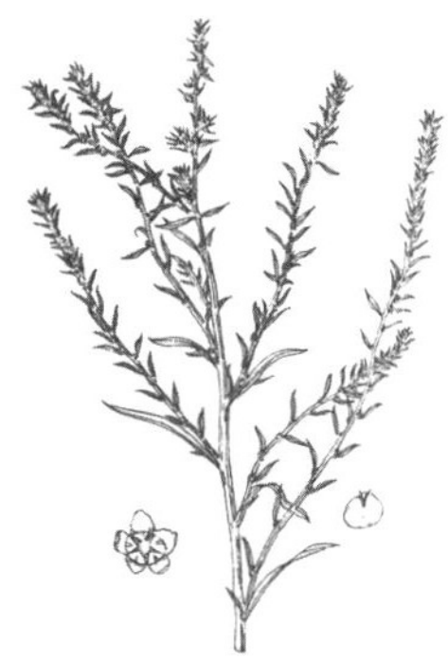

댑싸리
Kochia scoparia

【性 狀】偏球狀의 5각 별 모양으로 지름이 1~3㎜이다. 바깥 면은 灰綠色~엷은 褐色으로 주위에 얇은 막의 깃이 5개 붙어 있다. 등 쪽의 중심에는 작은 돌기와 果莖의 자국이 있고 방사상의 肋線이 5~10개 있으며 果皮를 벗기면 偏卵形의 검은색 종자가 들어 있다.

【產 地】우리나라 각지의 농가에서 심고 있다. 중국에서는 주로 江蘇, 山東, 河南, 河北에서 생산된다.

【成 分】種子는 triterpene류 성분으로 oleanolic acid, kochioside A, B, C 등을 함유하며, 지방유 15%, flavone계 성분 등을 함유한다.

【性 味】性은 寒하고, 味는 辛苦하다.

【歸 經】腎・膀胱經.

【效能 主治】淸熱利濕・祛風止痒. 治小便澀痛, 陰痒帶下, 風疹, 濕疹, 皮膚瘙痒.

【解 說】性味가 苦寒하여 降泄하므로 膀胱經에 들어가 능히 下焦의 濕熱을 淸利한다. 淸熱利濕하여 濕熱의 邪가 소변을 따라 배출케 하므로 濕熱로 인한 淋病, 小便不利에 응용되며, 利濕止痒하므로 피부병의 상용약으로 皮膚濕瘡, 濕疹, 周身瘙痒 등 證에 응용된다.

다만 性이 비교적 和平하여 보조약으로 다른 利水滲濕藥의 작용을 증강케 하는 목적으로 사용한다.

【用　量】4~16g.

【禁忌症】內에 濕熱이 없는 者와 小便過多者는 忌한다.

【配合例】① 猪苓 瞿麥 冬葵子 등을 배합하여 濕熱下注로 인한 小便不利를 치료한다(예 : 地膚子湯).

② 白蘚皮 黃柏 滑石 등을 배합하여 風濕熱毒으로 인한 皮膚濕瘡과 周身瘙痒, 疥癬 등 證을 치료한다.

③ 蛇床子 白礬 등을 배합하여 皮膚濕疹과 瘙痒證에 煎湯하여 外洗한다.

萹　蓄 [本經]

Polygoni Avicularis Herba

異 名 : 蓄辯 · 萹蔓[吳普本草] · 萹竹[本草經集注] · 粉節草 · 道生草[綱目] · 萹蓄蓼[植物名實圖考]

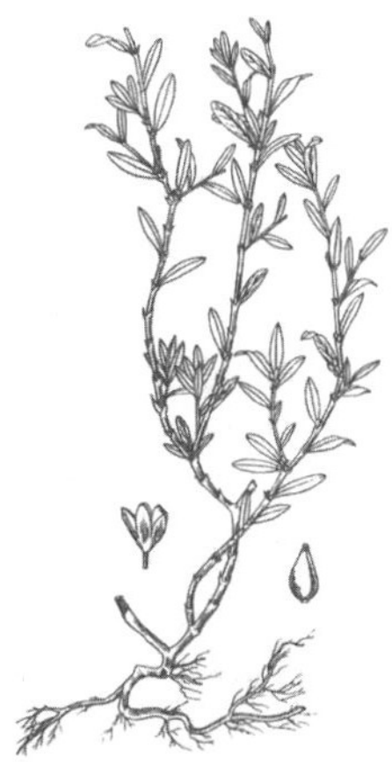

마디풀
Polygonum aviculare

【基　原】마디풀과(蓼科 : Polygonaceae)에 속한 1년생초본인 마디풀(萹蓄) *Polygonum aviculare* Linne의 全草로 여름철 잎이 무성할 때 채취하여 햇볕에 말린다.

【性　狀】가는 圓柱形의 줄기는 分枝되어 있으며, 줄기의 길이 5~20㎝, 지름 1~3㎜이다. 긴 橢圓形의 잎은 어긋나며, 잎의 길이 15~25㎜, 너비 3~15㎜이다. 바깥 면은 엷은 綠色~綠褐色이며 마디에는 엷은 黃色~褐色의 얇은 葉鞘와 꽃이 붙어 있다. 냄새가 없으며 맛은 떫다.

【産　地】우리나라 각지에 자생한다. 중국에서는 東北, 河北, 河南, 山西, 湖北 등에서 많이 생산된다.

【成　分】Flavon류로 avicularin, quercetin, quercitrin, vitexin, isovitexin, luteolin, rhamnetin-3-galactoside, hyperin 등을 함유하며, 쿠마린류로는 umbelliferone, scopoletin 등을 함유한다.

【性　味】性은 微寒하고, 味는 苦하다.

【歸　經】膀胱經.

【效能 主治】利尿通淋 · 殺蟲 · 止痒. 治膀胱熱淋, 小便短赤, 淋瀝澀痛, 皮膚濕疹, 陰痒帶下.

【解　說】性味가 苦寒하며, 苦味는 下行하여 膀胱經에 들어가 膀胱의 濕熱을 淸熱

하여 利水通淋의 효능이 우수하다. 또한 殺蟲止痒시키는 효능이 있어 皮膚濕疹과 蟲積腹痛 등 證을 치료하는데 내복 또는 외용으로 양호한 효과가 있다.

【用　量】8～16g.

【禁忌症】脾胃虛弱과 陰虛患者는 愼服한다.

【配合例】① 瞿麥 木通 車前子 등을 배합하여 濕熱下注로 인한 小便淋瀝澀痛을 치료한다(예 : 八正散).

② 大薊 小薊 白茅根 車前子 등을 배합하여 血淋을 치료한다.

③ 榧子 檳榔 등을 배합하여 蟯蟲病을 치료한다.

瞿　麥 [本經]

Dianthi Herba

異 名 : 巨句麥[本經]・大蘭[別錄]・山瞿麥[千金要方]・瞿麥穗[局方]・麥句姜[綱目]

【基　原】석죽과(石竹科 : Caryophyllaceae)에 속하는 다년생초본인 술패랭이꽃(瞿麥) *Dianthus superbus* Linne과 패랭이꽃(石竹) *D. chinensis* L.의 全草이다.

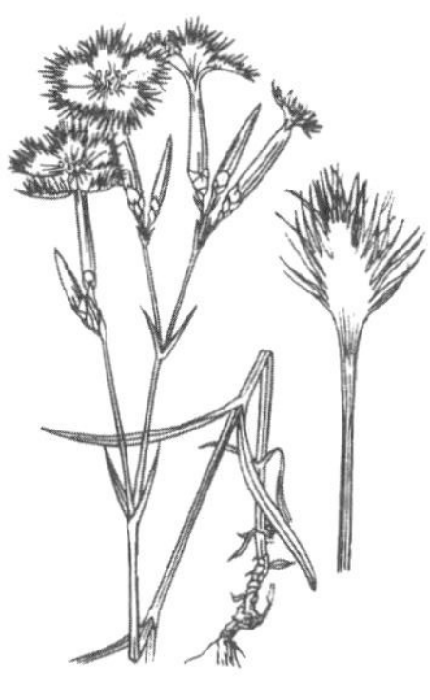

술패랭이꽃
Dianthus superbus

【性　狀】줄기는 線 모양이고, 군데군데 약간 융기한 마디에 線狀 披針形의 잎이 對生하고 여기에 가지가 分枝되어 있다. 全草는 길이 30～50㎝이고, 바깥 면은 黃綠色～엷은 綠色이며 털은 없다. 줄기와 가지 끝에 꽃 또는 삭과가 있다. 꽃받침은 길이 1～2㎝로 圓筒形이고, 끝은 5열하고 黃綠色이며 그 위쪽에 열매가 붙어 있다. 종자는 갈색을 띠고 지름은 약 2㎜이다. 냄새가 없고 맛은 조금 아리다.

【產　地】우리나라 각지에 분포한다. 중국에서는 주로 河北, 河南, 陝西, 山東, 四川, 湖北, 湖南, 浙江, 江蘇에서 생산된다.

【成　分】신선한 全草에는 수분 77.3%, 조단백질 2.62%, 조섬유 4.95%, 조회분 11.09%, 인산 0.13%가 함유되어 있다. 소량이지만 alkaloid 등을 함유한다

【性　味】性은 寒하고, 味는 苦하다.

【歸　經】心・小腸經.

【效能 主治】利尿通淋・破血通經. 治熱淋, 血淋, 石淋, 小便不通, 淋癧澀痛, 月經閉止.

【解　說】味는 苦하고 性은 寒하며 降泄시키는 약물이다. 利小便하며 濕熱을 下行하게 하므로 淸熱, 利尿, 通淋의 작용이 있어 淋證을 치료하는데 상용한다.

다양한 淋證에 모두 사용하나 熱에 속한 경우에 더욱 적합하다. 또한 心經에 들어가 破血通經하는 효능이 있어, *孕婦*는 복용을 忌하여야 한다.

萆薢 萹蓄 瞿麥은 모두 利水通淋작용이 있어 淋證을 치료하는데 상용하는 약물이다. 萆薢는 利濕하여 淸濁을 분리하므로, 濕이 熱보다 重한 淋證으로 小便이 米泔汁과 같이 혼탁한 증상에 적용한다. 萹蓄은 膀胱의 濕熱을 淸하게 하는 효능이 있어, 濕熱이 모두 重하여 된 淋證의 小便不利와 尿黃短小한 證을 치료한다. 瞿麥은 小腸의 熱을 引導하여 下行케 하므로, 熱이 濕보다 重하여 된 淋證으로 莖中이 疼痛하며 熱感이 있거나 혹은 尿血을 겸한 증상을 치료한다. 또한 萆薢는 風濕을 去하여 止痛시키는 작용이 우수하고, 萹蓄은 殺蟲止痛시키며, 瞿麥은 活血通經시키는 작용이 우수하다.

【用　量】8~16g.

【禁忌症】下焦虛寒, 小便不利와 *孕婦*는 복용을 禁한다.

【配合例】① 萹蓄 梔子 車前子 등을 배합하여 熱淋을 치료한다(예 : 八正散).

② 金錢草 海金沙 등을 배합하여 石淋을 치료한다.

③ 大薊 小薊 白茅根 車前子 등을 배합하여 血淋을 치료한다.

④ 丹蔘 赤芍藥 益母草 등을 배합하여 瘀血經閉나 月經困難 등 證을 치료한다.

冬 葵 子 [本經]

Malvae Semen

異 名 : 葵子[金匱要略] · 葵菜子[婦人良方]

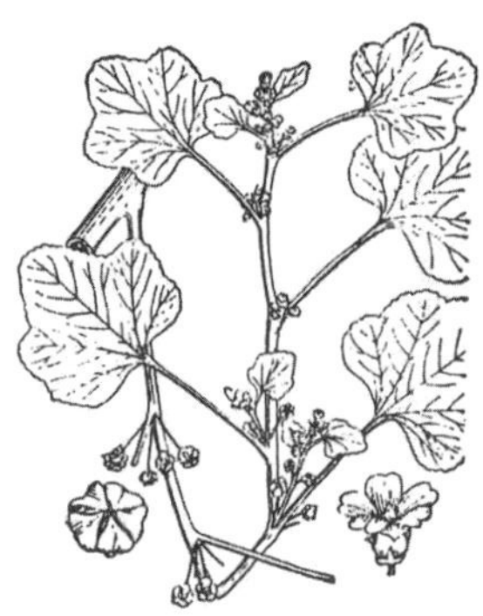

아욱
Malva verticillata

【基　原】아욱과(錦葵科 : Malvaceae)에 속한 1년생초본인 아욱(冬葵) *Malva verticillata* L.의 성숙한 種子이다. 여름~가을에 種子가 성숙할 때 채취하여 햇볕에 말린다.

【性　狀】구부러진 콩팥 모양이고 길이 5㎜, 지름 약 2㎜이고, 100개의 무게는 약 0.3g이다. 바깥 면은 灰白色~灰褐色이고 放射形의 융기가 있다. 잘라 보면 邊緣은 灰黃色이고 胚芽는 白色이며 子葉은 2개로 黃色이고 質은 무르다. 냄새는 거의 없고 맛은 부드럽고 기름기가 있다.

【産　地】우리나라 각지의 농가에서 재배한다. 중국에서도 전국 각지에서 생산된다.

【成　分】지방유, 단백질 등을 함유한다.

【性　味】性은 寒하고, 味는 甘하다.

【歸　經】大腸・小腸・膀胱經.

【效能 主治】利水通淋・潤腸通便・下乳. 治淋病, 水腫, 大便不通, 乳汁不行.

【解　說】甘淡하고 性寒하며 質潤하여, 滑利通竅하는 약물이다. 利水通淋시키는 효능으로 小便不利와 水腫 淋瀝澀痛 등 證을 치료한다. 또한 潤腸通便하므로 大便燥結을 치료하며, 下乳消腫시키는 효능이 있어 乳汁不行으로 인한 乳房脹痛을 치료한다.

【炮　製】사용할 때에 搗碎하여 사용한다.

【用　量】4~12g.

【禁忌症】脾虛腸滑者는 禁服하며, 孕婦는 愼服한다.

【配合例】① 茯苓과 배합하여 水腫을 치료한다(예 : 葵子茯苓散).

② 車前子 海金沙 등을 배합하여 淋證을 치료한다.

③ 桃仁 郁李仁 등을 배합하여 大便秘結을 치료한다.

④ 穿山甲 王不留行 黃芪 猪蹄 등을 배합하여 乳汁不通으로 乳房이 脹痛한 證을 치료한다.

燈 心 草 [開寶本草]

Junci Medulla

異 名 : 赤鬚[雷公炮炙論]・燈心[聖濟總錄]・燈草[珍珠囊]・
碧玉草[綱目]・水燈心[植物名實圖考]

【基　原】골풀과(燈心草科 : Juncaceae)에 속한 다년생초본인 골풀(燈心草) *Juncus effusus* L. var. *decipiens* Buchen을 8~9월에 채취하여 겹질을 벗기고 莖髓만 曬乾한다.

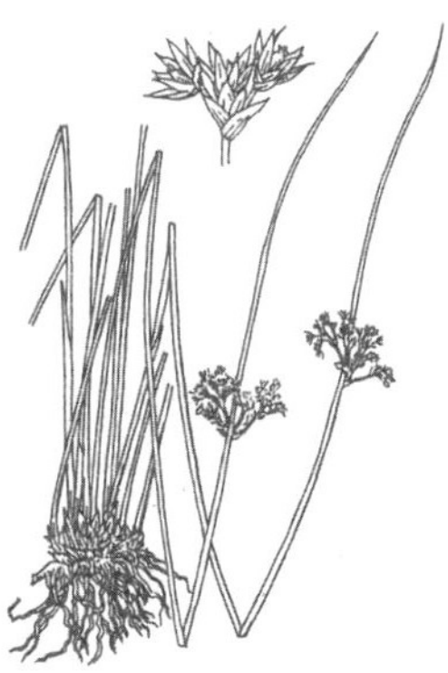

골풀
Juncus effusus
var. *decipiens*

【性　狀】국수 모양을 한 긴 圓柱形이며 길이 30~60㎝, 지름 약 2㎜이다. 바깥 면은 乳白色~엷은 黃白色이며 누르면 납작하게 되고 세로의 가는 주름이 있다. 횡단면을 확대경으로 보면 작은 구멍이 많고 자른 면은 해면상으로 엉성하고 가볍다.

【產　地】우리나라 각지에 분포한다. 중국에서는 주로 江蘇에서 생산된다.

【成　分】莖髓는 섬유, 지방유, 단백질 등을 함유한다.

【性　味】性은 微寒하고, 味는 甘淡하다.

【歸　經】心・肺・小腸經.

【效能 主治】清心火・利小便. 治心煩失眠, 尿少澀痛, 口舌生瘡.

【解　說】味淡 性寒하며, 주로 心經에 들어간다. 淡滲, 利濕, 泄熱의 효능이 있어 心經의 熱을 끌고 下行케 하여 小便을 따라 배출케 한다. 熱病으로 小便이 赤澀하고 熱痛하며, 心火가 亢盛하여 煩躁不安한 證에 많이 응용한다. 그러나 藥力이 약하므로 病情이 가벼운 경우에 사용하며, 다른 淸熱利尿藥을 보조하는데 사용한다.

이 외에도 淸心除煩하는 효능이 우수하여 心熱煩躁나 小兒의 驚癎, 夜啼에 單味를 煎服하거나, 淸心安神藥과 배합하여 사용하며, 또한 嬰兒夜啼에 炭末하여 乳頭에 발라 복용시키면 양호한 효과가 있다.

【炮　製】朱砂(주성분이 중금속으로 축적작용이 있고, 복용하면 중독 작용이 있어 현재 사용금지 품목이다)를 拌하면 降火安神의 효능이 증대되어 心煩失眠 小兒夜啼 驚癎 등에 응용하며, 煅炭하면 淸熱斂瘡의 효능이 증강되어 咽痹乳蛾 등에 외용한다.

【用　量】2~4g.

【禁忌症】下焦虛寒, 小便不禁者는 복용을 禁한다.

【配合例】① 木通 梔子 滑石 등을 배합하여 熱病으로 小便이 短赤하고 熱淋澀痛한 證을 치료한다(예 : 宣氣散).

② 麥門冬 竹葉 등을 배합하여 心煩不眠을 치료한다.

③ 蟬蛻 竹葉 釣鉤藤 등을 배합하여 心經有熱로 小便이 短赤하고 煩躁不安하며 夜啼 등 證을 치료한다.

三 白 草 [本草經集注]

Saururi Herba

異 名 : 水木通[綱目拾遺]

【基　原】삼백초과(三白草科 : Saururaceae)에 속한 다년생 초본인 삼백초(三白草) *Saururus chinensis* Baill.의 全草로 7~8월에 채취하여 햇볕에 말린다.

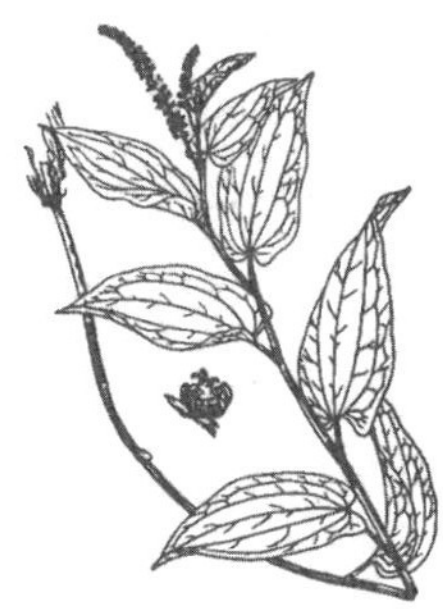

삼백초
Saururus chinensis

【性　狀】줄기는 圓柱形으로 길이 50~80㎝이다. 표면은 黃白色으로 세로주름이 있다. 잎은 쭈그러졌고 완전한 것을 펴보면 긴 卵狀橢圓形이고 길이 5~15㎝, 너비 3~8㎝로 호생하고 끝이 뾰족하고 가장자리는 밋밋하며, 밑 부분은 心臟狀耳底이고 黃綠色이다.

【産　地】우리나라에서는 제주도에 자생하며, 각지에서 재배하고 있다. 중국에서는 江蘇, 浙江, 湖南, 廣東 등에서 생산된다.

【成　分】葉은 quercetin, isoquercitrin, quercetin-3-l-aravinoside rutin, quercitrin, hyperin, 등을 함유한다. 全草에 함유된 정유의 주성분은 methyl-n- nonylketone이다.

【性　味】性은 寒하고, 味는 苦辛하다.

【歸　經】肺・膀胱經.

【效能 主治】淸熱解毒・利尿消腫. 治小便不利, 淋瀝澁痛, 白帶, 尿路感染, 腎炎水腫, 外治瘡瘍腫毒, 濕疹.

【解　說】苦寒하여 淸熱利水시키는 효능이 있어, 小便不利, 淋瀝澀痛, 水腫脚氣 등 證이 濕熱에 속한 者에 응용한다. 또한 解毒消腫시키는 작용이 있어 癰瘡癰腫에 內服 또는 신선한 根莖을 찧어 患部에 塗敷하여 치료한다. 또한 淸濕熱의 효능이 있어 痢疾과 黃疸의 치료에 사용하며, 부인의 赤白帶下에도 사용한다.

【用　量】12～20g.

【禁忌症】脾胃가 虛寒한 者는 愼服한다.

【配合例】① 海金沙 瞿麥 등을 배합하여 尿淋澀痛을 치료한다.
② 茯苓 薏苡仁 車前子 등을 배합하여 水腫脚氣를 치료한다.
③ 蒲公英 紫花地丁 등을 배합하여 癰瘡癰腫을 치료한다.

茵 蔯 蒿 [本經]

Artemisiae Capillaris Herba

異 名 : 因塵[吳普本草]・因陳蒿[本草拾遺]・石茵蔯[日華子]・錦茵陳[本經逢源]

【基　原】국화과(菊花科 : Compositae)에 속한 다년생초본인 사철쑥(白蒿) *Artemisia capillaris* Thunberg의 全草이다. 봄철에 어린싹이 6-10cm 정도 자랐을 때 채취한 것을 면인진이라고 하고, 가을철 꽃봉오리가 맺혀 있을 때 채취한 것을 인진이라 한다. 중국에서는 비쑥(濱蒿) *A. scoparia* Waldst. et Kit.도 기원으로 한다.

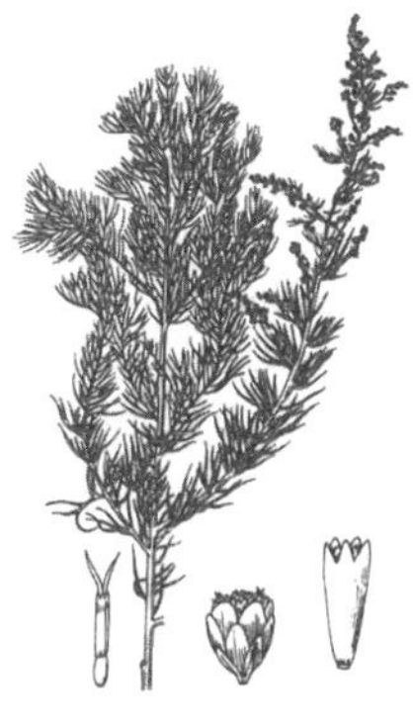

사철쑥
Artemisia capillaris

【性　狀】球形인 지름 2㎜의 頭狀花를 주로 하고 실 모양의 잎과 花序軸 및 가는 줄기의 절편으로 되어 있으며, 質은 가볍고 綠褐色～어두운 褐色이다. 頭狀花序를 확대경으로 보면 막질의 總苞片과 筒狀花 또는 穗果를 볼 수 있다.

【産　地】우리나라 각지에 분포한다. 중국에서는 山東, 江蘇, 浙江, 福建 등지에 분포한다.

【成 分】사철쑥은 이담작용의 유효성분인 scoparone 즉 6,7-dimethoxycoumarin을 함유하며, 함유율은 계절에 따라 다른데, 개화기가 가장 높아 1.98%이다. 또 chlorogenic acid 함유율은 1%에 이른다.
【性 味】性은 微寒하고, 味는 苦辛하다.
【歸 經】脾・胃・肝・膽經.
【效能 主治】淸濕熱・退黃疸. 治黃疸尿少, 濕瘡瘙痒, 傳染性黃疸型肝炎
【解 說】苦味는 泄熱下降케 하고 微寒한 性은 淸熱시킨다. 淸熱利濕, 退黃하여 黃疸을 치료하는 要藥으로 濕熱黃疸에 가장 적당하다. 대개 肝膽에 濕熱이 蘊結하여 나타난 黃疸에 사용할 수 있다. 寒濕으로 인한 黃疸에도 적절한 배합을 통하여 응용할 수 있다.

또한 淸熱利濕하므로 濕溫證에 濕과 熱이 심한 증상에도 사용할 수 있으며, 濕瘡疥癬 風疹과 같은 피부병에도 내복 또는 외용할 수 있다.
【用 量】8~16g.
【禁忌症】陰虛火旺者는 복용을 忌하고 임신부는 愼用한다.
【配合例】① 大黃 梔子 등을 배합하여 濕熱熏蒸으로 인한 發黃者를 치료한다(예 : 茵蔯蒿湯).

② 附子 乾薑 등을 배합하여 寒濕陰黃으로 黃色이 晦暗하고 肢體가 逆冷한 者를 치료한다.(예 : 茵蔯四逆湯).

③ 澤瀉 猪苓 등을 배합하여 熱은 退하였으나 小便이 不利하고 濕邪가 熱보다 重한 病症을 치료한다(예 : 茵蔯五苓散).

④ 黃連 梔子 등을 배합하여 濕熱黃疸로 身目에 黃色이 鮮明하고 發熱 小便短赤 등 증상을 치료한다(예 : 三物茵蔯湯).

金 錢 草 [本草綱目拾遺]

Lysimachiae Herba

異 名 : 蜈蚣草[綱目拾遺]・過路黃[植物名實圖考]・銅錢草[草木便方]

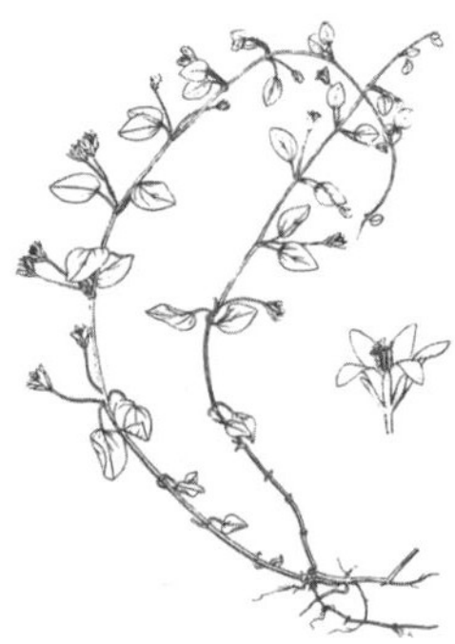
過路黃
Lysimachia christinae

【基 原】앵초과(報春花科 : Primulaceae)에 속한 다년생초본인 過路黃 *Lysimachia christinae* Hance의 全草로 여름과 가을에 채취하여 햇볕에 말린다.
【性 狀】줄기는 비틀려 구부러져 있고, 표면은 褐色~暗褐紅色으로 세로주름이 있고 마디에는 수염뿌리가 있다. 잎은 마주나고 쭈그러졌고 펴보면 넓은 卵形 또는 心形으로 길이

1～3.5㎝, 너비 1～3.5㎝이며, 基部는 약간 움푹하고 全緣이다. 윗면은 灰綠色～紫褐色이고, 아랫면은 비교적 엷은 색이며, 主脈은 뚜렷하게 돌기하였고, 葉柄의 길이는 1～4㎝이다.

【產　地】중국의 四川과 長江 유역에서 주로 생산된다.

【成　分】Phenol성 성분인 sterol, flavone, amino acid, tannin, 정유, choline 등을 함유한다.

【性　味】性은 微寒하고, 味는 甘鹹하다.

【歸　經】肝・膽・腎・膀胱經.

【效能 主治】淸熱利濕・通淋・消腫. 治熱淋, 沙淋, 尿澁作痛, 黃疸尿赤, 癰腫疔瘡, 毒蛇咬傷, 肝膽結石, 尿路結石.

【解　說】性味가 甘鹹微寒한데 甘淡은 滲利하고, 鹹은 軟堅하며, 寒은 淸熱하므로, 양호한 利尿通淋, 利膽排石, 利濕退黃 및 淸熱解毒 작용을 가지고 있어, 石淋을 치료하는데 비교적 좋은 효과가 있다. 또한 肝膽에 濕熱이 蘊結하여 된 黃疸에 더욱 마땅하다.

오늘날 임상에서는 肝膽질환과 泌尿器系의 結石에 응용하여 좋은 치료효과가 있으며, 더욱이 肝膽結石에 좋은 효과가 있다. 이 외에도 惡瘡腫毒과 毒蛇咬傷에 신선한 全草를 搗汁하여 복용하거나 殘渣를 患部에 外敷하여 치료한다.

【用　量】15～60g.

【禁忌症】陰疸諸證과 脾虛泄瀉者는 복용을 禁한다.

【配合例】① 海金沙 滑石 鷄內金 등을 배합하여 石淋을 치료한다(예 : 二金排石湯).

② 茵蔯 梔子 鬱金 등을 배합하여 黃疸을 치료한다.

제7장 溫 裏 藥

溫裏祛寒하는 효능을 가지고 裏寒證候를 치료하는 약물을 溫裏藥 또는 祛寒藥이라 한다.

溫裏藥의 性은 溫熱하여 溫中祛寒과 益火助陽 등의 작용을 가지고 있어 裏寒證에 적용한다. 즉 이러한 이론은 內經에 "寒者溫之"의 뜻과 같다고 하겠다. 裏寒에는 2종류가 있는데, 하나는 寒邪가 內侵하여 陽氣가 困함을 받아 嘔逆瀉痢, 脘腹冷痛, 飮食不佳 등 臟寒證이 나타나는데 이러한 경우에는 모름지기 溫中祛寒하여 陰翳를 消하여야 하고, 또 하나는 心腎陽虛로 陰寒이 內生하여 汗出惡寒, 口鼻冷氣, 厥逆脈微 등 亡陽證이 나타나는데 이러한 경우에는 반드시 益火助陽시켜 厥逆을 제거하여야 한다.

임상에서 溫裏藥을 사용할 때에는 原因과 證候가 같지 않으므로 配伍할 때에는 證을 잘 살펴서 합당하게 응용하여야 한다. 예를 들면 外로부터 寒邪가 內로 침입하여 表證이 있을 때는 解表藥을 配伍하여 응용하여야 하고, 寒凝氣滯者는 理氣藥을 配伍하고, 寒濕阻滯者는 健脾化濕藥을 配伍하며, 脾腎陽虛者는 脾腎을 溫補시키는 藥을 配伍하고, 氣脫亡陽者는 補氣藥을 配伍하여 응용하여야 한다.

溫裏藥의 性은 대개가 辛溫燥烈하여 津液을 耗傷시키기 쉬우므로 熱證에 속한 모든 證과 陰虛로 인한 환자에게는 복용을 忌한다든가 또는 신중하게 사용하여야 한다.

附 子 [本經]

Aconiti Lateralis Radix Preparata

異 名：側子[名醫別錄]・虎掌・漏籃子・熟白附子・黑附子[本草綱目]・明附片[本草正義]・川附子[實用中藥手冊]

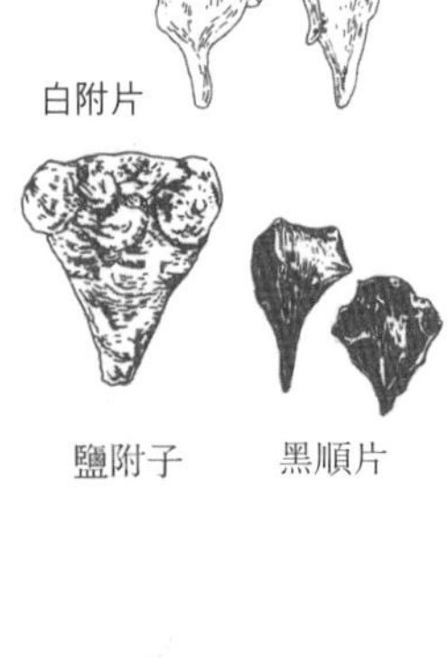

【基　原】 미나리아재비과(毛茛科：Ranunculaceae)에 속한 다년생초본인 烏頭 *Aconitum carmichaeli* Debx.의 子根을 가공한 것으로, 6월 하순부터 8월 상순에 母根과 鬚根을 제거하고 가공한 것으로 그 방법에 따라 鹽附子・黑順片・白附片으로 나눈다.

【性　狀】 ① 鹽附子：圓錘形으로 길이 4~7㎝, 지름 3~5㎝

이다. 표면은 灰黑色으로 鹽霜이 덮여 있고, 頂端에는 함몰된 芽痕이 있다. 주위에는 瘤狀돌기의 支根 혹은 支根痕이 있으며 무겁다. 횡단면은 灰褐色이며, 鹽霜의 작은 빈틈과 多角形의 形成層 무늬가 꽉 차 있다. 무늬의 안쪽은 導管束이 불규칙하게 배열되어 있다.

② 黑順片 : 縱切片으로 위는 넓고 아래는 좁다. 길이 1.7~5㎝, 너비 0.9~3㎝, 두께 0.2~0.5㎝이다. 外皮는 黑褐色이며 절단면은 暗黃色으로 기름기가 있고 광택이 나며 반투명상이다. 그리고 세로로 뻗은 導管束이 있다. 質은 단단하면서 부스러지기 쉬우며, 단면은 角質狀이다.

③ 白附片 : 外皮가 없고 黃白色이며 半透明하고, 두께는 0.3㎝이다.

【產　地】중국의 四川, 陜西 등지가 집산지이다.

【成　分】Alkaloid 성분으로 hypaconitine, aconitine, mesaconitine, talatisamine 등을 함유한다. Diterpene계 alkaloid로서 aconitine, mesaconitine, hypaconitine, jesaconitine은 독성이 강하고 진통효과가 있으며, higenamine, telatisine, songorine, napelline 등이 알려졌다.

【性　味】性은 熱하고, 味는 辛甘하며, 有毒하다.

【歸　經】心・脾・腎經.

【效能 主治】回陽補火・散寒除濕. 治陰盛格陽, 大汗亡陽, 吐痢厥逆, 心腹冷痛, 脾泄冷痢, 脚氣水腫, 小兒慢驚, 風寒濕痹, 踒躄拘攣, 陰疽瘡漏, 一切沈寒痼冷.

【解　說】辛熱燥烈하고 走而不守하며 純陽의 성질을 가지고 있어서 위로는 心陽을 도와 通脈하고, 가운데는 脾陽을 溫하게 하여 健運시키고, 아래로는 腎陽을 補하여 益火하며 밖으로는 衛陽을 固하여 祛寒하므로 溫裏, 扶陽, 祛寒의 要藥이 된다.

그러므로 亡陽欲脫하여 脈微欲絶者에게 사용하면 回陽復脈하고, 腎陽不足으로 陽痿滑精하고 腰膝冷弱者에게 사용하여 補火壯陽하고, 脾陽不振으로 脘腹冷痛, 水腫尿少者에게 사용하여 溫陽化氣하며, 風寒濕痺로 疼痛麻木者에게 사용하면 祛風止痛 작용을 얻게 된다. 총괄적으로 보면 散失된 亡陽을 쫓아서 능히 元陽의 부족한 것을 도와주어 表裏의 寒濕을 제거하는 약이다.

【炮　製】鹽附子를 淸水에 담가 하루 2~3회 물을 갈아주되 소금기가 없어질 때까지 한다. 그 후 甘草 黑豆와 물을 넣고 끓인 뒤 잘라 맛을 보았을 때 혀를 자극하는 감각이 없어야 한다. 이 때 甘草와 黑豆를 제거하고 薄片으로 썰어서 햇볕에 말린다. 鹽附子 100 kg에 甘草 5 kg, 黑豆 10 kg의 비율로 한다.

【用　量】4~12g.

【禁忌症】陰虛陽盛, 眞熱假寒과 孕婦는 복용을 금한다.

【配合例】① 乾薑과 배합하여 陽氣衰微나 陰寒內盛 혹은 大汗, 大吐, 大瀉로 四肢逆冷하고 脈微欲絶한 亡陽虛脫證을 치료한다(예 : 四逆湯).

② 黃芪를 배합하여 陽衰로 表가 不固하여 汗出不止하는 證을 치료한다(예 : 芪附湯).

③ 人蔘을 배합하여 大汗出로 亡陽이 된 證을 치료한다(예 : 蔘附湯)

④ 肉桂 熟地黃 菟絲子 山茱萸 등을 배합하여 腎陽不足으로 인한 腰膝酸痛과 畏寒肢冷, 陽痿滑精, 小便頻數 등 證을 치료한다(예 : 右歸飮).

⑤ 人蔘 白朮 乾薑 등을 배합하며 脾陽不振으로 인한 脘腹冷痛과 大便이 溏泄한 證을 치료한다(예 : 附子理中湯).

⑥ 白朮 茯苓 등을 배합하여 陽虛水腫으로 小便이 不利한 證을 치료한다(예 : 眞武湯).

⑦ 桂枝와 배합하여 風寒濕痺와 周身骨節疼痛이 寒濕偏勝에 속한 證을 치료한다(예 : 桂枝附子湯).

川烏頭 [藥譜]

Aconiti Tuber

異 名 : 烏頭・烏喙・奚毒・卽子[本經]・鷄毒[淮南子]・毒公・耿子[吳普本草]・川烏[金匱要略]

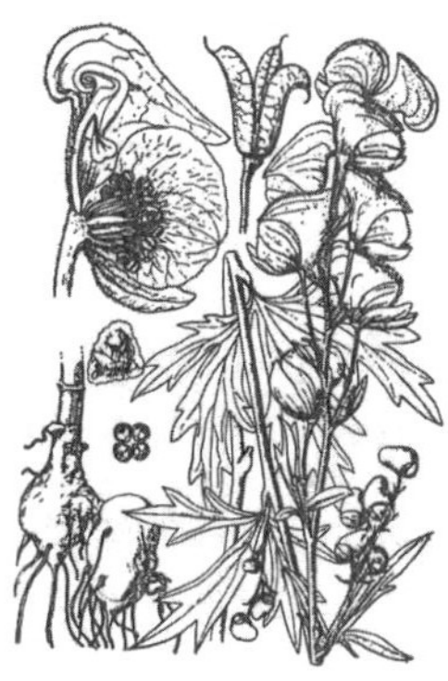

烏頭
Aconitum carmichaeli

【基　原】 미나리아재비과(毛茛科 : Ranunculaceae)에 속하는 다년생초본인 烏頭 *Aconitum carmichaeli* Debx.의 母根을 건조한 것으로, 초여름에 채취하여 曬乾한다.

【性　狀】 덩이뿌리로 고르지 않은 원뿔 모양~방추형으로 약간 굽었으며, 길이 2~6㎝, 지름 1~3㎝이다. 바깥면은 灰褐色~黑褐色을 띠고 쭈글쭈글하고 위쪽에는 파여진 줄기 자국과 중간부위는 한쪽으로 팽대됐고, 자근 및 뿌리가 떨어진 자국이 있고 가는 가로주름의 무늬가 있다. 質은 단단하여 꺽기 어렵다.

【産　地】 중국의 四川, 陝西 등의 지역이 주산지다.

【成　分】 Alkaloid로 hypaconitine, aconitine, mesaconitine, talatisamine, chuan-wu-base A, chuan-wu-base B 등을 함유한다.

【性　味】 性은 熱하고, 味는 辛하며, 有毒하다.

【歸　經】 脾・命門經.

【效能 主治】 祛寒濕・散風邪・溫經・止痛. 治風寒濕痹, 歷節風痛, 四肢拘攣, 半身不遂, 頭風頭痛, 心腹冷痛, 陰疽腫毒.

【解　說】性味가 附子와 유사한데 附子는 治寒에 長이 되고, 烏頭는 治風에 長이며, 附子는 補藥 중에 사용하고 烏頭는 그렇지 못하므로 燥散하는 성질이 비교적 附子보다 우수하다.

【炮　製】씻은 후 曬乾하는데, 製烏頭는 冷水에 담가 하루에 2~3회 물을 갈아주고 맛을 보아 혀의 마비감이 적어지면 꺼낸 후 黑豆를 같은 量으로 하여 물을 붓고 烏頭내부의 白心이 없어질 때까지 삶아서 쪼개 햇볕에 건조시킨다.

【用　量】2~8g.

【禁忌症】陰虛陽盛, 熱證疼痛과 孕婦는 복용을 금한다.

【配合例】① 天南星을 배합하여 年久頭痛을 치료한다(예 : 小活絡丹).

② 蒼朮을 배합하여 風寒濕痺 麻木不仁 手足煩軟을 치료한다(예 : 行濕流氣散).

③ 五靈脂를 배합하여 風寒濕痺로 攣痛不能步握을 치료한다.

④ 黃柏을 배합하여 癰疽腫毒을 치료한다.

⑤ 木香을 배합하여 冷氣下脆을 치료한다.

乾　薑 [本經]

Zingiberis Rhizoma

異 名 : 白薑[三因方]・均薑[綱目]

【基　原】생강과(生薑科 : Zingiberaceae)에 속한 다년생초본인 생강(薑) *Zingiberis officinale* Rosc.의 根莖을 건조한 것으로, 가을에 채취하여 曬乾 혹은 微火로 烘乾한다.

【性　狀】편평한 根莖으로 불규칙한 塊狀이며 손가락 모양으로 分枝되어 있고, 길이는 4~6㎝, 두께 0.4~2㎝이다. 표면은 灰白色 혹은 灰黃色이며 거칠고 세로주름과 環節이 잘 나타나 있다. 分枝된 부위에는 항상 鱗葉이 남아 있다. 質은 단단하고 단면은 顆粒性이며 灰白色 혹은 淡黃色으로 筋脈이 현저하게 보이고 가느다란 油點과 한 개의 環紋이 잘 나타나 있다. 芳香性이 강하고 筋脈이 적은 것을 상품으로 한다.

【產　地】충남 서산과 전북 완주에서 많이 재배한다.

【成　分】정유 성분으로 zingiberene, zingiberone, phellandrene, camphene 등을 함유하고, 매운맛 성분으로 gingerol, shogaol, gingerone을 함유한다. 이 외에도 asparagin, pipecolic acid, glutamine acid, asparaginic acid 등을 함유한다.

【性　味】性은 熱하고, 味는 辛하다.

【歸　經】脾・胃・肺經.

【效能 主治】溫中逐寒・回陽通脈. 治心腹冷痛, 吐瀉, 肢冷脈微, 寒飮喘咳, 風寒濕痺, 陽虛吐衄, 下血.

【解　說】性味가 辛熱하고 燥하여 裏寒을 제거하여 줌으로써 脾胃의 陽을 따뜻하게 하여 준다. 陰寒이 內盛하여 陽氣衰微하거나 脾胃虛寒하여 吐瀉冷痛을 일으키는 證에 모두 응용된다. 이 약물은 脾陽을 따뜻하게 하여 燥濕하고, 또 肺氣를 따뜻하게 하여 散寒하므로 寒飮으로 인한 上逆犯肺의 喘咳를 스스로 그치게 한다. 그러므로 寒飮犯肺가 원인이 된 喘咳證에 사용한다.

薑에는 生薑 乾薑 炮薑이 있는데, 生薑은 辛溫하여 發散을 위주로 하고 溫中止嘔하므로 外感風寒과 胃寒嘔吐에 상용한다. 乾薑은 性熱하고 辛烈의 성질이 비교적 강하여 溫中回陽을 잘하고 溫肺化痰하여 裏寒의 證을 치료한다. 炮薑은 炒한 것으로 性은 苦溫으로 변하고 辛散하는 작용을 크게 감소시키고 溫經止血과 溫中止瀉를 잘하므로 中焦가 虛寒한 것을 치료하고 脾不統血의 要藥이 된다. 이와 같이 生薑은 走而不守하고, 乾薑은 能走能守하며, 炮薑은 守而不走하는 세 가지 내용으로 약물을 구별하게 된다.

乾薑과 附子는 모두 辛熱하여 祛寒의 要藥으로 溫裏, 回陽, 祛寒의 작용이 있어 임상에서 같이 사용한다. 단 附子는 回陽救逆의 힘이 강하고 오로지 下焦에 작용하고 더불어 溫中하는 효과가 있다. 그러나 乾薑은 溫中暖胃의 힘이 강하여 오직 中焦에 작용하고 또한 溫肺의 효능을 갖는다. 그러므로 腎陽이 衰弱할 때는 附子를 多用하고, 肺寒咳喘에는 乾薑을 多用하며, 中焦가 虛寒하고 陽氣가 不運하면 乾薑과 附子를 같이 사용하여 溫中回陽의 효과를 더욱 강하게 한다. 예를 들면 四逆湯, 附子理中湯 등이다. 또 溫補下焦하려면 附子를 쓰고 乾薑은 쓰지 않는데 右歸丸, 腎氣丸 등이 이것이며, 溫肺化飮하려면 乾薑을 쓰고 附子는 쓰지 않는데 苓甘五味薑辛湯, 小靑龍湯 등이 이것이다. 이 두 가지의 주요 구별은 附子가 中下焦를 主治하고, 乾薑은 上中焦를 主治함을 알 수 있다.

또한 下焦를 따뜻하게 하는 약물과 같이 사용하여 回陽救逆의 작용을 나타내어 下腹部冷感, 大便溏泄, 四肢厥冷 등에 응용되어진다. 같이 사용되는 약물로는 附子類를 예로 들 수 있다.

【炮　製】水浸 3~6시간 후에 꺼내서 절편한 후 曬乾한다. 炮薑은 生薑을 용기 안에 넣고 武火로 빨리 炒하여 外皮가 焦黃色이 되고 內部가 黃色이 되면 물을 분무하여 꺼내어 曬乾한다.

【用　量】2~6g.

【禁忌症】陰虛內熱者와 血熱妄行者는 복용을 忌하고 孕婦는 愼用한다.

【配合例】① 人蔘 白朮 등을 배합하여 脾胃가 虛寒하여 脘腹이 冷痛하고 嘔吐泄瀉하는 등 證을 치료한다(예 : 理中湯).

② 附子와 배합하여 陽氣衰微로 陰寒이 內盛하여 四肢가 厥冷하고 脈微欲絶하는 亡陽虛脫의 證을 치료한다(예 : 四逆湯).

③ 細辛 五味子 등을 배합하여 肺寒咳嗽로 痰多淸稀한 證을 치료한다(예 : 小靑龍湯).

④ 半夏를 배합하여 胃寒嘔吐를 치료한다(예 : 乾薑半夏湯).

⑤ 補骨脂 吳茱萸 五味子 木香 등을 배합하여 脾腎虛寒, 食積泄을 치료한다(예 : 五德丸).

⑥ 良薑을 배합하여 心脾冷痛을 치료한다(예 : 二薑丸).

肉 桂 [唐本草]

Cinnamomi Cortex

異 名 : 菌桂[離騷] · 牡桂[本經] · 桂[別錄] · 大桂 · 筒桂[新修本草] · 辣桂[直指方] · 玉桂[本草求原]

【基 原】 녹나무과(樟科 : Lauraceae)에 속한 常綠喬木인 肉桂 *Cinnamomum cassia* Presl의 樹皮로, 8~10월 사이에 채취하여 陰乾한다.

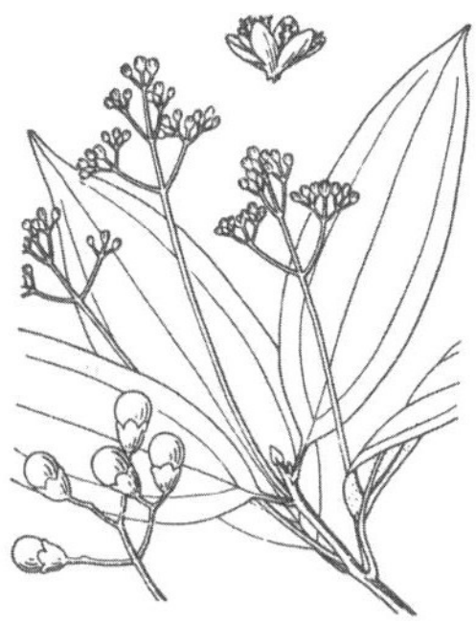

肉桂
Cinnamomum cassia

【性 狀】 槽狀 혹은 卷筒狀으로 길이 30~40㎝, 너비와 지름 3~10㎝, 두께 0.2~0.8㎝이다. 표면은 灰褐色으로 거칠고 세로로 잔주름과 옆으로 皮孔이 돌출되어 있다. 그리고 灰白色의 斑紋이 군데군데 있고 內面은 赤色 또는 褐色이다. 절단면은 顆粒狀이고 가운데서 白色의 石細胞와 環層을 볼 수 있다. 횡단면을 현미경으로 보면 柔細胞의 막은 赤色이고 白色의 石細胞 및 石細胞層을 볼 수 있다. 質은 단단하고 특이한 향기가 있다.

【產 地】 중국의 福建, 廣西, 廣東, 雲南 등의 지역이 주산지이다.

【成 分】 정유성분인 cinnamon oil을 1~2% 함유한다. 그 주성분은 cinnamaldehyde가 75 ~90%이고, cinnamic acid도 있다. 이 밖에 소량의 cinnamyl acetate 및 phenylpropyl acetate를 함유한다.

【性 味】 性은 熱하고, 味는 辛甘하다.

【歸 經】 腎 · 脾 · 膀胱經.

【效能 主治】 補元陽 · 暖脾胃 · 除積冷 · 通血脈. 治命門火衰, 肢冷脈微, 亡陽虛脫, 腹痛泄瀉, 寒疝奔豚, 腰膝冷痛, 經閉癥瘕, 陰疽, 流注, 虛陽浮越, 上熱下寒.

【解　說】辛甘大熱한데 甘熱은 益火消陰하고 溫補腎陽의 효능이 있으며, 辛味는 血中의 滯氣를 善行시켜 溫經, 散寒, 止痛의 효능이 있다. 그 性은 下行하면서 또한 引火歸源하므로 命門火衰, 下焦虛寒證과 腎陽不足으로 인한 脾陽不振, 虛陽上浮, 上熱下寒 등의 病證에 대해서 모두 사용한다. 이 약물을 附子 乾薑 등의 祛寒藥을 병용하면 益火消陰하고, 人蔘 熟地黃 등의 補虛藥과 병용하면 助陽益陰하며, 또한 寒冷藥을 병용하면 下焦濕熱, 小便不通, 膀胱의 氣化장애 등을 치료하는 작용을 돕게 된다. 그러나 陰虛火旺, 熱病傷津 등 證에는 忌用한다. 肉桂 桂枝는 桂樹에서 채취하는 것으로, 하나는 樹皮이고 하나는 嫩枝이다. 모두 溫營血하고 助氣化하며 散寒凝의 작용이 있다. 단지 肉桂는 溫裏祛寒하고 下焦에 들어가서 補腎陽에 능하며, 桂枝는 發表散寒에 능하여 上行을 주장해서 通經脈의 효능을 갖게 한다.

【炮　製】표면에 粗皮를 제거하고 打碎하거나 혹은 溫水에 담가 두었다가 절편하여 曬乾한다.

【用　量】2～6g.

【禁忌症】陰虛火旺者는 복용을 忌하고 孕婦는 愼用한다.

【配合例】① 附子 熟地黃 山茱萸 등을 배합하여 腎陽不足과 命門火衰로 畏寒肢冷하고 腰膝酸軟, 陽痿, 尿頻 등 證을 치료한다(예：右歸飮).

② 附子 乾薑 白朮 등을 배합하여 脾腎陽虛로 脘腹이 冷痛하고 食少便溏한 證을 치료한다(예：桂附理中湯).

③ 當歸 川芎 吳茱萸 등을 배합하여 婦女의 衝任脈虛寒으로 인한 經閉와 經痛 등 證을 치료한다(예：溫經湯).

④ 白芥子 熟地黃 鹿角膠 등을 배합하여 陰疽가 白陷漫腫하고 不潰하거나 혹은 潰久不斂한 證을 치료한다(예：陽和湯).

⑤ 附子 乾薑 吳茱萸 등을 배합하여 虛寒胃痛과 疝氣腹痛이 陰寒의 偏勝으로 된 證을 치료한다.

吳茱萸 [本經]

Euodiae Fructus

異 名：食茱萸[新修本草]・吳萸[本草便方]・茶辣[廣西]・漆辣子[陜西]・優辣子[貴州, 陜西]・曲藥子[湖北]・氣辣子[四川]

【基　原】운향과(芸香科：Rutaceae)에 속한 落葉灌木 혹은 小喬木인 吳茱萸 *Euodia rutaecarpa* (Juss.) Benth., 石虎 *E. rutaecarpa* Benth. var. *officinalis* Hunang 혹은 疏毛吳茱萸 *E. rutaecarpa* Benth. var. *bodinieri* Huang의 미성숙 果實로

8～10월에 綠褐色이 되고 心皮가 갈라지기 전에 채취하여 微火로 焙乾한다.

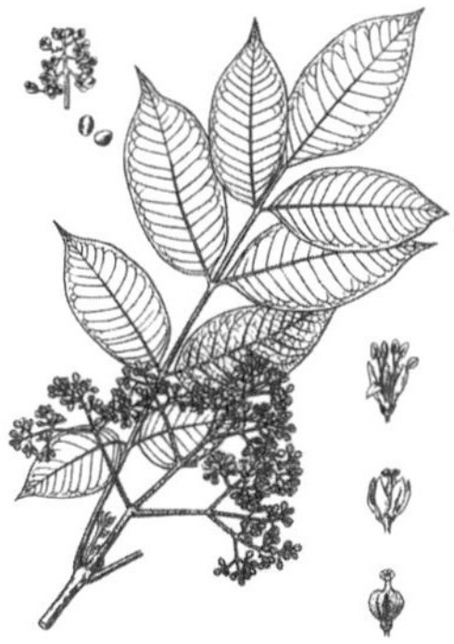

吳茱萸
Euodia rutaecarpa

【性 狀】五棱狀의 扁球形으로 지름 2～5㎜, 높이 1.5～3㎜이다. 표면은 綠色 혹은 綠褐色으로 거칠며 가는 주름이 있고 油室이 존재한다. 頂部는 평평하고 중간은 함몰되어 五條로 갈라졌고 따로 갈라진 부위의 중앙에 돌기 모양의 柱頭가 남아 있다. 基部는 꽃받침과 果柄이 있는데 果柄은 方圓形으로 길이 3㎜이며 褐綠色으로 毛茸이 밀포되어 있다. 횡절면은 자방이 5室이고 각 室마다 倒卵球形 또는 球形의 褐色에서 黑褐色 또는 靑色을 띤 黑色의 油性이 풍부한 종자가 1～2개가 들어 있다. 특이한 냄새가 있고 맛은 맵고 나중에는 잔류성의 쓴맛이 있다.

【產 地】중국의 長江유역과 華南 일대와 陝西 등이 주산지이다.

【成 分】정유로 evoden, ocimene, evodin, evodol 등을 함유하고, alkaloid로 evodiamine, rutaecarpine, wuchuyine 등을 함유한다.

【性 味】性은 熱하고, 味는 辛苦하며, 有毒하다.

【歸 經】肝・脾・胃・腎經.

【效能 主治】散寒止痛・降逆止嘔・助陽止瀉. 治厥陰頭痛, 寒疝腹痛, 寒濕脚氣, 經行腹痛, 脘腹脹痛, 嘔吐呑酸, 五更泄瀉, 外治口瘡, 高血壓.

【解 說】辛散 苦降하고 性熱하며 燥하여 溫中祛寒하고 降逆止嘔하며 또한 舒肝解鬱하고 行氣燥濕한다. 그러므로 肝胃虛寒으로 濁飮이 上逆하여 된 頭痛이나 嘔吐涎沫과 肝胃不和로 脇痛, 嘔吐, 呑酸 또는 寒濕脚氣 등 證에 응용한다.

厥陰肝經의 主藥으로 性이 비록 大熱하나 단 肝經鬱火와 胃氣上逆하는 경우에는 苦寒瀉火하는 黃連과 配伍하여 降逆止嘔하게 하여 引經하고 反佐하는 작용을 할 수 있다. 그리고 溫中散寒의 효능이 있어 乾薑과 비슷한 까닭에 寒鬱中焦로 脘腹疼痛에 乾薑과 같이 사용한다. 단지 乾薑은 上焦를 溫하게하고 溫肺시켜서 化飮止咳하고, 吳茱萸는 下焦를 溫하게 하여 暖厥陰해서 寒疝을 치료하고 助腎陽하여 寒邪를 다스리고 營血을 溫하게 하여 經閉를 치료한다. 이것이 乾薑과 다른 점이다. 吳茱萸 黃連 生薑은 모두 止嘔의 효능이 있는데, 吳茱萸는 肝寒犯胃의 嘔酸을 치료하고 黃連은 胃中實熱의 嘔苦를 치료하며 生薑은 胃寒上逆의 嘔水를 치료하는 차이가 있다.

【炮 製】甘草煎湯에 湯液이 흡수될 때까지 浸泡한 후 微火로 焙乾한다.

【用 量】2～8g.

【禁忌症】陰虛火旺者는 복용을 忌한다.

【配合例】① 當歸 艾葉 등을 배합하여 子宮을 煖하고 溫經한다(예 : 調經種玉湯).

② 茴香 木香 川楝子 등을 배합하여 寒疝少腹痛을 치료한다(예：導氣湯).

③ 人蔘 生薑 등을 배합하여 肝胃虛寒으로 濁飮이 上逆하여 된 頭痛과 胃痛에 嘔吐涎沫하고 口炎, 舌質淡, 脈弦 등 證이 나타나는 것을 치료한다(예：吳茱萸湯).

④ 補骨脂 五味子 肉豆蔻 등을 배합하여 脾腎虛寒으로 인한 五更泄瀉를 치료한다(예：四神丸).

⑤ 木瓜 檳榔 生薑 등을 배합하여 寒濕으로 인한 脚氣疼痛을 치료한다(예：鷄鳴散).

蜀 椒 [本經]

Zanthoxyli Pericarpium

異 名：花椒[日用本草]・檓・大椒[爾雅]・秦椒・蜀椒[本經]・南椒[雷公炮炙論]・巴椒・蓎藙[別錄]・陸拔[藥性論]・漢椒[日華子]・点椒[綱目]

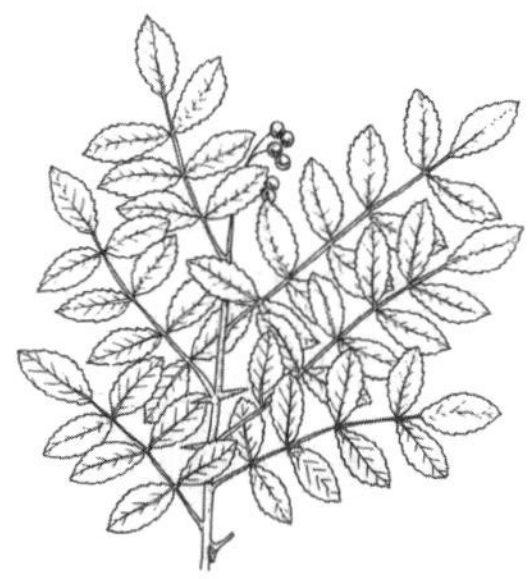

초피나무
Zanthoxylum piperitum

【基 原】운향과(芸香科：Rutaceae)에 속하는 落葉灌木인 초피나무 *Zanthoxylum piperitum* A.P. DC., 花椒 *Z. bungeanum* Maxim.와 산초나무(靑椒) *Z. schinifolium* S. et Z.의 성숙한 果皮로, 8～10월에 채취하여 건조시킨 후 果皮만을 취한다.

【性 狀】腹面이 裂開되었거나 혹은 背面이 약간 裂開되어 兩瓣狀을 이루고 있어서 切開된 皮球와 같은 형상이다. 基部는 서로 연결되어 있으며 지름 4～5㎜이다. 표면은 紅紫色 혹은 紅褐色으로 거칠고 頂端에는 柱頭의 殘迹이 있다. 基部에는 항상 小果柄과 1～2개의 未發育된 心皮가 顆粒狀을 띠고 있으며 2～3개의 小蓇葖果와 아울러 果柄의 尖端이 나와 있다. 外果皮는 주름져 있고 많은 疣狀의 돌기인 油腺을 가지고 있는데 油腺의 지름은 0.5～1㎜이다. 內果皮는 광택이 있고 淡黃色이며 항상 基部로부터 外果皮가 분리되어 안쪽을 향해 구부러져 있다. 때로 黑色의 種子가 남아 있는 것을 볼 수도 있다.

【產 地】우리나라의 중남부 지방에서 생산된다.

【成 分】정유를 7%가량 함유하고, 그중 geraniol, limonene, cumic alcohol 등이 알려져 있다.

【性 味】性은 溫하고, 味는 辛하며, 有毒하다.

【歸 經】脾・肺・腎經.

【效能 主治】溫中散寒・除濕止痛・殺蟲・解魚醒毒. 治積食停飮, 心腹冷痛, 嘔吐, 噫呃, 咳嗽氣逆, 風寒濕痺, 泄瀉, 痢疾, 疝痛, 齒痛, 蛔蟲病, 蟯蟲病, 陰痒, 瘡疥.

【解 說】辛熱하고 陰寒의 邪氣를 잘 제거하며 능히 溫中해서 止痛하며 暖脾해서

止瀉하여 脾胃虛寒을 치료하는 약물이다. 그 辛辣한 性은 驅殺蛔蟲하는 효능이 있으므로 蛔蟲으로 인한 腹痛, 吐蛔의 證에 상용한다. 煎湯해서 洗滌하면 濕疹瘙痒을 치료하여 燥濕止痒의 효과가 있다.

【炮 製】果柄과 種子를 제거하고 용기 내에서 炒하여 油性을 제거하고 서늘한 곳에 방치한다.

【用 量】2~6g.

【禁忌症】陰虛火旺者는 복용을 忌하고 姙婦는 愼用한다.

【配合例】① 人蔘 乾薑 등을 배합하여 脘腹冷痛을 치료한다(예 : 大健中湯).

② 蒼朮 陳皮 木香 등을 배합하여 寒濕泄瀉를 치료한다(예 : 麗澤通氣湯).

③ 烏梅를 배합하여 蛔蟲을 치료한다(예 : 烏梅丸).

蓽 撥 [新修本草]

Piperis Longi Fructus

異 名 : 畢勃[本草拾遺] · 蓽拔梨[酉陽雜俎] · 椹聖[藥譜] · 蛤蔞[赤雅] · 鼠尾[中藥志]

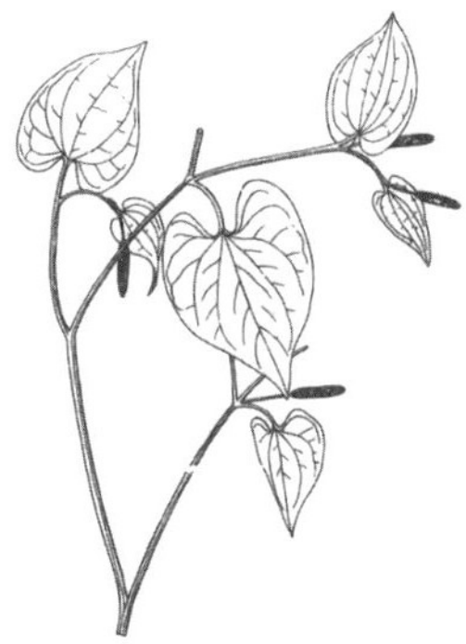

蓽撥
Piper longum

【基 原】후추과(胡椒科 : Piperaceae)에 속한 多年生 草質 藤本인 蓽撥 Piper longum L.의 未熟한 果穗로, 9~10월에 果穗가 黃色이 黑色으로 변할 때에 채취하여 曬乾한다.

【性 狀】圓柱形으로 길이 2~5㎝, 지름 5~8㎜이다. 果軸의 주위에는 작은 알맹이의 열매가 무수히 붙어 있어 그물눈 모양을 나타낸다. 표면은 赤褐色 또는 黑褐色이다. 果實의 上端에 셋으로 갈라진 柱頭가 있고 下端에는 果軸이 붙어 있고 그 지름은 2~5㎜이다. 특이한 芳香性의 냄새가 있다.

【產 地】중국의 雲南, 廣東과 印度, 인도네시아, 필리핀, 스리랑카, 월남 등지에서 생산된다.

【成 分】Piperine, palmitic acid, tetrahydropiperic acid, l-undecylenyi-3, 4-methylenedioxybenzene, piperidine 등을 함유한다.

【性 味】性은 熱하고, 味는 辛하다.

【歸 經】脾 · 胃經.

【效能 主治】溫中 · 散寒 · 下氣 · 止痛. 治心腹冷痛, 嘔吐呑酸, 腸鳴泄瀉, 冷痢, 陰疝, 頭痛, 鼻淵, 齒痛.

【解 說】辛熱하고 善走腸胃하여 胃腑의 沈寒을 溫케 하고 또한 大腸의 寒邪를

풀어주며 溫中散寒의 효능이 있어서 腸胃寒冷해서 발생하는 증상에 비교적 좋은 효과를 얻는다. 牙痛에는 外治하는데 이것은 火鬱發之의 뜻이 있다.

【炮 製】잡질과 果柄을 제거하고 搗碎해서 사용한다.

【用 量】2~4g.

【禁忌症】實熱鬱火가 있고 陰虛火旺者는 복용을 忌한다.

【配合例】① 吳茱萸 肉桂 등을 배합하여 虛寒으로 인한 久瀉를 치료한다(예 : 消痰散).

② 厚朴 木香 良薑 등을 배합하여 胃寒嘔吐와 脘腹冷痛한 證을 치료한다.

③ 訶子 人蔘 肉桂 乾薑 등을 배합하여 臟腑虛冷으로 인한 腸鳴泄瀉를 치료한다.

④ 丁香 茴香 등을 배합하여 胃痛, 腹痛을 치료한다.

⑤ 厚朴 木香 등을 배합하여 肚腹脹滿을 치료한다.

華 澄 茄 [開寶本草]

Cubebae Fructus

異 名 : 山胡椒[滇南本草]・味辣子[分類草藥性]・山蒼子・木薑子・木香子・野胡椒[滇南本草 整理本]・臭樟子[福建]

【基 原】녹나무과(樟科 : Lauraceae)에 속한 小喬木인 山鷄椒 *Litsea cubeba* (Lour.) Pers.의 성숙한 果實 혹은 후추과(胡椒科 : Piperaceae)에 속한 華澄茄 *Piper cubeba* L.의 미성숙한 果實을 채취하여 曬乾한다.

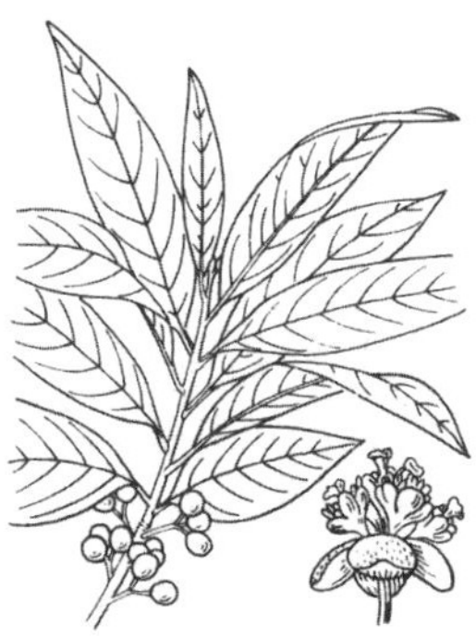

山鷄椒
Litsea cubeba

【性 狀】球形으로 지름은 4~6㎜이다. 표면은 紫褐色 또는 黑褐色이며 거칠은 그물눈 모양의 주름이 있고 上端에는 넷으로 갈라진 柱頭가 있고, 下端에는 길이 3~7㎜, 지름 1㎜ 이하의 果柄이 붙어 있다. 外果皮와 中果皮는 약간 부드럽고 內果皮는 얇으며 단단하다. 內部에는 미성숙한 種子 1개가 들어 있는데 黃褐色이며 油質이 풍부하며 강렬한 芳香이 있다.

【産 地】중국의 廣西, 浙江, 四川省과 印度, 말레이반도에서 생산된다.

【成 分】山鷄椒는 정유 10~18%, cubebin 2.5%, 樹脂 3%, cubebic acid 1.7%, 지방유 1.5%, 전분 1.8%, 樹膠 8%, 색소 7% 등을 함유한다.

【性 味】性은 溫하고, 味는 辛하다.

【歸 經】脾・腎經.

【效能 主治】溫暖脾腎・健胃消食. 治食積氣脹, 脘腹冷痛, 反胃嘔吐, 腸鳴泄瀉, 痢疾, 痰癖.

【解　說】형상이 胡椒와 같은데 味가 苦辛하고 性이 溫하여 胡椒의 熱한 것과는 다르다. 단 脾胃에 들어가서 溫中散逆하고 下氣豁痰하며 또 腎, 膀胱의 冷氣를 치료한다.

【炮　製】씻은 후 曬乾한다.

【用　量】2～4g.

【禁忌症】陰虛血分有熱과 發熱咳嗽에는 복용을 금한다.

【配合例】① 木香 厚朴 등을 배합하여 脘腹脹痛을 치료한다.

② 良薑과 배합하여 傷寒咳逆이 日夜不定한 證을 치료한다.

③ 薄荷 荊芥 등을 배합하여 研末蜜丸해서 鼻塞不通에 때때로 복용하여 치료한다.

④ 杜仲 黃芩 茯苓 車前子 枳殼 陳皮 등을 배합하여 白濁을 치료한다.

丁　香 [藥性論]

Syzygii Flos

異 名：野丁香[紅河中草藥]・桂丁香[廣西藥用植物名錄]・酒瓶花・小黃樹・露球花[全國中草藥匯編]・滿山香丁香花[雲南藥用植物名錄]・百花木[廣西藥用植物名錄]

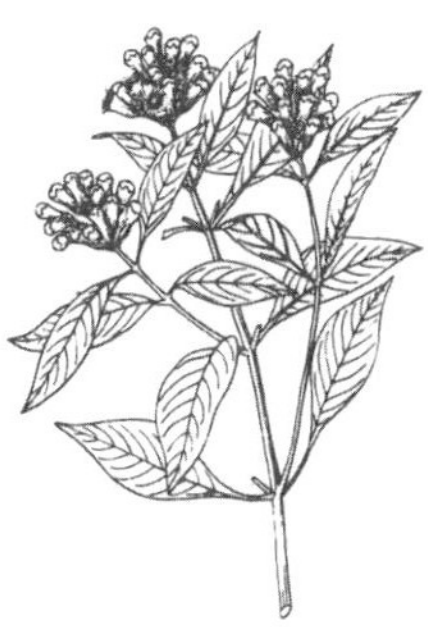

丁香樹
Eugenia caryophyllata

【基　原】도금낭과(桃金娘科：Myrtaceac)에 속한 常綠喬木인 丁香樹 *Syzygium aromaticum* Merrill et Perry(=*Eugenia caryophyllata* Thunb.)의 花蕾를 건조한 것으로 花蕾가 綠色에서 紅色으로 될 때 채취하여 曬乾한다.

【性　狀】짧은 棒狀이며 길이 1.5～2㎝으로 紅褐色～暗褐色을 띠고 있다. 下部는 圓柱狀으로 약간 눌린 萼管이며, 길이가 1～1.3㎝이고, 너비 5㎜로, 基部는 점차 협소해지고, 표면은 거칠거칠하며, 萼管의 上端에는 4片의 三角形의 비후한 萼이 있다. 上部는 圓球狀에 가깝고 지름이 6㎜로 花瓣 4片이 서로 맞물려 있다. 花蕾를 쪼개보면 雄蕊가 있고, 花絲는 중심으로 구부러져 있으며 중앙에는 한 개의 花柱가 곧게 서 있다. 質은 견실하고 무겁다. 절단면은 油性이 많아서 손으로 누르면 油質이 나온다.

【產　地】탄자니아, 말레이시아, 인도네시아에서 생산된다.

【成　分】정유를 다량 함유하고, 그 주요성분은 eugenol, β-caryophyllene, humulene, benzaldehyde acetyl eugenol 등이다.

【性　味】性은 溫하고, 味는 辛하다.

【歸　經】脾・胃・腎經.

【效能 主治】溫中降逆・補腎助陽. 治脾胃虛寒, 呃逆嘔吐, 食少吐瀉, 心腹冷痛, 腎虛陽痿.

【解 說】辛溫하고 그 氣는 芳香이 있어서 胃寒呃逆을 다스리고 嘔吐의 要藥이다. 脾胃의 氣는 喜溫하고 寒을 싫어하므로 만약 寒하면 中氣가 不運하고 上逆하면 嘔吐作呃한다. 또 腎經에 들어가서 下焦를 溫하게 하여 腎陽을 도와 男子陽痿, 女子陰冷의 증상을 치료한다.

【炮 製】花梗을 제거하고 曬乾한다.

【用 量】2~4g.

【禁忌症】熱病과 陰虛內熱者는 복용을 忌한다.

【配合例】① 人蔘 生薑 등을 배합하여 胃氣虛寒으로 인한 呃逆을 치료한다(예 : 丁香柿蒂湯).

② 附子 肉桂 巴戟 등을 배합하여 腎陽不足으로 인한 陽痿와 脚弱 및 寒濕滯下를 치료한다(예 : 丁香疝氣丸).

③ 白朮 砂仁 등을 배합하여 脾胃虛寒으로 吐瀉食少한 證을 치료한다(예 : 丁香散).

④ 半夏와 배합하여 胃寒嘔吐를 치료한다.

高 良 薑 [別錄]

Alpiniae Officinari Rhizoma

異 名 : 高涼薑[嶺表錄異]・良薑[局方]・蠻薑[綱目]・小良薑[中藥志]・海良薑[藥材學]

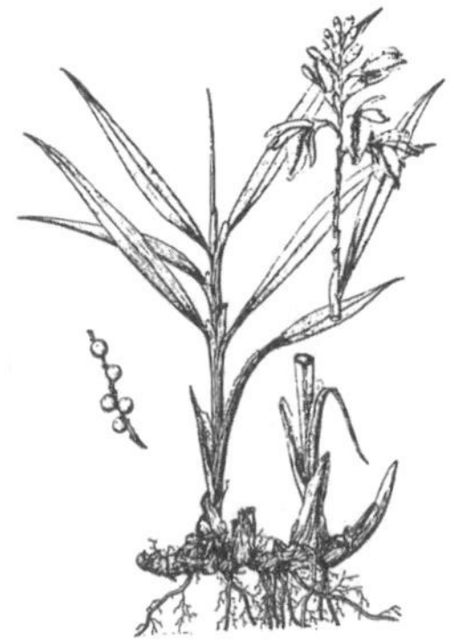

高良薑
Alpinia officinarum

【基 原】생강과(生薑科 : Zingiberaceae)에 속한 다년생초본인 高良薑 *Alpinia officinarum* Hance의 根莖으로 9월에 채취하여 莖葉, 鬚根을 제거하고 曬乾한다.

【性 狀】구부러진 圓柱形 또는 圓錘形으로서 길이 2~7㎝, 지름 1~2㎜이고 때로는 몇 개의 곁뿌리가 달려 있다. 표면은 赤褐色 또는 暗褐色이고 灰白色의 돌림마디가 5~10㎜마다 있고 마디 사이에 세로주름이 있다. 下端에는 잔뿌리가 붙어 있던 둥근 자국이 남아 있다. 質은 단단하고 쉽게 꺾이지 않는다. 절단면은 黃赤色 또는 赤褐色이고 皮部와 木部가 뚜렷하고 섬유성이다.

【産 地】중국의 廣東, 海南, 廣西, 雲南 등에서 생산된다.

【成 分】정유를 0.5~1.5% 함유한다. 그 주요성분은 cinnamic acid, cadinene, methyl ester, eugenol, pinene, cineole, 등이다. 또 flavonoid로서 galangin, kaempferide, kaempferol, quercetin, isorhamnetin 등을 함유하며, 매운맛 성분인 galangol을 함유한다.

【性 味】性은 熱하고, 味는 辛하다.

【歸 經】脾·胃經.

【效能 主治】溫胃散寒·消食止痛. 治脘腹冷痛, 胃寒嘔吐, 噯氣呑酸

【解 說】味辛性熱하며 脾胃의 寒邪를 잘 消散시키고 溫中止痛의 효능이 있어 胃脘冷痛을 잘 치료한다. 溫胃散寒하는 작용은 비교적 양호하여 胃寒氣逆으로 嘔吐淸水의 證에 효과가 있다. 그러나 辛熱燥散하여 쉽게 傷陰助火하므로 肝胃火鬱의 胃痛, 嘔吐 등 證에는 복용하지 않는다. 高良薑과 乾薑은 모두 辛熱하여 中焦의 寒邪를 溫散시키는 要藥이다.

【炮 製】水浸하여 부드럽게 되면 꺼내서 절편한후 曬乾한다.

【用 量】3~6g.

【禁忌症】陰虛有熱者는 복용을 忌한다.

【配合例】① 香附子와 배합하여 寒邪傷胃하여 氣機不暢으로 인한 胃脘冷痛을 치료한다(예 : 良附丸).

② 炮乾薑을 배합하여 脘腹冷痛과 嘔吐, 泄瀉를 치료한다(예 : 二薑丸).

③ 半夏 生薑 등을 배합하여 胃寒氣逆으로 嘔吐淸水하는 證을 치료한다.

小 茴 香 [唐本草]

Foeniculi Fructus

異 名 : 蘹香[藥性論]·蘹香子[新修本草]·茴香子[開寶本草]·土茴香[本草圖經]·野茴香[履巉岩本草]·大茴香[朱氏集驗方]·谷茴香·谷香[現代實用中藥]·香子[中國藥用植物志]·小香[四川中藥志]

【基 原】미나리과(繖形科 : Umbelliferae)에 속한 다년생초본인 회향(茴香) *Foeniculum vulgare* Mill.의 성숙한 果實으로 9~10월에 채취하여 曬乾하다.

【性 狀】작은 圓柱形으로 兩端이 뾰족하고 길이 5~8㎜, 너비 2㎜이다. 基部는 작은 果柄이 있고 頂端에는 黃褐色의 花柱 基部가 남아 있다. 外表面은 黃綠色이다. 分果는 긴 楕圓形이며 5條로 융기된 능선이 있고 橫截面은 五邊形이며 背面은 四邊으로 길며 결합된 부위는 평탄하다. 分果하면 1粒의 種子가 있고 횡단면은 콩팥 모양을 하고 있다.

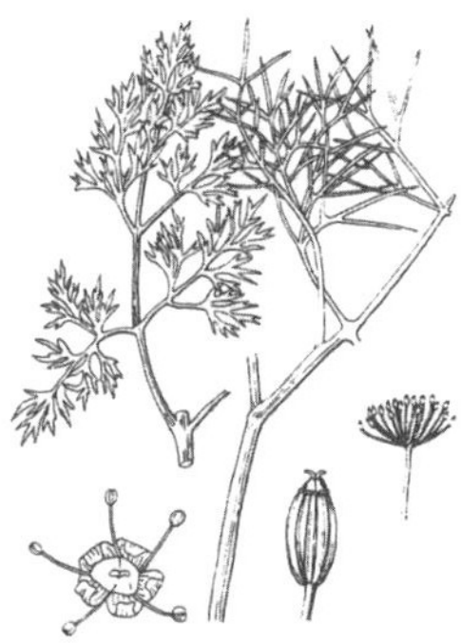

회향
Foeniculum vulgare

【產　地】우리나라 각지에서 재배한다.

【成　分】정유성분이 3～6%로 주성분은 anethole 50～60%, fenchone 18～20%이다. 이 외에도 α-pinene, α-phellandrene, camphene, dipentene anisaldehyde 등이 알려졌다. 그 밖에 지방유 약 18%를 함유한다. 그 조성은 petroselic acid가 60%, oleic acid 22%, linoleic acid 14%, palmitic acid 4% 등이다.

【性　味】性은 溫하고, 味는 辛하다.

【歸　經】肝・腎・脾・胃經.

【效能 主治】溫腎散寒・和胃理氣. 治寒疝, 少腹冷痛, 腎虛腰痛, 胃痛, 脘腹脹痛, 嘔吐, 食少吐瀉, 乾濕脚氣.

鹽小茴香：暖腎散寒・止痛. 治寒疝腹痛, 睾丸偏墜, 經寒腹痛.

【解　說】辛溫하고 芳香이 있으며 行散하는 힘이 비교적 강하므로 舒肝理氣하고 暖腎散寒의 효능이 있으며, 더욱이 下焦의 寒을 溫散한다. 그러므로 陰寒內盛을 치료하고, 肝鬱氣滯의 寒疝, 睾丸偏墜, 小腹冷痛에 상용약이다. 또한 溫中寒散하고 醒脾開胃하여, 寒邪傷中을 치료하고 氣機不暢의 脘腹脹痛, 嘔吐食少의 증상을 치료한다. 오직 辛溫助火하므로 熱症에는 복용하지 않는다.

【炮　製】鹽炙하여 사용한다.

【用　量】4～12g.

【禁忌症】陰虛火旺者는 愼用한다.

【配合例】① 烏藥 沈香 肉桂 등을 배합하여 肝腎寒으로 인한 小腹疼痛 疝氣를 치료한다(예：煖肝煎).

② 杜仲 肉桂 등을 배합하여 挫閃氣滯腰痛을 치료한다(예：立安散).

③ 車前子 沙參을 배합하여 膀胱氣로 인한 腫痛을 치료한다(예：三疝湯).

④ 良薑 木香 등을 배합하여 胃痛腹痛을 치료한다.

胡　椒 [唐本草]

Piperis Nigri Fructus

異 名：味履支[西陽雜俎]・浮椒[世醫得效方]・玉椒[通雅]

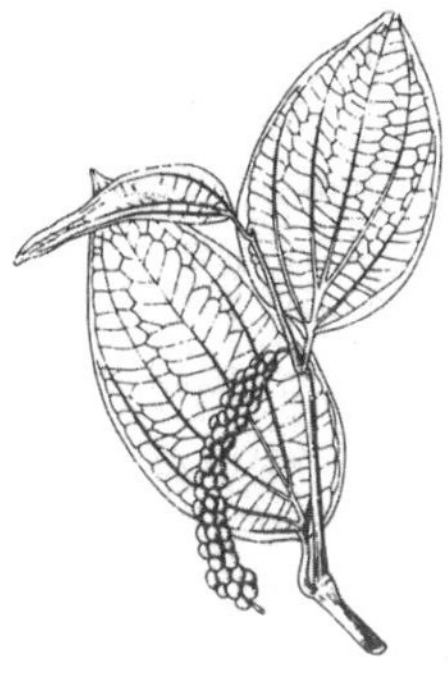

胡椒
Piper nigrum

【基　原】후추과(胡椒科：Piperaceae)에 속한 常綠藤本인 胡椒 *Piper nigrum* L.의 성숙에 가까운 果實으로, 가을부터 다음 봄 사이에 果實이 暗綠色을 띨 때 채취하여 건조한다.

【性　狀】圓形에 가까운 果實로 직경이 3～6㎜에 이른다.

표면은 暗褐色 또는 灰黑色이며 그물 모양의 주름이 있다. 頂端에는 미세한 돌기의 柱頭 흔적이 있고 基部에는 果軸이 떨어진 자리가 있다. 外果皮와 中果皮의 質은 부드럽고 쉽게 떨어지며 內果皮는 엷은 껍질 모양으로 약간 단단하다. 종단면의 대부분은 淡黃褐色 혹은 黃白色이며 단단하고 粉性을 띤 外胚乳가 있는데, 대개 중앙은 색이 엷고 비교적 틈이 있다.

【產 地】熱帶, 亞熱帶지방에서 생산된다.

【成 分】Piperine, chavicine, piperanine 등을 함유하고, 정유는 dihydrocarveol, piperonal, caryophylleneoxide 등을 함유한다.

【性 味】性은 熱하고, 味는 辛하다.

【歸 經】胃・大腸經.

【效能 主治】溫中散寒・下氣消痰・解毒. 治寒痰食積, 脘腹冷痛, 反胃, 嘔吐淸水, 泄瀉, 冷痢, 解食物毒.

【解 說】味辛性熱하고 胃經에 들어가서 能宣能散하므로 腹中의 寒痰과 冷氣를 제거한다. 비록 辛熱하고 燥散하는 藥品이나 또한 지극히 下氣시키는 효능이 있어서 먹으면 즉각 胸膈을 열어 상쾌하게 하며, 또 上焦의 浮熱을 치료하여 口齒諸病을 치료한다.

모든 魚鱉蕈毒을 제거하므로 식품재료로 많이 사용한다.

【炮 製】搗碎하여 사용한다.

【用 量】2～4g.

【禁忌症】陰虛有火者는 복용을 忌한다.

【配合例】① 高良薑 蓽撥 등을 배합하여 腸胃에 寒邪가 있어 脘腹이 冷痛하고 嘔吐泄瀉하는 證을 치료한다.

② 吳茱萸 肉桂 등을 배합하여 虛寒久瀉를 치료한다.

③ 訶子 人蔘 肉桂 乾薑 등을 배합하여 臟腑虛冷으로 인한 腸鳴을 치료한다.

④ 厚朴 木香 등을 배합하여 肚腹脹滿을 치료한다.

제8장 理 氣 藥

氣機를 疏通시키고 氣滯를 消除하는 효능이 있는 약물을 理氣藥(行氣藥)이라 한다. 理氣藥의 대부분은 藥性이 辛溫하고 芳香이 있어 그 작용을 行氣理脾, 疏肝解鬱, 降氣平喘 등으로 분류될 수 있으며, 주로 氣滯證에 사용한다.

일반적으로 行氣理脾작용이 있는 약물은 주로 脾胃의 氣滯로 인한 脘腹脹悶, 痞滿疼痛, 惡心嘔吐, 噯氣, 便秘 혹은 泄瀉하되 不暢한 증상에 사용되고, 舒肝解鬱작용이 있는 약물은 주로 肝氣鬱滯로 인한 脇肋脹痛, 脘悶呑酸, 抑鬱不解, 月經不調 증상에 사용되며, 降氣平喘작용이 있는 약물은 주로 肺氣壅滯로 인한 胸悶疼痛, 咳嗽, 氣喘 증상에 사용된다. 理氣藥의 일부는 健胃祛痰, 散結의 작용을 가지고 있다.

理氣藥을 사용할 때는 病情을 정확히 살펴 적절한 약물을 배합하여 사용하여야 한다. 즉 脾胃氣滯로 濕熱이 停留하여 困脾證을 겸하였을 때에는 清熱燥濕藥을 配伍하고, 寒濕으로 인한 困脾證을 겸하였을 때에는 芳香化濕藥을 配伍하고, 飮食積滯에는 消食藥을 참작하여 첨가하고, 脾胃虛弱을 겸하면 健脾藥을 配伍하여 사용한다.

肝鬱氣滯의 臨床證과 合併證은 복잡하므로 구체적인 病情에 근거하여 配伍해야 하며, 또한 養肝, 柔肝, 止痛, 健脾 및 活血調經 등의 약물을 病情에 부합되도록 참작하여 配伍하여 사용하여야 하며, 肺氣壅滯에 痰飮을 겸하면 반드시 祛痰化飮藥을 配伍하여 사용하여야 한다.

理氣藥은 대부분 그 藥性이 辛燥하여 耗氣傷陰하기 쉬우므로 氣虛者와 陰虧者는 사용을 삼가야 한다.

陳 皮 [本經]

Citri Unshius Pericarpium

異 名 : 橘皮[本經] · 貴老(侯宁極[藥譜]) · 黃橘皮[鷄峰普濟方] · 紅皮[湯液本草] · 橘子皮[滇南本草] · 廣橘皮[得宜本草]

【基 原】 운향과(芸香科 : Rutaceae)에 속한 常綠小喬木인 귤나무(橘) *Citrus unshiu* Markovich(= *C. reticulata* Blanco) 및 同屬 近緣植物의 성숙한 果實의 果皮로, 11월에 채취하여 曬乾한다.

【性　狀】형태는 일정하지 않으나 얇은 껍질로 두께 2㎜이다. 外皮는 黃赤色 또는 黑褐色이고 油室에 의한 작은 오목한 자국이 많으며 內面은 白色 또는 灰褐色이다. 質은 가볍고 부스러지기 쉽다. 특이한 방향이 있고 맛은 쓰면서 자극성이 있다.

【產　地】제주도, 전남, 경남에서 재배하고, 일본, 중국의 남부지방에서 생산된다.

【成　分】정유 성분으로 주성분은 *d*-limonine이며 이 외에도 hesperidin, myoinositol, 비타민 C 등을 함유하고, 또한 flavonoid 배당체를 다량 함유한다.

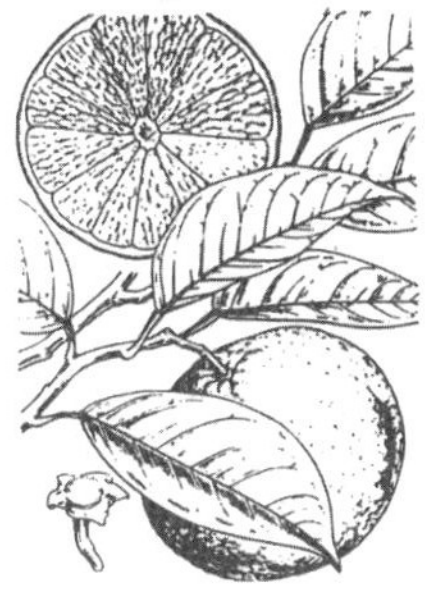

귤나무
Citrus unshiu

【性　味】性은 溫하고, 味는 辛苦하다.

【歸　經】脾・肺經.

【效能 主治】理氣健脾・燥濕化痰. 治胸腹脹滿, 不思飮食, 嘔吐噦逆, 咳嗽痰多.

【解　說】일반적으로 陳皮는 오래된 것이 좋다고 하여 붙여진 명칭이다. 味가 辛苦하고 性이 溫하며, 芳香性이 있어서 脾肺에 들어가고 辛味로 發散과 行滯하며 苦溫으로 燥濕祛寒한다. 滯氣를 行하게 하면 脾胃腸이 스스로 건강하게 되고 寒濕이 제거되면 痰涎이 스스로 소멸되는 까닭에 理氣健脾, 燥濕化痰의 要藥이 된다. 대개 寒濕이 內阻한 것은 脾肺에 氣滯로 인하여 된 증상이므로 고루 이 약을 응용하는 것이다.

이 약에 人參 白朮을 배합하면 補하면서 滯하지 않고 그 효력을 높여 준다. 半夏 茯苓을 배합하면 化痰하는 효능이 있고, 蒼朮 厚朴을 배합하면 行氣 燥濕하는 효력을 증가시키며, 防風 白芍藥 白朮을 배합하면 止痛 止瀉 작용이 있고, 生薑 竹茹를 배합하면 和胃 降逆한다.

[本草綱目]에 의하면 이 약이 補藥과 같이 사용하면 補하는 작용이 있고 瀉藥과 같이 사용하면 瀉하고 升藥과 같이 사용하면 升하고, 降藥과 같이 사용하면 降하는 작용을 나타낸다고 하였는데, 이는 그 활용범위가 대단히 넓음을 말하는 것이다. 단 主治와 病證이 脾・肺經에 있지 않아도 주요한 理氣, 燥濕의 효능을 나타낸다. 그러나 性이 溫燥에 偏向되어 있어서 津虧實熱의 證에는 愼用하는 것이 좋다.

【炮　製】맑은 물을 뿌린 후 부드럽게 되면 切絲하거나 혹은 절편하여 曬乾하여 사용한다.

【用　量】4~12g.

【禁忌症】氣虛와 陰虛燥咳한 환자에게는 마땅치 못하며, 吐血證에는 愼用한다.

【配合例】① 厚朴 生薑 木香 등을 배합하여 脾胃氣滯로 인한 脘腹脹滿과 惡心嘔吐, 不思飮食 등 證을 치료한다(예 : 香砂養胃湯).

② 厚朴 蒼朮 등을 배합하여 胸膈滿悶한 證을 치료한다(예 : 平胃散).

③ 枳殼 木香 등을 배합하여 脘腹脹滿 혹은 疼痛을 치료한다(예 : 太和丸).

④ 生薑과 배합하여 胃가 和降함을 잃어 惡心嘔噦하는 證을 치료한다(예 : 生薑陳皮湯).

⑤ 半夏 茯苓 등을 배합하여 痰濕壅滯로 인한 咳嗽痰多로 胸膈이 滿悶한 證을 치료한다(예 : 二陳湯).

⑥ 白朮 白芍藥 防風 등을 배합하여 肝脾不和로 인한 腹痛泄瀉를 치료한다(예 : 瀉濕湯).

青　皮 [本草圖經]

Citri Unshius Pericarpium Immaturus

異 名 : 青橘皮[品匯精要]・青柑皮[本草求原]

【基　原】운향과(芸香科 : Rutaceae)에 속한 常綠小喬木인 귤나무(橘) *Citrus unshiu* Markovich(=*C. reticulata* Blanco)의 幼果 또는 미성숙 果實의 果皮로, 여름에 채취하여 曬乾한다.

【性　狀】4裂片으로 이루어졌고 裂片은 長橢圓形으로 길이 4~6㎝, 두께 0.1~0.2㎝이다. 外面은 灰綠色 또는 青綠色을 띠고 엉성하며 쭈그러져 있다. 위쪽에 뾰족한 꽃대의 자국이 있고 아래쪽에는 둥근 果柄의 흔적이 있다. 횡단면은 黃白色 또는 엷은 黃褐色으로 두께는 15~40㎜이고 1~2줄의 分泌乳細胞가 배열되어 있다.

【産　地】우리나라의 제주도, 경남, 전남 해안지대와 중국 남부에서 생산된다.

【成　分】정유 성분으로 hesperidin, myoinositol. *d*-limonene flavonoid 배당체가 많이 들어 있고, 비타민 B_1 등을 함유한다.

【性　味】性은 微溫하고, 味는 苦辛하다.

【歸　經】肝・膽經.

【效能 主治】疏肝破氣・散結消痰. 治胸脇胃脘疼痛, 疝氣, 食積, 乳腫, 乳核, 久瘧癖塊.

【解　說】性味가 苦辛하고 溫하여 辛味는 發散하고 溫性은 通氣시키며 苦味는 泄氣시켜 下行케하여 肝 膽 2經에 들어가 肝氣鬱滯로 인한 脇肋脹痛과 乳房脹痛 및 疝氣疼痛 등 證을 치료하는데 양호한 효과가 있다.

그러므로 陳皮는 性이 비교적 溫和하여 脾肺氣分에 偏重되게 작용하고, 青皮는 性이 峻烈하여 肝膽을 疏暢시키고 氣滯를 破滯하는 작용이 있는 것이 다르다.

이 외에도 消積散滯시키는 효능이 강하여 食積不和로 胃脘部位가 痞悶脹痛한 證을 치료하고, 또한 破氣散結시키는 효능이 있어 氣滯血瘀로 인한 癥瘕積聚와 久瘧癖塊 등 證을 치료하는데 多用한다.

【炮　製】生用하거나 또는 醋炙하여 사용한다.

【用　量】2～12g.

【禁忌症】氣虛者는 愼用한다.

【配合例】① 三稜 莪朮 鬱金 등을 배합하여 血瘀氣滯로 인한 癥瘕積聚를 치료한다(예 : 大七氣湯).

② 柴胡 香附子 靑橘葉 등을 배합하여 乳房脹痛을 치료한다(예 : 梔子淸肝湯).

③ 山楂 麥芽 神曲 등을 배합하여 食積氣滯로 인한 胃脘痞悶脹痛을 치료한다(예 : 消積正元散).

④ 烏藥 小茴香 木香 등을 배합하여 寒疝腹痛을 치료한다.

⑤ 瓜蔞 金銀花 蒲公英 甘草 등을 배합하여 乳癰腫痛을 치료한다.

⑥ 柴胡 鬱金 등을 배합하여 脇痛을 치료한다.

枳 實 [本經]

Ponciri Fructus Immaturus

異 名 : 鵝眼枳實[本草原始]

【基　原】운향과(芸香科 : Rutaceae)에 속한 常綠小喬木인 탱자나무(枸橘) *Poncirus trifoliata* Rafin.와 광귤나무(酸橙) *Citrus aurantium* L.의 幼果로, 5～6월에 미성숙 果實을 채취하여 가로로 쪼개어 2쪽이 되게 한 다음 曬乾하거나 저온에서 건조한다.

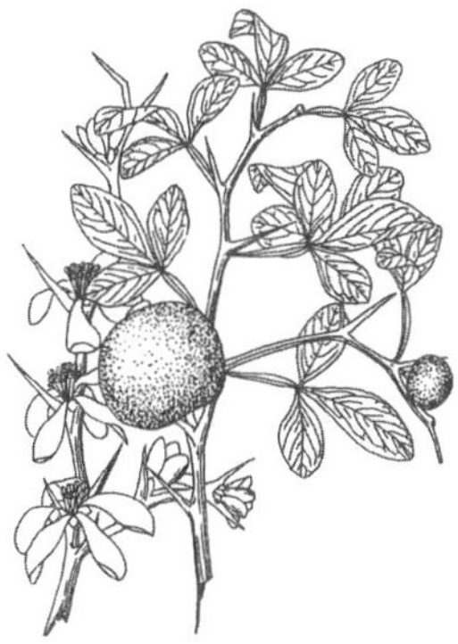

탱자나무
Poncirus trifoliata

【性　狀】半球形으로 지름은 0.5～2.5㎝이다. 外果皮는 黑綠色 또는 어두운 綠褐色으로 顆粒狀의 돌기와 주름이 있으며 또한 花柱와 果梗의 흔적이 있다. 쪼갠 면의 中果皮는 약간 볼록하고 黃白色 또는 黃褐色으로 두께 0.3～1.2㎝이고 邊緣에는 1～2줄의 油室이 있으며, 瓤囊은 紫褐色이다.

【産　地】우리나라의 중남부, 일본, 중국 등에서 재배한다.

【成　分】정유와 많은 flavonoid 배당체, 비타민 C를 함유하고 있는데 정유 성분은 acetate가 알려졌고, flavonoid로는 neohesperidin, naringin, rhoifolin 등이 알려져 있다.

【性　味】性은 寒하고, 味는 苦辛酸하다.

【歸　經】脾・胃經.

【效能 主治】破氣消積・化痰散痞. 治積滯內停, 痞滿脹痛, 瀉痢後重, 大便不通, 痰滯氣阻胸痹, 結胸, 胃下垂, 脫肛, 子宮脫垂.

【解　說】性味는 苦寒한데 苦味는 下泄하는 작용이 크고 行氣하는 힘이 강하여 破氣消積의 要藥이 된다. 그러므로 積滯가 內停하여 氣가 阻滯를 받아서 일어나는 痞滿脹痛과 便秘, 瀉痢, 後重의 證과 氣血, 痰飮을 막론하고 모두 배합할 수 있다. 오직 破氣 작용이 비교적 강하므로 正氣를 상하게 할 우려가 있어서 邪實이 아니면 응용이 마땅치 못하다. 生用하면 그 작용이 더욱 猛烈하므로 麩炒해서 쓰면 비교적 緩慢해진다.

枳實과 厚朴은 行氣消積藥으로 상용하고, 二者를 배합해서 사용하지만, 다르게 응용될 때도 있다. 厚朴은 苦辛하며 性이 溫하여 溫中, 燥濕, 散滿하는 뚜렷한 효과가 있어 寒濕積滯로 胸腹이 脹滿한 證을 주로 치료하고, 枳實은 苦하고 性이 寒하여 消痞除熱하는 효능이 있어서 濕熱積滯와 胸脘痞滿의 證에 마땅하다. 이와 같이 厚朴과 枳實은 一溫一寒하여 각 적응증이 있어 枳實은 熱證에 쓰고 厚朴은 寒證에 사용해야 하므로 配伍약물도 여기에 따라 정해야 한다.

【炮　製】薄片으로 썰어 사용하거나 麩炒하여 사용한다.

【用　量】4~8g.

【禁忌症】脾胃虛弱者와 孕婦는 愼用한다.

【配合例】① 大黃 厚朴 을 배합하여 腹痛便秘를 치료한다(예 : 小承氣湯).

② 黃連 大黃 神曲 등을 배합하여 濕熱瀉利를 치료한다(예 : 枳實導滯湯).

③ 白朮을 배합하여 痰濕內阻로 胸腹痞滿不舒의 證을 치료한다(예 : 枳朮丸).

④ 陳皮 生薑 등을 배합하여 寒凝氣滯로 인한 胸腹痞滿不舒의 證을 치료한다(예 : 內消散).

⑤ 瓜蔞 薤白 桂枝 厚朴 등을 배합하여 胸悶脘脹을 치료한다(예 : 枳實薤白桂枝湯).

枳　殼 [雷公炮炙論]

Aurantii Fructus Immaturus

【基　原】운향과(芸香科 : Rutaceae)에 속한 常綠小喬木인 광귤나무(酸橙) *Citrus aurantium* L.의 미성숙한 果實으로, 7~8월에 채취하여 가운데를 橫切한 후 曬乾하거나 저온에서 건조한다.

【性　狀】半球形으로 지름이 3~5㎝이다. 外果皮는 褐色 또는 紫褐色으로 顆粒狀의 돌기와 돌기의 頂端에는 움푹한 점 모양의 油室이 있고 花柱와 果梗의 흔적이 뚜렷하게 있다. 쪼갠 면의 中果皮는 黃白色으로 매끄럽고 약간 볼록하며, 두께는 0.4~1.3㎝이고, 邊緣에는 1~2列의 油室이 있다. 質은 단단하여 절단하기 어렵다. 瓤囊은 7~12쪽으로 더러는 15쪽도 있으며, 汁囊은 말라 쭈그러졌고 褐色 또는 紫褐色이며 속에는 種子가 들어 있다.

【產　地】중국의 江西, 四川, 湖北, 貴州省 등이 주산지이고, 대개는 재배하고 있다.

【成　分】정유와 flavonoid 배당체 등의 물질을 함유하고 있다. *Citrus aurantium* 種의 미숙과에는 neohesperidin를 가지고 있으나 성숙되면 소실되고 naringin이 증가한다.

【性　味】性은 凉하고, 味는 苦辛하다.

【歸　經】肺・脾・大腸經.

【效能 主治】理氣寬中・行痰・消積. 治胸膈痰滯, 胸痞, 脇脹, 食積, 噫氣, 嘔逆, 下痢後重, 脫肛, 子宮脫垂.

【解　說】性味와 효능이 枳實과 서로 같으나, 다만 작용이 비교적 緩和하여 行氣寬中 시키는 작용이 주가 되어 胸脇脹痛과 脘腹痞悶脹滿 등 證에 적용하여 치료한다.

이와 같이 枳實과 枳殼의 효능이 기본적으로 서로 같으나, 枳實은 破氣 작용이 비교적 강하고, 枳殼은 그 작용이 비교적 緩和하므로 消積除痞한다. 즉 導滯通便에는 枳實을 多用하고, 理氣寬中시켜 脹滿을 消除하는데는 枳殼을 多用한다.

최근에 와서는 枳實과 枳殼을 胃下垂, 胃擴張, 子宮脫垂, 脫肛 및 疝氣 등 證에 補中益氣 시키는 약물과 배합하여 좋은 효과를 얻고 있다.

【炮　製】씻어서 潤透시킨 다음 절편하고 건조한 후 瓤核을 키로 쳐서 제거하고 사용하거나, 麩炒하여 사용한다.

【用　量】4~12g.

【禁忌症】脾胃가 虛弱한 者나 孕婦는 愼用한다.

【配合例】① 麥芽 神曲 등을 배합하여 食積不化로 脘腹이 脹滿하고 噯腐氣臭한 證을 치료한다(예 : 六神丸).

② 厚朴 大黃 등을 배합하여 熱結便秘로 腹痛脹滿한 證을 치료한다(예 : 滋潤湯).

③ 白朮을 배합하여 痰濕內熱로 인한 胸腹痞滿不舒 등의 증상을 치료한다.

④ 陳皮 生薑 등을 배합하여 寒凝氣滯로 인한 胸腹痞滿不舒를 치료한다.

木 香 [本經]

Aucklandiae Radix

異 名 : 蜜香[別錄]・靑木香[本草經集註]・五香[三洞珠囊]・五木香[樂府詩集]・南木香[世醫得效方]・廣木香[普濟方]

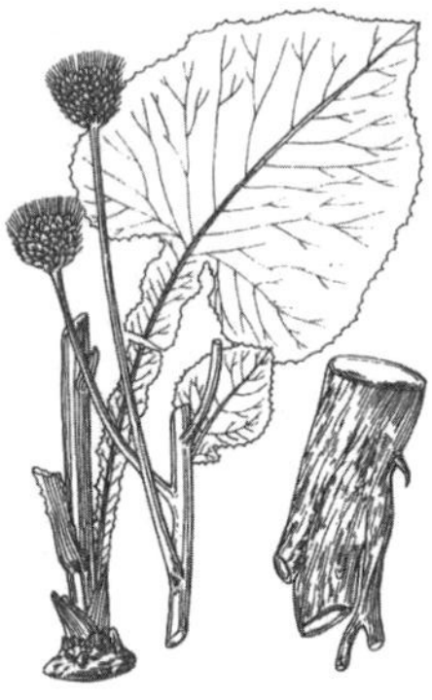

雲木香
Aucklandia lappa

【基　原】국화과(菊花科 : Compositae)에 속한 다년생초본인 雲木香 *Aucklandia lappa* Decne.의 根으로 가을과 겨울에 채취하여 曬乾한다.

【性　狀】圓柱形 또는 半圓柱形으로 길이 5~10㎝, 지름 0.5~5㎝이다. 표면은 黃褐色 또는 灰褐色으로 뚜렷한 주름과 縱溝 및 側根의 자국이 있다. 質은 단단하여 절단하기 어려우며 단면은 灰褐色 또는 어두운 褐色이며, 주변은 灰褐色 또는 엷은 褐黃色이고 形成層의 環은 褐色으로 방사상의 무늬와 褐色點狀의 油室이 흩어져 있다.

【産　地】중국의 雲南省 麗江專區에서 생산되는 것은 雲木香, 四川省 阿垻藏族自治州 및 涼山彝族自治州에서 생산되는 것을 川木香, 인도와 미얀마 등에서 생산되는 것을 廣木香이라 한다.

【成　分】Inulin이 44%에 이르고 정유가 0.3~3.0% 들어있는데, 그중에 alantic acid, α-lonone, alantolactone, β-selinene, saussurealactone, costunolide, costic acid, costol 등이 있다.

【性　味】性은 溫하고, 味는 辛苦하다.

【歸　經】脾・胃・大腸・三焦・膽經.

【效能 主治】行氣止痛・健脾消食. 治胸脘脹痛, 瀉痢後重, 食滯不消, 不思飮食.

煨木香 : 實腸止瀉. 治泄瀉腹痛.

【解　說】辛散苦降하며 溫通하고 芳香性은 燥하며 升降작용이 있어 腸胃의 氣滯를 通行시켜 行氣止痛의 要藥이 된다. 그러므로 腸胃氣滯의 症에는 모두 응용할 수 있다. 여기에 芳香性은 悅脾시키는 효능이 있어 補藥 중에 소량을 첨가하면 不膩하게 된다. 湯劑에 넣을 때에는 芳香性이 揮發하므로 오래 달이는 것은 마땅하지 않다.

【炮　製】절편하여 生用하거나 또는 煨用한다.

【用　量】2~6g.

【禁忌症】行氣止痛에는 대개 生用하고, 止瀉에는 煨用하며, 陰虛하고 津液이 부족한 사람은 愼用한다.

【配合例】① 砂仁 白豆蔻 藿香 등을 배합하여 胃腸氣滯로 인한 脘腹脹痛과 食少嘔吐를 치료한다(예 : 木香調氣散).

② 黃連을 배합하여 胃腸氣滯로 인한 瀉痢腹痛과 裏急後重을 치료한다(예 : 香連丸).

③ 人蔘 白朮 砂仁 등을 배합하여 慢性泄瀉를 치료한다(예 : 香砂六君子湯).

④ 枳殼 川楝子 玄胡索 등을 배합하여 脘腹氣滯脹痛을 치료한다(예 : 橘核丸).

⑤ 檳榔 枳殼 大黃 黃連 등을 배합하여 食積氣滯로 濕熱이 互結되어 下痢後重한 證을 치료한다(예 : 木香檳榔丸).

⑥ 柴胡 鬱金 枳殼 大黃 忍冬 등을 배합하여 脾運失常하고 肝失疏泄하여 나타나는 脇肋脹痛과 口苦苔黃 黃疸 등 證을 치료한다.

香附子 [別錄]

Cyperi Rhizoma

異 名 : 雀頭香[江表傳] · 莎草根[別錄] · 香附子[新修本草] · 雷公頭[綱目] · 香附米[本草求眞] · 地荸薺[浙江民間中草藥] · 三稜草根[中藥志] · 苦羌頭[中藥材手冊]

【基 原】방동사니과(莎草科 : Cyperaceae)에 속한 다년생초본인 향부자(莎草) *Cyperus rotundus* L.의 根莖으로, 가을에 채취하여 毛鬚를 燎去하고 曬乾한다.

【性 狀】紡錘形으로 약간 구부러져 있으며 길이 2~3.5㎝, 지름 5~10㎜이다. 표면은 紫褐色 혹은 黑褐色으로 세로주름과 여러 개의 융기된 環節이 있고 節上에는 褐色의 毛鬚와 뿌리의 흔적이 남아 있다. 毛鬚를 제거하면 外表面은 매끄럽고 環節은 명확치 않다. 質은 단단하고 蒸熟한 것의 단면은 褐黃色 또는 紅褐色으로 角質 모양이다. 生曬한 것을 절단했을 때에는 白色으로 粉性이며 주변과 중심부에 分層이 명확하다.

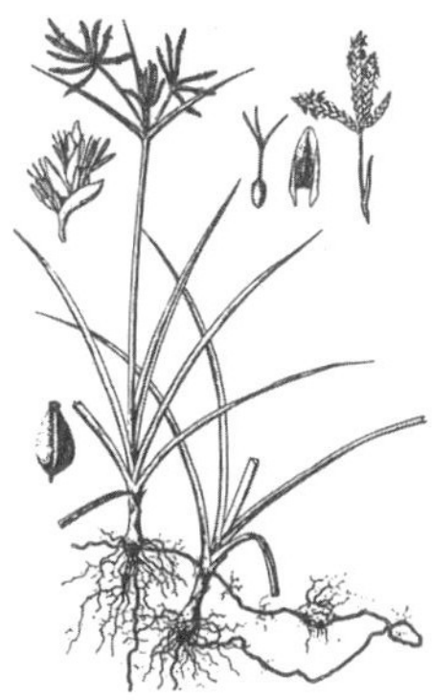

향부자
Cyperus rotundus

【產 地】경북 고령군 다산면과 충남의 신탄진이 집산 재배지이다.

【成 分】Glucose 8.3~9.1%, 과당 1.0~1.7%, 전분 40~41%, 정유 0.7~1.4%를 함유하고, 정유 중 주성분은 β-pinene, camphene, 1,8-cineol, limonene, ρ-cymene, cyperene, *d*-cyperone 등이다.

【性 味】性은 平하고, 味는 辛微甘苦하다.

【歸 經】肝 · 脾 · 三焦經.

【效能 主治】理氣解鬱 · 調經止痛. 治肝鬱氣滯, 胸脇脘腹脹痛, 消化不良, 胸脘痞悶, 寒疝腹痛, 乳房脹痛, 月經不調, 經閉痛經.

【解 說】味가 辛甘微苦하고 芳香性이 있으며 性이 平하여 肝經에 들어가 辛味는 肝氣가 鬱結된 것을 散하고, 苦味는 肝氣가 逆한 것을 내려주며 甘味는 肝氣가 급한 것을 緩和시켜주고, 性이 平한 것은 또한 寒熱의 偏性이 없으므로 疏肝, 理氣, 解鬱의 要藥이 된다. 肝은 모름지기 藏血의 臟器이며, 氣는 血의 帥가 되므로 氣行하면 血行하고 肝氣가 調和하면 血行이 통하여 鬱滯의 질환이 없어지게 되므로 調經止痛의 要藥이 된다. 또한 肝氣가 鬱滯되어 胸脇脘腹脹痛과 婦女의 月經不調, 痛經과 胎前諸疾에 상용하는 要藥이 된다. 그러므로 옛사람들이 말하기를 氣病의 總司요, 婦科의 主師라고 하였다. 그러나 또한 耗氣하는 작용이 있으므로 氣弱者에게는 單獨으로 사용하는 것이 마땅치 못하고, 醋炙하면 入肝하여 止痛작용을 증가시킨다.

【炮 製】절단하여 生用하거나 醋炙하여 사용한다.

【用 量】6～12g.

【禁忌症】氣虛하여 滯氣가 없고 陰虛하여 血熱이 있는 사람에게는 복용을 忌한다.

【配合例】① 柴胡 赤芍藥 川芎 등을 배합하여 肝氣鬱滯로 인한 脇肋脹痛을 치료한다(예：柴胡抑肝散).

② 高良薑을 배합하여 肝胃氣痛을 치료한다(예：良附丸).

③ 茴香 烏藥 등을 배합하여 寒疝腹痛을 치료한다(예：茴香安腎湯).

④ 柴胡 當歸 川芎 등을 배합하여 肝氣鬱結로 인한 月經不調와 痛經을 치료한다(예：香附川芎湯).

⑤ 柴胡 當歸 瓜蔞 青橘葉 등을 배합하여 乳房結塊와 經前作脹한 證을 치료한다.

烏 藥 [本草拾遺]

Linderae Radix

異 名：旁其[開寶本草]・天台烏藥[濟生方]・矮樟根[經驗方]・銅錢柴[浙江]・矮樟[綱目]・土木香・鯽魚薑[江西]・鷄骨香・白葉柴[廣西]

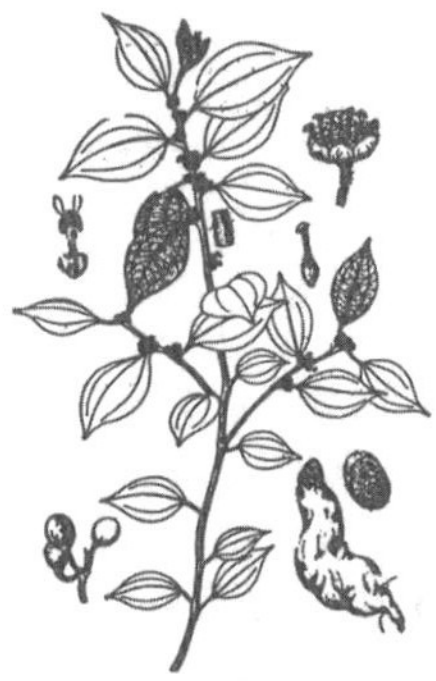

烏藥
Lindera strychnifolia

【基 原】녹나무과(樟科：Lauraceae)에 속한 常綠灌木인 烏藥 *Lindera strychnifolia* (Sieb. et Zucc.) Vill.의 塊根으로, 겨울과 봄에 채취하여 曬乾한다.

【性 狀】구부러진 紡錘形 또는 중간 부분이 염주 모양을 이루고 길이 6～15㎝, 지름 1～3㎝이다. 표면은 黃褐色 또는 紫褐

色을 띠고 잔뿌리가 떨어진 자국과 세로주름이 있다. 質은 단단하고 쉽게 부러지지 않으며, 단면은 粉性이고 內部는 褐色, 木部는 엷은 黃褐色을 나타내고 갈색의 나이테 및 방사상의 줄이 있다. 횡단면을 현미경으로 보면 코르크층의 일부는 코르크석세포로 되었고 皮部에서는 油細胞 및 섬유를 볼 수 있다.

【産 地】 중국의 浙江, 湖南, 安徽, 廣東, 廣西 등에서 생산한다.

【成 分】 根莖은 linderol, borneol, linderalactone, isolinderalactone, linderane 등을 함유한다.

【性 味】 性은 溫하고, 味는 辛하다.

【歸 經】 脾・肺・腎・膀胱經.

【效能 主治】 順氣止痛・溫腎散寒. 治胸腹脹痛, 氣逆喘急, 膀胱虛冷, 遺尿尿頻, 疝氣, 痛經.

【解 說】 辛散溫通하여 위로는 脾肺로 들어가서 胸腹의 氣滯를 疏暢시키고 아래로는 腎 膀胱에 도달하여 능히 溫腎散寒하므로서 膀胱의 冷氣를 제거하여 順氣降逆시키고 散寒止痛하게 한다. 그러므로 모든 寒鬱氣滯로 인한 胸腹脹痛과 寒疝, 痛經 및 虛寒으로 인한 尿頻, 遺尿 등 症에 상용하는 要藥이 된다.

香附子 木香 烏藥은 모두 理氣止痛의 상용약이지만 3가지 약이 각기 특징이 있다. 香附子는 疏肝解鬱과 調經止痛의 효능이 뛰어나 肝氣鬱滯로 인한 脇痛과 月經不調, 痛經 등 證에 多用하고, 木香은 腸胃氣滯를 調和하고 또 消食시키는 작용이 있어 腸胃寒食氣滯로 脘腹脹痛하고 瀉痢後重 등 證에 효능이 현저하며, 烏藥은 下焦의 氣를 善行시키고 溫腎散寒하여 膀胱의 冷氣를 치료하므로 小便頻數의 證에 효력이 있다.

【炮 製】 물에 담갔다가 부드럽게 되면 절편하여 건조시켜 사용한다.

【用 量】 6~12g.

【禁忌症】 氣虛, 內熱者는 복용을 忌한다.

【配合例】 ① 益智仁 山藥 등을 배합하여 腎陽이 不足하여 膀胱虛寒으로 인한 小便頻數과 遺尿를 치료한다(예 : 縮泉丸).

② 香附子 當歸 木香 등을 배합하여 經行腹痛을 치료한다(예 : 歸朮破癥湯).

③ 茴香 木香 등을 배합하여 寒鬱氣滯로 인한 寒疝을 치료한다(예 : 茴香安腎湯).

④ 木香 吳茱萸 枳殼 등을 배합하여 寒鬱氣滯로 인한 脘腹脹痛을 치료한다.

⑤ 薤白 瓜蔞皮 鬱金 玄胡索 등을 배합하여 寒鬱氣滯로 인한 胸悶, 脇痛을 치료한다.

沈 香 [別錄]

Aquilariae Lignum Resinatum

異 名 : 蜜香 · 棧香[南方草木狀] · 沈水香[桂海虞衡志] · 奇南香[本草乘雅半偈] · 伽倆香[綱目拾遺]

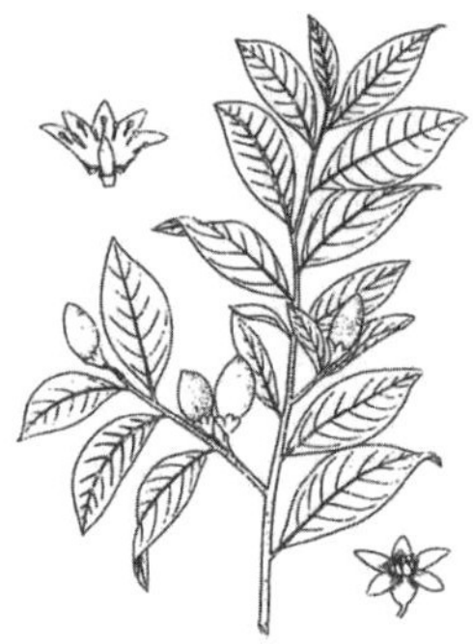

沈香
Aquilaria agallocha

【基 原】팥꽃나무과(瑞香科 : Thymelaceae)에 속한 常綠喬木인 沈香 *Aquilaria agallocha* Roxb.의 樹脂가 함유되어 있는 木材로서, 全年에 걸쳐 채취한 후 樹脂가 들어있지 않은 부분은 제거하고 陰乾한다. 중국에서는 白木香 *Aquilaria sinensis* (Lour.) Gilg을 기원으로 한다.

【性 狀】헬메트形을 띠고 棒狀 혹은 片狀으로 外形은 불규칙하고 길이 7~20㎝, 지름 1.5~6㎝이다. 표면은 褐色으로 黑色과 黃色의 교차된 무늬가 있으며 매끄럽고 약간의 광택이 있다. 質은 단단하고 沈重하며 절단되지 않아 칼로 절편해야 하는데 절단면은 灰褐色이다. 물에 담그면 가라앉고 혹은 半沈半浮하기도 한다. 특이한 향기가 있으며 태우면 樹脂가 滲出된다.

【產 地】히말라야 산맥이 원산지이며 중국에서는 溫暖多濕한 지역인 廣東, 廣西 지방에서 재배한다.

【成 分】정유 13% 중에 주성분은 benzylacetone, *p*-methoxybenzylacetone 등이며, 이 외에도 agarospirol, agarol, agarofuran 등을 함유한다.

【性 味】性은 溫하고, 味는 辛苦하다.

【歸 經】腎 · 脾 · 胃經.

【效能 主治】行氣止痛 · 溫中止嘔 · 納氣平喘. 治胸腹脹悶疼痛, 胃寒嘔吐呃逆, 腎虛氣逆喘急, 腰膝虛冷, 大腸虛秘, 小便氣淋, 男子精冷.

【解 說】辛香性溫하고 味苦質重하여 行氣止痛, 溫中散寒하므로 脾胃의 寒鬱氣滯脹痛證을 치료한다. 또한 沈降下行하고 腎經에 들어가서 능히 逆氣를 내려주고 腎氣를 納하여 腎氣虛寒으로 인한 氣逆喘足의 증상에 또한 要藥이 된다.

【炮 製】搗碎하거나 혹은 硏하여 사용한다.

【用 量】2~4g.

【禁忌症】陰虛火旺과 氣虛下陷者는 愼用한다.

【配合例】① 烏藥 木香 檳榔 등을 배합하여 寒凝氣滯로 인한 胸腹脹悶作痛와 便秘를 치료한다(예 : 沈香四磨湯).

② 丁香 白豆蔻 등을 배합하여 胃寒嘔吐와 呃逆을 치료한다(예 : 沈丁二香散).

③ 附子 肉桂 補骨脂 등을 배합하여 下元이 虛冷하여 腎不納氣의 虛喘을 치료한다.

④ 蘇子 前胡 厚朴 陳皮 半夏 등을 배합하여 痰飮咳喘과 上盛下虛한 證을 치료한다.

川 楝 子 [本經]

Meliae Fructus

異 名 : 楝實[本經] · 練實[本草經集註] · 金鈴子 · 仁棗(侯宁極[藥譜]) · 楝子[聖惠方] · 苦楝子[本草圖經] · 石茱萸[寶慶本草折衷] · 楝樹果[外科正宗] · 川楝樹子[通稱]

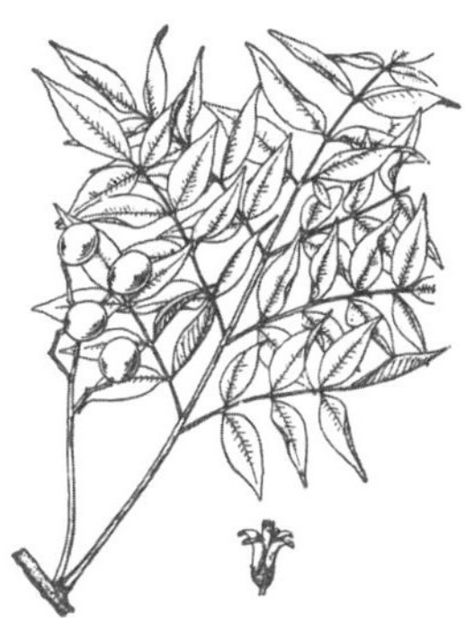

川楝
Melia toosendan

【基　原】 멀구슬나무과(楝科 : Meliaceae)에 속하는 落葉灌木인 멀구슬나무 *Melia azedarach* L. 또는 川楝 *M. toosendan* Sieb. et Zucc.의 성숙한 果實로 가을과 겨울에 果實이 성숙할 때 채취하여 건조한다.

【性　狀】 類球形으로 지름이 2~3.2㎝이다. 표면은 金黃色 또는 褐黃色으로 약간 광택이 있고 움푹 들어갔거나 쭈그러졌고 짙은 褐色의 작은 點이 있다. 頂端에는 花柱의 殘痕이 있고, 基部에는 움푹한 果梗의 자국이 있다. 外果皮는 革質이고 果肉과의 사이는 비어 있고 果肉은 鬆軟하여 痰黃色으로 물을 적시면 점성을 나타낸다. 核果는 球形 또는 卵圓形이며 質은 단단하고 양쪽 끝은 平截하며 6~8개의 縱棱이 있고 속은 6~8室로 나뉘어졌고, 每室마다 黑褐色의 長楕圓形 種子 1개가 들어 있다.

【產　地】 중국의 四川, 湖北, 湖南, 河南, 貴州 및 甘肅省 南部에 분포한다.

【成　分】 Toosendanin을 함유한다.

【性　味】 性은 寒하고, 味는 苦하며, 小毒하다.

【歸　經】 肝 · 胃 · 小腸經.

【效能 主治】 舒肝行氣止痛 · 驅蟲. 治胸脇痛, 脘腹脹痛, 疝痛, 蟲積腹痛.

【解　說】 苦寒하고 沈降하며 肝經에 들어가서 肝熱을 疏泄하므로 解鬱止痛의 효능이 있어 肝胃氣滯로 인한 胸脇脘腹疼痛과 疝氣痛, 澤丸腫痛 등의 症에 상용하는 약물이 된다.

肝鬱症을 풀어주므로 脇痛을 그치게 하는데 그 작용은 靑皮에 비하여 우수하고 驅蛔力은 根皮보다 못하다. 단 止痛 작용이 있으므로 蟲積腹痛에 응용한다.

【炮　製】 씻은 후 말려서 쓰는데 파쇄하거나 혹은 半分해서 사용한다. 炒川楝은 파쇄 후 核을 제거하고 肉만 取하여 麩皮와 함께 深黃色이 되도록 炒한다.

【用　量】8～12g.

【禁忌症】脾胃가 虛寒한 자는 복용을 忌한다.

【配合例】① 玄胡索을 배합하여 肝鬱氣滯로 인한 胸脇脘痛을 치료한다.
② 小茴香 木香 吳茱萸 등을 배합하여 寒疝氣痛을 치료한다.
③ 使君子 檳榔 등을 배합하여 蟲積腹痛을 치료한다.

荔枝核 [本草衍義]

Litchi Semen

異 名：荔核[景岳全書]・荔仁[廣西中藥志]・枝核[四川中藥志]・大荔核[藥材學]

【基　原】무환자나무과(無患子科：Sapindaceae)에 속한 落葉 또는 常綠喬木인 荔枝 *Litchi chinensis* Sonn.의 성숙한 種子로 여름철에 성숙한 果實을 채취하여 果皮와 肉質의 假種皮를 제거하고 曬乾한다.

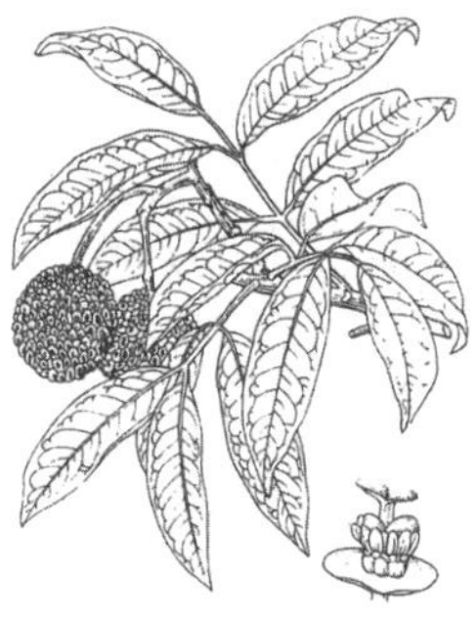

荔枝
Litchi chinensis

【性　狀】長圓形 또는 卵圓形으로 약간 납작하고 길이 2～2.5㎝, 지름 1～1.7㎝이다. 표면은 褐紅色 혹은 紫褐色으로 광택이 있고 한쪽 끝에 黃白色의 種臍가 있다. 質은 단단하고 중간을 잘라 보면 비후한 子葉이 있는데 灰黃色으로 質은 역시 堅實하다.

【産　地】중국의 廣東, 廣西 등지에서 생산된다.

【成　分】Saponin 1.12% tannin 3.43%, α-(methylenecyclo-propyl)-glycine 등을 함유한다.

【性　味】性은 溫하고, 味는 甘微苦하다.

【歸　經】肝・腎經.

【效能 主治】行氣散結・祛寒止痛. 治寒疝腹痛, 睾丸腫痛.

【解　說】辛溫하고 肝經에 들어가 그 효능이 오로지 滯氣를 行하게 하고 寒邪를 제거하므로 肝氣鬱滯의 證을 치료하고, 더욱이 疝氣와 睾丸腫痛을 치료하는데 가장 적합하다. 그리고 胃痛과 婦女의 小腹痛도 치료하는데 이것은 散寒行氣의 효능이 있기 때문이다.

【炮　製】搗碎하여 사용하거나 鹽炙하여 사용한다.

【用　量】6～12g.

【禁忌症】寒邪氣滯가 없는 사람은 복용을 忌한다.

【配合例】① 茴香 吳茱萸 橘核 등을 배합하여 肝經에 寒凝氣滯로 인한 疝痛과 睾丸腫痛을 치료한다.

② 草龍膽 山梔子 大黃 川楝子 등을 배합하여 肝經實火로 濕熱이 下注하여 나타나는 睾丸腫痛과 陰囊紅腫을 치료한다.

③ 木香을 배합하여 肝氣鬱滯로 인한 胃脘久痛을 치료한다.

④ 香附子를 배합하여 婦人이 氣滯血瘀로 인한 經前腹痛과 產後腹痛을 치료한다.

青 木 香 [新修本草]

Aristolochiae Radix

異 名 : 馬兜鈴根 · 馬鈴根[肘後方] · 土青木香 · 獨行根[新修本草] · 雲南根[本草圖經] · 土木香[本草正] · 青藤香[草木便方] · 蛇參根[分類草藥性] · 鐵扁擔[陝西中藥志] · 痧藥[江西草藥手冊] · 野木香根 · 水木香根 · 白青木香[中藥材品種論述] · 天仙藤根[江蘇]

【基 原】쥐방울과(馬兜鈴科 : Aristolochiaceae)에 속한 다년생초본인 쥐방울덩굴(北馬兜鈴) *Aristolochia contorta* Bunge의 根으로 봄과 가을에 채취하여 曬乾한다. 중국에서는 馬兜鈴 *A. debilis* Sleb. et Zucc.의 根을 기원으로 한다.

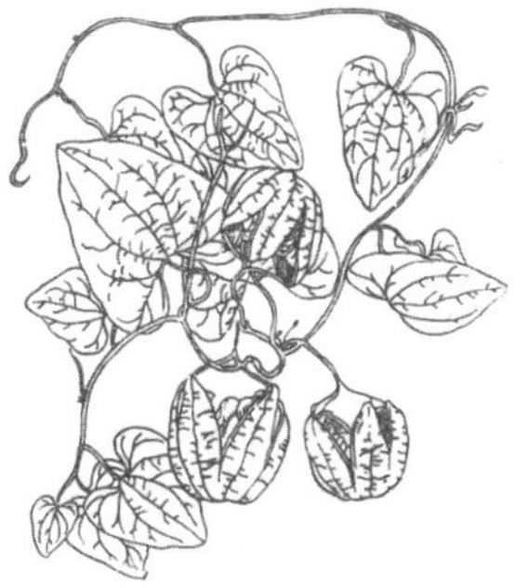

쥐방울덩굴
Aristolochia contorta

【性 狀】圓柱形 혹은 扁圓柱形으로 약간 구부러져 있고 길이는 5~15㎝, 지름 0.5~1.5㎝이다. 표면은 黃褐色 또는 灰褐色으로 엉성하고 세로주름과 鬚根의 흔적이 있다. 質은 약하여 쉽게 절단되고, 단면은 평탄하지 않고, 皮部는 엷은 黃色이며, 木部는 넓고 白色으로 된 射線이 방사상으로 배열되어 있고, 形成層의 環은 뚜렷하며 黃褐色이다.

【產 地】우리나라 각지에서 자생한다.

【成 分】정유성분인 aristolene, aristolochic acid, allantoin, debilic acid, magnoflorine 등을 함유한다.

【性 味】性은 寒하고, 味는 辛苦하다.

【歸 經】肝 · 胃經.

【效能 主治】平肝止痛 · 解毒消腫. 治眩暈頭痛, 胸腹脹痛, 癰腫疔瘡, 蛇蟲咬傷.

【解 說】性이 寒하고 味가 辛苦하여 肝 胃 2經 들어가 行氣止痛시키는 효능이 있어 肝胃에 氣滯로 인한 胸脇脹痛과 脘腹疼痛 등의 證에 적용하여 치료하고, 또한 解毒辟穢의 효능이 있어 여름철 음식을 잘못 먹어 穢濁한 것이 內阻하여

일어나는 腹痛에 單用하여 치료한다. 이 외에도 內服 또는 外敷하여 解毒消腫시키는 효능이 있어 毒蛇咬傷을 치료한다.

【炮 製】절편하여 사용한다.

【用 量】4~10g.

【禁忌症】虛寒한 者에게는 愼用한다.

【配合例】① 香附子 川楝子 등을 배합하여 肝胃氣滯로 인한 胸脇脹痛과 脘腹疼痛을 치료한다.

② 白芷와 배합하여 毒蛇咬傷에 內服 또는 外敷하여 치료한다.

【備 考】현재 青木香은 *Aristolochia*屬 식물이므로, aristolochic acid 독성관계로 사용금지 품목이다.

薤 白 [別錄]

Allii Macrostemi Bulbus

異 名 : 薤根[肘後方]・藠子[綱目]・野蒜・小獨蒜[中藥形成經驗鑑別]・薤白頭[藥材學]

【基 原】백합과(百合科 : Liliaceae)에 속한 다년생초본인 산달래(小根蒜) *Allium macrostemon* Bge. 또는 염부추 *A. bakeri* Regel의 鱗莖을 건조한 것으로, 여름과 가을에 채취하여 蒸透하여 曬乾한다.

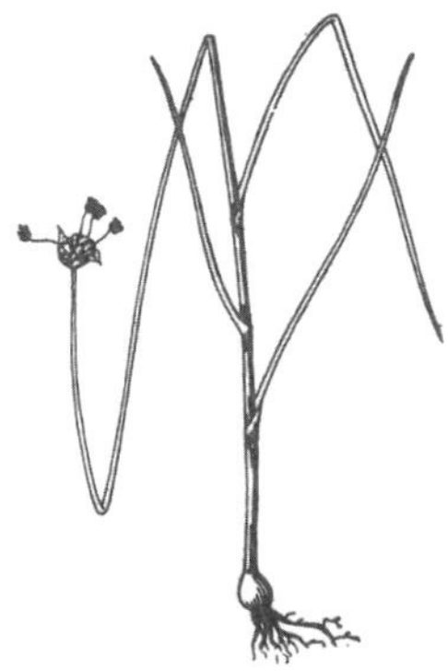

산달래
Allium macrostemon

【性 狀】불규칙한 卵圓形으로 높이 1~1.5㎝, 지름 0.5~1.8㎝이다. 표면은 黃白色 혹은 淡黃褐色이며 쭈그러졌고 반투명하며 類白色의 膜質鱗片으로 싸여 있고, 底部에는 돌기된 鱗莖盤이 있다. 質은 단단하고 角質모양이다.

【產 地】중국 각지에 분포하며, 江蘇, 浙江省產이 가장 좋다.

【成 分】Alliin, methylalliin, scorodose 등을 함유한다.

【性 味】性은 溫하고, 味는 辛苦하다.

【歸 經】肺・胃・大腸經.

【效能 主治】通陽散結・行氣導滯. 治胸痺疼痛, 痰飮咳喘, 泄痢後重.

【解 說】辛溫하여 寒邪를 發散시키고, 苦溫하여 痰濕을 燥하게 하므로, 胸中의 陽을 通하게 하여 陰寒이 結滯된 것을 散하여, 위로는 胸痺를 開하게 하고, 아래로는 氣滯를 泄하므로, 寒邪와 痰濁이 胸中에 停留하여 陽氣가 暢通을 얻지 못하여 된 胸痺疼痛과 痰飮脇痛 등 證에 양호한 효과가 있다. 또 下氣行滯시키는 작용이 있어 痢疾에 裏急後重을 겸한 증상을 치료한다.

【炮　製】生用한다.

【用　量】6～12g.

【禁忌症】氣虛無滯者는 愼用한다.

【配合例】① 瓜蔞 半夏 枳實 桂枝 등을 배합하여 胸痺刺痛과 痰飮脅痛, 咳嗽氣喘 등 證을 치료한다(예 : 瓜蔞薤白枳實湯).

② 黃連 木香 등을 배합하여 腸胃에 氣滯로 인한 痢疾의 裏急後重을 치료한다.

③ 丹參 紅花 赤芍藥 등을 배합하여 胸痺證에 血瘀阻滯를 兼한 者를 치료한다.

④ 柴胡 赤芍藥 枳實 등을 배합하여 胃의 氣滯로 瀉痢後重한 證을 치료한다.

檀　香 [別錄]

Santali Albi Lignum

異 名 : 旃檀 · 竺法眞[蜀浮山疏] · 白檀[本草經集註] ·
檀香木[本草圖經] · 眞檀[綱目]

【基　原】檀香科(단향과 : Santalaceae)에 속한 常綠喬木인 檀香 *Santalum album* L.의 木質 心材로, 全年에 걸쳐 채취하여 邊材를 제거하고 잘게 썰어 건조한다.

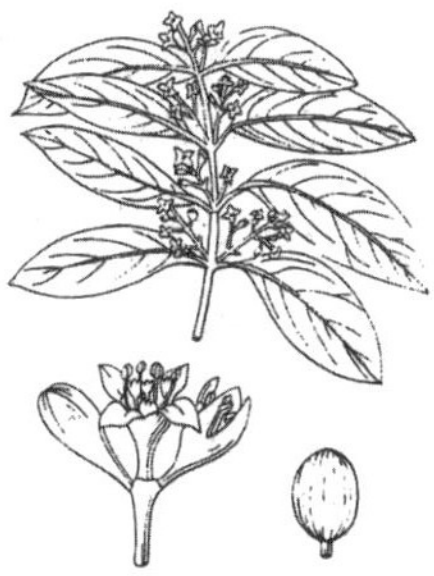

檀香
Santaium album

【性　狀】圓柱形으로 편편한 막대기형이며 때로는 구부러져 있는 것도 있다. 길이는 일정치 않으나 대개 50～100㎝, 지름 10～20㎝이다. 표면은 淡黃褐色으로 햇볕에 오래 방치하면 色이 비교적 짙어지며 外表가 매끄럽고 細長한 세로로 갈라진 틈이 있고, 質은 치밀하고 단단하여 잘 부러지지 않는다. 단면은 무늬가 정연하고 細長한 무늬로 되었으며 방사상으로 배열되어 있다.

【產　地】인도, 인도네시아 등지에서 생산된다.

【成　分】정유성분인 白檀油가 3～5%이며, 그 중에 α-, β-santanol이 90%이상이다. 이 외에도 santene, α-, β-santene, santenone 등이 있다.

【性　味】性은 溫하고, 味는 辛하다.

【歸　經】脾 · 胃 · 肺經.

【效能 主治】理氣和胃. 治心腹疼痛, 噎膈嘔吐, 胸膈不舒.

【解　說】性味가 辛溫하여 脾胃肺 3經에 들어가 溫性은 祛寒하고 辛味는 行散하여 利膈寬胸시키고 行氣止痛하며, 芳香은 醒脾시키고 겸하여 調中和胃시키는 효능이 있어 寒凝氣滯로 인한 胸腹疼痛과 胃寒作痛 및 嘔吐淸水 등 證을 치료하는데 응용

된다. 최근 임상에서는 冠狀動脈硬化症이 氣滯血瘀로 된 證에 상용하고 있다.

【炮 製】鎊片하거나 혹은 磨汁하여 사용하고, 丸散劑에는 硏하여 細末로 하여 사용한다.

【用 量】2~6g.

【禁忌症】陰虛有火者와 癰疽潰後 膿多者는 복용을 忌한다.

【配合例】① 華撥 玄胡索 細辛 등을 배합하여 氣滯血瘀로 인한 冠狀動脈硬化症을 치료한다(예 : 千金廣濟丸).

② 砂仁 白豆蔻 烏藥 등을 배합하여 寒凝氣滯로 인한 胸腹疼痛과 胃寒作痛 및 嘔吐淸水를 치료한다.

③ 丹參을 배합하여 血虛胃痛을 치료한다.

④ 五靈脂를 배합하여 血瘀로 인한 胃痛을 치료한다.

柿 蒂 [別錄]

Kaki Calyx

異 名 : 柿錢[洁古家珍] · 柿丁[中藥志] · 柿子把[中藥材手冊] · 柿蔕[藥材學]

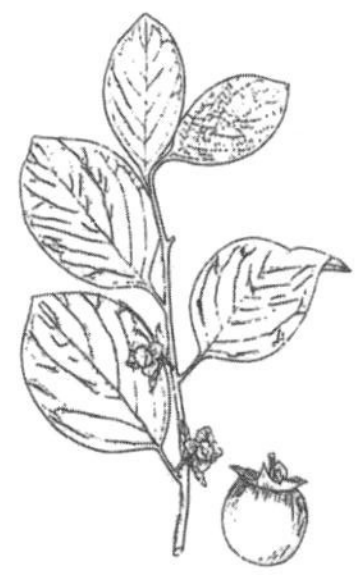

감나무
Diospyros kaki

【基 原】감나무과(柿樹科 : Ebenaceae)에 속한 落葉喬木인 감나무(柿) *Diospyros kaki* Thunb.의 宿存蔕으로, 가을에 성숙한 감의 꼭지를 채취하여 曬乾한다.

【性 狀】가장자리가 얇게 넷으로 갈라진 넙적한 꽃받침으로 지름 15~25㎜, 두께 1~4㎜이다. 裂片은 卵圓形 또는 三角狀 및 넓은 卵形이며 위쪽으로 대개 말려있고 합편부의 중앙은 좀 두껍다. 外面은 炭褐色 또는 赤褐色이고 흔히 4개의 융기선이 있으며 果柄의 殘基가 붙어 있는 것도 있고 果柄이 떨어진 자리가 오목하게 남아 있는 것도 있다. 내면의 합편부를 확대경으로 보면 褐色의 짧은 털이 밀생하고 중앙에는 열매가 떨어진 자리가 있다.

【産 地】우리나라 각지에서 생산된다.

【成 分】Hydroxytriterpenic acid를 0.37% 함유하며, 또한 betulic acid, oleanolic acid, ursolic acid, 포도당, 과당, 지방유, 탄닌 등을 함유한다.

【性 味】性은 平하고, 味는 苦澀하다.

【歸 經】肺 · 胃經.

【效能 主治】降逆下氣. 治呃逆.

【解　說】苦溫하므로 逆氣를 잘 내려 呃逆을 치료하는 要藥으로 胃寒氣逆에 사용한다. 또한 淸熱鎭降의 藥을 배합하여 胃熱呃逆을 치료하기도 한다.

【炮　製】잡질을 제거하고 사용한다.

【用　量】8~16g.

【禁忌症】없음.

【配合例】① 丁香 生薑 등을 배합하여 胃寒呃逆을 치료한다(예 : 丁香柿蒂湯).

② 丁香을 배합하여 胸滿咳逆不止에 사용한다.

③ 蘆根 竹茹 代赭石 등을 배합하여 胃熱로 인한 呃逆을 치료한다.

玫 瑰 花 [食物本草]

Rosae Rugosae Flos

異 名 : 徘徊花[群芳譜] · 筆頭花 · 湖花[浙江中藥手冊] · 刺玫花[河北藥材] · 刺玫菊[山東中草藥手冊]

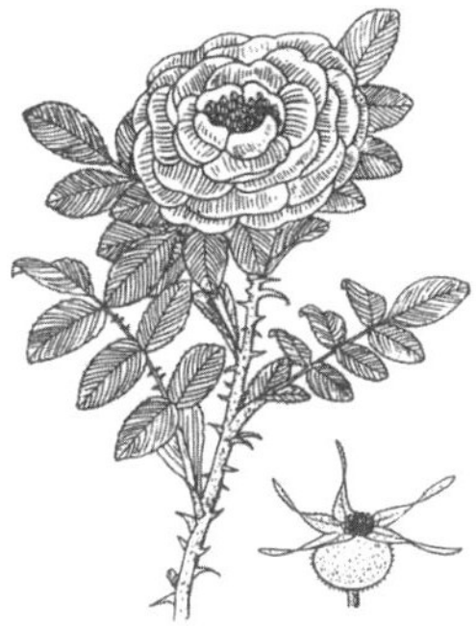

해당화
Rosa rugosa

【基　原】장미과(薔薇科 : Rosaceae)에 속한 落葉灌木인 해당화(玫瑰) *Rosa rugosa* Thunb.의 花蕾로, 5월에 채취하여 바람이 잘 통하는 그늘에 말린다.

【性　狀】半球形 혹은 불규칙한 團狀으로 지름이 1.5~3㎝이다. 花邊이 밀집되어 짧고 圓形으로 紫紅色이 선명하며 중앙에 黃色의 花蕊가 있으며 下部에는 綠色의 팽대한 球形의 꽃받침이 있고 그 先端은 5片으로 갈라졌다.

【產　地】우리나라 각지에서 생산된다.

【成　分】정유 성분으로 매괴유 0.03% 함유하며, 주성분은 nerol, citronellol, geraniol, eugenol, phenylethyl alcohol 등이다. 이 외에도 tannin, 유기산, 지방유, 적색소, 황색소 등을 함유한다.

【性　味】性은 溫하고, 味는 甘微苦하다.

【歸　經】肝 · 脾經.

【效能 主治】理氣解鬱 · 和血散瘀. 治肝胃氣痛, 新久風痺, 吐血喀血, 月經不調, 赤白帶下, 痢疾, 乳癰, 腫毒.

【解　說】肝 脾 2經에 들어가 行氣解鬱시키고 疏肝和胃시키는 효능이 있어, 肝胃不和로 인한 脇痛脘悶과 胃脘脹痛 등 證을 치료한다. 또한 疏肝理氣시키고 和血散瘀

시키는 효능이 있어, 月經不調와 經前乳房脹痛 및 損傷瘀痛 등 證을 치료한다.

【炮 製】잡질을 제거하고 花瓣만을 사용한다.

【用 量】4~12g.

【禁忌症】陰虛有火者는 복용을 忌한다.

【配合例】① 佛手 香附子 鬱金 등을 배합하여 肝胃不和로 인한 脇痛脘悶과 胃脘脹痛을 치료한다.

② 當歸 川芎 白芍 澤蘭 등을 배합하여 月經不調를 치료한다.

③ 鷄血藤 玄胡索 赤芍藥 등을 배합하여 打撲損傷으로 인한 瘀血作痛을 치료한다.

大腹皮 [開寶本草]

Arecae Pericarpium

異 名 : 檳榔皮・檳榔殼[外臺]・大腹毛[醫林纂要・藥性]・茯毛[會藥醫鏡]・檳榔衣[藥材資料匯編]・大腹絨[藥材學]

【基 原】종려과(棕櫚科 : Palmae)에 속한 常綠喬木인 檳榔 *Areca catechu* L.의 果皮로, 겨울철부터 다음 봄 사이에 미성숙한 果實을 채취한 다음 삶아 건조하고 두 쪽으로 쪼갠 果皮를 大腹皮라 하고, 봄부터 가을에 성숙한 果實을 채취한 다음 삶아 건조하고 두들겨 果皮를 벗겨내어 건조한 것을 大腹毛라 한다.

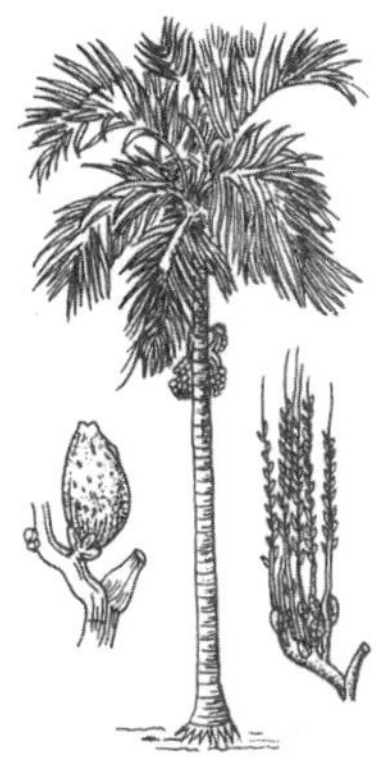

檳榔
Areca catechu

【性 狀】① 大腹皮 : 약간 橢圓形 또는 긴 卵形의 瓢狀으로 길이 4~7㎝, 너비 2~3.5㎝, 두께 0.2~0.5㎝이다. 外果皮는 짙은 褐色으로 黑色에 가까우며 불규칙한 세로주름과 융기된 가로무늬가 있으며, 頂端에는 花柱의 殘痕이 있고, 基部에는 果梗과 萼片이 남아 있다. 內果皮는 움푹하고 褐色 또는 짙은 褐色으로 매끄러우며 단단한 殼狀이다. 體는 가볍고, 質은 단단하며 세로로 찢어져 벌어져 있다. 벌어진 面의 果皮는 섬유성이다.

② 大腹毛 : 주로 中果皮의 섬유로 되어 있어 亂絲의 덩어리 모양으로 길이 4~7㎝이다. 표면은 黃白色 또는 淡褐色으로 外果皮와 內果皮의 碎片이 붙어 있는 것을 볼 수 있다. 體는 가볍고 부드러우며, 質은 부드러우면서도 질기다.

【産 地】원산지는 인도네시아와 말레이시아로 중국의 廣東省 海南島가 주산지로 雲南南部, 福建, 廣西, 臺灣南部지방에서 재배되고 있다.

【成 分】Tannin을 함유한다.

【性　味】性은 微溫하고, 味는 辛하다.

【歸　經】脾・胃・大腸・小腸經.

【效能 主治】下氣寬中・行水消腫. 治濕阻氣滯, 脘腹脹悶, 大便不爽, 水腫脹滿, 脚氣浮腫, 小便不利.

【解　說】味가 辛하고 性은 微溫하여 脾 胃 大腸 3經에 들어가 行氣寬中시키고 利水消腫시키는 효능이 있어 濕阻氣滯로 인한 脘腹脹滿과 大便不爽 또는 水濕이 外溢하여 된 周身浮腫과 小便不利 등 證을 치료한다.

【炮　製】씻은 다음 절단하여 건조하고 사용한다.

【用　量】6~12g.

【禁忌症】氣虛體弱者는 愼用한다.

【配合例】① 厚朴 藿香 陳皮 등을 배합하여 濕阻氣滯로 인한 脘腹脹滿과 大便不爽을 치료한다(예 : 藿香正氣散).

② 茯苓皮 桑白皮 등을 배합하여 水濕外溢로 인한 周身浮腫과 小便不利를 치료한다(예 : 四苓五皮散).

土 木 香 [蜀本草]

Inulae Heleni Radix

異 名 : 青木香[本草衍義]・祁木香[河北藥材]・藏木香[中國藥典]

【基　原】국화과(菊花科 : Compositae)에 속한 다년생초본인 목향(土木香) *Inula helenium* L.의 根으로, 霜降 후 잎이 말랐을 때 채취하여 曬乾한다.

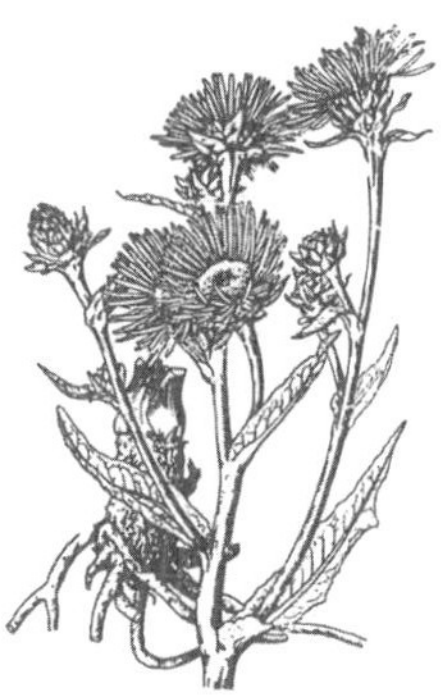

목향

Inula helenium

【性　狀】圓柱形 또는 圓錐形으로 길이 10~30㎝, 지름 1~3㎝이다. 표면은 灰褐色 또는 褐色이며 주름이 많고 곁뿌리가 붙어 있는 것도 있다. 굵은 것은 세로로 쪼개져 있고, 質은 누진누진하거나 조금 단단하다. 단면의 皮部는 灰褐色이고 木部는 灰白色으로 뚜렷이 구분된다.

【産　地】우리나라 각지에서 재배한다.

【成　分】Inulin 44%, 정유 1~2%를 함유한다. 정유의 주성분은 alantolactone, isoalantolactone, dihydroisoalantolactone, alantic acid, alantol 및 triterpenoid 성분의 dammaradienyl acetate 등이다.

【性　味】性은 溫하고, 味는 辛苦하다.

【歸　經】肺・肝・脾經.

【效能 主治】健脾和胃・行氣止痛. 治胸腹脹滿疼痛, 嘔吐泄瀉, 痢疾, 瘧疾.

【解　說】性味가 辛苦溫하여 散寒行氣시켜 健脾和胃시키고 行氣止痛하는 효능이 있어 寒凝氣滯로 인한 胸腹脹滿疼痛과 嘔吐泄瀉를 치료하며 또한 裏急後重이 氣滯로 인한 痢疾腹痛을 치료한다.

木香은 行氣止痛시키고 健脾和胃하는 효능이 있어 行氣작용이 우수하고, 土木香은 健脾和胃시키고 行氣止痛하여 健脾작용이 우수하며, 青木香은 行氣, 解毒消腫작용이 우수한 점이 다르다. 다만 行氣시키는 작용을 같이 가지고 있으므로 病症을 잘 구별하여 응용하여야 한다.

【炮　製】理氣藥에는 生用하고, 大腸을 實하게 할 때는 麵裹煨熟하여 사용한다.

【用　量】2~6g.

【禁忌症】內熱口乾과 喉乾舌降者는 복용을 忌한다.

【配合例】① 陳皮 肉豆蔻 生薑 등을 배합하여 胸腹間에 冷氣가 滯塞한 證을 치료한다.

② 砂仁 厚朴 등을 배합하여 腹脹泄瀉를 치료한다.

③ 當歸 白芍藥 山楂 등을 배합하여 痢疾腹痛을 치료한다.

甘 松 香 [本草拾遺]

Nardostachyos Radix et Rhizoma

異 名 : 甘松[綱目]・香松[中藥志]

【基　原】마타리과(敗醬科 : Valerianaceae)에 속한 다년생초본인 甘松香 *Nardostachys chinensis* Batal.과 寬葉甘松 *N. jatamansi* DC.의 根과 根莖으로, 봄과 가을에 채취하여 曬乾한다.

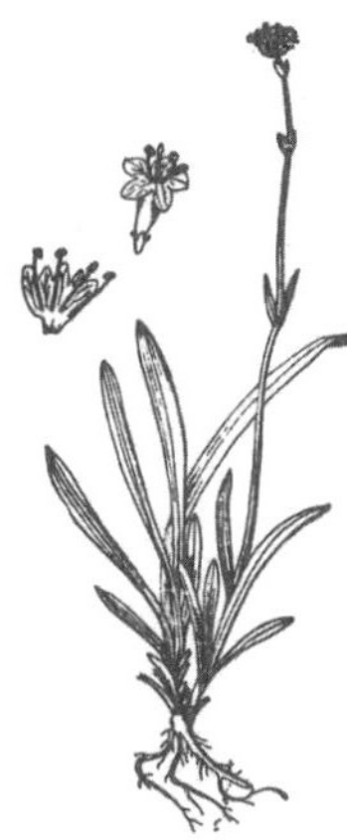

甘松香
Nardostachys chinensis

【性　狀】새우처럼 구부러졌고 위는 굵고 아래는 가늘다. 根莖의 윗부분에는 地上莖의 基部가 남아 있다. 길이 1~2㎝로 外層은 黑褐色이고, 內層은 褐色 또는 黃色으로 가늘고 긴 膜質片狀이며 혹은 섬유 모양을 하고 있다. 地上莖의 殘留基部는 속이 비어 있고 褐色이다. 主根은 棒狀이고 單一 또는 여러 개가 이어졌고 並列 또는 分枝한다. 質은 부서지기 쉽고, 단면은 褐色으로 黃色의 維管束이 있다.

【産　地】중국의 甘肅, 青海 또는 四川省 등에서 산출한다.

【成 分】1(10)-aristolen-2-one, nardostachone, 9-hydroxy－$\Delta^{1(10)}$-aristolen-2-one, 1,8,9,10-tetradehydro aristolan-2-one, debilon, 9-aristolene, [1(10)-aristolene]· 1,2,9,10-tetradehydroaristolane, 9-aristolene-1-α-ol, patchouli alcohol 등을 함유한다.

【性 味】性은 溫하고, 味는 辛甘하다.

【歸 經】脾·胃經.

【效能 主治】行氣止痛·開鬱醒脾. 治胃痛, 胸腹脹滿, 頭痛, 脚氣.

【解 說】性味가 溫하되 熱하지 않고, 甘하되 滯하지 않으며, 香하되 燥하지 않아 氣機를 疏暢케 하여 開鬱醒脾시키고 行氣止痛시키는 효능이 있어 思慮傷脾나 寒鬱氣滯로 인한 胸悶脹痛과 不思飮食 및 胃脘疼痛한 證을 치료하고, 또한 收濕拔毒시켜 濕脚氣를 치료한다.

【炮 製】細切하며 사용한다.

【用 量】4～8g.

【禁忌症】氣虛나 血熱者는 복용을 忌한다.

【配合例】① 木香 香櫞皮 등을 배합하여 思慮傷脾나 寒鬱氣滯로 인한 胸悶腹脹 不思飮食 및 胃脘疼痛을 치료한다.

② 荷葉 藁本 등을 배합하여 煎湯하고 濕脚氣를 洗滌하여 치료한다.

제9장 消 食 藥

消食藥이란 음식물 소화를 촉진하는 약물이며, 소화불량으로 인한 胸腹脹滿, 식욕부진, 噯氣呑酸, 惡心嘔吐, 大便不調 등에 적용한다. 이중에는 健中和胃하는 것도 있다. 증상에 따라 다른 약물을 배합하는데, 脾胃가 차면 溫中散寒藥을, 濕이 많으면 芳香化濕藥을, 脾胃의 氣가 정체되면 行氣藥을, 변비가 있으면 瀉下藥을, 熱이 있으면 清熱藥을, 脾胃가 허약하면 健胃補氣藥을 주로 배합한다.

山 楂 [本草經集注]

Crataegi Fructus

異 名 : 羊梂・鼠查[集注]・赤爪實[新修本草]・棠梂子[圖經]・酸楂[山東中藥]

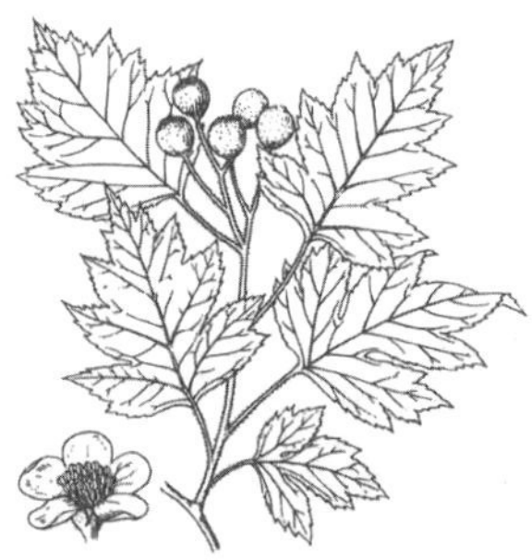

산사나무
Crataegus pinnatifida var. *typica*

【基 原】장미과(薔薇科 : Rosaceae)에 속한 落葉喬木인 산사나무 *Crataegus pinnatifida* Bunge 및 그 변종의 果實로 가을에 채취하여 절단하고 건조한다.

【性 狀】球形으로 지름 7～15㎜이다. 바깥 면은 黃褐色～灰色을 띤 赤褐色이며 많은 가는 주름이 있다. 한쪽에는 지름 5㎜의 오목하게 들어간 곳이 있고 그 주변에 가끔 꽃받침이 남아 있으며 다른 한쪽에는 果柄 또는 이의 자국이 남아 있다. 횡단면은 5室로 되어 있으며 각 室에는 1개의 종자가 들어 있다. 종자는 공을 몇 개로 등분한 모양으로 길이 6~8㎜이며 바깥 면은 엷은 褐色이고 딱딱하며 단단하다. 특이한 냄새가 있고 맛은 시고 조금 달다.

【産 地】우리나라 각지에서 생산된다.

【成 分】Hyperoside, quercetin, anthocyanidin, oleanolic acid, taetaric acid, citric acid, crategolic acid 와 糖類, 비타민 C, tannin 등을 함유한다.

【性 味】性은 微溫하고, 味는 酸甘하다.

【歸 經】脾・胃・肝經.

【效能 主治】消食健胃・行氣散瘀. 治肉食積滯, 胃脘脹滿, 瀉痢腹痛, 瘀血經閉, 心腹刺痛, 疝氣疼痛, 高脂血症.

焦山楂：消食導滯作用增强. 治肉食積滯, 瀉痢不爽.

【解 說】助脾健胃하고 소화를 촉진하며 고기 먹고 체한 데 사용한다. 그리고 血分에 들어가서 化瘀散結하여 鎭痛하므로 産後瘀血로 인한 腹痛에 많이 이용하고, 强心, 血壓降下, 冠狀動脈擴張작용이 있으므로 高脂血症, 粥狀動脈硬化證 등에 응용한다. 炒炭하면 설사를 그치게 한다.

【炮 製】잡질과 核을 없애거나 炒 또는 炒黑한다.

【用 量】9～12g.

【禁忌症】脾胃가 허약한 자와 胃酸過多에는 복용을 忌하고, 많이 먹으면 기운과 치아를 상하고 쉽게 배가 고프게 된다.

【配合例】① 麥芽 神麯 萊菔子 등을 배합하여 肉食積滯로 인한 腹脹腹痛과 泄瀉 등을 치료한다(예：消中促中丸).

② 木香 枳殼 등을 배합하여 脘腹脹痛을 치료한다(예：健脾丸).

③ 當歸 川芎 益母草 玄胡索 등을 배합하여 産後瘀血腹痛과 血瘀經痛을 치료한다.

④ 夏枯草 黃芩 菊花 등을 배합하여 高血壓을 치료한다.

⑤ 瓜蔞 丹蔘 川芎 등을 배합하여 冠狀動脈硬化로 인한 心臟病을 치료한다.

⑥ 茴香 橘核 등을 배합하여 疝氣偏墜脹痛을 치료한다(예：荔枝橘核湯).

神 麯 [藥性論]

Massa Medicata Fermentata

異 名：六神曲[本草便讀]・六曲[通稱]

【基 原】밀가루 또는 밀기울, 적소두가루, 행인니(杏仁泥), 개똥쑥즙, 도꼬마리즙, 버들여뀌즙 등의 재료를 반죽하여 누룩같이 만들어 짚이나 마대 또는 삼잎으로 싸서 온실에서 발효한 것이다.

【性 狀】모양이 일정하지 않은 黃褐色～褐色의 덩어리이다. 가볍고 엉성하여 부스러지기 쉽고 갈색 實質중에 섬유상 물질이 섞여 있다. 쉰 냄새가 나고 맛은 조금 쓰다.

【産 地】우리나라에서는 각 제약회사에서 생산되고, 중국에서는 福建省에서 주로 생산된다.

【成　分】발효균은 정유와 지방유, glycoside, 비타민 B 등을 함유한다.

【性　味】性은 溫하고, 味는 甘辛하다.

【歸　經】脾・胃經.

【效能 主治】健胃和胃・消食調中. 治飮食停滯, 胸痺腹脹, 嘔吐瀉痢, 産後瘀血腹痛, 小兒腹大堅積.

【解　說】밀가루나 밀기울을 여러 한약재와 함께 발효한 것으로 穀食을 소화하고 健脾和中하며 解表하여 食傷積滯와 外感및 泄瀉證에 적용된다. 그리고 丸劑 중에 광물성약 등으로 소화흡수가 어려울 때 六麯糊丸으로 소화를 돕는다. 消食和胃에는 炒하고 丸劑에는 생용한다.

【炮　製】잡질을 없애고 生用하거나, 微炒한다.

【用　量】8～20g.

【禁忌症】脾陰虛, 胃火盛者에게는 적은 양을 사용하여야 한다.

【配合例】① 山楂 麥芽 등을 배합하여 飮食積滯로 인한 소화불량과 脘腹脹悶, 설사 등을 치료한다(예 : 啓脾丸).

② 藿香 蘇葉 등을 배합하여 感氣食滯를 치료한다.

③ 丸劑中에 金石藥品이 들어 있어 소화흡수가 어려운 경우 소화를 도와준다.

麥　芽 [別錄]

Hordei Fructus Germinatus

異 名 : 大麥蘖[藥性論]・大麥毛[滇南本草]・大麥芽[本草匯言]

【基　原】벼과(禾本科 : Gramineae)에 속한 1년생초본인 보리(大麥) *Hordeum vulgare* Linné의 익은 果實로, 물에 담근 뒤 온도와 습도를 적절히 하여 어린싹이 0.5㎝ 정도 되었을 때 陽乾하거나 저온건조한다.

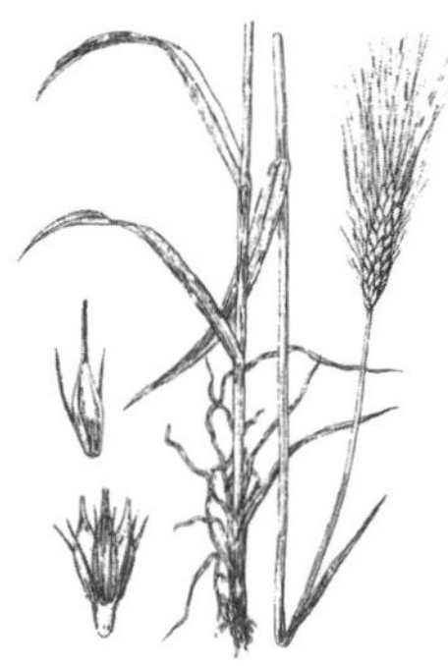

보리
Hordeum vulgare

【性　狀】긴 紡錘形이며 길이 10～15㎜, 너비 3～4㎜이다. 한쪽 끝에는 幼芽가 있고 다른 쪽에는 幼根이 있다. 바깥 면은 엷은 黃色이고 胚乳는 乳白色이다. 質은 단단하며 부서지기 쉽다. 달콤한 냄새가 있고 맛은 약간 달다.

【産　地】우리나라 각지에서 생산된다.

【成　分】전분, 회분, nitrogen 화합물, 비타민 B・C, 지방과 maltose, saccharose 등이 있다. 아울러 독성이 있는 candicine 등을 함유한다.

【性　味】性은 平하고, 味는 甘하다.

【歸　經】脾・胃・肝經.

【效能 主治】行氣消食・健脾開胃・退乳消脹. 治食積不消, 脘腹脹滿, 脾虛食少, 乳汁鬱積, 乳房脹痛, 婦女斷乳.

生麥芽 : 健脾和胃, 疏肝行氣. 治脾虛食少, 乳汁鬱積.

炒麥芽 : 行氣消食回乳. 治食積不消, 婦女斷乳.

焦麥芽 : 消食化滯. 治食積不消, 脘腹脹痛.

【解　說】神麯은 곡식을 잘 소화하고, 麥芽는 쌀과 밀, 과실을 소화시키고 健脾開胃하여 소화불량, 식욕부진, 脾胃가 허약할 때 적용한다. 유방이 붓고 아플 때 소량을 生用하여 通乳하고, 산모가 斷乳하려고 할 때는 대량을 사용하여 乳汁분비를 억제할 수 있다. 그러므로 授乳기간에는 복용을 금한다. 이 외에 肝氣를 잘 소통시키므로 肝胃不和로 인한 소화기장애에 사용한다.

【炮　製】微炒한다.

【用　量】9～15g. 回乳에는 生用 60g.

【禁忌症】授乳期에는 복용을 忌하고 腎을 소모하므로 多食하지 않으며, 積滯가 없고 脾胃가 虛한 자는 마땅하지 않다.

【配合例】① 山楂 神麯 등을 배합하여 飮食積滯로 인한 소화불량과 飮食不振, 脘腹脹悶 등을 치료한다(예 : 大山楂丸).

② 山楂 神麯 鷄內金 등을 배합하여 米麯 등 飮食積滯不化者를 치료한다(예 : 化積散).

③ 厚朴 木香 檳榔 등을 배합하여 脚氣, 中滿을 치료한다.

④ 人蔘 白朮 등을 배합하여 脾虛不運으로 인한 食欲不振을 치료한다(예 : 化滯調中湯).

⑤ 生麥芽 30～60g을 煎湯하여 婦女의 斷乳, 乳汁鬱滯로 인한 乳房脹痛에 복용하여 치료한다.

穀　芽 [本草綱目]

Oryzae Fructus Germinatus

異 名 : 蘗米[別錄]・蘗穀[澹寮集驗方]・稻蘗[綱目]・稻芽[中藥材手冊]

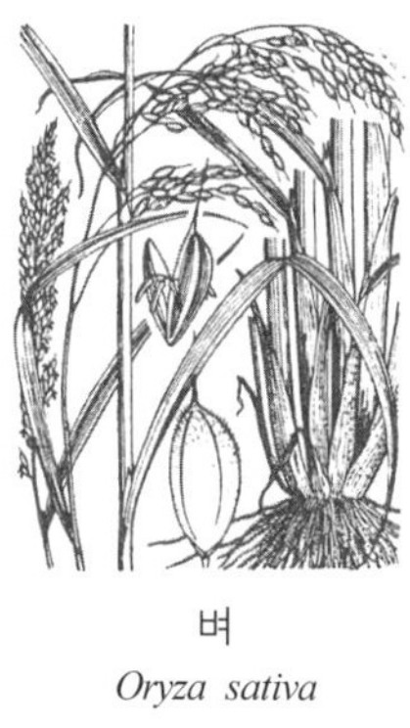

벼

Oryza sativa

【基　原】벼과(禾本科 : Gramineae)에 속한 1년생초본인 벼(稻) *Oryza sativa* Linné의 성숙한 果實을 싹 내어 말린 것이다.

【性　狀】긴 橢圓形이며 길이 7～9㎜, 너비 3～4㎜이다. 바깥면은 黃色으로 質은 단단하며 가늘고 짧은 털이 있고 5개의 맥이

있다. 基部에는 白色으로 線形의 길이 약 2㎜의 漿片 2개가 있고 그중 1개의 漿片의 내측에서부터 엷은 黃色의 구부러진 수염뿌리(初生根)가 1~3개 나온다. 껍질을 벗기면 단단하고 꺾은 면은 白色으로 粉性인 쌀알이 1개 있다.

【産 地】우리나라 각지에서 생산한다.

【成 分】전분, 단백질, 지방, amylase, 비타민 B_2 등을 함유한다.

【性 味】性은 平하고, 味는 甘하다.

【歸 經】脾·胃經.

【效能 主治】和中消食·健脾開胃. 治食積不消, 腹脹口臭, 脾胃虛弱, 不飢食少.

炒稻芽：偏于消食. 治不飢食少.

焦稻芽：善化積滯, 治結滯不消.

【解 說】宿食을 소화하며 健脾開胃한다. 麥芽와 비교하면 穀芽는 養胃작용이 뛰어나고 麥芽는 消食작용이 뛰어나다. 소화력이 麥芽나 山楂보다는 약하므로 脾胃虛弱, 소화불량에는 人蔘 白朮과 함께 사용한다. 生用하면 養胃하고 炒用하면 消食하며, 焦炭하면 積滯를 풀어준다.

【炮 製】生用하거나 혹은 炒한다.

【用 量】9~15g.

【配合例】① 山楂 麥芽 神麯 등을 배합하여 소화불량으로 속이 더부룩한 것을 치료한다.

② 人蔘 白朮 砂仁 등을 배합하여 脾胃虛弱으로 인한 食欲不振을 치료한다(예：穀神丸).

萊菔子 [日華子本草]

Raphani Semen

異 名：蘿卜子[食療本草]

【基 原】십자화과(十字花科：Cruciferae)에 속한 1년생 또는 2년생 초본인 무(蘿蔔) *Raphanus sativus* Linné 또는 기타 동속식물의 익은 種子로, 여름에 果實이 익었을 때 베어 曬乾한 뒤 비벼 種子를 꺼내어 불순물을 제거한 후 다시 曬乾한다.

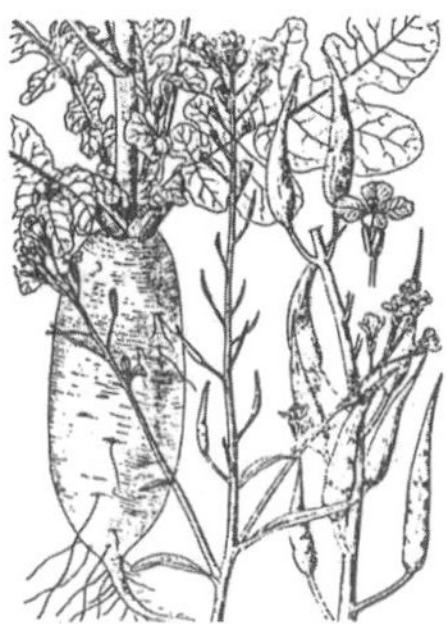
무
Raphanus sativus

【性 狀】편압된 球形이고 길이 3㎜ 내외, 지름 2.5㎜이다. 바깥 면은 엷은 褐色~赤褐色을 나타내고 확대경으로 보면 한쪽에 몇 줄의 세로 홈이 있고 아래 끝에 臍點과 褐色을 나타내는 둥근 돌기와 그물무늬가 있다. 횡단면은 黃白色~黃色의 胚芽가 있고 기름기가 있다.

【產　地】우리나라 각지에서 재배한다.

【成　分】지방유, 정유를 함유하는데, 정유는 methylthiol 등이 있고, 지방유는 다량의 erucic acid, linoleic acid, linolenic acid 및 glycerinsinapic acid의 ester 등이 있다.

【性　味】性은 平하고, 味는 辛甘하다.

【歸　經】肺・脾・胃經.

【效能 主治】消食除脹・降氣化痰. 治飮食停滯, 脘腹脹滿, 大便秘結, 積滯瀉痢, 痰壅喘咳.

【解　說】消食하고 降氣祛痰하므로 行氣除脹하여 實證에 사용한다. 食積停滯로 脘腹이 脹悶한 證에 消導行氣시키는 약과 함께 사용하면 효능이 더욱 증가된다. 山楂는 고기 먹고 체한 데와 活血에 뛰어나고, 萊菔子는 積滯腹脹을 치료하고 아울러 降氣化痰한다. 精氣가 허약할 때는 補脾益氣하는 약물과 배합하면 中氣의 손상 없이 食積을 제거한다. 또한 痰飮, 咳嗽, 氣喘을 치료하는데 이때 和痰止咳하는 약물과 함께 사용하면 효과가 뛰어나다. 그러나 肺와 腎이 虛해서 기침하는 자에게는 마땅치 않다. 그리고 補藥의 약력을 약하게 하므로 人蔘 熟地黃 등을 補劑로 사용할 때는 동용하지 않는다.

【炮　製】깨뜨리거나 炒한다.

【用　量】4.5～9g.

【禁忌症】氣虛者에는 조심한다.

【配合例】① 山楂 神麯 陳皮 등을 배합하여 食積停滯로 인한 胃脘脹悶과 噯氣呑酸 등을 치료한다(예：保和丸).

② 茯苓을 배합하여 濕邪가 停滯되어 소화불량이 된 者를 치료한다.

③ 蘇子 白芥子 등을 배합하여 咳嗽, 痰多, 氣喘을 치료한다(예：三子養親湯).

鷄 內 金 [本經]

Galli Gigeriae Endothelium Corneum

異 名：鷄肶胵裡黃皮[本經]・鷄肫內黃皮[日華子]・鷄肶胵[千金要方]・鷄肫皮[滇南本草]

【基　原】꿩과(雉科：Phasianidae)에 속한 닭(鷄) *Gallus gallus domesticus* Brisson의 모래주머니 內膜이다.

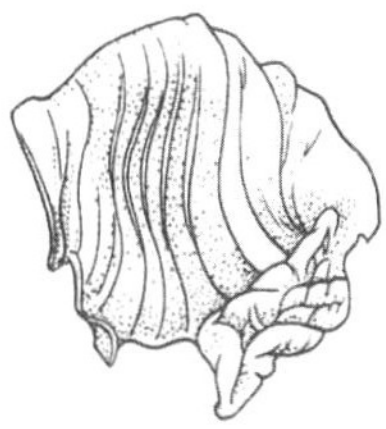

鷄內金藥材

【性　狀】부서진 圓形의 조각으로 형태가 일정치 않으며 물결 모양의 주름이 있다. 표면은 黃色 또는 黃褐色으로 너비 3～5㎝, 두께 2～3㎜이다. 절단면은 角質狀으로 광택이 있고 質은 딱딱하며, 부서지기 쉽다.

【成　分】Ventiriculin, keratin 등을 함유한다.

【性　味】性은 平하고, 味는 甘하다.

【歸　經】脾・胃・小腸・膀胱經.

【效能 主治】健胃消食・澁精止遺. 治食積不消, 嘔吐瀉痢, 小兒疳積, 遺尿, 遺精.

【解　說】닭의 위점막으로 消導하는 작용이 비교적 강하고 소화를 도와서 모든 食積을 치료하며 健胃하고 泄瀉를 치료한다. 그리고 固精하고 縮尿한다. 아울러 尿路結石과 膽囊結石에도 효과가 있다. 微炒해서 분말로 복용하기도 하고 煎湯하기도 한다. 오리의 胃內膜도 효과가 비슷하므로 대용할 수 있다.

【炮　製】生用하거나 炒한다.

【用　量】3~9g.

【禁忌症】胃가 약하고 積滯가 없는 경우에는 愼用한다.

【配合例】① 山楂 麥芽 등을 배합하여 食積不化로 脘腹이 脹滿한 證을 치료한다.
② 白朮 山藥 茯苓 등을 배합하여 小兒의 脾虛疳積을 치료한다.
③ 桑螵蛸 覆盆子 등을 배합하여 遺尿를 치료한다.
④ 蓮子肉 菟絲子 등을 배합하여 遺精을 치료한다.
⑤ 金錢草를 배합하여 비뇨기계의 結石과 膽結石을 치료한다.

제10장 驅蟲藥

驅蟲藥이란 腸內의 기생충을 없애는 약물이다. 주로 회충, 요충, 조충, 구충 등으로 인하여 복통이 때로는 있고 때로는 없으며, 식욕이 없거나, 배가 자주 고프거나, 이상한 것을 좋아하게 되며, 오래되면 얼굴색이 생기가 없이 누렇게 되고, 체중이 줄어든다. 반드시 기생충의 종류와 환자의 증상, 체질의 강약을 가려서 배합 처방하여야 한다. 便秘에는 瀉下藥을, 積滯에는 消導藥을, 脾胃虛弱에는 健脾藥을 배합하고, 체질이 허약한 자는 먼저 補하거나 또는 補를 같이 시행한다. 일반적으로 구충제는 독성이 있으므로 용량을 정확히 해야 한다.

使君子 [開寶本草]

Quisqualis Fructus

異 名：五稜子[藥材資料匯編]・留求子[南方本草狀]・史君子[藥普]

【基 原】사군자과(使君子科：Combretaceae)에 속한 덩굴성 灌木인 使君子 *Quisqualis indica* Linné의 果實로, 가을에 껍질이 紫黑色이 될 때 따서 잡질을 제거하고 말린다.

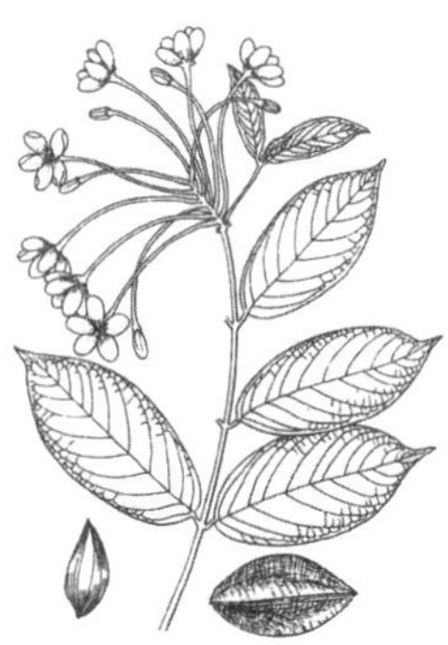

使君子
Quisqualis indica

【性 狀】橢圓形～卵圓形으로 4～6개의 세로줄이 있고 길이 2～4㎝, 지름 약 2㎝이다. 바깥 면은 黑褐色～紫黑色으로 약간 매끈하고 윗부분은 좁고 뾰족하며 밑 부분은 둔한 圓形으로 果柄의 자국이 있다. 質은 단단하고 횡단면은 여러 개의 5각 별 모양을 나타내며 능각 부분은 조금 두껍고 중간은 둥글고 비어 있다. 종자는 1개가 있고 긴 橢圓形～紡錘形이며 길이 약 2㎝, 지름 1㎝이고 바깥 면은 赤褐色～黑褐色이며 여러 개의 세로주름이 있다. 種皮는 얇고 쉽게 벗겨진다. 약한 향기가 있고 맛은 조금 달다.

【產 地】중국의 四川, 廣東, 廣西와 그 외에 福建, 江西, 貴州省 등에서 생산된다.

【成 分】種子는 potassium quisqualate와 quisqualic acid, 지방유 20～27% 등을 함유하는데, 지방유의 주성분은 oleic acid 48.2%, palmitic acid 29.2%, stearic acid 9.1%, linoleic acid 9.0% 등이다. 果肉은 trigonelline 등을 함유한다.

【性 味】性은 溫하고, 味는 甘하다.

【歸 經】脾・胃經.

【效能 主治】驅蟲・消積. 治蛔蟲, 蟯蟲病, 蟲積腹痛, 小兒疳積.

【解 說】驅蟲의 요약으로서 회충으로 인한 복통, 小兒疳積에 효능이 있다. 炒하면 향기가 나므로 소아에 더욱 좋다. 일반적으로 瀉藥없이 單用으로 복용하는데 많이 복용해서는 안 된다. 또한 茶와 같이 복용할 때는 呃逆, 眩暈, 嘔吐 등의 반응이 일어나는지 주의해야 한다.

【炮 製】生用하거나 炒香한다.

【用 量】9~12g.

【禁忌症】뜨거운 茶와 함께 복용하지는 말며, 다량 복용은 禁한다.

【配合例】① 厚朴 大黃 등을 배합하여 蟲積腹脹, 大便不通을 치료한다(예 : 使君大黃散.)

② 烏梅 檳榔 등을 배합하여 蟲積을 치료한다.

③ 蕪荑 川楝子 등을 배합하여 疳積, 腹脹吐蛔를 치료한다.

苦 楝 皮 [別錄]

Meliae Cortex

異 名 : 楝皮[頭門方]・楝根木皮[本草綱目]

【基 原】멀구슬나무과(楝科 : Meliaceae)에 속한 落葉喬木인 멀구슬나무(楝) *Melia azedarach* Linné의 樹皮 또는 根皮로, 봄과 가을에 껍질을 벗겨 曬乾하거나 粗皮를 제거하고 曬乾한다. 중국에서는 川楝 *Melia toosendan* Sieb. et Zucc.을 기원으로 한다.

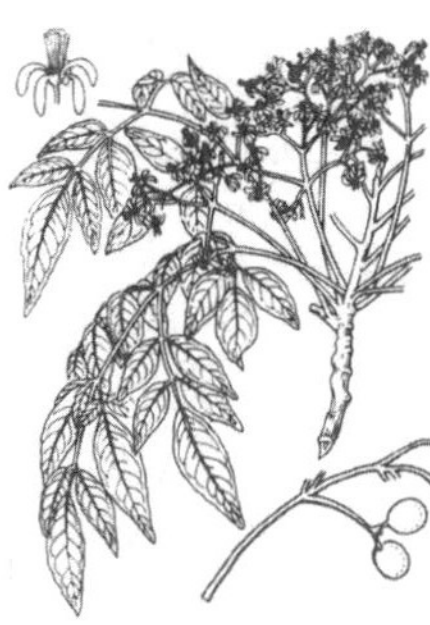

멀구슬나무
Melia azedarach var. *japonica*

【性 狀】구부러진 半管狀~管狀으로 길이 20~50㎝, 너비 3~10㎝, 두께 3~5㎜이다. 바깥 면은 灰褐色이고 세로로 길게 찢어진 무늬와 가로로 된 皮目이 있으며, 코르크층을 벗긴 것은 赤褐色이다. 꺾은 면은 黃白色으로 섬유성이며 質은 단단하나 꺾기 쉽다. 특이한 냄새가 있고 맛은 쓰다.

【產 地】우리나라 남부지방에서 생산된다.

【成 分】Triterpene이 주성분이다. 根皮는 苦味성분으로

mersosin, toosendanin과 그밖에 nimbolin A, nimbolin B, fractxinellone gedunin 등을 함유한다.

【性　味】性은 寒하고, 味는 苦하며, 微毒하다.

【歸　經】肝・脾・胃經.

【效能 主治】驅蟲・療癬. 治蟯蟲病, 蟲積腹痛. 外治 疥癬瘙痒.

【解　說】장내 기생충에 사용하며 효과는 使君子보다 뛰어나다. 外用으로는 頭癬, 疥癬에 사용한다. 다만 약성이 寒하고 독성이 조금 있으므로 연속해서 복용하는 것은 좋지 않다.

【炮　製】절단하여 사용한다.

【用　量】4.5～9g.

【禁忌症】신체가 허약하고 脾胃虛寒者는 복용을 忌한다.

【配合例】① 茵陳 鬱金 靑皮를 배합하여 膽道蛔蟲病을 치료한다.

② 檳榔 使君子 榧子를 배합하여 蛔蟲을 치료한다.

檳 榔 子 [別錄]

Arecae Semen

異 名：大腹檳榔[本草圖經]・檳榔子[綱目]・賓門[藥錄]・仁頻[上林賦]

【基　原】야자과(棕櫚科：Palmae)에 속한 喬木인 檳榔 *Areca catechu* Linné의 種子로, 늦봄과 이른 가을에 익은 果實을 따서 물에 삶아 말린 뒤 果皮를 벗겨 種子를 꺼낸 뒤 다시 건조한다.

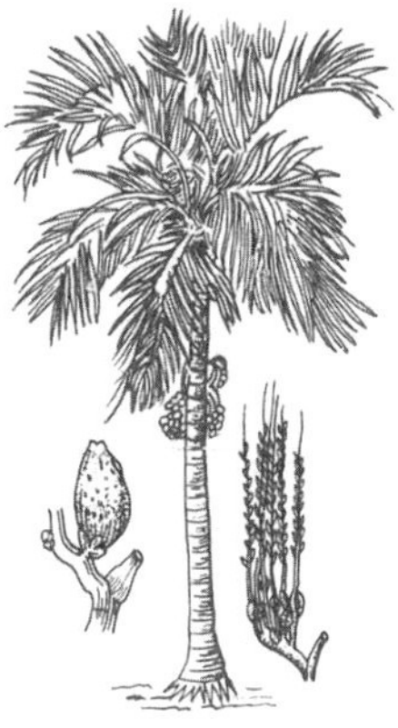

檳榔
Areca catechu

【性　狀】둔한 圓錐形 또는 편평한 球形을 이루고 그 밑바닥의 중앙에 臍點이 있어 오목하게 들어가고 길이 15～35㎜, 지름 15～30㎜이다. 바깥 면은 灰赤褐色～灰黃褐色이며 색이 엷은 그물무늬가 있고 質은 단단하다. 자른 면은 질이 치밀하고 灰褐色의 種皮가 白色의 胚乳 속에 들어가 대리석과 같은 무늬를 나타내며 종자의 속이 비어 있을 때도 있다. 조금 특이한 냄새가 있다.

【產　地】중국의 남부, 廣東, 臺灣, 雲南, 廣西省 등에서 생산한다.

【成　分】Alkaloid 0.3～0.6%, 탄닌 15%, 지방 14%와 areca red를 함유한다.

Alkaloid의 주성분으로 arecoline과 기타 arecaidine, guvacine, guvacoline, arecolidine 등이 있다.

【性　味】性은 溫하고, 味는 苦辛하다.

【歸　經】胃・大腸經.

【效能 主治】驅蟲消積・降氣・行水・截瘧. 治條蟲, 蛔蟲, 肥大吸病, 蟲積腹痛, 積滯瀉痢, 裏急後重, 水腫脚氣, 瘧疾.

【解　說】구충작용이 비교적 광범위하여 각종 장내기생충 제거에 응용하며 條蟲을 치료하는데 좋은 효과가 있고 猪肉條蟲에 가장 유효하다. 南瓜子와 동용하면 더욱 효과가 있다. 또한 辛味는 開結하고 苦味는 泄하며 溫性은 通行하므로 行氣, 消積, 利水하고, 食積氣滯와 脘腹脹痛, 瀉痢後重, 水腫脚氣 등에 효과가 있다.

【炮　製】늦봄과 이른 가을에 익은 果實을 따서 물에 삶아 말린 후 果皮를 벗겨 種子를 꺼낸 뒤 말린다.

【用　量】3~9g.

【禁忌症】氣虛下陷者는 복용을 삼간다.

【配合例】① 貫衆 石榴皮 胡黃連 등을 배합하여 條蟲腹痛을 치료한다.
② 蘇葉 厚朴 赤茯苓 등을 배합하여 脚氣腫脹을 치료한다.
③ 木香을 배합하여 下痢後重을 치료한다(예 : 木香檳榔丸).

雷　丸 [本經]

Omphalia

異 名 : 雷矢・雷實

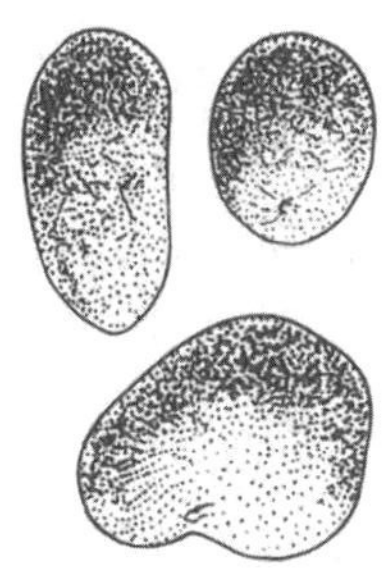

雷丸
Omphalia lapidescens

【基　原】구멍쟁이버섯과(多孔菌科 : Polypoeaceae)에 속한 眞菌인 雷丸 *Omphalia lapidescens* Schroeter의 균핵으로, 가을에 따서 씻은 뒤 曬乾한다.

【性　狀】불규칙한 덩어리이며 지름 1~3㎝이다. 바깥 면은 灰褐色~黑褐色으로 그물 모양의 주름이 뚜렷하다. 質은 단단하며 무겁고 절단면은 白色~옅은 黃色이다. 냄새가 없고 맛은 조금 쓰고 달며 씹으면 점액성이다.

【產　地】중국남부의 각 省과 陝西, 甘肅, 湖北, 河南省 등에서 생산한다.

【成　分】수분 65%, 회분 4.0%이며, 주성분은 단백질분해 효소인 proteolytic enzyme이다.

【性　味】性은 寒하고, 味는 微苦하다.

【歸　經】胃・大腸經.

【效能 主治】驅蟲消積. 治寸蟲, 鉤蟲, 蛔蟲, 蟲積腹痛.

【解　說】주로 條蟲을 驅除하고 腸內의 蟲體를 파괴하고 鉤蟲은 물론 無鉤條蟲과 囊蟲 및 회충 등에 효과가 좋다. 열을 가하면 효능이 없어지므로 丸劑와 散劑로 복용한다.

【炮　製】절단하여 사용한다.

【用　量】15~21g. 달여서는 안 되며 분말로 복용한다. 1회에 5~7g을 식후 따뜻한 물로 먹고 하루에 3회, 연속 3일 복용한다.

【禁忌例】脾胃虛寒에는 복용을 삼간다.

【配合例】① 檳榔 黑丑 苦楝子 등을 배합하여 회충과 條蟲을 치료한다(예 : 萬應丸).
② 檳榔 鶴虱 貫衆 등을 배합하여 모든 蟲을 치료한다.
③ 鶴虱 使君子 胡黃連 등을 배합하여 小兒의 疳積을 치료한다.

鶴　虱 [本經]

Carpesii Fructus

異 名 : 麥句薑・天名精[本經]・天門精[別錄]・葵松[新修本草]・鶴虱草[傷寒蘊要]

【基　原】국화과(菊花科 : Compositae)에 속한 다년생초본인 담배풀(天名精) *Carpesium abrotanoides* Linné의 果實로 가을에 果實이 익으면 따서 曬乾하고 잡질을 없앤다.

【性　狀】圓柱狀으로 길이 3~4㎜, 지름 1㎜ 정도이고 바깥면은 黃褐色~어두운 褐色으로 많은 세로주름이 있으며 위 끝은 가는 부리 모양으로 수축되어 있다. 횡단면은 圓形에 가깝고 種仁은 黃白色이며 油性이 있다. 향기가 조금 있으며 맛은 조금 쓰다.

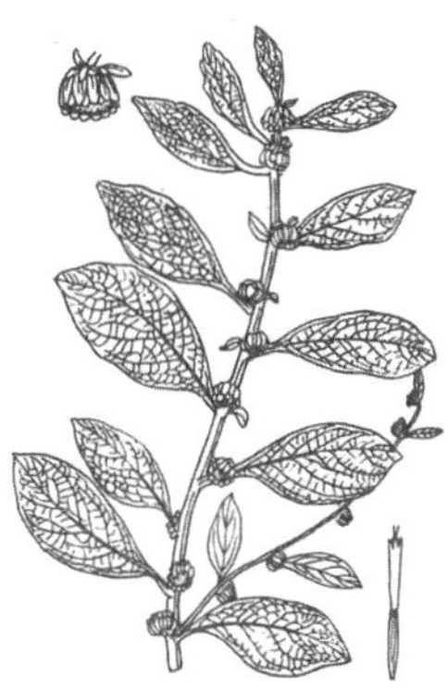
담배풀
Carpesium abrotanoides

【產　地】우리나라 각지에 분포한다.

【成　分】Carpesia lactone, carabrone 등의 lactone 화합물과 valeric acid, *n*-hexanoic acid, hentriacontane, oleic acid 등을 함유한다.

【性　味】性은 平하고, 味는 苦辛하며, 有毒하다.

【歸　經】脾·胃經.

【效能 主治】驅蟲消積. 治蛔蟲, 蟯蟲, 蟲積腹痛, 小兒疳積.

【解　說】驅蟲작용이 있어 蛔蟲을 비롯한 腸內寄生蟲을 驅蟲하는데, 효력이 크지 못하여 다른 약들과 함께 사용한다.

【炮　製】生用하거나 炒한다.

【用　量】12~20g.

【禁忌症】蛔厥腹痛이 아니면 복용을 忌한다.

【配合例】① 檳榔 使君子 苦楝皮 등을 배합하여 장내기생충으로 인한 蟲積腹痛을 치료한다(예 : 化蟲湯).

榧　子 [本經]

Torreyae Semen

異 名 : 赤果·玉榧·香榧

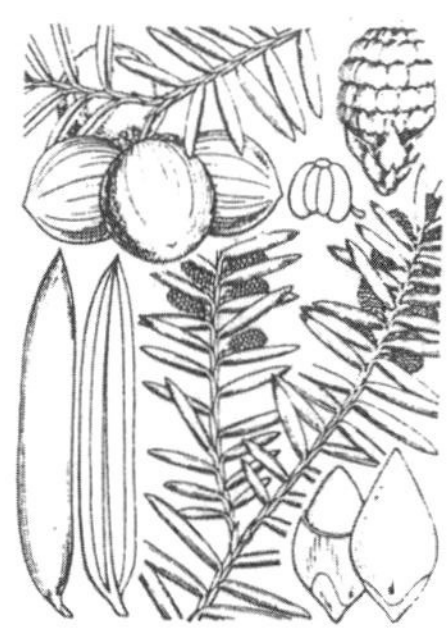

비자나무
Torreya nuncifera

【基　原】주목과(朱木科 : Taxaceae)에 속한 常綠喬木인 비자나무 *Torreya nucifera* Siebold et Zuccarini 및 榧 *T. grandis* Fort.의 種子로, 가을에 果實이 익었을 때 따서 肉質의 假種皮를 제거하고 씻어 말린다.

【性　狀】長卵形~橢圓形으로 길이 1~2㎝, 지름 약 1㎝이다. 바깥 면은 黃褐色으로 단단하고, 세로 주름이 있고 안쪽은 赤褐色의 엷은 속껍질로 싸인 種子가 있고 절단면은 黃白色이다. 냄새가 거의 없고, 맛은 부드러우며 기름기가 있고 달고 텁텁하다.

【產　地】제주도, 해남, 내장산 등에 분포한다.

【成　分】지방유를 많이 함유하며, 그 중 palmitic acid, oleic acid, stearic acid 등이 있다. 이 외에도 tannin, 정유, 다당류 등을 함유한다.

【性　味】性은 平하고, 味는 甘하다.

【歸　經】肺·胃·大腸經.

【效能 主治】驅蟲消積·潤燥通便. 治鉤蟲, 蛔蟲, 條蟲病, 蟲積腹痛, 小兒疳積, 大便秘結.

【解　說】甘平하고 약성이 비교적 온화하여 脾胃를 상하지 않으므로 각종 蟲積腹痛症에 사용한다. 또한 瀉下작용이 있어 蟲體의 배설을 도와주므로 單用도 가능하다.

【炮　製】가을에 果實이 익었을 때 따서 육질의 假種皮를 제거하고 씻어 말린 뒤 깨뜨리거나 살짝 볶는다.

【用 量】9~15g.

【禁忌症】滑腸하므로 다량복용은 금한다.

【配合例】① 使君子 大蒜 등을 배합하여 十二指腸蟲, 蛔蟲, 蟯蟲을 치료한다.

蕪 荑 [本經]

Ulmi Semen Pasta

異 名 : 無荑[爾雅] · 蔱蘠[本經] · 山楡子[千金] · 山楡仁[本草拾遺]

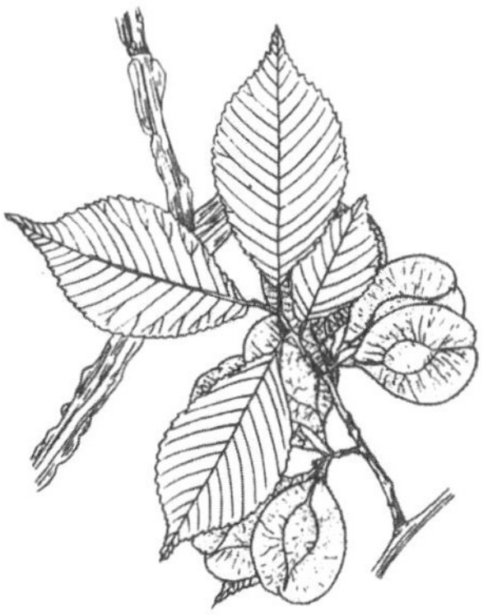

왕느릅나무
Ulmus macrocarpa

【基 原】느릅나무과(楡科 : Ulmaceae)에 속한 落葉 小喬木인 왕느릅나무(大果楡) *Ulmus macrocarpa* Hance 또는 기타 동속식물의 種子에 느릅나무 樹皮와 진흙, 국화 가루를 섞어서 발효한 것이다.

【性 狀】모가 진 덩어리 또는 長方狀을 이루고 크기는 고르지 않다. 바깥 면은 黃赤色~黃褐色이며 작은 구멍이 많다. 質이 가볍고 푸석푸석하며 자른 면은 黃褐色~黃黑色이고 비늘 모양으로 벗겨지며 부스러지기 쉽다. 특이한 냄새가 있고 맛은 조금 시고 떫다.

【產 地】왕느릅나무는 우리나라 각지에 분포한다.

【成 分】Tannin과 당이 있다.

【性 味】性은 溫하고, 味는 苦辛하다.

【歸 經】脾 · 胃經.

【效能 主治】驅蟲 · 消積. 治蟲積腹痛, 小兒疳積泄瀉, 冷痢, 疥癬, 惡瘡.

【解 說】驅蟲, 消積하는데 특히 蛔蟲에 효과가 크므로 小兒의 疳積腹痛證에도 효과가 있다. 湯煎하면 효과가 감소하므로 갈아서 복용하는 것이 좋다.

【炮 製】갈아서 사용한다.

【用 量】6~12g.

【禁忌症】脾胃虛弱에는 주의를 요한다.

【配合例】① 檳榔과 배합하여 모든 蟲을 없앤다(예 : 蕪荑散).

② 胡黃連 蘆薈 使君子 등을 배합하여 小兒疳積瀉痢를 치료한다(예 : 蘆薈肥兒丸).

③ 黃連 木香 등을 배합하면 痢疾에 유효하다.

貫 衆 [本經]

Dryopteridis Crassirhizomatis Rhizoma

異 名 : 貫節[本經] · 鳳尾草[本草圖經] · 貫中[吳普本草] · 管仲[綱目] · 綿馬貫衆[中華人民共和國藥典]

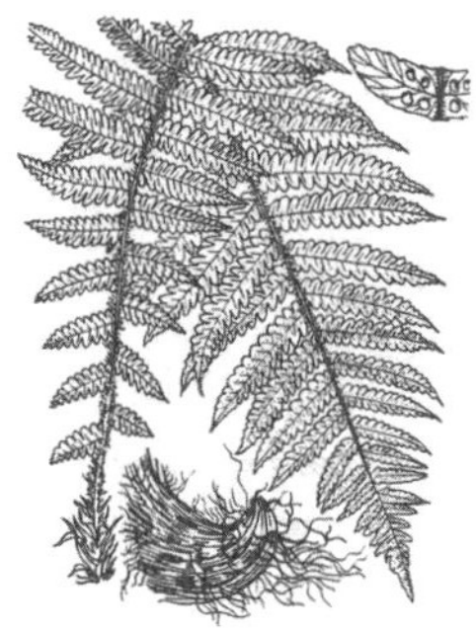

관중
Dryopteris crassirhizoma

【基　原】면마과(綿馬科 : Aspidiaceae)에 속한 多年生 양치식물인 관중(粗莖鱗毛蕨) *Dryopteris crassirhizoma* Nakai의 根莖과 잎의 殘基로, 가을에 캐내어 葉柄과 鬚根을 없애고 흙을 없앤 뒤 曬乾한다.

【性　狀】활 모양으로 약간 구부러지고 한쪽 끝이 가늘게 圓錘形으로 길이 7~10㎝, 지름 3~6㎝이며, 그 주위에 葉基가 밀생하여 根莖을 싸고 있다. 葉基는 多角柱狀으로 모가 나 있으며 활 모양으로 구부러지고, 한쪽 끝은 가늘다. 길이 2~4㎝, 지름 5~12㎜이다. 바깥 면은 어두운 褐色이며, 褐色의 비늘잎이 드물게 붙어 있다.

약간 특이한 냄새가 있고 맛은 처음에는 조금 달고 쓰며, 나중에는 떫고 맵다.

【產　地】우리나라 각지에 분포한다.

【成　分】Fillicin을 1.5% 이상 함유하며, filmarone, aspidin, albspidin, aspidinol 등도 함유한다.

【性　味】性은 涼하고, 味는 苦하며, 微毒하다.

【歸　經】肝 · 胃經.

【效能 主治】淸熱解毒 · 驅蟲. 治蟲積腹痛, 瘡瘍.

炒炭 : 止血. 治崩漏.

【解　說】驅蟲작용이 있어 蟲積腹痛을 치료하되, 적은 양을 單用하기도 한다. 淸熱解毒의 효능으로 열독창종을 치료하고 유행성질병의 예방과 치료에 要藥이 된다. 또한 性이 寒하고 止血작용이 있어 熱性出血에도 쓰며 특히 여자의 자궁출혈에 양호하다.

【炮　製】生用하거나 炒炭한다.

【用　量】4~9g. 驅蟲, 淸熱解毒에는 生用하고 止血에는 炒炭한다.

【禁忌症】陰虛內熱과 脾胃虛弱者, 孕婦는 복용을 忌한다.

【配合例】① 使君子 檳榔 蕪荑 등 驅蟲藥과 배합하여 蟲積腹痛을 치료한다.

② 金銀花 蒲公英 板藍根 連翹 등을 배합하여 熱毒瘡瘍과 痄腮腫通 및 時行瘟疫 등을 치료한다.

③ 側柏葉 仙鶴草 陳棕炭 등을 배합하여 婦女의 月經過多와 崩漏下血을 치료한다.

제11장 止 血 藥

止血藥이란 혈액응고를 촉진하여 출혈을 멎게 하는 약물이다. 炒炭하면 收斂止血 작용이 강해진다. 寒涼性 止血藥은 炒炭하면 寒涼한 약성이 완화되므로 熱性이 아닌 출혈에도 사용할 수가 있다. 임상에서는 出血의 원인과 證候에 따라 止血藥을 선택하고 필요한 약물을 배합함으로써 치료효과를 높일 수 있다. 血熱妄行에는 寒涼性 止血藥에 淸熱涼血藥을 배합하며, 陰虛陽亢에는 滋陰潛陽藥을, 瘀血로 출혈이 그치지 않으면 化瘀止血藥에 活血藥을 배합하며, 虛寒證에는 溫經止血藥에 溫裏藥을 배합하며, 氣虛하여 능히 攝血하지 못하거나 脾虛하여 統血하지 못하면 益氣健脾藥을 배합하며, 大出血로 血脫하면 血脫益氣의 治法을 응용한다.

本類의 약물은 증상에 따라 약물을 收斂止血, 涼血止血, 化瘀止血 및 溫經止血로 분류한다.

제1절 收斂止血藥

收斂止血藥이란 收斂시킴으로써 虛損不足이나 外傷 등 여러 원인으로 인한 出血에 사용하는 약물이다. 일반적으로는 炒炭하여 사용한다. 그러나 出血초기나 實熱이나 瘀血에는 收斂止血藥을 사용하여서는 안 된다.

龍 牙 草 [本草圖經]

Agrimoniae Herba

異 名：龍芽草・瓜香草[救荒本草]・狼牙草[肘後方]・石打穿・金頂龍牙[綱目拾遺]・仙鶴草[僞藥條辨]

【**基　原**】장미과(薔薇科：Rosaceae)에 속한 다년생초본인 짚신나물(龍芽草) *Agrimonia pilosa* Ledebour 또는 기타 동속 식물의 全草로, 여름과 가을에 줄기와 잎이 무성할 때 거두어 잡질을 제거하고 건조한다.

【**性　狀**】털이 밀생한 줄기에 奇數羽狀複葉의 잎과 꽃이 달린

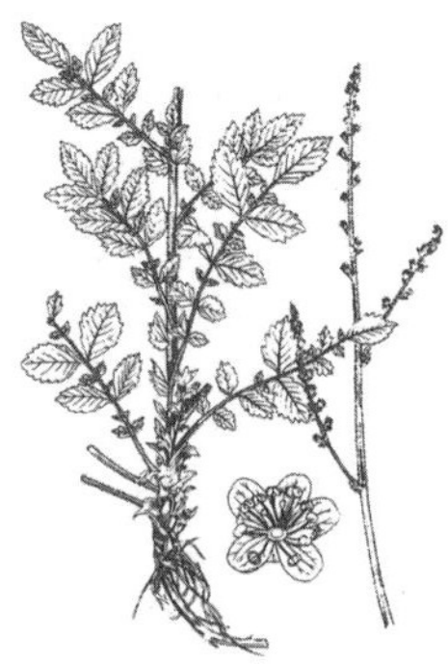

짚신나물
Agrimonia pilosa

지상부와 根莖 및 뿌리로 되어 있다. 줄기의 基部는 목질화되었고 길이 30~100㎝, 지름 4~6㎜, 엷은 褐色~紫紅色이며 小葉은 楕圓形~倒卵形이며 길이 1~4㎝, 너비 5~25㎜이며 양면에 털이 있다. 턱잎은 반달 모양이고 한쪽 가장자리에 큰 톱니가 있다. 總狀花序는 원줄기 끝과 가지 끝에 달려 있고 길이 5~15㎝이며 꽃은 黃色이다. 냄새가 없고 맛은 쓰며 떫다.

【產　地】우리나라 각지에 분포한다.

【成　分】全草는 지혈작용이 있는 agrimonine A, B, C와 agrimol, agrimophol, quercetin, ellagic acid, tannin, sterol, 유기산, phenol류 성분, saponin 등을 함유한다. 지하부는 agrimolide를 함유한다.

【性　味】性은 平하고, 味는 苦澀하다.

【歸　經】肺·肝·脾經.

【效能 主治】收斂止血·截瘧·止痢·解毒. 治咳血, 吐血, 崩漏下血, 瘧疾, 血痢脫力勞傷, 癰腫瘡毒, 陰痒帶下.

【解　說】味는 苦澀하고 藥性은 平하며 收斂止血하므로 신체 각부의 出血證에 寒熱虛實을 막론하고 광범위하게 응용된다. 越冬芽는 狼牙草라 하는데 絛蟲症과 트리코모나스膣炎 등에 효과가 뛰어나다.

【炮　製】잡질을 없애고 물을 적신 뒤 小段으로 잘라 曬乾한다..

【用　量】6~12g.

【禁忌症】外感寒熱者는 복용을 忌한다.

【配合例】① 龍牙草 單味를 전탕하여 肺絡 혹 胃絡의 損傷으로 인한 喀血 및 吐血 증후를 치료한다.

② 生地黃 側柏葉 大薊 小薊 등의 涼血止血藥과 배합하여 血熱妄行으로 인한 出血證을 치료한다(예 : 鶴柏湯).

③ 炮薑炭 伏龍肝 黃芪 人蔘 熟地黃 當歸 등의 益氣補血藥과 溫經止血藥을 배합하여 虛寒性 出血을 치료한다.

白　芨 [本經]

Bletillae Rhizoma

異 名 : 甘根·連及草[本經]·白給[別錄]·白根[吳普本草]

【基　原】난초과(蘭草科 : Orchidaceae)에 속한 다년생초본인 자란(白芨) *Bletilla striata* (Thunberg) Reichenbach fil.의 덩이줄기(塊莖)로, 여름과 가을에 캐어 수염

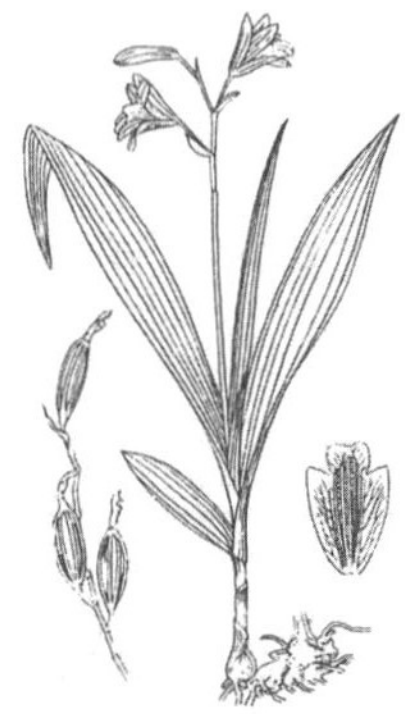

자란
Bletilla striata

뿌리를 제거하고 씻은 뒤 끓는 물에 삶거나 쪄서 가운데 흰 부분이 없어지면 햇볕에 반쯤 말려 겉껍질을 없애고 다시 햇볕에 말린다.

【性 狀】편평한 삼각형의 卵形이고 길이 2~3㎝, 지름 1~2㎝이다. 바깥 면은 黃白色~黃褐色이며 위쪽 끝에는 줄기자국이나 또는 輪狀으로 된 잎 자국이 있다. 質은 각질이고 단단하다. 냄새가 없고 맛은 조금 쓰고 점액성이 있다.

【產 地】우리나라에서는 남부지방 해안에 자생하고, 중국에서는 貴州, 四川, 湖南, 湖北, 河南, 浙江, 陝西省 등에서 생산한다.

【成 分】전분 30.5%, 포도당 1.5%, 정유와 점액질을 함유한다.

【性 味】性은 微寒하고, 味는 苦甘澀하다.

【歸 經】肺・肝・胃經.

【效能 主治】收斂止血・消腫生肌. 治咳血吐血, 外傷出血, 瘡瘍腫毒, 皮膚皸裂, 肺結核咳血. 潰瘍性出血.

【解 說】苦甘하고 微寒하며 質은 끈기가 있으면서 澀하여 收斂止血의 良藥이 되어 肺胃出血에 상용된다. 甘味는 補肺와 生肌의 효능을 겸하므로 肺結核과 胃腸出血에 대하여 止血뿐 아니라 愈合을 촉진하며, 癰腫瘡瘍에 化膿하지 않은 것은 消散하고, 이미 潰한 것은 生肌하는 효과가 크다. 내복 또는 외용한다. 이 외에도 創傷出血 부위에는 붙이고, 皮膚皸裂에는 기름에 개어 바른다. 중국에서는 폐결핵에 양약과 병용한다.

【炮 製】깨끗이 씻은 다음 얇게 절단하여 曬乾한다.

【用 量】6~15g.

【禁忌症】烏頭 附子 草烏와는 동용 하여서는 안 되며, 外感咳血, 肺癰초기 및 肺胃에 實熱이 있는 자는 복용을 忌한다.

【配合例】① 枇杷葉 藕節 阿膠 生地黃 등 養陰, 止血, 止咳藥을 배합하여 肺癆咯血을 치료한다.

② 烏賊骨 浙貝母 三七根 등을 배합하여 위·십이지장의 궤양성 출혈을 치료한다.

③ 金銀花 天花粉 皂角刺 乳香 등을 배합하여 癰腫瘡瘍을 치료한다.

④ 金銀花 桔梗 沙參 甘草 등을 배합하여 肺癰으로 咳吐腥痰膿血이 점점 감소할 때 清熱化痰한다(예 : 加味桔梗湯).

棕 櫚 皮 [本草拾遺]

Trachycarpi Petiolus

異 名 : 栟櫚木皮[本草拾遺] · 棕皮[本草求原] · 棕毛[普濟方]

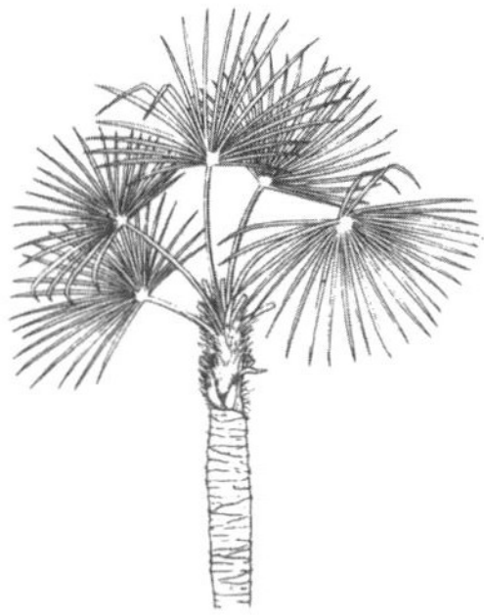

종려나무
Trachycarpus fortunei

【基 原】야자과(棕櫚科 : Palmae)에 속한 常綠喬木인 종려나무(棕櫚) *Trachycarpus fortunei* Wendland 또는 기타 동속식물의 葉柄이 오래 묵어 이루어진 假莖의 겉껍질과 섬유질을 제거한 樹皮로, 섬유상의 털은 제거하고 曬乾한다.

【性 狀】긴 圓錐狀 또는 板狀이며 길이 20~30㎝이고 두께는 고르지 않다. 바깥 면은 짙은 갈색이며 질겨서 꺾이지 않는다. 냄새는 거의 없고 맛은 떫다.

【産 地】우리나라 각지에서 관상용으로 기르고, 중국의 西南, 華南, 華東 및 湖南, 湖北, 河南省에 분포하며, 廣東과 福建省에서 생산한다.

【成 分】Tannin이 풍부하다.

【性 味】性은 平하고, 味는 苦澀하다.

【歸 經】肺 · 肝 · 大腸經.

【效能 主治】收斂止血. 治吐血, 衄血, 尿血, 便血, 崩漏下血.

【解 說】味가 苦澀하여 收斂止血하므로 각종 출혈증을 치료하고 부인과의 崩漏에 많이 사용한다. 出血의 원인은 제거하지 못하므로, 병증에 따라 원인에 따라 다른 약들을 배합한다. 收斂작용이 비교적 강하므로 출혈은 과다하되 瘀血은 없는 경우에 적용하고, 만약 瘀血이 있거나 邪熱이 심한 경우는 복용해서는 안 된다.

【炮 製】炒炭한다.

【用 量】3~9g.

【禁忌症】急性吐血, 瘀血이 있을 때, 급성자궁출혈, 惡露不盡, 濕熱下痢의 초기 및 腸風帶下에는 복용을 忌한다.

【配合例】① 血餘炭과 배합하여 咯血, 衄血, 便血 및 崩漏 등에 瘀血이 없는 자를 치료한다.

② 大薊 小薊 白茅根 梔子 등을 배합하여 血熱妄行으로 인한 出血證을 치료한다.

③ 黃芪 白朮 海螵蛸 茜草根 등을 배합하여 衝脈과 脾氣가 虛한 崩漏를 치료한다.

④ 人蔘 黃芪 龍骨 牡蠣粉 등을 배합하여 血崩을 치료한다.

⑤ 赤石脂 代赭石 등을 배합하여 嘔吐出血을 치료한다.
⑥ 阿膠 艾葉 등을 배합하여 子宮出血을 치료한다.
⑦ 車前草 旱蓮草 등을 배합하여 小便出血을 치료한다.

藕 節 [本經]

Nelumbinis Rhizomatis Nodus
異 名 : 蓮根 · 光藕節 · 藕節疤

【基 原】수련과(睡蓮科 : Nymphaeaceae)에 속한 다년생초본인 연꽃(蓮) *Nelumbo nucifera* Gaertner의 根莖 마디로, 가을과 겨울에 根莖을 캐어 마디 부분을 잘라 씻은 뒤 曬乾하고 鬚根을 없앤다.
【性 狀】쭈글쭈글하고 짧은 圓柱形으로 길이 2~4㎝ 지름 1~3㎝이다. 바깥 면은 黃褐色~灰褐色이고 잔뿌리를 제거한 자국이 남아 있다. 횡단면은 7~9개의 둥근 구멍이 있고 잘 꺾이지 않는다. 냄새가 조금 있고 맛은 조금 달고 떫다.
【產 地】우리나라 중남부지방에서 재배한다.

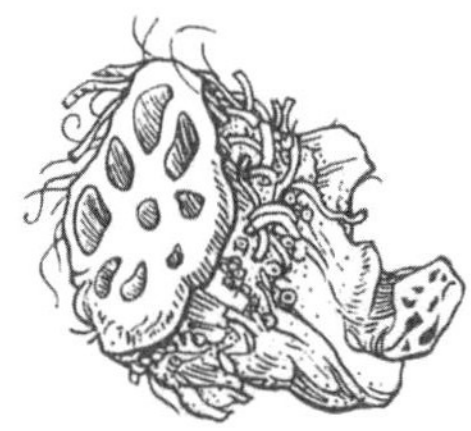
藕節藥材

【成 分】Tannin과 asparagin, raffinose를 함유한다.
【性 味】性은 平하고, 味는 甘澀하다.
【歸 經】心 · 胃 · 肝經.
【效能 主治】收斂止血, 化瘀 治吐血, 咯血, 衄血, 尿血, 崩漏.
【解 說】甘澀하고 平하여 收斂止血하고 겸하여 化瘀하므로 止血하되 瘀血을 생성하지는 않으며, 藥力이 和平하여 각종 內出血에 상용하고 특히 吐血과 咯血에 응용한다.
生用하면 약성이 平에서 涼으로 기울어 止血化瘀작용에 淸熱하게 되어 熱로 인한 출혈증에 적용한다.
炒炭하면 약성이 平에서 溫으로 기울어 收斂止血작용이 우세해지므로 虛寒性 만성출혈증에 적용한다.
【炮 製】止血化瘀에는 生用하고, 收斂止血에는 炒炭하여 사용한다.
【用 量】9~15g. 鮮品은 30~60g 즙을 내어 복용한다.
【禁忌症】外感風寒과 孕婦는 복용을 忌한다.
【配合例】① 生地黃 地楡炭 등을 배합하여 腸出血을 치료한다.
② 杏仁 川貝母 紫菀 白芍藥 枇杷葉 등을 배합하여 咳血을 치료한다.
③ 小薊 通草 滑石 등을 배합하여 尿血, 便血, 崩漏를 치료한다 (예: 小薊飮子)

제2절 涼血止血藥

本類의 약물은 性이 寒涼하여 血熱妄行으로 인한 출혈증에 응용하는 약물이다. 이때에는 혈색이 선홍색이고 비교적 진하며, 발열을 동반하거나 혹은 열은 없더라도 煩燥하고 面赤 目赤 口苦 舌赤 舌苔黃, 脈數有力하다. 治法은 涼血止血하되 涼血을 주로 하여야 하므로 淸熱涼血藥과 함께 배합한다.

熱性出血은 쉽게 傷陰하므로 陰虛證을 겸하였을 때는 養陰藥을 함께 배합한다.

涼血止血藥은 血瘀氣滯하기 쉬우므로 熱性出血이라도 瘀血이 있으면 活血行氣藥을 배합한다.

大 薊 [別錄]

Cirsii Herba

異 名 : 虎薊[集注] · 鷄項草[圖經] · 刺薊 · 山牛蒡[日華子] · 野紅花[綱目] · 馬薊[范汪方]

【基 原】 국화과(菊花科 : Compositae)에 속한 다년생초본인 엉겅퀴(薊) *Cirsium japonicum* De Candole 또는 기타 동속식물의 全草로, 여름과 가을에 꽃이 필 때 지상부를 거두어 曬乾한다.

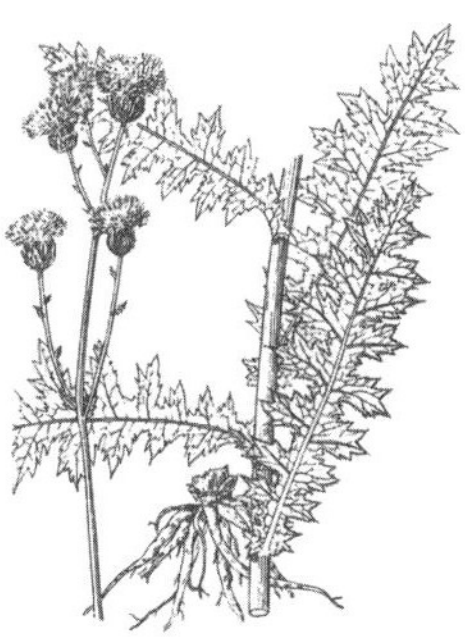
엉겅퀴
Cirsium japonicum

【性 狀】 줄기는 圓柱狀이고 길이 50～100㎝, 지름 5～10㎜이다. 바깥 면은 赤褐色～褐色이며 세로주름이 있고 根頭部는 灰白色의 솜털로 덮여 있다. 줄기의 꺾은 면은 黃白色의 髓가 있고 잎은 거의 떨어졌고 남은 잎은 綠褐色～黑褐色이고 쭈글쭈글하며 잎가에는 고르지 않은 가시가 있다. 꽃은 두상화가 가지 끝에 남아 있고, 관상화는 오므라들었으며 赤紫色이고 白色의 깃털 모양의 冠毛가 나와 있다.

【産 地】 우리나라 각지에 분포한다.

【成 分】 全草는 alkaloid와 정유를 함유한다. 根은 taraxasteryl acetate, stigmasterol, α-amyrin, β-amyrin, β-sitosterol 등을 함유한다.

【性 味】 性은 涼하고, 味는 苦甘하다.

【歸 經】 心 · 肝經.

【效能 主治】 涼血止血 · 祛瘀消腫. 治衄血, 吐血, 尿血, 便血, 崩漏下血, 外傷出血, 癰腫瘡毒.

【解　說】性이 涼하여 心, 肝 2經의 血分에 들어가 涼血止血하므로 血熱妄行으로 인한 각종 출혈증에 효과가 크다. 炒炭하면 지혈작용이 강해지고 涼血작용은 약해진다. 그러므로 熱證으로 인한 출혈에는 生用하며, 收斂止血의 목적으로 응용할 경우에는 大薊炭으로 응용하여야 한다. 이 외에도 오늘날 임상에서는 利膽작용과 利尿작용이 있어 急·慢性肝炎이나 腎炎에 적용한다. 그리고 고혈압에도 효과적이다. 陶弘景은 大薊는 虎薊이고, 小薊는 猫薊이라 하였다. 李時珍은 薊는 髻와 같은데, 大薊꽃이 髻와 같기 때문이라 하였다.

【炮　製】잡질을 제거하고 씻은 뒤 햇볕에 말리고, 涼血止血에는 生用하고, 收斂止血에는 炒炭하여 사용한다.

【用　量】9~15g(外用에는 생것을 짛어 환부에 붙인다).

【禁忌症】脾胃가 虛寒하면서 瘀血이 없는 자는 복용을 忌한다.

【配合例】① 生地黃과 배합하여 血熱妄行으로 인한 각종 出血證을 치료한다(예 : 失血奇效方).

② 生大黃 梔子 牡丹皮 등을 배합하여 熱盛火熾하여 迫血妄行으로 인한 吐血, 衄血을 치료한다.

③ 癰腫瘡毒에는 鮮品을 짛어 즙을 복용하고 찌꺼기는 환부에 붙인다.

小　薊 [別錄]

Breeae Herba

異 名 : 猫薊[集注]·青刺薊·千針草[圖經]·刺薊菜[救荒本草]·青青菜[衷中參西錄]

【基　原】국화과(菊花科 : Compositae)에 속한 다년생초본인 조뱅이(刺兒菜) *Breea segeta* Kitamura 또는 큰조뱅이 *B. setosa* Kitamura의 全草로, 여름과 가을에 꽃이 필 때 거두어 曬乾한다.

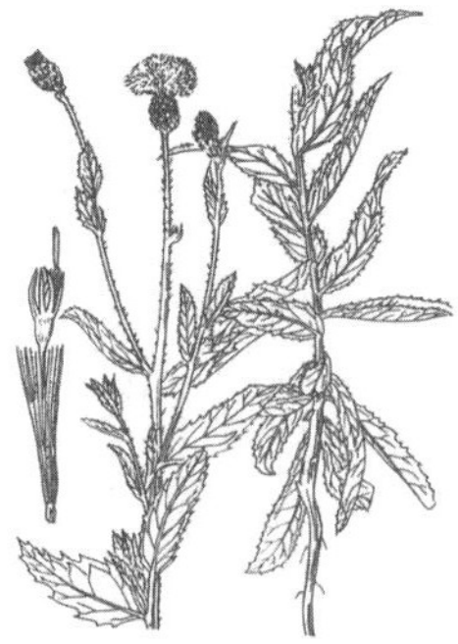
조뱅이
Breea segeta

【性　狀】가는 줄기에 긴 橢圓狀 披針形의 잎이 어긋나 붙었고 줄기 끝에는 꽃이나 꽃봉오리가 달려 있는 것도 있다. 줄기의 길이는 25~50㎝이고 잎은 길이 7~10㎝, 너비 2~4㎝이며 바깥면은 灰綠色이고 작은 가시털이 나 있다.

【產　地】우리나라 각지에 분포하며 밭 가장자리나 빈터에서 자란다.

【成　分】Alkaloid와 protocatechuic acid, caffeic acid, saponin 등을 함유한다.

【性　味】性은 涼하고, 味는 甘苦하다.

【歸　經】心·肝經.

【效能 主治】涼血止血·散瘀解毒消腫. 治衄血, 吐血, 尿血, 便血, 崩漏下血, 外傷出血, 癰腫瘡毒.

【解　說】涼血泄熱하여 止血하며 아울러 利尿하므로 血熱妄行으로 인한 咯血, 衄血, 吐血, 尿血 및 崩漏 등을 치료하며 그 효능이 大薊와 비슷해서 함께 배합한다. 또한 解毒消癰의 효능이 있어 熱毒으로 인한 癰瘡을 치료하는 데는 단독으로 내복하거나 생것을 찧어 붙인다. 다만 大薊가 散瘀消腫작용이 小薊보다 강하고, 小薊는 破血通淋이 우수하여 肝炎과 腎炎 및 高血壓 등에 상용한다.

【炮　製】씻은 뒤 햇볕에 말리고 涼血止血에는 生用하고, 止血에는 炒炭하며, 外用에는 생것을 사용한다.

【用　量】4.5~9g. 鮮品은 30~60g.

【禁忌症】脾胃가 虛寒하면서 瘀血이 없는 자는 복용을 忌한다.

【配合例】① 蒲黃 木通 滑石 등을 배합하여 尿血을 치료한다(예 : 淸熱止血方)

② 大薊 側柏葉 등을 배합하여 吐血, 咯血을 치료한다(예 : 十灰散)

③ 熱毒癰瘡에 단독으로 복용하거나 찧어 붙인다.

地　楡 [本經]

Sanguisorbae Radix

異 名 : 玉豉·酸赭[別錄]·白地楡·鼠尾地楡[滇南本草]·酸赭[本草綱目]

【基　原】장미과(薔薇科 : Rosaceae)에 속한 다년생초본인 오이풀(地楡) *Sanguisorba officinalis* Linné 또는 긴오이풀(長葉地楡) *S. officinalis* Linné var. *longifolia* (Bert.) Yü et Li의 根이다. 봄에 싹이 돋을 때나 가을에 풀이 마른 뒤에 캐어 鬚根을 없애고 씻은 뒤 말리거나 신선할 때 절단하여 말린다.

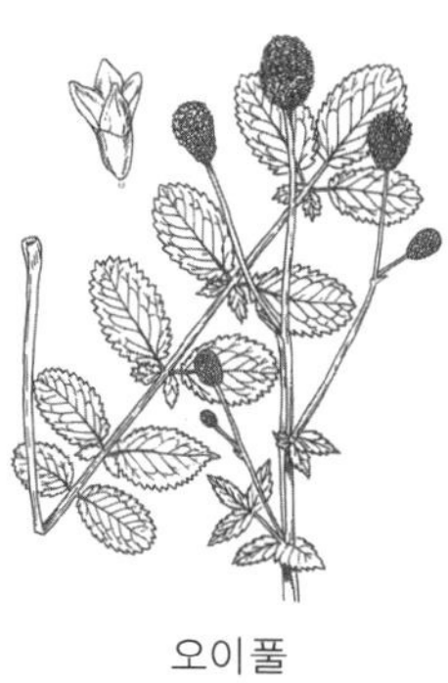
오이풀
Sanguisorba officinalis

【性　狀】구부러진 紡錘形으로서 1개 또는 여러 개의 고르지 않는 뿌리가 根莖에 달려 있다. 길이 10~20㎝, 지름 5~20㎜이다. 단단한 섬유성의 根莖이 위 끝에 붙어 있으며 어두운 褐色~黃褐色이고 쭈글쭈글한 세로 주름이 있다. 꺾은 면은 赤色이고 뿌리는 엷은 黃色~灰白色이면 섬유성으로 매우 질기다. 횡단면을 확대경으로 보면 바깥쪽은 2~3층의 코르크층이 있고 그 바로 아래에 4~5열의 코르크皮層이 있으며 形成層은

2~3열의 유세포로 이루어져 있다. 냄새가 거의 없고 맛은 떫으며 조금 쓰다.

【産　地】우리나라와 중국의 각지에 분포한다.

【成　分】Tannin, triterpenoid계 ziyu-glycoside Ⅰ, Ⅱ, sanguisorbin A, B, E 등과 sanguiin H-1, H-2, H-3 등을 함유한다.

【性　味】性은 微寒하고, 味는 苦酸澀하다.

【歸　經】肝・大腸經.

【效能 主治】涼血止血・解毒斂瘡. 治便血, 痔出血, 血痢, 崩漏, 水火燙傷, 癰腫瘡毒.

【解　說】寒性은 涼血하고, 澀味는 收斂하므로 止血작용이 뛰어나며, 苦味는 下焦의 血分濕熱을 清熱燥濕시켜 便血과 痔瘡出血, 血痢 및 崩漏 등을 치료한다. 이 외에도 解毒斂瘡하여 燙火傷을 치료하는 요약으로 상처에 바르거나 붙인다. 다만 상처 부위가 넓으면 탄닌 등이 흡수되어 중독성간염을 일으킬 수 있으므로 주의한다. 그리고 虛寒에 속한 병증에는 복용을 忌한다.

【炮　製】涼血止血에는 生用하고, 止血, 收斂, 止痢의 효능을 증강하려면 炒炭한다.

【用　量】9~15g.

【禁忌症】虛寒冷痢와 痢疾초기에는 복용을 금한다.

【配合例】① 槐角 生地黃 등을 배합하여 便血과 痔瘡出血을 치료한다.

② 黃連 木香 訶子 등을 배합하여 만성血痢를 치료한다.

③ 大黃 氷片 등을 배합하고 研末하여 燙火傷, 瘡瘍, 濕疹, 皮膚潰爛에 기름에 개어 바른다.

④ 金銀花 蒲公英 등을 배합하여 瘡瘍腫毒을 치료한다.

槐　花 [日華子本草]

Sophorae Flos

異 名 : 槐蕊[本草]

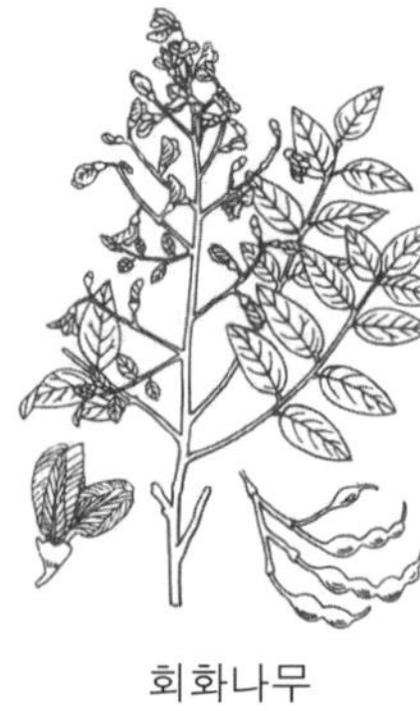
회화나무
Sophora japonica

【基　原】콩과(豆科 : Leguminosae)에 속한 落葉喬木인 회화나무(槐) *Sophora japonica* Linné의 花蕾이다. 여름에 花蕾를 말리고 잡질을 제거한다. 중국에서는 꽃도 기원으로 한다. 여름에 꽃이 피었을 때 딴 것을 槐花라 하고, 花蕾를 딴 것을 槐米라고 구분하기도 한다.

【性　狀】① 槐花 : 黃綠色~黃褐色의 꽃받침과 엷은 黃色~엷은 褐色을 나타내는 채 피지 않은 花冠으로 전체 길이는 3~10㎜

이다. 꽃받침은 길이 3~4㎜로 얕게 갈라지고 주머니 모양의 花冠은 5편으로 피고 각 편은 크기 및 모양이 각각 다르다. 수술은 10개이고 그 基部는 합착되어 있으나 끝은 갈라지고 花冠에 따라서 구부러져 있다. 암술은 1개이며 짧고 작다. 냄새와 맛이 거의 없다.

② 槐米 : 달걀형이거나 橢圓形으로 길이 2~6㎜, 지름은 약 2㎜이다. 꽃받침 아래에는 여러 개의 세로주름이 있다. 꽃받침 위에는 黃白色으로 아직 피지 않은 꽃잎이 있다. 花梗은 가늘고 작고, 가벼우며, 손으로 비비면 잘 부서진다. 냄새는 없고 맛은 조금 쓰다.

【產 地】 우리나라 각지에서 기르고, 중국의 河北, 山東, 河南, 江蘇, 廣東, 廣西, 遼寧省 등에 분포한다.

【成 分】 Rutin이 함유되어 있는데 꽃봉오리에 많고 꽃이 피면 적어진다. 말린 꽃봉오리에는 triterpen계의 saponin이 0.04%, sophorin A가 14%, sophorin B가 1.25%, sophorin C가 0.35% 있다. sophorin A는 flavonoid류이고, B와 C는 sterol류이다. 탄닌이 함유되어 있는데, 槐花에는 0.66% 이나, 槐花炭에는 함량이 槐花보다 4배가 된다.

【性 味】 性은 微寒하고, 味는 苦하다.

【歸 經】 肝・大腸經.

【效能 主治】 涼血止血・淸肝瀉火. 治便血, 痔血, 血痢, 崩漏, 吐血, 衄血, 肝熱目赤, 頭痛眩暈.

【解 說】 性味가 苦寒하고 沈降에 편중되어 大腸을 淸熱시켜 涼血止血하므로 下部의 출혈증에 많이 사용하고, 또한 吐血과 衄血도 치료한다.

이 외에 肝經을 淸熱시켜 頭暈, 頭痛, 目赤 등에도 효과가 있다. 오늘날 연구결과에 의하면 혈압강하작용이 있어 고혈압과 이로 인한 뇌혈관파열을 방지한다.

【炮 製】 炒用하며, 止血작용을 증강하려면 炒炭한다.

【用 量】 3~9g.

【禁忌症】 脾胃虛寒者와 임신부는 복용을 忌한다.

【配合例】 ① 地楡 側柏葉 荊芥炭 枳殼 등을 배합하여 便血과 痔瘡出血을 치료한다.

② 黃連과 배합하여 大腸濕熱이 熾盛하여 絡脈을 灼傷하여 나타나는 便血과 痔出血을 치료한다.

③ 黃芩 火麻仁 등을 배합하여 腸熱便結로 인한 痔瘡出血을 치료한다.

④ 仙鶴草 白茅根 側柏葉 등을 배합하여 咯血, 衄血을 치료한다.

側 柏 葉 [別錄]

Thujae Orientalis Folium

異 名 : 柏葉[金匱要略] · 扁柏葉[草醫草藥簡便驗方匯編]

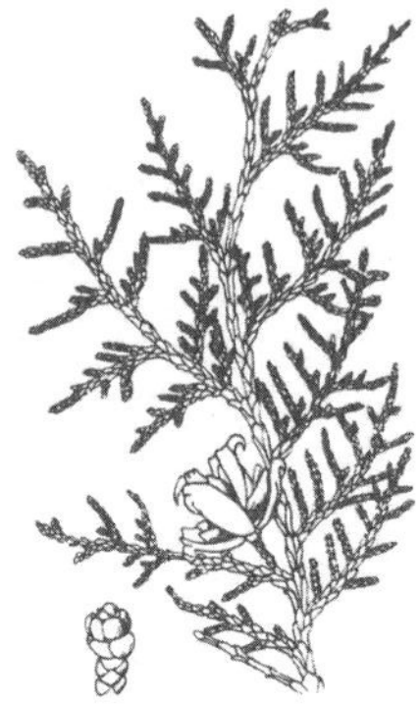

측백나무
Biota orientalis

【基 原】측백나무과(側柏科 : Cupressaceae)에 속한 常綠喬木인 측백나무(側柏) *Biota orientalis* (L.) Endl(= *Thuja orientalis* Linné)의 嫩枝와 葉으로, 여름과 가을에 주로 따서 陰乾한다.

【性 狀】鱗片狀 小葉이 겹쳐 연결되어 對生하고 중엽은 菱形이다.

【產 地】우리나라 각지에 분포한다.

【成 分】葉은 정유를 0.6~1% 함유하며, 그중 주요성분으로 thujene, thujone, fenchone, pinene, caryophyllene 등이 있다. Fravonoid 류에는 aromadendrin, quercetin, myricetin, hinoki-flavone, amenthoflavone 등이 있다. 총 flavonoid가 1.72%이며, 이 밖에 tannin, 수지, 비타민 C 등을 함유한다.

【性 味】性은 寒하고, 味는 苦澀하다.

【歸 經】肺 · 肝 · 脾經.

【效能 主治】涼血止血 · 生髮烏髮. 治吐血衄血, 便血, 崩漏下血, 血熱脫髮, 鬚髮早白.

【解 說】性이 寒하고 味는 澀하여 涼血하면서 收斂止血하므로 모든 출혈증에 효과가 있고, 血熱로 인한 出血證에는 더욱 효과가 있다. 오늘날 임상에서 血熱이나 血虛 및 병후탈모 또는 早白에 효과가 있고 노인들의 慢性氣管支炎에 적용하여 祛痰止咳한다.

【炮 製】涼血에는 生用하고, 止血에는 炒炭한다.

【用 量】6~12g.

【禁忌症】眞陰이 虛한 자와 大便燥結者는 복용을 忌하며, 出血이 없는 자는 복용을 禁한다.

【配合例】① 生地黃 生荷葉 등 涼血止血藥과 배합하여 血熱로 인한 吐血, 衄血, 尿血 및 崩漏를 치료한다 (예: 四生丸).

② 炮薑 艾葉 등 溫經止血藥과 배합하여 寒性出血證을 치료한다.

③ 桑白皮 枇杷葉 知母 麥門冬 등을 배합하여 肺熱咳嗽로 인한 乾咳 혹은 痰稠하여 喀出이 쉽지 않은 자를 치료한다.

白 茅 根 [本經]

Imperatae Rhizoma

異 名 : 茅根 · 茹根 · 蘭根[本經] · 地管[別錄] · 白花茅根[日華子] · 絲芽[綱目]

【基 原】벼과(禾本科 : Gramineae)에 속한 다년생초본인 띠(絲芽) *Imperata cylindrica* Beauvois var. *koenigii* Durand et Schinz의 根莖으로서, 봄과 가을에 채취하여 지상부를 제거하고 사용한다.

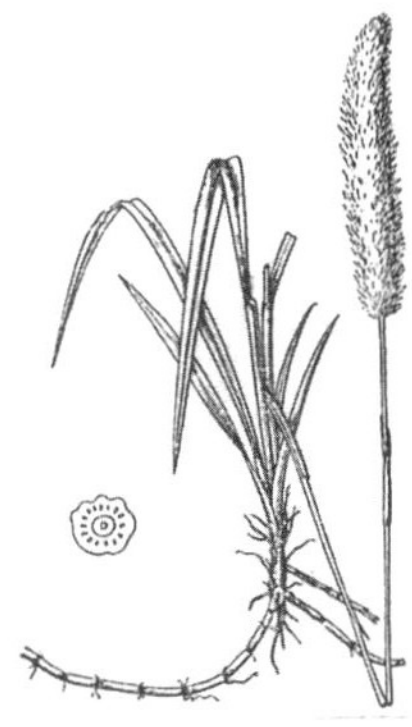
띠
Imperata cylindrica var. *koenigii*

【性 狀】가늘고 긴 圓柱形으로 지름 3~5㎜이다. 바깥 면은 黃白色이며 약간의 세로주름이 있고 2~3㎝마다 마디가 있으며 때때로 갈라져 있다. 꺾은 면은 섬유성이다. 횡단면은 불규칙한 圓形이며 皮層의 두께는 중심주의 지름보다 약간 얇으며 髓의 조직은 때때로 비어 있다. 횡단면을 확대경으로 볼 때 주변부분은 어두운 색이나 그 밖의 皮層은 黃白色이며 군데군데에 갈색의 반점이 있고 중심주는 갈색을 띤다. 냄새가 없고 맛은 조금 달다.

【產 地】우리나라 각지에 분포한다.

【成 分】Mannitol, 포도당, 과당, 자당, 구연산, 사과산, coixol, arundoin(0.1%), cylindrin(0.001%) 등을 함유한다.

【性 味】性은 寒하고, 味는 甘하다.

【歸 經】肺 · 胃 · 膀胱經.

【效能 主治】涼血止血 · 淸熱利尿. 治血熱吐血, 衄血, 尿血, 熱病煩渴, 黃疸, 水腫, 熱淋澀痛, 胃熱嘔吐, 肺熱咳嗽.

【解 說】性味가 甘寒하여 肺 · 胃 · 膀胱 3經에 들어가 淸熱시켜 涼血生津하고, 膀胱經에 들어가 利尿시키므로 熱을 아래로 끌어내려 병을 치료한다. 장점은 맛은 달아도 속을 더부룩하게 하지 않고, 藥性은 차지만 胃氣를 손상시키지 않으며, 利尿시키되 傷陰하지 않으므로 熱證으로 인한 津液不足에 적용한다. 그러나 약효는 강하지 않으므로 많이 복용해야 하고, 생것을 사용하는 것이 좋다. 肺胃를 淸熱시키는 효능은 蘆根과 비슷하여 胃熱嘔吐와 煩熱口渴 및 肺熱咳嗽 등에 적용하나, 蘆根은 氣分에 편중되어 淸熱生津을 주로 하고, 白茅根은 血分에 편중되어 涼血止血을 주로 한다.

【炮 製】씻은 뒤 자르거나 炒炭한다.

【用 量】9~30g. 생것은 30~60g.

【禁忌症】脾胃虛寒者와 溲多不渴者는 복용을 忌한다.

【配合例】① 生地黃 側柏葉 黑山梔 小薊 등을 배합하여 熱證으로 인한 吐血, 衄血, 尿血 등을 치료한다.

② 車前子 木通 金錢草 등을 배합하여 熱淋, 水腫, 黃疸, 小便不利 등이 熱證에 속한 경우에 치료한다.

③ 蘆根과 배합하여 熱病煩渴과 肺熱喘急, 胃熱口噦 등을 치료한다.

羊 蹄 根 [本經]

Rumecis Radix

異 名：東方宿・連蟲陸・鬼目・蓄[本經]・土大黃[滇南本草]・羊蹄大黃[庚辛玉冊]・牛大黃[廣東湖南]

【基　原】마디풀과(蓼科：Polygonaceae)에 속한 다년생초본인 참소리쟁이(羊蹄) *Rumex japonicus* Houttuyn.의 根으로, 8~9월에 캐서 햇볕에 말린다.

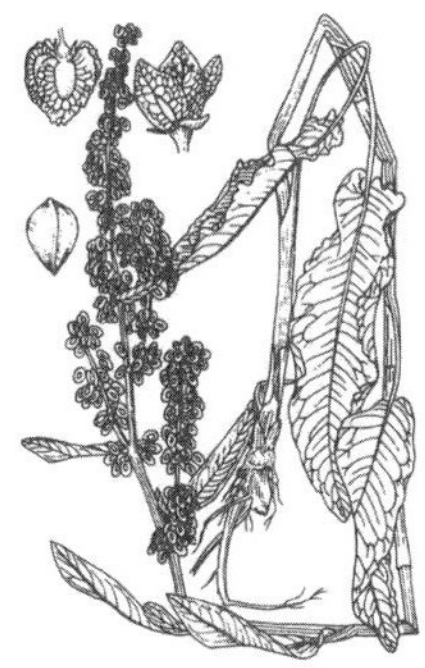

참소리쟁이
Rumex japonicus

【性　狀】긴 圓柱形으로서 가로로 된 주름이 있고 가는 가지 뿌리가 달려 있다. 길이 10~20㎝, 지름 1~3㎝이고 根頭에는 줄기의 殘基가 남아 있다. 바깥 면은 灰黃色~黃褐色이고 꺾은 면은 비교적 평탄하며 黃褐色을 띠나 진한 褐色의 선이 동심원 모양으로 나이테 비슷하게 나타난다. 특이한 냄새가 있고 맛은 떫으며 쓰다.

【産　地】우리나라 각지에 분포한다.

【成　分】Anthraquinone 화합물로 chrysophanol, emodin, nepodin, 1,5-dihydroxy-anthraquinone과 anthronern 등을 함유한다. 그러나 대황과는 달리 sennoside A, rhein, aloeemodin이 검출되지 않으며, anthraquinone 계열 성분의 총 함량도 대황보다 매우 낮다.

【性　味】性은 寒하고, 味는 苦하며, 微毒하다.

【歸　經】心・肝・大腸經.

【效能 主治】涼血止血・驅蟲療癬. 治衄血, 咯血, 便血, 崩漏, 疥瘡, 頑癬.

【解　說】性味가 苦寒하여 涼血止血하므로 血熱로 인한 出血病證인 鼻衄, 咯血, 便血, 崩漏 등을 치료하고, 驅蟲止痒하므로 疥癬과 頑癬에는 식초와 섞은 生즙을 붙인다. 緩下通便하므로 大便秘結을 치료한다. 최근 임상에서는 혈소판감소성紫癜에 羊蹄根 15g과 大棗 30g을 복용하여 효과가 있다고 보고되었다.

【炮　製】물을 적신 뒤 자른다.

【用　量】10～15g.
【禁忌症】脾虛泄瀉者는 복용을 忌한다.
【配合例】① 側柏葉을 배합하여 出血證을 치료한다.
② 枯白礬을 배합하여 癬瘡濕痒을 치료한다(예 : 羊蹄根散)

제3절 化瘀止血藥

化瘀止血藥은 跌打損傷이나 瘀血로 인한 출혈증에 적용하는 약물이다. 化瘀藥과 止血藥을 서로 배합함으로서 止血효과를 높이고, 瘀血을 방지할 수 있다. 임상에서는 活血藥과 行氣藥을 배합한다.

三　七 [本草綱目]

Notoginseng Radix et Rhizoma

異 名 : 田三七[僞藥條辨] · 田七[岭南采藥錄] · 金不換[綱目] · 血參[醫林纂要] · 人參三七 [綱目拾遺]

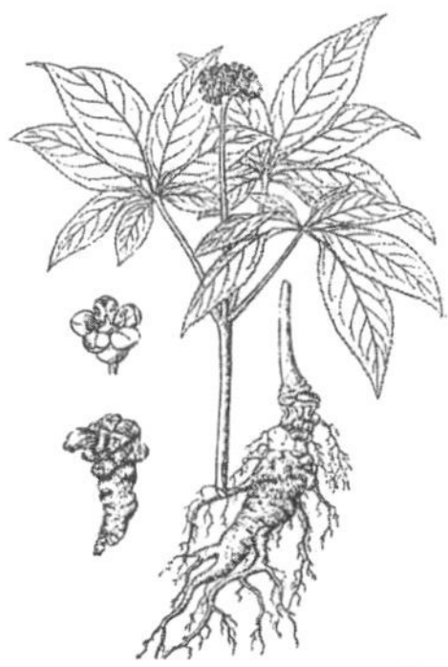

三七
Panax notoginseng

【基　原】오가과(五加科 : Araliaceae)에 속한 다년생초본인 三七 *Panax notoginseng* (Burk) F. H. Chen의 根 및 根莖으로, 가을에 꽃이 피기 전에 캐어 씻은 후 主根과 支根 및 莖基를 나누어 말린다. 支根을『筋條』, 莖基를『剪口』라 한다.
【性　狀】圓錐形으로 길이 1~6㎝, 지름 1~4㎝이고, 根頭部에 줄기가 붙었던 자국이 있고 주위에는 작은 혹 모양의 돌기가 있다. 바깥 면은 灰褐色~灰黃色이며 세로주름과 가는 뿌리가 붙었던 자국이 있다. 절단면은 灰綠色~黃綠色 및 灰白色으로 방사상의 무늬가 나타나며 質은 무겁고 단단하다. 냄새는 없고 맛은 쓰고 달다.
【產　地】중국 雲南, 廣西省 등에서 재배하며, 四川, 湖北, 江西省 등에는 자생한다.
【成　分】Saponin, arasaponin A, arasaponin B를 함유한다. 이 외에 융점이 244℃, 252℃인 종류 미상의 結晶性물질이 있다. 三七의 ethylalcohol 추출물에는 여러 종류의 santinoside가 있고, 그중에 santinoside C_1과 E_1, 즉 ginsenoside Rg_1과 Rb_1이 많다. 또한 Quercetin, quercetin과 xylose, 포도당과 glucuron acid로 이루어진 배당체 β-sitosterol, daucosterol, 자당 등을 함유한다.

【性 味】性은 溫하고, 味는 甘微苦하다.

【歸 經】肝・胃經.

【效能 主治】散瘀止血・消腫定痛. 治喀血, 吐血, 衄血, 便血, 崩漏, 外傷出血, 胸腹刺痛, 跌撲腫痛.

【解 說】性味가 甘苦하면서 溫하여 止血하고 活血化瘀하므로 止血하되 瘀血은 생기게 하지 않으므로 체내의 각종 출혈증에 내복이나 외용하여 모두 효과가 있다. 출혈에 瘀血을 겸한 경우에 가장 적합하고, 대량출혈과 출혈이 멎지 않을 때도 응용한다. 이 외에도 活血化瘀하여 消腫止痛하므로 外傷의 요약이며, 타박상과 瘡瘍腫毒에 적용한다. 오늘날 임상에서는 관상동맥경화증에 치료효과가 좋은 것으로 보고되었다.

【炮 製】가루 내어 사용한다.

【用 量】3~9g.(研末呑服 1回 1~3g). 외용으로는 적당량.

【禁忌症】陰虛로 인한 血虛吐血과 血熱妄行者 및 出血에는 滋陰藥이나 涼血藥과 配伍하며 단독으로도 사용할 수는 있으나, 無瘀血者와 孕婦는 복용을 忌한다.

【配合例】① 인체의 내외 각 부분의 출혈증에 粉末하여 米湯으로 복용한다.

② 大黃 白茅根 白芨 牡蠣 등을 배합하여 吐血, 咳血이 血熱에 속한 자를 치료한다.

③ 創傷出血에 분말을 상처에 뿌려서 止血定痛시켜 치료한다.

④ 瘀血阻滯로 心腹이 疼痛하고, 跌撲損傷으로 瘀血腫痛 및 瘡瘍腫痛에 研末하여 黃酒로 冲服한다.

蒲 黃 [本經]

Typhae Pollen

異 名 : 蒲厘花粉[集注]・蒲草黃・蒲草

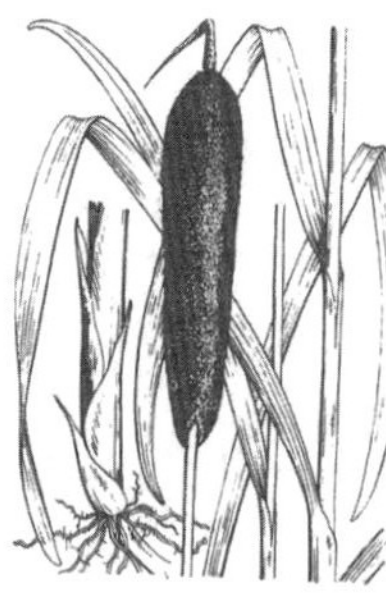

부들
Typha orientalis

【基 原】부들과(香蒲科 : Typhaceae)에 속한 다년생초본인 부들(東方香蒲) *Typha orientalis* Presl 또는 기타 동속식물의 꽃가루로서, 여름에 포황 줄기 위의 노란빛 수꽃 花序를 따서 曬乾한 뒤 갈고 체로 쳐서 꽃가루를 얻는다.

【性 狀】가볍고 고운 가루로 밝은 黃色~黃褐色이며 쉽게 유동한다. 현미경으로 보면 4개의 화분립이 正方形이나 사다리형으로 결합되어 있고 지름 35~40㎛이다.

【產　地】우리나라 중부지방에 분포하고, 중국의 각지에 분포한다.

【成　分】花粉은 isorhamnetin의 glycoside, pentacosane, 정유 및 지방유를 약 10%, palmitin acid, stearin acid, olein acid의 glycoside, r-typhasterol을 함유한다.

【性　味】性은 平하고, 味는 甘하다.

【歸　經】肝·心包經.

【效能 主治】止血·化瘀·通淋. 治吐血, 衄血, 喀血, 崩漏, 外傷出血, 經閉痛經, 脘腹刺痛, 跌撲腫痛, 血淋澀痛.

【解　說】味는 甘緩하고 性은 寒熱에 치우침이 없어 肝經과 心包經에 들어가 收澁止血하고 行血祛瘀한다. 일반적으로 生用하면 性이 滑하여 行血消瘀효과가 뛰어나 瘀血을 치료하고, 炒炭하면 性이 澁하여 收斂止血하므로 각종 출혈증을 치료한다.

오늘날 임상경험에 의하면 生蒲黃은 止血하므로 달여 먹거나 가루로 먹거나 붙이는 것 등에 모두 응용되고, 利尿와 자궁수축작용을 겸하고 있어 血淋과 尿血 및 子宮出血에 적당하다. 性이 平하고 緩하여 失血證에 虛實을 막론하고 배합하여 응용하지만 임신 중에는 조심하여야 한다.

【炮　製】行血化瘀에는 生用하고, 收斂止血에는 炒炭한다.

【用　量】5～9g.

【禁忌症】生蒲黃은 자궁을 수축하므로 孕婦는 복용을 忌한다.

【配合例】① 白芨 青黛 등을 배합하여 吐血, 衄血을 치료한다(예 : 治肺熱衄血方).

② 白茅根 小薊 生地黃 등을 배합하여 血淋과 尿血을 치료한다.

③ 阿膠 艾葉 益母草 등을 배합하여 崩漏를 치료한다.

④ 五靈脂와 배합하여 血瘀로 인한 經痛, 經閉, 産後惡露不下로 인한 頭痛, 血瘀心腹作痛과 跌打損傷 등을 치료한다(예 : 失笑散).

⑤ 冬葵子 生地黃 등을 배합하여 血淋澁痛을 치료한다.

茜 草 根 [本經]

Rubiae Radix

異　名 : 藘茹[內經]·茜根[本經]·紅茜草·血見愁·土宿本草·地蘇本·活血丹[本草拾遺]

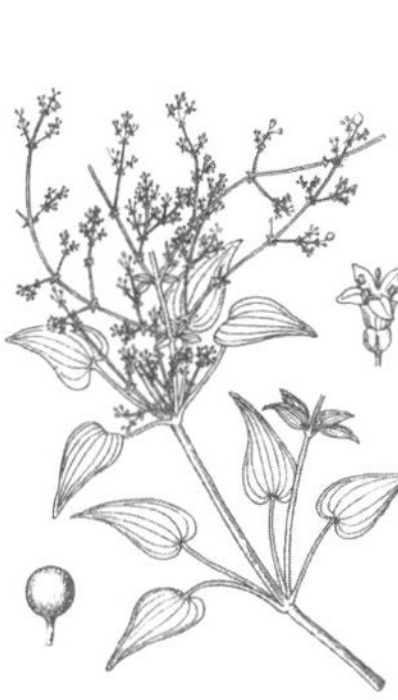

꼭두서니
Rubia akane

【基　原】꼭두서니과(茜草科 : Rubiaceae)에 속한 다년생초본인 꼭두서니(茜草) *Rubia akane* Nakai 또는 기타 同屬近緣植物의 根으로, 봄과 가을에 캐어 흙을 제거하고 말린다.

【性　狀】마디가 있는 根莖이 가늘고 긴 圓柱狀의 뿌리로

이루어졌으며 根莖의 마디마다 여러 개의 뿌리가 붙어 있다. 뿌리의 길이 5~15㎝, 지름 1~3㎜이며 바깥 면은 黑紫色이고 꺾은 면은 紅紫色이다. 質은 단단하고 부스러지기 쉽다. 특이한 냄새가 있다.

【産 地】우리나라 각지에 분포한다.

【成 分】Purpurin, alizarin, pseudopurpurin, munjstin 등을 함유한다.

【性 味】性은 寒하고, 味는 苦하다.

【歸 經】肝經.

【效能 主治】涼血・止血・祛瘀・通經. 治吐血, 衄血, 崩漏, 外傷出血, 經閉瘀阻, 關節痹痛, 跌撲腫痛.

【解 說】性味가 苦寒하고 肝經血分에 들어가 涼血止血하는 효능이 있어 血熱로 인한 出血證을 치료하고 活血祛瘀작용이 있어 通經止痛의 효과가 있다. 止血하면서도 祛瘀작용이 있어 부인과의 要藥이 되며, 行血에는 生用하고, 止血에는 炒炭한다.

【炮 製】절단하여 行血에는 生用하고, 止血에는 표면이 焦黑色이 되도록 炒한다.

【用 量】6~9g.

【禁忌症】脾胃가 虛寒한 자와 瘀血이 없는 자는 복용을 忌한다.

【配合例】① 生地黃 側柏葉 地榆 등 涼血止血藥을 배합하여 血熱妄行으로 인한 吐血, 衄血, 咳血, 便血, 崩漏 등을 치료한다.

② 烏賊骨 牡蠣 黃芪 棕櫚炭 등을 배합하여 崩漏가 虛證에 속한 자를 치료한다.

③ 當歸 赤芍藥 丹參 桃仁 紅花 등을 배합하여 血瘀痛經과 經閉, 癥瘕, 産後惡露不下 및 跌打損傷으로 인한 胸脇疼痛 등 증상을 치료한다.

④ 鷄血藤 海風藤 玄胡索 등을 배합하여 關節疼痛을 치료한다.

⑤ 當歸 香附子 赤芍藥 등을 배합하여 經閉를 치료한다.

【備 考】현재 茜草根은 만성독성 및 신장염 유발이 보고되어 사용금지 품목이다.

제4절 溫經止血藥

溫經止血藥은 藥性이 溫하여 虛寒性 出血證에 적용하는 약물이다. 임상에서는 陽虛로 攝血하지 못하여 유발되는 便血과 자궁허약으로 인한 崩漏 및 월경과다 등에 항상 溫陽藥과 함께 응용한다. 艾葉과 伏龍肝 등은 그 약성이 燥하므로 動血하기 쉬워 熱盛火旺의 出血證에 사용하여서는 안 된다

艾 葉 [別錄]

Artemisiae Argyi Folium

異 名 : 醫草[別錄] · 灸草[埤雅] · 黃草[綱目]

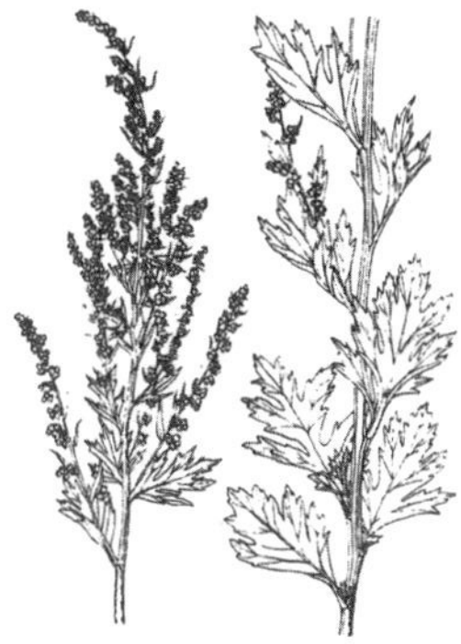

황해쑥
Artemisia argyi

【基 原】 국화과(菊花科 : Compositae)에 속한 다년생초본인 황해쑥(艾) *Artemisia argyi* Lev. et Vant., 쑥 *A. princeps* Pamp. var. *orientalis* Hara 또는 산쑥(日本艾) *A. montana* Pampani의 葉 및 어린줄기로, 여름에 꽃이 피기 전에 따서 曬乾한다.

【性 狀】 압축된 잎과 그 조각으로 되어 있고 종종 가는 줄기를 함유한다. 잎은 오그라져 있으나 펴서 보면 길이 4~10㎝, 너비 2~10㎝이며 깃꼴로 갈라져 어긋나게 붙어 있다. 잎의 윗면은 綠色~어두운 綠褐色을 띠고 뒷면은 灰白色의 가는 솜털이 밀생하여 부드러운 촉감을 준다. 특이한 방향이 있고 맛은 쓰다.

【產 地】 우리나라 각지에 분포한다.

【成 分】 황해쑥에는 정유가 함유되어 있다. 그중에 cineol이 25~30%로 가장 많으며, 이 밖에 β-caryophyllene, linalool, artemisia alchool, camphor, borneol 등이 있다. 또한 tetracosanol, β-sitosterol, *l*-chebulachitol, *l*-inositol 등을 함유한다.

【性 味】 性은 溫하고, 味는 辛苦하며, 小毒하다.

【歸 經】 肝 · 脾 · 腎經.

【效能 主治】 散寒止痛 · 溫經止血. 治少腹冷痛, 經寒不調, 子宮虛冷性不姙, 吐血, 衄血, 崩漏經多, 姙娠下血. 外治皮膚瘙痒. 醋艾炭溫經止血, 治虛寒性出血症.

【解 說】 苦味는 燥하게 하고 辛味는 散하고, 芳香性이 있으며, 溫하여 三陰經에서 氣血과 經脈을 溫暖케 하여 寒濕을 제거하므로 冷痛을 치료한다. 그러므로 張仲景은 下血을 치료하는데 적용하였고, 李時珍은 帶下를 치료하는 良品으로 부인과의 要藥이 된다 하였다. 종합하면 주로 下焦虛寒證인 腹中冷痛과 經寒不調, 子宮虛冷으로 인한 不姙 등을 치료하는데 이는 모두 寒氣를 없애기 때문이다.

炒炭하면 止血하는 효능이 높아지므로 허한성출혈증을 치료하여 婦女의 崩漏下血을 치료하는데 상용한다. 또한 생것을 寒涼한 약과 배합하면 辛溫한 약성은 억제되고 寒性으로 傷陰하는 폐단도 없어지므로 血熱로 인한 吐衄을 치료한다. 이 외에도 燥濕止痒하므로 濕疹疥癬을 비롯한 피부질환을 치료한다.

溫經止血하는 것은 炮乾薑과 같으나 炮乾薑은 中焦虛寒을 주로 하고, 艾葉은 下焦虛寒을 주로 한다. 下焦의 氣血을 온난케 하는 것은 肉桂와 같으나, 肉桂는 辛甘大熱하여 行血하지만 止血은 하지 못하며 오히려 墮胎하지만, 艾葉은 辛甘溫煦하여 氣血을 溫하게 하고 調經하고 止血安胎한다.

【炮　製】生用하거나, 止血에는 醋炙한다.

【用　量】3~9g.

【禁忌症】陰虛血熱者에게는 신중을 기하고 陰虛火旺과 血燥生熱者 및 失血病이 오래된 증에는 복용을 금한다.

【配合例】① 阿膠 當歸 地黃 등을 배합하여 崩漏下血을 치료한다(예 : 膠艾湯).

② 黃芪 人蔘 등 補氣藥과 배합하여 氣虛不固로 인한 出血證을 치료한다.

③ 炮乾薑 竈心土 등을 배합하여 吐血과 衄血이 虛寒증인 것을 치료한다.

④ 生地黃 側柏葉 등을 배합하여 血熱妄行症을 치료한다.

⑤ 香附子 當歸 肉桂 등을 배합하여 月經不調와 腹部冷痛 및 子宮虛冷性不姙을 치료한다(예 : 艾附暖宮丸).

제12장 活血祛瘀藥

血行을 촉진하고 瘀滯를 없애주는 주요작용을 가진 약물을 活血祛瘀藥이라고 부르며, 또한 行血散瘀(化瘀)藥이라고도 한다. 그중에서 작용이 강렬한 것을 破血藥 혹은 逐瘀藥이라고 한다.

活血祛瘀藥은 血行이 不暢하거나 혹은 血分에 瘀血이 滯停하여 된 여러 病證, 예를 들면 血滯經閉, 經痛, 産後血瘀腹痛, 癥瘕痞塊, 跌打損傷, 骨折, 瘀腫疼痛 및 血行不暢으로 인한 痺症과 그 밖에 癰腫瘡瘍에도 활용한다. 活血祛瘀藥은 上述한 病證에 대하여 血行을 通暢시키고, 瘀滯를 消散시켜서 通經, 止痛, 散瘀, 消腫 등의 효과를 나타낸다. 出血證에 瘀滯가 있는 경우에도 또한 活血祛瘀藥을 사용하여 祛瘀시켜 止血시키는 작용을 얻을 수 있다. 어떤 活血祛瘀藥은 오늘날 冠心痛, 心絞痛 등의 證에 사용하여 活血通脈하는 효능이 있고, 어떤 活血祛瘀藥은 催産下胎의 작용을 겸하고 있어 難産, 胎依不下 등에 응용한다. 本類의 약물은 內服하는 외에 外用으로도 할 수 있다.

임상에 적용할 때는 病情에 따라서 응용하며, 아울러 약물의 특징적인 효능에 근거해서 적당한 약물을 선택하고 배합해야 한다. 氣와 血의 관계가 밀접하므로 임상에서 氣滯는 血瘀를 일으키고 血瘀도 항상 氣滯를 겸하게 된다. 그러므로 本類의 약물은 항상 行氣藥과 같이 사용함으로써 活血祛瘀의 효능을 높일 수 있다. 寒하면 凝滯하여 血瘀의 형성을 촉진하므로 寒疑血瘀者는 마땅히 溫裏藥을 배합하여 溫經通脈시켜 寒證을 제거하여야 한다. 또한 극렬한 疼痛證에 대하여는 活血行氣 혹은 止痛시키는 2重작용의 약물을 選用함이 마땅하다. 痹症과 癰腫瘡瘍에 있어서도 祛風除濕藥과 淸熱解毒藥을 合用해서 응용하고, 出血하면서 瘀血이 있는 者는 마땅히 祛瘀와 止血의 관계를 합당하게 처리해야 하며, 活血祛瘀藥 한 가지만을 사용함은 마땅하지 않다.

이 외에 活血祛瘀藥을 사용할 때에 正氣의 强弱에 주의를 요한다. 무릇 正氣가 부족하면 病情을 참작하여 氣血을 補益시키는 약물을 배합하여 正氣를 보호 유지케 하여야 한다.

本類의 약물은 月經過多나 혹은 血虛經閉에 瘀滯의 證候가 없는 경우에는 적용하지 않으며, 그중에 능히 催産下胎하는 약물은 *孕婦*에 대하여 忌用 혹은 愼用한다. 습관성 작용이 강렬한 活血祛瘀藥은 일반적으로 *孕婦*에게 忌用하거나 혹은 신중하게 사용하여야 한다.

川 芎 [本經]

Cnidii Rhizoma

異 名 : 芎藭[本經] · 香果[吳普本草] · 胡藭[別錄] · 京芎[本草圖經]

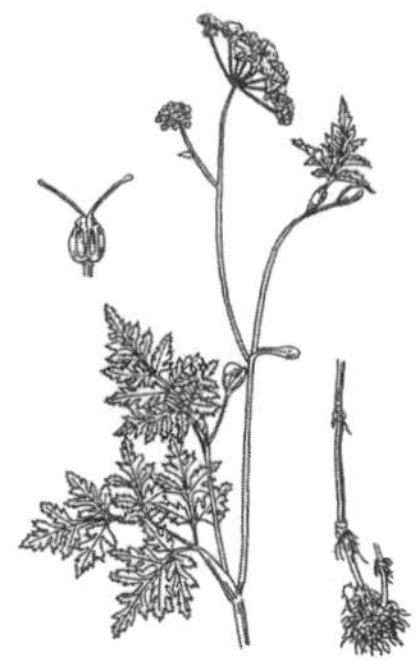

천궁
Ligusticum chuanxiong

【基 原】미나리과(繖形科 : Umbelliferae)에 속한 다년생초본인 천궁 *Cnidium officinale* Makino의 根莖을 건조한 것으로 平原에서 재배한 것은 小滿후 4~5일, 山地에서 재배한 것은 가을에 채취하여 莖葉과 鬚根을 제거하고 씻은 다음 曬乾 또는 烘乾한다. 중국에서는 川芎 *Ligusticum chuanxiong* Hort을 기원으로 한다.

【性 狀】불규칙한 結節狀의 주먹 모양의 덩어리로 지름이 2~7㎝이다. 표면은 黃褐色으로 거친 주름이 평행으로 돌기되어 輪節을 이루고 있으며, 頂端에는 움푹 들어간 類圓形의 莖痕이 있고, 下側과 輪節위에는 여러 개의 작은 혹 모양의 根痕이 있다. 質은 堅實하여 절단하기 어렵고, 단면은 黃白色 또는 灰黃色으로 黃褐色의 油室이 흩어져 있으며, 形成層은 波狀의 環紋을 나타낸다.

【産 地】우리나라 각지에서 재배하고 있으며, 중국은 四川省이 주산지로 貴州, 雲南, 陝西, 湖北省에서도 생산된다.

【成 分】*Cnidium officinale*의 根莖은 cnidilide, ligustilide, neocnidilide, butylphthalide, sedanoic acid 등의 정유 1~2%를 함유하고, *Ligusticum chuanxiong*의 根莖은 ferulic acid, cnidium-lacton과 유사한 정유 성분과 油狀의 alkaloid 등을 함유한다.

【性 味】性은 溫하고, 味는 辛하다.

【歸 經】肝 · 膽 · 心包經.

【效能 主治】活血行氣 · 祛風止痛. 治月經不調, 經閉痛經, 癥瘕腹痛, 胸脇刺痛, 跌撲腫痛, 頭痛, 風濕痺痛.

【解 說】性味가 辛溫香竄하여 走하되 守하지 않아 위로는 頭巓에 行하고 아래로는 血海에 도달하며, 外로는 皮毛를 貫通하고, 옆으로는 四肢에 通行하므로 血中의 氣藥이 되어 活血行氣하고 祛風止痛의 효능이 있어 頭痛을 치료하는 要藥이 된다.

그러므로 風寒이나 風熱, 氣虛, 血虛 및 血瘀頭痛에 적당한 약물을 배합하여 고루 응용할 수 있으며, 또한 婦女의 寒凝氣滯나 血行不暢으로 인한 經閉腹痛과 癥瘕 등에 상용한다. 이 외에도 肝鬱氣滯로 인한 胸脇脹痛과 氣血瘀阻로 인한 瘡瘍腫毒 및 風濕痺痛 등 證에 상용하여 疼痛을 치료하는 主藥이 된다. 疼痛의 발생은 대개가 氣滯와 血瘀 및 風寒濕邪의 凝滯로 인하여 不通則痛하게 되므로 本品을 사용하여 活血, 行氣, 祛風케 함으로써 氣血이 凝滯한 病證에 양호한 치료 효과가 있다.

【炮　製】去油한 후 生用하거나 절편한 川芎을 黃酒와 고루 섞어서 文火로 褐黃色이 되도록 炒하여 사용한다(川芎片 500g 당 黃酒 60g).

【用　量】4～12g.

【禁忌症】陰虛火旺者와 上盛下虛 및 氣弱者는 복용을 忌한다.

【配合例】① 薄荷 荊芥 防風 白芷 羌活 등을 배합하여 諸風上攻으로 인한 偏正頭痛, 鼻塞聲重, 肢體煩疼 등 證을 치료한다(예 : 川芎茶調散).

② 阿膠 甘草 艾葉 當歸 芍藥 등을 배합하여 妊娠腹中痛을 치료한다(예 : 膠艾湯).

③ 當歸 桃仁 甘草 등을 배합하여 新產塊痛을 치료한다(예 : 生化湯).

④ 當歸 芍藥 生地黃 黃連 知母 등을 배합하여 陰火上衝, 怔忡不已을 치료한다(예 : 滋陰抑火湯).

⑤ 桃仁 紅花 當歸 芍藥 등을 배합하여 瘀血內阻로 인한 經行腹痛, 血塊, 色暗 등을 치료한다(예 : 桃紅四物湯).

乳　香 [別錄]

Olibanum

異 名 : 熏陸香[別錄]·馬尾香[海藥本草]·乳頭香[海藥本草]·西香[本草衍義]

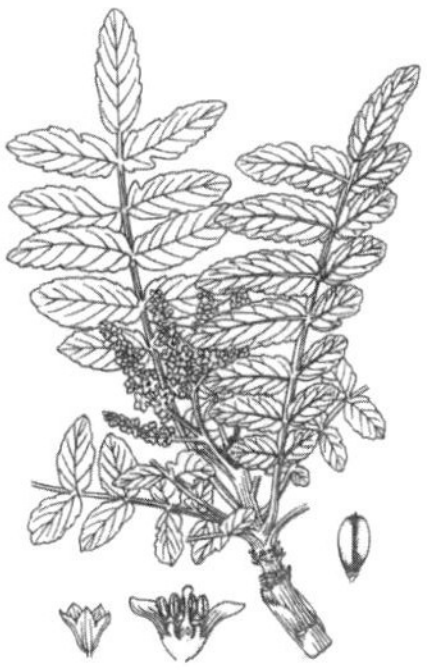
乳香樹
Boswellia carterii

【基　原】감람과(橄欖科 : Burseraceae)에 속한 矮小灌木인 乳香樹 *Boswellia carterii* Birdwood 또는 同屬近緣植物의 幹皮에서 滲出한 樹脂로, 봄에서 여름 사이에 樹幹에 상처를 내어 흘러나오는 樹脂를 응고시켜 채취한다.

【性　狀】球形 또는 고르지 않은 작은 덩어리로 길이 0.5～3㎝이다. 표면은 엷은 黃色, 黃白色 또는 赤色, 灰色 등 여러 가지 색을 띠며 겉에 白色의 고운 가루가 묻어 있고 반투명하다. 부서진 면은 황납 모양의 광택을 나타내며 樹皮모양의 검은 조각들이 섞여 있는 것도 있다. 質은 단단하나 부서지기 쉽다.

【產　地】紅海 연안의 소말리아와 에티오피아 등에 자생하며 이집트, 리비아, 수단, 터키 등에도 분포한다.

【成　分】樹脂 60～70%, 植物고무質 27～35%, 정유 3～8%를 함유한다. 樹脂의

주성분은 遊離 α,β-boswellic acid 33%, 植物고무質에는 arabic acid의 calcium 염과 마그네슘염 20%, bassorin 6%, 이 외에 苦味質 0.5%가 함유되었고, 정유는 담황색으로 방향이 있고 pinene, dipentene 및 α,β-phellandrene을 함유한다.

【性　味】性은 溫하고, 味는 辛苦하다.

【歸　經】心・肝・脾經.

【效能 主治】活血止痛・消腫生肌. 治氣血凝滯, 心腹疼痛, 風濕痹痛, 癰瘡腫毒, 腸癰, 跌打損傷, 經閉痛經, 産後瘀血刺痛.

【解　說】性味가 辛苦溫하고 芳香이 있어 辛은 散하고, 苦는 泄하며, 溫性은 通하게 하고, 香은 走竄케 하여 活血消瘀하고 經絡을 宣通케 하는 효능이 있으며, 消瘀活血하면 疼痛이 止하고 筋攣이 伸하게 되며, 腫瘍이 消腫케 되어 肌肉이 生長하게 되므로 止痛伸筋・消腫生肌의 효과가 있으며, 아울러 行氣시키는 효과도 겸하고 있다.

그러므로 瘀血阻滯로 인한 心腹諸痛과 痛經, 跌打瘀痛, 癰疽瘡瘍, 痹痛筋攣 및 瘡瘍久不收斂 등에 모두 적용하여 치료할 수 있다. 그러나 止痛시키는 힘이 강하므로 外科질환과 傷科에 要藥으로, 內服과 外用을 막론하고 양호한 효과가 있다.

【炮　製】生用하거나, 微炒 또는 醋炙하여 사용한다.

【用　量】4~12g.

【禁忌症】癰疽已潰者와 膿多者 및 孕婦는 복용을 忌한다.

【配合例】① 沒藥 木香 肉桂 香附子 大黃 五靈脂 桃仁 등을 배합하여 痛經 經閉 腹痛를 치료한다(예 : 烏金散).

② 沒藥 滑石 氷片 등을 배합하여 瘡瘍疼痛을 치료한다(예 : 乳香定痛散).

③ 沒藥 沈香 檳榔 등을 배합하여 小兒腹痛多啼 角弓反張를 치료한다(예 : 乳香丸).

④ 沒藥 雄黃 輕粉 巴豆霜 등을 배합하여 口瘡을 치료한다(예 : 沒藥散).

⑤ 羌活 防風 獨活 當歸 桂皮 川芎 木香 등을 배합하여 風濕痹痛, 筋骨拘攣을 치료한다(예 : 蠲痹湯).

沒　藥 [開寶本草]

Myrrha

異 名 : 末藥[綱目]

【基　原】감람과(橄欖科 : Burseraceae)에 속한 低矮灌木 혹은 喬木인 沒藥樹 *Commiphora myrrha* Engler, 哈地樹 *C. molmol* Engler의 樹脂로, 樹幹에 切傷을 입히거나 또는 자연히 유출하여 응고한 樹脂를 채취한다.

【性　狀】불규칙한 顆粒狀 또는 단단한 團塊로 크기가 일정하지 않다. 일반적으로 지름이 약 2.5～10㎝로 紅褐色 또는 黃褐色으로 표면은 거칠고 가루가 붙어 있다. 質은 단단하면서 부스러지기 쉽고, 破碎面은 불규칙한 顆粒狀으로 褐色을 띠고 기름 모양의 광택이 있으며 白色의 작은 점과 줄무늬가 있다. 薄片은 半透明하고 물과 같이 갈면 黃色의 乳狀液이 된다.

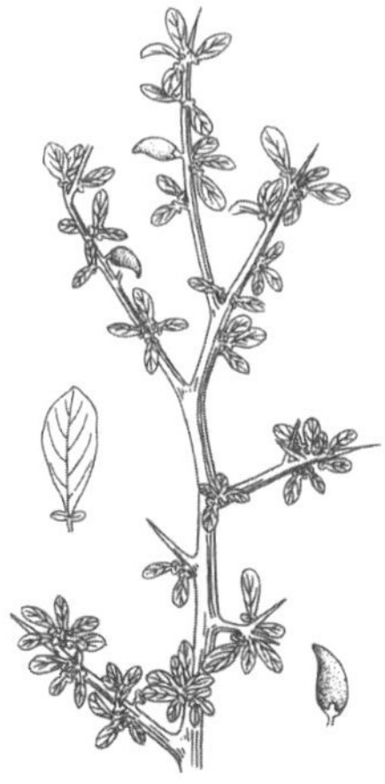

沒藥樹
Commiphora myrrha

【產　地】소말리아, 에티오피아, 아라비아반도 남부 및 인도 등지에 분포한다.

【成　分】樹脂 25～35%, 정유 2.5～9%, 고무 약 57～65%를 함유한다. 불용성성분으로 α,β-heerabomyrrholic acid, 가용성 성분으로 α,β-heerabomyrrhol, commiphorinic acid 등을 함유한다.

【性　味】性은 平하고, 味는 苦하다.

【歸　經】肝・脾經.

【效能 主治】活血止痛・消腫生肌. 治胸腹瘀痛, 痛經, 經閉, 癥瘕, 跌打損傷, 癰腫瘡瘍, 腸癰, 風濕痺痛.

【解　說】沒藥과 乳香은 모두 芳香이 있어 善行走竄하므로 活血散瘀하고 行氣通絡하여 疼痛이 스스로 멈추게 되어 止痛의 良藥이 된다.

또한 消腫生肌시키는 효능이 있어 外科와 傷科에 要藥이 되나, 黃芪의 補氣生肌와 金銀花의 解毒消腫작용과는 다르다. 임상에서 乳香과 沒藥을 같이 사용하면 活血止痛작용이 증강되는데, 다만 乳香은 辛溫하여 舒筋活絡하고 沒藥은 舒筋시키는 효능이 없다.

【炮　製】生用하거나, 醋炙하여 사용한다.

【用　量】4～12g.

【禁忌症】胃弱者는 愼服하며, 骨節痛과 胸膜脇肋痛이 瘀血停留로 인하지 않은 者, 血虛者, 產後에 惡露過多로 腹中虛痛者 및 孕婦에는 복용을 忌한다.

【配合例】① 血竭을 배합하여 產後血暈, 健忘失志 등을 치료한다(예 : 奪命散).

② 血竭 麝香 氷片 乳香 紅花 등을 배합하여 跌打損傷, 瘀血腫痛, 筋斷骨節 등을 치료한다(예 : 七厘散).

③ 當歸 丹蔘 乳香 등을 배합하여 心腹疼痛, 臂痛, 跌打瘀腫, 內外瘡瘍, 癥瘕積聚 등을 치료한다(예 : 活絡效靈丹).

④ 玄胡索 五靈脂 草果 등을 배합하여 心脾氣痛을 치료한다(예 : 手拈散).

玄胡索 [開寶本草]

Corydalis Rhizoma

異 名 : 延胡[雷公炮炙論] · 延胡索[濟生方] · 元胡索[藥品化義]

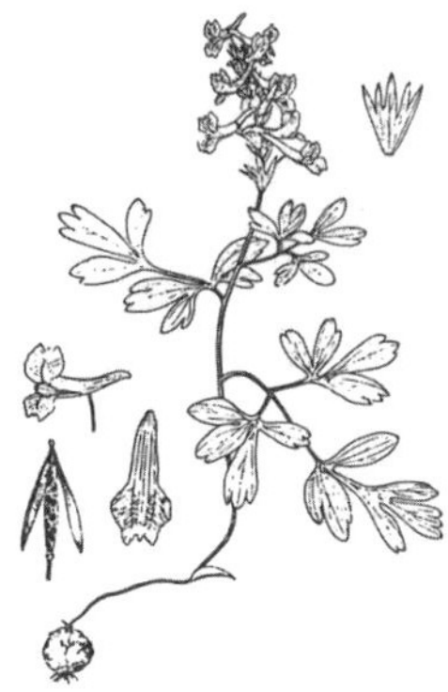

현호색
Corydalis turtschaninovii

【基　原】양귀비과(罌粟科 ; Papaveraceae)에 속한 다년생초본인 현호색(延胡索) *Corydalis turtschaninovii* Bess., 들현호색 *C. ternata* Nakai, 또는 延胡索 *C. yanhusuo* W.T.Wang의 塊莖이다. 5~6월에 莖葉이 마른 후 塊(根)莖을 채취하여 外側의 薄皮는 제거하고 씻은 다음 湯水에 넣고 아래위로 저어가면서 內部의 白芯이 없어지고 黃色이 될 때까지 삶아지면 건져내어 曬乾한다.

【性　狀】불규칙한 扁球形으로 지름 0.5~1㎝이다. 표면은 黃色 또는 黃褐色으로 불규칙한 그물 모양의 주름이 있다. 頂端에는 약간 들어간 莖痕이 있고, 밑 부분은 덩어리 모양으로 볼록하다. 質은 단단하며 부스러지기 쉽고, 단면은 黃色의 角質 모양이며 광택이 있다.

【產　地】우리나라 각지의 산야의 습기가 있는 곳에 자생하며 중부, 북부에 분포한다.

【成　分】Alkaloid는 10 여종으로 그중에 확인된 것은 dehydrocorydaline, corydaline, *dl*-tetrahydropalmatine, *l*-tetrahydrocoptisine, corybulbine, β-homochelidonine, protopine, coptisine, corydalmine 등이다.

【性　味】性은 溫하고, 味는 辛苦하다.

【歸　經】肝 · 脾經.

【效能 主治】活血散瘀 · 理氣止痛. 治胸脇脘腹疼痛, 經閉痛經, 產後瘀阻, 跌撲腫痛.

【解　說】性味가 辛散, 苦泄, 溫通하여 血分과 氣分에 들어가 능히 血中氣滯를 行하게 하고, 또한 氣中血滯를 行하게 하여 活血理氣의 要藥이 된다.

대개 氣가 鬱滯하면 痛하게 되고 血滯하면 또한 痛하게 되므로 氣暢血行하여 通하게 되면 痛하지 않게 되므로 止痛에 良藥이 된다. 그러므로 氣血이 不行하고 瘀血이 散하지 않고 停滯하여 나타나는 全身의 上下諸痛에 고루 응용하며 胃脘作痛과 經行腹痛에 더욱 빠른 치료효과가 있다. 本品의 止痛작용은 乳香 沒藥 五靈脂보다 강하며, 醋炙하면 止痛의 효능이 더욱 강하여 진다.

【炮　製】生用하거나, 醋炙하여 사용한다(玄胡索 500g에 醋 100g).

【用　量】4~12g.

【禁忌症】産後血虛와 經血不足으로 인한 經痛者, 氣虛作痛者 및 孕婦는 복용을 忌한다.

【配合例】① 當歸 蒲黃 赤芍藥 肉桂 薑黃 乳香 沒藥 등을 배합하여 心腹作痛, 經候不調, 一切血氣疼痛 등을 치료한다(예 : 玄胡索散).

② 三棱 蒲黃 川芎 牛膝 蓬朮 牧丹皮 白芷 등을 배합하여 婦女經脉不通, 氣滯帶下血瘕 등을 치료한다(예 : 三棱丸).

③ 五靈脂 沒藥 草果 등을 배합하여 心腹刺痛을 치료한다(예 : 手拈散).

④ 五靈脂 當歸 川芎 桃仁 牡丹皮 赤芍藥 烏藥 甘草 香附子 등을 배합하여 瘀在膈下, 形成積塊 혹은 肚腹疼痛, 疼處不移 등을 치료한다(예 : 膈下逐瘀湯).

鬱　金 [藥性論]

Curcumae Radix

異 名 : 馬蒁[新修本草]・黃鬱[石藥爾雅]

【基　原】생강과(生薑科 : Zingiberaceae)에 속한 多年生 宿根草本인 溫鬱金 *Curcuma wenyujin* Y. H. Chen et C. Ling. 薑黃 *C. longa* Linné, 廣西莪朮 *C. kwangsiensis* S. G. Lee et C. F. Liang 및 蓬莪朮 *C. phaeocaulis* Val.의 塊根이다. 가을과 겨울에 莖葉이 마른 후 채취하여 鬚根과 泥沙를 제거하고 끓는 물에 넣어 삶거나 쪄서 曬乾한다.

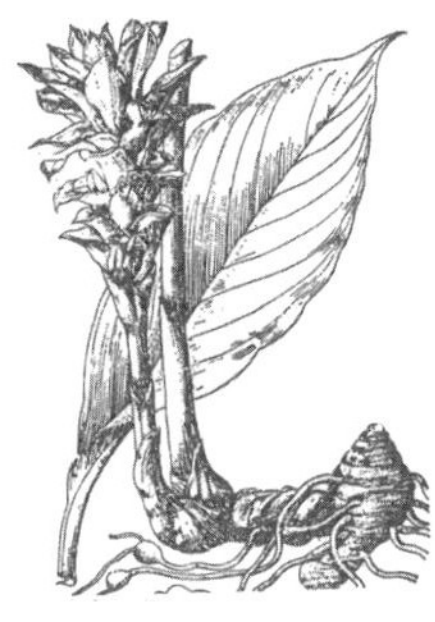

鬱金
Curcuma aromatica

【性　狀】溫鬱金 : 卵圓形 또는 長紡錘形으로 조금 납작하고 구부러졌으며 길이 2~6㎝, 지름 0.5~2㎝이다. 표면은 灰黃褐色 또는 灰褐色으로 세로주름이 있으며, 세로주름이 융기한 곳의 색깔은 엷다. 質은 단단하고, 단면은 角質 모양으로 엷은 灰黃色 또는 灰黑色이며 가운데에 內皮層의 環紋이 있다.

【産　地】중국 및 동남아의 열대지방에 분포한다.

【成　分】정유 6.1%를 함유하는데, 그중에는 *d*-camphene 0.8%, *d*-camphor 2.5%, sesquiterpene(*l*-α-curcumene, *l*-β-curcumene) 65.5%, sesquiterpene alcohols 22% 등이 들어 있고, 또 curcumin 0.3%, demethoxycurcumine, bisdemethoxycurcumin, turmerone, arturmerone 등도 들어 있다. 그 밖에 전분 30~40%, 지방유 3%, gum질, 황색색소와 carvone 및 phellandrene 등을 함유한다.

【性　味】性은 寒하고, 味는 辛苦하다.

【歸　經】心・肝・膽經.

【效能 主治】活血止痛・行氣解鬱・淸心涼血・疏肝利膽. 治胸腹脇肋諸痛, 婦女痛經, 經閉, 癥瘕結塊, 熱病神昏, 癲狂, 驚癎, 吐血, 衄血, 血淋, 砂淋, 黃疸

【解　說】辛散苦泄하고 性寒淸熱하여 肺膽經氣分에 들어가 行氣解鬱하고 또한 心肝血分에 들어가 涼血消瘀하므로 血中의 氣藥이 된다. 그러므로 氣血이 鬱滯된 모든 病과 血熱瘀滯로 인한 각종 出血證에 상용하며, 芳香은 宣達하고 또한 宣竅시켜 解鬱하므로 神昏, 癲狂 등 痰濁이 心竅를 蒙弊한 證에 상용하여 치료한다.

【炮　製】물에 浸泡하여 씻어서 潤透되면 절편하여 曬乾한다.

【用　量】4~12g.

【禁忌症】陰虛失血者와 氣滯血瘀가 없는 者는 복용을 忌하고 孕婦는 愼用하여야 한다.

【配合例】① 柴胡 香附子 當歸 白芍藥 등을 배합하여 氣血鬱滯로 인한 胸脇脘腹脹悶作痛과 癥瘕, 痛經 등 證을 치료한다.

② 丹參 青皮 香附子 鱉甲 등을 배합하여 祛瘀消癥한다.

③ 生地黃 牧丹皮 山梔子 牛膝 등을 배합하여 血熱瘀滯로 인한 吐血, 衄血, 尿血 및 婦女倒經을 치료한다.

④ 茵陳 梔子 등을 배합하여 濕熱黃疸을 치료한다.

薑　黃 [新修本草]

Curcumae Longae Rhizoma

異 名 : 黃薑[生草藥性備要]・毛薑黃・寶鼎香[綱目]

【基　原】생강과(生薑科 : Zingiberaceae)에 속한 다년생초본인 강황(薑黃) *Curcuma longa* L.의 根莖을 건조한 것으로, 겨울에 莖葉이 마를 때 채취하여 씻은 다음 삶거나 쪄서 曬乾한다.

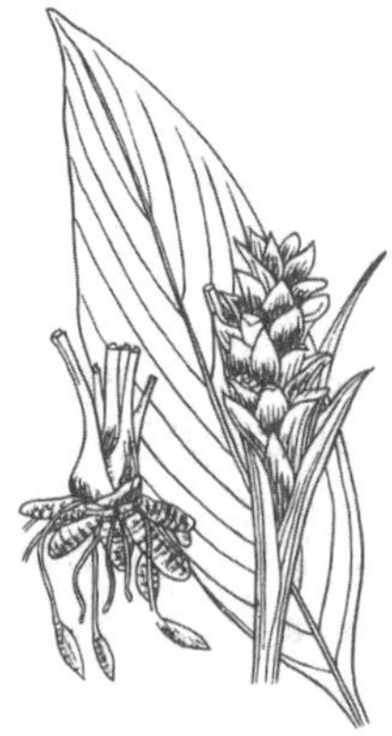
薑黃
Curcuma longa

【性　狀】불규칙한 卵圓形, 圓柱形 또는 紡錘形으로 구부러져 叉狀으로 分枝된 것도 있다. 길이 2~5㎝, 지름 1~3㎝이다. 표면은 짙은 黃色으로 항상 黃色의 분말이 있고 선명한 環輪과 수염뿌리의 흔적이 있다. 質은 단단하고 무거우며 부스러지지 않고, 단면에는 黃褐色 혹은 黃色의 角質樣 또는 蠟狀의 광택이 있으며, 內部에는 黃色의 內皮層이 뚜렷하고 維管束이 點狀으로 흩어져 있다.

【産　地】열대아시아가 원산지로 우리나라 남부지역에서 재배되고 있으며, 열대아시아가 원산지로 중국에서는 福建, 臺灣, 廣東, 廣西, 四川, 雲南, 貴州 등에 분포하고, 江西, 湖北, 浙江 등에서 재배한다.

【成　分】정유 4.5~6.0%를 함유한다. 그중에는 turmerone 58%, borneol 0.5%, zingerene 25%, phellandrene 1%, 1,8-cineol 1%, dehydroturmerone, sabinene 0.6% 등이 있다. 또한 curcumin 0.3%, arabinose 1.1%, fructose 12%, glucose 28%, 지방유, 전분, 옥살산염 등을 함유한다.

【性　味】性은 溫하고, 味는 辛苦하다.

【歸　經】肝・脾經.

【效能 主治】破血行氣・通經止痛. 治心腹痞滿脹痛, 經閉, 癥瘕, 風濕肩臂疼痛, 跌撲腫痛.

【解　說】性味가 辛苦하면서 溫하고 辛溫이 相合하여 外로는 風寒을 散하고 內로는 氣血을 行하게 하며, 또한 苦溫이 相合하며 外로는 寒濕을 祛하고 內로는 瘀血을 破하므로 祛瘀, 行氣, 止痛, 活絡의 효능이 있다. 氣滯血瘀로 인한 모든 통증이나 風濕痺痛과 關節不利, 肩臂痠痛 등에 상용된다. 다만 行氣活血力이 강하므로 疼痛이 邪實血瘀者가 아니면 응용하는 것이 마땅하지 않다.

【炮　製】水浸泡하여 潤透시킨 다음 절편하여 曬乾用한다.

【用　量】4~12g.

【禁忌症】血虛로 氣滯血瘀가 없는 者는 복용을 忌한다.

【配合例】① 白芍藥 當歸 川芎 紅花 蓬朮 牧丹皮 등을 배합하여 婦人子宮久冷, 血瘀氣滯로 인한 胸脘腹痛과 經閉腹痛을 치료한다(예 : 薑黃散).

② 白朮 海桐皮 當歸 赤芍藥 등을 배합하여 風濕으로 인한 肩臂疼痛을 치료한다(예 : 舒經湯).

③ 薑黃 大黃 白芷 天南星 天花粉 등을 배합하여 일체의 癰瘍瘡節초기, 跌撲損傷, 小兒丹毒 등을 치료한다(예 : 如意金黃散).

莪　朮 [藥性論]

Curcumae Rhizoma

異 名 : 蓬莪朮[藥譜]・蓬莪茂[雷公炮炙論]・廣戌[珍珠囊]・蓬朮[普濟方]・廣朮[本草求眞]

【基　原】생강과(生薑科 ; Zingiberaceae)에 속한 다년생초본인 蓬莪朮 *Curcuma phaeocaulis* Val., 廣西莪朮 *C. kwangsiensis* S. G. Lee et C.F Liang 및 溫鬱金 *C. wenyujin* Y. H. Chen et C. Ling의 根莖이다. 겨울에 莖葉이 마른 후에 채취하여 씻은 후 쪄서 曬乾한다.

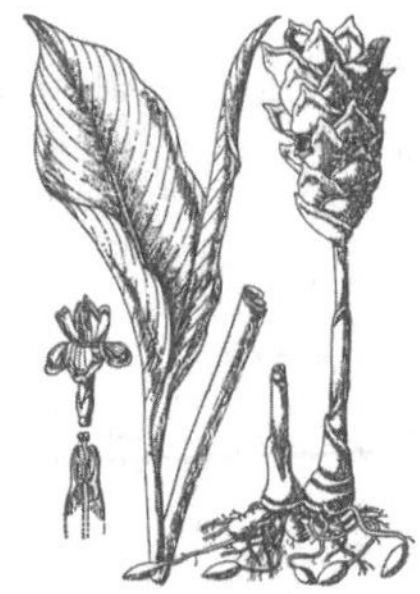
莪朮
Curcuma phaeocaulis

【性　狀】卵圓形, 圓錘形 또는 長紡錘形으로 길이 2~8㎝, 지름 1.5~4㎝이다. 바깥 면은 灰黃色 또는 灰棕色으로 環狀의 마디가 있고 마디에는 鬚根의 흔적이 있다. 體는 重하고 質은 堅實하여 잘 부러지지 않는다. 단면은 灰褐色 또는 藍褐色으로 角質狀이며, 內皮層의 環紋은 棕褐色이다. 특이한 냄새가 있고 맛은 맵고 쓰며 시원하다.

【產　地】중국에서는 廣西, 四川省이 주산지이며, 열대지방에서 생산된다.

【成　分】정유를 1.0~1.5% 함유하는데, 주성분은 sesquiterpene 類이고, 이중에는 zederone, zedoarone, furanodiene, curzerene, furanodienone, isofur anodienone, curzerenone, epicurzerenone, curdione, curcolone, curcumenol, procur cumenol, isocurcumenol, curcumol, curcumadiol 등이 있다.

【性　味】性은 溫하고, 味는 辛苦하다.

【歸　經】肝・脾經.

【效能 主治】行氣破血・消積止痛. 治血氣心痛, 飮食積滯, 脘腹脹痛, 血滯經閉, 痛經, 癥瘕痞塊, 跌打損傷.

【解　說】辛散苦泄하고 溫通行滯하여 破血祛瘀하며 또한 능히 行氣止痛하므로 그 효능이 三棱과 비슷하여 癥瘕積聚를 破하는 要藥이 된다. 그러므로 血瘀로 인한 有形堅積의 證에 兩藥을 相須하여 응용하므로써 攻堅破積의 효능을 증강케 한다. 다만 兩藥은 克伐시키는 약물이므로 正氣의 상태를 고려해야 좋은 치료효과가 있다.

또한 行氣消積시키는 효력이 좋고 또한 止痛시키므로 飮食不節이나 脾가 運化失常하여 나타나는 脘腹脹滿疼痛에 적용한다.

【炮　製】절편하여 生用하거나, 醋製하여 사용한다.

【用　量】4~12g.

【禁忌症】氣血兩虛와 脾胃가 薄弱하여 積滯가 있는 者는 愼用하여야 하며, 月經過多者와 孕婦는 복용을 忌한다.

【配合例】① 三棱 蒲黃 川芎 牛膝 玄胡索 등을 배합하여 婦女月經不通, 癥瘕積聚를 치료한다(예 : 三棱丸).

② 琥珀 當歸 烏藥 등을 배합하여 婦人心膈迷悶, 經水不通 등을 치료한다(예 : 琥珀散).

③ 三棱 香附子 穀芽 青皮 檳榔 등을 배합하여 胸膈積滯, 便閉腹痛 등을 치료한다(예 : 莪朮丸).

三 稜 [本草拾遺]

Sparganii Rhizoma

異 名 : 荊三稜·京三稜[開寶本草]·紅蒲根[本草圖經]·光三稜[藥材資料滙編]

【基 原】흑삼릉과(黑三稜科 : Sparganiaceae)에 속한 다년생 초본인 흑삼릉(黑三稜) *Sparganium stoloniferum* Buch.-Ham.의 塊莖이다. 가을과 겨울에 塊莖을 캐어 莖葉과 鬚根을 제거하고 씻은 다음 外皮를 깎아내고 曬乾한다.

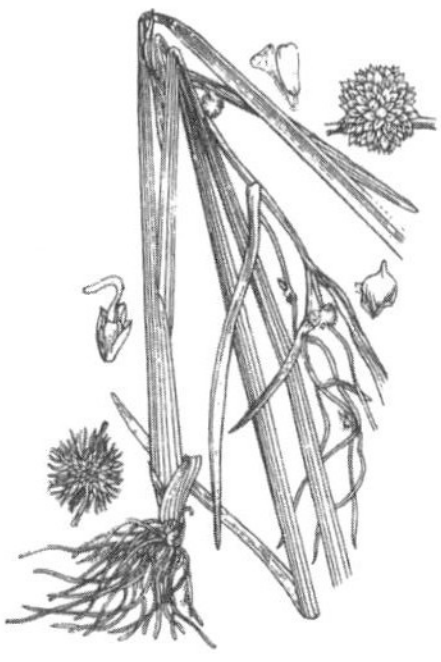

흑삼릉
Sparganium stoloniferum

【性 狀】圓錘形으로 약간 납작하고, 길이 2~6㎝, 지름 2~4㎝이다. 바깥 면은 黃白色 또는 灰黃色으로 칼로 자른 듯한 흔적이 있고 가로로 고리 모양으로 배열된 작은 점 모양의 수염뿌리 흔적이 있다. 향이 없고 맛은 담담한데 씹으면 약간 쏘며 아린 맛이 있다.

【產 地】우리나라와 중국의 江蘇, 河南, 山東, 江西, 安徽 등에서 분포한다.

【成 分】塊莖은 휘발성 정유와 전분 등을 함유한다.

【性 味】性은 平하고, 味는 辛苦하다.

【歸 經】肝·脾經.

【效能 主治】破血行氣·消積止痛. 治癥瘕痞塊, 瘀滯經閉, 痛經, 食積脹痛, 跌打損傷.

【解 說】性味가 苦平하여 泄降하므로 肝 脾血分에 들어가고 性峻善削하여 血中의 瘀結을 破하고 또한 行氣止痛하며 아울러 消積하는 효능이 있어 血瘀氣滯와 停痰停積의 癥瘕結塊 및 經閉腹痛, 產後瘀滯, 食積不消로 인한 胸腹脹痛諸證에 모두 응용하며, 血瘀로 인한 腹部腫塊에 많이 적용하여 치료한다.

그러나 攻堅破積시키는 약물로 正氣를 상하기 쉬우므로 신체가 허약한 환자는 扶正藥을 配伍하여 응용하는 것이 마땅하며 祛邪시키되 正氣를 상하지 않고 치료 목적에 도달할 수 있다.

【炮 製】물에 담가 수분을 충분히 潤透시켜 細切하고 曬乾하여 사용하거나 醋炙하여 사용한다.

【用 量】4~12g.

【禁忌症】體虛者, 血枯經閉, 月經過多 및 孕婦는 복용을 忌한다.

【配合例】① 大黃 硼砂 乾漆 巴豆 등을 배합하여 五積六聚, 七癥八瘕를 치료한다(예 : 三稜丸).

② 莪朮 芫花 青皮 등을 배합하여 婦人, 室女血瘕, 月經不通 등을 치료한다(예 : 三稜煎丸).

丹 參 [本經]

Salviae Miltiorrhizae Radix

異 名：郄蟬草[神農本草經]・赤色[名醫別錄]・山蔘[日華子本草]

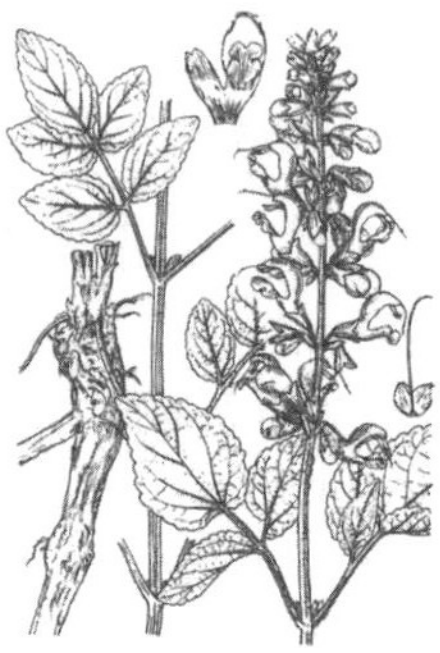

丹參
Salvia miltiorrhiza

【基　原】 꿀풀과(脣形科；Labiatae)에 속한 다년생초본인 丹參 *Salvia miltiorrhiza* Bge.의 根을 건조한 것으로, 봄과 가을에 채취하여 曬乾한다.

【性　狀】 根莖이 짧고 거칠며 頂端에는 줄기의 基部가 남아 있는 것도 있다. 뿌리는 긴 圓柱形으로 때로는 1～2개 또는 여러 개로 갈라졌고 길이 10～20㎝, 지름 0.3～1㎝이다. 바깥면은 赤褐色 또는 어두운 赤褐色으로 거칠고 세로주름이 있다. 오래된 것은 바깥 껍질이 치밀하지 않고 대부분 紫褐色을 띠며 보통 비늘 모양의 것이 떨어져 나온다. 質은 단단하고 꺾은 면은 치밀하지 않으며 빈틈이 있거나 대개 고르면서 치밀하고 皮部는 赤褐色이며 木部는 灰黃色 또는 紫褐色이고 維管束은 黃白色이며 방사상으로 배열되어 있다. 약간 특이한 향기가 있고 맛은 약간 쓰고 떫다.

【產　地】 중국의 대부분 지역에 분포하며, 山西, 河北, 四川, 江蘇省 등에서 재배한다.

【成　分】 丹參은 tanshinone Ⅰ, Ⅱ, dihydrotanshinone, cryptotanshinone, methyl tanshinonate, methylene tanshiquinone 및 β-sitosterol 등을 함유한다.

【性　味】 性은 微寒하고, 味는 苦하다.

【歸　經】 心・肝經.

【效能 主治】 活血祛瘀・調經止痛・除煩安神・涼血消癰. 治月經不調, 痛經, 經閉, 產後瘀滯腹痛, 心腹疼痛, 癥瘕積聚, 熱痹腫痛, 跌打損傷, 熱入營血, 煩燥不安, 心煩失眠, 癰瘡腫毒.

【解　說】 苦味는 降泄하고 寒性은 除煩涼血하여 心・肝 2經의 血分에 들어가 活血祛瘀시키고 涼血消癰시키는 효능이 있어 임상에서 비교적 넓게 응용된다. 더욱이 부인과에 많이 응용하는데 이는 그 효능이 祛瘀生新하여 活血시키므로 通經하게 되어 모든 血瘀의 證을 치료하기 때문이다. 그러므로 純虛無瘀者는 丹蔘을 응용하여서는 안 된다.

최근에 와서는 肝脾腫大와 冠狀動脈硬化性 心臟病과 高血壓 및 血栓閉塞性 脈管炎에 비교적 좋은 치료효과가 있다.

【炮　製】潤透하여 절편해서 曬乾用하거나 酒炙用한다.

【用　量】6~20g.

【禁忌症】月經過多, 無瘀血者는 禁하며 孕婦는 愼用한다.

【配合例】① 檀香 砂仁 등을 배합하여 血瘀氣滯로 因한 心胃諸痛을 치료한다(예 : 丹參飮).

② 熟地黃 白芍藥 當歸 川芎 桃仁 紅花 金銀花 連翹 知母 乳香 등을 배합하여 乳癰腫痛, 乳癰初起, 紅腫疼痛 등을 치료한다(예 : 消乳湯).

③ 丹參 赤芍藥 桃仁 紅花 香附子 玄胡索 靑皮 當歸 등을 배합하여 心悸不安, 胸悶不舒, 心痛時作, 脣甲靑紫 등을 치료한다(예 : 桃仁紅花煎).

④ 苦參 蛇床子 등을 배합하여 風熱, 皮膚生瘖瘤, 痒疥之證 등을 치료한다(예 : 丹參湯).

虎 杖 根 [別錄]

Polygoni Cuspidati Rhizoma et Radix

異 名 : 蒤[爾雅] · 大蟲杖[藥性論] · 苦杖[本草拾遺] · 酸杖 · 斑杖[日華子]

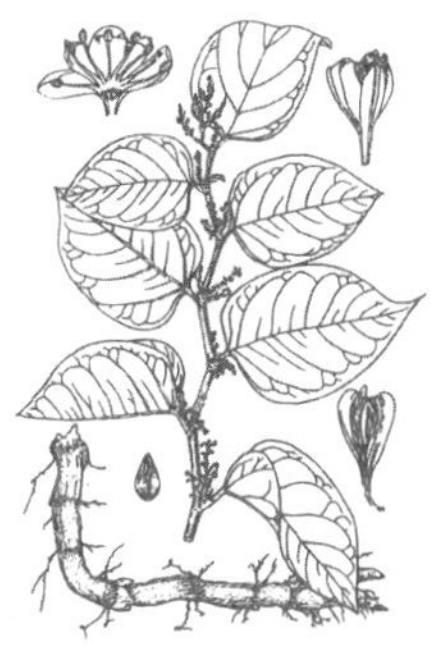

호장

Polygonum cuspidatum

【基　原】마디풀과(蓼科 : Polygonaceae)에 속한 다년생초본인 호장(虎杖) *Polygonum cuspidatum* Sieb. et Zucc. 또는 왕호장 *P. sachalinensis* Fr. Schm.의 根莖 및 根을 건조한 것으로, 봄과 가을에 채취하여 鬚根을 제거하고 씻은 후 曬乾한다.

【性　狀】구부러진 圓錘形 또는 덩어리 모양으로 길이 2~7㎝, 지름 0.6~1.5㎝이다. 바깥 면은 어두운 褐色이고 뿌리자국과 세로주름이 있으며, 코르크층이 떨어진 부분은 黃褐色이다. 質은 딱딱하며 쉽게 부러지지 않고, 단면은 섬유성이며 어두운 紅色을 띤다. 뿌리의 대부분은 木質이고 菊花모양을 한 방사상의 무늬가 있다. 根莖은 圓柱形이고 節은 뚜렷하며 보통 말린 鬚根이 붙어 있다.

【產　地】우리나라 각지에 분포하며, 중국에는 江蘇, 安徽, 廣東, 廣西, 浙江, 江西, 福建, 山東, 河南, 陝西, 湖北, 雲南, 四川, 貴州 등에 분포한다.

【成　分】유리형 anthraquinone과 anthraquinone glycoside를 함유하는데, 그 주성분으로는 emodin, physcion, chrysophanol 및 anthraglycoside A, B 등이 있다.

【性　味】性은 微寒하고, 味는 苦酸하다.

【歸　經】肝・膽・肺經.

【效能 主治】祛風利濕・散瘀定痛・止咳化痰. 治關節痹痛, 濕熱黃疸, 經閉, 癥瘕, 咳嗽痰多, 水火燙傷, 跌打損傷, 癰腫瘡毒.

【解　說】活血祛瘀하여 通經하고 또한 通絡定痛시키는 효능이 있어 瘀阻로 인한 經閉와 風濕痹痛 및 跌打損傷 등 證을 치료하고, 淸熱利濕시키는 효능이 있어 濕熱黃疸과 淋濁帶下를 치료하며, 淸熱解毒작용을 가지고 있어 水火燙傷이나 瘡癰腫毒, 毒蛇咬傷에 塗敷하여 치료한다. 또한 苦降泄熱하고 化痰止咳하므로 肺熱咳嗽를 치료한다.

이 외에도 瀉下通便시키는 작용이 있어 熱結便秘에 적용하고, 최근 임상에서는 膽石症과 尿道結石에 金錢草를 배합하여 응용한다.

【炮　製】洗淨, 潤透, 절편하여 사용한다.

【用　量】12~20g.

【禁忌症】孕婦는 愼用한다.

【配合例】① 赤芍藥을 배합하여 傷折 血瘀不散 등을 치료한다(예 : 虎杖散).

② 茵陳 金錢草 木香 枳殼 大黃 등을 배합하여 濕熱黃疸을 치료한다(예 : 排石湯六號)

益 母 草 [本經]

Leonuri Herba

異 名 : 茺蔚[本經]・益明[本經]・益母[本經]・貞蔚[別錄]

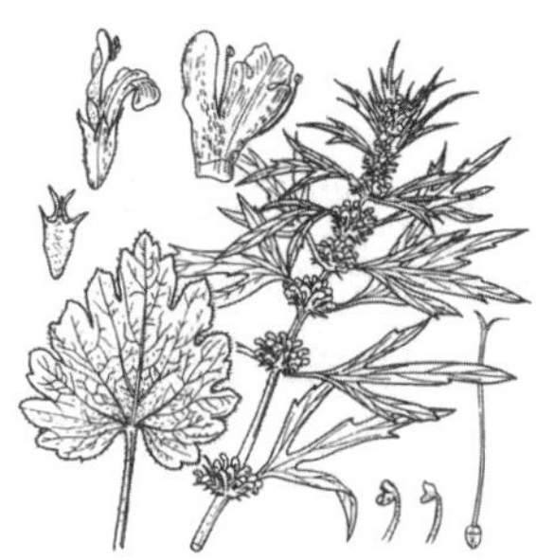
익모초
Leonurus sibiricus

【基　原】꿀풀과(脣形科 : Labiatae)에 속한 1년생 또는 2년생초본인 익모초(益母草) *Leonurus japonicus* Houttuyn의 지상부를 건조한 것으로 여름철에 莖葉이 무성하고 꽃이 피기 전에 채취하여 曬乾한다.

【性　狀】네모난 줄기와 여기에 달린 잎과 꽃이다. 줄기는 길이 30~60㎝, 지름 0.5㎝로 黃綠色 또는 綠褐色을 띠며 흰 짧은 털이 밀생되어 있다. 줄기의 단면에는 白色의 커다란 髓가 있고 質은 가볍다. 잎은 3深裂 또는 全裂로 줄기에 對生으로 붙어 있고 윗면은 엷은 綠色을 띠며 아랫면은 白色의 짧은 털이 밀생하고 灰綠色이다. 꽃은 葉腋에 輪生으로 밀생되고 꽃받침은 통상으로 끝이

5갈래로 갈라지며 엷은 녹색 또는 綠褐色이다. 꽃잎은 脣形으로 엷은 赤紫色 또는 褐色이다. 특이한 냄새가 있고 맛은 쓰고 수렴성이다.

【產　地】우리나라 각지에 분포하며 재배하기도 한다.

【成　分】Leonurine, stachydrine, leonuridine, leonurinine 등의 alkaloid와 rutin, kaempferol, quercetin 등의 flavonoids를 함유하며, terpenoid 성분으로 leosibirin, isoleosibirin, leosibiricin 등이 있다.

【性　味】性은 微寒하고, 味는 苦辛하다.

【歸　經】心・肝・膀胱經.

【效能 主治】活血調經・利水消腫. 治月經不調, 痛經, 經閉, 惡露不盡, 水腫尿少.

【解　說】辛開苦泄하고 寒涼清熱하여 心 肝血分에 들어가 오로지 活血調經하는 효능이 있어 婦科 經產의 要藥이 되므로 益母草라고 하게 되었으며 婦女의 모든 瘀血證을 치료한다. 本品이 崩漏下血을 치료하는 것은 祛瘀生新의 효능으로 瘀血이 祛하면 新血이 生하기 때문에 出血이 스스로 그치게 되며 실제로는 止血작용이 없다. 그러므로 下血이 瘀滯病證로 인하지 않은 者는 마땅하지 않으며 孕婦는 복용을 忌하여야 한다.

또한 利水시키는 효능이 있어 水腫을 치료한다. 水腫의 원인은 매우 복잡한데 다만 血分과 일정한 관계가 있어 血이 不行하게 되면 化하여 水가 되며, 水가 不行하게 되면 全身肌膚에 넘쳐 水腫이 된다. 그러므로 이미 浮腫이 된 證에 利尿시키며 性質이 和平하고 單味로 응용하면 利尿시키는 힘이 약하므로 大劑가 아니면 안 되며, 그렇지 않으면 다른 利尿藥과 같이 응용하여야 한다.

【炮　製】씻은 후 潤透하고, 절단하여 사용한다.

【用　量】12～20g.

【禁忌症】孕婦 및 陰虛血少者는 복용을 禁한다.

【配合例】① 人蔘 白朮 當歸 川芎 熟地黃 등을 배합하여 婦人氣血兩虛, 月經不調, 赤白帶下, 經久不孕, 胎不安 등을 치료한다(예 : 八珍益母丸).

② 青蒿 丹砂 麝香 桃枝 鱉甲 등을 배합하여 骨蒸勞瘦를 치료한다(예 : 益母草煎湯).

③ 白茅根 女貞子 旱蓮草 黃柏 牛膝 當歸 川芎 赤芍藥 生地黃 五味子 등을 배합하여 虛勞 腰膝酸軟 頭目眩暈 小便黃赤 혹은 混濁 舌質暗紅 등을 치료한다(예 : 滋腎方).

④ 當歸 芍藥 丹蔘 茺蔚子 등을 배합하여 血滯로 인한 經閉, 痛經 등을 치료한다(예 : 益母勝金丹).

桃 仁 [本經]

Persicae Semen

異 名：桃核仁[本經]・脫桃仁・脫核嬰兒

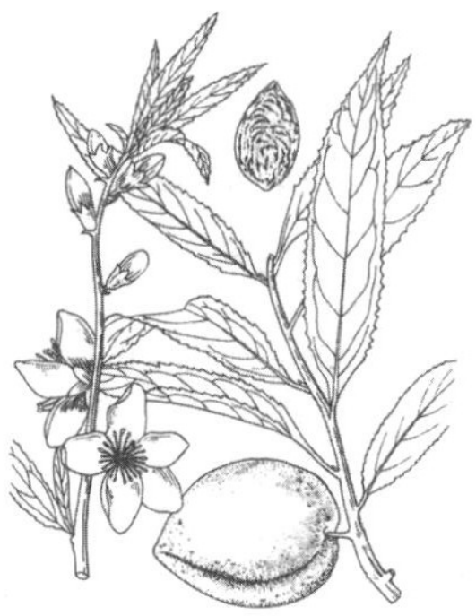

복숭아나무
Prunus persica

【基 原】장미과(薔薇科：Rosaceae)에 속한 落葉小喬木인 복숭아나무(桃) *Prunus persica* (L.) Batsch와 산복사(山桃) *P. davidiana* (Carr.) Franch의 성숙한 種子를 건조한 것으로, 果實이 성숙한 후 果實을 따서 果肉과 核殼을 제거하고 種仁만 선택하여 曬乾한다.

【性 狀】납작하고 좌우가 고르지 않은 卵圓形으로 한쪽 끝은 뾰족하고 다른 한쪽은 둥글게 되어 있으며 여기에 合點이 있다. 길이 1.2～2.0㎝, 너비 0.6～1.2㎝, 두께 0.3～0.7㎝이다. 種皮는 적갈색 또는 엷은 褐色을 띠고 겉면에는 떨어지기 쉬운 석세포로 된 표피세포가 있어 가루를 뿌려 놓은 것 같다. 合點으로부터 많은 維管束이 種皮 전면에 분포되어 있고 그 부분은 함몰되어 세로주름을 이루고 있다. 뜨거운 물에 넣어 부드럽게 하면 種皮 및 白色의 반투명한 얇은 胚乳는 子葉으로부터 쉽게 떨어지고 子葉은 白色이다.

【產 地】우리나라 각지에 분포하며, 중국의 四川, 雲南, 陜西, 山東, 河北, 河南省 등에서 생산한다.

【成 分】Amygdalin 약 3.6%, 정유 0.4%, 脂肪油 45%를 함유하고, 정유 중에는 주로 oleic acid, 소량의 linoleic acid, 그 외에 emulsin 등이 있다.

【性 味】性은 平하고, 味는 苦甘하다.

【歸 經】心・肝・大腸經.

【效能 主治】活血祛瘀・潤腸通便. 治經閉, 痛經, 癥瘕痞塊, 跌撲損傷, 腸燥便秘.

【解 說】味는 苦甘하고 性은 平하며 質潤하여 肝經血分에 들어가 破瘀行血에 상용하는 약물이 되며, 紅花와 같이 사용하여 치료효과를 증가시킨다. 그러므로 모든 瘀血阻滯로 인한 證에는 桃仁으로 치료하며, 甘味로써 緩肝散血하고, 苦味로써 瀉血熱하여 消滯血함으로써 腸癰이나 肺癰에 사용하면 活血消癰의 효과가 있고, 桃仁에도 止咳逆上氣의 효능이 있다. 이러한 효능은 味苦性降하여 降氣止咳의 효능이 있기 때문이다. 임상에서 비교적 양호한 鎭咳작용이 증명되었으므로 杏仁의 대체약으로 응용할 수도 있으나, 다만 이 약물은 祛瘀藥이므로 사용할 때에는 신중하게 응용하여야 한다.

【炮　製】搗碎하여 사용하거나 炒用하기도 한다.

【用　量】6~12g.

【禁忌症】孕婦는 愼用한다.

【配合例】① 川芎 當歸 炙甘草 熟地黃 炮薑 등을 배합하여 産後惡露不行, 小腹疼痛 등을 치료한다(예 : 生化湯).

② 紅花 當歸 牛膝 川芎 芍藥 生地黃 등을 배합하여 血瘀로 인한 痛經, 月經不調, 癥積 등을 치료한다(예 : 桃紅四物湯).

③ 大黃 水蛭 虻蟲 등을 배합하여 傷寒蓄血發狂, 小腹滿痛, 小便自利 등을 치료한다(예 : 抵當湯)

④ 大黃 牧丹皮 芒硝 등을 배합하여 腸癰을 치료한다(예 : 大黃牧丹皮湯).

⑤ 杏仁 柏子仁 松子仁 炒郁李仁을 배합하여 腸燥便秘를 치료한다(예 : 五仁丸).

紅　花 [本草圖經]

Carthami Flos

異 名 : 紅籃花[金匱要略] · 刺紅花[四川中藥志] · 草紅花[陝西中藥志] · 紅藍

【基　原】국화과(菊花科 : Compositae)에 속한 1년생초본인 잇꽃(紅花) *Carthamus tinctorius* L.의 花를 건조한 것으로, 7~8월에 꽃잎이 黃色에서 紅色으로 변할 때 筒狀花를 따서 曬乾하거나 또는 陰乾한다.

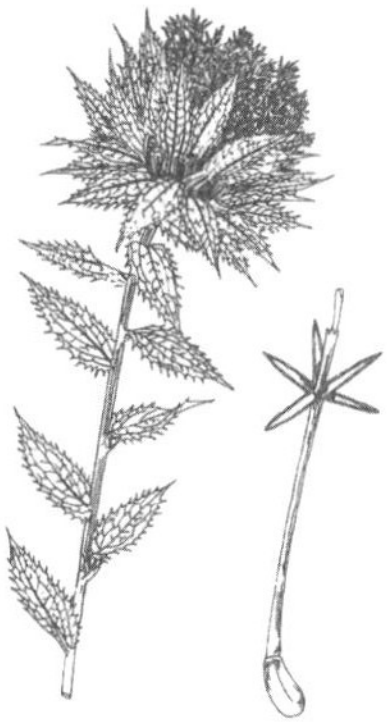

잇꽃
Carthamus tinctorius

【性　狀】紅色 또는 赤褐色의 花冠, 黃色의 花柱 및 수술로 되어 있고 드물게 덜 익은 子房이 섞일 때가 있다. 길이는 1~2㎝ 내외이고 花冠은 통상 5열로 되며 수술은 5개로 긴 암술을 둘러싸고 있다. 꽃가루는 거의 球形이며 지름은 약 50㎛이고 黃色으로 표면에 가느다란 돌기가 있다. 이 약을 板狀으로 한 것은 두께 약 5㎜이며 다수의 冠狀花를 모은 것이다. 특이한 냄새가 있고 맛은 조금 쓰다.

【產　地】이집트가 원산지로 우리나라에서는 재배되고 있으며, 중국에서는 河南, 浙江, 四川省 등 지역에서 생산한다.

【成　分】Safflower yellow, carthamin을 함유한다. Carthamin을 염산으로 가수분해하면 포도당과 carthamidin을 얻는다. 또한 紅花油라 칭하는 지방유를 함유한다.

【性　味】性은 溫하고, 味는 辛하다.

【歸　經】心・肝經.

【效能 主治】活血通經・散瘀止痛・調血和血. 治經閉, 痛經, 惡露不行, 癥瘕痞塊, 跌撲損傷, 瘡瘍腫痛.

【解　說】辛散溫通하여 心・肝血分에 들어가 活血通經시키고 祛瘀止痛시키는 뚜렷한 효과가 있어 각종 瘀血阻滯로 인한 病證에 적용하며, 內科 婦人科 外科 傷科의 活血方 중에 상용하는 약물이 된다.

소량을 사용하면 舒肝鬱하고 和血養血, 活血通經하고, 대량을 사용하면 破血逐瘀通經하고 催生下胎하며, 桃仁과 같이 사용하면 치료효과가 증가된다. 이와 같이 活血通經의 효력이 비교적 강하므로 瘀滯가 없는 자나 孕婦는 복용을 忌한다.

【炮　製】莖葉, 蒂頭를 제거하고 사용한다.

【用　量】4～12g.

【禁忌症】孕婦는 愼用한다.

【配合例】① 牧丹皮 當歸 炒蒲黃 荷葉 등을 배합하여 産後血暈, 血崩, 月經不調 등을 치료한다(예 : 紅花散).

② 當歸 川芎 牛膝 肉桂 車前子 등을 배합하여 婦人難産, 胞衣不下을 치료한다(예 : 脫花煎).

③ 當歸 葛根 連翹 牛蒡子 甘草 등을 배합하여 熱鬱血滯로 인한 斑疹色暗을 치료한다(예 : 當歸紅花飮).

④ 丹蔘 川芎 赤芍藥 등을 배합하여 冠狀動脈硬化로 인한 心絞痛을 치료한다.

五 靈 脂 [開寶本草]

Trogopterorum Faeces

異 名 : 藥本[藥譜]・寒號蟲糞[開寶本草]・寒雀糞[中藥志]

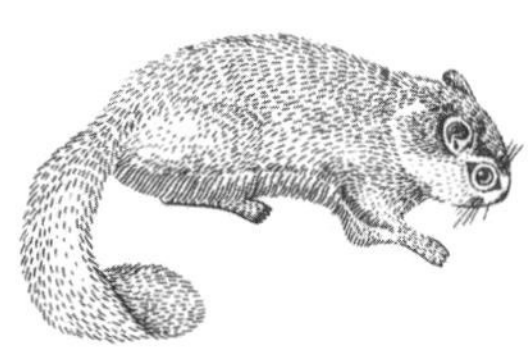
複齒鼯鼠
Trogopterus xanthipes

【基　原】날다람쥐과(鼯鼠科 : Petauristidae)에 속한 동물인 複齒鼯鼠 *Trogopterus xanthipes* Milne-Edwards의 糞便을 건조한 것으로 全年에 걸쳐 채취하여 잡질을 제거하고 曬乾한다. 外形이 같지 않아 靈脂塊와 靈脂米로 分類한다.

【性　狀】① 靈脂塊 : 불규칙한 덩어리 모양으로 크기가 일정하지 않다. 표면은 黑褐色, 紅褐色 또는 灰褐色으로 울룩

불룩하여 편평하지 않고 油潤性이며 광택이 있다. 붙어 있는 顆粒은 長橢圓形으로 표면은 쪼개져 부서져 있고 섬유성을 나타낸다. 質은 단단하고 단면은 黃褐色 또는 紫褐色으로 평탄하지 않고 顆粒을 볼 수 있으며 간혹 黃褐色의 樹脂樣 물질이 있다.

② 靈脂米 : 長椭圓形의 顆粒으로 길이 5~15㎜, 지름 3~6㎜이다. 표면은 黑褐色, 紅褐色 또는 灰褐色으로 비교적 매끄러우나 조금 거칠고 淡黃色의 섬유가 남은 흔적을 볼 수 있으며 약간 광택이 있다. 體는 가볍고, 質은 부서지기 쉬우며 절단하기 쉽다. 단면은 黃綠色 또는 黃褐色으로 평탄하지 않고 섬유성이다.

【産　地】 橙足鼯鼠는 중국의 河北, 山西, 青海, 甘肅, 雲南省 등에 분포하고, 飛鼠는 東北지방과 內蒙古, 河北, 山西, 新疆省 등에 분포하며, 우리나라는 충북과 강원도에 서식한다.

【成　分】 비타민 A류 물질과 수지, 요소, 요산 등을 함유한다.

【性　味】 性은 溫하고, 味는 苦甘하다.

【歸　經】 心·肝·脾經.

【效能 主治】 活血止痛·化瘀止血·健脾消積解毒. 治胸脇脘腹刺痛, 痛經, 經閉, 産後血瘀疼痛, 跌撲腫痛, 蛇蟲咬傷.

【解　說】 心 肝 脾 3經의 血分에 들어가 血脈을 通利시켜 活血散瘀됨으로 양호한 止痛작용을 가지고 있다. 그 止痛작용은 乳香 沒藥과 비슷하여 모든 血瘀諸痛을 치료한다.

本品을 炒炭하면 祛瘀止血의 효능이 있어 婦女의 血崩과 月經過多가 瘀血로 인한 경우 止血시키는 효능이 있다.

오늘날 임상에서 冠狀動脈硬化로 인한 心絞痛과 肋間神經痛 및 胃·十二指腸潰瘍의 出血疼痛에 일정한 치료효과가 있다. 다만 血虛無瘀滯者에게 사용하는 것은 마땅하지 않으며 孕婦는 愼用하여야 한다.

【炮　製】 行血止痛에는 生用하고, 止血에는 醋炙 또는 酒炙하여 사용한다.

【用　量】 4~12g.

【禁忌症】 血虛腹痛과 血虛經閉, 産後 失血過多로 인한 眩暈, 心虛有火作痛 등의 病이 血虛無瘀滯者는 복용을 忌한다.

【配合例】 ① 蒲黃을 배합하여 産後腹痛을 치료한다(예 : 失笑散).

② 玄胡索 香附子 沒藥 등을 배합하여 心腹刺痛을 치료한다(예 : 手拈散).

③ 馬兜鈴 檳榔 등을 배합하여 喘咳 浮腫을 치료한다(예 : 五靈脂湯).

④ 香附子 黑丑 등을 배합하여 痰迷心竅 등의 證을 치료한다(예 : 五香丸).

牛 膝 [本經]

Achyranthis Radix

異 名：百倍[本經]・牛莖[廣雅]・脚斯蹬[救荒本草]・懷牛膝[本草便讀]・鷄膠骨[閩東本草]

【基 原】 비름과(莧科：Amaranthaceae)에 속한 다년생초본인 쇠무릎(土牛膝) *Achyranthes japonica* NAKAI 또는 牛膝(懷牛膝) *Achyranthes bidentata* Bl.과 川牛膝 *C. officinalis* Kuan.의 根을 건조한 것으로, 겨울철에 줄기와 잎이 마른 다음에 채취하여 曬乾한다.

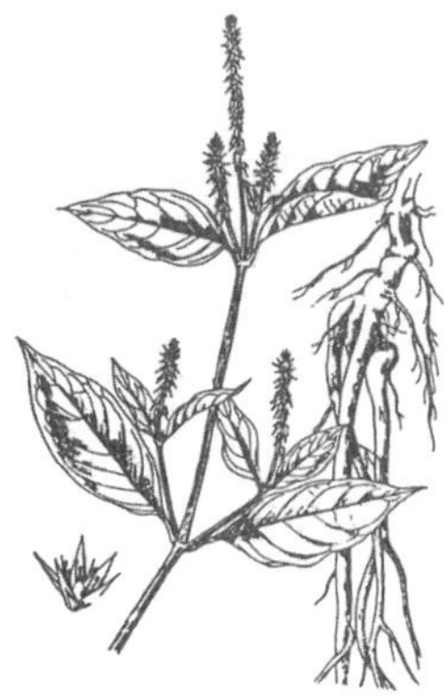
牛膝
Achyranthes bidentata

【性 狀】 가늘고 긴 圓柱形의 主根 또는 곁뿌리가 달린 主根이며 根頭는 약간의 根莖이 붙어 있든가 또는 제거되어 있다. 主根은 대개 막대 모양이거나 또는 약간 구부러졌고 길이는 15～90㎝이며 지름 0.4～1㎝이다. 표면은 灰黃色 또는 엷은 褐色으로 많은 세로주름과 드문드문 곁뿌리의 자국이 있다. 단면은 평탄하고 중심부에 黃白色의 木部가 있다. 質은 단단하고 부서지기 쉬우나 젖으면 유연하게 된다. 냄새가 거의 없고 맛은 약간 달며 점액성이다.

【產 地】 쇠무릎은 우리나라 각지에 분포하며, 懷牛膝은 중국의 河南省이 주산지로 河北, 山西, 山東, 遼寧 등에서도 재배하고 있으며, 麻牛膝은 四川省 西部가 주산지로 貴州, 雲南, 福建省 등에서 산출되고, 川牛膝은 四川, 貴州, 雲南省에서 생산된다.

【成 分】 懷牛膝은 triterpenoid saponin을 함유하며, 가수분해하면 oleanolic acid를 얻을 수 있다. 또한 다량의 칼슘염 등을 함유한다.

【性 味】 性은 平하고, 味는 苦酸하다.

【歸 經】 肝・腎經.

【效能 主治】 ① 生用：散瘀血・消癰腫・利尿通淋. 治淋病尿血, 經閉, 癥瘕, 難産, 胞衣不下, 産後血瘀腹痛, 喉痹, 癰腫, 跌打損傷.

② 熟用：補肝腎・强筋骨. 治腰膝骨痛, 四肢拘攣, 痿痹.

【解 說】 苦味는 능히 泄降하므로 肝・腎 2經에 들어가 活血祛瘀시키고 引血下行하므로 부인과의 血瘀證에 상용하는 약물이 된다. 活血작용은 關節을 通利시키고 肝腎을 保養하므로써 筋骨을 강하게 하여 風濕性 關節痹痛과, 肝腎不足으로 인한 腰膝痠痛과 筋骨이 無力한 證에 또한 응용하여 치료한다.

임상에서 血熱이 上炎하여 된 病證과 淋病尿血 및 尿道澀痛을 치료하는데 적용하는 것은 本品이 引血下行케 하여 上炎된 火를 降下시켜줌으로 上溢된 血이 和平하게 되고 利尿通淋되어 그치게 되기 때문이다. 先導下行하는 효능이 주가 되고 肝腎을 補益하는 효능은 川續斷과 杜仲보다 약하다. 또한 牛膝을 川牛膝과 懷牛膝로 분류하여 응용하는데 活血祛瘀하여 關節을 通利시킬 때는 川牛膝을 生用하여 치료하는 것이 좋고, 肝腎을 補益하고 筋骨을 强壯시키는 데는 懷牛膝을 炒用하는 것이 치료효과가 더욱 좋다.

이 외에 川牛膝은 그 性味가 甘苦平, 苦平하여 肝・腎 2經에 들어가 祛風・利濕, 活血, 通經시키는 효능이 있어 風濕으로 인한 腰膝疼痛과 筋攣, 血淋, 尿血, 婦女의 經閉와 癥瘕를 치료하는데 응용하여야 한다.

【炮 製】 씻은 다음 潤透되면 남아 있는 蘆頭를 제거하고 절단하여 曬乾하여 사용하거나, 酒炙하여 사용하기도 한다.

【用 量】 6~12g.

【禁忌症】 孕婦와 月經過多者는 복용을 忌한다.

【配合例】 ① 當歸 黃芩 등을 배합하여 莖中痛, 小便不通, 腹部堅痛 등 證을 치료한다(예 : 牛膝湯).

② 獨活 細辛 桑寄生 등을 배합하여 風寒濕邪로 인한 下肢關節疼痛, 屈伸不利을 치료한다(예 : 獨活寄生湯).

③ 蒼朮 黃柏 薏苡仁 등을 배합하여 濕熱下注로 인한 關節紅腫疼痛, 足膝痿軟 등을 치료한다(예 : 四妙丸).

④ 紅花 續斷 當歸 등을 배합하여 跌打損傷 등을 치료한다(예 : 舒筋活血湯).

⑤ 滑石 海金沙 石葦 등을 배합하여 小便淋瀝澁痛, 尿血, 小便不利 등을 치료한다(예 : 石葦散).

⑥ 熟地黃 麥門冬 知母 등을 배합하여 胃熱陰虛之牙痛, 頭痛, 牙齦出血 등을 치료한다(예 : 玉女煎).

穿 山 甲 [別錄]

Manitis Squama

異 名 : 鯪鯉甲[別錄]・鱣鯉甲[肘後方]・鯪鯉角[本草衍義]・川山甲[三因方]

【基 原】 천산갑과(穿山甲科 ; Manidae)에 속한 동물인 穿山甲 *Manis pentadactyla* L.의 鱗甲으로, 全年에 걸쳐 잡아 殺死한 후 끓는 물에 약간 燙泡한 다음 鱗甲을 채취하여 曬乾한다.

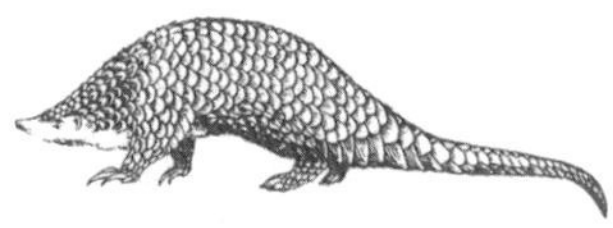

穿山甲
Manis pentadactyla

【性　狀】부채 모양의 세모꼴, 마름모꼴 또는 盾形의 扁平狀 또는 半折合狀으로 중간은 비교적 두꺼우며, 邊緣은 얇으며 크기가 일정하지 않고, 길이와 너비는 각 0.7～5㎝이다. 外表面은 黑褐色 또는 黃褐色으로 광택이 있으며, 넓은 끝에는 수십 개의 가지런히 배열된 세로주름과 여러 개의 가로주름이 있으며 좁은 끝은 매끄럽다. 內表面의 色은 엷으며, 중앙에 뚜렷한 1개의 돌기된 弓形으로 가로로 향한 棱線이 있으며, 밑에는 여러 개의 棱線과 평행의 細紋이 있다. 質은 角質로 半透明하고 단단하며 탄력성이 있고 절단하기 어렵다.

【產　地】중국의 廣西, 貴州, 廣東, 雲南, 湖南, 福建, 臺灣 및 印度 등 熱帶지방에서 산출된다.

【成　分】Stearic acid, cholesterol, N-butyl tricosylamide, aspartic acid, threonine, serine, glutamic acid, glycine, alanine, cysteine, valine, methionine, isoleucine, leucine, tyrosine, phenylanine, lysine, arginine, proline 등을 함유한다.

【性　味】性은 微寒하고, 味는 鹹하다.

【歸　經】肝・胃經.

【效能 主治】活血通經・下乳・消腫排膿・搜風通絡. 治經閉癥瘕, 乳汁不通, 風濕痹痛, 痲木拘攣, 癰腫瘡毒.

【解　說】鹹味는 軟堅케 하고 性이 走竄에 좋은 효능을 가지고 있어 그 효능이 오로지 行하고 散하므로 經絡을 透過하여 病所에 直達케 되어 通經下乳시키고 消腫排膿시키며 아울러 通絡祛風시키는 효능이 있어 모든 瘀血鬱滯로 脈絡이 不通한 病證에 적용한다.

즉 經閉, 癥瘕, 瘰癧, 癭瘤 등 證에 응용하여 活血通經시키고 攻堅散結시켜 치료하고, 또한 癰腫초기와 膿成不潰의 證에 적용하여 膿未成者는 消하고 膿已成者는 潰하며, 더욱이 化膿하려고 하는 癰腫에 가장 적합하다. 그러므로 托毒排膿시켜 毒邪를 배출케 하므로 外科에 상용하는 要藥이 된다.

이 외도 婦人의 乳脈不通으로 인한 乳汁不下에 적용하는데 이는 本品의 走竄하는 性이 脈絡을 疏通시켜 乳汁을 분비하게 하며, 또한 風濕으로 인한 痺痛과 筋骨拘攣에 적용하여 치료하는데 이는 經絡을 宣通시켜 病所에 도달케 하여 活血除痺하기 때문이다. 다만 行散力이 너무 강하므로 과량을 사용하여서는 안 되며, 癰疽已潰나 膿汁이 清稀한 證과 孕婦에는 복용을 忌한다.

【炮　製】씻은 후 건조하여 사용하거나, 砂炒한 다음 醋浸 후 건조하여 사용한다.

【用　量】6～12g.

【禁忌症】氣血虛弱者와 癰疽已潰者 및 孕婦는 복용을 忌한다.

【配合例】① 鱉甲 大黃 乾漆 當歸 沒藥 등을 배합하여 經閉腹痛를 치료한다(예 : 穿山甲散).

② 金銀花 白芷 天花粉 皂角刺 貝母 赤芍藥을 배합하여 癰瘍초기의 紅腫熱痛를 치료한다(예 : 仙方活命飮).

③ 麻黃 良姜 石膏 등을 배합하여 風濕으로 인한 肢節疼痛를 치료한다(예 : 一醉散).

④ 皂角刺 白芷 當歸 人蔘 生黃芪 등을 배합하여 氣血虧虛, 瘡瘍膿成不潰를 치료한다(예 : 托裏透膿湯).

蟅 蟲 [本經]

Eupolyphaga

異 名 : 地鱉[本經]・土鱉蟲[別錄]・簸箕蟲[本草衍義]

【基 原】왕바퀴과(鱉蠊科 ; Blattidae)에 속한 곤충인 地鱉 *Eupolyphaga sinensis* Walker 또는 冀地鱉 *Steleophaga plancyi* Boleny의 암컷의 건조체로, 여름철에 암컷을 잡아 끓는 물에 넣어 죽인 후 曬乾 또는 烘乾한다.

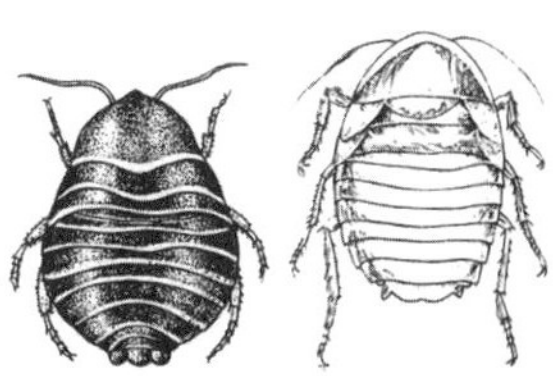

地鱉
Eupolyphaga sinensis

【性 狀】① 地 鱉 : 납작한 卵圓形으로 길이 1.3~3㎝, 너비 1.2~2.4㎝이다. 머리의 끝쪽은 조금 좁고 꼬리부분은 비교적 넓다. 등 쪽은 紫褐色으로 광택이 있으며 날개는 없다. 앞의 胸背板은 발달하여 頭部를 덮었으며 腹背板은 9개의 마디가 覆瓦狀으로 배열되어 있다. 腹面은 紅褐色으로 頭部는 작으며, 絲狀의 觸角이 1쌍 있는데 떨어져 나간 경우가 많다. 胸部에는 3쌍의 다리가 있는데 가시와 같은 細毛가 있으며, 腹部에는 가로로 環節이 있다. 質은 잘 부서져 파쇄하기 쉽다.

② 冀地鱉 : 길이 2.2~3.7㎝, 너비 1.4~2.5㎝이다. 背部는 黑褐色으로 邊緣에는 엷은 黃褐色의 斑塊와 黑色의 작은 반점이 있다.

【產 地】地鱉은 중국의 전국 각지에 분포하고, 冀地鱉은 河北 등에 분포한다.

【成 分】충체는 fatty acid인 palmitic acid, stearic acid, oleic acid, linoleic acid, linolenic acid 및 glutamic acid, alanine, tyrosine 등의 아미노산 등을 함유한다.

【性 味】性은 寒하고, 味는 鹹하며, 小毒하다.

【歸 經】肝經.

【效能 主治】破血逐瘀・續筋接骨. 治筋骨折傷, 瘀血經閉, 癥瘕痞塊.

【解 說】鹹味는 血分에 들어가 軟堅하고 破血逐瘀하며 消癥散結시키는 강력한

작용을 가진 약물로 筋骨折傷을 치료하는 良品이 되어 骨折로 인한 瘀滯腫痛과 瘀血이 結聚되어 散血되지 않는 각종 질환을 치료한다. 오늘날 임상에서는 자궁외 임신으로 인한 腹痛과 腹部包塊不消 및 慢性肝炎으로 인한 肝腫大와 肝硬變, 肝部位의 刺痛을 치료하는데 적용하고 있다.

破血逐瘀하는 효능이 있어 墮胎하기 쉬우므로 孕婦는 복용을 忌한다.

【炮 製】去足하여 炒用한다.

【用 量】4~12g.

【禁忌症】瘀血의 停留가 없는 者와 血虛하면서 瘀血이 있는 者는 愼用하여야 하며, 孕婦는 복용을 禁한다.

【配合例】① 大黃 水蛭 虻蟲 桃仁 등을 배합하여 經閉, 癥瘕 등 證을 치료한다(예 : 大黃蟅蟲丸).

② 土鱉 自然銅 乳香 沒藥 血竭 등을 배합하여 跌打損傷, 瘀血攻心을 치료한다(예 : 八厘散).

③ 鱉甲 蜣螂 柴胡 桂枝 赤芍藥 牡丹皮 등을 배합하여 癥瘕積塊를 치료한다(예 : 鱉甲煎丸).

水 蛭 [本經]

Hirudo

異 名 : 馬蜞[本草經集注] · 馬蛭[新修本草] · 至掌[爾雅]

【基 原】거머리과(水蛭科 : Hirudinidae)에 속한 環節動物인 참거머리(水蛭) *Hirudo nipponica* Whitman 및 말거머리(螞蟥) *Whitmania pigra* Whitman, 갈색말거머리(柳葉螞蟥) *W. acranulata* Whitman의 건조체로, 여름과 가을에 잡아 끓는 물에 燙死시킨 다음 曬乾 또는 低溫에서 건조한다.

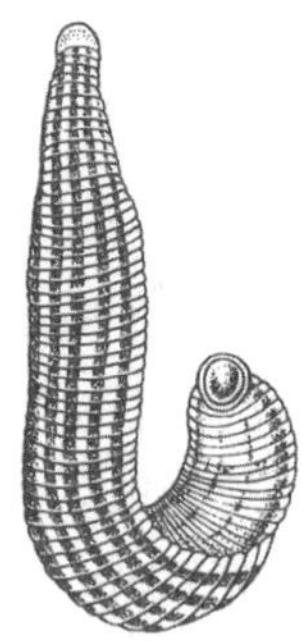

말거머리
Whitmania pigra

【性 狀】① 螞 蟥 : 납작한 紡錘形으로 여러 개의 環節로 이루어졌으며 길이 4~10㎝, 너비 0.5~2㎝이다. 背部는 黑褐色 또는 紫黑色으로 약간 볼록하고 黑色의 반점이 배열되어 있는 5개의 세로주름으로 이루어졌고, 腹面은 평탄하고 褐黃色이다. 兩側은 褐黃色으로 前端은 약간 뾰족하고 後端은 鈍圓形이며 兩端에 각각 1개의 吸血盤이 있는데 앞쪽의 吸血盤은 뚜렷하지 않고 뒤의 吸血盤은 비교적 크다. 質은 부스러지기 쉬우며 단면은 膠質狀이다.

② 水 蛭 : 납작한 긴 圓柱形으로 體는 구부러지고 꼬여 있으며 길이 2~5㎝, 너비 0.2~0.3㎝이다.

③ 柳葉螞蟥 : 좁고 길며 납작하고, 가공할 때 길게 느리면 길이 5~12㎝, 너비 0.1~0.5㎝이다.

【産　地】우리나라의 沼澤地와 논에 분포하며, 중국 각지에 분포한다.

【成　分】필수아미노산이 39% 이상이며, glutamic acid, aspartic acid, leucine, lysine, valine 등이 함유되어 있다. 신선한 水蛭에는 hirudin을 함유한다. 이것은 頭部의 腺에서 분비되는 gelatin樣 물질이다. 건조품에는 hirudin이 파괴되어 있으며, 그밖에 분비물에는 일종의 histamin樣 물질을 함유하고 heparin과 antithrombin을 함유한다.

【性　味】性은 平하고, 味는 鹹苦하며, 小毒하다.

【歸　經】肝經.

【效能 主治】破血・逐瘀・通經. 治癥瘕痞塊, 血瘀經閉, 跌打損傷.

【解　說】辛味는 散하고 苦味는 泄하여 肝經血分에 들어가 破血消癥하므로 血瘀로 인한 經閉와 癥瘕積聚, 蓄血發狂 및 跌撲損傷의 重證을 치료하는데 적용한다.

이와 같이 破血逐瘀하고 通經消癥하는 효능이 강하므로 *孕婦*와 瘀血이 없는 者는 복용을 忌한다.

【炮　製】절단하여 사용하거나, 滑石粉炒 또는 猪油로 炒하여 사용한다.

【用　量】4~8g.

【禁忌症】體弱血虛者, 無瘀血停聚 및 *孕婦*는 복용을 忌한다.

【配合例】① 虻蟲 大黃 桃仁 등을 배합하여 瘀血阻滯로 인한 經閉, 癥瘕, 蓄血 및 跌撲損傷을 치료한다(예 : 抵當湯).

② 熟地黃 虻蟲 桃仁 등을 배합하여 月經不行, 産後惡露, 臍腹作痛를 치료한다(예 : 地黃通經丸).

③ 桃仁 三棱 蓬朮 當歸 黃芪 知母 등을 배합하여 經閉 혹은 産後惡露不盡, 癥瘕積聚, 乾血成癆를 치료한다(예 : 理沖丸).

澤　蘭 [本經]

Lycopi Herba

異 名 : 地瓜兒苗[救荒本草]・虎蘭[本經]・小澤蘭[雷公炮炙論]・虎蒲[別錄]

【基　原】꿀풀과(脣形科 ; Labiatae)에 속한 다년생초본인 털쉽싸리(毛葉地瓜兒苗) *Lycopus lucidus* Turcz. var. *hirtus* Regel.와 쉽싸리(地瓜兒苗) *L. lucidus* Turcz.의

全草를 건조한 것으로, 여름부터 가을에 걸쳐 莖葉이 무성했을 때 全草를 채취하여 曬乾한다.

【性 狀】줄기는 方柱形으로 4면이 고르게 얕은 縱溝가 있으며, 길이 50~100㎝, 지름 0.2~0.6㎝이다. 표면은 黃綠色 혹은 紫色을 띠며, 마디는 紫色이 뚜렷하고 白色의 茸毛가 있다. 質은 부스러지기 쉽고, 단면은 黃白色으로 髓部는 비어 있다. 잎은 마주나고 잎자루가 짧고 잎은 쭈그러졌으며 펴보면 披針形 또는 長圓形으로 길이 5~10㎝이다. 上表面은 黑綠色이고, 下表面은 灰綠色으로 腺點이 밀생되었고 양면에는 短毛가 고르게 나 있다. 先端은 뾰족하고 鋸齒가 있다. 꽃은 葉腋에서 輪狀으로 簇生한다.

【產 地】중국 및 우리나라 각지에 분포한다.

【成 分】정유, glucoside, tannin, 수지를 함유하며, 또한 flavonoid배당체, phenol류, amino acids, 유기산, saponin, glucose, galactose, sucrose, lycopose, raffinose, stachyose, fructose를 함유한다.

【性 味】性은 微溫하고, 味는 苦辛하다.

【歸 經】肝・脾經.

【效能 主治】活血祛瘀・行水消腫. 治月經不調, 經閉, 痛經, 產後瘀血腹痛, 癥瘕, 身面浮腫, 水腫, 癰腫瘡毒, 跌撲損傷.

【解 說】味가 苦辛氣香하고 性溫通達하여 肝・脾 2經의 鬱滯를 善舒하고 活血通經시키는 효능이 있으며, 祛瘀하되 正氣를 손상시키지 않는 특징이 있어 부인과에 상용하는 要藥이 된다.

모든 血脈瘀滯로 經行이 不利한 證에 배합하여 응용하며, 또한 活血化瘀하므로 水腫에 瘀血을 挾하였다든가 혹은 血瘀로 인한 水腫을 치료한다.

【炮 製】潤透한 후 절단하여 사용한다.

【用 量】8~16g.

【禁忌症】瘀血이 없는 者 또는 血虛者는 복용을 忌한다.

【配合例】① 當歸 白芍 甘草 등을 배합하여 經閉羸瘦潮熱을 치료한다(예 : 澤蘭湯).

② 生地黃 當歸 芍藥 生薑 甘草 등을 배합하여 產後惡露不盡 腹痛을 치료한다(예 : 引溫隱居澤蘭湯).

③ 青皮 白芨 橘葉 등을 배합하여 모든 乳癰초기를 치료한다(예 : 澤蘭煎).

凌 霄 花[本經]

Campsitis Flos

異 名 : 紫葳花[博物志] · 墮胎花[植物名實圖考] · 藤羅花[天宝本草] · 陵霄花[本草圖經]

【基 原】능소화과(紫葳科 ; Bignoniaceae)에 속한 落葉藤本인 능소화(凌霄) *Campsis grandiflora* Schum. 또는 미주능소화(美洲凌霄) *C. radicans* Seemen의 花를 건조한 것으로, 개화기에 채취하여 陰乾 또는 曬乾한다.

【性 狀】쭈그러지고 말려 있으며 온전한 것은 길이가 약 5㎝이다. 꽃받침은 어두운 褐色이고 길이 2~3㎝, 基部는 합쳐져 筒狀으로 되고 윗부분은 5개로 갈라지고 裂片은 끝이 뾰족한 3각형을 이룬다. 花冠은 筒狀으로 黃褐色이며, 윗부분은 5개로 갈라지고 裂片은 半圓形이며, 표면은 紅褐色의 가는 脈紋과 褐色의 반점이 있다.

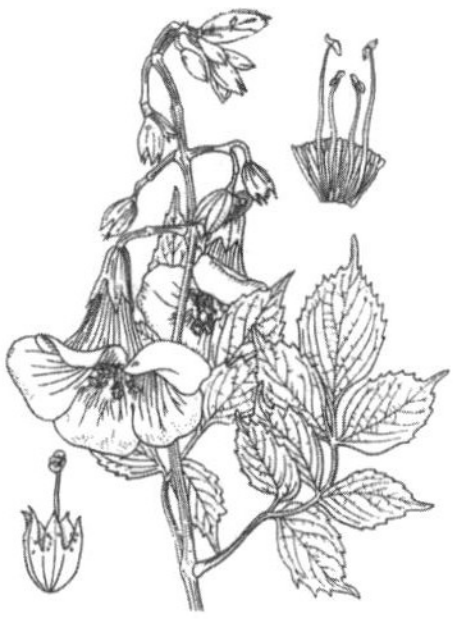

능소화
Campsis grandiflora

【產 地】중국이 원산지로 우리나라의 각지에서 재배하고, 중국에는 各省에 분포하며 江蘇, 浙江省에서 가장 많이 생산된다.

【成 分】Apigenin, β-sitosterol을 함유한다.

【性 味】性은 寒하고, 味는 甘酸하다.

【歸 經】肝 · 心包經.

【效能 主治】淸熱涼血 · 化瘀散結 · 祛風止痒. 治經閉癥瘕, 崩中漏下, 血熱風痒, 瘡疥癮疹, 酒齄鼻.

【解 說】性味가 甘酸하고 寒하여 肝經血分에 들어가 血中의 伏火를 없애 破血祛瘀시키는 효능이 있어 血滯經閉와 癥瘕를 치료하고 또한 涼血祛風의 효능이 있어 血熱로 인한 風痒과 皮膚瘙痒 등 證을 치료하는데 多用한다.

黃宮綉의 [本草求眞]에 血中에 伏火하여 나타나는 氣結血閉와 風痒, 崩帶, 癥瘕 및 모든 瘀血이나 血熱로 된 질환을 치료한다고 하였으며, 또한 肺癰에도 君藥으로 多用한다고 하였다.

【用 量】4~12g.

【禁忌症】氣血虛弱者와 內無瘀熱者 및 孕婦는 복용을 忌한다.

【配合例】① 當歸 紅花 赤芍藥 蘇木 등을 배합하여 血滯經閉 癥瘕積聚를 치료한다(예 : 紫葳散).

② 鱉甲 蟅蟲 牡丹皮 射干 등을 배합하여 癥瘕積聚를 치료한다(예 : 鱉甲煎丸).

③ 黃連 白礬 雄黃 등을 배합하여 研末하고 皮膚濕癬에 外塗하여 치료한다(예 : 凌霄花散).

自然銅 [開寶本草]

Pyritum

異 名 : 石髓鉛[雷公炮炙論] · 方塊銅[藥材學]

【基 原】硫化物類의 광물인 黃鐵鑛族에 속한 黃鐵鑛 Pyrite의 含硫化鐵(FeS_2)鑛石이다. 등축정계에 속하는 광물로서 여러 가지 형태로 된 천연 황화철이다.

【性 狀】여러 가지 모양으로 대개는 立方體이며 지름 0.3~2㎝이다. 표면은 평탄하고 灰綠色 또는 엷은 黑褐色 또는 黃綠色을 나타내고 금속성의 광택이 있다. 質은 단단하나 쉽게 깨뜨려지고, 단면은 黃白色이다.

【産 地】우리나라 각지에서 생산되며, 중국에서는 四川, 廣東, 湖南, 雲南, 河北 및 遼寧省 등지에서 산출한다.

【成 分】二硫化鐵 FeS_2를 함유하며, 鐵이 46.6%, 硫黃이 53.4%이다. 니켈, 비소, 銅, 코발트, 안티몬 등도 미량 함유한다.

【性 味】性은 平하고, 味는 辛하다.

【歸 經】肝經.

【效能 主治】散瘀止痛 · 接骨續筋. 治跌打損傷, 筋斷骨折, 血瘀疼痛, 積聚, 癭瘤, 瘡瘍.

【解 說】味辛氣平하여 肝經血分에 들어가 行血散瘀止痛하므로 傷科의 接骨要藥이 되어 骨折損傷으로 인한 瘀血腫痛의 證을 치료하는데 적용한다. 이러한 효능은 散瘀消腫하므로 痛證이 止痛되고 손상이 治癒되어 接骨續筋하게 된다.

그러나 性이 剛强하므로 久服은 마땅하지 않으며 接骨 후에는 活血行氣藥物에 氣血을 補益시키는 약물을 배합하여 筋骨을 溫養시켜야 한다.

【炮 製】씻은 다음 용기에 넣어 武火로 붉게 될 때까지 煅하여 醋淬하고 다시 위의 방법으로 2~3차 반복한다. 그러면 黑褐色으로 변하고 外表가 부스러져 쪼개지며 광택이 소실되고 質이 잘 부서질 정도까지 된 것을 땅속에 묻어 火毒을 제거한 다음 藥碾으로 硏碎하고 水飛하여 건조한다.

【用 量】4~12g.

【禁忌症】陰虛火旺, 血虛無瘀者는 복용을 忌한다.

【配合例】① 乳香 沒藥 當歸 羌活 등을 배합하여 跌撲骨折을 치료한다(예 : 自然銅散).

② 當歸 赤芍 骨碎補 地鱉蟲 등을 배합하여 活血化營하고 化瘀止痛하여 瘀阻腫痛을 치료한다(예 : 八厘散).

王 不 留 行 [本經]

Melandrii Herba

異 名：王不留[綱目]・奶米[救荒本草]・麥藍子[甘泉縣志]

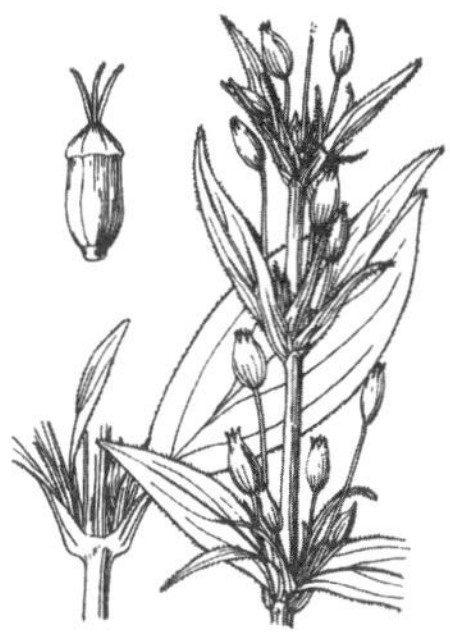
장구채(硬葉女婁菜)
Melandrium firmum

【基　原】 석죽과(石竹科；Caryophyllaceae)에 속한 장구채(硬葉女婁菜) *Melandrium firmum* Rohrbach의 열매가 익었을 때의 지상부를 건조한 것이다. 중국에서는 석죽과에 속한 1년생 또는 2년생 초본인 麥藍菜 *Vaccaria segetalis* (Neck.) Garcke의 성숙한 果實을 여름철에 果皮가 벌어지지 않을 때 베어 曬乾한 다음 種子를 털어 잡질을 제거하고 曬乾한다.

【性　狀】 줄기는 가늘고 볼록한 마디가 있으며 길이 20~40㎝이고 마디에서 가지와 잎이 마주나 있다. 잎은 피침형~타원형이고 끝은 뾰족하며 연한 황록색~녹색을 띤 황갈색을 나타낸다. 꽃대는 가지 끝에 나며, 길이 약 1㎝의 병 모양의 삭과를 맺고 그 속에 매우 작은 흑갈색~검은색의 둥근 씨가 들어 있다.

이 약은 풀냄새가 나고 맛은 약간 쓰며 씨는 처음에는 달다가 뒤에 쓰다.

【產　地】 중국의 東北, 華北, 四川, 浙江 등지에서 생산된다.

【成　分】 Vitexin, isovitexin, homoorientin, minarin, schaftoside, melandrin 등을 함유한다.

【性　味】 性은 平하고, 味는 苦하다.

【歸　經】 肝・胃經.

【效能 主治】 活血通經・下乳消癰. 治婦女經閉, 經痛, 乳汁不通, 乳癰腫痛.

【解　說】 味苦는 主泄하여 오로지 血分에 들어가 通利시키므로 위로는 通乳시키고 밑으로는 通經하며 그 특징이 行血하여 留滯하지 않게 하고 走泄하되 守하지 않아 血脈을 通利시켜 瘀血이 阻滯된 病症을 치료한다. 이 외에도 活血消腫시키는 효능이 있어 癰腫瘡毒을 치료하는데 응용되며, 乳癰에 상용하여 양호한 효과가 있다.

【炮　製】 細切하여 사용한다.

【用　量】 6~12g.

【禁忌症】 孕婦, 血虛無瘀滯者는 복용을 禁한다.

【配合例】 ① 麥門冬 瞿麥 穿山甲 龍骨 등을 배합하여 乳汁不下 乳癰腫痛를 치료한다(예：涌泉散).

② 甘草 葛根 桂心 當歸를 배합하여 癰腫를 치료한다(예 : 王不留行散).

③ 酸漿草 茺蔚子 白蒺藜 五靈脂 등을 배합하여 難産逆生, 胎死腹中을 치료한다(예 : 勝金散).

蘇 木 [新修本草]

Sappan Lignum

異 名 : 蘇方木[新修本草]·蘇方[肘後方]·赤木[獸醫國藥及處方]·紅柴[四川中藥志]

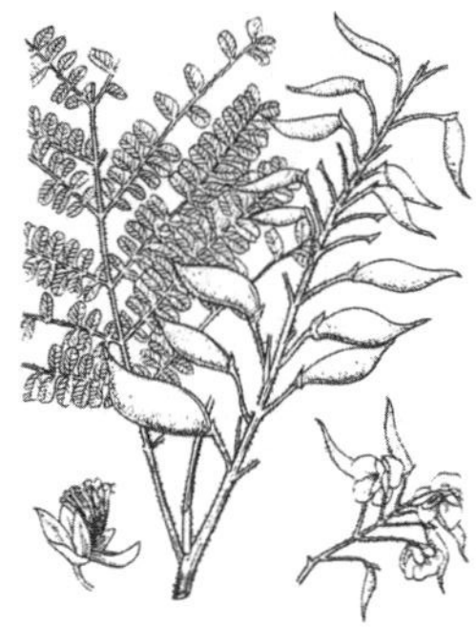

蘇木
Caesalpinia sappan

【基 原】 콩과(豆科 : Leguminosae)에 속한 落葉小喬木 혹은 灌木인 蘇木 *Caesalpinia sappan* L.의 心材를 건조한 것으로, 年中 수시로 채취하여 樹皮와 邊材를 제거하고 중심부분만 취하여 曬乾한다.

【性 狀】 껍질을 제거한 木心部로 조각 또는 長圓柱形으로 길이 10～100㎝, 지름 3～12㎝이다. 표면은 黃紅色 또는 褐紅色으로 칼로 벗겨낸 자국과 枝痕이 있으며, 세로로 쪼개져 있다. 횡단면은 약간 광택이 있고 나이테가 뚜렷하며 暗褐色이다. 質은 딱딱하나 세로로 잘린 것은 부스러지기 쉽다.

【産 地】 중국의 廣西, 雲南, 臺灣, 廣東, 四川省 등에 분포하며, 열대지방에서 생육된다.

【成 分】 木部는 brazilin 2%, sappanin, tannin 및 α-l-phellandrene과 ocimene을 주성분으로 하는 정유 등을 함유한다.

【性 味】 性은 平하고, 味는 甘鹹하다.

【歸 經】 心·肝·脾經.

【效能 主治】 活血破瘀·消腫止痛. 治經閉痛經, 産後瘀阻, 胸腹刺痛, 外傷腫痛, 破傷風.

【解 說】 辛味는 走散하여 心 肝 脾 3經의 血分에 들어가 活血祛瘀시켜 消腫止痛의 작용이 있어 外科에 要藥이 되고, 또한 婦女의 血瘀로 인한 病證에 적용하여 치료한다. 그러나 性이 走散動血하므로 血虛無瘀者는 복용을 금한다.

【炮 製】 사용할 때 薄片 또는 細切하여 사용한다.

【用 量】 4～12g.

【禁忌症】 血虛無瘀者, 月經過多者, 孕婦는 복용을 禁한다.

【配合例】 ① 硇砂 大黃을 배합하여 婦人月水不通 煩熱疼痛을 치료한다(예 : 蘇方木煎).

② 人蔘을 배합하여 産後氣虛, 惡露不行, 敗血上攻于肺, 氣急喘促을 치료한다(예 : 二味蔘蘇飮).

③ 乳香 沒藥 紅花 血竭 등을 배합하여 打撲損傷, 瘀滯作痛을 치료한다(예 : 八厘散).

乾 漆 [本經]

Lacca Rhois Exsiccata

異 名 : 黑漆[中國藥學大辭典] · 漆脚[中藥材手冊] · 漆査[藥籠小品]

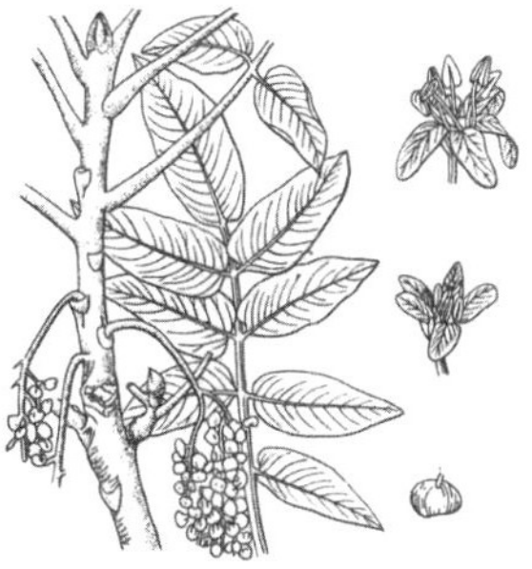

옻나무
Rhus verniciflua

【基 原】옻나무과(漆樹科 ; Anacardiaceae)에 속한 落葉喬木인 옻나무(漆樹) *Rhus verniciflua* Stokes의 樹脂를 건조한 것으로, 여름에 莖幹과 樹皮에 상처를 입혀 흘러나오는 樹脂를 건조하여 만든다.

【性 狀】크기가 고르지 않은 덩어리이며, 표면은 黑褐色으로 부서지기 쉽다. 부서진 면은 진한 褐色으로 광택이 있다.

【產 地】중국이 원산지이며, 우리나라 각지에 분포한다.

【成 分】生漆의 주요성분은 laccase작용으로 공기 중에서 산화되어 생성된 흑색의 수지물질인 urushiol이다.

【性 味】性은 溫하고, 味는 辛苦하며, 小毒하다.

【歸 經】肝 · 脾經.

【效能 主治】破血祛瘀 · 消積 · 殺蟲. 治婦女經閉, 癥瘕, 瘀血, 蟲積腹痛,

【解 說】性味는 辛苦溫하여 辛散苦泄하고 溫通行滯케 하여 破血攻堅하므로 瘀血이 阻滯되어 나타나는 經閉痛經과 癥瘕 등 證을 치료하는데 적용하고, 또한 殺蟲의 효능이 있어 蟲積腹痛에 응용하나 오늘날 임상에서는 많이 쓰지 않는다. 毒性이 있으므로 炮製하여 적용하며 煎劑에 넣는 것은 마땅하지 않다.

【炮 製】잡질을 제거한 乾漆을 작은 덩어리로 만들어 용기에 넣고 지름이 좀 작은 용기를 덮어 白紙를 바르고, 두 用器의 틈을 黃泥로 잘 밀봉해서 白紙가 黃色이 될 정도로 가열한 다음 식혀서 粉末로 사용하거나 또는 藥性이 남을 정도로 까맣게 볶아서 사용한다.

【用 量】2~4g(丸劑 散劑로 복용).

【禁忌症】孕婦와 身體虛弱者 및 無瘀血者는 복용을 禁한다.

【配合例】① 大黃 䗪蟲 水蛭 當歸 川芎 桃仁 등을 배합하여 瘀血內阻로 인한 經閉, 癥瘕를 치료한다(예 : 大黃䗪蟲丸).

② 檳榔 苦楝根皮 鶴蝨 使君子 등을 배합하여 蟲積腹痛을 치료한다(예 : 乾漆丸).

皂角刺 [本經衍義補遺]

Gleditsiae Spina

異 名 : 皂莢刺[聖惠方]・皂刺[醫學入門]・天丁明[綱目]・皂角針[江蘇植物藥材志]

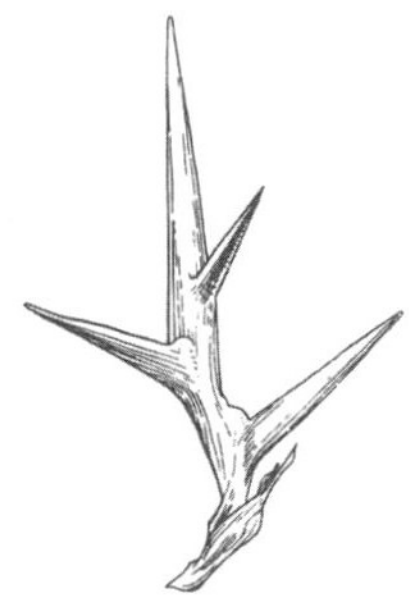
皂角刺藥材

【基 原】콩과(豆科 ; Leguminosae)에 속한 落葉喬木인 조각자나무(皂莢) *Gleditsia sinensis* Lam. 주엽나무(山皂莢) *G. japonica* Miquel의 가시를 건조한 것으로 全年에 걸쳐 채취하여 건조한다.

【性 狀】主刺와 1~2차 分枝된 가시로, 主刺의 길이는 3~15㎝ 혹은 더 긴 것도 있으며, 지름 0.3~1㎝이고, 分枝刺의 길이는 1~6㎝로 가시 끝이 뾰족하다. 표면은 紫褐色 또는 紅褐色으로 體는 가볍고 質은 단단하며 절단하기 어렵다. 절편의 두께는 0.1~0.3㎝로 가시 끝은 뾰족하고 木部는 黃白色이며 髓部는 거칠고 엷은 紅褐色으로 質은 부스러지기 쉽다.

【産 地】중국이 원산지로 河南, 江蘇, 湖南, 廣西省 등에서 생산되고 우리나라의 경북지방에 분포한다.

【成 分】Tannin, triacanthine 등을 함유한다.

【性 味】性은 溫하고, 味는 辛하다.

【歸 經】肝・胃經.

【效能 主治】消腫排膿・祛風殺蟲. 治癰疽腫毒, 瘰癧, 産後缺乳, 胎衣不下, 外治疥癬麻風.

【解 說】辛散溫通하고 그 性이 銳利하여 病所에 直達하는 것이 穿山甲과 비슷하며 消腫托毒排膿의 효능이 있어 癰疽腫毒이 未成된 것은 능히 消하고 또는 이미 潰瘍을 일으킨 것은 潰爛시켜 外科에 상용하는 要藥이 된다. 이 외에도 痰咳瘰癧과 癥瘕結塊에도 病症에 따라 사용할 수 있으며, 또한 祛風殺蟲의 효능이 있어 麻風이나 疥癬의 證에도 배합하여 응용한다.

【炮 製】潤透한 다음 細切하여 曬乾用한다.

【用 量】4~12g.

【禁忌症】癰阻已潰와 孕婦는 복용을 금한다.

【配合例】① 穿山甲 赤芍藥 金銀花 등을 배합하여 瘡癰초기의 腫毒을 치료한다(예 : 仙方活命飮).

② 黃芪 乳香 當歸 등을 배합하여 癰腫膿成不潰를 치료한다(예 : 透膿散).

③ 蒼耳子 大風子油 大黃 등으로 배합하여 痲風, 瘡癬을 치료한다(예 : 追風散).

血 竭 [新修本草]

Draconis Sanguis

異 名 : 騏驎竭[雷公炮炙論] · 麒麟血[聖惠方] · 木血竭[滇南本草]

【基 原】종려과(棕櫚科 : Palmae)에 속한 多年生 常綠藤本인 麒麟竭 *Daemonorops draco* Bl.의 果實과 樹幹에서 채취한 樹脂이다.

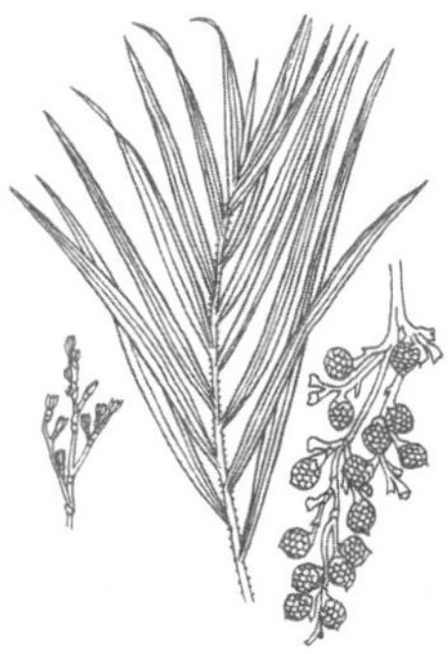

麒麟竭

Daemonorops draco

【性 狀】樹脂는 일정하지 않은 塊狀으로 크기가 고르지 않고 표면에는 흠이나 布袋의 무늬가 있으며 赤褐色이거나 紫褐色이다. 質은 단단하고 부스러지기 쉽다. 단면은 紫褐色 또는 黑褐色으로 유리 모양의 광택이 있고 작은 구멍이 있는 것도 있다.

【產 地】인도네시아, 말레이시아, 이란, 대만 등에 분포하며, 중국의 廣東 등 지방에서 재배된다.

【成 分】樹脂 ester와 dracoresinotannol의 혼합물을 57~82% 함유한다. 이 외에 dracoalban 약 2.5%, dracoresene 약 14%, 불용성수지 0.3%, 식물성 잔사 18.4%, phlobaphene 0.03% 등을 함유한다.

【性 味】性은 平하고, 味는 甘鹹하다.

【歸 經】心 · 肝經.

【效能 主治】散瘀定痛 · 止血生肌斂瘡. 治跌打損傷, 內傷瘀痛, 外傷出血不止, 瘰癧, 臁瘡潰久不合 및 痔瘡.

【解 說】味가 甘鹹하여 心 · 肝血分에 들어가 外用하면 斂瘡生肌止血의 효능이 있어 瘡潰久不收口와 外傷出血 및 創口不斂한 證에 적용하여 瘡傷面의 愈合을 촉진하며, 內服하면 活血散瘀止痛의 효능이 있어 跌打損傷으로 인한 瘀腫作痛과 혹은 內傷으로 血聚하여 된 胸腹諸痛 및 婦女經閉, 產後瘀阻 등 證에 모두 적용하여 치료한다. 다만 散瘀시키는 효능이 우수하므로 瘀血證이 없는 자와 孕婦는 복용을 금한다.

【炮 製】研末하여 사용한다.

【用　量】0.3~0.9g.

【禁忌症】血病에 瘀血積滯가 없는 자와 姙婦는 복용을 금한다.

【配合例】① 乳香 沒藥 紅花 등을 배합하여 跌打損傷, 瘀血疼痛를 치료한다(예 : 七厘散).

② 三棱 莪朮 등을 배합하여 婦女瘀血經閉, 痛經, 産後瘀阻腹痛를 치료한다(예 : 和血通經湯).

③ 大棗 乾地黃 등을 배합하여 瘰癧已破, 膿水不止을 치료한다(예 : 血竭散).

茺蔚子 [本經]

Leonuri Semen

異 名 : 小胡麻[江蘇省藥材志]・益母子[本草經解]・茺玉子[湖南藥材手冊]

【基　原】꿀풀과(脣形科 : Labiatae)에 속한 1년생초본인 익모초(益母草) *Leonurus japonicus* Houttuyn의 種子를 건조한 것으로 8~10월에 果實이 성숙하였을 때 채취하여 曬乾한다.

【性　狀】3棱形으로 한쪽 끝은 약간 넓고 다른 한쪽 끝은 점점 좁아져 鈍尖하며 길이 2~3㎜, 너비는 약 1.5㎜이다. 표면은 灰褐色이며 짙은 색의 반점이 있고 광택은 없으며 약간 엉성하다. 횡단면은 3각형으로 外皮는 褐黑色이고, 胚乳는 극히 얇으며 회색으로 種皮위에 부착되어 있고, 子葉은 灰白色이며 油質이다.

【産　地】우리나라 각지에 분포한다.

【成　分】Leonurinine을 함유한다. 油脂 37.02%가 함유되어 있으며, 이 중에는 oleic acid가 63.75%, linolenic acid가 21.13%이다. 또한 비타민 A 등을 함유한다.

【性　味】性은 微寒하고, 味는 甘辛하다.

【歸　經】心包・肝經.

【效能 主治】活血調經・淸肝明目. 治婦女月經不調, 痛經, 閉經, 崩中帶下, 産後瘀滯腹痛, 肝熱頭痛, 頭暈, 目赤腫痛, 目生翳膜.

【解　說】性味가 微寒無毒하고 甘辛하여 心包・肝 2經에 들어가 活血調經시키고 또한 涼肝明目시키는 효능이 있고 活血작용은 益母草와 비슷하여 婦女의 血脈阻滯로 인한 月經不調와 經行不暢, 小腹脹痛, 經閉, 産後瘀阻腹痛, 惡露不盡 및 跌打損傷으로 인한 瘀血作痛 등 證을 치료하고, 또한 肝熱로 인한 頭痛과 目赤腫痛 및 目生翳膜 등 證을 치료한다.

【炮　製】生用하거나 微炒하여 사용한다.

【用　量】6~20g.

【禁忌症】血虛無瘀者는 愼用하고, 瞳孔散大者 및 孕婦는 복용을 금한다.

【配合例】① 枸杞子 生地黃 靑葙子 등을 배합하여 肝虛有熱, 視力減弱, 翳膜을 치료한다(예 : 芜蔚子丸).

卷 柏 [本經]

Selaginellae Herba

異 名 : 豹足 · 求股 · 神投時[吳普本草] · 交時[別錄] · 長生不死草[綱目] · 佛手草 · 萬年靑[東北藥用植物志]

【基　原】부처손과(卷柏科 : Selaginellaceae)에 속한 多年生 常綠草本인 부처손(卷柏) *Selaginella tamariscina* (Beauv.) Spring 또는 점상권백(墊狀卷柏) *S. pulvinata* Maxim.의 全草를 건조한 것으로 봄과 가을에 채취하여 曬乾한다.

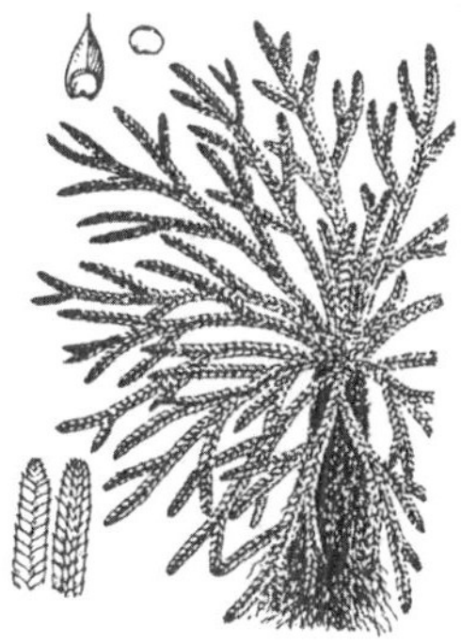

부처손
Selaginella tamariscina

【性　狀】① 부처손(卷柏) : 말라져 쭈그러졌고 그 모양이 주먹과 같으며 크기가 일정하지 않다. 일반적으로 길이가 5~10㎝이다. 枝葉은 從生하였고 납작하며 分枝하였으며 綠色 또는 褐黃色으로 속으로 구부러져 있고 枝上에는 鱗片狀의 小葉이 밀생되어 있다. 質은 부서지기 쉽다.
② 점상권백(墊狀卷柏) : 뿌리 부위에는 수염뿌리가 많이 달려 있다. 중엽은 두 갈래이고 난상피침형이며 위를 향하여 곧게 배열하고 있다. 잎은 좌우비대칭이고 안쪽 가장자리는 비교적 구부러지지 않았으며 바깥쪽 가장자리는 안으로 구부러져서 두껍고 거치가 없다.

【産　地】우리나라 각지의 바위위에 자생한다.

【成　分】Flavone, phenol성 성분과 amino acid, trehalose 등의 다당류 및 소량의 tannin을 함유한다. Flavone 성분에는 apigenin, amentoflavone, hinokiflavone과 isocryptomerin이 있다.

【性　味】性은 平하고, 味는 辛하다.

【歸　經】肝 · 心經.

【效能 主治】生用 : 活血通經. 治經閉, 癥瘕, 跌撲損傷.
炒炭用 : 化瘀止血. 治吐血, 衄血, 便血, 尿血.

【炮　製】破血에는 生用하고, 止血에는 炒炭하여 사용한다.

【用　量】2～6g.

【禁忌症】無血證者와 孕婦는 복용을 忌한다.

【配合例】① 側柏 棕櫚 등을 배합하여 大便下血을 치료한다(예 : 三神烏金散).
② 黃芪를 배합하여 臟毒下血를 치료한다(예 : 卷柏散).

鷄 血 藤 [本草綱目拾遺]

Spatholobi Caulis

異 名 : 血風藤[中藥志]・紅藤・活血藤[雲南藥用植物名錄]

【基　原】콩과(豆科 : Leguminosae)에 속한 落葉 木質大藤本인 密花豆 *Spatholobus suberectus* Dunn.의 藤莖을 건조한 것으로 가을과 겨울에 채취하여 枝葉을 제거하고 절편하여 曬乾한다.

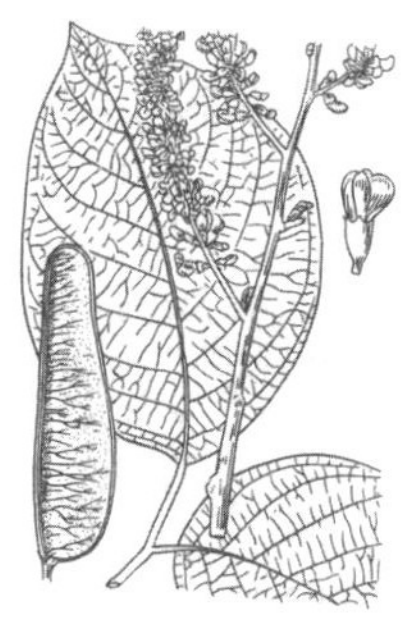

密花豆
Spatholobus suberectus

【性　狀】橢圓形, 長短圓形 또는 불규칙한 斜切片으로 두께 0.3～1㎝이다. 코르크는 灰褐色으로 灰白色의 반점이 있고 코르크층이 탈락한 곳은 紅褐色이다. 단면의 木部는 紅褐色 또는 褐色으로 導管孔이 많이 있고 樹脂狀의 분비물은 紅褐色 또는 黑褐色이다. 質은 堅硬하다.

【產　地】중국의 廣東, 廣西, 雲南省 등 지역에서 주로 생산된다.

【成　分】Flavonoid 성분인 formononetin, ononin, prunetine 등을 함유하며, steroid 성분인 daucosterol, β-sitosterol 등을 함유한다.

【性　味】性은 溫하고, 味는 苦微甘하다.

【歸　經】肝・腎經.

【效能 主治】活血舒筋・養血調經. 治手足麻木, 月經不調, 痛經, 閉經. 肢體癱瘓, 風濕痺痛.

【解　說】性味가 苦甘하면서 溫하여 苦味는 泄하고 溫性은 通하게 하며 또는 甘味를 겸하고 있어 行血하되 陰血을 상하지 않게 하며 補血하되 滯血하지 않게 하는 장점이 있다. 婦女의 月經不調와 痛經 및 經閉의 證에 虛實을 막론하고 모두 응용하여 치료하며, 더욱이 虛에 滯를 겸한 者에게 마땅하므로 四物湯에 배합하여 치료효과를 증강케 한다. 이 외에도 舒筋活絡시키는 효능이 있어 風寒濕邪가 經絡에 阻滯하였다든가 또는 老人이나 婦女가 血虛로 인하여 養筋하지 못하여 발생하는 肢體麻木, 筋脈拘攣, 關節疼痛 등 證을 치료하고 또한 放射線 치료로 白血球가 감소하는 증상에도 일정한 효과가 있다.

【炮　製】切碎하여 사용하거나 膏로 만들어 사용한다.

【用　量】12～20g.

【禁忌症】血熱로 인한 者는 복용을 忌한다.

【配合例】① 何首烏 牧丹皮 防己 當歸 牛膝 海風藤 豆豉 등을 배합하여 風濕痺痛, 關節屈伸不利을 치료한다(예 : 鷄血藤湯).

② 鷄血藤 60～120g에 鷄蛋 2～4개, 紅棗 10개를 배합하여 水煎하고 半椀정도가 되게 하여 복용하면 再生不良性貧血을 치료하며 장기간 복용하여야 한다.

제13장 化痰止咳平喘藥

祛痰 혹은 消痰시키는 약물을 化痰藥이라 하며 咳嗽 喘息을 緩和 혹은 制止할 수 있는 약물을 止咳平喘藥이라 한다. 化痰藥의 대부분은 止咳시키기 위하여 응용하며, 止咳平喘藥은 대부분 化痰작용을 겸하고 있다. 그러므로 化痰藥과 止咳平喘藥을 같이 기술하였다. 일반적으로 咳嗽는 대개 痰을 끼고 있으며, 痰이 많게 되면 또한 咳嗽에 이르게 된다. 그러므로 임상에 응용할 때에는 化痰藥과 止咳藥을 항상 상호배합하여 응용한다. 化痰藥은 痰多咳嗽 혹은 痰飮氣喘 喀痰不爽 그리고 痰과 관계가 있는 癲癎, 驚厥, 癭瘤, 瘰癧, 陰阻流注 등 증상에 사용된다.

止咳平喘藥은 咳嗽와 氣喘 등의 증상이 있는 많은 질환에 사용되고 무릇 外感과 內傷 모두 喘咳와 多痰을 일으키므로 임상에 응용할 때는 각 약물의 특성에 의거하여 선택하여야 하며, 또한 治病의 원인과 證形에 따라서 적당한 약물을 배합하여야 한다. 예를 들면 表證을 겸한 사람은 解表藥을, 裏熱을 겸한 사람은 淸熱藥을, 裏寒을 겸한 사람은 溫裏藥을, 虛勞咳嗽에는 補益藥을 배합하여야 한다. 이 외에도 癲癎驚厥에는 安神藥과 平肝熄風藥을 配伍하며 癭瘤와 瘰癧에는 軟堅散結시키는 약물을 배합하고, 陰阻流注에는 散寒通滯시키는 약물을 배합하여 응용하여야 한다. 또한 咳嗽에 喀血을 겸하였을 경우에는 강렬하고 자극성의 化痰藥을 응용하여서는 안 되며 그렇지 않을 경우에는 出血을 촉진시키는 과오를 범하게 된다. 麻疹 초기의 咳嗽에는 일반적으로 肺氣를 淸宣시키는 것을 주로 하여야 하며 止咳시키는 방법은 마땅하지 않고 더욱이 溫性 혹은 收斂性의 化痰止咳藥은 마땅하지 않으며 助熱 혹은 麻疹透發에 영향을 주어서는 안 된다.

제1절 溫化寒痰藥

藥性이 溫燥하며 溫肺祛寒시키고 燥濕化痰시키는 작용을 가진 약물을 溫化寒痰藥이라 한다. 溫化寒痰藥은 寒痰과 濕痰으로 인한 咳嗽氣喘과 痰多稀薄 등 證候와 濕痰이 經絡에 阻滯되어 일어난 肢節酸痛과 陰阻流注 등 증상에 적용된다. 임상에 응용할 때에는 항상 寒邪를 溫散시키는 약과 燥濕健脾시키는 약물을 배합하여 응용하여야 한다. 溫化寒痰藥 중에서 半夏 天南星 白附子 등은 性이 비교적 燥烈하여 熱痰壅肺나 陰虛燥咳 및 肺熱咯血에는 愼用하여야 한다.

半 夏 [本經]

Pinelliae Tuber

異 名 : 水玉 · 地文[本經] · 守田 · 示姑[別錄] · 羊眼半夏[新修本草]

【基 原】 천남성과(天南星科 : Araceae)에 속한 다년생초본인 끼무릇(半夏) *Pinellia ternata* (Thunb.) Breitenbach의 코르크층을 제거한 塊莖으로 7~8월에 채취하여 외피를 벗기고 曬乾한다.

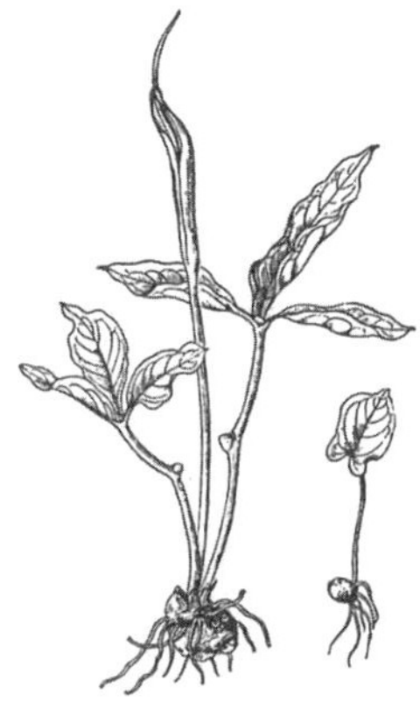

끼무릇
Pinellia ternata

【性 狀】 약간 납작한 球形이거나 불규칙한 모양의 지름 7~25㎜, 높이 9~15㎜이다. 바깥 면은 白色~灰黃白色이고 위쪽에는 줄기의 자국이 오목하게 남아 있으며 그 주변에는 뿌리의 자국이 작은 점으로 남아 있다. 質은 충실하며 횡단면은 白色이고 가루의 성질을 띤다. 또한 類球形으로 약간 기울어졌고 지름 1~1.5㎝이다. 표면은 白色 또는 엷은 黃色으로 頂端에는 오목하게 들어간 줄기의 흔적이 있고 주위에는 麻點狀의 根痕이 빽빽하다. 아랫면은 둔한 원형으로 비교적 매끄럽다. 質은 단단하고 단면은 깨끗한 흰색으로 粉性이다.

【產 地】 우리나라 각지에 분포하며 중부이남 지방에서 많이 산출된다. 중국의 四川, 湖北, 河南, 貴州, 安徽 등의 省에서 생산한다.

【成 分】 Phenol계 성분으로 homogentisic acid, homogentisic acid glucoside, 3,4-dihydroxy-benzaldehyde 등을 함유하며, 아린 맛의 성분이다. Polysaccharide계 성분으로 pinellian PA, pinellian G 등을 함유한다. 또한 alkaloid계 성분으로 ephedrine을 0.002% 함유한다. 이밖에 정유와 소량의 지방, 전분, nicotine, 점액질, 아미노산과 β-sitosterol, β-sitosterol-β-d-glucoside, 3,4-dihydroxybenzaldehyde, choline 등을 함유한다.

【性 味】 性은 溫하고, 味는 辛하며, 有毒하다.

【歸 經】 脾 · 胃 · 肺經.

【效能 主治】 燥濕化痰 · 降逆止嘔 · 消痞散結. 治痰多喘咳, 痰飮眩悸, 風痰眩暈, 痰厥頭痛, 嘔吐反胃, 胸脘痞悶, 梅核氣症. 生用外治癰腫痰核. 薑半夏多用于降逆止嘔. 法半夏多用于燥濕化痰.

【解 說】 化痰止嘔시키는 효능이 있어 脾 · 胃 2經의 要藥이 된다 脾臟은 喜燥而惡濕하여 脾濕이 化濕되지 않으면 結聚하여 痰이 되고, 痰濕이 肺에 침범하면

咳嗽痰多하게 된다. 性이 溫燥하여 燥濕化痰시키는 主藥이 된다. 그러므로 痰濕飮邪의 질환에 모두 적용하며, 熱痰에 속한 증에는 淸肺시키는 약물을 배합하여 사용한다. 胃는 受納하는 臟器로 降함이 순조로워야 하는데, 昇하게 되면 逆이 되며 痰濕이 胃에 停蓄하며 胃氣가 不和하여 上逆하게 되므로 嘔, 噦, 嘔逆, 噫氣 등의 증상이 나타나게 된다. 이러한 증에 燥濕化痰하여 濕痰이 제거되면 胃가 조화되어 嘔吐가 멈추게 되므로 降逆止嘔의 良藥이 된다.

痰濕으로 인한 嘔吐에 많이 응용하는 외에도 補益藥과 배합하여 胃虛嘔吐를 치료하고 또한 胃熱嘔吐에는 淸胃시키는 약물을 배합하여 적용하기도 한다. 이 외에도 本品의 辛味는 散結消痞하는 효능이 있어 胸中痞滿과 癭瘤瘰癧 및 梅核氣 등 증상에도 적용하여 치료한다. 그러나 溫燥한 약물로 陰液을 손상하기 쉬우므로 陰虛肺熱로 인한 燥痰咯血者는 복용하여서는 안 된다.

【炮 製】生半夏는 有毒하여 외용에 많이 응용하며 消腫散結의 효능이 있다. 生半夏를 內服하는 경우는 生薑을 반드시 같이 사용한다. 法半夏는 和胃燥濕하고, 薑汁炒한 半夏는 降逆止嘔에 편중되게 작용하며, 淸半夏는 燥濕化痰에 특장이 있다.

① 生半夏：작은 부스러기는 체로 쳐서 가려낸다.

② 法半夏：半夏를 크고 작은 것으로 나누어 냉수에 浸泡한다. 水浸日數는 산지와 품질, 기후에 따라서 조정하며 10일쯤 담가 흰 거품이 나오면 半夏 50kg에 白礬 100g을 넣어 매일 물을 갈아주어 아린 맛이 안 날 정도가 되면 햇볕에 약간 말린다. 별도로 甘草石灰水煎液을 만들고 薑汁을 섞어 여기에 半夏를 넣어서 매일 휘저어 혼합하여 중심부의 白心이 없어지고 고루 스며들어 황색으로 되면 꺼내어 그늘에서 말린다. 半夏 1000g당 白礬 20g・甘草 160g・石灰 200g의 비율로 한다.

③ 薑半夏：정선된 半夏를 위의 방법으로 처리한 다음 白礬과 生薑片을 넣어 液이 충분히 스며들도록 쪄서 陰乾한다. 半夏1000g당 生薑 250g・白礬125g의 비율로 한다.

④ 淸半夏：정선된 半夏를 위의 방법에 따라서 처리한 다음 白礬水를 넣고 쪄서 통풍이 잘되는 곳에서 건조한다.

【用 量】4～12g.

【禁忌症】烏頭類의 약물과 같이 사용하는 것은 마땅하지 않으며, 모든 血證 및 陰虛로 인한 燥咳와 津液의 손상으로 인한 口渴에는 복용을 忌한다.

【配合例】① 陳皮 茯苓 등을 배합하여 脾濕不和로 痰飮이 內停하여 나타나는 咳嗽痰多와 喘咳氣逆 및 痰逆頭眩 등 증상을 치료한다(예：二陳湯).

② 瓜蔞 黃芩 등 淸熱化痰藥과 배합하여 痰熱咳嗽를 치료한다(예：二陳湯加味).

③ 生薑을 배합하여 心下有支飮 嘔吐不渴 胃寒嘔吐를 치료한다(예：小半夏湯).

④ 天麻 白朮 茯苓 등을 배합하여 濕痰上擾로 인한 痰厥頭痛, 眩暈, 胸膈痞悶,

惡心嘔吐 등에 사용한다(예 : 半夏白朮天麻湯).

⑤ 黃連 黃芩 乾薑 등을 배합하여 痰濕의 內阻와 寒熱互結로 인한 胸脘痞悶을 치료한다(예 : 半夏瀉心湯).

天 南 星 [本經]

Arisaematis Rhizoma

異 名 : 半夏精[藥譜] · 鬼蒟蒻[日華子] · 南星[珍珠囊補遺藥性賦] · 虎膏[綱目] · 蛇芋[植物名實圖考]

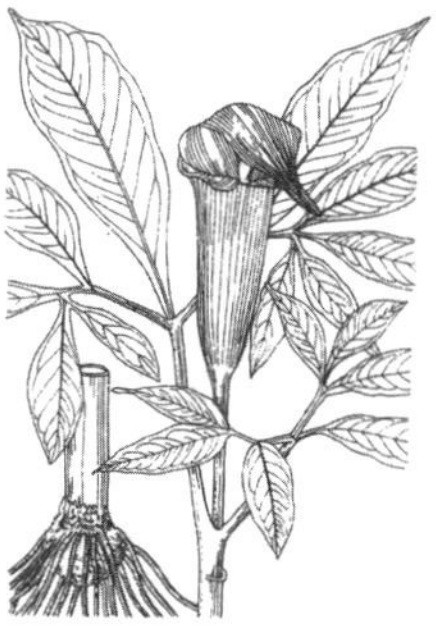

천남성
Arisaema amurense

【基 原】천남성과(天南星科 : Araceae)에 속한 다년생초본인 천남성(東北天南星) *Arisaema amurense* Maximowicz 및 同屬近緣植物 및 두루미천남성(異葉天南星) *A. heterophyllum* Bl.의 코르크층을 벗긴 塊莖으로, 가을과 겨울에 채취하여 잔가지와 鬚根 및 외피를 제거하고 曬乾한다.

【性 狀】1)천남성(東北天南星) : 扁球形으로 지름 1.5~7㎝, 높이 1~3㎝이다. 표면은 類白色 또는 담갈색으로 비교적 매끄럽고 주름이 있으며, 윗부분에는 莖痕이 비교적 평탄하여 옅은 그릇 모양이고, 주위에는 麻點狀의 根痕이 비교적 적고 희미하며 塊莖의 주변에는 작은 扁球狀의 側芽가 있다. 質은 단단하고 잘 파쇄되지 않으며, 단면은 평탄하지 않고 백색이며 粉性이다. 냄새가 거의 없고 맛은 처음에는 덤덤하나 뒤에는 아리고 혀끝을 쏜다.

2)두루미천남성(異葉天南星) : 전체적으로 東北天南星과 유사하나, 약간 납작한 球形이고 지름 1.5~4cm, 높이 1~2cm이다. 중심에는 줄기자국이 깊이 들어가서 오목하며 주변에는 1~2열의 고리 모양으로 배열한 뿌리자국이 뚜렷하다. 또한 가장자리에는 약간 볼록하게 나온 側芽가 있지만 때로는 닳아서 없어진 경우도 있다.

【產 地】우리나라 각지에 분포하고 중국에는 河南, 河北, 福建, 四川 등 지역에서 산출한다.

【成 分】塊莖은 triterpenoid saponin, 안식향산, 전분, 아미노산 등을 함유한다.

【性 味】性은 溫하고, 味는 苦辛하며, 有毒하다

【歸 經】肝 · 肺 · 脾經.

【效能 主治】燥濕化痰 · 祛風止痙 · 散結消腫. 治頑痰咳嗽, 風痰眩暈, 中風痰壅, 口眼喎斜, 半身不遂, 癲癎, 驚風, 破傷風. 生用外治癰腫, 蛇蟲咬傷.

【解　說】 性味는 辛苦溫燥하여 痰을 치료하는 효능이 半夏와 같은데 燥烈한 性은 半夏보다 심하며 燥濕祛痰의 작용이 강하여 燥痰咳嗽와 胸隔滿悶의 證을 치료한다. 辛味는 開하고 走竄하는 효력이 강하여 肝經에 들어가 經絡의 風痰을 祛하는 특징이 있어 風痰이 經絡에 阻滯되어 나타나는 中風, 口噤, 半身不遂, 口眼喎斜 및 破傷風 등의 證을 치료하는데 양호한 효과가 있어 諸風口噤에는 南星을 사용하는 것이 마땅하다고 하였다. 이와 같이 南星은 風痰을 치료하는 要藥이 된다. 이 외에도 生南星의 辛味는 走竄하고 散하는 효능이 있어 祛風燥濕하고 또한 散結消腫시키므로 癰腫과 瘰癧에 外敷하여 치료한다.

牛膽南星은 南星에 牛膽汁을 가하여 제조한 것으로, 燥한 性이 많이 제거되어 性味가 苦涼해져 清熱化痰하고 息風定驚시키는 효능이 있어 痰熱로 인한 驚風抽搐證을 치료한다.

【炮　製】 生南星의 辛味는 走竄하고 散하는 효능이 있어 祛風燥濕하고 散結消腫시키고, 製天南星은 苦溫燥烈하여 燥濕化痰 祛風하고, 牛膽南星은 清熱化痰하고 息風定驚시키는 효능이 있다.

① 生天南星 : 씻은 다음 건조한다.

② 製天南星 : 정선한 天南星을 냉수에 담가 매일 2~3회씩 물을 갈아주어 흰 거품이 나오게 되면 白礬水(天南星 100kg 당 白礬 2kg)에 하루 정도 담갔다가 다시 물을 갈아준다. 이와 같이 한 다음 쪼개어 맛을 보아 아린 맛이 없으면 꺼내어 生薑片과 白礬을 용기에 넣고 적당량의 물로 煮沸한 후 天南星을 넣고 내부에 乾心이 없어질 때까지 끓인 다음 꺼내어 生薑片을 제거하고 어느 정도 말린 다음 薄片으로 썰어 건조한다.

③ 牛膽南星 : 南星에 牛膽汁을 가하여 제조한 것이다.

【用　量】 4~12g.

【禁忌症】 燥烈有毒하고 傷陰墮胎하므로 熱極生風이나 血虛生風 및 陰虛乾痰과 孕婦에는 복용을 忌한다.

【配合例】 ① 半夏 茯苓 枳實 등을 배합하여 濕痰咳嗽로 胸膈이 脹悶한 증상을 치료한다(예 : 導痰湯).

② 黃芩 半夏 등을 배합하여 肺熱痰多나 痰黃稠粘한 증상을 치료한다(예 : 小黃丸).

③ 半夏 肉桂 등을 배합하여 寒痰으로 인한 咳嗽에 痰涎이 清稀한 증상을 치료한다.

④ 防風 白附子 등을 배합하여 破傷風으로 手足痙攣이 있는 증상을 치료한다(예 : 玉眞散).

白 附 子 [別錄]

Aconiti Koreani Radix

異 名 : 竹節白附[中藥材品種論述]

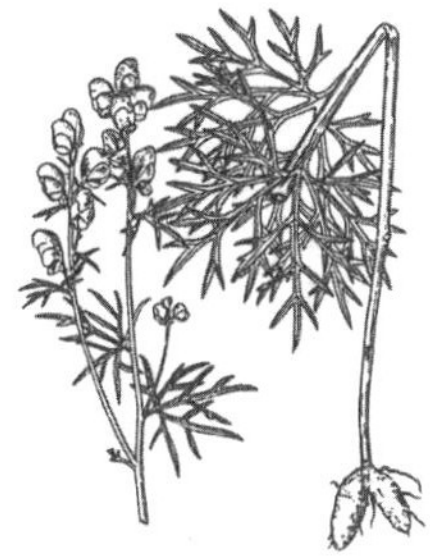

백부자
Aconitum koreanum

【基 原】미나리아재비과(毛莨科 : Ranunculaceae)에 속한 다년생 초본인 백부자(黃花烏頭) *Aconitum koreanum* R. Raymond의 塊根을 사용하고 있다. 중국에서는 천남성과(天南星科 : Araceae)에 속한 다년생초본인 獨角蓮 *Typhonium giganteum* Engl의 塊莖을 건조한 것으로 8~9월에 채취하여 莖葉과 鬚根을 제거한 다음 曬乾한다.

【性 狀】橢圓形 또는 卵圓形으로 길이 2~5㎝, 지름 1~3㎝이다. 표면은 白色 또는 黃白色으로 약간 거칠고 가락지 모양의 무늬와 鬚根의 흔적이 있으며 頂端에는 塊痕과 芽痕이 있다. 質이 단단하고 단면은 白色이며 粉性이다.

【産 地】중국의 河北, 山東, 山西, 陝西, 甘肅, 寧夏, 四川, 貫州, 西藏 등 各省에 야생하고 東北各省과 山東, 江蘇, 河南, 湖北省에서는 재배되는데 河南省에서 가장 많이 생산되고 質도 좋다.

【成 分】백부자(黃花烏頭, 關白附)는 aconitine, hypaconitine, lucidusculline, atisine, cobusine 등 기타 alkaloid 등을 함유한다. 獨角蓮 (禹白附)는 coniferin, ethylconiferin, daucosterol 등, glycoside계 성분을 함유한다. 이외에도 β-sitosterol과 glucoside, saponin, creatine 유기산 당류 및 점액질 등을 함유한다.

【性 味】性은 溫하고, 味는 辛甘하며, 有毒하다.

【歸 經】肝・脾・胃經.

【效能 主治】祛風痰・定驚搐・解毒・散結止痛. 治中風痰壅, 口眼喎斜, 言語蹇澀, 痰厥頭痛, 偏正頭痛, 喉痹咽痛, 破傷風. 外治瘰癧痰核, 毒蛇咬傷.

【解 說】燥烈有毒하여 효능이 南星과 유사하고 風痰을 祛하는 要藥이 되어 痰濕을 제거하여 化痰하고 風邪를 去하여 止痙시키는 효능이 있어 風痰으로 인한 諸證을 치료한다. 本品의 辛溫昇散하는 효능은 上部로 들어가 頭面部의 질환을 치료한다. 그러나 燥烈한 性이 매우 심하여 傷陰시키기 쉬우므로 陰虛陽亢으로 인한 頭痛眩暈과 中風의 證에 응용하는 것은 마땅하지 않다. 白附子는 품종이 같지 않아 작용에 있어서도 구별하는데 임상에서 風痰이 經絡에 阻滯되어 나타나는 中風, 眩暈, 破傷風 등 證에는 白附子(禹白附)의 효능이 강하고 風寒濕邪로 인한

頭面部의 질환에는 關白附의 효능이 양호하다.

關白附는 독성이 禹白附에 비하여 극렬하면서 止痛작용이 양호하여 風濕痹痛에 多用하고, 禹白附는 解毒散結작용이 우수하여 瘰癧, 癭瘤 등의 病證에 외용으로 多用한다.

【炮　製】生白附子를 물에 담가 1일에 2~3회씩 물을 갈아주고 5~7일 후에 건져 두부와 같이 약 30分간 삶아서 두부를 버리고 陰乾한다. 적당히 말랐을 때 잘게 썰어서 曬乾한다(白附子 50kg 당 豆腐 1.25kg).

【用　量】4~8g.

【禁忌症】陰虛 또는 高熱者와 類中風 및 小兒慢驚에는 복용을 忌한다.

【配合例】① 天南星 半夏 등을 배합하여 中風痰壅의 증을 치료한다(예 : 白附飮)

② 全蠍 殭蠶 등을 배합하여 口眼喎斜를 치료한다(예 : 牽正散)

③ 南星 防風 天麻 등을 배합하여 破傷風으로 인한 口噤과 痙攣을 치료한다(예 : 玉眞散)

④ 白芷 川芎 등을 배합하여 風邪와 寒邪의 침입으로 인한 偏正頭痛을 치료한다.

⑤ 毒蛇咬傷과 瘰癧痰核에는 鮮品을 搗爛하여 환부에 塗敷하여 치료한다.

白 芥 子 [別錄]

Brassicae Semen

異 名 : 辣菜子[中藥誌]

【基　原】십자화과(十字花科 : Cruciferae)에 속한 1년생 또는 2년생초본인 갓(芥) *Brassica juncea* (L.) Czern. et Coss. 또는 白芥 *Sinapis alba* (L.)의 성숙한 種子로 늦은 여름과 가을에 果實이 성숙할 때 채취하여 曬乾한다.

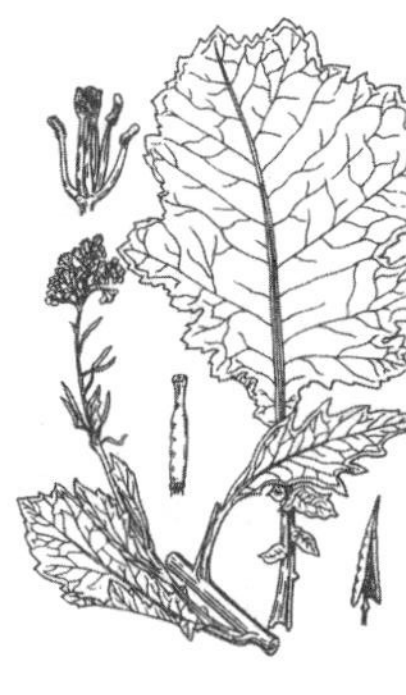
갓(芥)
Brassica juncea

【性　狀】球形으로 지름이 1.5~2.5㎜이다. 표면은 灰白色 또는 淡黃色으로 미세한 그물무늬가 있으며, 점 모양의 種臍가 뚜렷하다. 種皮는 얇고 부스러지기 쉬우며, 破開된 후 속에는 백색의 子葉이 있고 油性이다.

【産　地】중국의 安徽, 河南, 山東, 四川, 河北, 陝西, 山西省 등 지역에서 재배한다.

【成　分】白芥는 sinalbin, sinapine, myrosin, 지방, 단백질 및 점액질 등을 함유한다.

【性　味】性은 溫하고, 味는 辛하다.

【歸　經】肺經.

【效能 主治】溫肺祛痰・利氣散結・通絡止痛. 治寒痰喘咳, 胸脇脹痛, 痰滯經絡關節痲木, 疼痛, 痰濕流注, 陰疽腫毒.

【解　說】寒痰이 上으로 肺에 침범하면 肺氣가 壅塞하여 咳嗽氣喘하고 胸脇이 滿痛하며, 關節과 經絡에 流注하여 阻遏不通하게 되면 關節이 疼痛하여 肢節이 不利하게 되며, 肌膚에 流注하여 瘀滯不散하게 되면 陰疽가 되어 漫腫하게 된다.

本品의 性味는 辛溫하여 肺經에 들어가는데, 溫性은 肺氣를 宣通하여 寒濕이 凝聚되어 된 痰을 化痰시키므로 豁痰利氣시키는 효능이 있고, 辛溫한 氣는 그 性이 走散하여 經絡을 透達케 하여 脇下와 皮裏膜外 및 筋骨사이에 凝聚된 寒痰을 善搜하여 痰阻氣滯로 인한 咳逆脇痛과 痰이 經絡에 留滯되어 나타나는 肢體疼痛 등 證을 치료한다.

이 외에도 辛散走竄하는 힘이 寒凝을 溫散시키는 효력이 되어 散結消腫케 하므로 陰疽漫腫에 필요한 약물이 된다. 이와 같이 辛溫走散시키는 힘이 비교적 강하여 傷陰助火시키기 쉽다.

【炮　製】씻은 다음 曬乾하거나 炒해서 사용한다.

【用　量】4~12g.

【禁忌症】肺虛咳嗽와 陰虛火旺者는 복용을 忌한다.

【配合例】① 蘇子 萊菔子 등을 배합하여 寒痰壅滯로 인한 胸脇脹滿과 咳嗽喘急을 치료한다(예 : 三子養親湯).

② 甘遂 大戟 등을 배합하여 痰飮이 胸膈에 停滯되어 나타나는 咳喘胸痛實證을 치료한다(예 : 控涎丹).

③ 木鱉子 桂心 沒藥 등을 배합하여 痰이 經絡에 停滯하여 肩臂와 肢體가 疼痛하고 痲痺되어 屈伸하지 못하는 證을 치료한다(예 : 白芥子散).

④ 肉桂 炮乾薑 鹿角膠 등을 배합하여 寒濕이 肌肉에 流注되어 凝聚不散으로 인한 陰疽腫痛을 치료한다(예 : 陽和湯).

皀　莢 [本經]

Gleditsiae Fructus

異 名 : 皀角[肘後方]・大皀莢[千金要方]・長皀莢[本草圖經]

【基　原】콩과(豆科 : Leguminosae)에 속한 落葉喬木인 조각자나무(皀莢) *Gleditsia sinensis* Lam. 또는 주엽나무(山皀莢) *G. japonica* Miquel의 果實(皀莢) 혹은 덜

익은 果實(牙皀)을 건조한 것이다.

【性　狀】圓柱狀으로 약간 납작하면서 구부러져 있으며, 길이 5~11㎝, 너비 0.7~1.5㎝이다. 표면은 紫褐色으로 덮여 있고 문지른 후에는 광택이 있으며 작은 疣狀의 돌기와 그물 모양의 裂紋이 있다. 頂端에는 鳥喙狀의 花柱와 殘基가 있고, 基部에는 果梗의 殘痕이 있다. 質이 단단하면서 부스러지기 쉽고, 단면은 褐黃色이며 중간은 엉성하고 엷은 綠色이나 엷은 褐黃色의 실 모양의 물질이 있다.

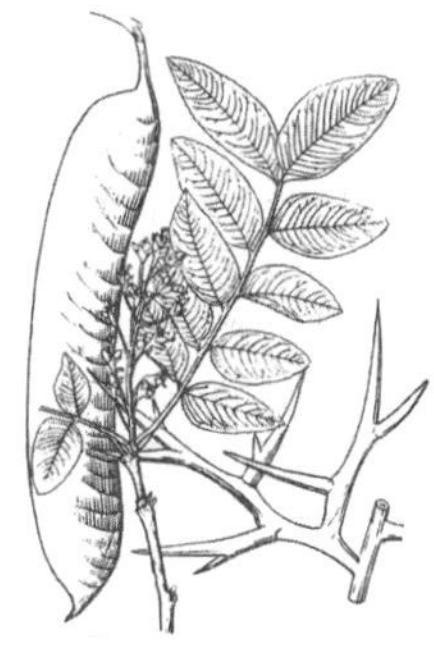

조각자나무
Gleditsia sinensis

【產　地】조각자나무는 중국의 東北, 華北, 華東지역과 四川, 貴州 등 지역에 분포하고, 주엽나무는 한국, 중국, 일본에 분포한다.

【成　分】Triterpenoid계 성분으로 echinocystic acid와 oleanolic acid 등을 함유한다. 이 외에 ceryl alcohol, nonacosane, stigmasterol, sitosterol 등을 함유한다.

【性　味】性은 溫하고, 味는 辛하며, 有小毒하다.

【歸　經】肺・大腸經.

【效能 主治】祛痰開竅・散結消腫. 治中風口噤, 昏迷不醒, 癲癎痰盛, 開竅不通, 喉痺痰阻, 頑痰喘咳, 咯痰不爽, 大便燥結. 外治癰腫.

【解　說】性味가 辛溫하고 小毒이 있어 肺 大腸經에 들어가 祛痰開竅시키고 散結消腫시키는 효능이 있어 頑痰이 阻塞되어 胸悶喘咳하고 咯痰이 不爽한 증에 비교적 강한 祛痰작용이 있고, 또한 갑자기 昏迷하여 口噤不開하거나 혹은 癲癎에 痰의 壅盛으로 關竅가 阻閉한 증과 腸燥便秘를 치료한다.

이 외에도 散結消腫시키는 효능이 있어 瘡腫未潰에 熬膏로 만들어 환부에 바른다.

【炮　製】파쇄하여 사용한다.

【用　量】2~4g.

【禁忌症】내복에 용량을 과다하게 하면 嘔吐와 泄瀉를 일으키며, 辛散走竄하므로 孕婦와 氣虛陰虧로 인한 咯血에는 복용을 忌한다.

【配合例】① 皀莢을 熬膏하고 醋炙半夏와 明礬을 배합하여 柿餠搗丸하면 胸中痰結證을 치료한다(예 : 皀痰膏).

② 細辛과 배합하여 분말한 것을 鼻中에 吹入하여 재채기를 하면 卒然昏厥로 인한 人事不省을 치료한다(예 : 通關散).

③ 明礬을 배합하고 硏末하여 中風牙關緊閉에 溫水로 調灌하여 吐하면 치료된다(예 : 稀涎散).

旋 覆 花 [本經]

Inulae Flos

異 名 : 盜庚[爾雅] · 盛椹[本經] · 戴椹[別錄] · 金錢花[本草圖經] · 夏菊[綱目]

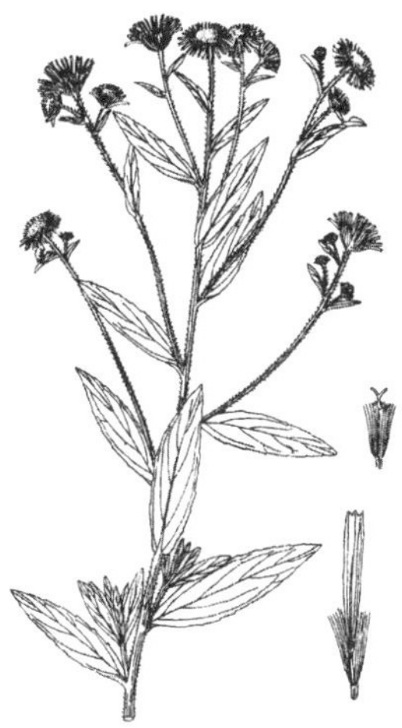

금불초(旋覆花)
Inula japonica

【基 原】국화과(菊花科 : Compositae)에 속한 다년생초본인 금불초(旋覆花) *Inula japonica* Thunberg 또는 歐亞旋覆花 *I. britannica* L.의 頭狀花序로, 여름과 가을에 막 피기 시작한 花序를 채취하여 曬乾한다.

【性 狀】扁球形 또는 類球形으로 지름은 1~2㎝이다. 總苞는 여러 개의 苞片으로 이루어졌으며 覆互狀으로 배열되었고, 苞片은 披針形 또는 條形으로 灰黃色이며 길이는 4~11㎜이다. 總苞의 基部에는 花梗이 남아 있는 것도 있으며, 花片과 花梗의 표면은 백색의 茸毛로 덮여 있고, 舌狀花는 일렬로 황색이며 길이는 약 1㎝로 구부러졌거나 떨어져 있으며 先端은 3개로 갈라졌다. 筒狀花는 여러 개로 황갈색이며 길이는 약 5㎜로 先端은 5개로 갈라졌고, 子房의 頂端에는 많은 백색의 冠毛가 있으며 길이는 약 5~6㎜이다. 體는 가벼워 잘 부스러진다.

【產 地】우리나라 각지에 분포하며, 중국에는 廣東, 華北, 內蒙古 등 지역과 長江 유역의 하류 各省에서 산출된다.

【成 分】Quercetin, isoquercetin, caffeic acid, chlorogenic acid과 taraxasterol, inulin 등 여러 종류의 sterol을 함유한다.

【性 味】性은 微溫하고, 味는 苦辛鹹하다.

【歸 經】肺 · 脾 · 胃 · 大腸經.

【效能 主治】消痰行水 · 降氣止嘔. 治風寒咳嗽, 痰飮蓄結, 胸膈痞滿, 喘咳痰多, 嘔吐噫氣, 心下痞硬.

【解 說】肺에 痰濕의 邪氣가 없으면 肺는 宣降하게 되어 痰逆上氣하는 證이 없으며, 胃에 痰濕의 邪가 없으면 胃氣가 下降하여 嘔惡噫氣하는 證이 없게 된다.

辛味는 肺에 들어가 肺氣를 宣通케 하므로 消痰行水하고, 溫한 性은 胃에 들어가 痰濕을 化하게 하여 降逆止噫하므로 痰壅氣逆과, 肺가 肅降이 失職하여 나타나는 痰多咳喘 및 痰濕이 內停하여 脾胃의 升降 失調로 나타나는 嘔吐噫氣 등 증상에 응용하여 치료한다.

毛序가 많아 咽喉를 자극하여 瘙痒케 하므로 湯劑에 넣을 때는 絹布로 싸서 煎湯하여야 한다.

【炮　製】降氣化痰止嘔에는 生用하고, 潤肺祛痰 平喘止咳에는 蜜炙하여 사용한다.

【用　量】4~12g.

【禁忌症】虛한 경향이 있는 자는 많이 복용해서는 안 되며, 허약자나 大便 泄瀉에는 적당하지 않고, 性이 溫散에 편중되므로 陰虛咳嗽와 胃熱嘔噫에 적용하는 것은 마땅하지 않으며, 陰虛로 인한 勞嗽나 風熱에 의한 燥咳에는 복용을 忌한다.

【配合例】① 桔梗 桑白皮 檳榔 등을 배합하여 痰壅氣逆이나 痰飮蓄結로 인한 咳喘痰多와 胸膈痞滿 등 증상을 치료한다.

② 半夏 前胡 細辛 荊芥 등을 배합하여 寒飮喘咳에 表證을 겸한 증상을 치료한다(예 : 金沸草散).

③ 人蔘 代赭石 半夏 등을 배합하여 脾胃虛寒이나 痰濕이 停滯되어 나타나는 嘔吐, 噫氣 등 증상을 치료한다(예 : 旋覆花代赭石湯).

④ 甘草 枳殼 赤茯苓 麥門冬 柴胡 人蔘 犀角 防風 黃芩 등을 배합하여 頭痛, 發熱, 飮食不和 등을 치료한다.

白　前 [別錄]

Cynanchi Stauntonii Rhizoma et Radix

異　名 : 石藍・嗽藥[新修本草]

【基　原】박주가리과(蘿藦科 : Asclepiadaceae)에 속한 다년생 초본인 柳葉白前 *Cynanchum stauntoni* (Decne) Schltr. et Levl. 또는 芫花葉白前 *C. glaucescens* (Dence) Hand.-Mazz.의 根莖과 根으로, 가을에 채취하여 曬乾한다.

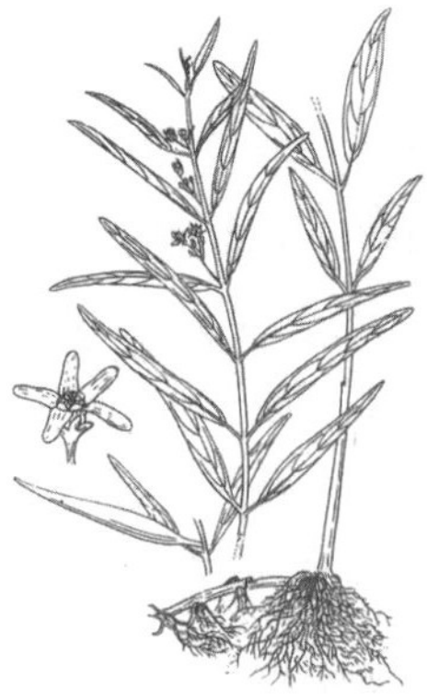

柳葉白前
Cynanchum stauntonii

【性　狀】① 柳葉白前 : 根莖은 細長한 圓柱狀으로 分枝되어 약간 구부러졌으며, 길이 4~15㎝, 지름 1.5~4㎜이다. 표면은 黃白色 또는 黃褐色으로 마디가 뚜렷하고 마디와 마디 사이의 길이는 1.5~4.5㎝이며, 頂端에는 殘莖이 있다. 質은 잘 부스러지고, 단면은 가운데가 비어 있다. 마디 부분에는 가늘고 구부러진 뿌리가 簇生하고 길이는 10㎝에 달하며 지름은 1㎜ 이내로 갈라져 毛髮狀으로 되어 있다.

② 芫花葉白前 : 根莖은 비교적 짧고 작으며 또는 덩어리 모양이다. 표면은 灰綠色

또는 灰黃色으로 마디와 마디 사이의 길이는 1～2㎝이다. 質은 비교적 단단하며 根梢는 구부러졌고 지름은 약 1㎜이며 分枝되어 있다.

【産 地】중국의 浙江, 安徽, 河南, 山東, 福建 및 廣東 등 지역에서 주로 생산된다.

【成 分】Saponin 등을 함유한다.

【性 味】性은 微溫하고, 味는 辛苦하다.

【歸 經】肺經.

【效能 主治】祛痰降氣・止咳. 治肺氣壅實, 咳嗽痰多, 胸悶氣逆, 喘息.

【解 說】性味가 苦辛하고 微溫에 偏하여 있으나 溫하되 燥하지 않으며, 성질이 和平하므로 溫肺宣氣하여 祛痰하고, 또한 苦味는 肺氣를 下降케 하여 咳喘을 止하게 하므로 肺氣壅實로 痰多咳嗽하고 咯痰不暢하며 胸膈이 逆滿한 증에 寒熱을 막론하고 모두 배합하여 사용한다.

【炮 製】生用하거나, 蜜炙하여 사용한다.

【用 量】4～12g.

【禁忌症】氣虛咳嗽에는 복용을 忌한다.

【配合例】① 半夏 紫菀 등을 배합하여 肺氣壅實로 인한 咳嗽痰多와 胸悶氣逆 및 喘息 증상을 치료한다(예 : 白前湯).

② 荊芥 桔梗 百部根 紫菀 등을 배합하여 風寒咳嗽로 痰多氣喘한 증상을 치료한다(예 : 止嗽散).

③ 桑白皮 地骨皮 海浮石 등 淸肺化痰藥을 배합하여 肺熱咳喘을 치료한다.

제2절 淸化熱痰藥

藥性이 寒涼에 치우쳐 있어 熱痰을 淸熱化痰시키는 주요작용을 가진 약물을 淸化熱痰藥이라고 한다. 淸化熱痰藥 중에는 淸肺시키고 潤燥시키며 軟堅散結시키는 효능을 겸하는 약물도 있다.

淸化熱痰藥은 痰熱이 鬱閉하여 일어난 咳喘胸悶과 痰液稠粘으로 인한 咯痰不爽증에 응용한다. 또한 어떠한 약물은 痰熱과 관계가 있는 癲癎과 驚厥, 中風과 瘰癧痰核, 癭瘤 등 證에 적용되기도 한다.

本類의 약물을 임상에 응용할 때에는 반드시 다양한 病情을 따라서 적당히 배합하여야 한다. 예를 들어 火熱이 偏盛者는 淸熱瀉火藥을 배합하며, 陰虛肺燥者는 養陰潤肺藥을 배합하여 응용하여야 한다.

前 胡 [別錄]

Peucedani Radix

異 名 : 羅鬼菜 · 水前胡 · 野芹菜

【基 原】미나리과(繖形科 : Umbelliferae)에 속하는 다년생초본인 바디나물(紫花前胡) *Peucedanum decursivum* (Miq.) Maxim.(=*Angelica decursiva* (Miq.) Fr. et Sav.)과 흰꽃바디나물(白花前胡) *P. praeruptorum* Dunn.(=*A. decursiva for. albiflora* Maxim)의 根으로, 가을 또는 겨울에 잎과 줄기가 말라죽었을 때 뿌리를 채취하여 曬乾한다.

【性 狀】① 白花前胡 : 불규칙한 圓柱形 또는 紡錘形으로 하부는 分枝되었고 길이 3~15㎝, 지름 1~2㎝이다. 표면은 黑褐色 또는 灰黃色으로 根頭部에는 莖痕과 섬유상의 葉梢의 殘基가 남아 있고, 상단에는 가는 環紋이 밀집되어 있으며 하부에는 縱溝와 세로 주름 및 가로로 향한 皮孔이 있다. 質은 비교적 유연하고, 마른 것은 단단하며 절단하기 쉽다. 단면은 고르지 않은 엷은 黃白色으로 皮部에는 黃褐色의 油點이 많이 있으며, 形成層은 갈색의 環紋으로 방사상의 射線으로 되어 있다.

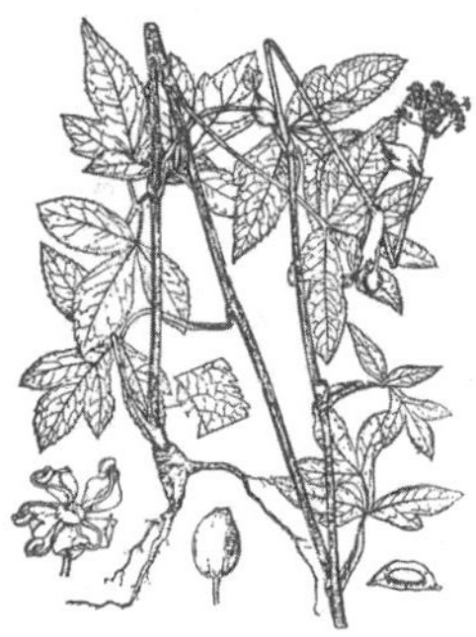
바디나물
Peucedanum decursivum

② 紫花前胡 : 根頭 頂端에 莖基가 남아 있고, 莖基의 주위에는 膜狀으로 된 葉梢의 基部가 남아 있다. 단면은 乳白色으로 射線은 뚜렷하지 않다.

【産 地】우리나라 각지에 분포하며, 중국에서 白花前胡는 浙江, 湖南, 安徽 등 지역에서 생산하고, 紫花前胡는 江西, 浙江 등 지역에서 생산한다.

【成 分】Furocoumarin류인 nodakenin을 약 1.61% 함유하는 이 외에 spongesterol, mannitol, 정유 등을 함유한다.

【性 味】性은 微寒하고, 味는 苦辛하다.

【歸 經】肺經.

【效能 主治】祛痰降氣 · 宣散風熱. 治風熱咳嗽痰多, 痰熱喘滿, 咯痰黃稠.

【解 說】性味가 辛散苦降하고 性質이 和平하여 祛痰하므로 肺氣의 壅塞을 除하여 止咳하고 또한 肺氣의 上逆을 制止하며, 微寒은 淸熱하고 겸하여 肺經의 風熱을 宣散시키는 효능이 있어 肺氣의 不降으로 인한 痰熱咳嗽와 肺에 風熱이 鬱滯하여 나타나는 咳逆喘滿證에 적용하여 치료한다.

임상에서는 外感초기의 痰多咳嗽에 表散化痰시키는 약을 배합하여 양호한 효과가 있으나 陰虛로 인한 火嗽나 寒飮咳嗽에는 마땅하지 않다.

前胡와 柴胡는 모두 風熱을 발산시키는 약에 상용하여 그 효능을 더욱 강화시키지만, 다만 前胡는 肺經에 들어가 下降을 주로 하여 치료하고, 柴胡는 肝·膽經으로 들어가 上升함을 주로 하여 치료하는 것이 두 약물의 다른 점이라 하겠다.

【炮 製】 潤透시킨 다음 절편하여 사용한다.

【用 量】 4~12g.

【禁忌症】 氣虛血少者나 陰虛火熾로 眞陰을 손상하여 나타나는 痰多咳嗽와 喘息 등의 증상이 있는 증상, 眞氣가 쇠약하여 胸脇逆滿者, 陰虛에 기인한 頭痛 및 內熱에 의한 胸部煩悶者는 복용을 忌한다.

【配合例】 ① 杏仁 桑白皮 貝母 등을 배합하여 肺熱咳嗽와 胸部滿悶不舒, 喘咳痰粘 胸痞症, 肺氣不降의 證을 치료한다(예 : 前胡散).

② 白前 桑葉 薄荷 등을 배합하여 風熱鬱閉로 인한 咳嗽痰多와 氣急의 證을 치료한다.

桔 梗 [本經]

Platycodonis Radix

異 名 : 梗草[吳普本草]·薺苨[別錄]·苦梗[丹溪心法]·苦桔梗[綱目]

【基 原】 초롱꽃과(桔梗科 : Campanulaceae)에 속한 다년생초본인 도라지(桔梗) *Platycodon grandiflorum* (Jacq) A.DC.의 根으로, 봄과 가을에 채취하여 曬乾한다.

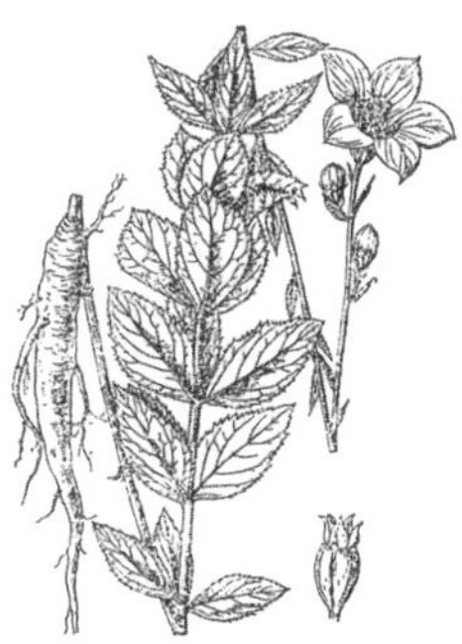

도라지
Platycodon grandiflorum

【性 狀】 圓柱形 혹은 약간 紡錘形으로 아래쪽으로 차츰 가늘어지고 分枝된 것도 있으며 약간 구부러져 있다. 길이는 7~20㎝, 지름 1~1.5㎝이다. 표면은 白色 또는 엷은 黃白色으로 거피를 하지 않은 것은 표면이 黃褐色 또는 灰褐色이며 비틀린 縱溝가 있고 또한 가로로 긴 皮孔과 枝根의 흔적이 있다. 윗부분에는 가로주름이 있고, 頂端에는 짧은 根莖이 있으며 그 위에는 여러 개의 반월형 莖痕이 있다. 質은 부스러지기 쉽고, 단면은 평탄하지 않으며, 形成層은 褐色의 가락지 모양으로, 皮部는 乳白色으로 쪼개져 비어 있고 木部는 엷은 黃白色이다.

【產　地】우리나라 각지에 분포하고 경북 봉화, 충북 단양 등 지역에서 많이 재배되고 있다.

【成　分】Saponin을 함유하고, 또한 polygalacic acid, platicodigenin, glucose, α-spinasterol, α-spinasteryl-β-*d*-glucoside, 5α-stigmasta-7-en-3β-o1(stigmasterol), betulin, inulin, platycodonin 등을 함유한다.

【性　味】性은 平하고, 味는 苦辛하다.

【歸　經】肺經.

【效能 主治】宣肺利咽・祛痰排膿. 治咳嗽痰多, 胸悶不暢, 咽痛音啞, 肺癰吐膿, 瘡瘍膿成不潰

【解　說】味는 辛散苦泄하고 平한 性은 肺經으로 들어가 上焦를 宣通하고 肺氣를 昇提하므로 昇浮上行케 하여 胸膈과 咽喉를 利하게 하고 宣肺祛痰하는 양호한 효능이 있다. 外邪의 犯肺로 인하여 咳嗽痰多하고 胸膈이 痞悶하며 咽痛失音 증상에 寒熱을 막론하고 응용하여 치료한다. 또한 肺氣를 開泄하고 祛痰시키는 효능이 있어 肺中의 痰濁膿血을 체외로 배출케 하므로 肺癰의 咳吐膿血의 증에 상용하여 치료한다.

이와 같이 外邪와 痰火鬱肺를 나누지 않고 모두 치료하는데 이는 肺氣가 失宣한 증으로 肺經에 귀납된다. 그러므로 肺와 大腸은 서로 表裏가 되어 全身의 氣를 주관하게 되므로 능히 開提宣通하여 肺氣로 하여금 通暢하게 하여 간접적으로 脾胃를 소통케 하며, 또한 氣化하여 膀胱에 下輸케 되므로 小便이 自利하게 된다. 이러한 기전으로 痢疾에 있어서 後重증상과 小便癃閉 증상에 적용하여 치료한다. 이 외에도 性味가 輕浮上升하고 載藥上行하여 病所에 直達시키는 효능을 가지고 있어 上焦를 치료하는 방제 중에 多用한다.

【炮　製】절편하여 사용한다.

【用　量】4～12g.

【禁忌症】開泄宣散하므로 陰虛로 인한 慢性咳嗽와 咳血증상에는 복용을 忌한다.

【配合例】① 桑葉 菊花 杏仁 등을 배합하여 風熱咳嗽로 인한 痰稠難咯을 치료한다(예 : 桑菊飮).

② 黃連 梔子 半夏 陳皮 등을 배합하여 痰火咳嗽를 치료한다(예 : 桔梗二陳湯).

③ 蘇葉 杏仁 前胡 半夏 등을 배합하여 風寒咳嗽, 痰稀白色, 鼻流清涕者를 치료한다(예 : 杏蘇散).

④ 甘草 牛蒡子 射干 薄荷 등을 배합하여 咽痛失音이 外感風熱로 인한 것을 치료한다(예 : 加味甘桔湯).

⑤ 蟬蛻 胖大海 등을 배합하여 宣肺開音케 하므로 音啞를 치료한다.

瓜 蔞 [本經]

Trichosanthis Fructus

異 名 : 地蔞[本經] · 澤巨[吳普本草] · 澤姑 · 黃瓜[別錄]

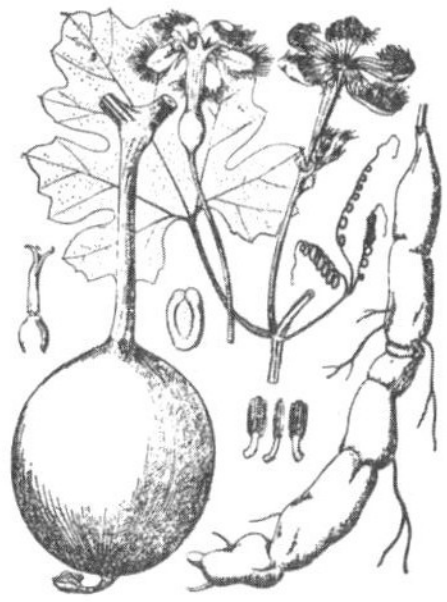
하늘타리
Trichosanthes kirilowii

【基 原】박과(葫蘆科 : Cucurbitaceae)에 속한 多年生 草質 藤本인 하늘타리(栝樓) *Trichosanthes kirilowii* Maxim., 雙邊栝樓 *T. rosthornii* Harms와 同屬近緣植物의 성숙한 果實로, 10월 하순~11월 상순 사이에 果實이 익어서 果皮에 白粉이 나오고 淡黃色이 되었을 때 채집하여 曬乾한다.

【性 狀】편평한 卵形~넓은 卵形, 때로는 橢圓形을 이루고 대개는 좌우 비대칭이다. 길이 9~18㎜, 너비 5~10㎜, 두께 약 3㎜이다. 바깥 면은 灰褐色~어두운 赤褐色 또는 엷은 褐色을 나타낸다. 좁아진 한쪽 끝에는 제점(臍點)과 발아구가 있는데 이 부분은 약간 돌출되고 둥글다. 가장자리를 따라서 너비 1~3㎜의 줄이 있는 것과 이것이 명확하지 않은 것이 있다. 바깥 면은 평탄한 것 같지만 확대경으로 보면 오목한 작은 반점이 보인다. 이 약의 종피를 벗기면 겉이 灰綠色을 나타내는 子葉이 있다. 냄새가 없고 맛은 쓰고 기름기가 있다.

【產 地】우리나라 중부 이남에 분포한다.

【成 分】Triterpenoid계 saponin, 유기산, 수지, 당류, 색소 등을 함유하고, 種子는 지방유 등을 함유한다.

【性 味】① 瓜蔞實 · 瓜蔞仁 : 性은 寒하고, 味는 甘微苦하다.

② 瓜蔞皮 : 性은 寒하고, 味는 甘하다.

【歸 經】① 瓜蔞實 · 瓜蔞仁 : 肺 · 胃 · 大腸經.

② 瓜蔞皮 : 肺 · 胃經.

【效能 主治】① 瓜蔞實 : 淸熱滌痰 · 寬胸散結 · 潤燥滑腸. 治肺熱咳嗽, 痰濁黃稠, 胸痺心痛, 結胸痞滿, 乳癰, 肺癰, 腸癰腫痛, 大便秘結.

② 瓜蔞皮 : 淸熱化痰 · 利氣寬胸. 治痰熱咳嗽, 胸悶脇痛.

③ 瓜蔞仁 : 潤肺化痰 · 滑腸通便. 治燥咳痰粘, 腸燥便秘.

【解 說】性味는 甘寒하고 質이 潤하면서 滑하여 淸潤시키는 효능이 있다. 肺經에 들어가서 淸熱潤肺시키므로 痰이 自化하여 능히 淸熱化痰케 되므로 痰熱內結로 인한 咳喘을 치료하고, 胃經에 들어가 淸潤시켜 中焦의 痰滯를 自消케 하므로 寬胸散結

되어 痰이 胸膈에 停滯되어 일어나는 胸痹와 結胸을 치료하며, 大腸經에 들어가 淸潤시켜 便秘를 通하게 하므로 滑腸通便의 효능이 있어 津枯로 인한 腸燥便秘를 치료한다.

이 외에도 散結消癰시키는 효능이 있어 肺癰, 乳癰, 腸癰證을 치료한다.

瓜蔞를 瓜蔞實・瓜蔞皮・瓜蔞仁으로 분류하는데, 瓜蔞實은 淸熱化痰하고 寬胸散結시키며 또한 潤腸通便시키고, 瓜蔞皮는 淸肺化痰시키고 寬胸利氣시키는데 편중되었으며, 瓜蔞仁은 質潤多脂하여 潤燥化痰하고 滑腸通便시키는 작용에 편중하여 치료한다.

【炮　製】生用하거나 炒用한다.

【用　量】瓜蔞實 10～20g.

瓜蔞皮 6～12g.

瓜蔞仁 10～15g.

【禁忌症】脾胃가 虛寒하여 大便이 不實한 者와 寒痰, 濕痰에는 복용을 忌한다.

【配合例】① 黃芩 枳實 牛膽南星 등을 배합하여 痰熱內結로 인한 咳嗽痰多와 色黃粘稠하여 喀出되지 않아 胸中이 痞悶한 증상을 치료한다.

② 薤白과 배합하여 胸膈에 痰이 停滯하여 氣機가 不暢되어 나타나는 胸痞와 結胸證을 치료한다(예 : 瓜蔞薤白半夏湯).

③ 半夏 黃連 등을 배합하여 痰熱結胸으로 胸脇이 痞滿한 증상을 치료한다(예 : 小陷胸湯).

④ 金銀花 魚腥草 蘆根 등을 배합하여 肺癰으로 인한 肺吐膿血을 치료한다.

⑤ 金銀花 魚腥草 紅藤 등을 배합하여 腸癰을 치료한다.

川 貝 母 [本經]

Fritillariae Cirrhosae Bulbus

異 名 : 虻[詩經]・黃虻[管子]・貝母[本經]

【基　原】백합과(百合科 : Liliaceae)에 속한 다년생초본인 川貝母 *Fritillaria cirrhosa* D. Don., 暗紫貝母 *F. unibracteata* Hsiao et K.C. Hsia, 甘肅貝母 *F. przewalskii* Maxim. 또는 棱砂貝母 *F. delavayi* Franch.의 鱗莖으로, 여름과 가을에 채집하여 曬乾 또는 저온에서 건조한다.

【性　狀】類圓錘形 또는 近球形으로 높이 0.3~0.8㎝, 지름 0.3~0.9㎝이다. 표면은 乳白色이고, 외층은 鱗葉이 두 쪽으로 크고 작은 것이 뚜렷하며, 큰 쪽이 작은 쪽을 싸고 있다. 頂端은 閉合되고 속에는 圓柱形과 같은 것이 있고 약간 뾰족하다. 先端은 鈍圓하거나 조금 뾰족하고, 底部는 평평하고 약간 움푹하며, 중심에는 한 개의 灰褐色 鱗梗盤이 있다. 質은 단단하면서도 잘 부스러지며, 단면은 白色이고 粉性이 풍부하다.

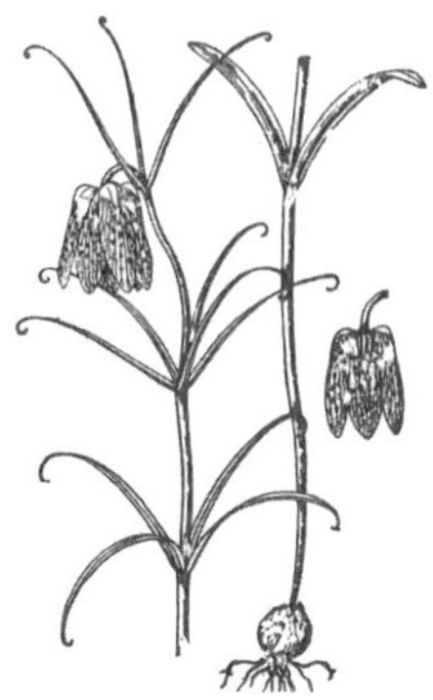

川貝母
Fritillaria cirrhosa

【産　地】해발 2800~4000m 사이의 고산지대에 재배하며 중국의 四川省 西北部의 阿垻藏族自治州와 青海 東南部의 果洛藏族自治州, 甘肅省 西南部의 甘南藏族自治州 및 雲南, 西藏 지역에서 생산된다.

【成　分】Sipeimine, fritimimine, beilupenine, chinpeimine, sonpeimine, fritimine 등의 다양한 alkaloid를 함유한다.

【性　味】性은 微寒하고, 味는 苦甘하다.

【歸　經】肺・心經.

【效能 主治】淸熱潤肺・化痰止咳. 治肺熱燥咳, 乾咳少痰, 陰虛勞嗽, 咯痰帶血.

【解　說】性이 微寒하고 甘하여 淸肺化痰으로 止咳하므로 痰熱로 인한 咳嗽를 치료하되 滋潤性이 강하여 潤肺化痰시키는 특성을 겸하고 있어 肺熱燥咳와 肺虛勞嗽의 證에 多用하여 치료한다. 그러므로 川貝母는 虛症에 多用하고, 浙貝母는 實症에 多用한다.

貝母와 半夏는 止咳化痰에 상용하는 약물로 咳嗽痰多한 證을 치료하며, 다만 半夏는 辛溫하여 燥濕시키는 효능이 脾・肺에 있고, 貝母는 苦涼하여 淸肺化痰시켜 그 효능이 肺에 있으므로, 寒痰과 濕痰에는 半夏를 적용하고 貝母는 熱痰과 燥痰에 적용하여 치료한다. 이와 같이 하나는 燥하고 하나는 潤하여 각각 장점이 있다.

【炮　製】散劑로 만들어 사용한다.

【用　量】3~9g(研粉冲服 1回 1~2g).

【禁忌症】寒痰과 濕痰으로 인한 痰多咳嗽에는 복용을 忌한다.

【配合例】① 杏仁 麥門冬 紫菀 등 潤肺化痰시키는 약물을 배합하여 肺虛久嗽로 痰少咽燥口乾한 증상을 치료한다(예 : 貝母散).

② 沙蔘 麥門冬 天門冬 등을 배합하여 肺虛久嗽를 치료한다.

浙 貝 母 [本草綱目拾遺]

Fritillariae Thunbergii Bulbus

異 名：浙貝[外科全生集]・象貝[經驗廣集]・大貝[瘍醫大全]

【基 原】 백합과(百合科 : Liliaceae)에 속한 다년생초본인 중국패모(浙貝母) *Fritillaria thunbergii* Miq.의 鱗莖으로, 초여름에 줄기가 마를 때 채집하여 曬乾한다. 심아(芯芽)를 제거한 것을 대패(大貝)라 부르고, 작고 심아(芯芽)를 제거하지 않은 것을 주패(珠貝)라 부르며, 심아(芯芽)를 제거하고 두텁게 쪼갠 것을 절패편(浙貝片)이라 부른다.

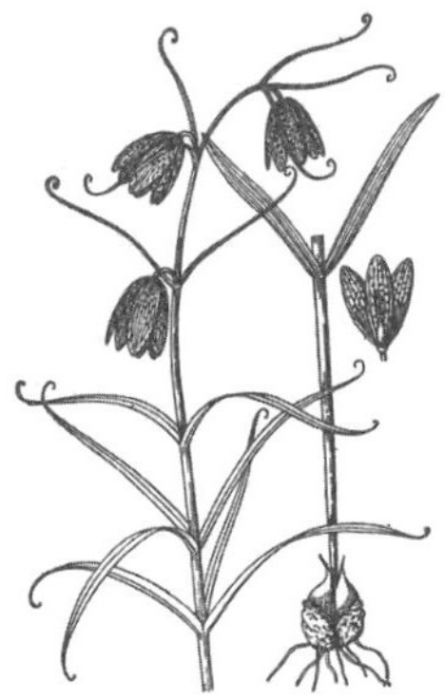

중국패모
Fritillaria thunbergii

【性 狀】 大 貝 : 鱗莖外層의 單瓣鱗葉을 大貝라 하고 초승달 모양이며, 높이 1～2㎝, 지름 2～3.5㎝이다. 외표면은 乳白色 또는 淡黃色이며, 내표면은 白色 또는 淡褐色으로 白色의 분말에 싸여 있다. 質은 단단하면서도 잘 부스러져 절단하기 쉬우며, 단면은 白色에서 黃白色으로 粉性이 풍부하다.

珠 貝 : 扁圓形을 띠고, 높이 1～1.5㎝, 직경 1～2.5㎝이다. 표면은 乳白色이고 외층 鱗葉은 2瓣이며 비후하고 腎臟形狀을 띤다. 서로 抱合하고 안으로 小鱗葉은 2～3枚이다.

浙貝片 : 鱗莖外層의 單瓣鱗葉이 잘라지고 난 조각이다. 橢圓形 혹은 類圓形이다. 직경 1～2㎝로 표면은 淡黃色이며 절단면은 평탄하고 粉白色이며 質은 취약하고 쉽게 절단되고 단면은 粉白色이고 粉性이 풍부하다.

【產 地】 우리나라 남부 지역에서 재배하고 있으며, 중국에서는 浙江省 象山懸이 원산지로 象貝라 하는데, 현재는 인공재배하고 있다. 특히 抗州지역과 江蘇, 安徽, 湖南 등 지역에서 많이 산출된다.

【成 分】 Alkaloid를 함유하고, 그 주성분은 peimine, peiminine이며, 또한 peimisine, peimiphine, peinidine 및 peimitidine 등도 미량함유한다.

【性 味】 性은 寒하고, 味는 苦하다.

【歸 經】 肺・心經.

【效能 主治】 淸熱散結・化痰止咳. 治風熱犯肺, 痰火咳嗽, 肺癰, 乳癰, 瘰癧, 瘡毒.

【解 說】 性味는 苦寒하여 淸肺化痰시켜 止咳하므로 痰熱로 인한 咳嗽를 치료하는데, 浙貝母는 苦寒한 性味가 비교적 강하여 開泄시키는 작용이 크고 淸火散結시키는 효능이 강하여 外感風熱과 痰火의 鬱結로 인한 咳嗽와 瘰癧癰腫 등 증상에 많이 응용하여 치료한다. 川貝母는 潤肺化痰止咳, 浙貝母는 淸火散結의 효능이 우수

하며, 陰虛나 肺燥咳嗽에는 川貝母가 좋고 風熱이나 痰火鬱結의 咳嗽에는 浙貝母가 좋다.

【炮　製】 절편하거나, 硏末하여 사용한다.

【用　量】 4~12g.

【禁忌症】 烏頭類의 약재와 함께 사용해서는 안 되며, 寒痰과 濕痰으로 인한 咳嗽에는 복용을 忌한다.

【配合例】 ① 桑葉 杏仁 牛蒡子 前胡 등 宣肺祛痰시키고 辛涼解表시키는 약물과 배합하여 風熱咳嗽痰多와 痰火鬱肺로 인한 咳嗽를 치료한다.

② 玄蔘 牡蠣 등을 배합하여 瘰癧을 치료한다(예 : 消瘰丸).

③ 天花粉 連翹 蒲公英 등을 배합하여 痰熱鬱結로 인한 癰瘡腫毒을 치료한다(예 : 消癰散毒湯).

④ 夏枯草 海藻 昆布 莪朮 등을 배합하여 甲狀腺腫瘤를 치료한다.

天 竺 黃 [開寶本草]

Bambusae Concretio Silicea

異 名 : 竹黃[蜀本草] · 天竹黃[本草衍義]

【基　原】 대나무과(竹科 : Bambusaceae)에 속한 多年生 常綠喬木인 青皮竹 *Bambusa textilis* Mc-Clure과 華思勞竹 *Schizostachyum chinense* Rend. 등에 기생하는 竹黃蜂이 咬傷한 후 竹節間에 분비액이 고여 응결한 塊狀의 물질로, 가을과 겨울에 채집하여 曬乾한다.

【性　狀】 불규칙한 偏塊 또는 顆粒으로 크기가 같지 않다. 표면은 灰藍色, 灰黃色 또는 灰白色으로 반투명하고 약간 광택을 띤다. 體는 가볍고, 質은 단단하면서 부스러지기 쉬워 잘 파쇄되며 흡습성이 강하다.

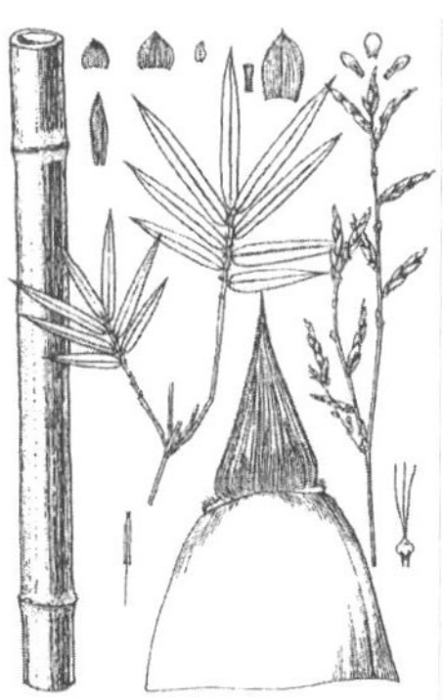

青皮竹
Bambusa textilis

【產　地】 중국의 雲南, 廣東, 廣西 등 지역에서 생산된다.

【成　分】 KOH 1.1%, silica 90.5%, Al_2O_3 9%, Fe_2O_3 0.9% 등을 함유한다.

【性　味】 性은 寒하고, 味는 甘하다.

【歸　經】 心 · 肝經.

【效能 主治】 清熱豁痰 · 清心定驚. 治熱病神昏, 中風痰迷, 小兒痰熱驚癎, 抽搐, 夜啼.

【解　說】 性味가 甘寒하여 心 · 肝 2經의 熱을 清熱시켜 心이 涼하게 되면 驚이 저절로 그치게 되고, 肝熱이 清하게 되면 風症이 自息하게 되며 아울러 豁痰開竅

하게 되어 熱痰을 淸化하고 涼心定驚시키는 良品이 된다. 그러므로 熱病神昏과 中風不語 및 小兒의 驚風抽搐이 痰熱에 속한 자에게 응용하여 치료한다. 다만 性이 비교적 緩和하여 定驚시키는 것이 특장이 되어 小兒의 驚癎을 치료하는 처방 중에 多用한다.

天竺黃은 그 효능이 竹瀝과 비슷하여 능히 淸熱·化痰定驚하는데, 단 天竺黃은 微寒性緩하므로 定驚시키는 효력이 뛰어나 小兒의 驚風을 치료하는데 多用하고, 竹瀝은 그 性이 大寒하고 滑하여 滑痰利竅하고 通經透絡시키는 효과가 뛰어나 中風에 痰이 心竅를 막아 나타나는 병증에 多用하여 치료한다.

【炮　製】生用하거나 薑炙用한다.

【用　量】4~12g.

【配合例】① 黃連 殭蠶 朱砂 등을 배합하여 痰熱壅盛으로 인한 咳喘氣急과 煩躁不安을 치료한다(예 : 天竺黃丹).

② 牛黃 釣鉤藤 朱砂 등을 배합하여 小兒의 驚風抽搐과 中風痰壅 등 證을 치료한다.

竹　茹 [別錄]

Phyllostachyos Caulis in Taeniam

異 名 : 竹皮[金匱要略]·淡竹皮茹[別錄]·靑竹茹[藥性論]

【基　原】한국에서는 대나무과(竹科 : Bambusaceae)에 속한 多年生 常綠木本인 솜대(淡竹) *Phyllostachys nigra* Munro var. *henonis* Stapf 또는 왕대(剛竹) *P. bambusoides* Siebold et Zuccarini의 줄기의 외피를 제거한 중간층으로, 중국에서는 靑稈竹 *Bambusa tuldoides* Munro, 大頭典竹 *Sinocalamus beecheyanus* (Munro) Mc-Clure var. *pubesceus* P.F. Li의 신선한 줄기에서 외피를 제거하고 녹색을 띤 중간층을 실 모양 또는 얇은 선 모양으로 만들어 陰乾한다.

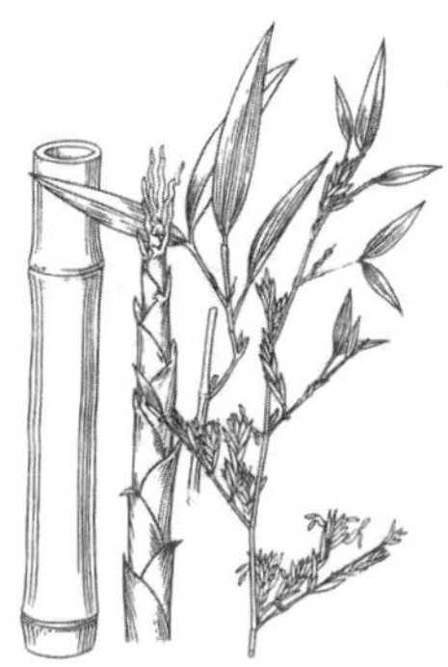

솜대
Phyllostachys nigra var. *henonis*

【性　狀】불규칙한 실 모양과 긴 실 모양의 薄片으로 너비와 두께가 고르지 않고 엷은 綠色 또는 黃綠色이다. 體는 가볍고 엉성하며, 質은 부드러우면서 질기며 탄력성이 있다.

【產　地】우리나라 중부이남지역인 전남북과 경남북에서 주로 생산한다. 중국에는 長江유역과 南部各省에서 산출된다.

【成　分】Pentosan, lignine, cellulose와 triterpene 등을 함유한다.

【性　味】性은 微寒하고, 味는 甘하다.

【歸　經】肺・胃經.

【效能 主治】淸熱化痰・除煩止嘔. 治熱痰咳嗽, 膽火挾痰煩熱嘔吐, 驚悸失眠, 中風痰迷, 舌强不語, 胃熱嘔吐, 姙婦惡阻, 胎動不安.

【解　說】味甘性寒하여 肺 胃 2經에 들어가 淸肺化痰시키고 淸胃止嘔시켜 胃熱嘔逆을 치료하는 良藥이 되어 肺熱痰咳와 胃熱嘔穢 및 痰熱이 鬱結된 증에 모두 응용하여 치료하며, 또한 涼血安胎시키는 효능이 있어 胎動不安을 치료한다.

【炮　製】淸熱化痰에는 生用하며, 降逆止嘔에는 薑汁炙하여 사용한다.

【用　量】8～16g.

【禁忌症】胃寒嘔吐에는 복용을 忌한다.

【配合例】① 黃芩 瓜蔞 海浮石 등 淸熱化痰藥과 배합하여 肺熱咳嗽로 咯痰이 黃稠한 證을 치료한다.

② 枳實 半夏 茯苓 陳皮 등을 배합하여 痰熱鬱結로 煩悶不寧하고 驚悸失眠 등 증상을 치료한다(예 : 溫膽湯).

③ 黃連 半夏 등을 배합하여 胃熱이나 實熱嘔吐呃逆을 치료한다(예 : 黃連竹茹橘皮半夏湯).

④ 橘皮 人蔘 甘草 生薑 등을 배합하여 胃虛挾熱로 인한 嘔吐를 치료한다(예 : 橘皮竹茹湯).

竹　瀝 [別錄]

Bambusae Sulcus

異 名 : 竹汁[本經]・淡竹瀝[別錄]

【基　原】대나무과(竹科 : Bambusaceae)에 속한 솜대(淡竹) *Phyllostachys nigra* Munro var. *henonis* Stapf 또는 왕대 *P. bambusoides* Sieb. et Zucc.의 줄기를 불에 구어서 흘러나온 液汁으로, 신선한 竹稈을 30～50cm로 잘라서 양끝의 마디를 제거하고 세로로 쪼갠 것을 선반에 걸쳐놓고 불로 구어 양끝에서 흘러내린 액체를 그릇에 받아 모은다.

【性　狀】靑黃色 또는 黃褐色의 液汁으로 투명하고 타는 냄새가 난다.

【產　地】우리나라 남부지방인 전남북과 경남북의 대나무 재배지역에서 만든다.

【成　分】솜대의 竹瀝에서 水溶性部分은 aspartic acid, methionine, serine, proline

등 13종의 아미노산 등을, 왕대의 신선한 竹瀝은 acetic acid, benzoic acid, salicylic acid 등을 함유한다.

【性　味】性은 寒하고, 味는 甘하다.

【歸　經】心・肺・胃經.

【效能 主治】淸熱滑痰・鎭痙通竅. 治熱咳痰稠, 痰熱蒙蔽淸竅諸證, 中風痰迷, 驚癎癲狂.

【解　說】甘寒滑潤하여 효능이 竹茹와 비슷하나 淸熱化痰시키는 작용이 竹茹보다 우수하고 또한 經絡의 停滯된 痰을 透達시켜 痰熱咳嗽를 치료하는 외에 中風不語와 昏迷, 癲癎, 驚厥 등 痰涎이 壅塞된 者에 生薑汁과 같이 사용하여 치료하며, 痰이 經絡에 정체하여 肢體가 痲木하거나 拘急한 證에도 또한 통용하여 치료한다.

【炮　製】신선한 것이 좋으며, 오래 저장해서는 안 된다.

【用　量】30～50g.

【禁忌症】性寒質滑하므로 寒嗽와 脾虛便溏者는 복용을 忌한다.

【配合例】① 薑汁과 배합하여 中風口噤을 치료한다.

② 瓜蔞 枇杷葉 등을 배합하여 肺熱痰壅을 치료한다.

青 礞 石 [嘉祐本草]

Chloritum

異 名 : 礞石[嘉祐本草]

【基　原】變質岩類에 속한 黑雲母片岩 혹은 綠泥石化雲母炭酸鹽片岩을 채취하여 泥沙와 雜石을 제거한 것이다.

【性　狀】① 黑雲母片岩 Biotite schist : 鱗片狀, 片狀의 집합체로 불규칙한 扁塊狀 또는 긴 斜塊狀으로 棱角은 뚜렷하지 않다. 표면은 褐黑色 또는 綠黑色으로 유리 모양의 광택이 있다. 質은 연하여 파쇄하기 쉬우며, 단면은 뚜렷한 層片狀이다.

② 綠泥石化雲母炭酸鹽片岩 Mica carbonate schist by chlorite : 片狀과 粒狀의 집합체로 灰色 또는 綠泥石으로 銀色 또는 엷은 黃色의 鱗片이 섞여 있고 광택이 있다. 質은 부서지기 쉽다.

【產　地】중국의 浙江省 建德지역과 湖北, 江蘇 및 기타 省에서 산출한다.

【成　分】철, 마그네슘, 알루미늄 및 규산염 등을 함유한다.

【性　味】性은 平하고, 味는 甘鹹하다.

【歸　經】肺・心・肝經.

【效能 主治】墮痰下氣・平肝鎭驚. 治頑痰膠結, 咳逆喘急, 癲癇發狂, 煩躁胸悶, 驚風抽搐.

【解　說】質重沈降하여 鎭墮下行케 하므로 下氣墮痰하고 平肝鎭驚시키는 효능이 있어 頑痰이 壅塞하여 나타나는 氣急喘咳와 驚風癲癎에 적용하여 치료한다. 최근에 와서는 精神病과 癲癎 병증이 신체가 壯實하고 實熱老痰에 속한 증상에 적용하여 일정한 치료효과가 있다. 重墮下泄의 약력이 峻烈하므로 痰積實證에 적용한다.

【炮　製】金黃色이 될 때까지 煅하여 研末水飛한 후 陰乾하여 사용한다.

【用　量】8～12g(丸散劑 1.5～3g).

【禁忌症】脾虛氣弱者와 小兒慢驚 및 孕婦는 복용을 忌한다.

【配合例】① 大黃 黃芩 沈香 등을 배합하여 頑痰膠結로 氣逆喘咳와 痰積癲癎發狂證에 便秘實證을 치료한다(예 : 滾痰丸).

② 薄荷 白蜜 등을 배합하여 痰熱로 인한 驚風抽搐을 치료한다.

海　藻 [本經]

Sargassum

異 名 : 海蘿[爾雅]・落首[本經]

【基　原】모자반과(馬尾藻科 : Sargassaceae)에 속한 多年生 褐藻植物인 알쏭이모자반(海蒿子) *Sargassum pallidum* (Turn.) C. Ag. 또는 톳(羊栖菜) *S. fusiforme* (Harv.) Setch.의 全草로, 여름과 가을에 바다 속에서 채취하여 淡水로 씻은 다음 曬乾한다.

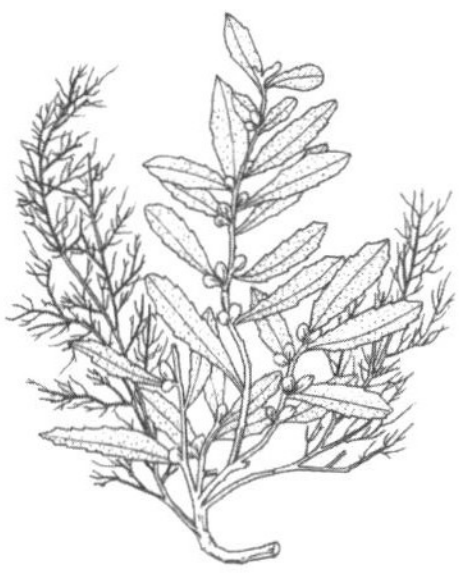

海蒿子
Sargassum pallidum

【性　狀】① 大葉海藻 : 海蒿子를 건조한 全草로, 쭈그러져 말려 있으며 黑褐色으로 白霜이 덮여 있고, 길이 30～60㎝이다. 主幹은 圓柱狀으로 圓錐形의 돌기가 있으며, 主枝는 主幹으로부터 양측에서 나오고, 側技는 主枝의 葉腋에서 나오며 짧은 가시 모양의 돌기가 있다. 初生葉은 披針形 또는 倒卵形으로 길이 5～7㎝, 너비 약 1㎝이며, 全緣이거나 粗鋸齒形이며, 次生葉은 條形 또는 披針形으로 葉腋 사이에 條狀의 小枝가 착생되어 있다. 氣囊은 흑갈색으로 球形 또는 卵圓形으로 더러는 자루가 있고, 頂端은 鈍圓하거나 細短하고 뾰족하기도 하다. 質은 부스러지기 쉽고, 潮潤시키면 유연하고, 水浸하면 팽창하여 육질이며 粘滑하다.

② 小葉海藻 : 羊栖菜를 건조한 全草로, 비교적 작고 길이 15～40㎝이며 가지는

갈라져 호생하고, 가시 모양의 돌기는 없다. 잎은 條形 또는 가는 匙形으로 끝은 약간 팽대하고 속이 비어 있다. 氣囊은 腋生하고 紡錘形 또는 球形으로 囊柄은 비교적 길며, 質은 단단하다.

【産 地】우리나라의 연해에서 산출되고, 중국에서는 浙江, 福建, 廣東, 山東 및 遼寧省 등 연해에서 산출된다.

【成 分】羊栖菜는 alginic acid 20.8%, 조단백 7.95%, mannitol 10.25%, 회분 37.19%, 칼륨 12.82%, 요오드 0.03%를 함유한다. 海蒿子는 alginic acid 19.0%, 조단백 9.69%, mannitol 9.07%, 회분 30.65%, 칼륨 5.99%, 요오드 0.02%, sargassan 등을 함유한다.

【性 味】性은 寒하고, 味는 苦鹹하다.

【歸 經】肝・胃・腎經.

【效能 主治】軟堅散結・消痰・利水. 治癭瘤, 瘰癧, 睾丸腫痛, 痰飮水腫.

【解 說】대개 癭瘤와 瘰癧은 痰火가 凝結하여 병이 된다. 苦味는 瀉凝結하고 鹹味는 軟堅消痰하며, 寒性은 淸熱瀉火하여 火가 제거되면 消痰되어 癭瘤와 瘰癧이 自愈하게 된다. 또한 性이 苦降에 편중되어 軟堅散結하므로 睾丸腫痛에 적용하여 치료하고, 昆布와 배합하여 응용하면 치료효과가 증강되며, 肝脾腫大에도 같이 사용하여 치료한다.

【炮 製】淸水에 洗漂한 다음 細切하여 曬乾用한다.

【用 量】12～20g.

【禁忌症】脾胃가 虛寒하여 蘊濕된 증에는 복용을 忌한다.

【配合例】① 昆布와 배합하여 癭瘤結腫의 치료효과를 증가한다.

② 殭蠶과 배합하여 瘰癧結核을 치료한다.

③ 昆布 牡蠣 小茴香 橘核 등을 배합하여 睾丸腫痛, 疝氣 등 證을 치료한다.

④ 昆布 貝母 靑皮 등을 배합하여 癭瘤를 치료한다(예 : 海藻玉壺湯).

⑤ 夏枯草 連翹 玄參 등을 배합하여 瘰癧, 睾丸腫痛을 치료한다(예 : 內消瘰癧丸).

昆 布 [別錄]

Laminariae Thallus(Eckloniae Thallus)

異 名 : 綸布[吳普本草]・海昆布[遼寧藥材]

【基 原】다시마과(海帶科 : Laminariaceae)에 속한 多年生 褐藻植物인 다시마(海帶) *Laminaria japonica* Aresch.와 翅藻科식물인 감태(昆布) *Ecklonia kurome*

Okam.의 葉狀體를 건조한 것으로, 여름에서 가을에 걸쳐 바다 밑에서 건져내 曬乾한다.

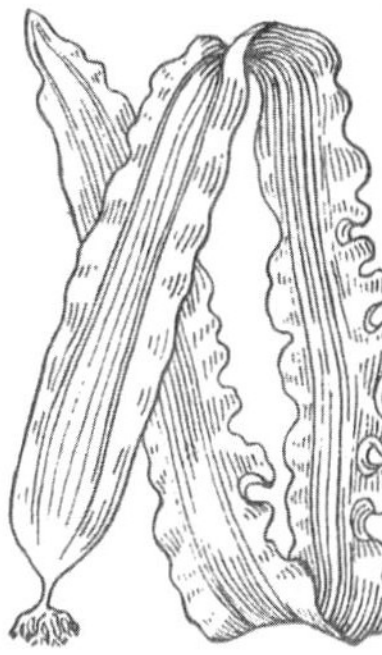

다시마
Laminaria japonica

【性 狀】① 海 帶 : 전체가 黑褐色 또는 綠褐色으로 여러 겹으로 말려졌고, 표면에는 백색의 粉霜이 붙어 있다. 물에 담그면 연하고 팽대하여 편평하고 긴 帶狀으로 길이 50~150㎝, 너비 10~40㎝이며, 가운데 부분은 비교적 두껍고 가장자리는 얇으며 波狀이다. 質은 革質로 扁圓柱狀의 자루가 남아 있다.

② 昆 布 : 쭈그러져 말려 있어 불규칙한 덩어리 모양으로 전체가 黑色이며 비교적 얇다. 물에 담그면 팽창하여 편평한 잎 모양으로 길이와 너비가 16~26㎝이며 두께는 약 1.6㎜이다. 양측은 羽狀으로 깊게 갈라졌으며, 裂片은 긴 舌狀으로 가장자리는 小齒 또는 全緣이다. 質은 柔滑하다.

【產 地】우리나라의 연해에서 생산되며, 중국에서는 遼寧과 山東, 福建省 등 지역의 연해에서 산출된다.

【成 分】다시마는 다당류성분인 alginic acid 32%와 laminarin, mannitol, 무기염을 함유하고, 건조한 것은 20~35%가 무기물이고, 수용성염 중에는 산화칼슘 40%, 요오드 0.27~0.72%, 칼슘 1.06%, 코발트 22μg, 비소 1.89ppm을 함유한다.

감태는 alginic acid 25.6%, 조단백 9.97%, mannitol 7.21%, 회분 26.03%, 칼륨 4.92%, 요오드 0.28%를 함유한다.

【性 味】性은 寒하고, 味는 鹹하다.

【歸 經】肝・胃・腎經.

【效能 主治】軟堅散結・消痰・利水. 治癭瘤, 瘰癧, 睾丸腫痛, 痰飮水腫.

【解 說】性味가 鹹寒하고 質이 滑하여 軟堅散結하고 淸熱化痰시키는 효능이 있어 癭瘤와 瘰癧을 치료하며 더욱이 癭을 치료하는 주약이 된다. 또한 性이 滑하여 潤下시키므로 利水消腫의 효능이 있어 水腫脹滿과 濕熱脚氣를 치료한다.

【炮 製】淸水에 洗漂한 다음 細切하여 曬乾한다.

【用 量】12~20g.

【禁忌症】脾胃가 虛寒하여 蘊濕한 者와 孕婦는 복용을 忌한다.

【配合例】① 海藻 文蛤 등을 배합하여 痰火鬱結로 인한 癭瘤와 瘰癧結核 등 證을 치료한다(예 : 昆布丸).

② 海藻와 기타 利水藥을 배합하여 水腫脹滿과 脚氣 등 證을 치료한다.

③ 海藻 玄蔘 牡蠣 夏枯草 등을 배합하여 甲狀腺腫大를 치료한다(예 : 昆布散).

胖 大 海 [本草綱目拾遺]

Sterculiae Lychnophorae Semen

異 名 : 安南子 · 大洞果[本草綱目拾遺] · 胡大海[中國藥學大辭典]

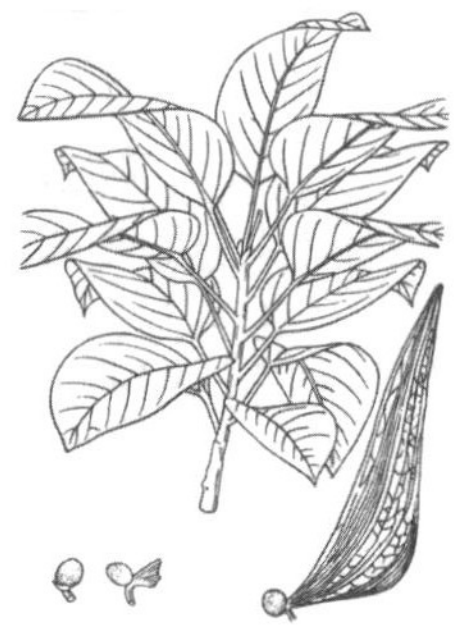

胖大海
Sterculia scaphigera

【基 原】벽오동과(梧桐科 : Sterculiaceae)에 속한 落葉喬木인 胖大海(新州子) *Sterculia lychophora* Hance와 圓粒胖大海(安南子) *S. scaphigera* Wall.의 성숙한 種子로, 4~6월 사이에 성숙한 種子를 채취하여 曬乾한다.

【性 狀】椭圓形으로 橄欖과 비슷하고, 길이 2~2.5㎝, 너비 약 1.2~1.7㎝이다. 표면은 짙은 黃褐色 또는 褐色으로 광택이 있으며 불규칙한 가는 주름이 있고, 양쪽 끝은 약간 뾰족한데 한쪽 끝에는 類圓形으로 果柄의 흔적이 있다. 外果皮는 매우 얇고 부스러지기 쉬우며, 물에 담그면 파쇄되고, 노출된 果皮는 해면상으로 黃褐色이며, 풍부한 점액질을 함유하고 많은 維管束이 흩어져 있다.

【産 地】월남, 태국, 말레이시아 등 지역에 분포한다.

【成 分】다량의 점액을 함유한다. 당성분은 galactose, pentose, arabinose 등이 있다.

【性 味】性은 寒하고, 味는 甘하다.

【歸 經】肺 · 大腸經.

【效能 主治】淸熱潤肺 · 利咽解毒 · 潤腸通便. 治肺熱聲啞, 乾咳無痰, 咽喉乾痛, 熱結便閉 頭痛目赤.

【解 說】性味가 甘寒하여 肺經에 들어가 淸熱潤肺시키고 利咽시키며 해독시키는 要藥으로 熱痰을 化痰시켜 聲音을 開하고 感冒咳嗽로 인한 音啞와 咽喉腫痛을 치료한다. 이 외에도 淸腸通便시키는 효능이 있어 熱結便秘를 치료하며, 이 외에도 頭目의 風熱을 淸하게 하여 頭痛과 目赤 및 輕度의 發熱 등을 치료한다.

【炮 製】生用한다.

【用 量】6~12g.

【禁忌症】中寒, 中濕으로 인한 便溏者는 복용을 忌한다.

【配合例】① 桔梗 蟬蛻 등을 배합하여 肺熱로 인한 聲啞와 痰熱咳嗽를 치료한다.
② 淸熱瀉下藥과 배합하여 熱結便秘로 인한 頭痛과 目赤을 치료한다.

枇 杷 葉 [名醫別錄]

Eriobotryae Folium

異 名：巴葉[中藥材手冊]

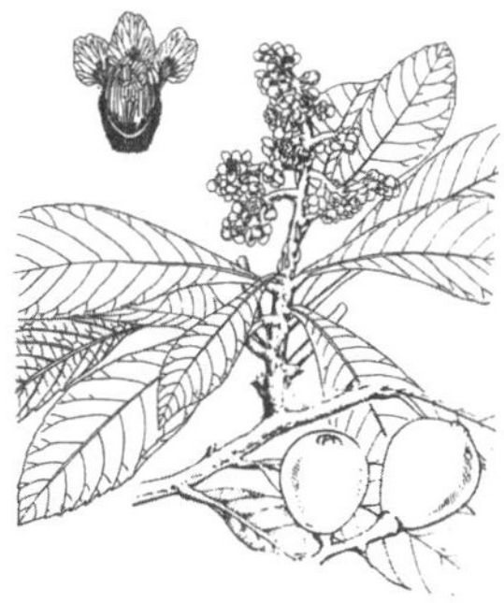

비파나무
Eriobotrya japonica

【基　原】장미과(薔薇科：Rosaceae)에 속한 常綠小喬木인 비파나무(枇杷) *Eriobotrya japonica* (Thunb.) Lindl.의 葉으로, 연중 수시로 채취하여 曬乾한다.

【性　狀】긴 圓形 또는 倒卵形으로 길이 12～30㎝, 너비 4～9㎝이다. 先端은 뾰족하고 基部는 쐐기형이며 邊緣은 거친 鋸齒가 있고 基部 가까운 데는 全緣이다. 위쪽 면은 灰綠色, 黃褐色 또는 紅褐色으로 매끄럽고, 아래쪽 면은 黃色의 융모가 빽빽하게 덮여 있으며 주맥은 밑 표면에 뚜렷하게 돌기되어 있고 측맥은 羽狀이다. 葉柄은 극히 짧고 黃色의 융모로 싸여 있으며, 質은 革質로 부서지기 쉽다.

【產　地】우리나라의 남부지역에서 과수 또는 관상용으로 재배하고, 중국에서는 長江流域과 南部各省에 분포한다.

【成　分】정유를 함유하며, 그 주성분은 nerolidol과 farnesol이다. 또한 α-pinene, β-pinene, camphene, myrcene 등을 함유한다.

【性　味】性은 微寒하고, 味는 苦하다.

【歸　經】肺・胃經.

【效能 主治】淸肺止咳・降逆止嘔. 治肺熱咳嗽, 氣逆喘急, 胃熱嘔逆, 煩熱口渴.

【解　說】味苦하고 性이 微寒하여 肺經에 들어가 淸降시키는 효능이 있어 上으로는 肺熱을 淸熱시켜 肺氣가 肅降하게 되므로 化痰止咳하고, 胃經에 들어가 胃熱을 淸熱시키므로 和胃降逆하게 되어 嘔噦을 止하게 된다. 그러므로 寒嗽나 胃寒嘔噦에는 복용하여서는 안 된다.

그리고 藥에 넣을 때는 背面의 융모를 씻어내고 적용함으로써 咽喉를 자극시켜 나타나는 咳嗽를 방지할 수 있다.

【炮　製】止咳化痰에는 蜜炙하여 사용하고 和胃降逆에는 生用한다.

【用　量】2～12g.

【禁忌症】胃寒으로 인한 嘔吐와 風寒으로 인한 咳嗽에는 복용을 忌한다.

【配合例】① 沙參 梔子 桑白皮 등을 배합하여 肺熱咳嗽와 氣逆喘息을 치료한다(예：枇杷淸肺飮).

② 竹茹 蘆根 黃連 등을 배합하여 胃熱嘔吐와 呃逆, 口渴 등을 치료한다.

冬瓜子 [本經]

Benincasae Semen

異 名 : 白瓜子[本經] · 冬瓜仁[別錄]

【基 原】박과(葫蘆科 : Cucurbitaceae)에 속한 一年生 蔓性草本인 동아(冬瓜) *Benincasa hispida* (Thunb.) Cong.의 성숙한 種子로, 8~9월 사이에 성숙한 冬瓜를 채취하여 種子를 골라내어 건조한다.

【性 狀】扁圓形으로 길이 약 13㎜, 너비 약 8㎜, 두께 약 2㎜이다. 외표면은 黃白色으로 매끄럽고 가장자리에는 두께가 약 1㎜되는 環邊이 있고, 頂端은 平截하고 점 모양으로 된 種臍가 있으며 다른 끝은 둔한 원형이다. 質은 비교적 딱딱하지 않고, 子葉은 2枚이며 乳白色이다.

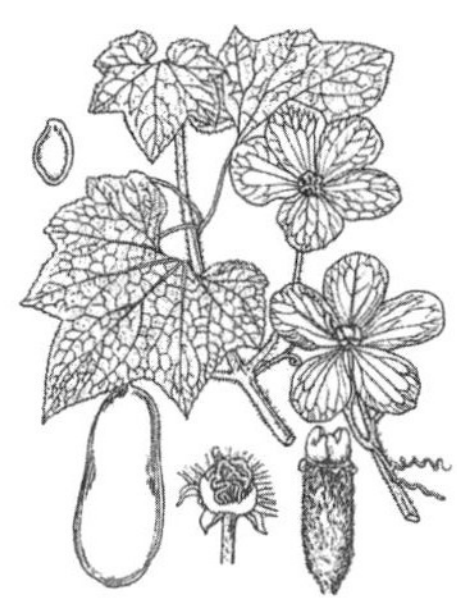

동아
Benincasa hispida

【産 地】중국의 각지에서 재배한다.

【成 分】Saponin 0.68%, 지방, 요소, citrulline 등을 함유한다. 지방유로는 linoleic acid 62.3%, oleic acid 21.9%가 있고, 또한 포화지방산 15.6%를 함유한다.

【性 味】性은 涼하고, 味는 甘하다.

【歸 經】肺 · 大腸經.

【效能 主治】淸肺化痰 · 消癰排膿 · 利濕. 治痰熱咳嗽, 肺癰, 腸癰, 淋病, 水腫, 脚氣, 痔瘡, 鼻面酒皶.

【解 說】性味가 冬瓜皮와 비슷하나 효능은 淸肺化痰하고 利濕排膿하여 肺熱咳嗽와 肺癰, 腸癰, 白濁, 帶下 등 證에 적용하여 치료한다.

이러한 치병의 기전은 冬瓜仁의 性이 寒하고 滑利하여 위로는 肺의 蘊熱을 淸熱하고, 아래로는 腸의 積垢를 導下하여 祛痰排膿의 작용이 있기 때문이다. 그러므로 濕熱이 內蘊하여 日久成膿한 肺癰과 腸癰에 상용하면 좋은 치료효과가 있다.

【炮 製】生用하거나 微炒하여 사용한다.

【用 量】4~20g.

【禁忌症】寒痰咳嗽에는 복용을 忌한다.

【配合例】① 浙貝母 枇杷葉 枳殼 前胡 등을 배합하여 肺受風熱로 인한 咳吐黃痰을 치료한다.

② 大黃 牡丹皮 桃仁 芒硝 등을 배합하여 腸癰未成膿者를 치료한다(예 : 大黃牡丹皮湯).

③ 麥門冬 黃連 등을 배합하여 消渴不止와 嗽多를 치료한다.

제3절 止咳平喘藥

止咳平喘이 주요 효능인 약물을 止咳平喘藥이라 한다.

止咳平喘藥은 咳嗽喘息의 병증에 적용되는데 喘嗽의 증상은 비교적 복잡하여 乾咳無痰, 咳痰黃稠 혹은 淸稀, 外感咳嗽氣喘, 虛勞咳喘 등이 나타나는데, 寒熱虛實이 서로 같지 않으므로 적용에는 반드시 적당한 약물을 선용하여 病情에 맞게 배합하여야 한다.

杏 仁 [本經]

Armeniacae Semen

異 名 : 杏子[傷寒論] · 苦杏仁[臨証指南]

【基　原】장미과(薔薇科 : Rosaceae)에 속한 落葉喬木인 살구나무(山杏) *Prunus armeniaca* L. var. *ansu* Maxim., 개살구나무(東北杏, 遼杏) *P. mandshurica* Koehne var. *glabra* Nakai, 시베리아살구(西伯利亞杏) *P. sibirica* L. 및 同屬近緣植物의 성숙한 種子로, 여름에 果實이 성숙할 때 果肉과 核의 殼을 제거하고 種仁만 취하여 曬乾한다.

【性　狀】납작한 心形으로 길이 1~1.9㎝, 너비 0.8~1.5㎝, 두께 0.5~0.8㎝이다. 표면은 黃褐色 또는 짙은 褐色으로 한쪽은 뾰족하고 다른 한쪽은 鈍圓形으로 비후하며 좌우가 같지 않다. 뾰족한 한쪽 끝에는 짧은 線形의 種臍가 있고, 둥근 끝의 合點에는 위로 향한 많은 褐色의 脈紋이 있다. 種皮는 얇으며, 子葉은 2개이고 乳白色이며 油性이 풍부하다.

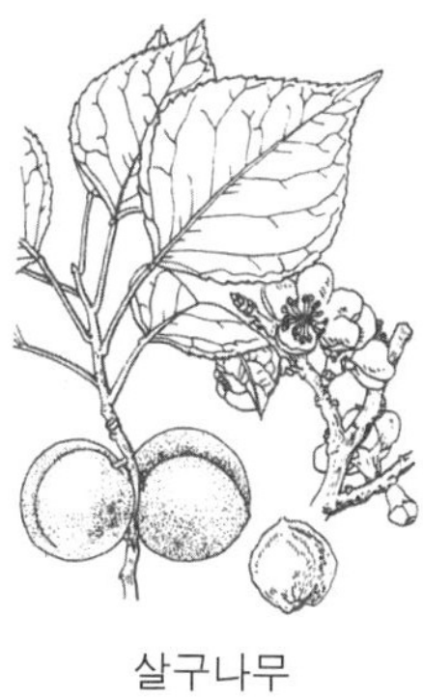

살구나무
Prunus armeniaca var. *ansu*

【産　地】우리나라 각 지역에서 재배하며, 중국에는 東北지역과 內蒙古, 華北, 新疆 및 長江유역 各省에서 산출한다.

【成　分】청산배당체인 amygdalin 3%, 지방유(杏仁油) 50%, 단백질 및 각종 유리 amino acid 등을 함유한다.

【性　味】性은 微溫하고, 味는 苦微辛하며, 有小毒하다.

【歸　經】肺 · 大腸經.

【效能 主治】降氣止咳平喘 · 潤腸通便. 治咳嗽氣喘, 胸滿痰多, 血虛津枯, 腸燥便秘.

【解　說】性味가 苦辛性溫하여 苦味는 肺經에 들어가 肺氣를 降하게 하고, 辛味는 疏散하며 또한 宣肺除痰하므로 痰이 消하여 肺氣가 宣通하게 되어 咳喘이 스스로

平喘되므로 宣肺化痰하고 止咳平喘의 효능이 있어 咳喘證을 치료하는 要藥이 된다.

각종 喘咳證의 원인에 따라 적용하는데, 熱이 있는 者는 清熱藥을, 寒이 있는 者는 溫化藥을, 表證을 겸한 者는 解表藥을 배합하여야 한다. 다만 虛咳證에는 적용하는 것이 마땅하지 않다.

이 외에도 油質을 함유하여 大腸經에 들어가 滑腸通便의 효능이 있어 腸燥便秘證에 적용하여 치료하고 便溏者는 愼用하여야 한다.

또한 杏仁은 苦甛의 2種이 있어 性味가 같지 않으므로 적용할 때 구별하여 사용해야 한다. 苦杏仁은 苦辛宣肺하여 性이 疏泄에 속하여 外感으로 인한 肺實의 咳喘을 치료하는데 多用하고, 甛杏仁은 甘平潤肺하고 性이 滋養에 속하여 肺虛로 인한 勞嗽에 多用하며 潤腸通便의 효능은 서로 같다.

【炮　製】皮尖을 제거하고 生用하거나, 搗碎하여 사용한다.

【用　量】2~12g.

【禁忌症】陰虛咳嗽와 泄瀉者 및 血虛에 의한 咳嗽者는 복용을 忌한다.

【配合例】① 麻黃 甘草 등을 배합하여 風寒咳嗽와 喘滿痰多를 치료한다(예 : 麻杏甘石湯).

② 桑葉 菊花 등을 배합하여 風熱咳嗽를 치료한다.

③ 沙蔘 貝母 桑葉 등을 배합하여 燥熱咳嗽를 치료한다.

④ 火麻仁 桃仁 當歸 등을 배합하여 老年이나 産後의 腸燥便秘를 치료한다(예 : 麻子仁丸).

【參　考】中毒症 : 과량복용시 眩暈, 突然暈倒, 心悸頭痛, 惡心嘔吐, 驚厥昏迷, 瞳孔散大, 脈弱, 呼吸促進 혹은 호흡이 완만해지면서 불규칙해진다.

解毒法 : ① 일반적 중독증에 대한 응급처리를 한다.

② 杏樹皮 또는 杏樹根의 煎湯을 灌服시킨다.

百 部 根 [別錄]

Stemonae Radix

異 名 : 嗽藥[本草經集注]・百條根[楊氏經驗方]

【基　原】백부과(百部科 : Stemonaceae)에 속한 多年生 纒繞草本인 直立百部 *Stemona sessilifolia* (Miq.) Franch. et Sav., 蔓生百部 *S. japonica* (Bl.) Miq. 및 對葉百部 *S. tuberosa* Lour.의 塊根으로, 봄철 새싹이 나오기 전이나 또는 가을에 채취하여 끓는 물에 담그거나, 白心이 없어질 때까지 蒸한 후 細切하여 曬乾한다.

【性 狀】① 直立百部 : 紡錘形으로 上端은 비교적 가늘고 길며 쭈그러져 구부러졌고 길이 5~12㎝, 지름 0.5~1㎝이다. 표면은 黃白色 또는 엷은 黃褐色으로 불규칙한 깊은 縱溝가 있으며 간혹 세로주름이 있다. 質은 부스러지기 쉽고 절단하기 쉬우며, 단면은 평탄하고 각질 모양이며 淡黃褐色 또는 黃白色으로 되어 있다.

② 蔓生百部 : 양쪽 끝이 좁고 가늘며, 표면에는 많은 불규칙한 구김살과 가로주름이 있다.

③ 對葉百部 : 긴 紡錘形 또는 긴 條形으로 길이 8~24㎝, 지름 0.8~2㎝이다. 표면은 엷은 黃褐色 또는 灰褐色으로 얕은 세로주름과 불규칙한 縱槽가 있다. 質은 견실하고 단면은 황백색 또는 暗褐色이며 中柱는 크고 髓部는 乳白色이다.

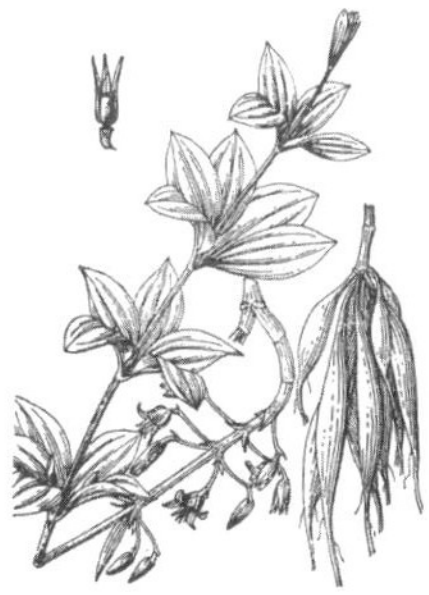

直立百部
Stemona sessilifolia

【產 地】直立百部는 山東省과 河南省으로부터 長江유역의 하류 各省과 福建省에서 산출하고, 蔓生百部는 北部, 中部, 東部 各省에 분포하며, 對葉百部는 長江 유역과 海南島에 분포한다.

【成 分】여러 종류의 alkaloid가 함유되어 있다. 蔓生百部는 stemonine, stemonidine, isostemonidine, protostemonine, paipunine, sinostemonine 등을 함유한다. 直立百部는 stemonine, protostemonine, stemonidine, isostemonidine, tuberostemonine, hodorine, sessilistemonine 등을 함유한다. 對葉百部는 stemonine, tuberostemonine, isotuberostemonine, hypotuberostemonine, oxotuberostemonine, stenine 등을 함유한다.

【性 味】性은 微溫하고, 味는 甘苦하다.

【歸 經】肺經.

【效能 主治】潤肺下氣止咳・殺蟲. 治新久咳嗽, 肺勞咳嗽, 百日咳. 外用頭虱, 體虱, 蟯蟲, 陰痒. 蜜百部潤肺止咳, 用于陰虛勞嗽.

【解 說】性味가 甘潤苦降하고 性平不燥하여 비교적 양호한 潤肺止咳작용이 있어 肺勞咳嗽를 치료하는 要藥이 되어 新久咳嗽와 寒熱咳嗽 및 百日咳 등 證에 적용하여 치료하고, 더욱이 久咳를 치료하는데 좋다. 또한 殺蟲시키는 작용이 있어 人體의 頭虱, 體虱, 陰虱 및 蟯蟲 등에 비교적 강한 살충작용이 있다.

【炮 製】生用하면 殺蟲力이 강하고, 蜜炙用하면 潤肺止咳시키는 효능이 증강된다.

【用 量】4~12g(外用 : 水煎 또는 酒浸用).

【禁忌症】熱嗽와 陰虛火旺으로 인한 咳嗽에는 복용을 忌한다.

【配合例】① 紫菀 桔梗 白前 등을 배합하여 久咳와 虛勞咳嗽를 치료한다(예 : 止嗽散).

② 沙蔘 麥門冬 山藥 등을 배합하여 肺虛勞咳를 치료한다.

③ 沙蔘 杏仁 貝母 등을 배합하여 小兒頓咳를 치료한다.

紫 菀 [本經]

Asteris Radix et Rhizoma

異 名 : 青菀[吳普本草] · 紫蒨[別錄]

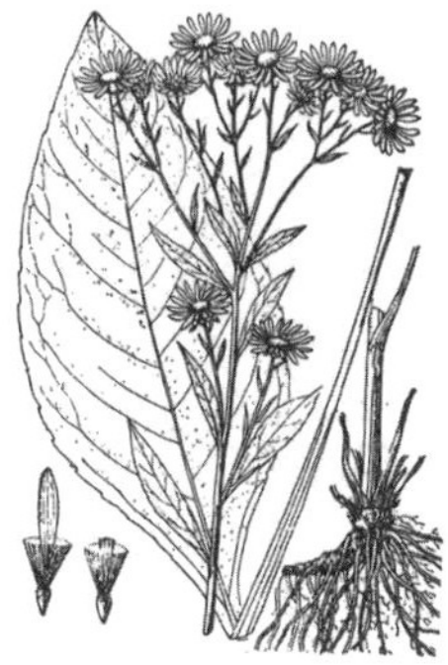

개미취
Aster tataricus

【基 原】국화과(菊花科 : Compositae)에 속한 다년생초본인 개미취(紫菀) *Aster tataricus* L.의 根과 根莖으로, 봄과 가을에 채취하여 曬乾한다.

【性 狀】根莖은 불규칙한 塊狀으로 크기가 같지 않으며, 頂端에는 줄기와 잎의 殘基가 있고 下端에는 母根이 남아 있으며, 質은 조금 단단하다. 根莖에는 여러 개의 細根이 簇生하고 길이 3~15㎝, 지름 0.1~0.3㎝이다. 표면은 紫紅色 또는 灰紅色으로 세로주름이 있으며, 質은 부드러우면서도 질기다.

【産 地】우리나라의 각지에 분포한다.

【成 分】根은 epifriedelinol, friedelin, shionone, astersaponin, quercetin 등을 함유하고, 정유 중에는 lachnophyllol, lachnophyllol acetate, anethole, 탄화수소, 지방산, 방향족산 등을 함유한다.

【性 味】性은 溫하고, 味는 辛苦微甘하다.

【歸 經】肺經.

【效能 主治】潤肺下氣 · 消痰止咳. 治痰多喘咳, 新久咳嗽, 勞嗽咳血.

【解 說】性味가 苦溫하여 下氣하되 燥하지 않고 甘溫하여 潤肺시키되 膩滯하지 않아 化痰止咳의 要藥이 되어 咳嗽證의 寒熱과 外感內傷을 막론하고 咳嗽에 痰이 있어 咯吐不暢하는 자에게 모두 배합하여 치료한다.

【炮 製】절단하여 生用하거나 蜜炙用한다. 炙用하면 潤肺시키는 효능이 증가된다.

【用 量】2~12g

【禁忌症】性溫한 약이므로 陰虛火旺이나 實熱燥咳 및 咯血 등 증상에는 적당한 약물을 配伍하며, 實熱咳嗽와 陰虛火旺으로 인한 咳血에는 복용을 忌한다.

【配合例】① 白前 桔梗 甘草 등을 배합하여 咳嗽氣逆과 咯痰不爽을 치료한다(예 : 止嗽散).

② 知母 貝母 阿膠 등을 배합하여 肺虛久咳와 痰中帶血을 치료한다(예 : 紫菀散).

③ 荊芥 白前 陳皮 등을 배합하여 外感風寒으로 인한 痰多咳嗽를 치료한다.

款 冬 花 [本經]

Farfarae Flos

異 名 : 冬花[萬氏家抄方]

【基　原】국화과(菊花科 : Compositae)에 속한 다년생초본인 款冬 *Tussilago farfara* L.의 花蕾로, 10월 하순~12월 하순까지 꽃이 아직 지면에 나오기 전에 채취하여 花梗과 泥沙를 제거하고 陰乾한다.

【性　狀】긴 圓棒狀으로 單生하거나 혹은 2~3개의 花序가 連生하며, 길이 1~2.5㎝, 지름 0.5~1㎝이다. 上端은 비교적 엉성하고 下端은 점차 가늘어지거나 짧은 줄기가 있는 것도 있다. 花頭의 외측은 여러 개의 魚鱗狀 苞片으로 덮여 있고, 苞片의 외표면은 紫紅色 또는 淡紅色이며, 내표면은 백색의 솜 모양의 털로 싸여 있고, 體는 가볍다.

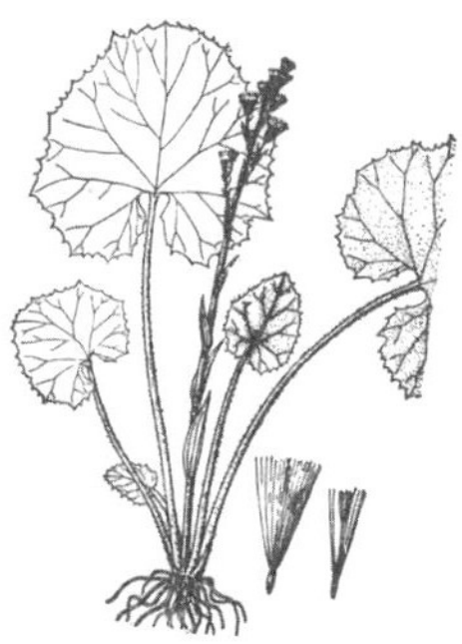

款冬
Tussilago farfara

【產　地】중국의 華北, 西北지방과 河南, 湖北, 四川, 西藏 등 지역에 분포한다.

【成　分】Faradiol 등의 sterol류와 rutin, hyperin, triterpenoid saponins, tannin, 蠟精油, taraxanthin 등을 함유한다.

【性　味】性은 溫하고, 味는 辛微甘하다.

【歸　經】肺經.

【效能 主治】潤肺下氣・止咳化痰. 治新久咳嗽, 喘咳痰多, 勞嗽咳血.

【解　說】性味가 辛甘溫潤하여 肺經에 들어가 溫하되 熱하지 않고, 辛하되 燥하지 않으며, 甘하되 膩滯하지 않는 특징이 있어 潤肺化痰하여 止咳시키는 良藥이 되어 모든 咳嗽에 外感, 內傷, 寒熱虛實을 막론하고 모두 응용한다. 다만 性이 甘溫하므로 肺虛久咳와 風寒痰多로 인한 咳嗽에 가장 마땅하다.

款冬花와 紫菀은 그 작용이 비슷하여 모두 潤肺化痰止咳하나, 紫菀은 祛痰에 편중하였고 款冬花는 止咳시키는 특징이 있어 止咳시키는 처방 중에 같이 배합하여 치료효과를 증강시킨다.

【炮　製】外感咳嗽를 치료하는 데는 生用하고, 內傷으로 인한 咳嗽에는 炙用한다.

【用　量】2~12g.

【禁忌症】咳血과 肺癰의 咳嗽膿血者는 복용을 忌한다.

【配合例】① 紫菀을 배합하여 咳嗽氣喘과 肺虛久嗽證을 치료한다.

② 麻黃 杏仁 蘇子 등을 배합하여 痰嗽氣喘이 찬 것을 만나면 발생하는 證을 치료한다.

③ 百合과 研末蜜丸하여 咳嗽帶血을 치료한다(예 : 百花膏).

④ 杏仁 貝母 知母 등을 배합하여 暴咳를 치료한다(예 : 款冬花湯).

蘇 子 [別錄]

Perillae Fructus

異 名 : 紫蘇子[本草經集注]

【基 原】꿀풀과(脣形科 : Labiatae)에 속한 1년생초본인 차조기(蘇葉) *Perilla frutescens* L. Britton var. *acuta* (Thunb.) Kudo 또는 주름소엽 *P. frutescens* Britton var. *crispa* Decne의 성숙한 果實로, 가을에 果實이 성숙했을 때 채취하여 曬乾한다.

【性 狀】卵圓形 또는 類球形으로 지름이 약 1.5㎜이다. 표면은 灰褐色 또는 灰黑色으로 약간 융기한 暗紫色의 그물 모양의 무늬가 있고, 基部는 조금 뾰족하며 灰白色의 點 모양의 果梗의 흔적이 있다. 果皮는 얇으면서 부스러지기 쉬우며, 種子는 黃白色으로 油性이다.

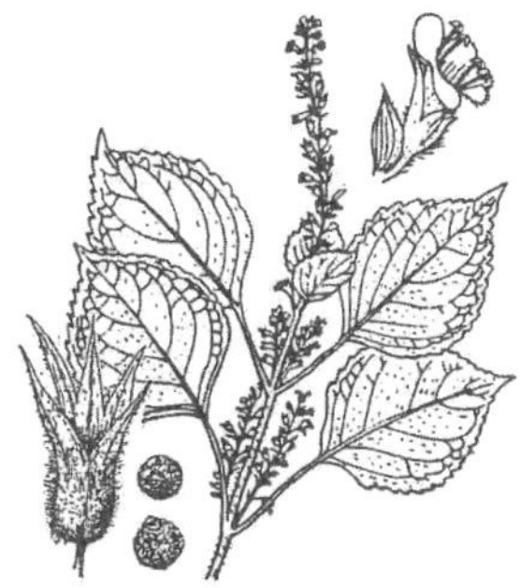

차조기
Perilla frutescens var. *acuta*

【產 地】우리나라 각지에서 재배한다.

【成 分】種子는 지방유 45.30%와 비타민 B_1 등을 함유한다.

【性 味】性은 溫하고, 味는 辛하다.

【歸 經】肺經.

【效能 主治】降氣消痰 · 平喘 · 潤腸. 治痰壅氣逆, 咳嗽氣喘, 腸燥便秘.

【解 說】味辛性溫하여 肺經에 들어가 降氣消痰시키는 효능이 있어 痰壅으로 인한 氣逆과 咳嗽 氣喘을 치료하고, 또한 降氣하면서 潤腸시키는 효능이 있어 腸燥便秘를 치료한다.

【炮 製】生用하거나, 微炒하며 搗碎하여 사용한다.

【用 量】6~12g.

【禁忌症】氣虛久咳와 陰虛喘逆 및 脾虛便溏者는 복용을 忌한다.

【配合例】① 白芥子 萊菔子 등을 배합하여 痰壅氣逆으로 인한 咳嗽氣喘을 치료한다(예 : 三子養親湯).

② 厚朴 陳皮 半夏 등을 배합하여 痰涎壅盛으로 喘咳上氣와 胸膈滿悶을 치료한다(예 : 蘇子降氣湯).

③ 火麻仁 杏仁 瓜蔞仁 등을 배합하여 腸燥便秘를 치료한다.

【參 考】蘇梗은 차조기와 주름차조기의 梗枝로 辛甘微溫하고 肺·脾·胃 3經에 작용하여 理氣解鬱 止痛安胎 등의 효능이 있어서 胸腹氣滯 痞悶作脹 胎動不安 腹脇脹痛 등의 병증을 치료한다.

桑 白 皮 [本經]

Mori Radicis Cortex

異 名：桑根白皮[本經]·白桑皮[山西中藥誌]

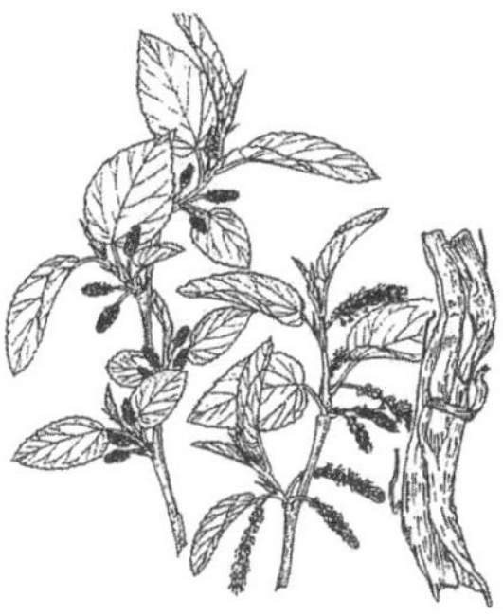

뽕나무
Morus alba

【基 原】뽕나무과(桑科：Moraceae)에 속한 落葉喬木인 뽕나무(桑) *Morus alba* L. 및 同屬近緣植物의 根皮로서 주로 霜降후 겨울에 채취하여 코르크층을 제거하여 曬乾한다. 樹皮가 대용품으로 사용되기도 한다.

【性 狀】비틀려 구부러진 卷筒狀, 槽狀 또는 板片狀으로 길이와 너비는 같지 않고 두께는 1~4㎜이다. 외표면은 白色 또는 淡黃白色으로 비교적 평탄하며 橙黃色 또는 黃褐色의 鱗片狀 粗皮가 남아 있고, 내표면은 黃白色 또는 灰黃色으로 가는 세로주름이 있다. 體는 가볍고 질기며 섬유성이 강하여 절단하기 어려우며 세로로는 잘 쪼개진다.

【產 地】우리나라 각지에 재식하고 있다.

【成 分】根皮는 umbelliferone, scopoletin 등과 flavonoid 성분의 cyclomulberin, morusin, mulberrin, mulberrochromene, cyclomulberrochromene 등을 함유한다. 또 acetylcholine과 작용이 유사한 강압성분을 함유하고, tannin 5.6%, mucin 9% 함유한다.

【性 味】性은 寒하고, 味는 甘하다.

【歸 經】肺經.

【效能 主治】瀉肺平喘·利水消腫. 治肺熱咳喘, 水腫脹滿尿少, 面目肌膚浮腫.

【解 說】味甘性寒하여 肺經에 들어가 瀉肺平喘하고 行水消腫하는 효능이 있어 肺熱로 인한 咳喘을 치료하는데 多用하고, 水腫으로 소변이 不利하고 喘滿이 있는 證을 치료한다.

최근 임상에서는 根皮가 降壓효능이 있어 고혈압을 치료하는데 茶劑로 응용하기도 한다.

【炮 製】生用하거나 蜜炙用한다.

【用　量】2～12g.

【禁忌症】肺虛無火者와 小便過多, 風寒咳嗽에는 복용을 忌한다.

【配合例】① 地骨皮 甘草 등을 배합하여 肺熱咳喘과 痰多한 증을 치료한다(예 : 瀉白散).

② 大腹皮 茯苓皮 生薑皮 등을 배합하여 水腫의 實證을 치료한다(예 : 五皮飮).

③ 黃芩 決明子 夏枯草 등의 약물을 배합하여 肝陽亢盛으로 인한 고혈압에 이용한다.

葶 藶 子 [雷公炮炙論]

Lepidii Seu Descurainiae Semen

異 名 : 大適・大室[本經]・丁歷[別錄]

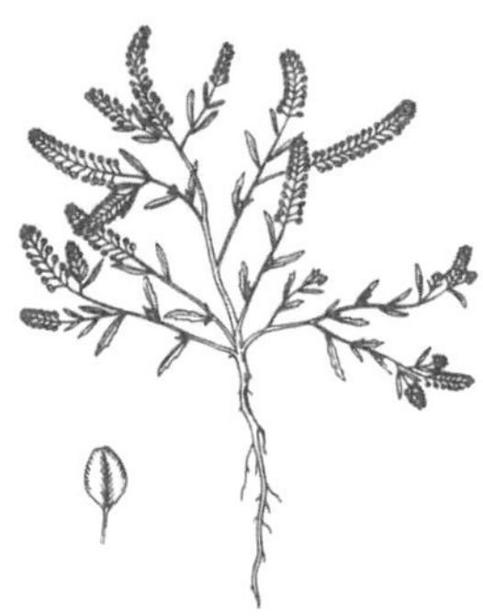

다닥냉이
Lepidium apetalum

【基　原】십자화과(十字花科 : Cruciferae)에 속한 2년생초본인 다닥냉이(獨行菜) *Lepidium apetalum* Willd. 혹은 재쑥(播娘蒿) *Descurainia sophia* (L.) webb ex Prantl의 성숙한 種子로, 여름에 果實이 성숙하였을 때 채취하여 曬乾한다.

【性　狀】① 獨行菜(北葶藶子) : 扁卵形으로 길이 1～1.5㎜, 너비 0.5～1㎜이다. 표면은 갈색 또는 紅褐色으로 광택이 조금 있고 2條의 縱溝가 있는데 그 가운데 하나는 비교적 뚜렷하다. 한쪽 끝은 둥글고 다른 한쪽의 끝은 뾰족하면서 조금 오목하고 乳白色이며, 種臍가 있는 끝은 오목하게 들어갔다.

② 播娘蒿(南葶藶子) : 긴 圓形으로 약간 납작하고 길이는 약 1㎜, 너비 0.5㎜이다. 한쪽 끝은 둥글고 다른 끝은 약간 움푹하거나 평탄하다.

【産　地】우리나라 각지에 분포하며, 중국에서 播娘蒿는 江蘇, 山東, 安徽省 등 지역에, 獨行菜는 河北, 遼寧, 內蒙古 등 지역에 분포한다.

【成　分】다닥냉이의 種子는 지방유, sinalbin, 단백질, 당류를 함유하고, 재쑥의 種子는 benzyl-isothiocyanate, allyl-isothiocyanate, diallyl disulfide로 이루어진 정유를 함유한다.

【性　味】性은 大寒하고, 味는 辛苦하다.

【歸　經】肺・膀胱經.

【效能 主治】瀉肺平喘・行水消腫. 治痰涎壅肺, 喘咳痰多, 胸脇脹滿, 不得平臥, 胸腹水腫, 小便不利.

【解　說】性味가 苦寒 沈降하여 肺經에 들어가 瀉肺시켜 降氣하게 하고 行水시켜 消痰하게 하며, 氣가 降하게 되므로 平喘한다. 이와 같이 行水, 祛痰, 平喘의 효능이 있어 痰飮壅滯로 肺氣가 不降하여 나타나는 咳嗽 氣喘의 증을 치료한다. 肺는 水의 上源이 되어 肺氣가 壅實하면 膀胱의 氣化가 不行하게 되는데, 本品은 능히 肺氣의 閉塞을 瀉하여 肺氣가 宣通되어 水道가 利하게 되므로 利水消腫의 효능이 있게 되고 實證의 水腫과 胸腹積水 등의 證을 치료한다. 이와 같이 瀉肺行水의 要藥이 되나 다만 泄利의 작용이 正氣를 손상시키므로 體虛者는 반드시 補益藥과 같이 사용하여야 한다.

【炮　製】生用하거나, 微炒하고 搗碎하여 사용한다.

【用　量】4～12g.

【禁忌症】風寒咳嗽와 脾胃虛弱이나 眞陰不足으로 인한 浮腫에는 복용을 忌한다.

【配合例】① 大棗를 배합하여 痰飮壅滯로 肺氣가 不降하여 나타나는 咳嗽, 痰多, 氣喘, 胸滿 등을 치료한다(예 : 葶藶大棗瀉肺湯).

② 防己 大黃 椒目 등을 배합하여 面目浮腫과 胸腹積水로 인한 小便不利를 치료한다(예 : 己椒藶黃丸).

③ 大黃 芒硝 杏仁 등을 배합하여 胸腹積水를 치료한다(예 : 大陷胸丸).

馬 兜 鈴 [開寶本草]

Aristolochiae Fructus

異 名 : 兜鈴[新修本草] · 馬兜零[蜀本草] · 馬兜苓[珍珠囊] · 水馬香果[江蘇植物藥材誌]

【基　原】쥐방울덩굴과(馬兜鈴科 : Aristolochiaceae)에 속한 多年生 덩굴성식물인 쥐방울덩굴(北馬兜鈴) *Aristolochia contorta* Bunge과 馬兜鈴 *A. debilis* Sieb. et Zucc.의 성숙한 果實로, 9～10월에 果實이 綠色에서 黃色으로 변할 때 果柄까지 함께 채취하여 曬乾한다.

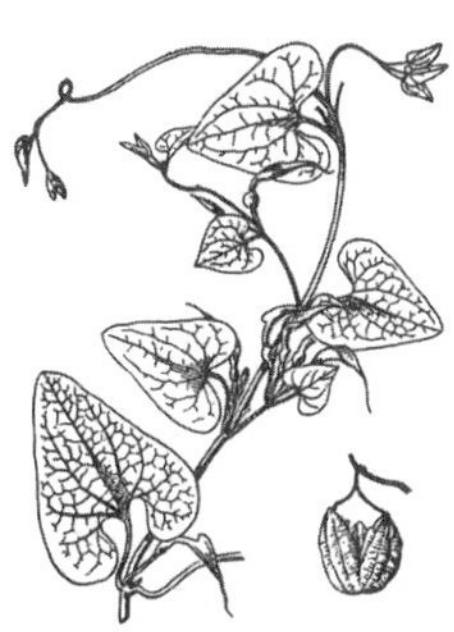

쥐방울덩굴
Aristolochia contorta

【性　狀】卵圓形으로 길이 3～7㎝, 지름 2～4㎝이다. 표면은 黃綠色, 灰綠色 또는 黃褐色으로 세로로 12개의 능선이 있으며 능선으로부터 여러 개의 脈紋이 가로로 향하여 분출하여 있다. 頂端은 둔하고 基部는 가늘고 긴 果梗이 있다. 果皮는 가볍고 부스러지기 쉬우며, 쪼개면 6개의 조각으로 되고 果梗도 6개로 갈라진다. 果皮내의 표면은 매끄러우면서 광택을 띠었고 비교적

치밀하며 가로로 향한 脈紋이 있다. 果實은 6개의 室이 있는데 각 室마다 여러 개의 種子가 쌓여 가지런히 배열되어 있다. 種子는 편평하면서 얇으며 둔한 삼각형 또는 扇形으로 길이 6~10㎜, 너비 8~12㎜이고 邊緣에는 깃이 있으며 엷은 褐色이다.

【產　地】우리나라 각지에 분포한다.

【成　分】馬兜鈴의 種子는 aristolochic acid와 제4급 ammonium alkaloid, magnoflorine 등을 함유한다.

【性　味】性은 微寒하고, 味는 苦하다.

【歸　經】肺・大腸經.

【效能 主治】淸肺降氣・止咳平喘・淸腸消痔. 治肺熱喘咳, 痰中帶血, 腸熱痔血, 痔瘡腫痛.

【解　說】性味가 辛苦氣寒하여 辛寒한 性味는 肺熱을 散하고 苦寒한 약성은 肺氣를 降氣시켜 淸肅시키는 가운데 또한 開泄시키는 효능이 있어 淸肺降氣시키고 止咳平喘하게 된다. 그러므로 모든 咳嗽痰喘이 肺熱에 속한 자에게 모두 응용하며, 肺와 大腸은 서로 표리가 되어 肺熱이 淸熱되므로 腸熱이 또한 淸熱되어 痔瘡腫痛에 적용하여 치료한다.

그러나 苦寒 下降하는 효능이 있는 약물이므로 虛寒咳喘과 感冒咳嗽에는 복용을 忌하여야 하며, 이 외에도 涌吐시키는 弊가 있으므로 孕婦나 胃氣虛弱者는 비록 熱痰으로 인한 咳嗽의 증이 있더라도 신중하게 응용하여야 한다.

馬兜鈴은 生用 또는 蜜炙用하는데, 蜜炙한 후에는 潤肺시키는 작용이 증강되며 또한 涌吐의 부작용을 완화시키므로 일반적으로 炙用한다.

【炮　製】비벼서 筋을 제거한 다음 체로 쳐서 泥土를 제거하여 生用하거나, 정선한 후 蜜炙하여 사용한다.

【用　量】4~12g.

【禁忌症】虛寒에 의한 咳喘이나 脾胃가 虛寒하여 下痢하는 자는 복용을 忌한다.

【配合例】① 桑白皮 杏仁 黃芩 枇杷葉 등을 배합하여 肺熱咳嗽를 치료한다.

② 阿膠 杏仁 등을 배합하여 肺虛久咳를 치료한다(예 : 補肺阿膠湯).

③ 槐花 地楡 등을 배합하여 痔瘡下血과 항문주위 腫痛을 치료한다.

④ 黃芩 夏枯草 釣鉤藤 등을 배합하여 고혈압과 肝陽上亢으로 인한 頭暈面赤을 치료한다.

【參　考】天仙藤은 馬兜鈴의 莖葉으로 性味는 苦溫하고 祛風濕 活血通絡의 효능이 있어 風濕痹痛 腰腿腫痛 등의 병증을 치료한다. 현재 馬兜鈴과 天仙藤은 *Aristolochia* 屬 식물이므로, aristolochic acid 독성관계로 사용금지 품목이다.

白 果 [本草綱目]

Ginkgonis Semen

異 名 : 銀杏[紹興本草] · 靈眼[太倉州誌] · 佛指柑[一握坤與]

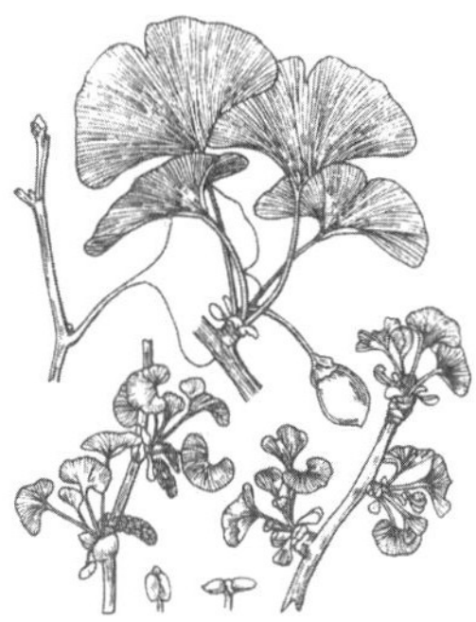
은행나무
Ginkgo biloba

【基 原】은행나무과(銀杏科 : Ginkgoaceae)에 속한 落葉喬木인 은행나무(銀杏) *Ginkgo biloba* L.의 種子로, 10~11월에 성숙한 果實을 채취하여 다육질의 외종피를 제거한 다음 세정하여 曬乾한다.

【性 狀】橢圓形으로 길이 1.5~2.5㎝, 너비 1~2㎝, 두께 약 1㎝이다. 표면은 黃白色 또는 淡褐黃色으로 매끄럽고, 한쪽 끝은 조금 뾰족하고 다른 한쪽은 둔하며 邊緣에는 2~3개의 능선이 있고 껍질은 단단하다. 種仁은 넓은 卵形 또는 橢圓形으로 한쪽은 담갈색이며 횡단면의 외층은 黃色이고 내부는 淡黃色 또는 淡綠色으로 粉性이며 중간은 비어 있다.

【產 地】우리나라 각지에서 재식한다.

【成 分】소량의 청산배당체, gibberellin, cytokinin과 같은 물질을 함유한다. 일반조성은 단백질 6.4%, 지방 2.4%, 탄수화물 36%, 칼륨 10㎎, 철 1㎎, carotine 320㎎, 인 218㎎, 비타민e B_2 50㎎ 및 여러 종류의 amino acid 등이다. 배아는 ribonuclase를 함유하고 있다.

【性 味】性은 平하고, 味는 甘苦澀하며, 有小毒하다.

【歸 經】肺經.

【效能 主治】斂肺平喘 · 收澁止帶濁 · 縮小便. 治痰多喘咳, 帶下白濁, 遺尿頻尿

【解 說】性味가 甘澀하면서 苦降하여 肺氣를 收斂하고 定喘止咳하여 咳喘痰多를 치료하고, 苦澀한 性味는 除濕止帶하고 縮小便시키는 효능이 있어 帶下와 白濁, 小便頻數 등 증상을 치료한다. 그러나 澀斂壅氣시키므로 感冒로 인한 咳嗽에는 복용을 忌하고, 또한 毒이 있으므로 많이 먹어서는 안 되며 小兒에는 특히 주의하여야 한다.

【炮 製】生用하거나 蒸熟하여 사용한다.

【用 量】6~12g.

【禁忌症】대량 혹은 生食하면 중독을 일으키기가 쉬우며, 咳嗽痰稠不利者 및 實邪가 있는 咳嗽에는 복용을 忌한다.

【配合例】① 麻黃 杏仁 桑白皮 등과 배합하여 肺虛咳喘과 痰多한 證을 치료한다(예 : 定喘湯).

② 芡仁 黃柏 등을 배합하여 帶下와 白濁 등을 치료한다(예 : 易黃湯).

③ 益智仁 桑螵蛸 등을 배합하여 小便頻數과 遺尿를 치료한다.

【參 考】銀杏葉(白果葉)의 성미는 甘苦澁平하며 活血養心 斂肺 平喘 止痛 등의 효능이 있어서 肺虛咳喘, 胸悶心痛 등의 병증에 응용한다.

제14장 安 神 藥

진정시키고 마음을 편안하게 하는 효능이 있어 神志不安 병증을 치료하는 약물을 安神藥이라 한다. 안신약은 心血虛, 心氣虛, 心火盛 등의 원인으로 인한 心神不寧, 心悸怔忡, 失眠多夢, 驚風, 癲, 癎, 狂 등 證에 주로 사용되며 그 효능에 따라 滋養安神藥과 重鎭安神藥으로 분류한다.

重鎭安神藥은 火邪上炎, 心火亢盛으로 인한 神志不安 병증을 치료하여 驚悸多夢, 心煩失眠, 躁擾不寧, 驚狂, 舌紅, 脈弦數 등을 치료한다. 朱砂 磁石 龍骨 琥珀 등이 이에 속한다. 滋養安神藥은 陰血不足, 心體失養으로 인한 虛煩失眠, 驚悸怔忡, 眩暈健忘, 面色無華, 舌質淡, 脈細弱 등의 神志不安 병증을 치료한다. 酸棗仁 柏子仁 遠志 合歡皮 靈芝 夜交藤 등이 이에 속한다.

安神藥을 사용할 때는 여러 原因이나 病機에 따라 적당한 약물을 선택하여 配伍할 필요가 있다. 예를 들면 陰虛血少者에게는 養血補陰藥을 配伍하고, 肝陽上亢者에게는 平肝潛陽藥을 配伍하며, 心火가 熾盛한 者는 心火를 淸火시키는 약을 배합하는 것이 좋다. 그러나 癲癎과 驚風 등 證에는 주로 化痰開竅藥이나 平肝息風藥을 주로 응용하고 安神藥은 보조약으로만 사용하는 것이 좋다.

安神藥 중 광석류의 약물은 丸劑나 散劑로 만들어 복용하는데, 쉽게 傷胃耗氣하므로 養胃健脾藥을 배오하거나 잠시만 복용하는 것이 마땅하다. 일부 약물은 독성이 있으므로 주의하여야 한다. 安神藥들은 안신의 효능 외에 明目, 解毒, 斂汗生津, 潤腸 등의 다른 효능도 가지고 있다. 약리학적 연구에서 많은 安神藥들이 중추신경계통을 억제하는 작용이 있음이 연구되어 있다.

朱 砂 [本經]

Cinnabaris

異 名：丹栗[山海經]·丹沙[神農本草經]·辰砂[黃帝內經]·眞朱[名醫別錄]·朱沙[本草經集註]·丹砂[吳普本草]·赤丹[淮南子]·汞砂[石藥爾雅]·光明砂[圖經本草]

【基 原】硫化物類의 광물인 辰砂族에 속한 辰砂 Cinnabar의 광석으로, 황화수은 HgS을 채취하여 정선한 것이다.

【性　狀】顆粒狀 또는 塊片狀의 집합체로 표면은 鮮紅色 또는 暗紅色으로 광택이 있다. 재질이 무겁고 부서지기 쉬우며, 片狀으로 된 것은 파쇄되기 쉬우며 분말은 반짝반짝하는 광택이 있다.

【産　地】중국 湖南, 四川, 貴州, 雲南省 등지에서 산출된다.

【成　分】주요성분으로는 HgS로, 水銀 86.2%, 硫黃 13.8%이다. 기타 雄黃, 磷灰石, asphaltene 등을 함유한다.

【性　味】性은 微寒하고, 味는 甘하며, 有毒하다.

【歸　經】心經.

【效能 主治】鎭心安神・淸熱解毒. 治心悸易驚, 失眠多夢, 癲癎發狂, 少兒驚風, 視物昏花, 口瘡, 喉痹, 瘡瘍腫毒.

【解　說】무거운 성질은 鎭怯하고 寒性은 淸熱의 작용이 있어 心經에 들어가 心經의 邪熱을 鎭降시킨다. 邪熱이 제거되므로 心神이 안정되어 鎭心, 安神, 定驚 등의 主藥이 되며, 心火가 亢盛하여 나타나는 心神不安과 驚悸失眠 및 癲狂등 證에 응용된다. 또 내복이나 외용을 막론하고 淸熱解毒의 효능이 있어서 瘡瘍腫痛, 咽喉腫痛, 口舌生瘡 등을 치료한다.

朱砂에 龍骨 茯苓 등을 배합하면 心氣를 養하고, 當歸 丹參 등을 배합하면 心血을 養하며, 黃連 生地黃과 배합하면 心火를 淸하는 동시에 解毒의 효능이 있어 외과질환에 주로 사용된다.

【炮　製】水飛하여 極細末로 만든 다음 자석으로 쇳가루를 제거하여 사용한다.

【用　量】0.3~1.0g을 갈아서 冲服하며 내복할 때는 丸, 散劑로만 복용하여야 한다. 적당량을 외용하기도 한다.

【禁　忌】오래 복용하거나 다량 복용하는 것은 좋지 않다.

【配合例】① 當歸 地黃 黃連 등을 배합하여 心火亢盛으로 인한 心神不安과 煩躁不寐, 心悸怔忡, 癲狂 등 證을 치료한다(예 : 朱砂安神丸).

② 犀角 牛黃 麝香 등을 배합하여 高熱, 神昏, 痙厥 등을 치료한다(예 : 牛黃淸心丸, 至寶丹, 安宮牛黃丸).

③ 磁石을 배합하여 癲癎을 치료한다(예 : 磁朱丸).

④ 雄黃과 배합하여 瘡瘍腫毒에 外敷하여 치료한다(예 : 太乙紫金錠).

⑤ 冰片과 배합하여 咽喉腫痛과 口舌生瘡을 치료한다(예 : 外科正宗).

【參　考】朱砂는 주성분이 중금속으로 축적작용이 있어 지속적으로 복용하게 되면 중독 작용을 나타내므로 사용금지 품목이다.

磁 石 [本經]

Magnetitum

異 名 : 玄石[神農本草經] · 磁君[吳普本草] · 慈石[本草經集註] · 處石[名醫別錄] · 吸針石[本草綱目] · 鐵石[中藥志]

【基 原】 산소화합물류의 광물인 尖晶石族에 속한 磁鐵鑛 Magnetite으로 사산화삼철(Fe_3O_4)을 함유하며, 채취 후 잡석을 제거하고 극세말 하여 햇볕에 말린다.

【性 狀】 불규칙한 덩어리 혹은 方形으로 棱角을 많이 가지고 있으며, 灰黑色 또는 금속성의 광택이 있다. 재질은 무겁고 단단하며, 단면은 고르지 않고, 磁性이 있다.

【產 地】 우리나라의 광산지대에서 산출되며, 그중 강원도의 삼척군과 경북의 영덕군이 유명하다. 중국에서는 河北, 山東, 遼寧, 江蘇省 등지에서 산출된다.

【成 分】 Fe_3O_4를 함유하는데, 그중 FeO는 31%, Fe_2O_3는 69%이다. 규소, 납, 마그네슘, 칼슘 등의 잡질을 포함한다. 일부 변종에서 MgO는 10%, Al_2O_3는 15%에 이른다. 이외에 磁石은 대개 일정량의 비소를 함유하고 있으므로, 사용에 주의하여야 한다.

【性 味】 性은 寒하고, 味는 辛鹹하다.

【歸 經】 肝 · 心 · 腎經.

【效能 主治】 安神鎭驚 · 平肝潛陽 · 聰耳明目 · 納氣平喘. 治煩躁失眠, 驚悸, 癲癇, 頭暈目眩, 視物昏花, 耳鳴耳聾, 腎虛喘逆.

【解 說】 재질이 무거워 沈降하는 성질이 있어 心經으로 들어가 浮陽을 鎭潛시켜 安神시키고, 鹹味는 腎經으로 들어가 益腎하며 眞陰을 보호하고, 寒性은 淸熱瀉火하여 心肝의 火를 淸한다. 그러므로 腎氣를 攝納하며 重鎭安神시키는데 뛰어난 효능이 있어 腎虛肝旺이나 心肝失養으로 肝火上炎하여 心神을 불안하게 하는 證이나 驚恐氣亂으로 神이 제자리를 찾지 못해 나타나는 心神不寧, 驚悸, 失眠 및 癲癇 등 證에 사용된다. 또 腎은 耳를 開竅시키는데 腎이 虛하면 耳가 聰明하지 못하고, 肝은 目을 開竅하는데 肝이 虛하면 目이 不明하게 되며, 肝腎의 陰이 虛하게 되면 虛火가 上亢하게 되어 內로는 神明을 擾亂케 하여 心神이 不安하고 驚悸失眠하게 되며, 腎虛하면 肺氣를 攝納하지 못하게 되므로 喘逆하게 된다. 이러한 病證에 磁石은 능히 益腎重鎭攝納시켜 上述한 諸證을 모두 치료한다.

【炮 製】 生用하거나 煅하여 醋淬를 반복하여 부서지기 쉽게 한 다음 미세하게 갈아서 사용한다. 鎭驚安神, 平肝潛陽에는 生用하고 聰耳明目, 納氣平喘에는 醋淬한 다음 사용한다.

【用　量】12~40g을 煎湯하거나 1~3g을 丸散劑로 복용한다. 적당량을 외용하기도 한다.

【禁忌症】磁石은 금속 물질로 傷氣시키고 運化를 방해하므로 久服은 마땅하지 않다.

【配合例】① 朱砂와 배합하여 각종 心神不安證을 치료한다(예 : 磁朱丸).

② 熟地黃 五味子 등을 배합하여 腎虛不納으로 인한 氣喘을 치료한다.

③ 龍骨 牡蠣 등을 배합하여 浮陽上越로 인한 頭暈目眩을 치료한다.

④ 朱砂 六神麴 등을 배합하여 心神不寧과 視物不淸을 치료한다.

⑤ 熟地黃 山茱萸 山藥 등을 배합하여 腎陰虛로 인한 耳鳴, 耳聾 등 證을 치료한다(예 : 耳聾左慈丸).

龍　骨 [本經]

Fossilia Ossis Mastodi

異 名 : 白龍骨[千金方]・陸虎遺生[和漢藥致]・花龍骨[簡名中醫辭典]

【基　原】고대의 포유동물인 三趾馬(삼지마) Hipparion sp, 코뿔소류, 牛類, 코끼리류 등의 유해가 지층에 매몰되어 骨格, 牙, 齒, 角 등이 화석화된 것을 채취한 것이다. 우리나라에서는 큰 포유동물의 화석화된 뼈로 주로 탄산칼슘으로 되어 있다고 규정되어 있으며, 중국에서는 포유동물인 象類 혹은 三趾馬, 恐龍, 牛類, 馬類 등의 骨格化石이라고 基原을 규정하고 있다. 전자를 『五花龍骨』, 후자를 『龍骨』이라고 구별하기도 한다.

【性　狀】큰 짐승의 뼈와 같은 덩어리 또는 조각이며 때로는 圓柱狀의 덩어리도 있다. 표면은 灰白色 또는 黃白色으로 매끄럽고 紋理와 벌어진 틈이 있는 것도 있으며 灰黑色 또는 黃褐色의 반점이 붙어 있는 것도 있다. 재질이 단단하고, 단면은 평탄하지 않으며 백색으로 粉性이고 吸濕力이 강하다.

【產　地】중국의 河南, 河北, 山西, 內蒙古 등지에 매장되어 생산된다.

【成　分】주성분은 calcium carbonate, calcium phosphate이다. 소량의 Fe, Al, Mg, 0.03%의 우라늄 등을 함유한다.

【性　味】性은 微寒하고 味는 甘澀하다.

【歸　經】心・肝經.

【效能 主治】平肝潛陽・鎭驚安神・斂汗固精・止血澀腸・生肌斂瘡. 治驚癎癲狂, 怔忡健忘, 失眠多夢, 自汗盜汗, 遺精, 淋濁, 吐衄便血, 崩漏帶下, 瀉痢脫肛, 潰瘍久不收口.

【解　說】肝은 剛臟으로 體陰이나 用陽이므로 잘 動하는 성질이 있다. 肝陰不足

하면 肝陽이 쉽게 항진되는데 陽亢하면 生風하게 된다. 龍骨은 平肝潛陽함으로써 肝陽上亢으로 인한 頭目眩暈 등을 치료하고, 質重하여 鎭靜安神 작용이 있어 神志不安, 心悸怔忡, 健忘失眠, 驚癎, 癲狂 등을 치료한다. 또한 味澁하므로 收斂固澀 작용이 있어 각종 體虛滑脫의 병증에 널리 쓰이는데 주로 虛汗, 遺精, 泄瀉, 崩漏, 帶下 등을 치료한다. 또한 이 약을 煅하여 外用하는데 生肌斂瘡에 응용한다. 그러므로 鎭痙潛陽에는 生用하고, 收斂固澀에는 煅用하여야 한다.

【禁忌症】收斂시키는 효능이 있어 濕熱 등의 實邪가 있는 경우에는 삼가야 한다.

【用　量】20～40g을 煎湯하여 복용하고 외용에는 적당량을 사용한다. 煎湯시에는 先煎한다.

【炮　製】煅用하면 收斂固澀 작용이 증가한다.

【配合例】① 遠志 石菖蒲 등을 배합하여 心神不安, 心悸健忘, 失眠多夢을 치료한다(예 : 孔子大聖知枕中方).

② 白芍藥 牡蠣 代赭石 龜板 등을 배합하여 肝陽不足 陰虛陽亢의 煩躁易怒와 頭暈目眩 등 證을 치료한다(예 : 鎭肝熄風湯).

③ 牡蠣 沙苑蒺藜 芡實 등을 배합하여 腎虛로 인한 遺精, 腰痛, 耳鳴 등을 치료한다(예 : 金鎖固精丸).

④ 牡蠣 白朮 海螵蛸 등을 배합하여 衝脈不固로 인한 月經過多 등을 치료한다(예 : 固冲湯).

⑤ 牡蠣 浮小麥 五味子 生地黃 黃芪 등을 배합하여 體虛自汗, 陰虛盜汗을 치료한다.

琥　珀 [別錄]

Succinum

異 名 : 育沛[山海經] · 虎珀[漢書] · 虎魄[廣誌] · 江朱[博物誌]

【基　原】소나무과 Pinaceae에 속한 소나무속 식물 *Pinus* spp.의 樹脂가 지하에 매몰되어 오랫동안에 걸쳐 응결한 화석 모양의 물질이다.

【性　狀】불규칙한 塊狀, 顆粒狀 또는 다각형으로 크기가 일정하지 않다. 표면은 血紅色, 黃褐色 또는 暗褐色으로 투명에 가깝다. 재질은 푸석푸석하고 단면은 매끄러우며 유리 모양의 광택이 있다. 손으로 비비면 가루가 된다.

【產　地】중국의 福建, 河南, 廣西, 貴州, 雲南省 등지의 점토층과 砂層에서 산출된다.

【成　分】주로 樹脂와 정유를 함유한다.

【性　味】性은 平하고, 味는 甘하다.

【歸　經】心・肝・膀胱經.

【效能 主治】鎭驚安神・散瘀止血・利水通淋. 治驚悸失眠, 驚風癲癎, 血淋血尿, 小便不通, 婦女經閉, 産後停瘀腹痛, 癰疽瘡毒, 跌打損傷.

【解　說】質重하므로 心肝經으로 들어가 安神鎭驚하게 되므로 心神不安, 心悸失眠, 健忘 등을 치료한다. 그리고 甘淡한 味는 利水작용이 있고 平한 성질은 心神不安과 驚悸失眠을 치료할 뿐 아니라 膀胱의 實熱로 인한 血淋과 熱淋에 상용하는 요약이 된다. 아울러 心, 肝 血分에 들어가 活血化瘀하는 작용이 있어 血瘀經閉와 癥瘕를 치료하는 외에 外傷으로 인한 瘀血과 陰囊血腫 및 婦女의 陰脣血腫 등 證에도 적용한다.

琥珀과 茯苓은 모두 安神利水의 효능이 있으나 琥珀은 血分에 들어가 化瘀하고, 茯苓은 氣分에 들어가 利濕하므로, 琥珀은 心을 涵養함을 失調하여 나타나는 心悸不寧에 주로 사용하고 茯苓은 水氣가 心을 凌辱하여 나타나는 心悸不寧을 치료하는데 주로 사용한다.

【炮　製】研末하여 冲服한다.

【用　量】가루로 하여 冲服하거나 丸, 散劑로 1～2g을 복용하며, 煎湯은 하지 않는다. 적당량을 외용하기도 한다.

【禁忌症】陰虛內熱과 瘀滯가 없는 자는 복용을 삼간다.

【配合例】① 朱砂 遠志 石菖蒲 등을 배합하여 心神不安과 驚悸失眠, 健忘 등 證을 치료한다(예 : 琥珀定志丸).

② 全蠍 鉤藤 牛膽南星 등을 배합하여 驚風과 癲癎을 치료한다(예 : 琥珀抱龍丸).

③ 海金沙 白茅根 木通 金錢草 등을 배합하여 小便癃閉와 血淋, 熱淋, 石淋 등을 치료한다.

④ 莪朮 當歸 등을 배합하여 血瘀經閉와 癥瘕疼痛을 치료한다(예 : 琥珀散).

酸棗仁 [本經]

Zizyphi Spinosae Semen

異 名 : 棗仁[藥品化義]・山棗仁[和漢藥考]・山酸棗[全國中草藥匯編]

【基　原】갈매나무과(鼠李科 : Rhamnaceae)에 속한 落葉灌木인 묏대추(酸棗) *Zizyphus jujuba* Mill. var. *spinosa* (Bge.) HU ex H. F. Chou의 성숙한 種子를 건조한 것이다. 가을에 성숙한 열매를 따서 果肉을 제거하고 果核을 취하여 절구에 찧어 種子만 취하여 햇볕에 말린다.

【性　狀】扁圓形 또는 扁橢圓形으로 길이 5~9㎜, 너비 5~7㎜, 두께는 약 3㎜이다. 표면은 紫紅色 또는 紫褐色으로 매끄럽고 광택이 있으며, 한쪽 면은 비교적 평탄하고 중간에 한 개의 융기된 縱線의 주름이 있으며 다른 면은 약간 볼록하다. 한쪽 끝은 움푹 들어갔고 線形의 種臍를 볼 수 있으며, 다른 끝에는 細小하면서 볼록한 合點이 있다. 種皮는 비교적 잘 부스러지고, 胚乳는 白色이며, 子葉은 2개로 淺黃色이고 油性이 풍부하다.

【產　地】우리나라에서는 재배하고, 중국에는 河北, 陝西, 遼寧, 內蒙古, 山東, 甘肅, 河南 등에 분포한다.

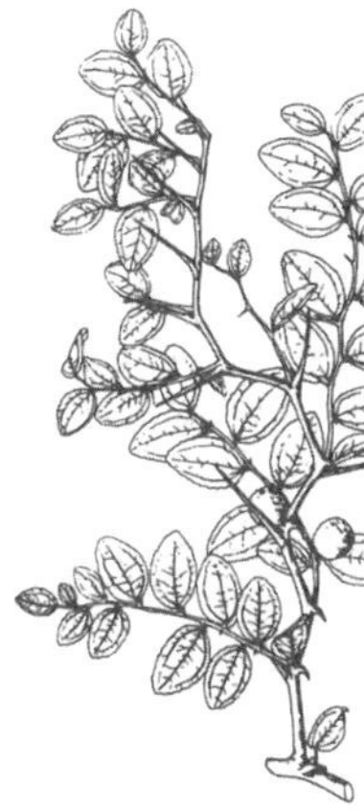

묏대추
Zizyphus jujuba var. *spinosa*

【成　分】여러 종류의 지방유, 단백질, saponin, flavonoid glycosides, 비타민 C, 고미질, 점액질, 유기산 등을 함유한다. Triterpenoids에는 betulinic acid, jujuboside, jujubogenin, betulin, 등이 있고, flavonoid glycosides에는 zivulgarin, spinosin, swertisin 등이 있다. 그 외에 sterol, 비타민 등을 함유한다.

【性　味】性은 平하고, 味는 甘酸하다.

【歸　經】心·肝經.

【效能 主治】養心安神·斂汗. 治虛煩不眠, 驚悸多夢, 體虛多汗, 津傷口渴.

【解　說】甘酸性平하여 甘味는 補하고 酸味는 收斂하며 營血을 補하여 安神하고 또한 斂陰하여 止汗시키므로 寧心·安神·斂汗의 良藥이 된다. 그러므로 陰血不足으로 心神을 失養하게 되고 虛火가 妄動하여 陰液이 外泄하므로 나타나는 虛煩失眠과 心悸汗多의 證에 상용하는 要藥이 된다. "熟用治不眠, 生用治好眠"이라는 설이 있으나, 실제로 임상에서는 生用과 炒用을 막론하고 양호한 鎭靜과 催眠효과가 있는 것으로 알려져 있다.

【用　量】12~20g을 煎湯하거나 粉末로 2~4g을 복용한다.

【炮　製】生用하거나 微炒한 다음 搗碎하여 사용한다.

【禁忌症】實證으로 鬱火가 있는 자와 설사를 하는 자는 복용을 삼가는 것이 좋다.

【配合例】① 地黃 當歸 麥門冬 柏子仁 등을 배합하여 血虛로 인한 虛煩不眠과 心悸怔忡을 치료한다(예 : 天王補心丹).

② 知母 茯苓 川芎 등을 배합하여 肝虛有熱로 인한 失眠을 치료한다(예 : 酸棗仁湯).

③ 人蔘 當歸 茯苓 龍眼肉 등을 배합하여 心脾兩虛로 인한 失眠을 치료한다(예 : 歸脾湯).

④ 黃芪 五味子 白朮 牡蠣 등을 배합하여 自汗, 盜汗을 치료한다.

柏子仁 [本經]

Thujae Semen

異 名 : 柏實[本經] · 柏子 · 柏仁[本草經集註] · 側柏子[日華子本草]

【基　原】측백나무과(側柏科 : Cupressaceae)에 속한 常綠喬木인 측백나무(側柏) *Thuja orientalis* L.(=*Platycladus orientalis* Frano)의 성숙한 種仁을 건조한 것이다.

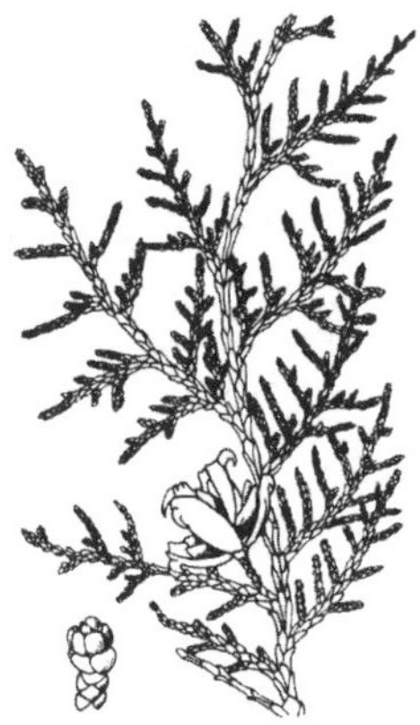

측백나무(側柏)
Thuja orientalis

【性　狀】長卵形 또는 長橢圓形으로 길이 4~7㎜, 지름 1.5~3㎜이다. 표면은 黃白色 또는 淡黃褐色으로 膜質의 內種皮로 쌓여 있고, 頂端은 약간 뾰족하고 짙은 褐色의 작은 점이 있으며 基部는 둥글다. 재질은 연하고 油性이 풍부하다.

【產　地】충북의 제천 지방이 유명하고 우리나라 각지에서 재배하고 있다. 중국에서는 전국 각지에 분포한다.

【成　分】다량의 지방유, 정유 및 saponin을 함유한다. 정유에는 α-thujone, thujene, fenchone, pinene 등이 있고, 지방유에는 palmitic acid, stearic acid, linoleic acid 등이 있다. 또한 flavonoids에는 cupressuflavone, apigenin이 있으며, 그 외에 β-sitosterol, 축합형 tannin이 있다.

【性　味】性은 平하고, 味는 甘하다.

【歸　經】心 · 腎 · 大腸經.

【效能 主治】養心安神 · 潤腸通便. 治虛煩失眠, 心悸怔忡, 陰虛盜汗, 腸燥便秘.

【解　說】味甘質潤하고 不寒不燥하여 성질이 和平하다. 주로 心經으로 들어가 陰血을 滋養하여 養心安神시키고 止汗하는 효능이 있어 心血虛로 인한 虛煩不眠, 驚悸怔忡, 頭暈健忘 등 증상을 치료하며 주로 酸棗仁을 배합한다. 또 재질이 滋潤하므로 潤腸通便의 효능이 있어 腸燥便秘를 치료한다.

柏子仁과 酸棗仁은 그 효능이 비슷하나 酸棗仁은 肝膽을 滋養하여 安神시켜 肝膽陰不足으로 인한 失眠에 多用하고, 柏子仁은 心血을 滋養하여 安神시키므로 心血不足으로 인한 失眠을 치료하는데 多用한다. 그러나 心肝은 血과 관계가 있는 臟腑로 肝血이 不足하면 그 영향이 心에 미치고 또 心血이 부족하면 그 영향이 肝에 미치게 되므로 心肝兩虛의 驚悸失眠에는 대개 두 가지 약물이 함께 배합된다.

【炮　製】파쇄하여 사용하거나, 柏子仁霜을 만들어 사용한다.

【用　量】12~20g을 복용한다.

【禁忌症】油質이 많으므로 腸滑者와 痰飮이 많은 者 및 陽道數擧者, 腎家有熱者는 복용을 삼간다.

【配合例】① 酸棗仁 當歸 茯苓 등을 배합하여 心血不足으로 인한 心悸, 怔忡, 失眠 등 證을 치료한다(예 : 養心湯).

② 人參 五味子 白朮 등을 배합하여 '①'과 같은 증을 치료한다(예 : 柏子仁丸).

③ 松子仁 郁李仁 등을 배합하여 心虛血少나 老年體弱 및 產後血虛로 인한 腸燥便秘를 치료한다(예 : 五仁丸).

④ 煅牡蠣 五味子 麻黃根 등을 배합하여 陰虛盜汗證을 치료한다.

⑤ 沙蔘 麥門冬 등을 배합하여 生津, 潤肝, 安神시킨다.

遠 志 [本經]

Polygalae Radix

異 名 : 棘菀・細草[神農本草經]・苦遠志[滇南本草]

【基 原】원지과(遠志科 : Polygalaceae)에 속한 다년생초본인 원지(遠志) *Polygala tenuifolia* Willd.의 根을 건조한 것이다. 중국에서는 두메애기풀(卵葉遠志) *P. sibirica* L.을 함께 기원으로 한다.

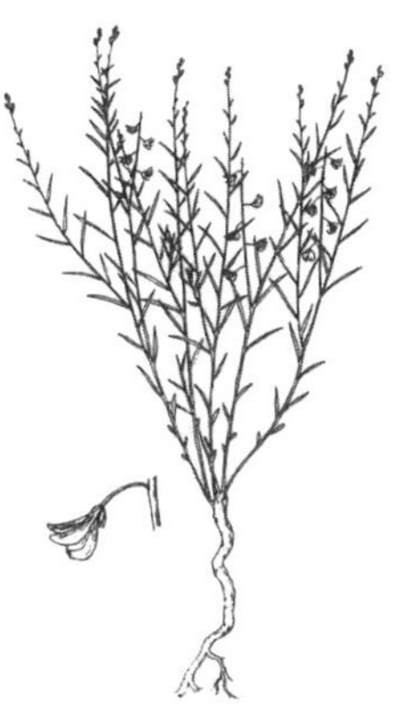

원지
Polygala tenuifolia

【性 狀】圓柱形으로 많이 구부러졌고 길이 10~25㎝, 지름 0.3~1㎝이다. 표면은 灰黃色 또는 灰褐色으로 비교적 조밀하고 깊은 가로주름과 세로주름이 있다. 老根의 가로주름은 더 깊고 조밀하여 약간 結節狀을 나타낸다. 재질은 단단하면서 부서지기 쉬우며, 단면의 皮部는 黃褐色이고, 木部는 黃白色으로 皮部와 木部는 쉽게 떨어진다.

【產 地】중국의 山西, 陝西, 吉林, 河南省 등에 분포한다.

【成 分】根皮는 onjisaponin A~G 등을 0.7% 함유하며, 가수분해 되면 tenuigenin A, B가 생긴다. Prosapogenins은 tenuifolin이라고 불리는데 presenegenin이 가수분해된 것이다. 根은 tenuidine, polygalitol 등을 함유한다.

【性 味】性은 微溫하고, 味는 苦辛하다.

【歸 經】肺・心・腎經.

【效能 主治】寧心安神・祛痰開竅・消散癰腫. 治心神不安, 失眠多夢, 健忘驚悸, 神志恍惚, 驚癎, 咳痰不爽, 瘡瘍腫毒, 乳房腫痛.

【解 說】苦辛性溫하여 苦泄辛散溫通의 작용이 있어 心陽을 輔助하고, 痰濕을 祛

하며, 心氣를 補益하여 腎氣로 하여금 上部의 心과 交通케 함으로써 交通心腎, 安神益智의 효능이 있다. 그러므로 心腎不交로 나타나는 心神不安, 驚悸, 失眠, 夢遺滑精, 健忘 등증을 치료한다. 祛痰작용으로 心竅를 通利하는 효능도 있어 痰阻心竅로 인한 精神錯亂, 神志恍惚, 驚癎 등증을 치료한다. 그리고 苦泄溫通하여 氣血의 壅滯를 疏通하는 효능이 있어 寒凝氣滯, 痰濕阻絡으로 인한 癰疽腫毒, 乳房腫痛 등을 치료한다.

【炮 製】 製遠志를 사용하면 安神·祛痰의 효능이 높아지며, 毒性이 줄어들고 性質이 緩和되므로 胃氣虛弱한 사람에 좋다.

【用 量】 4~12g을 煎湯하여 복용하며 적당량을 외용한다. 硏末하여 술에 담가 복용하여 癰疽腫毒을 치료한다.

【禁忌症】 火가 있는 사람이나 陰虛陽亢에는 복용을 삼가는 것이 좋다.

【配合例】 ① 朱砂 酸棗仁 茯苓 등을 배합하여 心神不安으로 인한 心悸失眠과 健忘 등 證을 치료한다(예 : 遠志丸).

② 石菖蒲 鬱金 白礬 등을 배합하여 痰阻心竅로 인한 精神迷亂의 證을 치료한다.

③ 天麻 全蠍 半夏 陳皮 등을 배합하여 癲癎을 치료한다.

④ 杏仁 桔梗 貝母 등을 배합하여 痰多咳嗽, 粘稠不爽한 證을 치료한다.

合 歡 皮 [本經]

Albizziae Cortex

異 名 : 合昏皮[千金要方]·夜合皮[獨行方]·合歡木皮[本草綱目]

【基 原】 콩과(Leguminosae)에 속한 落葉小喬木인 자귀나무(合歡) *Albizia julibrissin* Durazz.의 樹皮를 건조한 것이다. 여름에서 가을에 樹皮를 벗겨 햇볕에 말린다.

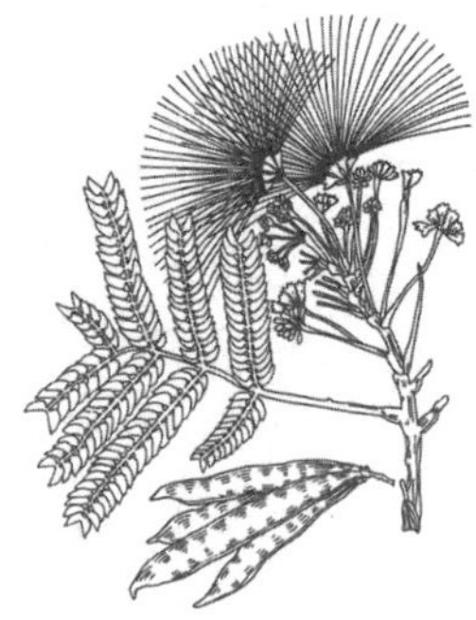

자귀나무
Albizia julibrissin

【性 狀】 껍질이 말려진 筒狀 또는 半筒狀으로 길이 40~80㎝, 두께 0.1~0.3㎝이다. 표면은 灰褐色 또는 灰黃色으로 약간 세로주름이 있고, 갈색 또는 紅褐色의 楕圓形 皮孔이 뚜렷하게 密生되어 있으며, 내표면은 淡黃褐色 또는 黃白色으로 매끈하고 세로무늬가 있다. 재질은 단단하면서도 부스러지기 쉬우며, 단면은 섬유성의 片狀으로 담황갈색 또는 황백색이다.

【產 地】 우리나라 각지에 분포하고, 중국에서는 江蘇, 浙江, 安徽 등의 長江 유역에서 산출된다.

【成 分】 주로 tannin 6.23%, saponin, β-sitosterol, α-amyrin, triterpenoids를

함유한다. 3', 4', 7-trihydroxyflavone과 α-spinasterylglycoside, saponin Ⅰ, Ⅱ, Ⅲ과 machaerinic acid lactone, machaerinic acid methyl ester, acacic acid lactone과 다당류를 포함한다.

【性 味】性은 平하고, 味는 甘하다.

【歸 經】心·肝經.

【效能 主治】安神解鬱·活血消腫. 治心神不安, 憂鬱失眠, 肺癰瘡腫, 跌打腫痛.

【解 說】心肝經으로 들어가 肝鬱을 풀고 安神하는 효능이 있어 情志所傷의 忿怒抑鬱, 虛煩不安, 健忘失眠 등을 치료한다. 이 외에도 活血消腫과 함께 生肌續骨의 효능이 있어 外科의 요약이 되어 肺癰, 跌打骨折, 癰疽瘡腫 등에 사용된다. 氣味力薄하므로 용량을 많게 하여야 한다.

合歡의 의미에 대하여, "사람의 분노를 덜고자 할 때 靑裳으로써 贈한다. 靑裳은 合歡을 말한다. 정원에 심어두면 사람을 분노하지 않게 하므로 嵇康의 [養生論]에 이르기를, 合歡은 분노를 덜어 준다"라고 하였다. [圖經本草] 중에서는 樹皮를 쓰므로 그렇게 이름하였다고 한다.

【炮 製】細切하여 사용한다.

【用 量】12~20g을 사용한다.

【禁忌症】임산부나 外感의 경우에는 사용을 금한다.

【配合例】① 柏子仁 夜交藤 白芍藥 紅花 등을 배합하여 忿怒憂鬱, 精神不安, 健忘失眠 등 證을 치료한다.

② 當歸 赤芍藥 桃仁 紅花 등을 배합하여 跌打損傷과 骨折, 瘀腫疼痛을 치료한다.

③ 魚腥草 冬瓜子 桃仁 등을 배합하여 肺癰을 치료한다.

④ 蒲公英 皂角刺 穿山甲 등을 배합하여 癰腫을 치료한다.

靈 芝 [本經]

Ganoderma

異 名 : 靈芝草[滇南本草]

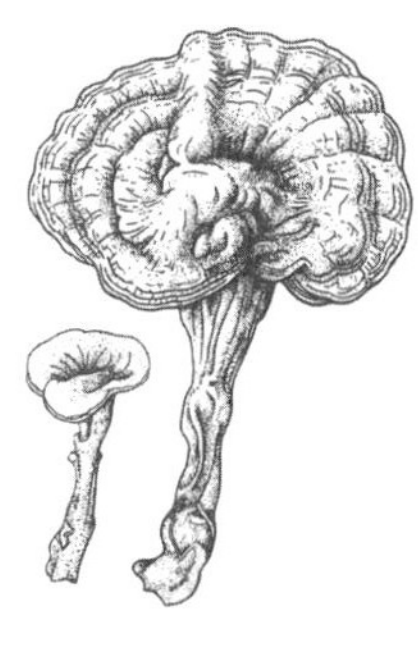

靈芝

Ganoderma lucidum

【基 原】잔나비걸상과(多孔菌科 : Polyporaceae)에 속하는 眞菌인 영지(靈芝, 赤芝) *Ganoderma lucidum* Karst. 및 그 근연종의 자실체를 건조한 것이다. 중국에서는 이외에 紫芝 *G. sinense* Zhao, Xu et Zhang을 기원으로 한다.

【性 狀】① 영지(靈芝, 赤芝) : 菌蓋의 皮殼이 黃色 또는 紅褐色이고, 菌柄은 紫褐色이며, 菌肉은 白色 또는 淡褐色을 띠고, 菌管의 管口는 처음에는 白色이다가 나중에는 褐色으로 된다. 상수리나무와 다른 활엽수의 밑동에서 자란다.

② 紫芝 : 코르크질의 菌蓋로 자루가 있으며 半圓形 또는 腎臟形으로 간혹 圓形을 이루는 것도 있다. 높이와 너비는 각각 20㎝이다. 자루는 側生하며 길고 菌蓋와 菌柄은 모두 黑色의 皮殼으로 광택이 있고, 표면은 환상의 棱紋과 방사상의 주름이 있다. 菌肉은 茶褐色을 띠며 菌管은 단단하고 菌肉과 같은 茶褐色이다. 管口는 원형으로 색은 菌管과 유사하고 1㎜되는 管口가 5개 있다. 포자는 褐色으로 卵形이며 內壁에는 뚜렷하고 작은 돌기가 있고, 썩은 나무 밑동에서 자란다.

【産 地】영지(靈芝, 赤芝)는 우리나라 각지에 분포하고 재배하기도 하며, 중국에서는 河北, 山西, 山東, 四川, 安徽, 江蘇, 浙江, 江西, 貴州, 雲南, 廣西, 廣東, 福建省 등지에 분포한다. 紫芝는 중국의 河北, 貴州, 雲南, 浙江, 福建, 臺灣, 湖南, 廣東, 廣西省 등지에 분포한다.

【成 分】영지(靈芝, 赤芝)는 mannitol, α-mycose, stearic acid, 안식향산, ergosterol, 15 여종의 아미노산, 4종의 peptide 및 4종의 염기 등을 함유한다. 紫芝는 ergosterol, ricinoleic acid, fumaric acid 등의 유기산, glucosamine, 다당류, 수지, maninitol 등을 함유하고, 또 betaine, *l*-butyrobetaine 등의 amino산 유도체를 함유한다.

【性 味】性은 平하고, 味는 甘微苦하다.

【歸 經】心・脾・肺經.

【效能 主治】養心安神・補氣益血・止咳平喘. 治失眠多夢, 心悸怔忡, 健忘, 肺虛久咳, 咳喘.

【解 說】중국산은 甘淡하고 한국산은 苦味를 가지고 있다. 중국에서 생산되는 靈芝는 甘淡하고 平하며 心・脾 2經에 들어가 養心安神시키는 효능이 있어 心氣虛弱이나 心血不足으로 인한 失眠多夢과 心悸怔忡을 치료한다. 또한 肺經에 들어가 止咳祛痰시키고 納氣・斂肺・平喘시키는 효능이 있어 肺虛로 인한 久咳와 肺腎兩虛로 인한 咳喘證을 치료하는데, 중국 중서의 결합에서는 高血壓, 高脂血證, 冠狀動脈질환, 肝炎 등을 치료하는데 單用 혹은 辨證配伍하여 응용한다. 그리고 靈芝는 역대 본초서 중에 强壯補氣의 약으로 알려져 왔으며 주로 氣血不足, 脾胃虛弱 등을 치료한다.

【炮 製】生用한다.

【用 量】4~20g을 복용한다. 분말로 매번 2~4g을 복용하기도 한다.

【禁忌症】苦寒하므로 脾胃虛寒者는 삼가야 한다.

【配合例】① 龍眼肉 桑椹子 등을 배합하여 心氣虛 또는 心血虛로 인한 失眠多夢, 心悸怔忡, 健忘을 치료한다.

② 肺虛久咳와 肺腎兩虛로 인한 喘咳證에는 單用한다.

夜 交 藤 [本草綱目]

Polygoni Multiflori Ramulus

異 名 : 首烏藤[江蘇植物志] · 棋藤[南京民間草藥]

【基　原】마디풀과(蓼科 : Polygonaceae)에 속한 多年生 纏繞草本인 하수오(何首烏) *Polygonum multiflorum* Thunb.의 蔓莖을 건조한 것으로, 여름과 가을에 채취하여 曬乾한다.

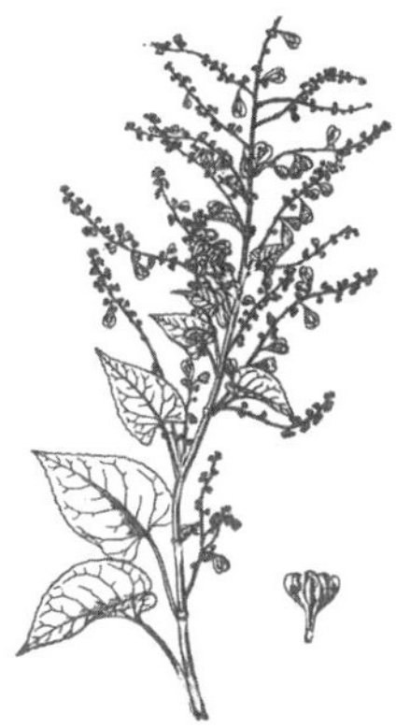

하수오
Polygonum multiflorum

【性　狀】가늘고 긴 형태의 圓柱形으로 약간 비틀려 구부러졌고 지름 4~7㎜이다. 표면은 紫紅色 또는 紫褐色으로 돌기된 皮孔의 작은 점이 있고, 외피는 片狀으로 쉽게 탈락하며, 마디는 약간 팽대되었고 側枝의 흔적이 있다. 재질은 잘 부서지고 절단하기 쉬우며, 단면의 皮部는 紫紅色이고 木部는 黃白色으로 여러 개의 導管이 있으며, 중앙의 髓部는 乳白色이다.

【產　地】우리나라에서는 재배되고 있으며, 중국에는 河南, 湖北, 廣西, 廣東, 貴州, 四川, 江蘇省 등에 분포한다.

【成　分】莖은 anthraquinone류를 함유하고, 주로 chrysophanol, physcione, emodin이 결합된 형태로 존재하며, hyperoside 등의 flavonoids 와 β-sitosterol 등의 식물 sterol이 보고되어 있다.

【性　味】性은 平하고, 味는 甘微苦하다.

【歸　經】心 · 肝經.

【效能 主治】養心安神 · 祛風通絡. 治失眠 勞傷, 多汗, 血虛身痛, 癰疽, 瘰癧, 風瘡疥癬.

【解　說】性味가 甘平하여 心 肝 2經에 들어가 養心安神하는 효능이 있어 陰虛血少로 인한 虛煩不眠과 多夢 등 證을 치료하며, 또한 祛風通絡하는 효능이 있어 風濕痹痛을 치료한다. 이 외에도 이 약을 煎湯하여 膚風瘡痒疹에 씻어주면 祛風止痒의 효과가 있으며, 정신병에는 대량을 사용한다.

【炮　製】절단하여 사용한다.

【用　量】12~24g을 煎湯하여 복용하거나 적당량을 외용한다.

【配合例】 ① 合歡皮 柏子仁 酸棗仁 遠志 등을 배합하여 陰虛血少로 인한 虛煩不眠, 多夢을 치료한다.

② 何首烏 大棗 등을 배합하여 精神病을 치료한다.

③ 五加皮 鷄血藤 등을 배합하여 風濕痺痛을 치료한다.

제15장 平 肝 藥

肝氣가 偏盛한 것을 조정함으로써 風이나 肝陽을 잠재우는 효능을 나타내는 약물을 平肝藥이라고 한다. 여기서 『陽亢』이란 肝陽上亢을 의미하고 『風』이란 肝風內動을 의미한다. 즉, 肝陽上亢證이나 肝風內動證을 치료하는 약물을 말하며, 그 작용에 따라 平肝潛陽藥과 平肝息風藥으로 분류된다.

肝陽上亢은 어지러우며 눈이 침침하고(頭目眩暈), 머리가 아프며(頭痛), 귀에서 윙윙거리는 소리가 나거나(耳鳴) 가슴이 답답한(心煩) 등의 증상이 나타난다. 肝陽上亢의 원인은 간신의 음이 부족하기 때문에(肝腎陰虛), 음이 양을 제어하지 못하여 陽이 위로 치솟아 발생한다.

肝風은 체내에서 발생하기 때문에 內風에 속하는데, 〈第 1 章〉의 해표약에서 이미 다룬 바 있는 風寒이나 風熱을 發散시키는 약물 치료의 대상인 체외로부터 風邪에 감염되어 발생하는 外風證과 구별하기 위하여 肝風內動이라는 말을 사용한다. 外風은 發散의 방법으로 치료하지만, 內風은 잠재워야 하므로 平熄內風이라고 하는 것이다.

平肝藥을 사용할 때에는 肝風內動 혹은 肝陽上亢의 발병원인과 兼證에 따라서 배합하는 약물이 다르다. 예를 들면 肝陽이 上亢하여 內風이 발생한 경우에는 平肝潛陽藥과 平肝息風藥을 배합하여 응용하고, 陰虛血少者나 肝失滋養으로 肝風이 內動하였을 경우에는 補血藥과 滋腎養陰藥을 배합하여 응용하여야 한다. 또한 肝陽이 上亢한데 肝熱을 겸하였다거나 혹은 肝風內動이 火熱의 熾盛으로 된 경우에는 肝熱을 淸泄시키는 약과 淸熱瀉火시키는 약을 배합하여 응용하여야 한다.

平肝藥의 性能은 각각 일정한 차이가 있어서 어떤 약물은 寒涼에 치우쳐 있고, 어떤 약물은 溫燥에 치우쳐 있으므로 마땅히 구별하여 사용하여야 한다. 즉 脾虛로 인한 慢驚은 寒涼한 약물이 적당하지 못하고, 陰虛血虧에는 溫燥한 약물은 삼가야 한다.

제1절 平肝息風藥

肝風을 平息시켜 痙攣을 止하게 하는 작용이 있는 약물을 平肝息風藥이라 하며, 또는 息風止痙藥이라고도 한다. 이 중 일부 약물은 平肝潛陽과 肝熱을 淸泄시키는 작용을 가지고 있다.

平肝息風藥은 溫熱病으로 熱이 熾盛하여 된 風動과 驚風, 癲癇, 中風, 破傷風 등 痙攣抽搐證이 있는 者에게 적용한다. 이들 병증은 痰阻神昏을 겸할 때가 많은데 이때에는 化痰藥과 開竅藥을 같이 배합하여 응용하여야 한다.

羚 羊 角 [本經]

Saigae seu Gazellae Cornu

異 名 : 羚羊[中藥大全]

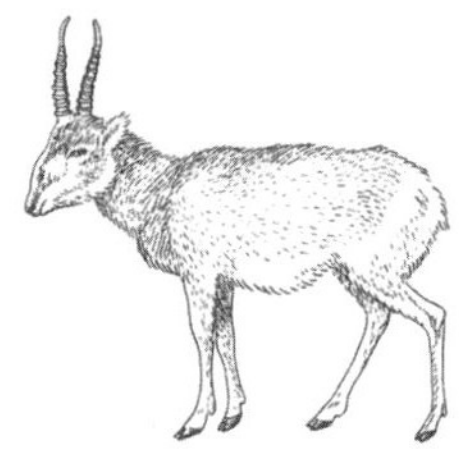

賽加羚羊
Saiga tatarica

【基　原】소과(Bovidae)에 속한 동물인 賽加羚羊 *Saiga tatarica* L. 또는 羚羊 *Gazella subgutturosa* (Guldenstaedt)의 뿔을 8~10월에 잘라 햇볕에 말린 것이다.

【性　狀】긴 圓錘形으로 약간 구부러졌으며 길이 15~33㎝로 乳白色 또는 黃白色이며 아랫부위는 약간 靑灰色이다. 嫩枝를 투시하여 보면 血絲나 紫黑色의 斑紋이 있으며, 玉과 같이 光潤하고 裂紋은 없으며, 老枝는 세로로 가는 裂紋이 있다. 끝부분을 제외하고는 10~16개의 융기된 環脊이 있으며 간격은 약 2㎝이다. 뿔의 基部를 횡으로 절단한 단면이 원형으로 지름 3~4㎝이고, 내부에는 단단한 角柱(骨塞)가 있으며 길이는 전체의 반을 차지한다. 표면에는 돌기된 縱棱이 있다.

【産　地】러시아와 중국의 新疆, 甘肅, 靑海 등에서 생산된다.

【成　分】Keratin, cholesterol, 인산칼슘 및 미량원소를 함유한다. 이 중 keratin의 함량이 가장 많으며 황 1.2%를 함유한다. Keratine은 가수분해 되면 18종의 아미노산과 펩티드로 분해된다.

【性　味】性은 寒하고, 味는 鹹하다.

【歸　經】肝・心經.

【效能 主治】平肝息風・淸肝明目・淸熱解毒. 治高熱驚癎, 神昏痙厥, 子癎抽搐, 癲癎發狂, 頭痛眩暈, 目赤翳障, 溫毒發斑, 癰腫瘡毒.

【解　說】鹹寒하고 肝, 心經으로 들어가 주로 肝火를 瀉하여 平肝熄風의 要藥이 된다. 熄風止痙의 효능이 뛰어나 주로 肝風內動, 驚癎抽搐 등을 치료하며, 平肝熄風의 효능 뿐 아니라 平肝潛陽의 효능도 가지고 있어 肝陽上亢으로 인한 頭目眩暈을 치료한다. 그리고 鹹은 瀉下하고 寒은 淸熱하므로 淸肝火明目하여 肝火熾盛으로 인한 頭痛, 眩暈, 目赤澀痛, 翳障 등을 치료한다. 또한 淸熱解毒의 효능도 강하여 溫熱病 후에 邪熱이 熾盛하여 생긴 高熱煩躁, 神昏譫語 등과 驚厥抽搐 등에 淸熱解毒, 鎭痙安神한다. 溫熱病에서 열이 營血로 들어가 생긴 熱盛動血로 인한

斑疹紫黑 등에도 淸熱涼血, 解毒化斑한다.

羚羊角과 犀角은 모두 鹹寒한 약물로서 溫熱病을 치료하는데 함께 配伍하여 응용하나 羚羊角은 주로 肝經에 들어가 肝火를 淸하여 息風止痙하고, 犀角은 주로 心經에 들어가 心火를 瀉하여 涼血解毒하게 된다. 그러므로 神昏者에게는 犀角을 많이 쓰고, 神昏에 驚厥을 겸한 자에게는 羚羊角과 犀角을 합용하여야 한다.

羚羊角은 山羊角으로 대체하여 응용할 수 있으나 그 작용이 매우 약하므로 병의 상태에 따라 용량을 높여 사용하여야 한다.

【炮 製】 磨汁이나 鎊 또는 薄片으로 하여 『羚羊角鎊片』, 『羚羊角粉』으로 사용한다.

【用 量】 1~3g.

【禁忌症】 鹹寒降泄시키는 약물이므로 火熱이 뚜렷하지 않는 경우에는 복용을 삼가야 한다.

【配合例】 ① 釣鉤藤 菊花 全蝎 蜈蚣 등을 배합하여 溫病熱盛으로 인한 痙攣抽搐을 치료한다(예 : 羚角鉤藤湯).

② 龍膽 草決明 黃芩 등을 배합하여 肝火熾盛으로 인한 目赤腫痛, 翳膜遮睛을 치료한다(예 : 羚羊角散).

③ 犀角 石膏 玄蔘 등을 배합하여 溫熱病이나 高熱로 인한 神昏과 譫語狂躁 및 熱毒發斑을 치료한다.

釣 鉤 藤 [別錄]

Uncariae Ramulus cum Uncus

異 名 : 釣藤[名醫別錄] · 吊藤[本草經集註] · 釣藤鉤子[小兒藥證直訣]

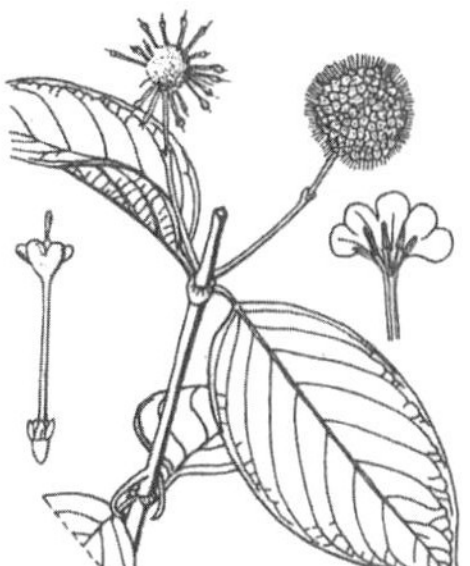

華鉤藤
Uncaria sinensis

【基 原】 꼭두서니과(茜草科 : Rubiaceae)에 속하는 華鉤藤 *Uncaria sinensis* (Oliv.) Havil. 및 同屬近緣植物의 가시가 달린 가지를 건조한 것이다. 중국약전에서는 이외에 鉤藤 *U. rhynchophylla* (Miq.) Jacks., 大葉鉤藤 *U. macrophylla* Wall., 毛鉤藤 *U. hirsuta* Javil. 혹은 無柄果鉤藤 *U. sessilifructus* Roxb.을 함께 기원으로 한다.

【性 狀】 갈고리가 달린 莖枝로 圓柱形 또는 類方柱形으로 길이 2~3㎝, 지름 0.2~0.5㎝이다. 표면은 赤褐色 또는 茶褐色으로 한쪽 끝에 환상의 莖節이 있고 약간 돌출하였으며

마디 위에는 對生한 두 개의 구부러진 갈고리가 있다. 갈고리는 조금 납작하거나 혹은 약간 둥글고 先端은 가늘고 뾰족하며 基部는 비교적 넓다. 재질은 가볍고 단단하여 부러지지 않고, 단면은 黃褐色으로 껍질부는 섬유성이고 髓部는 黃白色으로 속이 비어 있다.

【產　地】중국의 浙江, 福建, 廣東, 廣西, 江西, 湖南, 四川, 貴州省 등에 분포한다.

【成　分】여러 종류의 indole alkaloids를 함유하며, 그 주성분으로는 isorhynchophylline, rhynchophylline등이다. Rhynchophylline은 총 alkaloids 중 28~50%를 차지한다. 이 외에 corynoneine, isocorynoneine, corynantheine, isocorynantheine, corynoxeine, hirsutine 등 10여 종이 알려져 있다. Alkaloids의 함량은 뿌리와 갈고리(鉤)가 달린 가지에 비교적 높다. 또한 hyperin, trifolin 등 두 종류의 flavonoids를 함유한다.

【性　味】性은 微寒(涼)하고, 味는 甘하다.

【歸　經】肝・心包經.

【效能 主治】息風止痙・清熱平肝. 治頭痛眩暈, 驚癎抽搐, 妊娠子癎, 高血壓症.

【解　說】性味는 甘涼하여 肝과 心包經으로 들어가는데, 肝은 風을 주관하고 心包는 火를 주관한다. 心包의 火를 清하고 肝經의 熱을 泄함으로써 熄風定驚止搐하기 때문에 주로 熱盛動風, 驚癎抽搐, 小兒夜啼, 妊娠子癎, 小兒驚風, 破傷風 등 각종 抽搐질환을 치료한다. 그리고 甘, 微寒하고 肝經으로 들어가 肝熱을 清하고 肝陽을 平하므로 주로 肝經有熱이나 肝陽上亢으로 인한 頭暈目眩, 頭脹頭痛, 風熱頭痛, 高血壓, 疹出不暢 등을 치료한다.

清熱시키는 효력은 羚羊角 보다 약하고, 息風止痙의 작용은 全蝎보다 약하여 소아의 驚風 초기의 輕證에는 마땅하나, 高熱로 인한 驚風抽搐에는 羚羊角 全蝎 등을 配伍하여 치료하여야 한다. 최근 이 약물이 血壓을 강하시키는 효능이 있는 것으로 보고되었는데, 다만 肝熱이 上亢되어 된 고혈압에 마땅하다.

【炮　製】細切하여 사용한다.

【用　量】4~12g.

【禁忌症】몸이 허한 사람이나 風熱이나 實熱 등 火가 없는 자는 복용을 삼가는 것이 좋다.

【配合例】① 天麻 羚羊角 全蝎 白殭蠶 등을 배합하여 肝熱生風으로 인한 驚癎抽搐과 小兒의 急驚風을 치료한다(예 : 鉤藤飮子).

② 天麻 牛膝 石決明 등을 배합하여 肝陽上亢으로 인한 頭暈目眩을 치료한다(예 : 天麻鉤藤飮).

③ 夏枯草 菊花 등을 배합하여 肝熱로 인한 目赤頭痛을 치료한다.

④ 桑葉 蟬蛻 등을 배합하여 外感風熱로 인한 發熱, 頭痛, 目赤 등을 치료한다.

天 麻 [本經]

Gastrodiae Rhizoma

異 名 : 赤箭・离母・鬼督郵[神農本草經]・神草[吳普本草]・明天麻[臨證指南醫案]

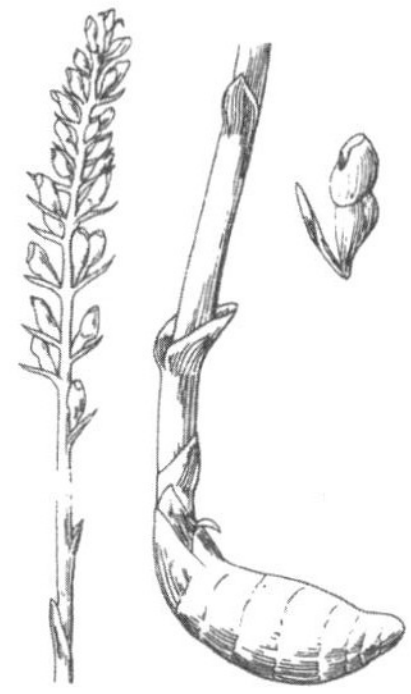

천마
Gastrodia elata

【基 原】 난초과(蘭科 : Orchidaceae)에 속한 多年生 寄生草本인 천마(天麻) *Gastrodia elata* Bl.의 塊莖을 건조한 것이다.

【性 狀】 橢圓形 또는 長條形으로 약간 납작하고 쭈글쭈글하며 조금 구부러졌고 길이 3~15㎝, 너비 1.5~6㎝, 두께 0.2~2㎝이다. 표면은 黃白色 또는 淡黃褐色으로 세로주름과 潛伏된 싹눈이 배열되어 가로주름을 이루고 있다. 頂端에는 紅褐色 또는 深褐色의 앵무새 부리 모양으로 된 莖基가 남아 있으며 다른 끝에는 둥근 臍形의 疤痕이 있다. 質은 단단하여 절단하기 어렵고, 단면은 비교적 평탄하며 黃白色 또는 淡褐色의 角質모양으로 되어 있다.

【產 地】 우리나라 중부이북 지방에 분포하고, 중국에서는 四川, 雲南, 貴州省 등 남북 각지에 분포하며, 재배되고 있다.

【成 分】 Gastrodin, gastrodioside(*p*-hydroxybenzol), vanillyl alcohol, citric acid, succinic acid, palmitic acid, *p*-hydroxybenzaldehyde, 미량의 alkaloids 등을 함유한다. 주성분으로 알려진 gastrodin 함량은 산지에 따라 차이가 있으나 약 0.25~0.67% 정도이다.

【性 味】 性은 平하고, 味는 甘하다.

【歸 經】 肝經.

【效能 主治】 平肝息風・熄風止痙. 治頭痛眩暈, 肢體痲木, 小兒驚風, 癲癇抽搐, 破傷風症.

【解 說】 甘平質潤하여 오로지 肝經에 들어가 平肝, 息風, 止痙시키는 효능이 있어 肝風內動으로 인한 眩暈頭痛과 痙攣抽搐 및 肢體痲木, 手足不遂 등 일체의 風證에 寒熱을 막론하고 모두 적용하며, 특히 頭痛과 眩暈에 더욱 양호한 효능이 있는데 이는 天麻가 平肝潛陽시키는 효능이 있기 때문이다. 그러나 甘潤性平하여 藥力이 緩하여 單用하면 그 효과가 뚜렷하지 않으므로 寒熱虛實을 辨證하고 적당한 약물을 配伍하여 치료하여야 한다. [藥性本草]에서 『定風草』라고 칭할 정도로 風을 치료하는 神藥이다. 주로 이 효능으로 驚肝抽搐, 破傷風 등을 치료한다.

【炮　製】潤透시킨 다음 細切하여 사용한다.

【用　量】4~12g을 煎湯하거나 丸, 散劑로 복용한다.

【禁忌症】血虛無風과 火炎頭暈 및 類中風證에는 복용을 忌한다. 그리고 氣血이 허약한 사람은 복용을 삼가는 것이 좋다.

【配合例】① 川芎과 배합하여 肝虛로 인한 眩暈頭痛을 치료한다(예 : 天麻丸).

② 半夏 白朮 茯苓 등을 배합하여 痰濕으로 인한 眩暈을 치료한다(예 : 半夏白朮天麻湯).

③ 羚羊角 鉤藤 全蝎 등을 배합하여 急驚風을 치료한다(예 : 鉤藤飮).

④ 人蔘 白朮 茯苓 등을 배합하여 小兒慢驚風을 치료한다(예 : 醒脾散).

⑤ 天南星 防風 白芷 羌活 등을 배합하여 破傷風을 치료한다(예 : 玉眞散).

⑥ 附子 桑寄生 牛膝 杜冲 등을 배합하여 肢體麻木을 치료한다(예 : 天麻酒).

白 殭 蠶 [本經]

Batryticatus Bombyx

異 名 : 殭蠶[千金要方]・天蟲[藥材資料匯編]・
殭蟲[河北藥材]・白僵蠶[新華本草綱要]

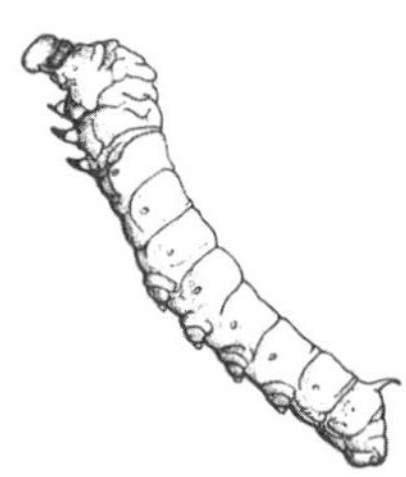
누에
Bombyx mori

【基　原】누에과(蠶蛾科 : Bombycidae)에 속하는 곤충인 누에(家蠶) *Bombyx mori* L.의 유충이 백강병균 *Beauveria bassiana* (Bals.) Vuill의 감염에 의한 백강병으로 경직사한 蟲體를 건조한 것이다.

【性　狀】圓柱形으로 만곡 되어 주름져 있으며 길이 2~5㎝, 지름 4~7㎜이다. 표면은 灰白色 또는 옅은 褐色을 나타내고 白色의 粉霜으로 덮여 있다. 頭足과 각 마디는 뚜렷이 식별되고, 체외는 白絲에 감겨 있는 것도 있다. 頭部는 黃褐色으로 類圓形이며, 肢는 8對로 돌기 모양을 나타낸다. 재질은 단단하면서 부스러지기 쉽고, 단면은 평탄하고 黑褐色으로 반들반들하고 外層은 白色으로 粉性을 나타내고 속에는 褐色의 작은 점이 4개 있다. 약간의 부패된 냄새가 있으면서 맛은 약간 짜다.

【産　地】우리나라 각지의 양잠 농가에서 생산된다.

【成　分】체표의 흰 가루 중에는 ammonium oxalate를 함유하고 있으며, 白殭蠶을 배양하면 대량의 초산, pyridine-2, 6-dicarboxyl acid, 지방 등을 합성할 수 있다. 지방

중의 지방산 조성은 주로 palmitic acid, oleic acid, lindetic acid 등과 소량의 stearic acid, palmitic acid 및 α-linoleic acid이다. 白殭菌은 적어도 3종의 가수분해효소, 즉 lipase, proteinase와 chitinase를 분비하며 受染幼蟲 表皮의 穿通을 촉진시킨다. 또 glutamic acid, aspartic acid, aluminium oxalate, ammonium citrate, ammonium tartrate를 이용해 질소원을 만드나, 무기질소화합물을 이용하는데 효과적이지 못하다. 白殭蠶은 또 白殭菌黃色素(bassianins)를 함유하고 있으며 배양중의 질소원이 고갈될 때 이러한 색소가 신속하게 축적되며, 또 fibrinolysin을 합성한다.

【性 味】性은 平하고, 味는 鹹辛하다.

【歸 經】肝・肺經.

【效能 主治】息風止痙・疏散風熱・化痰散結・淸熱解毒・淸熱燥濕. 治中風失音, 驚癎, 頭風, 喉風, 喉痹, 瘰癧結核, 風瘡癮疹, 丹毒, 無名腫毒, 男子陰痒, 女子帶下.

【解 說】辛鹹하고 性平한데 辛味는 發散, 祛風, 行氣行血하는 작용이 있으므로 風氣로 발생한 각종 병증을 치료한다. 주로 肝經에 들어가 內風을 息風시켜 解痙하고 또한 外風을 去하여 泄熱하므로 小兒의 驚風과 風熱頭痛, 中風口喎 등을 치료한다. 또한 味辛하여 行氣, 祛痰, 通絡하고 味鹹하여 軟堅散結하므로, 각종 痰濁鬱閉, 陰邪凝結로 생긴 각종 질병에 사용하는데 주로 瘰癧痰核, 梅核氣, 胸痹 등에 사용된다. 아울러 淸熱解毒, 瀉火, 燥濕의 효능이 있어 療瘡止痒하고 咽喉腫痛, 乳癰, 丹毒, 無名腫毒 등을 치료한다.

【炮 製】風熱에는 生用하고, 일반적으로 麩炒하여 사용하는데, 炒殭蠶은 熄風, 散結의 효능이 높아진다.

【用 量】4~12g을 煎湯하거나 丸散劑에 넣어 내복하고, 외용할 때에는 가루로 갈아 뿌리거나 고루 바른다.

【禁忌症】中風口噤과 小兒의 驚癎夜啼가 心虛로 神魂이 不寧하여 된 病證과 血虛로 經絡이 勁急하여 된 病證에는 복용을 삼간다.

【配合例】① 牛黃 牛膽南星 全蝎 등을 배합하여 痰熱壅盛으로 인한 急驚風을 치료한다(예 : 千金散).

② 人蔘 白朮 天麻 등을 배합하여 脾虛久瀉로 인한 慢驚風을 치료한다(예 : 醒脾散).

③ 全蝎 天南星 蟬衣 天麻 등을 배합하여 破傷風을 치료한다(예 : 五虎追風散).

④ 白附子 全蝎 등을 배합하여 中風으로 인한 口眼喎斜를 치료한다(예 : 牽正散).

⑤ 桑葉 荊芥 木賊 등을 배합하여 風熱로 인한 頭痛目赤을 치료한다(예 : 白殭蠶散).

⑥ 桔梗 薄荷 甘草 등을 배합하여 風熱咽痛을 치료한다(예 : 六味湯).

全 蝎 [開寶本草]

Scorpio

異 名：蝎子[廣雅]・主簿蟲[酉陽雜俎]・杜伯[中藥形性經驗鑑別法]

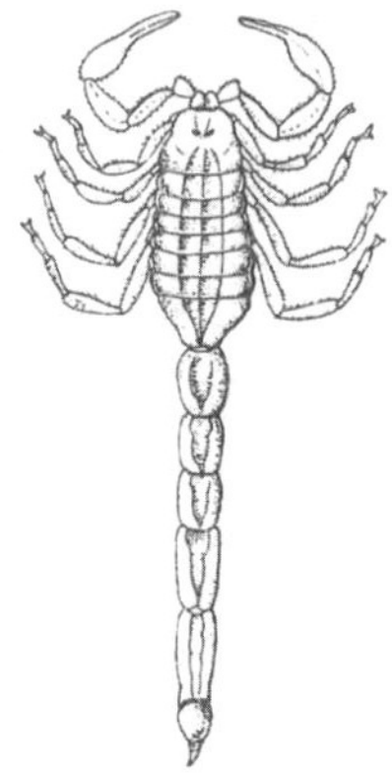

全蝎
Buthus martensi

【基　原】전갈과(鉗蝎科：Buthidae)에 속한 곤충인 全蝎(鉗蝎) *Buthus martensi* Karsch을 끓는 물이나 끓는 소금물에 잠깐 담그었다가 말린 것이다.

【性　狀】頭胸部와 前腹部는 평평하고 긴 橢圓形이고, 後腹部는 尾狀으로 쭈그러져 구부러졌으며, 완전한 것은 몸길이 약 6㎝이다. 頭胸部는 綠褐色을 나타내며 전면에는 1쌍의 짧고 작은 螯肢와 1쌍의 비교적 길고 큰 집게 모양의 脚鬚가 있어 그 모양이 蟹螯과 같고, 背面은 사다리꼴 모양의 背甲으로 덮여 있으며, 腹面에는 4쌍의 다리가 7개의 마디로 되어 있고 말단에는 2개의 爪鉤가 있다. 前腹部는 7개의 마디로 이루어졌으며 7번째 마디의 색은 짙고, 背甲 위에는 5條의 융기된 척추선이 있다. 背面은 綠褐色이고 後腹部는 黃褐色으로 6개의 마디가 있고 마디 위에는 縱溝가 있으며, 끝마디에는 예리한 갈고리 모양의 독침이 있다.

【產　地】중국의 각지에서 생산되며 특히 長江 이북 지방에서 많이 산출된다.

【成　分】전갈독소(buthatoxin)를 함유한다. 이는 일종의 독성단백으로 100℃로 2시간 정도 가열하면 독성이 줄어든다. 이 외에 또 betaine, taurine, trimethylamine, palmitic acid, stearic acid, cholesterol, lecithin 및 ammonium salt 등을 함유한다.

【性　味】性은 平하고, 味는 辛하며, 有毒하다.

【歸　經】肝經.

【效能　主治】息風止痙・通絡止痛・解毒散結. 治小兒驚風, 抽搐痙攣, 中風口喎, 半身不遂, 破傷風, 風濕頑痹, 偏正頭痛, 瘡瘍, 瘰癧.

【解　說】辛味는 行散하는데 전갈은 蟲類이기 때문에 더욱 走竄하는 성질이 있으며 肝經으로 들어가 搜風祛邪함으로써 息風止痙한다. 이 효능으로 風邪가 經脈에 침입해 經脈이 不通하고 筋肉이 失養되어 나타나는 急慢驚風, 中風面癱, 破傷風 등을 치료한다. 그리고 辛味의 走竄하는 작용과 平性 및 有毒함 때문에 攻毒散結, 消腫止痛 하는 효능도 가지고 있다. 따라서 風熱毒邪가 內侵하거나 風痰濕邪가 經脈에 阻滯되어 나타나는 瘡瘍腫毒, 瘰癧結核 등을 치료하며, 外用하면 解毒祛邪하고 散結消腫止痛한다. 또한 全蝎의 走竄하는 성질 때문에 通經絡, 行氣血 함으로써

止痛의 효능이 있다. 風·寒·濕 등의 邪가 經絡에 침습하여 經脈이 阻滯되고 脈度가 不通하며 아울러 氣血이 不通하면 통증이 생기는데, 經脈의 風濕之邪로 氣血凝滯하여 통하지 않아 발생하는 통증을 제거한다. 그러므로 風寒濕邪로 생긴 偏正頭痛, 風濕痹痛을 치료하는 것이다.

과거에는 蝎尾의 藥效가 더 좋은 것으로 되어 있으나 오늘날에는 일반적으로 전체를 多用하며 효과에 있어서도 뚜렷한 차이는 없다. 白殭蠶과 全蝎은 모두 蟲類의 약물로서 모두 祛風解痙하여 中風, 口眼喎斜, 破傷風 등 證에 상용한다. 다만, 全蝎은 止痙 작용이 白殭蠶보다 强하고 有毒하여 攻毒散結한다. 白殭蠶의 味는 鹹하고 肺經으로 들어가 祛風化痰하고 無毒하여 化痰散結消腫의 효능이 있다.

【炮　製】 鹽分을 제거하고 去足하여 사용한다.

【用　量】 全蝎 3~5g, 蝎尾 1~2g을 煎湯 또는 丸散劑로 복용한다. 가루로 복용하는 것이 효과가 더 좋다. 外用할 때에는 가루로 갈아 고루 바른다.

【禁忌症】 辛散有毒하므로 血虛生風者는 복용을 삼가야 한다.

【配合例】 ① 蜈蚣 殭蠶을 배합하여 急·慢驚風이나 中風, 破傷風 등으로 痙攣抽搐하는 증상을 치료한다(예 : 止痙散).

② 羚羊角 釣鉤藤 黃連 등을 배합하여 高熱로 인한 動風을 치료한다.

③ 人蔘 白朮 등을 배합하여 脾虛로 인한 慢驚을 치료한다(예 : 醒脾散).

④ 殭蠶 白附子 등을 배합하여 中風·口眼喎斜를 치료한다(예 : 牽正散)

⑤ 當歸 川芎 白芷 羌活 등을 배합하여 偏正頭痛과 風濕痺痛을 치료한다(예 : 神聖散)

⑥ 麝香 天麻 蟾酥를 배합하여 驚癇을 치료한다.

⑦ 蜈蚣 釣鉤藤 朱砂 白殭蠶 麝香 등을 배합하여 破傷風을 치료한다.

蜈　蚣 [本經]

Scolopendra

異 名 : 吳公[廣雅]·天龍[本草綱目]·百脚[藥材學]

【基　原】 왕지네과(蜈蚣科 : Scolopendridae)에 속한 동물인 왕지네(少棘巨蜈蚣) *Scolopendra subspinipes mutilans* L. Koch의 蟲體를 건조한 것이다.

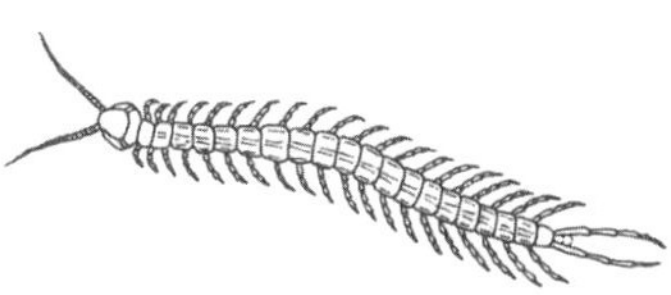

왕지네
Scolopendra subspinipes mutilans

【性　狀】 편평한 長條形으로 길이 9~17㎝, 너비 0.5~1㎝이다. 전체 22개의 環節로 이루어졌으며 끝부분의 한마디는 약간 가늘고 작다. 頭部의 兩節은 暗紅色

으로 촉각과 독침이 각각 한 쌍씩 있으며, 背部는 綠褐色 또는 黑綠色으로 광택이 있고 또한 2條의 縱棱이 있다. 腹部는 淡黃色 또는 黃褐色으로 주름이 있으며, 두 번째 마디로부터 각 體節에 한 쌍의 다리가 양측으로 나와 있고 黃色 또는 紅褐色으로 갈고리 모양으로 구부러졌다. 재질은 부서지기 쉽고, 단면은 벌어져 틈이 나 있다.

【產 地】우리나라 각지에서 산출되며 특히 충북 괴산이 유명하다.

【成 分】蜂毒과 유사한 histamine형 물질과 용혈성 단백질, 두 가지의 유독 성분을 함유한다. 또 지방유, cholesterol, formic acid, δ-hydorxylysine을 함유한다. 아미노산으로 histidine, arginine, ornithine, lysine, glycine, alanine, valine, leucine, phenylalanine, serine, taurine, glutamate 등을 함유한다.

【性 味】性은 溫하고, 味는 辛하며, 有毒하다.

【歸 經】肝經.

【效能 主治】息風止痙・解毒散結・通絡止痛. 治小兒驚風, 抽搐痙攣, 中風口喎, 半身不遂, 破傷風, 風濕頑痹, 瘡瘍, 瘰癧, 毒蛇咬傷.

【解 說】辛溫하여 行散하고 肝經으로 들어가 肝風을 잘 疏散시키기 때문에 急慢驚風, 破傷風, 痙攣抽搐, 中風, 癲癇 등을 치료한다. 역시 辛溫하여 行散하므로 消腫攻毒하기 때문에 瘡瘍腫毒, 瘰癧惡瘡, 毒蛇咬傷 등을 치료하는데 이때는 내복하거나 外用한다. 지네는 또 그 성질이 走竄하여 빠르고 通絡하는 힘이 강하여 頑固性頭痛, 風濕痺痛 등을 치료하는데 사용된다.

蜈蚣은 走竄의 힘이 빠르고 通絡의 효능이 强하여 주로 驚風抽搐, 半身不遂, 破傷風을 치료한다. 蜈蚣을 酒製하면 走하는 힘이 감소되고 散하는 효능이 증가되며 비린 냄새가 없어지고 주로 瘰癧結核, 癥瘕結塊 등 證을 치료한다. 蜈蚣과 全蝎은 모두 祛風止痙의 상용약이다. 全蝎은 힘이 약하고 性이 潤하여 手足震顫, 頭部動搖者에 사용되고, 蜈蚣은 힘이 맹렬하고 性이 燥하여 角弓反張, 痙攣强直 등에 사용된다.

【炮 製】頭足尾를 제거하고 生用하거나 炙用한다.

【用 量】0.6~1.5g.

【禁 忌】유독한 약물로서 용량을 너무 많이 쓰면 正氣를 손상시키고 墮胎시키므로 血虛發痙의 경우와 임산부는 복용을 삼가는 것이 좋다.

【配合例】① 全蝎 殭蠶 鈎鉤藤 등을 배합하여 急・慢驚風과 破傷風으로 인한 痙攣抽搐을 止痙케 한다(예 : 撮風散)

② 雄黃과 배합 研末하여 瘡瘍腫毒에 猪膽汁으로 調敷하여 치료한다(예 : 不二散)

③ 茶葉과 배합 研末하여 瘰癧潰爛症의 患部에 外敷하여 치료한다.

④ 全蝎 天麻 殭蠶 川芎 등을 배합하여 심한 頭痛과 痺痛을 치료한다.

蚯 蚓 [本經]

Lumbricus

異 名 : 地龍[聖惠方] · 白頸蚯蚓[神農本草經] · 土龍[名醫別錄]

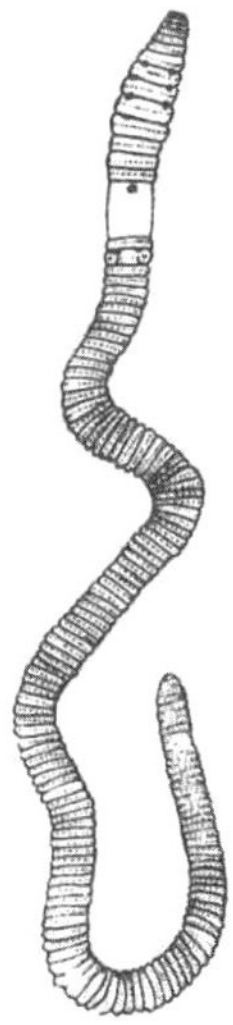

參環毛蚓
Pheretima aspergillum

【基 原】 지렁이과(鉅蚓科 : Lumbricidae)에 속한 環節動物인 參環毛蚓 *Pheretima aspergillum* (E. Perrier)과 낚시지렁이과(正蚓科 : Lumbricidae)의 갈색지렁이(縞蚯蚓) *Allolobophora caliginosa* (Savigny) var. *trapezoides* (Ant. Duges)의 건조체이다. 중국에서는 전자를 『廣地龍』으로, 후자를 『土地龍』으로 사용한다.

【性 狀】 ① 廣地龍 : 長條狀의 薄片으로 구부러졌고 邊緣은 조금 말려 있으며 길이 15~20㎝, 너비 1~2㎝이다. 전체에 環節이 있으며, 背部는 紫褐色 또는 紫灰色이며 腹部는 옅은 黃褐色이다. 제14~16 환절에 環帶가 생긴 것을 白頸이라 하고 비교적 반들반들하다. 體部의 前端은 약간 뾰족하고 꼬리부분은 둥글하며, 몸체는 가볍고 질기며 절단하기 어렵다.

② 土地龍 : 구부러진 圓柱形으로 길이 5~10㎝, 지름 0.3~0.7㎝이다. 外皮는 灰褐色 또는 灰黃色으로 쭈그러졌으며 環帶가 뚜렷하지 않다. 몸체는 가볍고 부스러지기 쉬우며, 육질이 적으며 중간에 진흙이 많이 있다.

【産 地】 廣地龍은 중국의 廣東, 廣西, 福建 등에서 많이 생산하며, 土地龍은 우리나라 각지와 중국 각지에서 산출된다.

【成 分】 용혈 작용물질인 lumbritin과 유독 성분인 terrestro-lumbrilysin, 해열작용을 하는 lumbrofebrin 등을 함유한다.

【性 味】 性은 寒하고, 味는 鹹하다.

【歸 經】 肝 · 脾 · 肺經.

【效能 主治】 淸熱定驚 · 通絡 · 平喘 · 利尿. 治高熱神昏, 驚癎抽搐, 關節痹痛, 肢體麻木, 半身不遂, 肺熱喘咳, 尿少水腫, 高血壓.

【解 說】 鹹寒降泄하여 下行走竄하므로 肝熱을 淸하고 息風止痙시키는 효능이 있어 熱盛으로 인한 動風證을 치료하고, 또한 通絡시키는 작용이 있어 痺證으로 肢體屈伸이 不利한 半身不遂를 치료한다. 또한 平喘, 利尿의 효능이 있어 肺熱로 인한 喘咳와 熱結로 인한 尿閉 등 證을 치료하는데 좋은 효과가 있다. 최근 들어 고혈압, 風疹瘙痒, 腮腺炎, 下肢潰瘍 등 증상의 치료에 적용된다.

【炮　製】生用하거나 말리지 않은 것을 鮮用한다.

【用　量】4~12g

【禁忌症】性이 寒하므로 脾胃虛寒者와 實熱이 없는 자는 복용을 삼가야 한다.

【配合例】① 石膏 朱砂 鈞鉤藤 全蝎 등을 배합하여 溫病으로 壯熱煩躁한 경우와 驚癎抽搐을 치료한다.

② 川烏 南星 乳香 등을 배합하여 痺證과 關節疼痛으로 屈伸不利한 證을 치료한다.

③ 黃芪 當歸 川芎 등을 배합하여 中風으로 인한 半身不遂證을 치료한다(예 : 補陽還五湯).

④ 麻黃 杏仁 黃芩 등을 배합하여 肺熱喘咳를 치료한다.

⑤ 牛膝 冬葵子 金錢草 등을 배합하여 熱結尿閉와 沙淋, 石淋 등의 證을 치료한다.

決 明 子 [本經]

Cassiae Semen

異 名 : 草決明・羊明[吳普本草]・羊角[廣雅]・馬蹄決明[本草經集註]

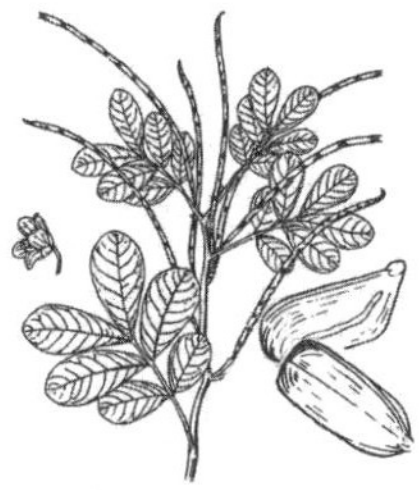

긴강남차
Cassia tora

【基　原】콩과(豆科 : Leguminosae)에 속한 1년생초본인 초결명(決明) *Cassia obtusifolia* L., 긴강남차(小決明) *C. tora* L.의 성숙한 種子를 가을철에 채취하여 건조한 것이다. 가을철에 열매가 성숙할 때 채취하여 햇볕에 말린다.

【性　狀】菱方形 또는 短圓柱形으로 양쪽 끝이 평행하면서 조금 기울어졌고, 길이 3~7㎜, 너비 2~4㎜이다. 표면은 綠褐色 또는 暗褐色으로 평활하고 광택이 있다. 한쪽 끝은 평탄하고 다른 끝은 뾰족하며, 背面에는 각각 한 개의 돌기된 棱線이 있고, 棱線兩側에는 각 한 개의 대칭된 엷은 線形의 움푹 들어간 무늬가 있다. 재질은 단단하여 파쇄하기 어려우며, 種皮는 엷고 子葉은 2개이며 黃色이다.

【産　地】우리나라 각지에서 재배하고 있다.

【成　分】Chrysophanol, emodin, aloe-emodin, rhein, rubrofusarin, modinan, physcion, aurantio-obtusin, chrysobtusin, torachrsone, norubrofusarin, obtusin, toralactone 등을 함유하며, palmitic acid, stearic acid, oleic acid 및 풍부한 미량원소 철, 아연, 망간, 구리, 니켈, 코발트 등을 함유한다. 또한 비타민 A를 함유한다.

【性　味】性은 微寒하고 味는 甘苦鹹하다.

【歸　經】肝・大腸經.

【效能 主治】淸肝明目・平肝潛陽・潤腸通便. 治目赤澀痛, 羞明多淚, 頭痛眩暈, 目暗不明, 大便秘結.

【解　說】性味가 甘苦寒하여 甘은 補益하며, 苦는 降泄하고, 寒은 淸熱한다. 甘寒하고 質潤하며 가벼워 氣浮하므로 肝經으로 들어가 風熱의 邪氣를 散하고 肝火를 淸한다. 주로 肝熱이나 風熱로 인한 目赤腫痛이나 靑盲內障, 雀目을 치료한다. 또, 肝陽을 抑制하는 작용이 있어 肝陽上亢으로 인한 頭目眩暈 등을 치료한다. 그리고, 甘寒은 質潤하며 苦寒은 降泄하여 大腸經으로 들어가 潤腸通便의 효능을 나타내어 熱結便秘나 腸燥便秘를 치료한다.

決明子 靑葙子 密蒙花 穀精草 木賊은 모두 淸肝明目의 작용이 있어 風熱과 肝火로 인한 目赤腫痛 등에 이용된다. 그러나 決明子는 升할 수도 있고 降할 수도 있으며 淸하고 또 補하며 아울러 潤腸通便하므로 目暗, 靑盲, 便秘에 사용된다. 靑葙子는 肝經의 實火를 淸하고 降泄하므로 火熱의 증상에 많이 이용된다. 密蒙花는 益肝과 潤肝작용으로 肝腎不足으로 인한 多淚, 靑盲翳障 등에 이용된다. 穀精草는 疏散에 장점이 있어 風熱肝熱의 目疾, 頭痛, 牙痛을 치료한다. 木賊은 表에 있는 風熱을 散하는데 發散力이 현저하여 感冒를 주로 치료하며 아울러 目赤 등에 효능이 있다.

【炮　製】씻은 후 生用하거나 炒用하는데, 『炒決明子』로 사용하면 平肝潛陽, 明目 효능이 높아진다.

【用　量】4~12g

【禁忌症】설사하는 자, 저혈압이 있는 자, 血虛眩暈 등에는 복용을 삼가는 것이 좋다.

【配合例】① 菊花 石決明 등을 배합하여 肝火나 風熱로 인한 目赤腫痛과 羞明多淚를 치료한다.

② 龍膽草 釣鉤藤 夏枯草 등을 배합하여 肝陽上亢으로 인한 頭痛眩暈을 치료한다.

③ 生地黃 枸杞子 女貞子 등을 배합하여 肝腎不足으로 인한 靑盲內障을 치료한다.

④ 火麻仁 郁李仁 등을 배합하여 腸躁便秘를 치료한다.

제2절 平肝潛陽藥

肝陽을 억제함으로써 平肝시키는 작용을 하는 약물을 平肝潛陽藥이라 하며 平肝藥이라고도 한다. 이들 약물은 대개 淸肝시키고 安神시키는 작용을 함께 가지고 있다. 平肝潛陽藥은 주로 肝陽이 上亢되어서 된 眩暈, 頭痛 등 증상에 적용되며, 이 외에도 息風止痙藥이나 安神藥과 배합되어 肝風內動으로 痙攣抽搐이 일어나는 증상이나 浮陽上擾하여 煩躁不眠한 증상에도 사용된다.

石 決 明 [別錄]

Nardotidis seu Sulculii Concha

異 名 : 鰒漁甲[本草經集註] · 千里光[本草綱目]

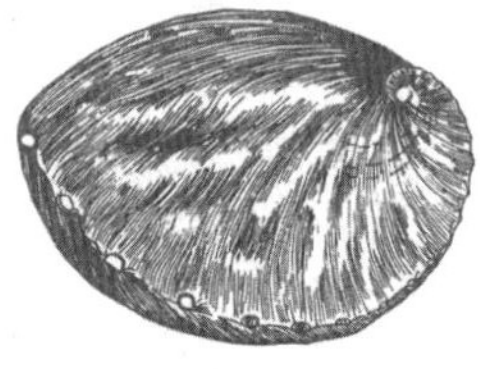

말전복
Haliotis gigantea

【基 原】전복과(鮑科 ; Haliotidae)에 속한 동물인 말전복 *Nardotis gigantea* Gmelin 및 同屬近緣動物 또는 오분자기 *Sulculus diversicolor super texta* Lischke의 貝殼을 건조한 것이다. 중국에서는 雜色鮑 *H. diversicolor* Reeve, 皺紋盤鮑 *H. discus hannai* Ino, 羊鮑 *H. ovina* Gmeli, 澳洲鮑 *H. ruber* (Leach), 耳鮑 *H. asinina* Linnaeus 또는 白鮑 *H. laevigata* (Donovan)을 기원으로 한다.

【性 狀】긴 橢圓形으로 內面은 耳形을 나타내며 길이 5~14㎝, 너비 3~9㎝, 높이 약 2㎝이다. 표면은 평탄하지 않고 灰白色 또는 灰黑色이며 선태류나 石灰蟲 등이 부착되어 있다. 돌출된 나선형의 肋紋은 뚜렷하지 않고, 위로부터 20개의 뚜렷하거나 또는 뚜렷하지 않은 돌기가 우측방향으로 배열되고, 그중 4~5개는 구멍이 뚫려 있으며, 내부 표면은 매끈하고 반들거리며 광택이 있다. 재질은 매우 단단하고 파쇄하기 어렵다.

【産 地】우리나라 동해와 남해에서 산출된다.

【成 分】탄산칼슘이 90% 이상이고, 유기질은 약 3.67%이며, 소량의 마그네슘, 철, 규산염, 황산염, 인산염, 염소화합물과 극미량의 요오드 등을 함유한다. 煅燒하면 탄산염이 분해되어 질산화칼슘이 되고 유기질은 파괴된다.

【性 味】性은 寒하고, 味는 鹹하다.

【歸 經】肝經.

【效能 主治】平肝潛陽 · 淸肝明目. 治頭痛眩暈, 目赤翳障, 視物昏花, 靑盲雀目.

【解 說】性味가 鹹寒하여 肝經에 들어가고 質重하여 鎭潛하므로, 肝火를 淸하고 浮陽을 鎭潛하여 平肝潛陽시키는데 중요한 약이다. 肝은 目으로 開竅하는데 目疾치료에 응용한 것은 涼肝시키는 효능 때문이며, 浮陽上擾의 증을 치료하는데 적용한 것은 重鎭平肝의 효능이 있기 때문이다.

【炮 製】파쇄하여 生用하거나 煅用한다. 煅石決明은 寒涼한 性이 감소하여 收澁작용이 증강되고 平肝斂肝의 효능이 높아져 骨蒸癆熱, 靑盲內障, 外傷出血에 응용된다.

【用 量】12~40g

【禁忌症】鹹寒하여 脾胃를 손상시키기 쉬우므로 脾胃가 虛寒한 者는 복용을 삼가야 하며, 陽虛한 者 역시 삼가야 하는데 사용할 때에는 養血藥과 함께 사용하는 것이 좋다.

【配合例】① 夏枯草 鈎鉤藤 菊花 등을 배합하여 肝陽獨亢으로 熱象이 나타나는 頭暈頭痛, 煩燥失眠을 치료한다(예 : 平肝潛陽湯).

② 生地黃 白芍藥 菊花 生牡蠣 등을 배합하여 陰虛陽亢으로 인한 眩暈과 頭痛을 치료한다(예 : 阿膠鷄子黃湯).

③ 龍膽草 桑葉 菊花 등을 배합하여 肝火上炎으로 인한 目赤腫痛을 치료한다.

④ 地黃 枸杞子 山茱庾 등을 배합하여 肝腎陰虛로 인한 視物昏花를 치료한다(예 : 石決明丸).

⑤ 蟬蛻 茺蔚子 密蒙花 蒼朮 등을 배합하여 青盲雀目을 치료한다.

牡 蠣 [本經]

Ostreae Testa

異 名 : 蠣蛤[神農本草經] · 左顧牡蠣[肘后方] · 牡蛤[名醫別綠] · 蠣房[本草圖經]

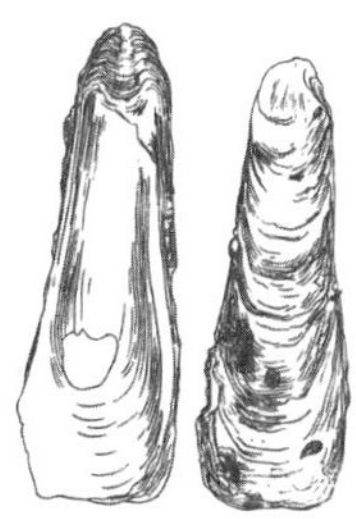

굴
Ostrea gigas

【基 原】굴과(牡蠣科 : Ostreidae)에 속한 軟體動物인 굴(長牡蠣) *Ostrea gigas* Thunb.의 貝殼을 건조한 것이다. 중국에서는 이외에 大連灣牡蠣 *O. talienwhanensis* Crosse, 近江牡蠣 *O. rivularis* Gould를 함께 기원으로 한다.

【性 狀】長片狀으로 길이 10~50㎝, 높이 4~15㎝이다. 右殼은 비교적 작고 鱗片은 단단하고 두꺼우며 層狀 또는 層紋狀으로 배열되어 있고, 껍질의 외면은 평탄하거나 혹은 여러 개가 움푹 들어가기도 하였으며, 淡紫色, 灰白色 또는 黃褐色이다. 내면은 白色으로 頂端에는 小齒가 없다. 左殼은 움푹 들어갔으며, 鱗片은 右殼보다 크고, 殼頂에 附着面이 작다. 質은 단단하고, 단면은 層狀으로 白色이다.

【產 地】우리나라 대부분의 연해에서 모두 산출한다.

【成 分】굴(長牡蠣)은 탄산칼슘을 90% 이상 함유하며 이 외에 인산칼슘, 황산칼슘을 함유한다. 유기질이 1.72%, 아미노산이 0.24%, 소량의 Mg, Fe, Al, Na 등을 함유한다.

【性 味】性은 微寒하고, 味는 鹹하다.

【歸 經】肝 · 膽 · 腎經.

【效能 主治】平肝潛陽 · 重鎭安神 · 軟堅散結 · 收斂固澀 · 制酸止痛. 治驚悸失眠, 煩躁不安, 眩暈耳鳴, 瘰癧痰核, 癥瘕痞塊, 自汗盜汗, 遺精崩帶, 胃痛泛酸.

【解 說】性寒質重하여 平肝潛陽, 重鎭安神 시키는 효능이 있어 肝陰不足으로 肝陽上亢하여 나타나는 頭目眩暈, 心悸失眠, 煩躁不安, 耳鳴 등과 肝風內動의 抽搐驚癎 등에 사용한다. 또한 鹹味는 軟堅散結시키는 효능이 있어 痰火鬱結로 인한 瘰癧結核, 肝脾腫大를 치료한다. 煅用하면 收斂固澀시키는 작용이 강해지기 때문에 自汗, 盜汗, 遺精, 帶下, 崩漏 등의 滑脫症에 사용된다. 이 외에도 制酸작용이 있어 胃酸過多로 인한 潰瘍病에 우수한 치료효과가 있다.

牡蠣와 龍骨은 효능이 비슷하여 相須하여 응용하는데 陽亢眩暈, 驚悸狂燥, 心煩不眠 등 각종 虛弱滑脫증을 치료한다. 그러나 龍骨은 心에 들어가 鎭心安神이 뛰어나고, 牡蠣는 鹹하여 軟堅散結하여 瘰癧痰核, 脇下痞硬 등의 특장이 있다.

【炮 製】潛陽, 軟堅에는 生用하고, 收斂, 制酸 등에는 煅用한다. 煅牡蠣로 사용하면 收斂固澁, 安神, 制酸止痛의 효능을 높여 自汗盜汗, 遺精崩帶 등의 滑脫證이나 胃痛呑酸 등에 좋은 효과가 있다.

【用 量】20~40g

【禁忌症】虛寒하거나 몸이 찬 사람은 복용을 삼가는 것이 좋다.

【配合例】① 龍骨 龜板 白芍藥 등을 배합하여 陰虛陽亢으로 인한 煩燥不安과 心悸失眠, 頭暈目眩, 耳鳴을 치료한다.

② 生龜板 生鱉甲 生白芍 등을 배합하여 熱病傷陰하여 肝風이 內動되어 나타나는 四肢抽搐을 치료한다(예 : 三甲復脈湯).

③ 麻黃根 浮小麥 黃芪 등을 배합하여 自汗盜汗을 치료한다(예 : 牡蠣散).

④ 沙苑蒺藜 蓮鬚 芡實 등을 배합하여 遺精, 滑精을 치료한다(예 : 金鎖固精丸)

⑤ 貝母 玄蔘 등을 배합하여 瘰癧癭瘤를 치료한다(예 : 消瘰丸).

珍 珠 [開寶本草]

Margarita

異 名 : 眞珠[雷公炮炙論]・蚌珠[南方志]・珠子[儒門事親]

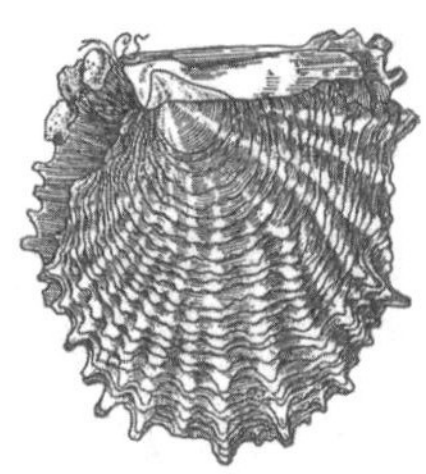

진주조개
Pteria martensii

【基 原】진주조개과(珍珠貝科 ; Pteridae)에 속한 연체동물인 진주조개(馬氏珍珠貝) *Pteria martensii* Dunker 및 同屬 近緣동물이 자극을 받아 형성된 珍珠를 체내에서 꺼내어 씻은 다음 曬乾한다. 중국에서는 진주조개 외에 蚌科동물인 三角帆蚌 *Hyriopsis cumingii* (Lea)나 귀이빨대칭이(褶紋冠蚌) *Cristaria plicata* (Leach) 등 双殼類동물의 진주도 기원으로 한다.

【性　狀】類球形, 長圓形, 卵圓形, 棒形 등 다양하며 지름 1.5~8㎜이다. 표면은 類白色 또는 옅은 粉紅色, 옅은 黃綠色 또는 옅은 藍色으로 반투명하며 매끈거리거나 약간 울룩불룩한 것도 있으며, 특유의 채색 광택이 있다. 재질은 단단하고, 파쇄면은 層紋을 나타낸다.

【產　地】우리나라 연해와 일본의 三重縣, 그리고 대만에서 많이 생산된다.

【性　分】주성분은 $CaCO_3$ 91.7%로 기타 유기물 5.7%, 수분 2.2%를 함유한다. 유기물 중에는 leucine, methionine, alanine, glycine, glutamic acid, aspartic acid 등의 amino acid를 함유한다.

【性　味】性은 寒하고, 味는 甘鹹하다.

【歸　經】心·肝經.

【效能 主治】安神定驚·淸肝明目·解毒生肌. 治驚悸失眠, 驚風癲癎, 目生雲翳, 瘡瘍不斂.

【解　說】味가 甘鹹하고 性이 寒하여 心·肝 2經에 들어가, 淸熱시켜 鎭心定驚시키는 효능이 있어 驚悸, 癲癎, 驚風 등 證을 치료하고, 또한 淸肝시켜 明目去翳의 효능이 있어 目赤腫痛과 翳障胬肉 등 眼病을 치료한다. 이 외에도 外用하면 生肌斂瘡시키는 효능이 있어 瘡面이 오래도록 유합하지 않는다거나 또는 潰瘍, 咽喉腐爛, 口瘡 등 증상에 좋은 효과가 있다.

【炮　製】研末水飛하거나, 豆腐와 같이 煮한 다음 꺼내어 갈아서 사용한다.

【用　量】0.3~1g을 복용하는데 주로 丸散劑로 복용하며 煎劑에 넣어서는 안 된다.

【禁忌症】火熱로 인하지 않은 자, 瘡毒이 未潰한 자, 임부는 복용을 삼가야 한다.

【配合例】① 蜂蜜과 調和하여 心神不安과 驚恐을 치료한다.

② 朱砂 琥珀 天南星 등을 배합하여 驚悸癲癎을 치료한다(예 : 金箔鎭心丸).

③ 朱砂를 배합하여 急驚風을 치료한다(예 : 安宮牛黃丸).

④ 琥珀 冰片 등을 배합하여 目赤腫痛과 翳障胬肉을 치료한다(예 : 珍珠散).

⑤ 爐甘石 血竭 象皮 등을 배합研末하여 瘡面久不合에 外用하여 치료한다(예 : 珍珠散).

代 赭 石 [本經]

Haematitum

異 名 : 須丸[神農本草經] · 赤土[說文] · 血師[名醫別綠] · 赭石[普濟方] · 土朱[直指方]

【基　原】三方晶系에 속한 赤鐵鑛 Haematites인 삼산화제이철(Fe_2O_3) 광석이다.

【性　狀】불규칙하고 편평한 塊狀으로 크기가 일정하지 않다. 전체적으로 紅褐色

또는 鐵靑色으로 손으로 만지면 紅褐色의 가루가 손에 묻는다. 표면은 圓形으로 乳頭狀의 돌기가 있고, 다른 한쪽 면은 상대적으로 들어가 있다. 재질은 단단하며 파쇄하기 어렵다.

【產 地】중국의 山西, 河北, 河南, 山東省 등에서 산출된다.

【性 分】Fe_2O_3로 그 중에 Fe 70%, O 30% 또는 SiO_2, Al염, Mg^{2+}, Mn^{2+}, Ca^{2+} 등을 함유한다.

【性 味】性은 寒하고, 味는 苦하다.

【歸 經】肝・心經.

【效能 主治】平肝潛陽・重鎭降逆・涼血止血. 治頭痛眩暈, 噯氣, 呃逆, 嘔吐, 吐血, 衄血, 崩漏.

【解 說】性味는 苦寒하고 質重한데 寒性은 瀉熱하고 質이 重한 것은 鎭降시켜 肝・心 2經에 들어가 平肝潛陽시키고 淸熱降火, 重鎭降逆, 涼血止血시키는 효능이 있다. 肝陽上亢으로 인한 眩暈, 頭痛, 耳鳴을 치료하고, 또한 氣逆不降으로 인한 嘔吐, 噫氣, 呃逆, 痰喘氣急 등 증상을 치료하며, 血分의 熱로 나타나는 吐血과 衄血 등 證에 적용하여 좋은 치료효과가 있다.

【炮 製】重鎭降逆과 涼血止血에는 파쇄하여 生用하고, 止血에는 煅하여 醋淬 후 粉碎하여 사용한다.

【用 量】10～30g

【禁忌症】質重性墮하고 苦寒한 약물이므로 虛寒證과 孕婦는 복용을 삼가야 한다. 복용할 때는 커피나 차를 피해야 한다.

【配合例】① 龍骨 牡蠣 白芍藥 牛膝 등을 배합하여 肝陽上亢으로 인한 頭痛眩暈과 耳鳴을 치료한다(예 : 鎭肝熄風湯).

② 旋覆花 半夏 生薑 등을 배합하여 氣逆不降으로 인한 嘔吐, 噫氣, 呃逆 등 證을 치료한다(예 : 旋覆代赭湯).

③ 人蔘 山茱萸 山藥 등을 배합하여 氣逆喘息이 虛에 속한 證을 치료한다(예 : 參赭鎭氣湯).

④ 蘇子 杏仁 등을 배합하여 氣逆喘息이 實證에 속한 者를 치료한다.

⑤ 生地黃 白芍藥 側柏葉 茜草根 등을 배합하여 血熱妄行으로 인한 吐血과 衄血을 치료한다.

白 蒺 藜 [本經]

Tribuli Fructus

異 名：茨[詩經]・蒺藜[毛詩傳]・蒺藜子[神農本草經]・白蒺藜子[藥性論]

【基　原】남가새과(蒺藜科：Zygophyllaceae)에 속한 1년생 또는 다년생초본인 남가새(蒺藜) *Tribulus terrestris* L.의 성숙한 果實을 건조한 것이다.

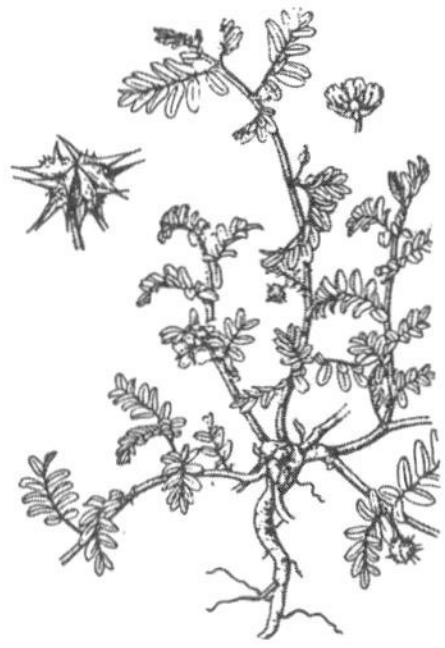

남가새
Tribulus terrestris

【性　狀】5개의 果瓣으로 이루어졌으며 방사상으로 배열되었고 지름이 7~12㎜이다. 보통은 쪼개져 한 개의 果瓣으로 도끼 모양이며, 길이는 3~6㎜이다. 背部는 黃綠色으로 볼록 나왔으며 縱棱과 작은 가시가 많이 있으며 또한 대칭한 긴 가시와 짧은 가시가 각각 1개씩 있다. 兩側面은 엉성하며 그물무늬가 있고 灰白色이며, 質은 단단하다.

【產　地】우리나라 전국 해변의 모래밭에 분포하고 제주, 전남, 경남 등이 유명하다. 중국에서는 東北, 華北, 新疆, 青海, 西藏과 長江유역 등에 분포한다.

【成　分】果實은 kaempferol, kaempferol-3-glycosides, kaempferol-3- rutinose, tribuloside, furostanol bisglycoside 등을 함유한다. 種子는 harmane, harmine 등의 alkaloids를 함유한다.

【性　味】性은 平하고, 味는 苦辛하며, 小毒하다.

【歸　經】肝經.

【效能　主治】平肝潛陽・疏肝解鬱・祛風明目・止痒. 治頭痛眩暈, 胸脇脹痛, 乳閉乳癰, 目赤翳障, 風疹瘙痒.

【解　說】性味가 辛苦平한데 辛味는 發散하고 苦味는 降泄하여 肝經에 들어가 能升能降하고 能疏能利하므로 平肝하고 解鬱하여 肝陽이 上亢하여 나타나는 頭痛眩暈과 肝氣鬱滯로 胸脇이 舒暢되지 못하여 나타나는 胸脇脹痛과 乳汁不下를 치료한다. 또 苦泄輕淸하여 疏風明目하므로 안과의 상용약이 된다. 주로 風熱로 인한 目赤多淚 등을 치료한다. 이 외에도 祛風止痒시키는 효능이 있어 風疹瘙痒證에도 응용된다.

【炮　製】炒黃하거나 鹽水에 炙하여 사용한다.『炒蒺藜』로 사용하면 平肝・疏肝・祛風 작용이 강해진다.

【用　量】8~12g

【禁忌症】血虛氣弱者나 孕婦는 복용을 삼간다.

【配合例】 ① 釣鉤藤 菊花 白芍藥 珍珠母 등을 배합하여 肝陽上亢으로 인한 頭痛眩暈을 치료한다(예 : 蒺藜菊花湯).

② 青皮 香附子 紫胡 등을 배합하여 肝氣鬱結로 인한 胸脇脹痛을 치료한다.

③ 蟬蛻 殭蠶 荊芥 防風 川烏 등을 배합하여 風疹瘙痒과 白殿風을 치료한다.

④ 菊花 蔓荊子 決明子 등을 배합하여 肝經風熱로 인한 目赤多淚를 치료한다(예 : 白蒺藜散).

제16장 開竅藥

매운맛과 방향성이 강하여(辛香) 체내를 빠르게 주행하는(走竄) 성질이 있기 때문에 開竅시켜 정신이 혼미한 상태를 깨게 하는(醒神) 효능의 약물을 開竅藥이라 한다. 熱邪가 心包에 침입하였거나 痰濁이 淸竅를 차단하여 발생한 神昏證과 驚癎, 中風 등의 갑작스런 昏厥에 사용한다.

神志가 昏迷되는 증에는 虛證과 實證으로 분류할 수 있는데, 實證은 閉證으로 口噤, 握擧, 脈有力 등의 증상이 나타나며, 이 경우에 開竅藥을 사용할 수 있다. 閉證은 다시 熱閉와 寒閉로 구분한다. 熱閉는 高熱, 譫語, 脈數, 抽搐 등의 증상이 나타나며 유행성 뇌척수막염이나 B형 뇌염의 高熱昏迷와 같은 전신감염이나 몇몇 뇌혈관과 간질대발작, 간성혼수, 中暑 등에서 보인다. 치료에 응용할 때는 開竅藥과 淸熱解毒藥을 配伍하여 涼開法을 사용한다. 寒閉는 面靑, 脈遲, 苔白 등의 증상을 동반하고 中風, 中毒 등에 의한 혼미상태에서 자주 나타난다. 치료에는 開竅藥과 辛溫行氣藥을 配伍한 溫開法을 사용한다. 開竅藥에 속하는 약물로는 麝香 氷片 石菖蒲 蘇合香 安息香 蟾酥 樟腦 등이 이에 속한다.

虛證은 곧 脫證으로 神昏冷汗, 肢冷脈微欲絶 등 증상이 나타나는데 이때에는 回陽救逆法을 응용하여야 하며 開竅藥을 적용하여서는 안 된다. 開竅藥은 救急과 治標의 약이기 때문에 단기간 사용하여야 만이 元氣의 耗傷을 피할 수 있으며, 아울러 脫證에는 사용을 忌하여야 한다. 開竅藥은 辛香走竄하고 휘발성이 있으므로 내복할 때는 丸劑, 散劑에만 사용하며 煎劑에는 사용을 피하는 것이 좋다. 開竅藥을 救急에 사용하여 神志를 깨우는 효과를 얻은 뒤에는 그 病因에 따라 치료를 달리한다.

開竅藥에는 麝香 氷片 蘇合香 樟腦 石菖蒲 등의 약물이 분류되어 있는데 이들은 대개 중추신경 興奮 또는 抑制, 消炎, 抗菌, 抗狹心症 작용 등이 있는 것으로 알려져 있다. 竅閉證이란 神志昏迷가 주증상으로 나타나는데, 開竅藥은 환자를 소생시키기 위해 사용하기는 하지만 중추신경계에 관한 작용은 서양의 蘇生藥과 비슷하지는 않다. 樟腦가 호흡중추와 혈관운동중추를 흥분시킨다는 것 외에는 다른 약물들은 중추 흥분 작용은 없는 것으로 알려져 있기 때문이다. 또 대다수의 개규약은 消腫止痛의 작용이 있어 瘡瘍腫毒의 치료에 주로 응용되는데 이는 消炎, 抗菌 및 局部자극 작용 등의 약리작용과 관련이 있다. 특히 麝香의 소염 작용은 비교적 뚜렷한 편이다. 이 외에도 동물실험 결과 氷片은 흰쥐가 산소결핍에서 견디는 시간을 연장시키고 관상동맥의 혈류량, 심박동 등에 영향을 주는 등 開竅藥은 대개 협심증 치료에 응용되는데 이는 行氣化瘀, 溫通散寒의 효능과 관련이 있다.

麝 香 [本經]

Moschus

異 名 : 當門子・遺香・臍香・心結香[雷公炮炙論]・麝臍香[本草綱目]・四味臭[東醫寶鑑]・臭子[中藥志]

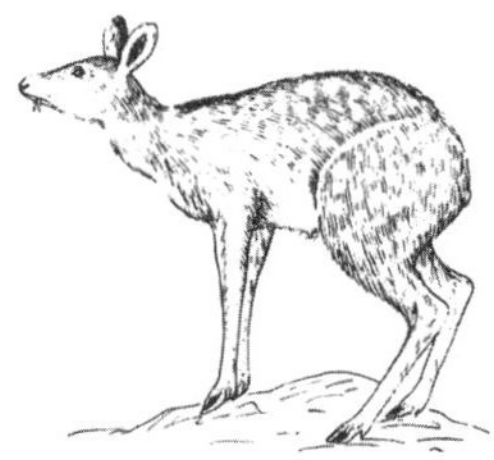
사향노루
Moschus moschiferus

【基 原】사슴과(鹿科 : Cervidae)에 속한 동물인 사향노루(原麝) *Moschus moschiferus* L. 또는 기타 近緣動物의 성숙한 수컷의 香囊 중에 분비물을 건조한 것이다. 중국에서는 原麝 외에 林麝 *M. berezovskii* Flerov, 馬麝 *M. sifanicus* Przewalski 등을 기원으로 한다. 야생은 겨울 또는 봄 사이에 사냥하여 香囊을 떼어 陰乾한 것을 『毛殼麝香(整麝香)』이라 하고, 香囊을 쪼개어 囊殼을 제거한 것을 麝香仁이라 한다.

【性 狀】① 毛殼麝香(整麝香) : 扁圓形 또는 類橢圓形의 주머니 모양으로 지름 3~7㎝, 두께 2~4㎝이다. 開口한 면의 가죽은 革質로 紫褐色이며 약간 편평하고 白色 또는 灰褐色의 짧은 털이 密生되어 양측에 중심부를 싸고 배열되었으며 중간에 한 개의 작은 囊孔이 있다. 다른 한쪽 면은 紫褐色의 皮膜으로 되었는데 조금 쭈그러졌고 肌肉은 섬유성으로 약간 탄력성이 있다. 剖開하여 보면 中層의 皮膜은 紫褐色 또는 灰褐色을 나타내고 반투명하며, 內層의 皮膜은 褐色을 띠고 속에는 顆粒狀이나 또는 粉末狀의 麝香仁과 소량의 細毛와 탈락된 內層의 皮膜(銀皮)이 들어 있다.

② 麝香仁 : 야생 사향노루에서 채취한 것으로 質이 부드럽고 油潤하며 푸석푸석하고 그 속에는 顆粒狀이 있는데 이것을 當門子라 하며, 불규칙한 圓球形 또는 顆粒狀으로 표면은 紫黑色이며 油潤光亮하고, 단면은 짙은 褐色 또는 黃褐色을 나타낸다. 粉末은 紫褐色 또는 黃褐色을 나타내며 탈락된 內層의 皮膜 소량과 細毛가 들어 있다.

【產 地】네팔, 부탄, 중국의 西藏, 面康, 四川, 貴州, 雲南, 甘肅, 陝面, 山西省 등지에서 산출된다.

【成 分】야생 사향은 muscone, muscopyridine, cholesterol, fatty acid 등을 함유하고 있으며, ammonium carbonate, urea, amino acid 등의 질소화합물과 K,

Na, Ca, Mg 등의 무기질 등을 함유한다. Muscone은 주요 방향성분이며 아울러 중요한 약리활성을 가지고 있다. 산지와 품질이 다른 야생 사향에는 지용성 물질인 muscone의 함량이 각기 다르며, 약 2.46~5.40%를 함유한다. 이외에도 수용성 성분인 polypeptide를 함유한다.

【性 味】性은 溫하고, 味는 辛하다.

【歸 經】心·脾經.

【效能 主治】開竅醒神·活血祛瘀·消腫散結·催産下胎. 治熱病神昏, 中風痰厥, 氣鬱暴厥, 中惡昏迷, 經閉, 癥瘕, 難産死胎, 心腹暴痛, 癰腫瘰癧, 咽喉腫痛, 跌撲傷痛, 痹痛麻木.

【解 說】性味가 辛溫하여 辛味는 散하고 溫性은 通竅시키며, 芳香은 走竄하는 작용이 있어 開竅醒神한다. 특히 開竅시키는 효력이 강하므로 邪氣가 心竅를 蒙閉하여 된 神志昏迷를 치료하는 要藥이 되어 開竅의 방제 중에 이 약물을 많이 응용된다. 麝香은 비록 溫性에 속하지만 淸熱藥과 배합하면 涼開劑가 되고, 祛寒藥과 배합하면 溫開劑가 되는 救急약물로서 각종 급성열병의 神昏과 中風으로 昏迷된 증을 치료한다.

성질이 走竄하기 때문에 또한 經絡壅閉를 疏通시켜 活血散結, 消腫, 止痛시키는 효능으로 癰瘍을 치료하는 要藥이 된다. 瘡瘍腫毒이나 跌撲損傷에 내복 또는 外用하면 효과가 있으며 癥瘕, 經閉 등에 사용된다. 그리고 辛香走竄하여 活血祛瘀하기 때문에 催産下胎 효능도 가지고 있어 胞衣不下, 胎死腹中 등에도 사용된다.

麝香과 牛黃은 모두 開竅의 要藥으로 牛黃은 性이 涼하여 능히 淸心豁痰하고, 麝香은 性이 溫하여 通經散結하므로, 兩藥은 또한 外科瘡瘍에 良品이 되나 다만 牛黃은 淸熱解毒시키는 효능이 있고, 麝香은 活血消腫에 뚜렷한 효과가 있어 瘀血凝滯者는 麝香을 사용하지만 牛黃을 사용하여서는 안 된다. 그러나 熱病으로 인한 神昏抽搐과 中風으로 인한 痰迷驚厥에는 두 가지 약물을 배오하여 사용한다. 이와 같이 開竅醒神에는 麝香을 多用하고, 豁痰定驚에는 牛黃을 多用한다.

【炮 製】毛殼麝香은 囊殼을 제거하고 麝香仁을 取하여 잡질을 제거한 후 硏細하여 사용한다.

【用 量】0.06~0.1g.

【禁 忌】氣血이 허약한 사람과 임산부는 복용을 삼가는 것이 좋다.

【配合例】① 犀角 牛黃 등 淸熱藥과 배합하여 熱閉의 證을 치료한다(예 : 至寶丹, 安宮牛黃丸, 牛黃淸心元).

② 犀角 木香 등을 배합하여 卒中風, 心膜刺痛을 치료한다.

③ 蘇合香, 丁香, 沈香 등과 배합하여 寒閉의 證을 치료한다(예 : 蘇合香丸).

④ 雄黃 乳香 沒藥 등을 배합하여 瘡瘍腫毒을 치료한다(예 : 醒消散).

⑤ 血竭 紅花 乳香 沒藥 등을 배합하여 跌撲損傷을 치료한다(예 : 七厘散).

⑥ 牛黃 珍珠 蟾酥 雄黃 冰片 등을 배합하여 咽喉腫痛과 疔瘡腫毒 등 證에 내복 또는 外用하여 치료한다(六神丸).

冰 片 [新修本草]

Borneolum

異 名 : 龍腦[名醫別綠] · 龍腦香[新修本草] · 腦子[海上名方] · 氷片 · 片腦 · 梅花腦[本草綱目] · 梅片[中藥材手冊]

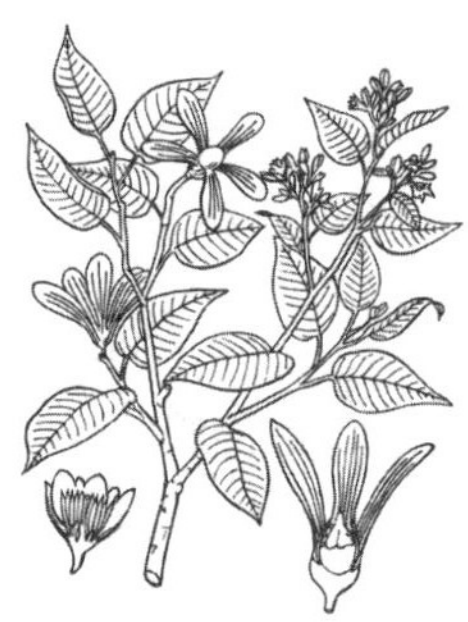

龍腦香樹
Dryobalanops aromatica

【基 原】 용뇌향과(龍腦香科 : Dipterocarpaceae)에 속한 常綠喬木인 龍腦香樹 *Dryobalanops aromatica* Gaertner의 樹脂 혹은 樹幹과 가지를 썰어 수증기증류 하여 얻은 백색의 結晶體이다.

【性 狀】 ① 龍腦香樹脂 가공품(龍腦片 혹은 梅花氷片) : 반투명한 둥근 덩어리 또는 조각, 顆粒狀의 結晶으로 지름 1~7㎜, 두께 약 1㎜로 乳白色 또는 淡灰褐色이다. 청량한 향기와 청량한 맛이 있고 입에 넣고 씹으면 서서히 녹는다. 미량을 승화시켜 현미경으로 보면 結晶은 棒狀 또는 다각형이다. 태워 보면 검은 연기가 조금 나거나 전혀 나지 않는다.

② 合成冰片 : 이것은 화학적 방법으로 합성한 제품이다. 반투명의 얇은 조각 結晶으로 지름 6~15㎜, 두께가 약 2~3㎜이다. 백색 표면에는 얼음과 같은 금이 나 있다. 청량한 향기가 있고 辛涼한 맛이 있다. 태우면 검은 연기가 나나 잔류물은 남지 않는다.

【産 地】 남양군도 일대와 인도 지방에 분포한다.

【成 分】 α-Borneol을 주로 함유하고, 천연빙편은, β-elemene, caryophyllene, humulene 등의 sesquiterpenoids계 화합물과 asiatic acid, erythrodid, oleanolic acid 등의 triterpenoids계 화합물을 함유한다. 이 외에 소량의 cineole, l-camphor 등을 함유한다.

【性 味】 性은 涼하고, 味는 辛苦하다.

【歸　經】心・脾・肺經.

【效能 主治】開竅醒神・淸熱止痛. 治熱病神昏, 痙厥, 中風痰厥, 氣鬱暴厥, 中惡昏迷, 目赤, 口瘡, 咽喉腫痛, 耳道流膿.

【解　說】味가 辛苦한데 辛味는 散하고 苦味는 泄하며, 방향성은 走竄하므로 諸竅를 잘 통하게 한다. 開竅醒神의 효능이 麝香과 비슷하지만 그 효력은 훨씬 약하므로 竅閉로 인한 神昏證을 치료할 때는 이 두 약을 배합하여 응용한다. 또한 鬱火를 散하기 때문에 消腫止痛, 防腐, 止痒의 효능이 있어 咽喉腫痛과 口瘡, 目疾 및 瘡瘍을 치료하는데 外用한다.

【炮　製】곱게 갈아 사용한다.

【用　量】0.03~0.1g.

【禁忌症】陰虛陽亢한 사람과 氣血虛弱者 및 임산부는 복용을 삼가는 것이 좋다.

【配合例】① 麝香과 배합하여 神昏과 痙厥諸證을 치료한다(예：安宮牛黃丸).

② 硼砂 朱砂 玄明粉을 배합하여 散劑로 만들어 咽喉腫痛과 口舌生瘡, 牙齦腫痛 등 증상에 外用하여 치료한다(예：氷硼散).

③ 熊膽 爐甘石 등을 배합하여 硏末하고 目赤腫痛과 畏光流淚의 증상에 點眼하여 치료한다(예：拔雲散).

石 菖 蒲 [本經]

Acori Graminei Rhizoma

異 名：昌本[周禮]・菖蒲・昌陽[本經]・昌草[淮南子]

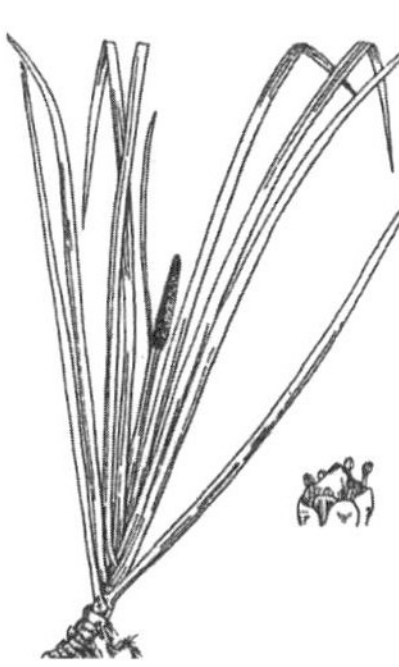

석창포
Acorus gramineus

【基　原】천남성과(天南星科：Araceae)에 속한 다년생초본인 석창포(金錢蒲) *Acorus gramineus* Solander의 根莖을 건조한 것이다. 중국에서는 石菖蒲 *A. tatarinowii* Schott.를 기원으로 한다. 가을과 겨울에 채취하여 수염뿌리를 제거하고 건조한다.

【性　狀】扁圓柱形으로 구부러져 있고 分枝되었으며 길이 3~20㎝, 지름 0.3~1㎝이다. 표면은 紫褐色 또는 灰褐色으로 거칠고 고르지 않은 등근 마디가 있으며, 마디와 마디의 사이는 0.2~0.8㎝로 고운 세로주름이 있다. 다른 한쪽은 鬚根이 남아 있거나 혹은 둥근 점 모양의 뿌리 흔적이 있다. 葉痕은 삼각

형으로 좌우로 서로 어긋나게 배열되었고 그 위에는 毛鱗狀의 남은 葉基가 붙어 있다. 質은 단단하고 단면은 섬유성으로 乳白色 또는 微紅色이며 內皮의 層環이 뚜렷하고 많은 維管束과 갈색의 油細胞를 볼 수 있다.

【產　地】우리나라의 제주와 전남에 분포하고, 중국의 四川, 浙江, 江蘇省 등에서 주로 생산된다.

【成　分】정유 0.11～2.15%, 당류, 유기산, amino acid 등을 함유한다. 정유는 다양한 성분이 알려져 있는데, 주요성분으로는 β-asarone 63.2～81.2%, α-asarone 3.4～13.7% 등이 있으며, 그 외에 caryophyllene, α-humulene, sekishone, asarylaldehyde 등도 있다.

【性　味】性은 溫하고, 味는 辛苦하다.

【歸　經】心・胃經.

【效能 主治】化痰開竅・化濕行氣・散寒利痺・消腫止痛. 治熱病神昏, 痰厥, 健忘, 耳鳴, 耳聾, 脘腹脹痛, 噤口痢, 風寒濕痺痛, 跌打損傷, 癰疽疥癬.

【解　說】辛溫하지만 방향성이 있어 그 性이 走竄하므로 능히 濕濁의 邪를 化하여 豁痰宣壅하고 開竅通閉의 효능이 있다. 淸陽의 氣를 振暢시키므로 耳目을 聰明하게 하여 醒神健腦하고, 和中開胃하므로 痰濕이 蒙閉하였다든가 淸陽의 氣가 不升하여 나타나는 神識昏迷와 耳聾不聰, 頭目不淸, 精神遲鈍, 記憶模糊, 癲狂, 痴呆 및 濕濁이 中阻하여 나타나는 脘痞不飢와 噤口下痢 등 證에 상용하는 要藥이 된다.

【炮　製】절편해서 曬乾用한다.

【用　量】6～12g.

【禁忌症】性이 燥散하므로 陰虧血虛, 陰虛陽亢으로 煩燥, 咳嗽, 吐血, 精滑, 多汗者는 복용을 삼간다.

【配合例】① 鬱金 竹瀝 半夏 등을 배합하여 痰濕이 淸竅를 蒙閉하여 淸陽이 不升하여 된 神識昏迷를 치료한다(예 : 菖蒲解鬱湯).

② 牛黃 天竺黃 膽南星 등을 배합하여 痰熱이 淸竅를 蒙閉하여 나타나는 神識昏迷를 치료한다.

③ 人參 茯神 遠志 등을 배합하여 健忘失眠을 치료한다(예 : 開心散).

④ 厚朴 陳皮 蒼朮 등을 배합하여 濕濁이 中焦에 阻滯하여 된 胸脘痞悶과 不思飮食을 치료한다.

⑤ 吳茱萸 木香 香附子 등을 배합하여 濕阻氣滯로 인한 脘腹脹痛을 치료한다.

⑥ 石蓮子 黃連 陳皮 荷葉 등을 배합하여 噤口痢를 치료한다(예 : 開噤散).

蘇 合 香 [別錄]

Liquidambaris Storax

異 名 : 帝膏[藥譜] · 蘇合油[太平寰宇記]

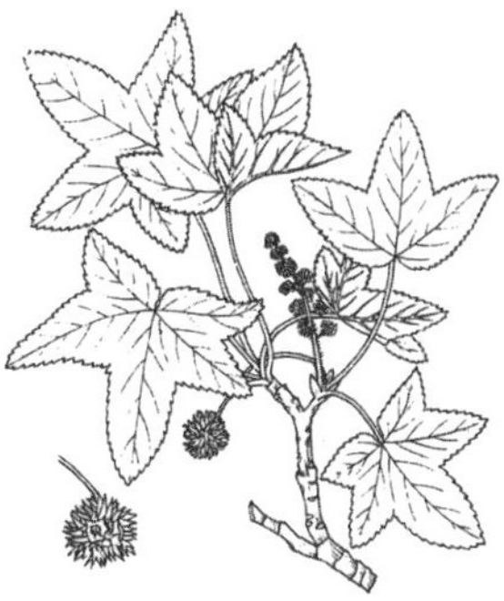

蘇合香樹
Liquidambar orientalis

【基　原】조록나무과(金縷梅科 ; Hamamelidaceae)에 속한 落葉喬木인 蘇合香樹 *Liquidambar orientalis* Mill.의 樹脂이다. 초여름에 수피에 木部까지 이르도록 상처를 내서 香脂를 분비케 하여 수피부분에 스며들게 한다(一次製品). 이것을 알코올에 용해해서 여과한 다음 알코올을 증발시켜 정제소합향을 제조한다.

【性　狀】반유동성의 액체인데 黃白色 또는 灰褐色으로 반투명하고 끈적끈적하다. 또 물보다 무거워서 물에 가라앉는다. 味는 辛苦하고 방향이 있으며, 黃白色에 반투명하고 향기가 좋은 것이 우량품이다.

【產　地】원산지는 소아시아 남부로 터키가 주산지이며, 중국의 廣西 지방에서 재배한다.

【成　分】α-, β-Styresinol과 cinnamic acid ester(33～50%), cinnamyl cinnamate(styracin 5～10%), phenylpropyl cinnamate(10%), cinnamic acid(17～23%), phenylethylene(styrol), ethyl cinnamate 등을 함유한다. 결합cinnamic acid의 함량은 24～25%이다.

【性　味】性은 溫하고, 味는 辛하다

【歸　經】心 · 脾經.

【效能 主治】開竅醒神 · 避穢 · 止痛. 治卒然昏倒, 痰壅氣厥, 驚癎, 溫瘧, 心腹急痛, 疥癬, 凍瘡.

【解　說】性味가 辛溫하고 香이 많기 때문에 諸竅臟腑를 통하게 하고 血行을 촉진하며 祛痰시키고 山嵐, 瘴瘧의 氣를 善治하여 理氣辟邪의 良藥이 된다. 일반적인 昏迷不醒, 痰壅氣阻, 蟲毒, 癲癎 등 증상에 사용하여 解鬱, 化痰理氣, 神志恢復의 효능이 있다. 또 抗毒, 滅菌, 防腐 작용이 있어서 外用으로 疥癬, 潰瘍, 陰虱 등 기생충으로 인한 피부질환과 凍瘡 등 증상에 술에 녹인 다음 도포하여 치료한다.

【炮　製】알코올에 용해하여 塗敷하기도 한다.

【用　量】1～2g.

【禁忌症】陰虛多火者는 복용을 금한다.

【配合例】① 安息香 朱砂 犀角 麝香 氷片 등을 배합하여 昏迷不省을 치료한다(예 : 蘇合香丸).

② 玳瑁 鬱金 木香 砂仁 梔子 등을 배합하여 痰壅氣阻로 인한 神志不寧을 치료한다.

③ 犀角 丁香 香附子 등을 배합하여 惡氣를 막아준다.

安 息 香 [新修本草]

Benzoinum

異 名 : 水安息[新修本草]・拙貝羅香[本草綱目]・息香[新編中藥炮製法]

【基　原】때죽나무과(安息香科 ; Styracaceae)에 속하는 安息香樹 *Styrax benzoin* Dryand.와 越南安息香樹 *S. tonkinensis* (Pier.) Craib의 樹脂를 건조한 것이다. 여름에서 가을에 樹齡 5~10년생을 지상에서 약 40㎝쯤 되는 곳에 삼각형 상처를 많이 만들고 일주일 후 상처부위에서 흘러나오는 백색의 수지를 채취하여 건조한다.

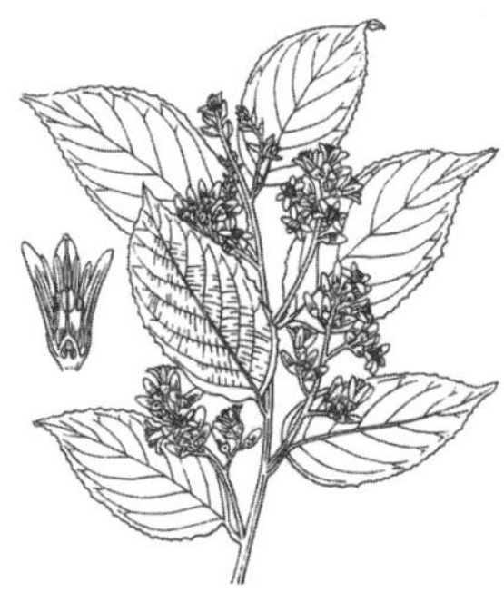

安息香樹
Styrax benzoin

【性　狀】① 安息香 : 구형의 顆粒을 눌러 굳힌 덩어리로 크기는 일정하지 않다. 표면은 赤褐色 또는 灰褐色으로 신선한 것의 절단면은 乳白色을 나타낸다. 상온에서 재질은 딱딱하나 가열하면 연화되어 자극성의 기체를 발생한다.

② 越南安息香 : 약간 편평한 球形 顆粒 또는 덩어리로 되어 있으며, 顆粒 한 개의 지름은 약 1~5㎝, 두께 1㎝로 투명하지 않고, 재질은 푸석하며 겉에는 갈색의 수지층으로 덮여 있고 내면은 乳白色이다. 강한 열을 가하면 자극성의 기체를 발생한다.

【産　地】安息香은 인도네시아에서 많이 생산되고, 越南安息香은 중국의 雲南, 廣西, 廣東, 貴州 등을 비롯하여 베트남과 태국에서 주로 생산된다.

【成　分】安息香은 樹脂를 90% 함유하고, 그 주성분은 sumaresinolic acid, cinnamyl cinnamate 2~3%, vanillin 1%, phenylpropyl cinnamate 1%, coniferyl cinnamate styracin 및 cinnamic acid 등이다. 樹脂의 안식향산 총함유률은 10~20%, cinnamic acid 총함유율은 10~30%이다. 越南安息香은 樹脂 70~80% 함유하고, 그 주성분은 3-benzoylsiaresinolic acid와 coniferyl benzoate 이다. 특징 중 하나는 cinnamic acid는 함유되어 있지 않다는 것이다.

【性　味】性은 平하고 味는 辛苦하다.

【歸　經】心・脾經.

【效能 主治】開竅醒神・豁痰辟穢・行氣活血・止痛. 治中風痰厥, 氣鬱暴厥, 中惡昏迷, 心腹疼痛, 產後血暈, 小兒驚風.

【解　說】性味가 辛苦平하여 心・脾 2經에 들어가 開竅回蘇시키고 祛痰시키는 효능이 있어 神志가 昏迷하고 痰涎이 壅盛하여 된 閉證과 中風痰厥 등 證을 치료하고, 또한 行氣活血의 작용이 있어 氣滯로 心腹이 疼痛한 증을 치료하는데 적용한다. 이 외에도 潰瘍瘡面에 外敷하여 愈合을 촉진시키는 효능도 있다.

蘇合香과 安息香은 모두 溫開藥으로 開竅醒神의 효능이 있어 閉證神昏에 사용한다. 그러나 蘇合香은 性溫하고 氣香이 맹렬하여 開竅力이 安息香보다 뛰어나 辟穢化濁의 효능으로 中風痰厥, 氣鬱暴厥, 中惡昏迷의 寒閉證을 치료한다. 또한 溫通行氣, 散寒止痛의 효능이 있어 胸腹滿悶이나 冠狀動脈질환에 사용한다. 安息香은 性平하며 약간의 溫性을 나타내고 香氣는 약하므로 氣滯血瘀로 인한 心腹疼痛이나 婦女 產後血暈 등 證을 치료한다.

【炮　製】生研用한다.

【用　量】0.6～1.5g.

【禁忌症】陰虛火旺한 자는 복용을 삼간다.

【配合例】① 蘇合香 麝香 등을 배합하여 熱病으로 神志가 昏迷하다든가 혹은 痰涎이 壅盛하여 된 閉證 및 中風痰厥을 치료한다(예 : 蘇合香丸).

② 沈香 木香 丁香 등을 배합하여 小兒의 心腹疼痛을 치료한다(예 : 安息香丸).

③ 丁香 胡黃連 麝香 石雄黃 등을 배합하여 腦疳을 치료한다.

蟾　酥 [藥性論]

Bufonis Venenum

異 名 : 蟾蜍眉脂[藥性論]・蟾蜍眉酥[日華子本草]・蛤蟆酥[山東中藥]

【基　原】두꺼비과(蟾蜍科 : Bufonidae)에 속한 동물인 두꺼비(中華大蟾酥) *Bufo bufo gargarizans* Cantor 또는 黑眶蟾酥 *B. melanostictus* Schneider의 독선 분비물을 모은 것이다. 蟾酥를 여름과 가을에 잡아서 귀 뒤의 腺과 皮膚腺에서 분비되는 白色의 漿液을 가공하여 건조한다.

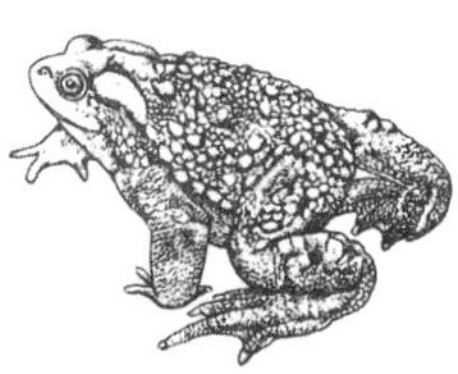

두꺼비
Bufo bufo gargarizans

【性　狀】扁圓形의 덩어리 모양 혹은 片狀으로 黑褐色 또는 紅褐色이다. 덩어리 모양의 것은 質이 단단하고 절단하기 어려우며, 단면은 黑褐色으로 각질상이고 약간 광택이 있다. 片狀의 것은 질이 脆鬆하여 잘 부스러지며, 단면은 紅褐色으로 半透明하다.

【產　地】중국의 河北, 山東, 四川, 湖南, 江蘇, 浙江省 등 지역에서 산출한다.

【成　分】강심배당체로 bufadienolide계 성분과 cardienolide계 성분을 함유한다. Bufadienolide계로는 bufotalin, cinobufagin, bufalin, resinobufagin, resinobufogenin 등이 있고, cadienolide계로는 digitoxigenin, sarmantogenin 등이 있다. Indole alkaloids로 serotonin, bufotenine, bufotenidine 등을 함유하며, 그 외에 cholesterol, ergosterol, β-sitosterol 등을 함유한다.

【性　味】性은 溫하고, 味는 甘辛하며, 有毒하다.

【歸　經】心・胃經.

【效能 主治】解毒消腫・止痛・開竅避穢・消積. 治疔瘡, 癰疽, 發背, 瘰癧, 慢性骨髓炎, 咽喉腫痛, 小兒疳積, 心衰, 風蟲牙痛.

【解　說】甘하여 緩急하고 辛하여 發散하며 有毒하여 毒으로 解毒하는 효능이 있어 癰疽腫痛, 咽喉腫痛, 癌腫, 瘰癧, 齲齒腫痛 등을 치료한다. 甘하여 緩急止痛하므로 각종 疼痛을 치료하는데 麻醉止痛의 작용도 가지고 있다. 外科에 상용하는 要藥으로 內服과 外用을 막론하고 모두 강한 攻毒消腫과 止痛작용이 있다. 또 辛溫走竄하므로 開竅醒神, 辟穢 등의 효능이 있어 暑濕穢惡로 인한 吐瀉腹痛과 神志昏迷의 證에 醒神回蘇의 효과가 있다.

【炮　製】蟾酥를 搗碎하고 소주에 담갔다가 뒤섞어 稠膏狀이 되면 건조시킨 다음 분쇄하여 사용한다. 이때 蟾酥 10kg 당 소주는 20kg을 사용한다.

【用　量】복용할 때는 0.015~0.03g을 丸이나 散劑에 넣어 먹는다. 외용약으로 사용할 때 가루를 내어 개어 바르거나 고약으로 만들어 다친 곳에 붙인다.

【禁忌症】辛散大毒하므로 久服은 안되며 孕婦는 禁用해야 한다. 외용약으로 쓸 때 눈에 들어가지 않도록 조심하여야 한다.

【配合例】① 牛黃 麝香 氷片 雄黃 등을 배합하여 瘡癰腫毒과 咽喉腫痛을 치료한다(예 : 六神丸).

② 白丁香 寒水石 巴豆 등을 배합하여 瘰癧 등을 치료한다(예 : 蟾酥膏).

③ 雄黃 蒼朮 丁香 등을 배합하여 中暑昏厥과 嘔吐泄瀉, 腹中絞痛 등 증상을 치료한다(예 : 蟾酥丸).

樟 腦 [本草綱目]

Camphorum

異 名 : 韶腦[神效方] · 潮腦[本草品匯精要] · 腦子[本經逢源]

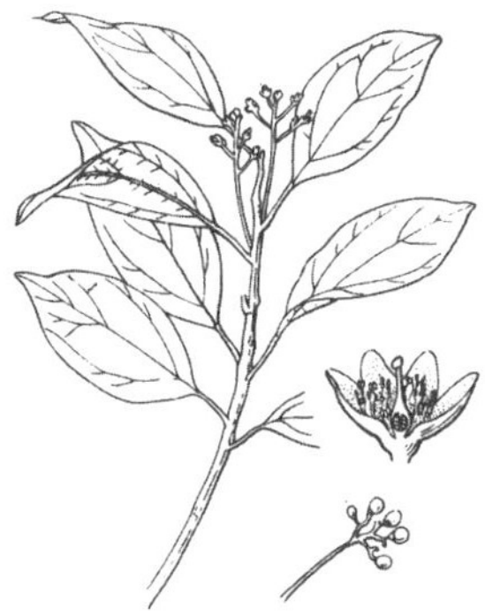

녹나무(樟)
Cinnamomum camphora

【基 原】 樟科(녹나무과 ; Lauraceae)에 속하는 落葉喬木인 녹나무(樟) *Cinnamomum camphora* (L.) Sieb.의 根, 幹, 枝, 葉을 증류 정제하여 얻은 顆粒結晶體이다. 보통 9~12월 사이에 老木을 베어서 樹根, 樹幹, 樹皮를 자르거나 잘게 썰어서 증류기에 넣고 증류하여 냉각하면 粗製樟腦가 얻어진다. 이를 다시 昇華 精製하면 精製樟腦粉이 되며, 이 樟腦粉을 틀에 넣어 압착하면 투명한 樟腦塊가 된다.

【性 狀】 정제품은 흰색의 結晶體 분말이거나 무색투명한 단단한 덩어리이나, 粗製品은 약간 黃色을 띠고 광택이 난다. 상온에서 휘발되기 쉽고 불을 붙이면 많은 연기와 함께 밝은 불꽃을 내면서 탄다.

【產 地】 우리나라 제주에 자생하며, 중국의 廣東, 廣西, 雲南, 貴州, 江蘇, 浙江, 安徽, 江西, 湖北, 四川 등에 분포하고, 臺灣에 다량 분포하는데 대만산이 품질이 우수한 것으로 알려져 있다.

【成 分】 순수한 *d*-camphor($C_{10}H_{16}O$)이다.

【性 味】 性은 熱하고, 味는 辛하며, 有毒하다.

【歸 經】 心 · 脾經.

【效能 主治】 開竅避穢 · 除濕殺蟲 · 消腫止痛. 治痧脹, 吐瀉腹痛, 中惡, 卒然昏倒, 熱病神識昏迷, 疥癬瘙痒, 打撲損傷, 寒濕脚氣.

【解 說】 性味가 辛熱하고 芳香이 강하여 芳香開竅와 辟穢化濁 작용이 있고, 溫性은 또한 溫散止痛하므로 여름과 가을에 風寒暑濕의 邪氣에 感受되거나 疫癘나 穢濁의 기운에 감수되어 나타나는 痧脹, 吐瀉腹痛, 中惡, 神志昏迷 등 증상에 내복하면 효능이 있다. 그리고 除濕殺蟲止痒하고 消腫止痛시키는 효능이 있어 疥癬瘙痒, 損傷腫痛 및 寒濕脚氣 등 증상에 外用하면 양호한 치료효과가 있다. 0.5g 정도까지 복용할 수 있으나 0.5~1.0g을 내복하면 眩暈, 두통, 온열감, 홍분, 섬망 등 증상을 나타내고, 2.0g 이상 복용하면 일시적인 진정상태 후에 대뇌피질에 홍분을 일으켜 癎疾과 유사한 경련을 일으키며 최후에는 호흡이 정지되어 사망에 이르게 된다. 내복 7~15g, 근육주사 4g이면 치명적이다.

【炮　製】研末하여 사용한다.

【用　量】丸, 散으로 0.1~0.2g을 내복하거나 적량을 외용한다.

【禁　忌】辛熱有毒하므로 과량을 복용하면 중독되기 쉬우므로 氣虛者와 孕婦는 복용을 삼가야 한다.

【配合例】① 硫黃 枯白礬 등과 배합하여 疥癬瘙痒에 外用한다(예 : 樟腦散).

② 알코올이나 술에 같이 넣어 溶解시킨 다음 跌打瘀腫과 寒濕關節痛에 外擦한다.

③ 麝香과 배합하여 散劑나 丸劑로 만들어 中惡나 卒然昏倒, 熱病神識昏迷 및 吐瀉腹痛 등 증상을 치료한다.

제17장 補 益 藥

正氣를 보익하고 허약을 보충하여 줌으로써 虛證을 치료하는 약물을 말한다. 한의학적으로는 인체의 氣血이나 陰陽의 부족함을 滋補할 수 있는 것으로, 補益藥이 응용되어지는 경우에는 두 가지 의미가 있다. 하나는 병후에 正氣가 허약한 경우에 사용하여 正氣를 보조함으로써 허약한 증상을 개선하고 건강이 빨리 회복되도록 도와주는 것이고, 다른 하나는 邪盛正虛하거나 혹은 正氣가 허약하여 病邪가 未盡한 病證에 祛邪하는 약물과 배합되어 응용됨으로써 扶正祛邪하여 질병의 치유를 촉진하게 하는 것이다. 이와 같이 신체허약으로 인한 쇠약證候를 해소시킬 수 있는 약물들을 일컬어 補益藥類 혹은 補養藥類라고 부른다.

虛證에는 일반적으로 氣虛 陽虛 血虛 陰虛의 4종류로 大別되며, 이를 근거로 補氣 補陽 補血 補陰약물로 나뉠 수 있다. 이를 다시 세분하여 설명하면 다음과 같다.

補라 함은 機能的인 면과 氣質的인 면으로 설명되어질 수 있다.

(1) 機能的 補 : 신체활동능력 감퇴, 조직 기관 장기의 기능쇠약 - 약효가 바로 발현한다. 그러나 양방의 hormone개념과는 다르다.

① 補氣 : 기운이 허약 ┐
② 補陽 : 性的 stemina ┘ 四君子湯 補中益氣湯 八味地黃湯*形不足者溫之以氣

(2) 機質的 補 : 精血 津液의 耗損(물질의 부족) - 약효가 서서히 발현한다.

① 補血 : 혈액을 보충 ┐
② 補陰 : 혈액을 제외한 진액의 보충 ┘ 四物湯 六味地黃湯*精不足者補之以味

이상에서 補라 함은 체내의 抗病 능력향상(扶正祛邪), 增强體質, 延年益壽를 현재의 補益藥의 개념으로 보았음을 알 수 있는데, 補益藥 補虛藥 補養藥은 실제적으로 같은 개념으로서 精氣(先天的, 後天的)脫則虛하고 虛則補해야 하는 원칙에 입각한 것이다.

임상응용의 경우에는 이와 같은 虛證의 다양한 유형에 맞추어 補益藥을 구별하여 사용하여야 할 것이다. 다만 인체의 氣血陰陽은 상호 의존되는 밀접한 관련이 있으므로 이에 대한 응용을 항상 염두에 두어야 한다. 즉 「氣는 血의 帥이고 血은 氣의 母이다」라고 하여 氣와 血은 상관관계를 나타내고 있으며, 「陽이 生하면 陰이 長한다」고 하여 陰과 陽의 상관관계를 나타내었다. 아울러 氣血도 陰陽으로 분류할 수 있으니, 陽虛者는 氣虛를 수반하고 陰虛者는 血虛를 겸하는 것에서 유추해 볼 수 있다. 전자를 形不足으로 표현하였으며, 후자를 精不足으로 표현한 것이다. 예를 들면 甘溫助陽의 약물은 溫補로써 형체의 虛寒함을 다스리고, 甘寒滋潤한 약물은 滋養으로써 津液의 부족함을 다스리는데 만약 氣血이 다 같이 부족하거나 또는 陰陽이 모두 부족하면 氣와 血을 동시에 補하거나 陰陽을 동시에 補하는 방법들을 사용하지 않으면 안 된다.

補益藥을 扶正祛邪에 사용할 때에는 마땅히 扶正과 祛邪의 관계를 잘 파악하여 主次를 분명히 하여야 하는데, 이때에는 이에 해당하는 약물들인 解表, 淸熱, 瀉下 약물과의 적절한 배합을 하여야 할 것이다.

補益藥 사용 시에 다음과 같은 사항을 유의하도록 하여야 한다.

① 病邪가 留滯되지 않도록 한다. 다시 말하면 實邪가 未盡한 때 즉 實邪가 완전히 제거되지 아니한 때에는 응용하지 말아야 한다. 이를 『閉門留寇』하지 말아야 한다고 하였다.

② 그러나 病邪가 未盡하더라도 正氣가 허약하면 邪氣를 제거하기 위하여 邪氣를 제거하는 약물에 正氣를 도와주는 扶正祛邪를 실시한다. 이를 『攻補兼施』라 하였다.

③ 補養藥을 맹신하지 말아야 한다. 이를 "見藥不見人"이라 하였다.

④ 脾氣가 허약하여 소화력이 매우 떨어진 상태에서는 先行調脾胃하도록 한다. 이를 『虛不受補』라 하였다.

⑤ 특별한 경우를 제외하고는 補益藥은 煎湯時 文火로 久煎하였다.

補益藥은 滋味濃厚한 성질이 있으므로 만일 久服해야 한다면 일반적으로 丸(片) 또는 滋膏劑로 만들어 복용하도록 하여야 할 것이다.

제1절 補 氣 藥

인체의 생리기능과 체력을 현저하게 증강시키는 약물군을 말한다. 주로 氣虛로 인한 病證에 응용된다. 이에 해당하는 약물은 일반적으로 脾·肺(경우에 따라 心)의 氣虛병증을 위주로 補氣작용을 한다.

한의학적으로 氣가 왕성하면 生血하고 氣는 統攝血하므로 補血·止血하는데 補氣藥을 사용할 수 있다. 또한 陽虛에 陰虛를 겸하였을 때에는 補陽藥과 補陰藥을 같이 사용할 수 있다. 한의학에서는 이를 "氣之旺盛卽生血陽生陰長"·"氣爲血之首 氣爲血帥"·"氣行卽血行理氣"·"氣能生血"·"氣能攝血" 등으로 설명하고 있다.

① 脾氣虛 : 脾는 後天之本이고 生化之源으로서 허약하면 食慾不振 四肢無力 全

身倦怠感 胸腹脹滿 腹鳴腹瀉 泥狀便 泄瀉 肌肉消瘦 脫肛脫陰 臟器下垂 등이 나타난다. 많은 증상 중 飮食無味와 泄瀉 등이 주증상이 된다.

② 肺氣虛：肺는 一身之氣를 主하며 허약하면 短氣 少氣 喘乏 聲音低微 面色淡白 易出虛汗 등이 나타난다. 주 증상은 호흡이 짧아지는 短氣와 自汗 등이 있다.

③ 心氣虛：心은 君主之官으로서 허약하면 心悸 脈微 虛弱無力 등이 나타난다.

이상과 같은 경우에 補氣藥은 强壯작용으로 인체의 생리기능과 체력을 증강시켜 주는 것이다.

人 蔘 [本經]

Ginseng Radix

異 名：人微・鬼蓋[本經]・土精・黃蔘・血蔘・玉精[吳普本草]・金井玉蘭・孩兒參[綱目]

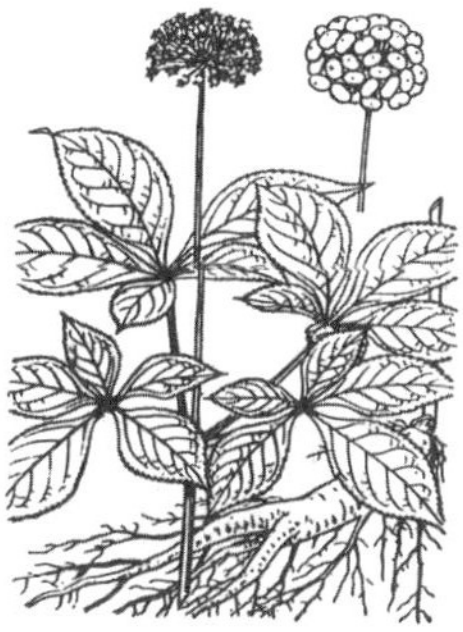

인삼
Panax ginseng

【基 原】두릅나무과(五加科：Araliaceae)에 속한 다년생초본인 인삼(人蔘) *Panax ginseng* C.A Mey의 根으로, 栽植 4~6년후 가을에 줄기와 잎이 마를 때 캐어 曬乾한 것을 白蔘이라 하고, 鬚根을 제거하고 쪄서 건조한 것을 紅蔘이라 하며 糖汁浸하여 건조한 것을 糖蔘이라 한다.

【性 狀】① 白 蔘：紡錘形 또는 圓柱形으로 때로는 중간쯤에서 2~5개의 곁뿌리가 나누어져 있고 길이 12~20㎝, 지름 1~3㎝이다. 표면은 엷은 黃褐色 또는 엷은 灰褐色을 띠며 세로주름과 가는 뿌리의 자국이 있고, 根頭部는 줄기의 殘基가 붙어 있던 蘆頭가 있다. 단면은 거의 평탄하며 엷은 黃褐色이고, 形成層 부근은 褐色을 띤다.

횡단면을 현미경으로 보면 澱粉粒이 가득 차 있는 薄膜性의 유세포로 되어 있고 皮部 여러 곳에 黃色 또는 黃赤色의 분비물이 들어 있는 수지도가 있다. 이 수지도는 形成層에 가까운 것은 작으며 수산칼슘의 集晶 및 單晶을 볼 수 있다. 특이한 냄새가 있고 맛은 처음에는 약간 달다가 나중에는 약간 쓰다.

② 紅 蔘：긴 圓柱形 또는 紡錘形을 이루며 때로는 중간쯤에서 2~5개의 곁뿌리가 갈라지고 길이 5~25㎝, 主根의 지름이 5~30㎜이다. 표면은 엷은 黃褐色 또는 赤褐色을 띠고 반투명이며, 세로주름 및 가는 뿌리의 자국이 있다. 根頭部는 약간 찌그러지고 짧은 줄기의 殘基가 붙어 있다. 단면은 평탄하며 質은 단단하고 角質이다.

【產　地】우리나라의 전국에서 재배한다. 중국에서는 吉林 遼寧 黑龍江 등에서 주로 산출된다.

【成　分】Ginsenoside를 5.22% 함유한다. Ginsenoside는 13종 이상의 saponin혼합물이며, 그중 ginsenoside Rb_1, Rc 및 Rg_1의 함유량이 비교적 높다. Saponin이 함유된 genin은 protopanaxadiol, protopanaxatriol, oleanol acid의 3종이 있다. 또한 정유를 0.05% 함유하는데, 여기에는 독특한 향기의 근원이 되는 β-elemen과 쉽게 樹脂로 변하는 panaxynol이 있다. 또한 panax acid는 palmitin acid, stearin acid, olein acid, linol acid 등의 혼합물인데 뿌리에 함유하고 있는 지질의 가수분해에 의하여 생성된 것이다. 또한 β-sitosterol, stigmasterol 및 campesterol과 daucosterol도 분리되었으며, cholin을 0.1～0.2% 함유하고 있는데 이것이 人蔘의 강압성분이다. 또 다양한 아미노산과 peptide류, 비타민 A・B_1・B_2・C 등과 포도당, 과당, 맥아당, 자당 등을 함유한다.

【性　味】性은 微溫하고, 味는 甘微苦하다.

【歸　經】脾・肺・心經.

【效能 主治】大補元氣・固脫生津・安神. 治勞傷虛損, 食少, 倦怠, 反胃吐食, 大便滑泄, 虛咳喘促, 自汗暴脫, 驚悸, 健忘, 眩暈頭痛, 陽痿, 頻尿, 消渴, 婦女崩漏, 小兒慢驚, 久虛不復, 一切氣血津液不足.

【解　說】性味가 甘微苦하고 微溫하며 脾肺心 3經에 들어가는 補脾肺心의 要藥이다. 이의 근간은 脾肺臟으로서, 脾臟은 生化의 근원이 되고 肺는 一身의 氣를 주관하므로 補元氣 生津止渴 安神益智 심지어 補虛救急 등의 氣虛 증상에 유효하게 적용될 수 있는 것이다. 傷寒論 113方中 17方에 들어있는 人蔘의 경우에도 그 대부분이 誤治로 체내 津液손상된 경우나 虛證으로 진입한 경우에 응용되었음을 볼 수 있다. 이와 같이 모든 氣虛證과 脾胃氣虛 肺氣不足 心神不安 등에 양호한 효과를 볼 수 있으며, 대량의 出血이나 吐瀉로 인한 虛脫證에 응용되어질 수 있다(예 : 獨蔘湯).

체질상 少陽人의 경우에 人蔘 복용 후 頭痛 怔忡 項强 面赤 不眠 血壓上升(소량 : 상승 대량 : 하강) 등의 부작용이 발생하므로 愼用하여야 한다. 또한 부작용이 나타났을 경우에 竹葉石膏湯이나 竹茹 등을 투여하여 淸熱解毒시키도록 하여야 한다. 人蔘의 사용 시에 부작용이 염려되면 黨參으로 대체하거나 麥門冬 혹은 天門冬을 배합하여 복용시킴으로써 上熱感에 대처하도록 한다(예 : 生脈散).

보통 임상에서는 沙蔘으로 대체하는 방법을 쓰고 있는데, 이는 沙蔘이 補五臟之陰하고 人蔘이 補五臟之陽한다는 취지에서 위에 언급한 방법보다는 덜 효율적이라고 볼 수 있다.

또한 出産婦중 특히 少陽人의 경우 退乳작용이 있으므로 海蔘으로 대체하여 응용되었다(예 : 加味八珍湯)

【炮　製】蘆頭를 제거하고 薄片으로 썰어서 사용한다.

【用　量】2～10g, 大劑는 10～30g.

【禁忌症】1) 潮熱骨蒸, 肺熱咳嗽, 痰壅氣急, 肝陽上亢, 火鬱實熱 등에는 복용을 忌한다. 肺熱에 忌한다는 내용이 많은 문헌에 등장하나, 이는 虛勞에 助火하여 더 큰 손실을 일으킬 수 있음을 설명한 것이다.

2) 특히 肝陽上昇으로 인한 頭暈目赤者에 愼用하여야 하는데,

① 소량의 人蔘은 혈관을 수축하여 혈압을 상승시킨다.

② 氣盛者 實者의 경우에는 不眠症을 더욱 심하게 하여 睡眠방해가 된다.

③ 고혈압환자에게 다량을 사용할 때에는 腦充血을 일으킨다. 그래서 180㎜Hg 이상에는 신중을 기하는 것이 좋다(최근에 들어 중국의 고혈압처방에 인삼이 거의 사용되어 있지 않음에 유의)

3) 장기간 복용 시

① 頭痛 不眠 動悸 血壓上升이 올 수 있으므로 주의하고 이런 경우에 복용을 중지하면 정상 회복된다.

② 복용하여 熱性이 심해질 경우가 있으므로 麥門冬이나 天門冬을 가하여 쓰도록 한다. 특히 여름에는 熱을 조장할 우려가 있으므로 되도록이면 겨울에 상용하도록 한다.

4) 外感과 內傷 특히 濕阻熱盛의 경우에 愼用한다. 中風熱 傷寒熱證의 感冒 전염병성熱證 등에는 조심한다.

5) 일반적으로 인삼 복용 시 蘿菔과 茶葉을 損氣의 이유로 忌하며, 藜蘆와는 相反한다.

【配合例】① 黃芪 白朮 當歸 柴胡 升麻 등을 배합하여 中氣虛弱 勞役太甚으로 인한 病證에 이용한다(예 : 補中益氣湯)

② 白朮 茯苓 등을 배합하여 脾胃衰弱으로 인한 病證에 이용한다(예 : 四君子湯).

③ 五味子 麥門冬 등을 배합하여 熱傷津液과 口渴汗多 氣息虛弱의 병증을 치료한다(예 : 生脈散).

④ 當歸 山藥 猪腰子 등을 배합하여 氣血雙虧의 神志失養의 병증인 怔忡 失眠 自汗 등을 치료한다(예 : 人蔘湯).

⑤ 當歸 龍眼肉 酸棗仁 遠志 등을 배합하여 憂思로 勞傷心脾하여 健忘怔忡한 경우를 치료한다(예 : 歸脾湯).

西 洋 參 [本草從新]

Panacis Quinquefolii Radix

異 名 : 西洋人參[本草從新] · 洋參[藥性考] · 西參[增訂僞藥條辨] · 花旗參 · 廣東人參[中國藥用植物誌]

【基 原】두릅나무과(五加科 ; Araliceae)에 속한 多年生草本인 서양삼 *Panax quinquefolium* L.의 根으로, 3~6년생을 가을철에 채취하여 가는 뿌리를 제거하고 햇볕에 건조한다.

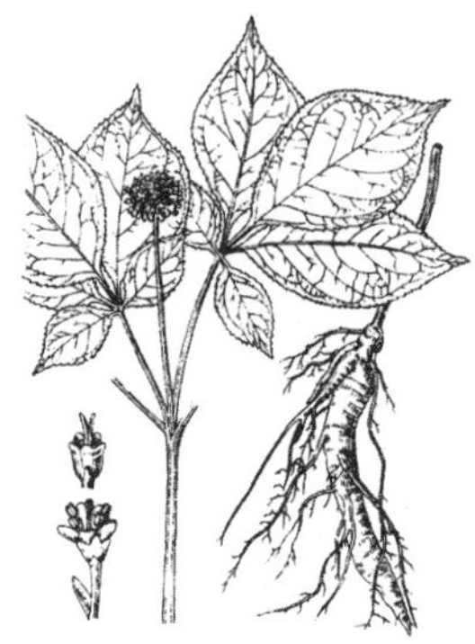

서양삼
Panax quinquefolium

【性 狀】 마른 뿌리는 약간 원기둥 모양을 이루고 방추형이며, 길이는 2~6cm이고, 굵기는 0.5~1cm이다. 표면에는 좁은 가로 주름과 불규칙한 세로 주름이 있으며, 정단에는 좁은 무늬가 촘촘하고 고리 모양의 주름이 있다. 절단면은 평탄하고 연한 황색이고, 암색을 띤 형성층의 고리가 있으며, 다수의 적갈색 樹脂管 및 細管이 산재해 있다. 가공의 차이에 따라서 粉廣西洋蔘과 原皮西洋 2종으로 나눈다. 야생과 재배에 따라 성상이 약간 다르다.

【産 地】미국, 캐나다, 프랑스에서 주로 생산되며, 특히 미국 위스콘신주가 최대 생산지다. 중국에서도 재배된다.

【成 分】서양삼은 Rb1, Rb2, Rc, Rd, Re, 및 Rg1등 ginsenosides류, pseudoginsenoside F11, 그리고 falcarinol (panaxynol), panaxydol 등의 polyacetylenes과 arginine 등의 아미노산 등을 함유한다.

【性 味】性은 寒하고, 味는 苦 · 微甘하다.

【歸 經】心 · 肺 · 腎經.

【效能 主治】補氣養陰 · 淸熱生津. 肺腎陰虛, 氣陰兩虛, 津液虧虛, 腸熱便血 등의 병증을 치료한다.

【解 說】性味가 苦微甘, 寒하여 補氣養陰 · 淸肺火 · 生津液의 효능이 양호하므로 氣陰虛하면서 火가 있을 때 응용한다. 肺 · 腎經에 작용하여 補氣養陰하고 淸肺火하는 효능이 있으므로 肺腎陰虛火旺으로 인한 咳喘, 痰少 혹은 痰中帶血의 병증을 치료한다. 또한 補氣養陰 · 生津 작용이 있으므로 外感의 熱病이나 內傷病이 오래 됨으로 인한 氣陰兩傷, 煩倦口渴의 병증을 치료하며, 淸火작용이 있어 氣陰兩虛의 熱盛者에게 응용한다. 養陰生津작용이 양호하여 津液虧虛로 인한 口乾, 舌燥 등의 병증을 치료한다.

【炮 製】蘆頭를 제거하고 薄片으로 썰어서 사용한다.

【用　量】3～6g.

【禁忌症】性寒하여 中陽虛衰・寒濕中阻에는 忌하고 藜蘆와는 相反한다.

【配合例】① 甘草 麥門冬 竹葉 知母 石斛 黃連 등과 배합되어 小便短赤, 身熱有汗, 心煩口渴. 中暑 등의 병증을 다스린다(예 : 王氏淸暑益氣湯).

黨　參 [本經從新]

Codonopsis Pilosulae Radix

異 名 : 上黨人參[本經逢源]・防風黨蔘[本草從新]・黃參・防黨參・上黨參[百草鏡]・獅頭參[綱目拾遺]・中靈草[靑海藥材]・蔓參

【基　原】초롱꽃과(桔梗科 : Campanulaceae)에 속한 다년생초본인 만삼(黨參) *Codonopsis pilosula* (Fr.) Nannf. 또는 川黨參 *C. tangshen* Oliv., 素花黨參 *C. pilosula* var. *modesta* L. T. Shen의 根으로, 가을에 채취하여 지상부를 제거하고 泥土를 씻어내어 曬乾한다.

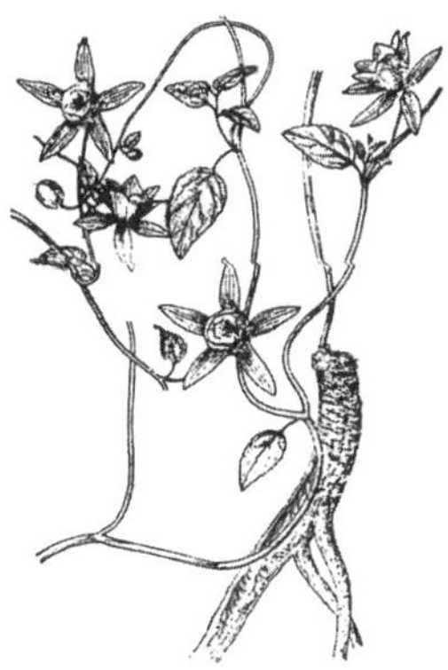

만삼
Codonopsis pilosula

【性　狀】圓柱形～긴 紡錘形으로 때로는 곁뿌리가 있으며 길이 10～35㎝, 지름 4～20㎜이다. 바깥 면은 黃褐色～灰褐色이고 根頭部에 줄기자국과 싹의 돌기가 있으며 根頭部 아래에는 불규칙한 가로주름이 많고 아래로 갈수록 적다. 質은 단단하면서도 질기며, 꺾은 면은 평탄하고 방사상의 무늬가 있다. 皮部는 엷은 黃色～엷은 褐色이고 木部는 엷은 黃色이다. 특이한 방향이 있고 맛은 조금 달다. 黃褐色이고 길이 15㎝ 지름 10㎜ 이상인 것이어야 한다.

【產　地】우리나라 강원도 등의 깊은 산속에 자생 혹은 재배하며, 중국에서는 東北지방과 山西, 陝西, 甘肅, 四川 등에 분포한다.

【成　分】대부분이 당류이며, 이 외에 saponine과 미량의 alkaloid, sucrose, protein, 비타민 B_1・B_2 등을 함유한다.

【性　味】性은 平하고, 味는 甘하다.

【歸　經】脾・肺經.

【效能 主治】補中益氣・健脾益肺. 治脾胃虛弱, 氣血兩虧, 體倦無力, 食少, 口渴, 久瀉, 脫肛, 虛喘咳嗽.

【解　說】補氣力은 인삼에 미치지 못하나 不燥不膩하고 그 性이 緩和하여, 補氣하는 가운데 養血의 효능이 있어 氣虛血虛에 응용될 수 있다. 특히 補氣효능은

人蔘과 기본적으로 비슷하여 일반적으로 補益劑중 人蔘이 체질상 맞지 않는 경우 등에 응용이 가능하다.

즉 人蔘의 熱性을 대체할 수 있는 약물이다. 보통 임상에서 이러한 경우에 沙蔘이 응용되나, 蔓參의 대용이 더욱 이론적으로 합리적이라고 볼 수 있다. 그러나 風熱外感의 경우에는 蔓參의 益肺작용이 沙參의 苦寒으로 肺氣를 泄함보다는 못하므로, 人蔘대용으로 沙參이 적합하다. 아울러 補益劑중 人蔘 대신 응용하는 경우가 많으나 虛脫 證候가 심할 때에는 人蔘으로 쓰는 것이 마땅하다. 특히 平補의 약으로서 여성에게 효과가 양호하다. 구별하자면 沙蔘은 補陰藥에 속하여 淸肺기능강화를 목적으로 하고 蔓參은 補氣藥에 속하며 이론적으로는 人蔘 대용품으로 더욱 적합하다고 볼 수 있다.

【炮　製】① 일반적으로 生用하고 補脾肺 효능을 증강시키고자 할 때는 蜜炙(蔓參 500g당 煉蜜 125g)・麩炒(蔓參 500g당 麩皮 95g)하여 사용한다.

② 蘆頭를 제거하라 하였으나 이는 諸參의 蘆頭를 비약용부위 혹은 약효저해부위로 본 내용으로(예 : 인삼의 蘆頭) 큰 의미는 없다.

【用　量】6~16g 大劑는 30~60g.

【禁忌症】邪實인 경우 특히 中滿者에 忌하며 藜蘆와는 相反하며 五靈脂와는 相殺한다.

【配合例】① 白朮 白茯 등을 배합하여 補脾氣작용을 나타낸다(예 : 四君子湯).

② 炙黃芪 白朮 龍眼肉 등을 배합하여 氣血兩虛에 이용한다(예 : 代蔘膏).

③ 麥門冬 五味子 등을 배합하여 久病이나 邪熱로 인한 氣陰兩傷의 輕症에 응용되나 인삼보다 약하다(예 : 生脈散).

④ 黃芪 五味子 등을 배합하여 補肺益氣작용으로 肺氣虧虛로 인한 咳嗽喘息을 치료한다(예 : 補肺湯).

黃　芪 [本經]

Astragali Radix

異 名 : 黃耆[本經]・王孫[藥性論]・綿黃芪[本草圖經]・羊肉[日華子]・綿芪[藥品化義]

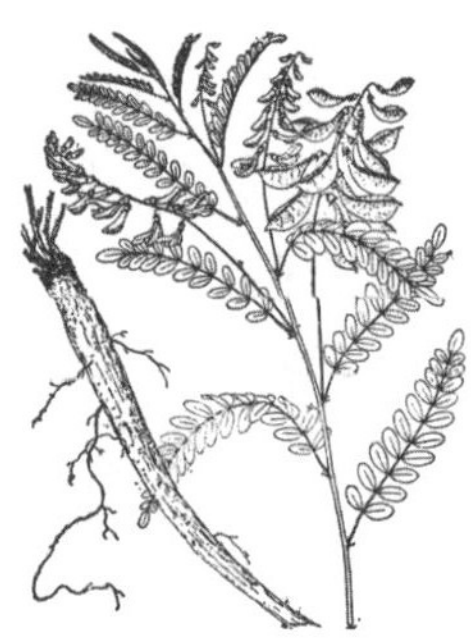

황기
Astragalus membranaceus

【基　原】콩과(豆科 ; Leguminosae)에 속한 다년생초본인 황기(膜莢黃芪) *Astragalus membranaceus* Bunge 또는 蒙古黃芪 *A. mongholicus* Bunge의 周皮를 거의 벗긴 根으로, 봄과 가을에 채취하여 鬚根과 頭部를 제거하고 曬乾한다.

【性　狀】가늘고 긴 圓柱形을 이루고 길이 30~100㎝, 지름

7~20㎜이며 드문드문 작은 가지뿌리가 붙어 있으나 分枝되는 일은 없고 根頭部 가까이에서는 약간 꼬여지고 줄기의 殘基가 남아 있다. 표면은 엷은 褐黃色 또는 엷은 褐色이며 灰褐色의 코르크층이 군데군데 남아 있고 불규칙한 거친 세로주름과 가로로 皮目같은 모양이 보인다. 質은 단단하고 절단하기 힘들며 단면은 섬유성이다. 냄새가 거의 없고 맛은 조금 달다.

【産 地】 우리나라의 경북, 강원, 함남 북의 산지와 고산에 분포되어 자생하는데 현재는 전국 각지에서 재배하며, 중국에서는 山西, 黑龍江, 內蒙古에서 주로 생산된다.

【成 分】 Saponin으로 acetylastragaloside I, soyasaponin I, isoastragaloside I, II, astragaloside I, II, III, IV, V, VI, VII, VIII등을 함유한다. 또한 flavonoid로 formononetin, calycosin, afrormosin, odoratin 등을 함유한다. 이 외에도 isoflavan 및 pterocarpan계 성분, 자당, glucuronijc acid, 점액질, 아미노산, 苦味質, choline, betaine, 엽산 등을 함유한다.

【性 味】 性은 溫하고, 味는 甘하다.

【歸 經】 肺·脾經.

【效能 主治】 ① 生用 : 益衛固表, 利水消腫, 托毒, 生肌. 治自汗, 盜汗, 血痺, 浮腫, 癰疽不潰, 潰久不斂

② 炙用 : 補中益氣. 治內傷勞倦, 脾虛泄瀉, 脫肛氣虛血脫, 崩帶, 一切氣衰血虛之證.

【解 說】 性味가 甘溫하고 脾肺經에 작용하여 生用하면 補氣固表하는 효능이 있어 止汗하고 陽氣를 溫運케 하여 利水消腫하는 효능을 나타내며 아울러 正氣를 鼓舞시켜 托毒生肌시킨다. 炙用하면 補脾益氣하면서 陽氣를 昇擧시키고 肌表에 작용하여 補氣昇陽하므로 元氣가 下陷한 것을 昇擧케 하고 補氣하므로써 生血한다.

그러므로 生用하여 表虛不固로 인한 自汗盜汗, 氣虛失運으로 인한 小便不利와 皮膚水腫, 氣血不足으로 인한 瘡癰內陷과 膿成不潰 혹은 潰久不斂 등에 모두 우수한 효과를 나타낸다. 또한 炙用하여 脾肺氣虛로 인한 少氣懶言과 食少便溏, 中氣下陷으로 인한 久瀉脫肛과 子宮下垂, 氣가 攝血하지 못하여 나타나는 崩漏便血 등 氣虛로 인한 血虛와 津液虧損證에 응용된다. 黃芪 人蔘 黨參은 모두 補氣하는데 人蔘은 補氣작용이 강하고 또한 능히 生津과 安神시키는 효능이 있으며 黨參은 甘平性緩하여 오로지 脾肺를 補하고 益氣하고 黃芪는 補氣작용이 비록 人蔘에는 미치지 못하나 補氣昇陽시키고 固表托毒 및 利水消腫의 작용은 人蔘과 黨參보다 우수하다.

즉 黃芪는 대표적인 補氣固表劑이며 收斂性强壯藥으로서 古人들은 瘡口不斂의 要藥·水腫의 要藥·脾虛泄瀉의 要藥·補散兼施의 要藥 등으로 이를 설명하고 있다.

또한 黃芪는 다른 補氣藥에 비교할 때 차이점을 가지고 있다. 즉 益氣補虛부문의 장점을 보면, 人蔘과 배합되어 補氣작용이 증강되고, 附子와 배합되면 溫中助陽하며, 白朮과 배합되면 補氣健脾하고, 當歸와 배합되면 益氣生血한다. 아울러 扶正祛邪부문에 장점을 가지고 있는데, 防風과 배합되면 補散兼施하며, 金銀花와 배합되면 內補托毒하고, 活血祛瘀通絡藥과 배합되면 中風偏枯半身不遂 등에 응용된다.

【炮　製】益衛固表에는 生用하고 補中益氣에는 蜜炙用(黃芪 500g당 煉蜜 185g)한다.

【用　量】4～16g, 大劑는 40～80g.

【禁忌症】諸實證, 陽證 또는 陰虛陽盛의 경우는 忌하며 龜甲, 白鮮皮를 忌한다.

【配合例】① 生地黃 熟地黃 當歸 黃連 黃栢 黃芩 등과 배합되어 身體虛弱으로 인한 自汗盜汗證을 치료한다(예 : 當歸六黃湯).

② 防己 白朮 甘草 등과 배합되어 虛證의 風濕이나 水腫 身重痛自汗 등에 氣虛證을 겸했을 때 이용한다(예 : 防己黃芪湯).

③ 當歸 川芎 皂角刺 穿山甲 등과 배합되어 正氣부족으로 인한 久不潰破 혹은 潰久不斂을 치료한다(예 : 透膿散).

④ 當歸尾 川芎 桃仁 紅花 蚯蚓 등과 배합되어 半身不遂 口眼歪斜 등의 중풍후유증에 의식이 뚜렷하고 체온이 정상일 때 즉 출혈이 멎었을 때 사용한다(예 : 補陽還五湯).

⑤ 人蔘 白朮 當歸 升麻 柴胡 陳皮 등과 배합되어 氣下陷의 病證을 치료한다(예 : 補中益氣湯).

白　朮 [本經]

Atractylodis Rhizoma Alba

異 名 : 山薊・楊枹薊[爾雅]・朮[本經]・山芥・天薊[吳普本草]・山薑[廣雅]・山精[神藥經]・冬白朮[別錄]

【基　原】국화과(菊花科 : Compositae)에 속한 다년생초본인 삽주(關蒼朮) *Atractylodes japonica* Koidz. 또는 白朮 *A. macrocephala* Koidz.의 根莖으로, 霜降부터 立冬 사이에 채취하여 莖葉과 泥土를 제거하고 曬乾한 후 다시 鬚根을 제거한 것이다.

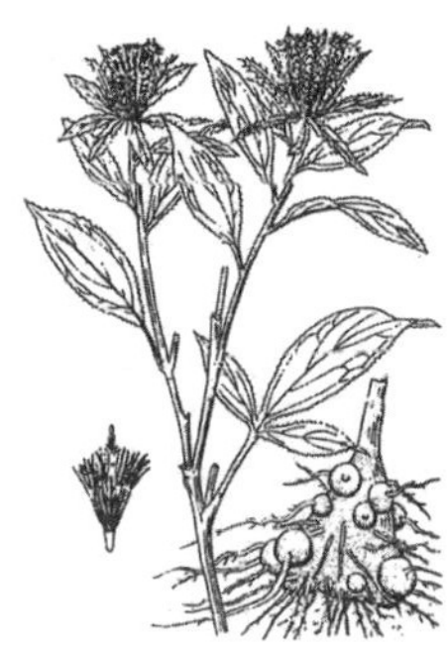
삽주
Atractylodes japonica

【性　狀】고르지 않은 덩어리 또는 일정하지 않게 구부러진 圓柱狀으로 길이 3～8㎝, 지름 2～3㎝이다. 바깥 면은 옅은 灰黃色～옅은 黃白色으로 군데군데 灰褐色을 띠고 잘 꺾이지

않으며 꺾은 면은 섬유성이다. 이 약의 횡단면을 현미경으로 보면, 周皮에는 석세포층이 있고 皮部의 유조직 속에는 때때로 篩管의 바깥쪽에 접하여 섬유 속이 있으며 방사조직의 말단부에는 淡褐色～褐色의 내용물을 가진 油室이 있다. 木部에는 큰 髓를 둘러싸고 방사상으로 배열된 짧은 지름의 導管과 이를 둘러싼 큰 纖維束이 있다. 髓 및 방사조직 중에는 皮部에서와 같이 油室이 있고 유조직 중에는 inulin의 작은 球晶 및 수산칼슘의 針狀結晶을 함유한다. 특이한 냄새가 있고 맛은 약간 쓰다.

【産　地】삽주는 우리나라 각지에 분포하고 중국에서는 東北지구에 분포하며, 白朮은 중국의 浙江省에서 대량 재배하고 있으며 다른 지역에서도 많이 재배되고 있다.

【成　分】백출은 정유 2～3%를 함유하고, 그중 3-β-hydroxy-atractylon, atractylon, atractylenolide Ⅰ, Ⅱ, Ⅲ 등이 있다. Sesquiterpene 배당체로서 atractyloside A, B, 10-epi-atractyloside A를 함유하며, 다당체로서 atractan A, B, C 등을 함유한다. 그 외에 2-furaldehydepolyacetylene, acetaldehyde 등을 함유한다

【性　味】性은 溫하고, 味는 苦甘하다.

【歸　經】脾・胃經.

【效能 主治】健脾益氣・燥濕利水・止汗安胎. 治脾虛食少, 腹脹泄瀉, 痰飮眩暈, 水腫, 自汗, 胎動不安.

【解　說】性味가 苦甘溫한데 甘溫은 補中하고 苦溫은 燥濕하므로 中焦에 들어가 脾胃를 補益하는 要藥이 되고, 비록 補氣작용은 비교적 약하나 溫燥의 성이 강하여 능히 脾陽을 補하여 준다. 또한 脾氣가 健運하게 되면 水濕의 化濕대사를 촉진할 수 있으므로 肌表가 견고하게 되어 固表止汗의 효능이 있으며, 姙娠중의 足腫이나 胎動不安의 증상에도 응용되는 安胎要藥인데 이는 健脾시켜 補氣의 효능을 이용함이다.

【炮　製】① 生用 : 燥濕利水(蒼朮을 사용해도 가능하다)

炒用 : 補氣健脾(補脾기능을 강화하고자 함이다)

炒焦 : 健脾止瀉(止瀉力을 강화하고자 함이다)

② 米泔浸 : 潤燥와 補脾를 목적으로 燥性을 감약시키기 위한 방법이다.

黃土炒 : 健脾(白朮 500g당 黃土 125g)

麩炒 : 消脹(白朮 500g당 麩皮 185g정도)

【用　量】4～16g, 大劑는 30g.

【禁忌症】性이 溫燥하여 多服하면 傷陰의 우려가 있으며 陰虛內熱 또는 津液虧耗燥渴의 경우에는 忌한다.

【配合例】① 人蔘 白茯苓 등을 배합하여 脾胃를 강장케 한다(예 : 蔘苓白朮散).

② 茯苓 桂 등을 배합하여 寒飮으로 인한 泄瀉를 치료한다(예 : 苓桂朮甘湯).
③ 麻黃을 배합하여 風濕病으로 인한 肢體疼痛을 치료한다(예 : 麻黃加朮湯).
④ 人蔘 乾薑 등을 배합하여 整腸劑로서 慢性泄瀉를 치료한다(예 : 理中湯).
⑤ 防風 浮小麥 등을 배합하여 表虛로 인한 自汗을 치료한다(예 : 玉屛風散).

山 藥 [本經]

Dioscoreae Rhizoma

異 名 : 署預[山海經]・薯蕷・山芋[本經]・山藷[別錄]・九黃薑・野白薯[湖南藥物誌]・佛掌薯[藥材學]

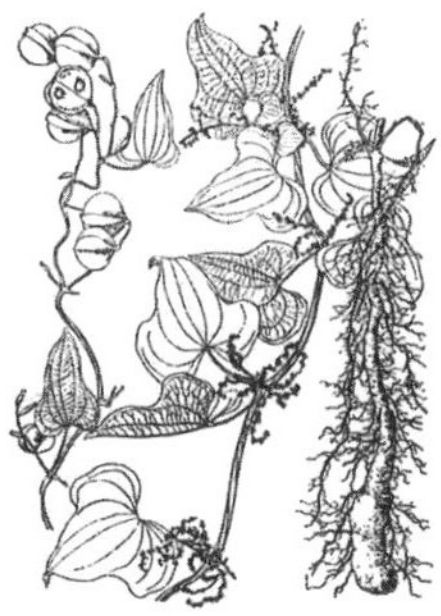

마
Dioscorea batatas

【基 原】마과(薯蕷科 : Dioscoreaceae)에 속한 多年生 纏繞草本인 마(山藥) *Dioscorea batatas* Decne.(=*D. opposita* Thunb.)와 참마(日本薯蕷) *D. japonica* Thunb.의 周皮를 제거한 根莖으로, 11~12월에 채취하여 잡질을 제거하고 세정한 후 竹刀로 外皮를 刮去하여 曬乾 또는 烘乾한다.

【性 狀】圓柱形 또는 고르지 않은 圓柱形을 이루고 길이 5~15㎝, 지름 10~40㎜이며 때로는 세로로 혹은 가로로 자른 것도 있다. 바깥 면은 乳白色~黃色을 띤 흰색이고 꺾은 면은 평탄하고 粉質 또는 각질이며 乳白色이다. 質은 단단하며 꺾어지기 쉽다. 거의 냄새 및 맛이 없다.

【產 地】우리나라 각지에 분포하고 또는 재배되며, 중국에서는 河南省이 주산지이며 각지에서 재배하고 있다.

【成 分】Saponin, 점액, cholin, 전분(16%), glycoprotein과 유리아미노산을 함유하고, 또한 abscisin Ⅱ, polyphenol 소화효소, 비타민 C, dopamine을 함유한다. 점액 중에는 phytic acid, mannan Ia, Ib, Ic가 있다. 점액은 다당류 40%, 단백질 2%, 인 3%와 회분 24%가 함유되어 있는데, 그 중 다당의 80%는 mannose이며, galactose, xylose, fructose, glucose 등이 소량 함유되어 있다.

【性 味】性은 平하고, 味는 甘하다.

【歸 經】脾・肺・腎經.

【效能 主治】補脾養胃・生津益肺・補腎澀精. 治脾虛食少, 久瀉不止, 肺虛喘咳, 腎虛遺精, 帶下, 尿頻, 虛熱消渴.

【解 說】味甘性平하여 補而不滯하고 不熱不燥하는 성질의 平和한 약물로서 補脾

氣하고 益胃陰하며 補肺益腎의 작용을 가지고 있으며 보조약으로 주로 사용된다. 기본적으로 補脾氣의 작용으로 脾陽이 虛하거나 脾陰이 약한 경우에 平補의 작용으로 응용되며, 아울러 肺腎을 補益하고 收斂하는 효능이 있어 固腎澀精하므로 脾虛泄瀉와 肺虛喘咳, 腎虛遺精, 帶下, 尿頻, 消渴 등에 응용된다. 이를 "味甘歸脾色白入肺 液濃益腎"이나 "補土로 能生金 能生水"라고 설명하고 있다.

性이 비교적 和平하므로 용량을 많이 사용하여야 하며, 적게 사용하면 효과를 보지 못한다.

【炮 製】補陰에는 生用하고, 健脾止瀉에는 麥麩炒(山藥 500g당 麥麩 63g) 혹은 土炒(山藥 500g당 黃土粉 125g) 炒黃하며. 저장을 목적으로 蒸하기도 한다.

【用 量】6~30g.

【禁忌症】補益작용이 강하기 때문에 實熱인 實邪의 병증과 濕盛中滿者나 積滯가 있는 경우에는 忌한다.

【配合例】① 人蔘 白朮 白茯苓 薏苡仁 蓮肉 桔梗 砂仁 白扁豆 등을 배합하여 大病後調理脾胃의 목적으로 사용되며 脾虛泄瀉와 食少倦怠 등을 치료한다(예 : 蔘苓白朮散).

② 薏苡仁을 배합하여 泄瀉 小便不利 등을 치료한다(예 : 薯蕷薏苡湯).

③ 黃芪 葛根 知母 天花粉 山茱萸 鷄內金 五味子 등을 배합하여 消渴을 치료한다(예 : 玉液湯).

④ 熟地黃 山茱萸 五味子 등을 배합하여 肺虛喘咳 등에 納氣平喘하는 목적으로 이용된다(예 : 都氣丸).

⑤ 熟地黃 山茱萸 澤瀉 등을 배합하여 腎虛遺精 등에 固腎益精작용을 한다(예 : 六味地黃丸).

白 扁 豆 [別錄]

Dolichoris Semen

異 名 : 藊豆[別錄] · 南扁豆[滇南本草] · 蛾眉豆[綱目] · 羊眼豆[藥品化義] · 眉豆[中藥志] · 扁豆

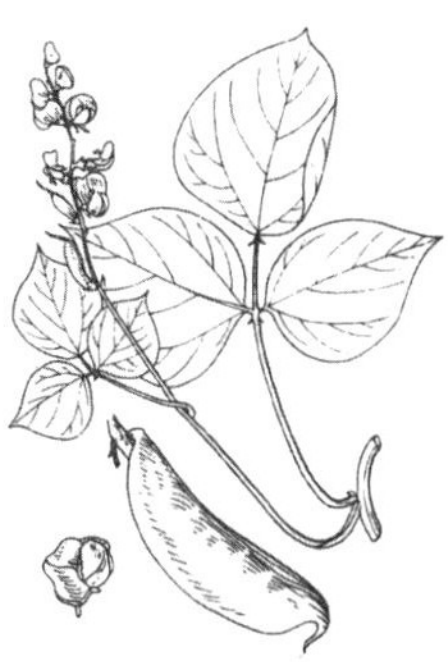

편두
Dolichos lablab

【基 原】콩과(豆科 : Leguminosae)에 속한 1년생 纏繞草質藤本인 편두(까치콩, 扁豆) *Dolichos lablab* L.의 種子로, 가을에 完熟한 흰색의 種子를 채취하여 曬乾한다.

【性 狀】편평한 橢圓形~편평한 卵圓形이고 길이 0.8~1.2㎝,

너비 0.6~0.9㎝, 두께 0.4~0.7㎝이다. 바깥 면은 黃白色이고 매끄럽고 광택이 있으며 한쪽 가장자리에는 반달 모양의 種臍가 있다. 種皮는 얇고 각질로 되어 있으며 내부에는 子葉이 2개 있고 살이 쪘으며 黃白色으로 質은 단단하다. 콩 비린내가 있고 맛은 조금 달다.

충실하며 白色이고 알이 고른 것이어야 한다.

【產　地】우리나라 각지에서 재배한다.

【成　分】정유물질을 0.62% 함유하는데, 여기에는 palmitic acid, linoleic acid, elaidic acid, oleic acid 등이 있다. 또한 trigonelline, methionone, leucine, 비타민 등을 함유한다.

【性　味】性은 微溫하고, 味는 甘하다.

【歸　經】脾・胃經.

【效能 主治】健脾和中・消暑化濕. 治脾胃虛弱, 暑濕吐瀉, 脾虛嘔逆, 食少久泄, 水停消渴, 赤白帶下, 小兒疳積.

【解　說】性味가 甘溫하여 補脾하고 芳香化濕작용이 있어 健脾除濕이 주된 작용이 된다. 임상에서는 脾虛有濕 食少 便溏 帶下 혹은 暑濕吐瀉 煩渴 등에 消暑和中의 良藥으로 응용되며 아울러 解毒작용을 가지고 있다.

補脾하되 滋膩하지 않고 芳香化濕하되 燥烈하지 않아(補脾而不滋膩 化濕而不燥烈) 補脾化濕解暑의 良品으로서 健脾鎭靜劑이다. 그러므로 脾虛로 濕邪가 停滯되어 일어나는 泄瀉나 혹은 婦女의 帶下 및 暑濕이 內壅되어 나타나는 吐瀉 등 證에 모두 응용한다. 또한 大病후에 補劑를 투여할 경우에 먼저 本品을 응용하여 正氣를 調養시켜 壅滯가 되지 않게 한다(예 : 蔘苓白朮散).

아울러 解毒劑로서 魚毒과 酒毒을 없애기 위하여 對金飮子나 葛花解醒湯 등에 가미하여 응용되기도 한다.

【炮　製】解暑에는 그대로 사용하며, 健脾胃에는 炒하여 쓴다.

【用　量】4~18g.

【禁忌症】甘溫으로 補氣작용이 있으므로 多食壅氣者나 寒熱과 外邪가 盛할 때는 忌한다.

【配合例】① 人蔘 白朮 白茯苓 山藥 薏苡仁 蓮子肉 桔梗 등을 배합하여 濕濁阻滯로 인한 脾虛泄瀉 등을 치료한다(예 : 蔘苓白朮散).

② 熟地黃 山藥 白朮 乾薑炒黑 吳茱萸 등을 배합하여 脾胃虛寒으로 인한 泄瀉腹痛 冷痢를 치료한다(예 : 胃關煎).

③ 香薷와 배합하여 生冷飮食으로 인한 嘔吐 腹痛 泄瀉나 暑月感冒로 인한 惡寒 發熱 頭重頭痛 無汗胸悶 등을 치료한다(예 : 香薷散).

甘 草 [本經]

Glycyrrhizae Radix et Rhizoma

異 名：美草・蜜甘[本經]・蜜草[別錄]・國老[本草經集註]・䗪草[中國藥用植物誌]

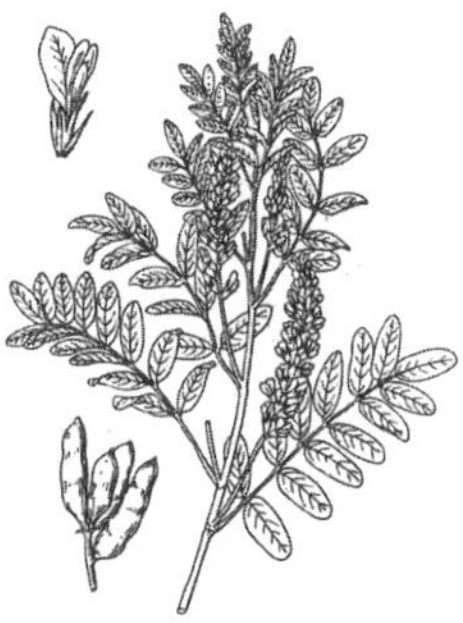

감초
Glycyrrhiza uralensis

【基 原】콩과(豆科：Leguminosae)에 속한 다년생초본인 감초(滿洲甘草) *Glycyrrhiza uralensis* Fisch. 光果甘草 *G. glabra* L. 또는 脹果甘草 *G. inflata* Bat.의 根 및 根莖으로, 봄과 가을에 채취하여 鬚根을 제거하고 曬乾한다.

【性 狀】① 甘 草(滿洲甘草)：뿌리는 圓柱形으로 길이 25~100㎝, 지름은 0.5~3.5㎝이다. 겉껍질은 거칠고 단단하다. 표피는 紅褐色 또는 灰褐色으로 뚜렷한 세로주름과 皮孔 및 드물게는 잔뿌리의 흔적이 있다. 質은 단단하고 꺾은 면은 섬유성을 나타내며 黃白色이고 粉性이다. 皮部와 木部의 경계가 뚜렷하고 방사상의 구조를 나타내며 때로는 방사상으로 찢어진 곳이 있다.

②光果甘草 : 뿌리와 뿌리줄기의 質은 비교적 견실하고 분지하였으며, 外皮는 거칠지 않고 회갈색이며 皮孔이 뚜렷하지 않고, 세로주름이 정연하며 粉性은 적다.

③脹果甘草：뿌리와 뿌리줄기는 木質로 粗壯하고 分技되었으며, 外皮는 거칠고 灰褐色이다. 質은 堅硬하며 木質은 섬유가 많고 粉性은 적다.

【産 地】光果甘草와 脹果甘草는 新疆과 甘肅省에서 주로 산출되며, 甘草(滿洲甘草)는 內蒙古와 甘肅省에 주로 산출되고 다음으로 陝西, 山西, 遼寧, 吉林, 黑龍江, 河北, 青海, 新疆 등에서 생산된다.

【成 分】Triterpene으로 saponin, glycyrrhizin 등을 함유한다. Glycyrrhizin은 glycyrrhizic acid의 2-g1ucuronic acid 배당체로 甘草의 甘味 성분이다. 이 배당체에는 溶血작용은 없으나 glycyrrhetinic acid에는 있다. 甘草根의 가수분해 중에는 uralenic acid가 추출되어 이것이 18α-glycyrrhetinic acid이라는 것이 증명되었으며, 다종의 flavonoid가 분리되었다.

【性 味】性은 平하고, 味는 甘하다.

【歸 經】心・肺・脾・胃經.

【效能 主治】和中緩急・潤肺・解毒・調和諸藥.

① 炙 用：治脾胃虛弱, 食少, 腹痛便溏, 勞倦發熱, 肺痿咳嗽, 心悸, 驚癎.

② 生 用：治咽喉腫痛, 消化性潰瘍, 癰疽瘡瘍, 解藥毒, 食物中毒.

【解　說】性味는 甘平한데 生用하면 解毒하는 효능이 있어 瘡瘍腫毒과 咽喉腫痛을 치료하고, 甘草의 甘緩한 性味는 또한 緩急止痛하는 효능이 있어 脘腹과 四肢의 攣急作痛을 치료한다. 또한 諸藥을 調和하는 효능이 있어 熱藥과 같이 사용하면 그 熱性을 緩和하고, 寒藥과 같이 쓰면 그 寒性을 緩和하며, 補性을 急하게 이르지 않게 하고, 瀉性을 急하게 이르지 않게 한다. 蜜炙하면 性이 微溫으로 변하는데, 甘溫은 補脾益氣시키고 潤肺止咳하여 脾胃虛弱과 肺虛喘咳의 病證을 치료한다. 이와 같이 응용범위가 매우 넓어 12經을 통행하는 약물로 지칭되고 있다. 이를 隨氣藥入氣하고 隨血藥入血하여 無住不可한다고 하였으며, 甘草의 대표적인 異名인 國老도 이러한 연유에서 명명된 것이다.

그러나 일반적으로 甘草는 方劑에서 補助의 약물로 응용되어지고 있는 補助劑이며 矯味劑이고 諸藥을 조화하여 偏勝된 것을 완화시키는 緩和劑이다.

【炮　製】淸熱을 목적으로 할 때 生用하며, 溫中을 목적으로 할 때에는 蜜炙用(甘草 500당 煉蜜 125g)한다.

【用　量】2～12g, 大劑量은 15～30g.

【禁忌症】① 中滿이나 浮腫者(濕盛으로 胸腹脹滿者)는 복용을 忌하는데, 甘草는 中滿을 일으켜 소화 장애를 일으킨다. 아울러 항이뇨작용을 가지고 있으므로 浮腫者는 忌한다.

② 甘遂 大戟 芫花 海藻와의 배합은 瀉下작용을 억제하기 때문에 배합을 禁忌한다(相反). 그러나 海藻는 甘草量을 적게 배합하여 사용한 예가 있다(예 : [證治準繩]의 昆布散, [醫宗金鑑]의 通氣散堅丸, 海藻玉壺湯)

③ 장기간 사용할 때 glycyrrhetic acid가 수분과 Na배설을 억제하여 혈압을 상승시킨다. 문헌에는 오래 사용 시 고혈압이 유발된다 하였다.

【配合例】① 人蔘 茯苓 白朮과 같은 健脾藥과 함께 배합되어 補脾氣작용을 나타낸다(예 : 四君子湯).

② 阿膠 生地黃 麥門冬 麻仁 人蔘 桂枝 등과 배합되어 血虛로 인한 心悸 自汗 脈結代 등에 응용되어 補心氣 振心陽한다(예 : 炙甘草湯).

③ 芍藥과 배합되어 腹中疼痛을 치료한다(예 : 芍藥甘草湯).

④ 麻黃 杏仁과 배합되어 咳嗽氣喘을 치료한다(예 : 三拗湯).

⑤ 黑豆와 배합되어 諸毒을 해독한다(예 : 甘豆湯).

大 棗 [本經]

Zizyphi Fructus

異 名 : 乾棗・美棗・良棗[別錄]・紅棗[梅師方]・膠棗[日用本草]

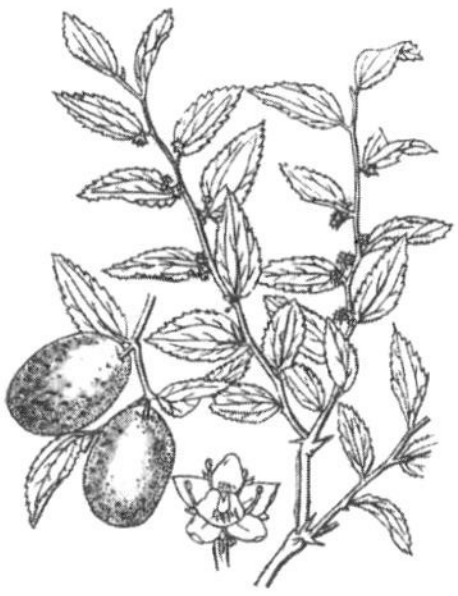
대추
Zizyphus jujuba

【基 原】갈매나무과(鼠李科 : Rhamnaceae)에 속한 落葉灌木인 대추(大棗) *Zizyphus jujuba* Mill. var. *inermis* Rehder 또는 보은대추나무 *Z. jujuba* Miller var. *hoonensis* T. B. Lee의 성숙한 果實로, 가을에 채취하여 曬乾한다.

【性 狀】圓球形~넓은 卵形으로 길이 2~3㎝, 지름 1~2.5㎝이다. 바깥 면은 赤褐色 또는 어두운 赤色으로 쭈글쭈글하고 잔주름이 있으며 약간 광택이 있다. 양쪽 끝은 약간 오목하게 들어갔으며 한쪽 끝에는 花柱, 다른 쪽 끝에는 果柄의 자국이 있다. 外果皮는 얇고 가죽과 같이 질기며 中果皮는 두껍고 어두운 회갈색이며 갯솜같이 부드럽고 점착성이 있다. 內果皮는 단단한 紡錘形으로 한쪽 끝은 뾰족하고 그 속은 2室로 분리되어 납작한 卵圓形의 種子가 들어 있다. 특이한 냄새가 있고 맛은 달다.

【產 地】우리나라 각지에서 栽植한다.

【成 分】주성분은 당으로 건조 중량의 58 ~ 65%이며, 주로 fructose, glucose, sucrose이다. Pentacyclic triterpenoid 성분으로 oleanolic acid, maslinic acid, betulonic acid, betulinic acid 및 alphitolic acid 등을, dammarane triterpenoid 성분으로 zizyphus saponin Ⅰ, Ⅱ, Ⅲ, jujuboside B 등을, benzylalcohol glycosid 성분으로 izybeoside Ⅰ, Ⅱ 등을, vomifoliol glycoside 성분으로 vomifoliol, roseoside, zizyvoside Ⅰ, Ⅱ 등을, 그리고 alkaloid 성분으로 lysicamine, nornuciferine 등을 함유한다. 이외에도 단백질, 당류, 유기산, 점액질, 비타민 A・B_2・C, 미량의 칼슘, 인, 철 등을 함유한다.

【性 味】性은 溫하고, 味는 甘하다.

【歸 經】脾・胃經.

【效能 主治】補脾和胃・益氣生津・調營衛・解藥毒. 治胃虛食少, 脾弱便溏, 氣血津液不足, 營衛不和, 心悸怔忡, 婦人臟躁.

【解 說】甘潤하고 和平하여 능히 補脾和胃하고 또한 益氣生津하며 養心安神하므로 脾胃가 허약하고 營血이 부족한 臟躁證에 쓰이는 약물이다. 대개 生薑과 같이 배합되는데, 이는 生薑이 大棗를 得하면 그 자극성이 완화되고, 大棗가 生薑을 得하면 氣壅을 방지하여 脹滿되는 것을 방지하여 주기 때문이다. 이와 같이 大棗의

甘味와 生薑의 辛味가 적절히 배합됨으로써 營衛를 조화한다.

아울러 大棗는 補益藥 등과 배합되어 汗多로 인하여 傷營되는 것을 방지하고, 攻下藥 등과 같이 배합되어 해당약물의 峻烈한 성질을 완화시켜 줌으로써 邪氣를 攻下함에 있어 正氣가 손상되지 않도록 하는 등의 역할을 한다.

大棗는 한약물 중 대표적인 보조약품중의 하나로서 임상에서의 다양한 활용(强壯緩和劑 生津止渴劑 和胃 등)을 가지고 있으나, 대개가 緩和藥性에 근간을 두고 있다고 설명되어질 수 있다. 대표적으로 임상에서 대부분의 補益藥에 中氣를 補益하는 작용을 나타낼 때 배합(生薑 3片 大棗 2枚)한다.

아울러 辛味나 苦味의 약물의 경우에도 藥味를 교정하는데 응용되어지기도 한다.

【炮　製】蒸熟하여 核을 제거하고 사용한다.

【用　量】2～12개 혹은 10～30g.

【禁忌症】소화 장애를 유발하므로 濕盛으로 인한 脹滿者, 食積, 蟲積, 齲齒作痛 및 痰熱咳嗽者는 복용을 忌한다.

【配合例】① 人蔘 白朮 枳實 등과 배합하여 脾胃虛弱으로 倦怠乏力하며 食少便溏한 경우를 치료한다(예 : 蔘朮健脾湯).

② 小麥 甘草 등과 배합하여 婦人血虛臟躁로 精神不安한 경우에 滋養津液하여 養血安神의 작용을 나타낸다(예 : 甘麥大棗湯).

③ 瀉水逐飮하는 十棗湯(大戟 甘遂 芫花)이나 控涎丹의 경우에 不傷脾胃하고자 棗肉和丸한다.

④ 逐水祛痰하는 葶藶大棗瀉肺湯[金匱要略]의 경우에는 葶藶子와 함께 응용되어 葶藶子의 峻烈한 性을 없애주며 瀉肺平喘하나 不傷肺氣하게 한다.

蜂　蜜 [本經]

Mel

異 名 : 石蜜・石飴[本經]・食蜜[傷寒論]・蜜[金匱要略]・白蜜[藥性論]・白沙蜜[本草衍義]・蜜糖[本草蒙筌]・沙蜜・蜂糖[綱目]

【基　原】꿀벌과(蜜蜂科 : Apidae)에 속한 昆蟲인 양봉꿀벌(意大利蜂) *Apis mellifera* L. 또는 동양꿀벌(東洋蜂) *A. indica* Radoszkowski이 벌집에 모은 甘美物로, 봄부터 가을까지 사이에 채취하여 여과한다.

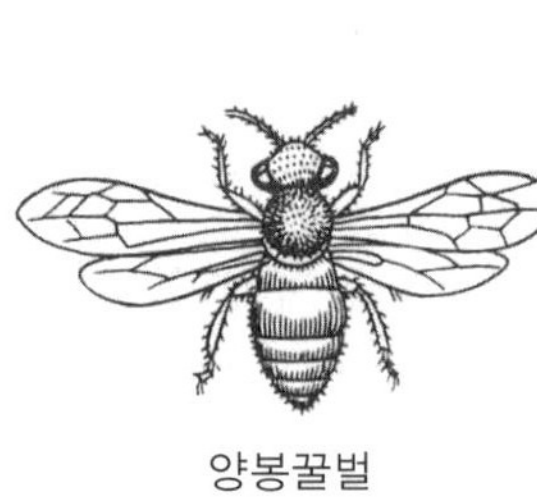

양봉꿀벌
Apis mellifera

【性　狀】반투명하고 광택을 띤 진한 액체로 白色 또는 엷은 黃色 혹은 橘黃色 또는 黃褐色으로, 오래 저장한다든

가 또는 放冷하면 白色의 顆粒狀結晶이 析出한다.

【産　地】우리나라 각지에서 기른다.

【成　分】꿀벌의 종류, 꽃의 종류, 환경 등의 차이에 따라 성분조성의 차이가 많다. 성분은 과당, 포도당으로 그 함유량은 약 70%이다. 또 sucrose, maltose, organic acid 등을 함유한다.

【性　味】性은 平하고, 味는 甘하다.

【歸　經】肺・脾・大腸經,

【效能 主治】補中・潤燥・止痛・解毒. 治肺燥咳嗽, 腸燥便秘, 胃脘疼痛. 外治鼻淵, 口瘡, 湯火燙傷, 解烏頭毒.

【解　說】性이 平하고 味가 甘하여 滋養緩和시키는 功效가 있어 淸熱・補中・生津・潤燥・止痛・止渴・解毒의 효능이 있다. 또한 緩은 急을 없애므로 心腹肌肉瘡瘍의 痛症을 止痛시키고, 甘味는 解毒하고 潤燥하며 百藥을 調和하는 효능이 甘草와 비슷하다. 따라서 五臟不足과 燥結不解, 營衛不調, 三焦失職, 心腹急痛, 肌肉瘡瘍, 肺燥乾咳, 腸燥便秘 등 證에 적용한다.

일반적으로 生蜜은 性이 涼하여 淸熱하므로 이에 맞추어 止痛解毒의 목적으로 사용되고, 熟蜜은 性이 溫하여 補中하므로 이에 맞추어 補中潤燥하는 목적으로 사용되어진다. 또한 補中潤肺작용으로 滋補의 丸藥이나 膏劑 등의 경우에 賦形劑로서도 응용되고 있다.

【炮　製】文火를 사용하여 煉蜜한 후 浮末을 걷어내고 사용한다.

【用　量】3～15g, 大劑는 40g.

【禁忌症】甘溫으로 滋潤性을 지니고 있기 때문에 濕熱積滯, 胸痞不舒의 경우와 便溏 및 泄瀉者는 愼用한다.

【配合例】① 生地黃 白茯苓 人蔘 등을 배합하여 補脾和胃 益氣生津 調營衛하는 상용 약품이 된다(예 : 瓊玉膏).

② 阿膠 등을 배합하여 老人性便秘에 응용되며 주로 當歸와 熟地黃 黑芝麻와 같은 養血潤腸약물과 많이 배합된다(예 : 膠蜜湯).

③ 梔子 大黃 杏仁 등을 배합하여 煩躁를 없애고 諸熱을 瀉하여 解毒한다(예 : 蜜製解毒丸).

제2절 補 陽 藥

인체의 陽氣를 북돋아 陽虛證을 제거 혹은 改善하는 약물을 補陽藥이라고 한다. 陽虛證은 心陽虛, 脾陽虛, 腎陽虛 등 證을 포괄한다. 腎은 元陽이므로 人體臟腑에 대하여 溫煦生化하는 작용이 있는데, 陽虛諸證은 종종 腎陽虛와 밀접한 관계가 있어 補陽藥은 주로 腎陽을 補하는 약물이다. 아울러 心陽을 북돋아 주고 脾陽을 따뜻하게 하는 작용을 나타낸다. 한편 단순하게 中下焦를 따뜻하게 하는 약물인 肉桂 桂枝 附子 砂仁 등은 해당 章에서 서술한다.

腎陽을 補하는 약물은 일반적으로 腎陽을 溫補하는 외에 많은 약물들이 益精髓, 健筋骨하므로 腎陽虛로 인한 神疲肢冷, 腰膝酸軟, 尿頻遺尿, 陽痿遺精, 舌淡脈沈 등 證 외에도 精髓不足, 頭暈耳鳴, 不孕不育 혹은 筋骨不健, 手足痿軟, 小兒行遲, 齒遲의 病證에도 사용할 수 있다. 아울러 腎陽이 衰微하면 脾胃를 溫運하지 못하여 腹瀉를 일으킬 수 있고, 腎陽이 不足하여 腎이 納氣하지 못하면 喘促을 일으킬 수 있다. 그러므로 腎陽을 補하는 많은 약물들이 脾腎兩虛로 인한 泄瀉와 肺腎兩虛로 인한 氣喘에 사용된다.

인체의 陰陽과 臟腑 사이의 生理, 病理 관계와 각 약물들의 특점을 기초로 하여 補陽藥은 임상에 있어서 보통 溫裏藥, 補肝腎藥 그리고 補脾氣, 補肝氣하는 약물들과 배합된다.

補陽藥은 그 성질이 대부분 溫燥하므로 陽虛하되 陰血이 不足한 경우에는 약물의 배합에 주의를 기울여 補陽助火와 暗耗陰血의 폐단을 피하여야 한다.

鹿　茸 [本經]

Cervi Parvum Cornu

異 名 : 班龍珠[瀋寮方]

【基　原】 사슴과(鹿科 : Cervidae)에 속한 매화록(梅花鹿) *Cervus nippon* Temminck, 마록(馬鹿) *C. elaphus* Linne 또는 대록(大鹿) *C. canadensis* Erxleben의 수사슴의 털이 밀생하고 아직 골질화되지 않았거나 약간 골질화된 어린 뿔을 자른 다음 말린 것이다.

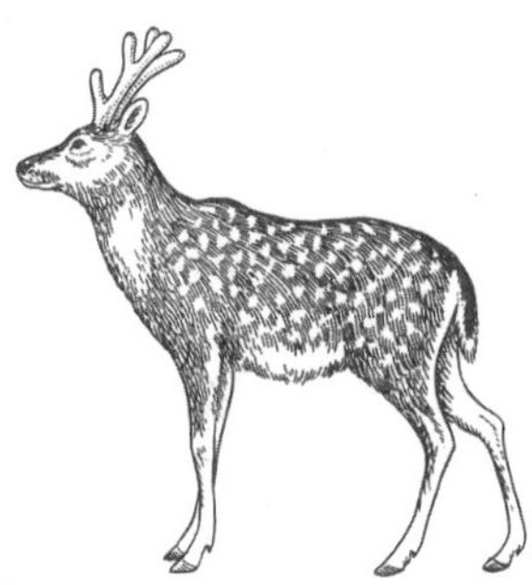
매화록
Cervus nippon

【性　狀】 ① 화녹용(花鹿茸) : 圓柱狀으로 分枝되어 길이 10~50㎝, 지름 4~5㎝이다. 바깥 면은 黃褐色~褐色의 바탕에 赤黃色~褐黃色의 부드러운 털이 밀생되어 있다. 이 털은 위쪽으로 갈수록 많다. 절단면은 많은 구멍이 있어 해면상을 이루고 엷은 黃色이다.

② 마녹용(馬鹿茸) : 圓柱狀으로 分枝되어 길이는 40~70㎝, 지름 4~6㎝이다. 바깥 면은 灰綠色의 바탕에 灰

色~灰黑色의 털이 밀생되어 있다. 절단면은 많은 구멍이 있어 해면상을 이루고 세로로 자른 면을 보면 윗부분은 엷은 黃色 혹은 紫赤色이며 아랫부분은 灰白色이다. 質은 가볍고 딱딱하다.

【產 地】매화록은 중국의 東北, 華北, 華東, 華南 지역에 분포되어 있다. 현재 야생하는 것은 비교적 적고 각지에서 사육하고 있다. 마록은 內蒙古, 東北, 西北 지역에 분포되어 있다. 마록과 극히 유사한 종으로 와피티(Wapiti, *Cervus canadensis*)가 있는데 북아메리카 북서부, 아시아 중동부에 분포하며 더러 마록의 亞種으로 취급되기도 한다. 미국에서는 엘크라고도 불리며 지금은 우리나라 등 여러 나라에서 사육되고 있다.

【成 分】여러 종류의 아미노산을 함유한다. 그중에서 proline, lysine, serine의 함량이 가장 높다. 녹용의 상대에는 amine류를 다량 함유하는데, 그중에서 spermine, spermidine, putrescine이 풍부하다. 녹용의 중대와 하대에는 골화가 많이 진행된 상태이며 spermidine의 함량이 감소되어 있다. 이 외에도 collagen, estrone, proteolipid 등을 함유한다.

【性 味】性은 溫하고, 味는 甘鹹하다.

【歸 經】腎・肝經.

【效能 主治】補腎陽・益精血・强筋骨・調衝任・托瘡毒. 治陽痿滑精, 宮冷不孕, 羸瘦, 神疲, 畏寒, 眩暈, 耳鳴, 耳聾, 腰脊冷痛, 筋骨痿軟, 崩漏帶下, 陰疽不斂.

【解 說】性味가 甘鹹, 溫하며 肝腎 2經을 峻補하는 要藥이 된다. 腎陽과 精血이 부족하게 되면 陽痿, 遺精, 滑泄, 腰膝痠軟, 筋骨無力, 頭暈耳鳴 및 精神不振 등의 증상이 나타난다. 鹿茸은 補腎陽, 益精血, 充腦髓 및 壯精神의 효능이 있으므로 위의 병증이 나타날 경우에 사용하면 그 체력을 회복하여 앞에서 서술한 병증을 개선할 수 있다.

陰虛火衰, 衝任不固하게 되면 帶下淸稀, 崩漏不止 및 不孕 등의 증상이 나타난다. 鹿茸은 溫腎煖宮의 작용이 있어 調經 및 助孕하도록 하며 또한 子宮을 수축시켜 止血하므로 固崩의 효능도 가지고 있다.

精血은 同源이어서 血虧한 상태가 오래되어 회복되지 못하면 반드시 腎精에 손상을 주게 된다. 鹿茸은 補腎陽・益精血의 효능이 있으므로, 血虛의 重證에 陽氣衰微하고 消瘦羸弱한 경우에 사용할 수 있다.

인체 臟腑의 생리에서 腎藏精, 腎主骨, 肝藏血, 肝主筋의 작용이 있으므로 精血이 부족하게 되면 筋骨이 無力하게 된다. 만약 소아의 발육이 불량하면 筋骨軟弱・行遲・齒遲・龜背鷄胸하게 되고 顖門不合의 증상도 나타나게 된다. 鹿茸은 補精血・壯筋骨하여 생장 발육을 촉진시킬 수 있으므로 단일 약재를 사용하여도 효과가 나타날 수 있다.

【炮　製】사용할 때에는 털을 제거하여야 하는데, 유리칼로 털을 제거하거나 혹은 불에 그슬려서 살짝 태운 후 검댕을 유리칼로 긁어낸다. 적당한 크기로 잘라서 黃酒를 뿜어서 놓아두거나 술에 담군다. 이후 살짝 찐 후 얇게 잘라 건조시킨다.

【用　量】3～6g.

【禁忌症】純陽의 약물에 해당되므로 腎虛로 인해 火가 있는 경우는 적당치 않으며, 上焦에 痰熱이 있는 경우, 胃에 火가 있는 경우, 陰虛火熾로 인해 吐血 및 下血하는 경우에는 모두 복용해서는 안 된다.

【配合例】① 人蔘 黃芪 菟絲子 桑螵蛸 蓮肉 白茯苓 肉桂 山藥 龍骨 五味子 生薑 大棗 등과 배합하여 下部虛冷・小便過多에 응용된다(예 : 鹿茸補腎丸).

② 當歸 麥門冬 白茯苓 唐木香 靑皮 甘草 등과 배합하여 百日咳를 다스릴 수 있다(예 : 加味歸茸湯).

③ 熟地黃 五味子 當歸 山藥 吳茱萸 附子(炮) 牛膝(酒浸) 肉桂 白茯苓 牧丹皮 澤瀉(酒浸) 鹿角膠 등과 배합하여 虛勞腎虛한 경우에 補腎血・養陽氣의 목적으로 응용된다(예 : 增益歸茸丸).

④ 阿膠 烏賊骨(醋炙) 當歸 蒲黃(半生半炒) 등과 배합하여 婦人의 漏下不止에 응용할 수 있다(예 : 鹿茸散).

鹿　角 [本經]

Cervi Cornu

【基　原】사슴과(鹿科 ; Cervidae)에 속한 매화록(梅花鹿) *Cervus nippon* Temminck, 마록(馬鹿) *C. elaphus* Linne 또는 대록(大鹿) *C. canadensis* Erxleben 및 同屬近緣動物 수사슴의 이미 骨質化된 뿔이다. 老角이 자연적으로 脫角된 것을 채취하기도 하고 또는 老角을 자른 것도 있다.

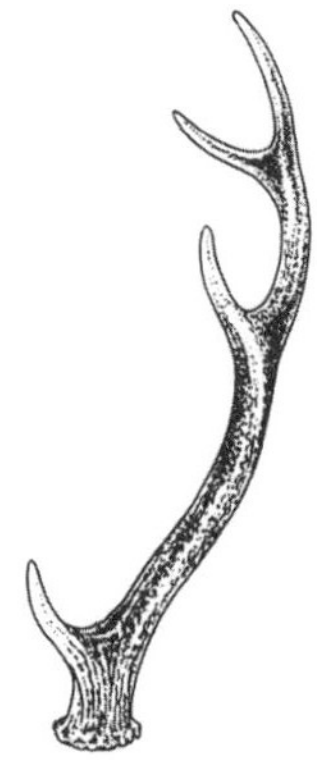

鹿角藥材

【性　狀】圓柱形으로서 手指狀으로 分枝되고 길이 60～100㎝, 지름 4～6㎝이다. 바깥 면은 褐色～엷은 褐色이며 광택이 있고 군데군데에 혹 또는 능선상의 돌기가 있다. 밑 부분의 자른 면은 속이 엉성하고 골수 속에는 혈흔이 있다. 약간 누린 냄새가 나고 맛은 약간 짜다.

【產　地】鹿茸 참조

【成　分】Collagen, $Ca_3(PO_4)_2$, $CaCO_3$ 등을 주로 함유하며, 기타 aspartic acid, threonine, serine 등도 함유한다.

【性　味】性은 溫하고, 味는 鹹하다.

【歸　經】肝・腎經.

【效能 主治】溫腎陽·强筋骨·行血消腫. 治陽痿遺精, 腰脊冷痛, 陰疽瘡瘍, 乳癰初起, 瘀血腫痛.

【解 說】이미 骨化된 雄鹿의 뿔로 煎湯으로 熟用하면 능히 腎陽을 補하여 筋骨을 强壯케 하므로 鹿茸의 代用品으로 응용할 수 있으나 그 효력이 약하다.

硏末로 生用하면 活血消腫하는 효능이 있어 瘡瘍腫毒을 치료하며 內服 또는 外用한다. 다만 이러한 病證이 虛證일 때 마땅하다. 따라서 生用은 주로 助陽活血, 散瘀消腫의 효능이 있으며 炙熟하여 사용하면 肝腎을 溫補하는 작용이 있다.

鹿茸과 비교하여 보면 鹿茸은 肝腎을 峻補하는 약물로 응용하는데 補하는 힘이 鹿角보다 우수하며, 鹿角은 補肝腎하는 효능이 비록 緩弱하지만 活血, 散瘀, 消腫하는 작용이 鹿茸보다 우수하다.

【炮 製】鹿角을 깨끗이 씻고 톱으로 잘라 따뜻한 물에 담갔다가 꺼내 잘라서 햇볕에 말려서 사용한다.

【用 量】4~12g.

【禁忌症】陰虛火旺한 경우에는 복용을 忌한다.

【配合例】① 川牛膝과 배합하여 骨虛極·面腫垢黑·脊痛不能久立 등을 치료한다(예 : 鹿角丸).

② 菟絲子와 배합하여 咽乾多渴·耳鳴頭暈·目視昏花·腰背疼痛·腰膝酸軟 등을 치료한다(예 : 鹿菟丸).

③ 龜板 枸杞子 人蔘 등과 배합하여 夢泄遺精·瘦消少氣·目視不明 등의 병증을 치료한다(예 : 龜鹿二仙膏).

鹿 角 膠 [本經]

Cervi Cornus Colla

【基 原】鹿角을 절단하여 물로 끓여서 농축하여 만든 고체상의 아교질 덩어리이다.

【性 狀】대개 方片狀으로 길이 3~4㎝, 두께 4~6㎜로 바깥 면은 黃褐色~赤褐色이며 광택이 있고 반투명상이다. 質은 물러서 부서지기 쉽고 부서진 면은 윤기가 있고 물에 넣으면 부풀어 오르고 가열하면 녹는다. 젤라틴같은 냄새가 있으며 맛은 약간 달다.

【産 地】우리나라, 중국의 吉林, 遼寧, 黑龍江, 山東, 北京, 上海 등 각지에서 제조한다.

【成 分】Collagen, protein, phosphate, calcium, magnesium, estrone 등을 함유한다.

【性 味】性은 溫하고, 味는 甘鹹하다.

【歸　經】肝・腎經.

【效能 主治】補血・益精. 治腎氣不足, 虛勞羸瘦, 腰痛, 陰疽, 男子陽痿, 滑精, 婦女子宮虛冷崩漏, 帶下.

【解　說】鹿角을 고아 농축하여 膠狀으로 만든 것으로 작용이 鹿茸과 대체로 비슷한데 補하는 힘이 약하여 久服하여야 효과를 나타낸다. 효과가 鹿角에 비하여 좋으며 비교적 좋은 止血작용을 가지고 있어 陽虛精虧, 體弱消瘦, 吐衄崩漏 및 陰疽內陷 등에 응용한다.

鹿角은 活血消腫하는 힘이 鹿角膠보다 우수하고 鹿角膠는 滋補止血하는 힘이 鹿角보다 우수하다.

鹿角膠를 龜板膠와 비교하자면, 龜板膠는 補肝腎之陰・滋養筋骨하고, 鹿角膠는 補肝腎之陽・補腎助陽해서 精을 생성케 하고 强筋骨한다. 따라서 龜板膠는 陰虛發熱・血熱崩漏를 치료하고, 鹿角膠는 腎陽不足・虛寒崩漏를 치료하는 특징이 있다.

【炮　製】鹿角을 톱으로 길이 6～10㎝가 되게 잘라 물에 담가 맑은 물이 될 때까지 씻어 낸 다음 물로 끓여 여과하고 다시 끓인 濾液을 합하여 약한 불로 농축한다. 이때에 적당량의 콩기름, 黃酒 등을 넣어 稠膏狀으로 되었을 때 식혀서 응고되면 서늘한 곳에서 건조한다.

【用　量】6～12g으로 녹여서 복용한다.

【禁忌症】陰虛火旺한 경우에는 복용을 忌한다.

【配合例】鹿茸 및 鹿角을 참조한다.

鹿角霜 [本草品彙精要]

Cervi Cornus Degelatinatum

異 名 : 鹿角白霜[本草蒙筌]

【基　原】鹿角을 고아서 교질을 뺀 骨質을 건조한 것이다.

【性　狀】긴 圓柱形 또는 불규칙한 덩어리로 크기가 같지 않다. 표면은 灰白色으로 粉性을 나타내고 세로의 棱을 가지고 있으며 더러는 灰色 또는 灰褐色의 반점이 있다. 몸체는 가볍고 잘 부스러지는 성질이 있으며, 단면의 외층은 비교적 치밀하고 白色 또는 灰白色이며, 내층은 蜂窩狀의 작은 구멍이 있고 灰褐色 또는 灰黃色이며 흡습성이 있다.

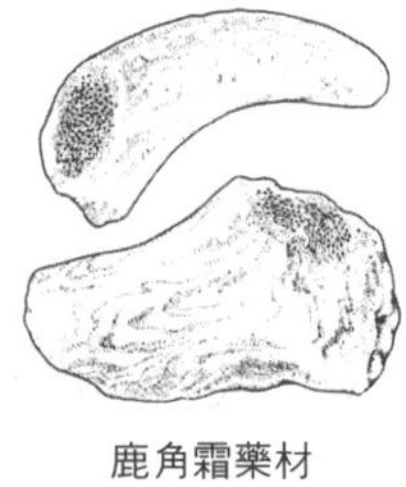
鹿角霜藥材

【產　地】鹿角膠 참조.

【成　分】다량의 칼슘을 함유한다.

【性　味】性은 溫하고, 味는 鹹하다.

【歸　經】肝·腎經.

【效能 主治】溫腎助陽·收斂止血. 治脾腎陽虛, 食少吐瀉, 白帶, 遺尿頻尿, 崩漏帶下, 癰疽痰核.

【解　說】鹿角을 고아서 膠質을 뺀 후 남은 찌꺼기를 가리키는 것으로, 溫補하는 힘이 鹿角이나 鹿角膠보다 떨어진다. 脾胃虛寒, 食少便溏 등의 병증에 鹿角 혹은 鹿角膠의 代用品으로 응용할 수 있으나 용량은 두 가지 약물보다 더 늘여서 사용하여야 한다.

收斂시키는 작용이 있어 澀精, 止血, 斂瘡의 효능이 있다. 그러므로 內服하면 崩漏遺精을 치료하고, 外用하면 創傷出血을 멎게 하고 瘡瘍이 오래도록 愈合하지 않은 병증을 치료한다.

【製　法】① 鹿角膠를 만든 후 남은 骨質을 취하여 건조한 후 분말을 낸다.

② 鹿角의 부드럽고 치밀한 부분을 물로 30~50회 끓여 깨끗이 씻는다. 大麻仁을 갈아 진한 즙을 취해 鹿角과 함께 다시 1시간 삶아 연하게 한다. 깨끗한 용기에서 牛乳를 넣고 가열하여 玉色을 띠면 멈춘다. 이때 鹿角과 牛乳의 양은 각각 1：1의 비율로 사용한다.

【用　量】12~20g.

【禁忌症】陰虛火旺한 경우는 복용을 忌한다.

【配合例】① 肉蓯蓉 附子 巴戟天 川椒 등과 배합하면 腎寒羸瘦 生陽氣 補精髓의 목적으로 응용된다(예：鹿角霜丸).

② 黨蔘 黃耆 韮子 肉桂 菟絲子 등과 배합하여 產後淋瀝遺溺에 응용한다(예：鹿角霜飮).

巴 戟 天 [本經]

Morindae Radix

異 名：巴戟[本草圖經]·巴吉天·戟天·巴戟肉[藥材學]·鷄腸風·猫腸筋·免兒腸[中藥志]

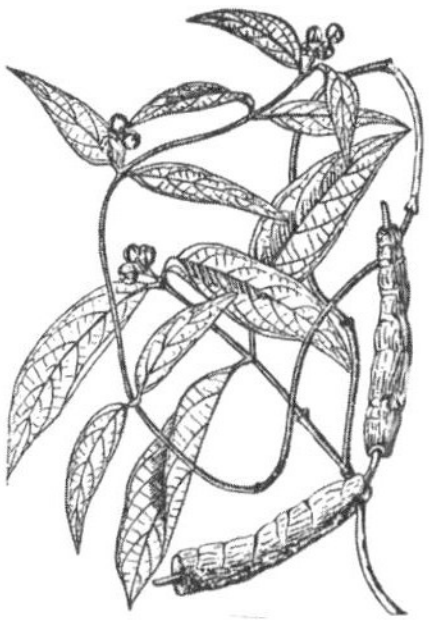

巴戟天
Morinda officinalis

【基　原】꼭두서니과(茜草科：Rubiaceae)에 속한 상록의 덩굴성 식물인 巴戟天 *Morinda officinalis* How의 根을 건조한 것이다. 겨울에서 이듬해 봄 사이에 뿌리를 캐어 씻어 수염뿌리를 제거하고, 60~70% 정도 말랐을 때, 나무망치로 가볍게 두드려서

납작하게 하여 햇볕에 말린다. 또는 먼저 쪄서 반쯤 건조하여 납작하게 펴서 햇볕에 말린다.

【性 狀】굽은 圓柱形을 이루며 길이는 일정하지 않고 지름 1~2㎝이다. 바깥면은 엷은 紫色~灰褐色이며 거칠고 얇은 가로주름과 깊은 세로주름이 나 있고 皮部가 갈라져 목부가 노출된 것도 있다. 質은 부드럽고 질기며 육질은 두껍고 쉽게 떨어진다. 꺾은 면은 고르지 않으며 皮部는 엷은 紫褐色이고 木部는 黃色~黃褐色이며 皮部는 木部의 2배가량 된다. 냄새가 없으며 맛은 달고 떫다.

【産 地】중국의 廣東 및 廣西 지역이 주산지이며 福建의 남부 지역 등에서도 생산한다. 재배 혹은 야생 약재를 채취한다.

【成 分】Rubiadin, rubiadin-1-methyl ether, β-sitosterol 등을 함유하고 있으며, 이 외에도 단당류, 다당류, 樹脂 및 비타민 C 등을 함유한다.

【性 味】性은 微溫하고, 味는 甘辛하다.

【歸 經】肝・腎經.

【效能 主治】補腎陽・强筋骨・祛風濕. 治陽痿遺精, 宮冷不孕, 月經不調, 少腹冷痛, 風濕痹痛, 筋骨痿軟.

【解 說】甘溫은 補하고 辛溫은 散하는 특징이 있으므로 巴戟天의 性味가 辛甘하고 溫함으로 인해 腎經에 들어가 腎陽을 溫補하고 筋骨을 强壯시키며 겸하여 風濕을 제거하는 효능을 가지고 있다. 그 성질은 비교적 溫潤하여 溫하되 燥하지 않고 補하되 滯하지 않는 장점이 있다.

腎陽이 부족하게 되면 남자에게는 腎冷陽痿・遺溺失精이, 여자에게는 經寒血滯・少腹冷痛・宮冷不孕 등의 증상이 나타나게 된다. 巴戟天은 甘溫한 성질로 인해 補腎助陽・益精血의 효능이 뛰어나 위와 같은 증상을 치료할 수 있다.

肝腎虛寒으로 나타나는 小腹冷痛, 寒疝, 腰骶部의 痠痛 등의 병증에 응용하기도 하며, 補腎助陽・强筋健骨・祛風濕의 효능이 있으므로 腎虛와 風濕痺痛이 겸해서 나타날 때 이용할 수 있다.

巴戟天과 淫羊藿은 모두 溫補腎陽하고, 陽痿早泄을 치료한다. 淫羊藿은 溫腎納氣의 효능으로 虛喘을 치료한다. 巴戟天은 溫肝腎하여 肝腎虛寒을 치료하고 少腹冷痛・腰骶寒痛을 치료한다. 또한 모두 補腎하고 祛風濕하는데 淫羊藿은 補腎陽하고 腎經 氣分에 치우쳐서 들어가고 辛香한 성질로 인해 腎陽虛로 風濕痺痛한 증상에 사용하여 麻木不仁・腰膝無力을 치료한다. 巴戟天은 補腎陽하고 腎經 血分에 치우쳐 들어가고 腎陽이 이미 虧虛한 것을 치료한다.

【炮 製】① 製巴戟：甘草를 찧어 가마에 넣고 물을 넣어 끓여서 찌꺼기를 제거한 후 깨끗한 巴戟天을 넣고, 연해져서 木心部를 꺼낼 수 있을 때까지 삶아 뜨거울 때 木心을 뺀다. 용량은 巴戟天 100㎏ 당 甘草 6㎏ 정도 사용한다.

② 鹽巴戟 : 깨끗이 한 巴戟天에 소금물을 넣고 찜통에서 찐 후 木部를 제거하고 볕에 말린다. 용량은 巴戟天 100㎏ 당 소금 2.5㎏을 사용한다.

③ 去心巴戟 : 파극을 뜨거운 물에 담가 木部를 빼내고 잘라서 볕에 말린다.

④ 酒浸巴戟 : 파극을 枸杞子湯에 하룻밤 담그고, 술에 10일 동안 담갔다가 菊花와 삶아 갈색이 되면 국화를 버리고 천으로 닦아서 사용하거나, 또는 술에 하룻밤 담갔다가 잘라서 기왓장 위에 올려놓고 말리거나 온수에 담가 木心을 뺀다.

【用　量】 6～12g.

【禁忌症】 陽虛有寒으로 인한 濕證에 적용하는 약물이므로 陰虛火旺하거나 濕熱이 있는 경우에는 복용을 忌한다.

【配合例】 ① 牛膝 地骨皮 등과 배합하여 虛羸陽道不擧·五勞七傷 등에 응용한다(예 : 巴戟天酒).

② 良薑 肉桂 吳茱萸 등과 함께 丸으로 만들어 따뜻한 술로 복용하여 婦人의 子宮久冷·月經不順·赤白帶下에 응용한다(예 : 巴戟丸).

③ 附子 五加皮 牛膝 石斛 甘草 萆薢 白茯苓 防風 등과 배합하여 冷痺·脚膝疼痛 등의 병증에 응용한다(예 : 巴戟湯).

肉 蓯 蓉 [本經]

Cistanchis Herba

異 名 : 肉松蓉·黑司令[吳普本草]·縱蓉[本草經集注]·地精[石藥爾雅]·蓯蓉·大芸[中藥志]

【基　原】 열당과(列當科 : Orobanchaceae)에 속한 多年生 肉質寄生草本인 肉蓯蓉 *Cistanche deserticola* Y. C. Ma. 또는 管花肉蓯蓉 *C. tubulosa* (Schrenk) Wight의 鱗片을 띤 肉質莖이다. 봄과 가을에 채취하며, 봄의 것이 양호하다. 花序를 제거하여 曬乾한다.

【性　狀】 圓柱狀으로 밑 부분이 조금 굵으며 약간 구부러졌고 길이 3～15㎝, 지름이 3～6㎝이다. 바깥 면은 黃褐色～어두운 褐色이며 흔히 세로로 잘려 있고 육질경의 바깥 면은 기왓장을 엎어 놓은 것 같은 鱗片으로 싸여 있다. 質은 조금 부드럽고 잘 꺾이지 않으나 꺾은 면은 엷은 褐色으로 維管束이 점 모양으로 배열되어 있다. 특이한 냄새가 있고 맛은 달고 뒤에 조금 쓰다.

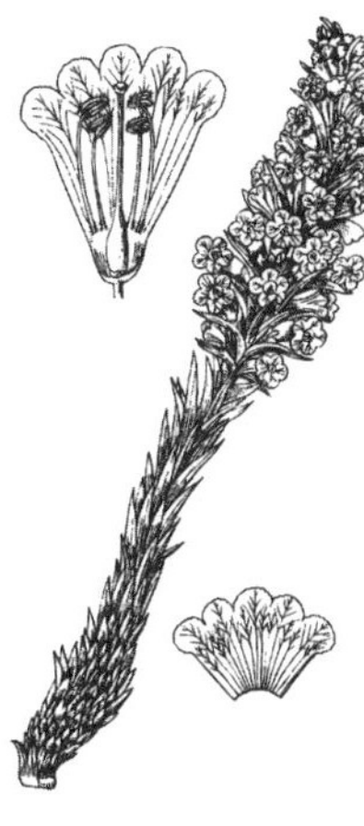

肉蓯蓉
Cistanche deserticola

【産　地】중국의 內蒙古 지역에서 주로 산출되며 기타 寧夏·甘肅·新疆 등지에서도 생산하고 있다. 그중 內蒙古·甘肅에서 생산된 약재의 품질이 가장 우수하며 新疆에서는 그 생산량이 많다.

【成　分】Phenylethanoid glycosides성분으로 cistanoside A, B, C, cistanoside H, acteoside, 2′-acetylacteoside, echinacoside1, verbascoside를 함유하며, 리그난 성분으로 liriodendrin, Iridoids 성분으로 8-epiloganic acid, 스테로이드 성분으로 daucosterol, β-sitosterol를 함유한다. 그 외에 아미노산으로 phenylalanine, betaine, valine, leucine, isoleacine, lysine, serine과 유기산으로 succinic acid 등을 함유한다.

【性　味】性은 溫하고, 味는 甘鹹하다.

【歸　經】腎·大腸經.

【效能 主治】補腎陽·益精血·潤腸通便. 治陽痿, 不孕, 腰膝酸軟, 筋骨無力, 腸燥便秘.

【解　說】肉蓯蓉은 주로 腎陽을 補하는 약물로서 甘鹹하면서 溫한 性味를 지니고 있다. 甘味는 능히 補하고, 溫性은 補陽하며, 鹹味는 腎臟에 들어가 精血을 補益하는 효능이 있어 補腎壯陽의 要藥이 된다.

일반적으로 補陽藥은 대개가 燥性을 가지고 있으며 滋陰藥은 滋膩한데, 肉蓯蓉은 溫하되 燥하지 않고 滋膩하되 膩滯하지 않는 性質을 가지고 있어 補陽하고 또한 補陰하며, 補하되 峻하지 않아 藥力이 비교적 緩和한 특징이 있어 蓯蓉이란 명칭이 붙게 되었다.

補腎壯陽·滋養精血의 효능으로 腎虛陽痿와 精血不足으로 인한 不孕에 상용될 수 있다. 甘溫質潤한 성질로 인해 溫養精血·潤燥滑腸의 효능이 있으면서 燥烈하지 않으므로 老人 또는 허약자의 津枯便秘에 陽虛를 겸했을 때 사용할 수 있다.

肉蓯蓉과 鎖陽은 모두 補腎壯陽益精·潤腸通便한다. 肉蓯蓉은 溫腎補陽하여 淫羊藿과 배합되어 陽痿 치료의 主藥이 되며, 鎖陽은 益精固腎하여 金櫻子와 배합되어 遺精·寒泄 치료의 主藥이 된다.

【炮　製】임상에서 사용할 때는 酒蓯蓉으로 가공하는데 그 방법은 아래와 같다. 肉蓯蓉 조각을 黃酒와 함께 용기에 넣어 4~8시간 밀폐하고 중탕으로 24~32시간 가열해서 술이 없어질 때까지 찌고 햇볕에 말린다. 기타의 방법으로 淸酒에 담가 부드럽게 만든 다음 잡질을 걷어내고 중심을 쪼개 흰 막을 제거하고 다시 연유를 바르고 굽기도 한다. 이때 용량은 肉蓯蓉 100kg 당 黃酒 30kg으로 한다.

【用　量】4~20g.

【禁忌症】助陽 및 滑腸의 효능이 있으므로 陰虛火旺하거나 大便泄瀉할 경우에는 복용을 忌하고, 또한 腸胃에 實熱이 있어 大便이 燥結한 경우에도 복용을 忌한다.

【配合例】① 菟絲子 蛇床子 五味子 遠志 續斷 杜仲 등과 배합하여 남자의 五勞七傷 陰痿不起 痒濕 小便淋瀝 등의 병증이 있을 때 응용할 수 있다(예 : 肉蓯蓉丸).

② 磁石 澤瀉 滑石 등과 배합하여 膏淋 小便如膏의 병증에 응용할 수 있다(예 : 磁石丸).

③ 菟絲子 鹿茸 乾地黃 등과 배합하여 小便純血 血下則凝의 병증에 사용될 수 있다(예 : 蓯蓉丸).

④ 續斷 石菖蒲 白茯苓 등과 배합하여 久服함으로써 나이가 들어도 기억력을 유지하도록 하는데 응용할 수 있다(예 : 蓯蓉散).

⑤ 沈香 등과 배합하여 發汗과 利小便으로 인한 津液의 손실이나, 大便秘結에 사용할 수 있는데 老人 및 虛弱人에게 모두 응용할 수 있다(예 : 潤腸丸).

仙　茅 [海藥本草]

Curculiginis Rhizoma

異 名 : 獨茅根・婆羅門參[開寶本草]・地棕根[分類草藥性]・獨脚黃茅[廣西中藥志]・仙茅參[中藥志]

【基　原】수선화과(石蒜科 ; Amarylidaceae)에 속하는 다년생 초본인 仙茅 *Curculigo orchioides* Gaertn.의 根莖이다. 가을과 겨울에 채취하여 根頭와 鬚根을 제거하고 건조한다.

【性　狀】圓柱形으로 약간 구부러져 있으며 길이 3~10㎝, 지름이 4~8㎜이다. 바깥 면은 黑褐色~赤褐色으로 거칠거칠하며 수염뿌리가 붙어 있던 자국과 가로 세로의 주름이 있다. 꺾은 면은 평탄하지 않고 옅은 褐色~赤褐色이며 중심부는 색이 짙다. 質은 단단하나 쉽게 부러진다. 방향이 조금 있고 맛은 쓰고 약간 맵다.

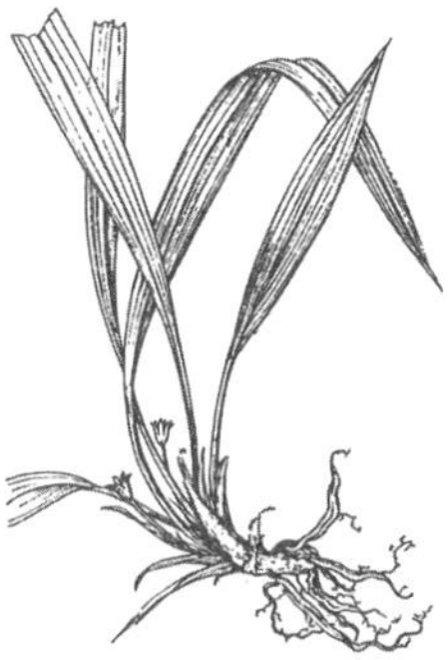

仙茅
Curculigo orchioides

【産　地】주로 중국의 四川에서 많이 산출되며 기타 廣西, 雲南, 貴州, 廣東 등에서도 생산된다.

【成　分】Tannin 4%, 지방 1% 및 樹脂와 전분 등을 함유한다.

【性　味】性은 溫하고, 味는 辛하며, 小毒하다.

【歸　經】腎・肝・脾經.

【效能 主治】補腎陽・强筋骨・祛寒濕. 治陽痿精冷, 筋骨痿軟, 腰膝冷痺, 陽虛冷瀉.

【解　說】性味가 辛熱하고 맹렬하여 腎經으로 들어가 오로지 腎陽을 補하는 要藥이

되어 命門을 補하며 陽道를 發興하게 하고, 寒濕을 제거하여 腰膝을 溫暖케 한다. 그러므로 腎虛陽痿와 火衰精寒 및 腰膝冷痹 등의 병증을 치료하는데 多用하는 약물이 된다. 그러나 仙茅는 비록 壯陽하여 陽痿를 치료하는데 효과가 있는 약물이나, 辛熱하고 有毒하므로 단기간 내에 사용하는 데는 적당하지만 장기간 복용해서는 안 되며, 陰虛火盛이나 혹은 腎火易動者에게 적용하는 것은 마땅하지 않다.

仙茅와 淫羊藿의 차이로는 淫羊藿은 腎陽을 補하고 陽痿早泄과 風濕痹痛을 치료하며, 仙茅는 腎陽虛를 다스리고 命門火衰를 補한다. 仙茅의 補腎助陽하는 작용은 淫羊藿에 비해 크다. 仙茅는 溫腎暖脾하며 胃寒疼痛・嘔吐・食欲不振을 치료하고, 淫羊藿은 溫腎納氣하여 虛喘氣短을 치료한다.

【炮　製】대나무 칼 등으로 잘라 糯米汁에 담가 두었다가 赤汁을 제거하고 술과 함께 섞어 쪄서 말려 사용한다.

【用　量】3～12g.

【禁忌症】仙茅는 淫羊藿과 효능이 비슷하고 藥性이 燥熱하여 陰液을 손상시키는 弊가 있으므로 陰虛火旺한 경우에는 복용을 忌한다.

【配合例】① 淫羊藿 五加皮 등과 배합하여 虛損으로 인한 陽痿不擧의 병증에 사용한다(예 : 仙茅酒).

② 蒼朮 枸杞子 車前子 白茯苓 茴香 柏子仁 生地黃 熟地黃 등과 배합하여 壯筋骨・益精神・明目 등의 목적으로 응용된다(예 : 仙茅丸).

③ 阿膠 鷄內金 등과 배합하여 定喘・補心腎・下氣의 목적으로 사용된다(예 : 神秘散).

淫羊藿 [本經]

Epimedii Herba

異 名 : 仙靈脾[雷公炮炙論]・千兩金[日華子]・三枝九葉草[本草圖經]

【基　原】매자나무과(小蘗科 ; Berberidaceae)에 속하는 다년생초본인 삼지구엽초(朝鮮淫羊藿) *Epimedium koreanum* Nakai, 淫羊藿 *E. brevicornum* Maxim., 箭葉淫羊藿 *E. sagittatum* (S. et Z.) Maxim., 柔毛淫羊藿 *E. pubescens* Maxim.의 全草이다. 여름과 가을에 걸쳐 지상부위의 全草를 채취하여 햇볕 또는 그늘에서 건조시킨다.

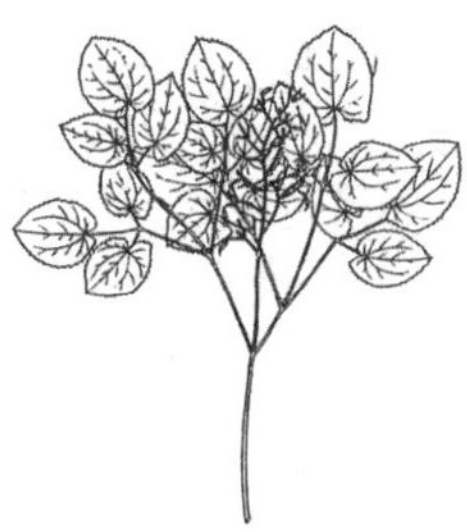
삼지구엽초
Epimedium koreanum

【性　狀】삼지구엽초(朝鮮淫羊藿) : 줄기와 잎으로 되어 있다. 줄기는 가늘고 圓柱形이며 표면은 黃綠色 혹은 淡黃色이고

광택이 있다. 줄기에 붙은 잎은 對生이고 2회 3출복엽이다. 작은 잎은 卵圓形으로 길이 3~13㎝, 너비 2~7㎝이며 잎끝은 약간 뾰족하고 頂生하는 작은 잎은 밑 부분이 心臟形이고 양쪽의 작은 잎은 비교적 작으며 心臟形에 가깝고 바깥쪽은 비교적 크고 耳形을 나타내며 가장자리는 黃色으로 刺毛와 같은 잔 톱니로 되어 있다. 상면 표피는 黃綠色이고 하면 표피는 灰綠色이며 주맥은 7~9개이고 밑 부분에는 드문드문 가늘고 긴 털이 있으며 그물맥이 뚜렷하다. 작은 잎자루는 길고 質은 빳빳하다. 냄새가 없으며 맛은 조금 쓰다.

【産　地】 우리나라에서는 삼지구엽초(朝鮮淫羊藿)가 강원, 경기, 평남북, 함남북에 분포한다. 중국에서 淫羊藿은 주로 陝西, 山西, 安徽, 江西 등지에서, 箭葉淫羊藿은 주로 湖北, 四川, 浙江, 湖南, 陝西, 江西 등지에서, 삼지구엽초(朝鮮淫羊藿)는 遼寧, 吉林 등지에서, 柔毛淫羊藿은 주로 四川에서 생산된다.

【成　分】 莖과 葉은 icariin을 함유하고 있으며, 기타 성분으로는 quercetin, anhydroicaritin-3-*O*-α-L-rhamnopyranoside, epimedin A, epimedin B, epimedin C, epimedoside A, ikarisoside A, β-sitosterol, daucosterol, campesterol 등을 함유한다.

【性　味】 性은 溫하고, 味는 辛甘하다.

【歸　經】 肝・腎經.

【效能 主治】 補腎壯陽・祛風除濕. 治陽痿不擧, 小便淋瀝, 筋骨攣急, 半身不遂, 腰膝無力, 風濕痹痛, 四肢不仁, 更年期 高血壓.

【解　說】 淫羊藿은 腎陽을 峻補하는 흥분성 기능이 있어 陽痿를 치료하는데 많이 이용된다.

性味가 辛甘하고 溫한데 甘溫은 溫腎壯陽하고 辛溫은 祛風除濕한다. 內로는 능히 腎陽을 强壯케 하여 强筋健骨하며, 또한 外로는 風濕의 邪를 散邪하여 通痹止痛시키는 효능이 있다.

溫腎壯陽의 효능이 비교적 강하여 腎陽不足으로 인한 男子의 陽痿와 女子의 子宮發育不全 및 風寒痹痛 등의 병증에 많이 응용하며 효과 또한 비교적 좋다. 최근에는 婦女의 更年期에 나타나는 高血壓과 小兒痲痹의 急性期를 치료하는데 좋은 효과를 얻고 있다. 그러나 性이 燥烈하여 陰液을 손상시키고 虛火를 돕기 쉬우므로 陰虛火旺으로 인한 夢精, 遺精 및 陽强易擧한 경우에는 복용을 忌한다.

【炮　製】 祛風濕에는 生用하고, 益腎補陽과 溫散寒邪에는 羊脂油를 가열하여 熔化하고 細切한 淫羊藿을 넣어 文火로 炒하여 外面이 고르게 광택이 날 때 꺼내어 건조하여 사용한다.

【用　量】 4~12g.

【禁忌症】 陰虛로 相火易動한 경우에는 복용을 忌한다.

【配合例】① 威靈仙 川芎 肉桂 蒼耳子 등과 배합하여 風의 流注疼痛 등의 병증에 응용된다(예 : 仙靈脾散).

② 茄子根 黑豆 등과 배합하여 歷節痛風・手足頑痹・行步困難 등의 병증에 응용된다(예 : 仙靈脾煎).

③ 淫羊藿 단독으로 사용하여 그 용량에 구애받지 않고 가루로 내어 달인 물로 양치질을 해주면 齒痛을 다스릴 수 있다(예 : 固本散).

胡蘆巴 [嘉祐補注神農本草]

Trigonellae Semen

異 名 : 蘆芭[醫學入門]・胡巴[本草求眞]・季豆[東北藥用植物志]

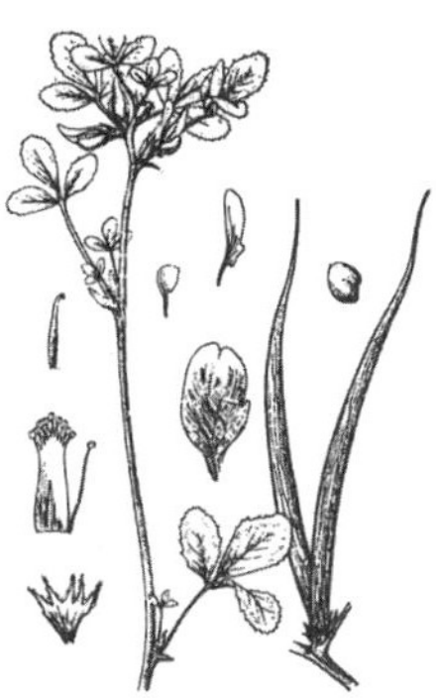

胡蘆巴
Trigonella foenum-graecum

【基　原】콩과(豆科 : Leguminosae)에 속한 1년생초본인 胡蘆巴 *Trigonella foenumgraecum* L.의 성숙한 種子이다. 여름과 가을에 성숙한 種子를 채취하여 曬乾한다.

【性　狀】둥근 斜方形이고 길이 3~5㎜, 너비 2~3㎜이다. 바깥 면은 엷은 褐色~黃褐色이며 양쪽에 각 하나의 깊은 홈이 있다. 質은 단단하고 물에 담그면 점액이 묻어 나온다. 특이한 냄새가 조금 있고 맛은 점액성이며 쓰다.

【産　地】주산지는 중국의 安徽, 四川, 河南 등지이며 기타 雲南, 陝西, 新疆 등지에서도 산출된다.

【成　分】Gentianine, carpaine, choline, trigonelline 등의 alkaloid를 함유하고, 기타 성분으로 *p*-coumaric acid, oxalic acid, coumarin, trigoforin, 비타민 C, leucine 등을 함유한다.

【性　味】性은 溫하고, 味는 苦하다.

【歸　經】腎・肝經.

【效能 主治】補腎陽・祛寒濕. 治寒疝, 腹脇脹滿, 寒濕脚氣, 腎虛腰痠, 陽痿.

【解　說】性味가 溫熱하고 苦하여 腎經에 주로 들어가 腎陽을 溫하게 하고 寒濕을 몰아내며 아울러 止痛시키는 작용이 있어 疝氣偏墜와 少腹冷痛의 병증을 치료한다. 그러므로 [本草綱目]에도 胡蘆巴는 右腎命門의 藥으로 元陽이 不足하여 冷氣가 潛伏하여 능히 歸元하지 못하는 者에게 마땅하다고 하였다.

性이 溫熱한데 치우쳐 있어 疝氣寒痛을 치료하는데 가장 많이 응용된다. 또한 腸胃가 寒冷한 기운에 침습되어 痙攣疼痛하는 경우 溫熱한 성질이 있는 다른 약물들과 함께 배합하여 사용하면 양호한 치료 효과를 얻을 수 있다.

【炮　製】鹽胡蘆巴 또는 炒胡蘆巴로 가공하는데 그 구체적인 방법은 아래와 같다.

鹽胡蘆巴는 소금물에 담근 후 약한 불로 볶아서 조금 부풀고 노랗게 되면 꺼낸 후 식힌다. 이 상태로 보관하였다가 사용하기 직전에 찧어서 쓴다.

炒胡蘆巴는 약한 불로 볶아 부풀어 오르면서 튀는 소리가 나고 냄새가 나면 식혀서 보관한다. 역시 사용하기 직전에 찧는다.

【用　量】3~12g.

【禁忌症】陰虛火旺한 경우나 濕熱이 있는 환자에게는 복용을 忌한다.

【配合例】① 茴香 등과 배합하여 小腸氣攻刺의 병증에 응용한다(예 : 胡蘆巴散).

② 吳茱萸 川楝子 巴戟 川烏 茴香 등과 배합하여 어른이나 소아 할 것 없이 小腸氣, 蟠腸氣, 奔豚氣, 疝氣, 偏墜陰腫, 小腹有形如卵, 口惡悶亂 등의 병증에 응용한다(예 : 胡蘆巴丸).

③ 桃仁 등과 배합하여 등분으로 가루를 내어 술로 食前에 복용함으로써 疝氣를 다스린다(예 : 胡桃散).

杜　仲 [本經]

Eucommiae Cortex

異 名 : 思仙[本經]・思仲・木綿[別錄]・石思仙[本草衍義補遺]・絲連皮[中藥志]

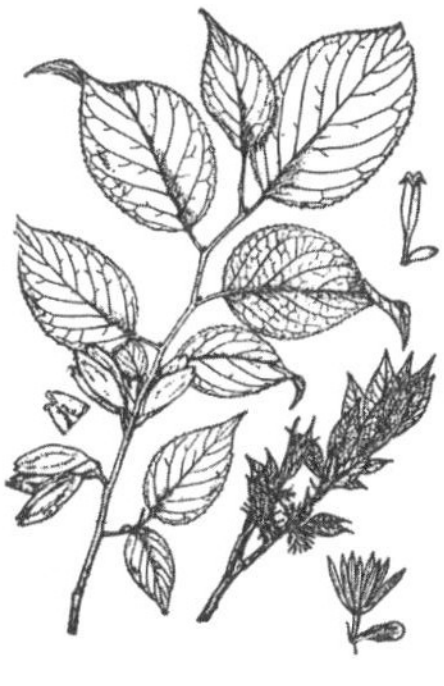

두충나무
Eucommia ulmoides

【基　原】두충과(杜仲科 : Eucommiaceae)에 속하는 落葉喬木인 두충나무(杜仲) *Eucommia ulmoides* Oliv.의 코르크층을 제거한 樹皮이다. 4~5월에 껍질을 벗기고 코르크층을 제거한 다음 쌓아 놓아 內皮가 紫褐色을 나타낼 때 건조한다.

【性　狀】대개 板狀이고 두께는 3~7㎝이다. 바깥 면은 灰色 또는 어두운 灰色이며 현저한 세포주름과 皮孔이 있고 지의류가 부착되어 있는 것도 있다. 안쪽 면은 매끄럽고 어두운 褐色을 띤다. 꺾으면 끈기가 있는 가는 흰 수지의 실이 보인다.

【產　地】우리나라 전국에서 재배되고, 중국에서의 주산지는 貴州, 陝西, 湖北, 四川, 河南 등지이다.

【成　分】杜仲膠(gutta-percha)가 6~10% 함유되어 있고, 根皮에는 10~12% 함유하는데, 이것은 ethylalcohol에는 잘 용해되지만 물에는 용해되지 않는 식물성 gum質이다. 이 외에 vanillic acid, syringin, caffeic acid, caproic acid, coniferin, olivil, liriodendrin 등을 함유한다.

【性　味】性은 溫하고, 味는 甘微辛하다.

【歸　經】肝・腎經.

【效能 主治】補肝腎・强筋骨・安胎. 治腰脊酸疼, 足膝痿弱, 小便餘瀝, 妊娠漏血, 胎動不安, 高血壓.

【解　說】味가 甘微辛하고 性이 溫하여 肝・腎의 2經을 補益하는 要藥으로 補肝腎・强筋骨・益腰膝・安胎의 작용을 한다.

肝은 筋을 主하고 腎은 骨을 主하므로, 肝腎不足으로 인한 腰膝痠痛과 筋骨無力을 치료하는 要藥이 된다.

또한 肝腎의 機能이 充足하게 됨으로써 胎元이 스스로 堅固하게 되어 安胎작용을 하므로 腎虛로 인한 腰痠胎動의 증상을 치료하며, 이 외에도 腎虛陽衰로 인한 陽痿와 尿意頻數을 치료한다.

최근 血壓降下의 작용이 입증되어 高血壓에 腎虛 病證이 나타나는 경우에 적용한다. 다만 杜仲은 오직 溫補시키는 약물이므로 陰虛火旺한 환자에게 적용하는 것은 좋지 않다.

杜仲은 補肝腎・壯筋骨・安胎의 효과가 있고 鹽炙하면 補腎작용이 증가한다. 또한 杜仲은 補肝腎・强筋骨의 효과가 있어 肝腎不足, 腰脊痠痛에 사용하고 또 능히 補腎安胎한다. 이에 비해 牛膝은 補肝腎・强筋骨하고 또 능히 行血散瘀하므로 肝腎不足・腰膝瘀痛에 사용한다. 하지만 牛膝은 下行에 작용이 있고 安胎에는 사용할 수 없다.

杜仲과 狗脊을 비교하자면 杜仲은 補肝腎하여 腰膝痠軟無力・痿弱癱軟을 치료하는데, 狗脊은 補肝腎・祛風濕하여 肝腎不足, 風濕痹痛에 많이 사용한다. 또한 杜仲은 補腎하여 小便餘瀝, 小便夜遺를 치료하고 狗脊은 補腎하여 小便過多, 老年尿多를 치료한다.

【炮　製】거친 껍질을 제거하고 깨끗이 씻어서 切絲한 다음 소금물을 가하여 고루 섞어 충분히 스며들게 한 다음 中火로 초흑색이 될 때까지 볶아서 絲가 쉽게 끊어질 때 꺼내 건조하여 사용한다. 이때 杜仲 100kg 당 食鹽 2kg을 사용한다.

이 외에 蜜炙하여 응용하기도 하는데 杜仲의 거친 껍질을 제거하고 꿀을 섞어 가열해서 쓴다.

【用　量】8～12g(單味로 高血壓에 사용할 때는 15～40g을 사용한다).

【禁忌症】陰虛火旺한 경우에는 복용을 忌한다.

【配合例】① 胡桃肉 補骨脂 大蒜 등과 배합하여 腎虛로 인한 腰痛如折・起坐困難・俯仰不利・轉側不能 등의 병증에 응용하기도 한다(예 : 靑蛾丸).

② 川芎 附子 등과 배합하여 중풍으로 인한 筋脈攣急・腰膝無力 등의 병증에 응용한다(예 : 杜仲飮).

③ 杜仲을 단독으로 술에 담구어 복용하면 風冷으로 인한 傷腎과 腰痛으로 屈伸이 곤란한 경우에 응용할 수 있다(예 : 杜仲酒).

④ 破故紙 鹿茸 沒藥 등과 배합하여 臂痛·腰痛 등에 응용할 수 있다(예 : 補髓丹).

⑤ 川續斷 등과 배합하여 부인의 胞胎不安 등의 병증을 치료한다(예 : 杜仲丸).

⑥ 黃芪 牡蠣 麻黃根 등과 배합하여 風虛多汗의 병증이 밤에 더 심해지는 경우에 사용할 수 있다(예 : 杜仲散).

⑦ 肉桂 甘草 등과 배합하여 霍亂轉筋에 응용할 수 있다(예 : 杜仲湯).

續 斷 [本經]

Dipsaci Radix

異 名 : 龍豆·屬折[本經]·接骨·南草[別錄]·
接骨草[衛生簡易方]·川斷[臨證指南]

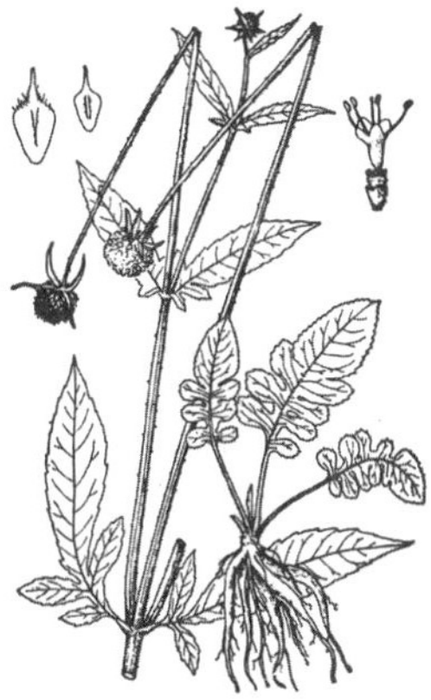
川續斷
Dipsacus asperoides

【基 原】산토끼꽃과(川續斷科 ; Dipsacaceae)에 속하는 다년생 초본인 川續斷 *Dipsacus asperoides* C. Y. Cheng et T. M. Ai의 根이다. 가을에 채취하여 根頭와 尾稍 및 細根을 제거하고 微火로 烘乾한다.

【性 狀】圓柱形으로 약간 편평하고, 어떤 것은 약간 구부러져 있으며, 길이는 5~15㎝, 지름은 0.5~2㎝이다. 표면은 灰褐色 또는 黃褐色이고, 약간 찌그러지거나 뚜렷하게 찌그러진 세로 주름과 구문이 있으며, 횡렬의 皮孔 및 소수의 수염뿌리 흔적이 있다. 質은 연하고 오래 방치하면 단단해지며, 잘 꺾인다. 단면은 평탄하지 않으며, 皮部는 黑綠色 또는 褐色이고, 바깥 가장자리는 褐色이며, 木部는 黃褐色이고 導管束은 방사상 배열을 나타낸다. 약간 향기로운 냄새가 있으며, 맛은 쓰고 약간 달다가 떫어진다.

【產 地】川續斷은 주로 중국의 湖北, 四川, 貴州에서 산출되며 기타 雲南, 湖南, 江西 등지에서도 생산되고 있다.

【成 分】주요 성분은 succinic acid, betonicine, shanzhiside methyl ester, shanzhiside methylester 등이다.

【性 味】性은 微溫하고, 味는 苦辛하다.

【歸 經】肝·腎經.

【效能 主治】補肝腎·續筋骨·調血脈. 治腰背酸痛, 足膝無力, 胎漏, 崩漏, 帶下, 遺精, 跌打損傷, 金瘡, 痔漏, 癰疽瘡腫.

【解　說】性味가 苦溫하여 肝腎을 補益하고 아울러 血脈을 通行시켜 續骨療傷하는 효능이 있다. 또한 補하는 효능은 있으나 滯하지 않고, 行氣시키나 瀉하지 않으며, 溫하되 燥하지 않는 특징이 있다.

그러므로 肝腎의 기능이 부족하여 나타나는 腰膝酸痛과 崩漏胎動 및 外傷으로 인한 筋骨의 손상 또는 關節不利 등의 병증을 치료한다.

續斷은 補肝腎・强筋骨의 효능이 있으며 또 崩漏를 치료하는데, 鹽炙하면 오로지 下行하여 肝腎으로 歸經하고, 酒炙하면 活血하고 强筋壯骨의 효능이 증강된다.

杜仲과 續斷은 모두 肝腎을 補하고 筋骨을 튼튼히 하는 효능이 있어 肝腎不足으로 인한 腰膝痠痛의 要藥이 되며 아울러 安胎시키는 효능이 있다. 그러나 續斷은 苦溫하여 血脈을 通利하여 筋骨의 손상을 치료하는 傷科의 要藥이 되고, 杜仲은 甘溫하여 오로지 腎臟을 補하는 효능이 강하여 腎虛腰痛에 가장 좋은 효과가 있으며, 또한 血壓을 降下시킨다. 즉 杜仲은 溫하며 補肝腎, 强筋骨의 효능으로 腎虛腰痛, 拘攣, 膝軟弱 등의 병증을 치료하며, 子宮의 기능을 원활히 하여 安胎氣, 補腎暖한다. 續斷은 溫補肝腎하고 아울러 능히 血脈筋絡을 通利하고 腎虛와 血瘀가 함께 원인이 된 腰膝疼痛을 치료하고, 補腎和血 작용이 있어 胎動漏血, 崩漏를 치료한다.

續斷과 骨碎補는 모두 補腎, 活血, 續傷 작용이 있다. 骨碎補는 補腎堅骨하여 骨傷을 위주로 치료하며, 續斷은 補腎益肝하여 接骨 및 强筋한다.

【炮　製】生用하거나 酒炙 혹은 鹽炙하여 사용한다.

續斷炒는 續斷片을 냄비에서 약한 불로 볶는 것이다. 鹽炙는 續斷片에 소금물을 넣어 스며들면 투명해질 때까지 볶는 것이다. 이때 續斷 100근에 소금 2근을 사용한다. 酒炙는 續斷片을 술과 섞어 스며들면 약한 불로 볶는 것인데 續斷 100근에 黃酒 20근을 사용한다.

【用　量】일반적으로 5～12g을 사용한다.

【禁忌症】苦寒한 성질을 지닌 약물과 함께 사용하는 것을 禁하고, 辛熱한 성질의 약물과 같이 사용할 경우 胎前産後에는 복용을 忌하며, 高熱과 內熱이 있는 경우에도 복용을 忌한다.

【配合例】① 破故紙 牛膝 木瓜 萆薢 杜仲 등과 배합하여 腰痛 및 脚軟의 병증에 응용한다(예 : 續斷丸).

② 威靈仙 肉桂 當歸 등과 배합하여 氣滯로 인한 갑작스러운 腰痛에 응용한다(예 : 續斷散).

③ 獨活 穀精草 茵蔯 등과 배합하여 남자의 精滑 또는 부녀자의 下元虛冷 및 疝氣의 병증이나 經脈不調을 다스릴 수 있다(예 : 鷄清丸).

④ 側柏葉 鹿茸 등과 배합하여 下血이 오래되어도 그치지 않는 증상이나 虛寒으로 인해 얼굴색이 淡晦한 경우에 응용한다(예 : 斷紅丸).

補 骨 脂 [藥性本草]

Psoraleae Semen

異 名 : 婆固紙 · 破故紙[藥性本草] · 黑故子 · 胡故子[中藥志]

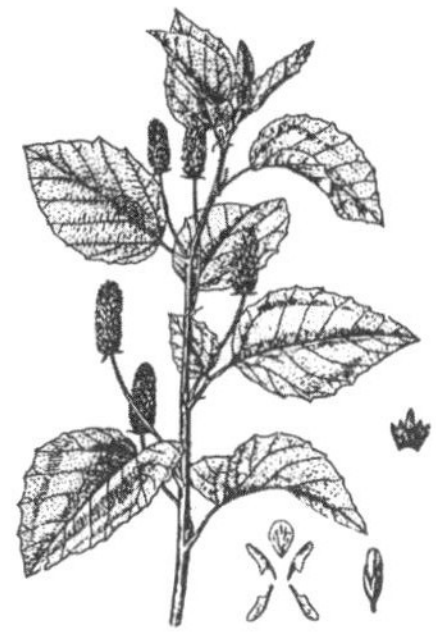

補骨脂
Psoralea corylifolia

【基　原】콩과(豆科 : Leguminosae)에 속한 1년생초본인 補骨脂 *Psoralea corylifolia* L.의 성숙한 種子이다. 가을에 성숙한 種子을 채취하여 건조한다.

【性　狀】콩팥 모양이며 조금 납작하고 길이 3~5㎜, 너비 2~4㎜, 두께가 약 2㎜이다. 바깥 면은 黑色~黑褐色 또는 灰褐色으로 그물 모양의 작은 무늬가 있다. 위쪽은 둥글고 1개의 작은 돌기가 있으며 果柄의 자국은 움푹 들어가 있다. 절단면은 黃白色이며 子葉이 2개 있고, 기름기가 있다. 방향이 있고 맛은 맵고 조금 쓰다.

【產　地】주로 중국의 四川, 河南 등지에서 산출되며, 이 외에 江西, 雲南, 山西 등지에서도 약간 생산되고 있다. 유통되는 대부분의 약재는 四川과 河南에서 생산된 것으로 四川에서 생산된 것은 川故子, 河南에서 생산된 것을 懷故子라 부르고 있다.

【成　分】果皮는 psoralidin을 함유하며, 기타 xanthotoxin, coumestrol, angelicin, allopsoralen, bavacoumestan A, bavacoumestan B, corylidin, daidzein, bavachin, bavachinin, β-sitosterol, daucosterol, bakuchiol 등을 함유한다.

【性　味】性은 溫하고, 味는 辛苦하다.

【歸　經】腎 · 脾經.

【效能 主治】溫腎助陽 · 納氣 · 止瀉. 治陽痿遺精, 遺尿, 腰膝冷痛, 腎虛作喘, 五更泄瀉. 外用治白癜風, 圓形脫毛症.

【解　說】性味가 辛苦하고 大溫하여 주로 腎經에 들어가 補腎壯陽의 主藥이 된다. 壯陽하여 陰寒의 증상을 개선하고 補腎하므로 下元을 堅固케 하며 命門의 火를 補하여 溫脾止瀉하고, 腎氣를 補하여 納氣平喘하는 효능이 있어 腎陽不足으로 인한 下元不固와 脾腎陽虛의 증상에 상용한다. 그러나 性이 溫燥하여 陰液을 쉽게 손상시키므로 주의해서 사용해야 한다.

補骨脂와 肉蓯蓉은 모두 溫補腎陽하는데, 補骨脂는 肉蓯蓉에 비해 助陽작용이 강하여 腎陽虛虧, 命門火衰, 下元不固로 인한 腎陽未虧의 陽萎, 遺泄 등을 치료한다. 肉蓯蓉은 溫하되 不燥하고 補하여 不散하고 補腎陽, 益精血 등의 효능으로 腎陽旣虧, 精血不足으로 인한 陽萎, 遺泄, 筋骨痿軟을 치료한다.

補骨脂와 益智仁은 모두 溫暖固澀한다. 그러나 益智仁은 溫補脾陽의 효능으로

脾陽不進, 運化失常, 腹痛泄瀉를 치료하고, 補骨脂는 腎陽虛虧, 命門火衰의 遺泄, 腎不納氣의 虛喘을 치료한다.

補骨脂와 胡蘆巴는 모두 溫腎陽한다. 그러나 補骨脂는 腎陽虛虧, 下元不固의 陽萎遺泄을 치료하고, 納氣하여 平喘도 치료하며, 胡蘆巴는 命門火衰, 寒疝, 睾丸偏墜를 치료하고, 逐寒濕하여 寒濕脚氣를 치료한다.

【炮　製】소금물에 炙하여 사용한다.

【用　量】8~12g.

【禁忌症】補骨脂는 성질이 溫燥하여 傷陰助火하므로 陰虛火旺하거나 大便燥結한 경우에는 복용을 忌한다.

【配合例】① 靑鹽 白茯苓 五倍子 등과 배합하여 小便白濁을 치료한다(예 : 鎖精丸).

② 茴香 등과 배합하여 가루로 만들어 더운 술과 함께 복용하면 打墜凝瘀 및 腰疼을 치료한다(예 : 茴香酒).

③ 茴香 등과 배합하여 가루 내어 술과 함께 丸으로 빚어 복용하면 腎氣虛冷으로 인한 小便無度의 병증을 치료한다(예 : 破故紙丸).

④ 白茯苓 益智仁 등과 배합하여 遺溺를 치료한다(예 : 破故紙散).

⑤ 吳茱萸 肉豆蔻 五味子 등과 배합하여 脾腎虛弱으로 인한 大便不實 또는 五更泄瀉를 치료한다(예 : 四神丸).

⑥ 蒲黃 大黃 등과 배합하여 崩漏을 치료한다(예 : 蒲黃散).

狗　脊 [本經]

Cibotii Rhizoma

異　名 : 百枝[本經]・狗靑・强膂[吳普本草]・扶盖[別錄]・苟脊[本草經集注]・金毛狗脊[普濟方]

【基　原】구척과(蚌殼蕨科 : Dicksoniaceae)에 속한 多年生 常綠草本중 대형 고사리 종류인 金毛狗脊 *Cibotium barometz* (L.) J. Smith의 根莖이다. 가을과 겨울에 캐어 건조한다.

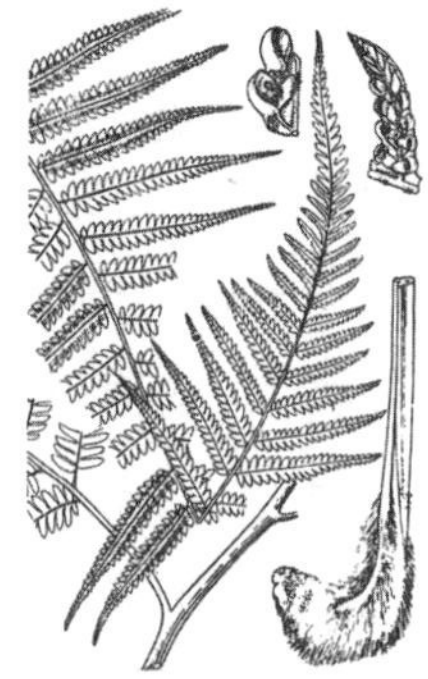

金毛狗脊
Cibotium barometz

【性　狀】고르지 않은 긴 덩어리 모양이며 길이 10~20㎝, 지름 2~4㎝이다. 바깥 면은 짙은 褐色이며 金黃色의 융모가 많이 있고, 윗면에는 여러 개의 赤褐色 목질 葉柄이 있으며, 아래쪽에는 黑色의 가는 뿌리가 있다. 質은 단단하고 꺾기 어렵다. 냄새가 없고 맛은 담백하고 조금 쓰다.

【產　地】주로 중국의 四川, 福建 지역에서 산출되며 이 외에도 東北, 北京, 上海, 天津 등의 지역에서도 생산된다.

【成 分】Onitin, hopan-28,22-olide, 2′-O-β-d-allopyranosy-lonitin, 2′-O-β-D-glycopyranosylonitin, pterosin R 등을 함유한다.

【性 味】性은 溫하고, 味는 苦甘하다

【歸 經】肝·腎經.

【效能 主治】補肝腎·除風濕·健腰脚·利關節. 治腰背酸疼, 膝痛脚弱, 寒濕周痹, 失溺尿頻, 遺精, 白帶.

【解 說】性味가 甘苦溫한데, 甘味는 肝·腎의 2經에 들어가 능히 肝腎을 補하여 筋骨을 强健하게 하는 효능으로 腰脊의 痠痛을 치료하는데 그 효능이 杜仲과 비슷하고, 苦溫한 性味는 風濕을 제거하여 關節을 通利하는 효능이 있어 風濕痺痛을 치료하며, 그 효능이 巴戟天과 비슷하다. 다만 杜仲은 肝腎을 補益하는 작용이 강하고 겸하여 安胎시키고, 巴戟天은 質潤不燥하고 風濕을 溫散시키는 작용이 강하지 않으며 補腎壯陽의 효능이 더욱 좋다.

그러므로 腰膝痠痛이 肝腎不足에 속하고 겸하여 風濕이 많은 경우에는 狗脊을 多用하고, 腎虛만 있는 경우 杜仲을 多用하고, 腎虛陽痿나 腰膝無力한 경우에는 巴戟天을 多用한다. 이 외에도 狗脊의 根莖 위에 있는 茸毛는 外傷出血에 外敷하여 止血시키고 生肌시키는데 사용한다.

狗脊과 骨碎補를 비교하면, 骨碎補는 補腎하여 堅骨하고, 活血化瘀하여 骨折損傷, 筋骨疼痛을 치료한다. 狗脊은 補肝腎하지만 腰膝痠軟에는 효능이 不足한 편이고 軟無力에 사용될 수 있다. 또한 祛風濕의 효능으로 肝腎不足과 風濕으로 인한 腰背疼痛을 치료한다.

狗脊과 續斷은 모두 補肝腎·强腰膝한다. 다만 狗脊은 督脈으로 들어가 腰脊强痛을 치료할 수 있고, 溫散風濕하여 利痺하므로 肝腎不足의 腰背風濕痺痛을 치료한다. 續斷은 능히 活血·接續筋骨하므로 腰膝疼痛·筋骨不舒를 치료한다.

【炮 製】일반적으로 炒狗脊으로 가공하여 사용하는데, 냄비에 모래를 넣고 천천히 볶아 모래가 튀면 狗脊을 넣고, 부풀어서 絨毛가 짙은 黃色이 될 때까지 센 불로 볶은 후 꺼내서 모래를 제거하고 바람에 말려 絨毛를 털어 없앤다. 狗脊의 털을 대나무 칼 등으로 제거하고 물에 12시간 담근 후 시루에 쪄서 하룻밤 동안 뚜껑을 덮었다가 뒤집어 찌고, 겉이 黃褐色이나 黑褐色이 되면 꺼내어 햇볕에 말리고 절편으로 자른다. 또는 이렇게 가공된 狗脊을 하루 酒浸한 다음 6시간 동안 찐 후 건조하여 사용하기도 한다.

【用 量】4~16g.

【禁忌症】腎虛有熱로 小便이 不利하거나 혹은 短澀하고 口苦舌乾한 병증에는 복용을 忌한다.

【配合例】① 萆薢 菟絲子 등과 배합하여 각종 腰痛을 치료하고 몸을 가볍게 하거나

脚膝을 부드럽게 할 목적으로 사용할 수 있다(예 : 狗脊丸).

② 鹿茸 白蘞 등과 배합하여 부인의 衝任虛寒·白帶下 등의 병증을 치료한다(예 : 白蘞丸).

③ 川芎 細辛 등과 배합하여 腸內 寄生蟲을 驅除할 목적으로도 사용한다(예 : 狗脊散).

④ 白芥子 甘草 등과 배합하여 酒疸·遍身發黃 등의 병증을 치료한다(예 : 追毒飮).

益 智 仁 [本草拾遺]

Alpiniae Oxyphyllae Fructus

異 名 : 益智子[南方草木狀]·益智[廣志]·摘芋子[中藥材手冊]

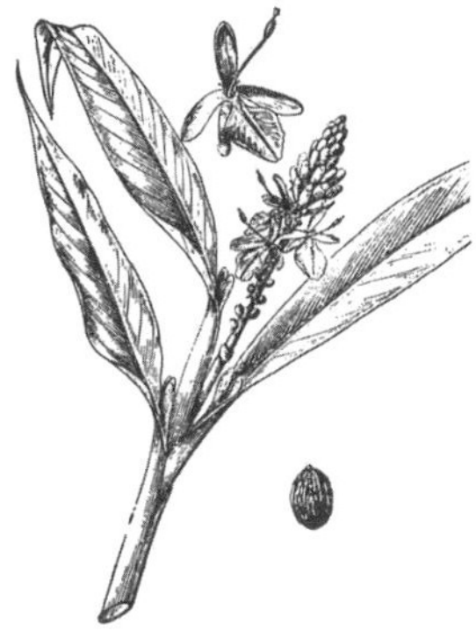

益智
Alpinia oxyphylla

【基　原】생강과(生薑科 : Zingiberaceae)에 속한 다년생초본인 益智 *Alpinia oxyphylla* Miq.의 성숙한 果實이다. 5~6월 사이에 綠色에서 紅色으로 변할 때 채취하여 햇볕에 말리거나 또는 저온에서 건조한다.

【性　狀】양끝이 약간 뾰족한 球形~橢圓形을 이루고 길이 1~2㎝, 지름 7~10㎜이다. 바깥 면은 褐色~어두운 褐色으로 다수의 세로로 연결된 작은 혹 모양의 두드러진 줄이 있다. 果皮는 두께 0.3~0.5㎜이고 종자의 덩어리와 밀착하여 벗기기 힘들다. 안쪽은 엷은 막으로 세로로 3방으로 나눠지고 각방에는 假種皮에 의하여 서로 붙어 있는 5~8개의 종자가 있다. 종자는 褐色~어두운 褐色을 띠고 고르지 않은 다면체로 지름은 약 3.5㎜이고 質은 단단하다. 특이한 냄새가 있고 맛은 약간 쓰다.

【産　地】주로 중국의 海南과 廣東 지역에서 산출되며 이 외에 廣西, 雲南, 福建 지역에서도 생산된다.

【成　分】Yakuchinone A, yakuchinone B, 1-(4′-hydroxy-3′-methoxy)-7-phenyl-3-heptanone, nootkatol 등을 함유한다.

【性　味】性은 溫하고, 味는 辛하다.

【歸　經】脾·腎經.

【效能 主治】溫脾·暖腎·固氣·澀精. 治冷氣腹痛, 中寒吐瀉, 多唾, 遺精, 小便餘瀝, 夜多小便.

【解　說】辛溫氣香하고 澀味를 겸하고 있어 능히 脾胃를 溫暖하게 하여 和中하고 腎陽을 暖하게 하고 또한 固下하게 하므로 脾腎虛寒의 病證을 치료한다.

이는 溫熱固澀의 효능으로 인한 것으로, 脾가 虛하여 固澁하지 못한 涎多自流와 腎虛로 固澁하지 못한 遺尿와 尿頻에 溫脾 暖腎하여 固下하게 되기 때문이다. 그러나 益智仁은 溫燥한 약이므로 병증이 溫熱에 속한 경우에는 복용을 삼가야 한다.

【炮 製】外殼을 제거하고 種仁을 취하여 부수어 사용하는데 傷腎을 피하려면 炒하여 炒益智仁으로 가공하여 辛燥한 성질을 제거하여 사용하고, 腎에 들어가거나 溫脾止瀉하고자 하면 鹽水炙하여 鹽益智仁으로 가공하여 사용한다. 炒益智仁은 솥에서 센 불로 모래를 볶아 뜨거워지면 益智仁을 넣고 계속 저어 果皮가 부풀고 焦黃色이 되면 꺼낸 후 모래를 제저하고 식으면 果皮를 제거하는 것으로 쓸 때에 種子를 찧어 사용한다. 鹽益智仁은 깨끗한 益智仁에 소금물을 섞고 약한 불로 볶아 표면이 黑褐色이 되고 향기가 나면 꺼내서 식혀서 만든다. 이때 益智仁 100㎏에 소금 2.5㎏으로 한다.

【用 量】4~12g.

【禁忌症】性이 燥熱하여 傷陰助火하므로 陰虛火旺한 경우나 熱로 인하여 遺精, 尿意頻數, 崩漏의 병증에는 복용을 忌한다.

【配合例】① 川烏 乾薑 青皮 등과 배합하여 傷寒陰盛으로 心腹이 痞滿하고 嘔吐泄利하며 手足이 厥冷한 경우와 일체의 冷氣奔衝으로 心脇臍腹脹滿絞痛한 경우에 사용할 수 있다(예 : 益智散).

② 烏藥 등과 배합하여 가루로 만든 다음 山藥을 이용하여 丸으로 만들어 복용하면 夢泄을 치료한다(예 : 三仙丸).

③ 白茯苓 등과 배합하여 소아의 遺尿, 白濁을 치료한다(예 : 益智仁散).

骨 碎 補 [藥性本草]

Drynariae Rhizoma

異 名 : 猴薑 · 猢猻薑[本草拾遺] · 石毛薑[本草圖經] · 石庵蕳[開寶本草]

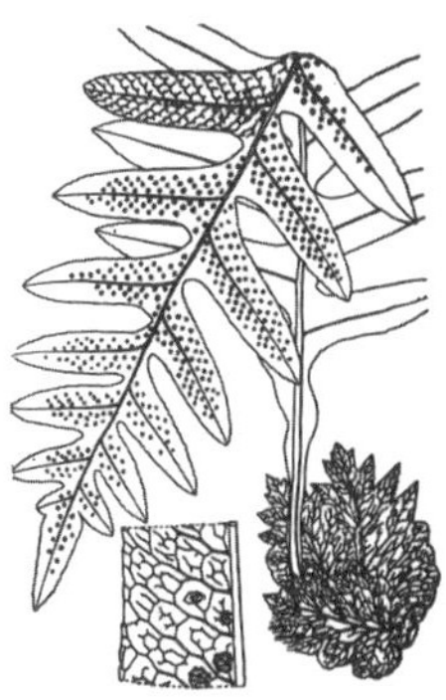

槲蕨
Drynaria fortunei

【基 原】고란초과(水龍骨科 : Polypodiaceae)에 속한 다년생 초본인 槲蕨 *Drynaria fortunei* (Kunze) J.Sm.의 根莖이다. 가을과 봄에 캐어 건조한다.

【性 狀】편평한 圓柱形이며 길이 10~20㎝, 지름 10~15㎜이고 바깥 면은 褐色~赤褐色으로 잎자루가 떨어진 자국이 있다. 質은 단단하여 꺾기 어렵고 꺾은 면은 黃褐色을 띤다. 횡단면을 현미경으로 보면 維管束이 점 모양을 이루고 圓形으

로 배열되어 있다. 냄새가 없고, 맛은 담백하며 조금 쓰다.

【産　地】槲蕨의 경우 湖南, 浙江, 廣西, 江西 지역에서 주로 산출되고 기타 福建, 四川, 貴州 지역에서도 생산된다.

【成　分】Cyclolaudenone 등을 함유한다.

【性　味】性은 溫하고, 味는 苦하다.

【歸　經】肝・腎經.

【效能 主治】補腎・活血・止血. 治腎虛久瀉, 腰痛, 風濕痹痛, 齒痛, 耳鳴, 跌打閃挫, 骨傷. 外用治斑禿, 白癜風.

【解　說】性味가 苦溫性降하여 腎을 補하며 浮陽된 것을 수렴하는 효능이 있어 腎虛로 陽이 浮하여 된 牙痛과 耳鳴을 치료한다. 또한 腎臟을 補하면 骨이 强健하게 되고 活血하게 되어 骨의 손상을 치료하므로 傷科의 要藥이 된다.

이 외에도 溫腎시키는 효능이 있어 腎虛로 인한 久瀉를 치료하기도 한다. 다만 骨碎補는 性味가 苦溫하므로 陰虛火旺한 경우에는 복용을 忌한다.

續斷과 骨碎補는 모두 補腎 活血 續傷작용이 있는데, 骨碎補는 補腎堅骨하며 骨傷을 위주로 치료하는데 비해 續斷은 補腎・益肝으로 接骨・强筋한다.

【炮　製】外用에는 生用(鮮品)하며 內服에는 骨碎補를 蜜蒸하여 사용한다. 구체적인 방법은 다음과 같다. 骨碎補 약재의 鱗片을 긁어내고 자른 후 꿀을 섞어 약재에 스며들면 1일간 찐 후 햇볕에 말린다. 鱗片을 제거하는 방법으로 砂燙炒하여 사용하기도 하는데, 냄비에 센 불로 모래를 가열하여 뜨거워지면 骨碎補를 넣고 계속 볶아, 약재가 부풀고 노랗게 되면 꺼내어 체에 걸러 모래와 鱗片을 제거한다.

【用　量】9～12g.

【禁忌症】陰虛者는 사용에 주의를 요한다.

【配合例】① 自然銅 虎脛骨 沒藥 등과 배합하여 金瘡, 傷筋斷骨, 疼痛不可忍 등의 병증을 치료할 수 있다(예：骨碎補散).

冬蟲夏草 [本草從新]

Cordyceps

異 名：夏草冬蟲[黔囊]・蟲草[本草問答]

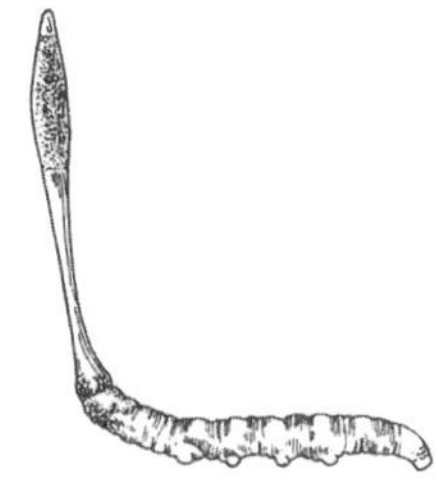
冬蟲夏草菌
Cordyceps sinensis

【基　原】맥각균과(麥角菌科：Hypocreaceae)에 속한 眞菌인 冬蟲夏草菌 *Cordyceps sinensis* Sacc이 박쥐나방과(Hepialidae) 곤충의 幼蟲에서 기생하여 자란 자실체와 유충의 몸체를 건조한 것이다. 여름에 자실체가 나오고 포자가 아직 발산되지 않았을 때

채취하여 60~70% 정도 건조하여 섬유 형태의 부착물과 잡질을 제거하고 다시 저온에서 건조한다.

【性　狀】蟲體의 머리 부위로부터 길게 나온 진균 자실체가 충체와 서로 붙어 있다. 충체는 누에와 비슷하고 길이 3~5㎝, 지름 3~8㎜이다. 바깥 면은 짙은 黃色~黃褐色으로 20~30개의 마디가 있고 머리 쪽은 마디가 가늘며, 머리는 紅褐色이고 다리는 8쌍으로 몸통 가운데의 4쌍은 뚜렷하다. 質은 부스러지기 쉽고 쉽게 꺾이며 꺾은 면은 평탄하고 엷은 黃白色이다. 자실체는 가늘고 긴 圓柱形으로 길이 4~7㎝, 지름 3㎜이다. 바깥 면은 짙이 褐色~黑褐色으로 가늘고 작은 세로 주름이 있고 위쪽은 조금 불룩하다. 質은 부드러우면서도 질기고 자른 면은 乳白色이다. 비린 냄새가 나고 맛은 조금 쓰다.

【産　地】중국 내륙 고산 초원지대에 자생한다. 주로 四川, 青海, 西藏, 雲南 등지에서 산출되는데 四川에서의 생산량이 가장 많다.

【成　分】수분 10.84%, 지방 8.4%, 조단백 25.32%, 조섬유 18.53%, 탄수화물 28.9%, 회분 4.1%를 함유한다. 지방은 불포화지방산이 82.2%이며, 이 밖에 quinic acid의 이성체인 cordycepic acid 7%를 함유한다. Corycepin은 淡黃色 結晶性 분말로 *in vitro*에서 연쇄상구균, 마비저균, 탄저균 및 포도상구균의 생육을 억제한다. 비타민 B_{12} 0.29μg/100g을 함유한다.

【性　味】性은 溫하고, 味는 甘하다.

【歸　經】肺・腎經.

【效能 主治】補虛損・益精氣・止咳化痰. 治痰飮喘嗽, 虛喘, 癆嗽, 咯血, 自汗盜汗, 陽痿遺精, 腰膝痠痛, 病後久虛不復.

【解　說】性味가 甘溫한데, 甘味는 補하고 溫性은 助陽시키는 효능이 있어, 肺腎 2經에 들어가 肺陰을 養하고 또한 腎陽을 補하여 陰陽을 平補시키는 良品이다. 그러므로 冬蟲夏草는 陰虛陽衰의 虛勞咳血과 陽痿遺精 등의 병증을 치료한다.

冬蟲夏草와 蛤蚧는 모두 능히 虛喘을 치료한다. 蛤蚧는 益腎氣, 納氣하고 腎으로 歸經하며 腎虛, 腎不納氣의 喘急에 많이 사용한다. 이에 비해 冬蟲夏草는 補腎氣, 養肺陰의 효능으로 虛勞咳喘의 병증에 사용된다.

冬蟲夏草와 百合은 모두 肺虛咳嗽를 치료하는데 사용한다. 百合은 淸肺, 潤肺, 止咳작용이 있어서 肺陰不足, 肺에 燥熱이 있는 경우, 乾咳少痰에 사용하는데 비해, 冬蟲夏草는 補腎陽, 滋肺陰의 효능이 있으므로 腎氣不足, 肺陰虧虛 등으로 인한 虛勞咳喘에 사용한다.

【炮　製】生用한다.

【用　量】6~12g.

【禁忌症】表邪가 있는 자는 愼用한다.

【配合例】① 貝母 百合 등과 배합하여 폐결핵으로 인한 咳嗽, 喀血 또는 노년에서의 虛喘을 치료한다.

② 枸杞子 등과 배합하여 黃酒에 담가두었다가 복용함으로써 腎虛腰痛을 치료한다.

③ 黃耆 등과 배합하여 貧血 病後虛弱 陽痿 遺精 등의 병증을 치료한다.

蛤 蚧 [雷公炮炙論]

Gecko

異 名：蛤解[方言]・蛤蟹[日華子]・仙蟾[綱目]・大壁虎[中藥志]

【基 原】합개과(壁虎科；Gekkonidae)에 속한 동물인 蛤蚧 *Gekko gecko* Linne의 內臟을 제거하고 저온에서 건조한 몸체이다. 연중 포획할 수 있으며 內臟을 제거하고 깨끗이 씻은 다음 전체를 평평하게 하고 저온에서 건조한다.

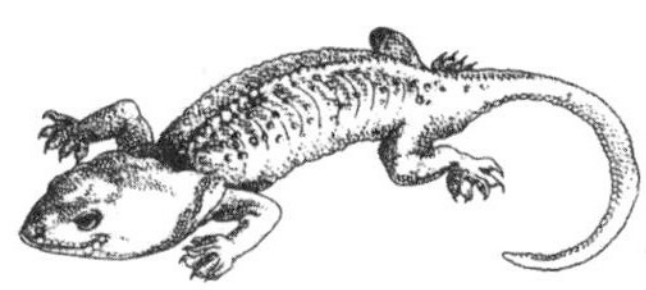

蛤蚧
Gekko gecko

【性 狀】대나무살에 네 발과 꼬리를 펴고 몸통을 벌려 말린 것으로 몸체의 길이 10～15㎝, 꼬리의 길이 10～15㎝이다. 바깥 면은 黃褐色～赤褐色이며 작은 이가 턱 주변에 나고 등과 배의 비늘의 크기가 비슷하며 발에 빨판이 있다. 조금 비린 냄새가 있으며 맛은 조금 짜다.

【產 地】주로 廣西 지역에서 산출되는데 이 외에 廣東, 雲南 지역에서도 생산된다.

【成 分】단백질과 지방을 함유하고 있다.

【性 味】性은 平(溫)하고, 味는 鹹하며, 小毒하다.

【歸 經】肺・腎經.

【效能 主治】補肺益腎・納氣定喘・助陽益精. 治虛喘氣促, 勞嗽咳血, 陽痿遺精.

【解 說】補肺益腎하고 더욱이 腎氣를 攝納하여 定喘시키는 작용이 있어 肺腎虛喘을 치료하는 要藥이다. 또한 溫腎助陽의 작용이 있어 腎虛陽痿의 증상을 치료하는데 응용한다.

일반적으로 蛤蚧는 尾部에 藥力이 좋아 尾部가 온전한 것이 좋으며 尾部가 불완전한 것은 효력이 미약하다. 오늘날 임상에서는 氣管支哮喘과 心臟性喘息 및 肺氣腫, 肺結核 등 證이 肺腎兩虛로 된 경우에 多用하며, 咳喘이 外感으로 인한 증상에는 복용을 忌한다.

【炮 製】頭足과 鱗片을 제거하고 油酥蛤蚧 또는 酒蛤蚧로 만들어 사용한다. 油酥蛤蚧는 蛤蚧에 참기름을 조금 바르고 구워서 겉면이 약간 노란색을 띠고 파삭파삭

해지면 頭足과 비늘을 떼어내어 만든다. 酒蛤蚧는 蛤蚧를 黃酒에 담갔다가 술이 스며들면 약한 불에 焙乾한 것으로 이때 蛤蚧 100쌍에 黃酒 300g으로 한다.

【用　量】4~8g.

【禁忌症】外感風寒과 實熱로 喘咳한 경우에는 복용을 忌한다.

【配合例】① 貝母 紫菀 杏仁 鱉甲 皂莢仁 桑根白皮 등과 배합하여 虛勞咳嗽와 肺癰上氣의 병증을 치료한다(예 : 蛤蚧丸).

② 人蔘 茯苓 知母 貝母 桑白皮 甘草 大杏仁 등과 배합하여 肺痿咳嗽의 병증을 치료한다(예 : 蛤蚧散).

③ 人蔘 등과 배합하여 肺氣咳嗽面腫 등의 병증을 치료한다(예 : 獨聖餠子).

④ 人蔘 熟地 麥冬 肉桂 蘇子 半夏 등과 배합하여 産後의 氣喘과 氣血兩脫의 병증을 치료한다(예 : 蛤蚧救喘丹).

胡 桃 仁 [備急千金要方]

Juglandis Semen

異 名 : 蝦蟆[酉陽雜俎] · 胡桃穰[梅師方] · 胡桃肉[海上集驗方] · 核桃仁[綱目]

【基　原】가래나무과(胡桃科 : Juglandaceae)에 속한 落葉喬木인 호두나무(胡桃) *Juglans regia* Linné의 성숙한 果實을 가을에 채취하여 단단한 껍질을 제거하고 種仁을 건조한 것이다. 9월 초에 果實이 성숙하였을 때 채취, 果實의 外皮를 물에 담가 썩혀서 核을 빼내 햇볕에 말린다.

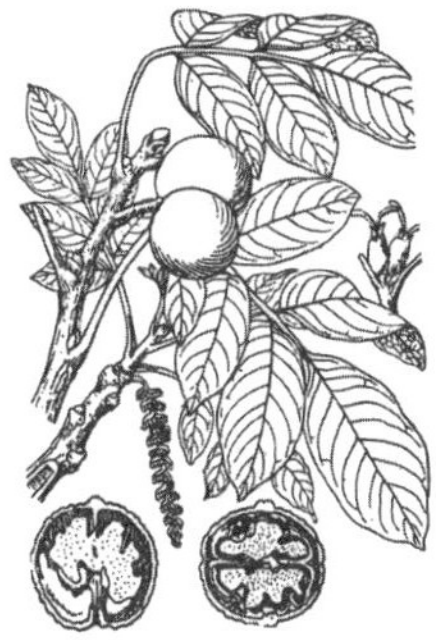

호두나무
Juglans regia

【性　狀】길고 깊은 홈이 있는 울퉁불퉁한 球形이다. 지름 2~3㎝이고 種皮는 엷은 褐色이며 葉脈狀으로 가늘고 굵은 褐色의 무늬가 있다. 半球狀으로 된 2개의 子葉이 중심부에서 좁게 합쳐져서 假種皮를 벗길 때 이 부분에서 잘 떨어져 2개로 되기 쉬우며 잘 부스러진다. 質은 연하며 깨진 면은 乳白色이다. 냄새가 거의 없고 맛이 고소하며 種皮의 맛은 조금 떫다.

【産　地】우리나라 전국에 분포하고 특히 충남 천안이 유명하다. 중국에서도 전국에 걸쳐 고루 생산되는데, 특히 河北 지역에서 많이 산출된다.

【成　分】脂肪油 40~50%, 단백질 15.4%, 탄수화물 10%, 칼슘 0.12%, 인 0.36%, 철 0.04% 등을 함유한다. 기타 linalool, 3(15),6-caryophylladiene 등을 함유한다.

【性　味】性은 溫하고, 味는 甘하다.

【歸 經】腎・肺經.

【效能 主治】補腎固精・溫肺定喘・潤腸. 治腎虛喘嗽, 腰痛脚弱, 陽痿, 遺精, 小便頻數, 大便燥結.

【解 說】性味가 甘溫하면서 質이 潤하여 腎臟을 補하여 腰膝을 强健하게 하고, 또한 補腎納氣하여 定喘하는 효능으로 腎虛腰痛이나 肺腎虛喘을 치료한다. 다만 그 性이 緩和하여 輔助藥을 배합하여 응용하여야 한다. 그리고 質이 油潤하여 潤燥滑腸시키는 효능이 있으므로 腸滑便溏한 경우에는 복용을 忌한다.

【炮 製】潤燥養陰藥과 배합할 때는 去皮하여 炒用하고, 收斂納氣藥과 배합할 때는 留皮하여 生用한다.

【用 量】8~12g, 大劑 40g.

【禁忌症】陰虛火旺한 경우나 痰熱咳嗽 및 便溏한 경우에는 복용을 忌한다.

【配合例】① 補骨脂 杜仲 등과 배합하여 腎虛氣弱의 병증을 치료한다(예 : 青娥丸).

② 白茯苓 附子 등과 배합하여 腎消를 치료한다(예 : 胡桃丸).

③ 枳殼 皂莢 등과 배합하여 血痢가 그치지 않는 병증을 치료한다(예 : 枳殼散).

④ 皀角刺 補骨脂 槐花 등과 배합하여 腸風下血을 다스리는데 老人에게 발병했을 경우에도 사용할 수 있다(예 : 胡桃散).

紫 河 車 [本草拾遺]

Hominis Placenta

異 名 : 胞衣[梅師集驗方]・人胞[本草拾遺]・混沌皮・混元丹[本草蒙筌]・胎衣[綱目]

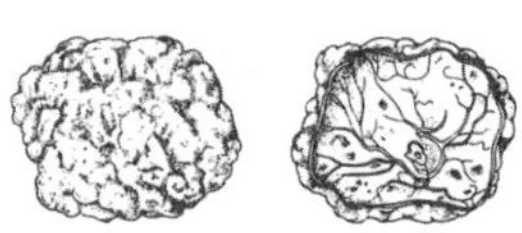

紫何車

【基 原】건강한 産婦의 태반을 烘製하여 건조한 것이다. 혈관을 절개하고 맑은 물에 깨끗이 씻은 후에 불에 쬐어 말려서 사용한다.

【性 狀】불규칙한 圓形 또는 접시 모양의 橢圓形을 이루고, 지름 9~15㎝이며 두께는 일정하지 않다. 바깥 면은 黃色~黃褐色으로 한쪽 면은 불룩하고 주름이 있으며 다른 쪽 면은 양막에 싸여 있어 비교적 윤기가 나고 매끈하며 탯줄이 붙어 있는 것도 있다. 質은 굳은 편이나 잘 부스러진다. 1개의 무게는 35~70g이다. 비린내가 있고 맛은 담백하다.

【成 分】Estradiol, progesterone, acetyl glucosamine, D-galactose, mannose, amino acid 등을 함유한다.

【性 味】性은 溫하고, 味는 甘鹹하다.

【歸　經】肺・肝・腎經.

【效能 主治】補氣・養血・益精. 治虛損羸瘦, 勞熱骨蒸, 咳喘, 咯血, 盜汗, 遺精, 陽痿, 婦女血氣不足, 不孕 혹은 乳少.

【解　說】甘味에 鹹味를 겸하고, 性이 溫하되 燥하지 않아 肺・肝・腎 3經에 들어가 氣血을 크게 補하고 腎精을 補益시켜 久病으로 인한 身體虛弱이나 體質虛弱과 氣血不足 및 腎虛精虧 등의 병증을 치료하는데 單味로 사용하거나 複方에 배합하여 사용한다.

오늘날 임상에서는 強壯藥으로 인체의 抵抗力(抗病能)을 증강케 하여 肺結核, 神經衰弱, 貧血, 氣管支喘哮 등 慢性病에 응용하고 있다. 그러나 반드시 장기간 복용해야 치료 효과를 나타낼 수 있다.

【炮　製】건강한 産婦의 신선한 胎盤을 취하여 臍帶를 잘라버리고 부착된 혈액을 물에 여러 번 씻어 깨끗이 한 다음 용기에 넣어 물 위에 뜰 정도로 삶아서 꺼내어 烘乾 또는 曬乾한다. 紫河車를 酒蒸하기도 하는데 신선한 紫河車를 물에 1~2일 동안 담가 혈관을 떼어내고 물로 여러 번 깨끗이 씻는다. 따로 川椒를 헝겊 주머니에 넣고 물을 부어 달인 다음 찌꺼기를 제거하고 紫河車를 넣어서 삶는다. 물을 버리고 적당량의 黃酒를 골고루 뿌려 다시 약 30분 동안 찐 후 꺼내어 말린다. 이때 紫河車 100개에 川椒 4兩, 黃酒 3근을 사용한다.

【用　量】2~4g.

【禁忌症】陰虛火旺한 경우에 단독으로 사용하는 것은 마땅하지 않다.

【配合例】① 白茯苓 人蔘 山藥 등과 배합하여 勞瘵虛損과 骨蒸 등의 증상들을 치료할 수 있다(예 : 河車丸).

② 杏仁 百合 胡桃仁 등과 배합하여 老人의 久病으로 인한 喘息과 咳嗽 등의 병증을 치료할 수 있다(예 : 炖胎盤方).

③ 黃柏 杜仲 牛膝 生地黃 天門冬 麥門冬 人蔘 등과 배합하여 婦人의 無子・月水不調・早産・難産 등의 병증을 치료할 수 있다(예 : 大造丸).

菟 絲 子 [本經]

Cuscutae Semen

異 名 : 菟絲實[吳普本草]・吐絲子[本草求原]・黃藤子・龍鬚子[東北藥用植物志]

【基　原】메꽃과(旋花科 : Convolvulaceae)에 속한 1년생 寄生草本인 갯실새삼(菟絲子) *Cuscuta chinensis* Lamark 또는 실새삼(南方菟絲子) *C. australis* R. Brown의 성숙한 種子이다. 7~9월에 걸쳐 種子가 성숙했을 때 寄主와 함께 잘라서 햇볕에 말린다.

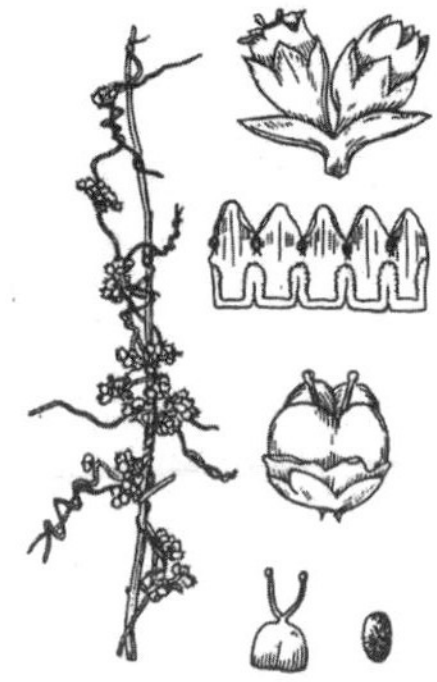

갯실새삼
Cuscuta chinensis

【性　狀】球形~圓盤形으로 된 작은 알맹이 모양이고 지름 1~3㎜, 100개의 무게는 100㎎ 정도이다. 바깥 면은 黃綠色~黑褐色이며 뾰족한 쪽에 작은 홈이 있고 質은 단단하다. 냄새는 별로 없고 맛은 부드러우며 기름기가 있다.

【産　地】菟絲子는 遼寧, 吉林, 河北, 河南, 山東, 山西, 江蘇 등지에서 주로 산출되고, 南方菟絲子는 吉林, 河北, 山東, 靑海, 雲南 지역에서 주로 산출된다.

【成　分】*p*-Coumaric acid, caffeic acid, arbutin, chlorogenic acid, (+)-pinoresinol-4′-*O*-β-*d*-glucopyranoside, cuscutoside A, cuscutoside B, (+)-epipinoresinol, (+)-pinoresinol, astragalin, quercetin, hyperoside 등을 함유한다.

【性　味】性은 平하고, 味는 辛甘하다.

【歸　經】肝・腎・脾經.

【效能　主治】補肝腎・益精髓・明目・止瀉. 治腰膝酸痛, 遺精, 消渴, 尿有餘瀝, 脾虛泄瀉, 目暗.

【解　說】性平質潤하여 不溫不燥하고 滋膩하지 않으며, 補陽하고 益陰시키는 효능이 있어 肝腎을 平補시키는 良藥이다. 固精, 明目, 止瀉의 효능으로 腎虛로 인한 陽痿와 遺精頻尿 및 肝腎不足으로 인한 兩目昏糊와 脾腎兩虛로 인한 便溏 등의 병증을 치료한다.

비록 陰虛와 陽虛로 인한 병증에 모두 사용할 수 있으나 補陽에 偏重되므로 腎陽不足으로 인한 病證에 多用한다.

菟絲子와 蛇床子를 비교하면, 蛇床子는 溫腎壯陽하는데 性이 燥에 치우치므로 腎陽이 虛한 陽痿, 女子不孕 등의 증상이 나타나되 腎陰이 아직 虧虛하지 않은 것을 치료하나, 菟絲子는 溫益精, 溫腎하는데 燥하지 않으므로 補腎陽하며 益腎陰한다.

【炮　製】씻은 후 曬乾한 다음 사용하고, 煎劑에 넣을 때는 微炒하여 研末하며, 丸劑에 넣을 때는 煮熟한 다음 搗爛하여 餠으로 만들어 曬乾하여 사용한다. 腎經에 주로 작용하게 하기 위하여 鹽菟絲子로 만들기도 하는데, 깨끗한 菟絲子를 소금물로 축인 다음 가마에서 약한 불로 볶아 黃色이 되면 식힌다. 이때 菟絲子 100근에 소금 2.5근을 사용한다. 酒菟絲餠은 깨끗한 菟絲子를 솥에 넣고 물로 푹 삶아 물이 다 스며들면 黃酒와 밀가루를 넣고 반죽해서 떡을 만든 후 1㎝로 썰어 햇볕에 말려 만든디. 菟絲子酒浸은 菟絲子를 술에 하룻밤 담갔다가 햇볕에 말리며, 菟絲子醋浸은 菟絲子의 껍질을 벗기고 식초에 담갔다가 2일 후 문질러 黃精汁에 하룻밤 담그고 약한 불에서 말려 절구에서 찧어 만든다.

【用 量】6~12g.

【禁忌症】菟絲子는 平補시키는 약물이지만 補陽시키는데 치우침으로 陰虛火旺, 大便燥結, 小便短赤한 경우에는 복용을 忌한다.

【配合例】① 附子 등과 배합하여 補腎氣 壯陽道 助精神 輕腰脚 등의 목적으로 사용할 수 있다(예 : 菟絲子丸).

② 五味子 등과 배합하여 精氣不足 腎水涸燥 咽乾多渴 耳鳴眩暈 腰膝疼痛 脚膝酸弱 등의 병증을 치료할 수 있다(예 : 雙補丸).

③ 麥門冬 등과 배합하여 心腎不足 精少血燥 心下煩熱 怔忡不安 目赤頭暈 小便赤濁 五心煩熱 多渴引飮 精虛血少 등의 병증을 치료할 수 있다(예 : 心腎丸).

④ 白茯苓 石連子 등과 배합하여 心氣不足 思慮太過 腎經虛損 眞陽不固 尿有餘瀝 小便白濁 등의 병증을 치료할 수 있다(예 : 茯菟丸).

⑤ 車前子 熟地黃 등과 배합하여 肝腎俱虛 眼常昏暗 등의 병증을 치료할 수 있다(예 : 駐景丸).

沙 苑 蒺 藜 [圖經本草]

Astragali Complanati Semen

異 名 : 白蒺藜[本草圖經] · 沙苑子[臨証指南醫案] · 沙苑蒺藜子[本草求原] · 潼蒺藜[本草便讀]

【基 原】콩과(豆科 : Leguminosae)에 속한 다년생초본인 扁莖黃芪 *Astragalus complanatus* R. Br.의 성숙한 種子이다. 늦가을에서 초겨울에 果實이 성숙하였지만 아직 꼬투리가 벌어지지 않았을 때 줄기와 함께 잘라서 햇볕에 말린 후 種子를 취하여 잡질을 제거하고 다시 햇볕에 말린다.

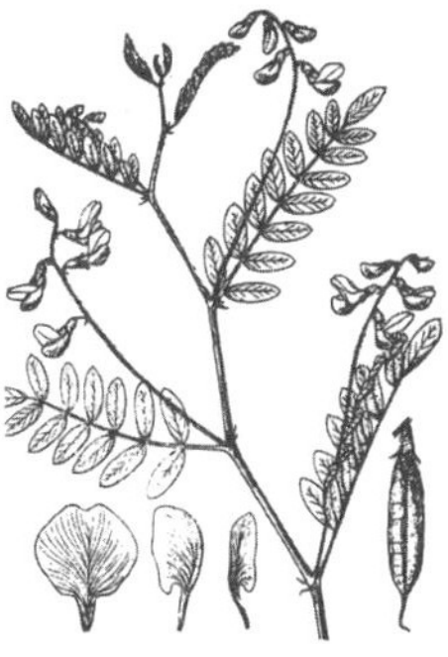

扁莖黃芪
Astragalus complanatus

【性 狀】콩팥 모양으로 약간 납작하고 길이 2㎜, 너비 1.5㎜, 두께 1㎜ 이내이다. 바깥 면은 灰褐色~綠褐色으로 광택이 있으며 매끄럽다. 한쪽은 안쪽으로 향해 함몰되었고 함몰된 곳에는 뚜렷한 種臍가 있다. 質은 단단하여 쉽게 부서지지 않는다. 냄새가 없고 맛은 덤덤하며 씹으면 콩 비린내가 난다.

【産 地】주산지는 중국의 陝西 지역으로 기타 河北, 山西, 內蒙古 지역에서도 산출된다. 陝西의 潼關 지역에서 생산되는 약재가 유명하여 潼蒺藜라 칭하기도 한다.

【成 分】지방유, 단백질, tannin 등을 함유한다.

【性 味】性은 溫하고, 味는 甘하다.

【歸　經】肝・腎經.

【效能 主治】補肝・益腎・明目・固精. 治肝腎不足, 腰膝痠痛, 目昏, 遺精早泄, 小便頻數, 遺尿, 尿血, 白帶.

【解　說】味甘性溫하고 澀하여 肝腎을 補益하고 固精縮尿하는 효능이 있다. 또한 明目작용이 菟絲子와 비슷하고 主治하는 병증 또한 서로 유사하여, 肝腎을 平補시키는 要藥이다.

沙苑蒺藜는 白蒺藜와 다른 약물로서 그 형태가 다르며 효능 또한 큰 차이가 있다. 白蒺藜는 가시(刺)가 있어 一名 刺蒺藜라 하며 疏肝開鬱시키는 효능이 있어 祛風明目시킬 뿐 補益시키는 작용은 없다. 그러므로 위의 두 약물을 혼용하면 안 된다.

沙苑蒺藜와 菟絲子는 모두 능히 補腎固精하며 養肝明目한다. 菟絲子는 平하고 燥하지 않으며 補腎陽・益精하고 腎陽이 虛한 경우와 陰虛精少에 사용하나, 沙苑蒺藜는 溫하여 補腎陽하고, 助陽작용이 비교적 강하며 柔潤의 성질은 菟絲子에 미치지 못한다.

【炮　製】씻은 후 曬乾하여 사용하거나 또는 鹽水炙하여 사용한다.

【用　量】12～20g.

【禁忌症】溫補固澀시키는 약물이므로 陰虛火旺하거나 小便不利한 경우에는 복용을 忌한다.

【配合例】① 芡實 蓮鬚 등과 배합하여 腎虛精關不固 遺精滑泄 腰酸耳鳴 四肢乏力 舌淡苔白 脈細弱 등의 병증을 치료한다(예 : 金鎖固精丸).

② 石菖蒲 女貞子 生地黃 菟絲子 夜明砂 등과 배합하여 目昏不明의 병증을 치료한다(예 : 補腎明目散).

③ 黃魚鰾膠 등과 배합하여 남자의 精薄無嗣 久患夢遺 및 婦人의 滑胎不孕 등의 병증을 치료한다(예 : 聚精丸).

鎖　陽 [本草衍義補遺]

Cynomorii Herba

異 名 : 瑣陽[丹溪心法]・不老藥[國藥的藥理學]・地毛球[中藥志]

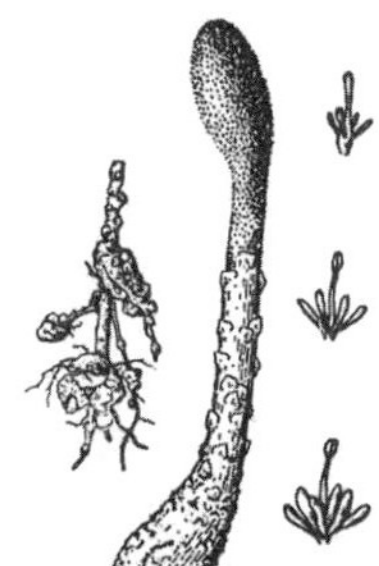

鎖陽
Cynomorium songaricum

【基　原】쇄양과(鎖陽科 : Cynomoriaceae)에 속한 多年生 肉質 寄生草本인 鎖陽 *Cynomorium songaricum* Ruprecht의 꽃대를 없앤 肉質莖이다. 봄과 가을에 채취하여 꽃대를 제거하고 절단한 후 건조한다.

【性 狀】圓柱形~圓錘形을 이루고 길이 5~20㎝, 지름 2~5㎝이며 대개 아랫부분은 조금 가늘다. 바깥 면은 赤褐色~진한 褐色을 띠고 고르지 않은 주름이 있고, 작은 삼각형의 비늘조각이 붙어 있다. 질이 단단하며 쉽게 꺾어지지 않는다. 꺾은 면은 赤褐色을 띠며 중심주 부분은 색깔이 엷어진다. 향기가 조금 있고 맛은 조금 쓰고 떫다.

【產 地】주산지는 중국의 內蒙古, 寧夏, 新疆, 甘肅, 青海 등지이다.

【成 分】β-Sitosterol, ursolic acid, daucosterol 등을 함유한다.

【性 味】性은 溫하고, 味는 甘하다.

【歸 經】脾・腎・大腸經.

【效能 主治】補腎陽・益精血・潤腸通便. 治腰膝痿軟, 陽痿滑精, 腸燥便秘.

【解 說】그 효능이 肉蓯蓉과 같아 補腎壯陽하고 潤腸通便한다. 다만 肉蓯蓉은 溫하되 燥하지 않고 補하되 峻하지 않은데, 鎖陽은 性이 비교적 溫하고 燥하여 助陽시키는 효능이 크고 潤腸시키는 효능은 蓯蓉에 미치지 못한다. 그러므로 鎖陽은 補腎潤燥하고 養筋起痿하므로 肝腎不足으로 筋骨이 痿弱하여 步行이 어려운 병증에 더욱 많이 응용한다. 이상과 같은 효능이 있어 오늘날 임상에서는 각종의 癱瘓證에 多用하고 있다.

【炮 製】씻어서 潤透한 후 절편하여 曬乾후 사용한다. 임상에서 酥炙하여 사용하기도 하는데, 鎖陽을 씻어서 속까지 물이 스미게 한 다음 잘라서 酥를 발라서 굽는다.

【用 量】6~12g.

【禁忌症】陰虛火旺, 脾虛泄瀉, 實熱便秘가 있는 경우에는 복용을 忌한다.

【配合例】① 熟地黃 牛膝 虎骨 龜板 등과 배합하여 腰膝冷痛 筋骨痿軟 등의 병증을 치료한다(예 : 虎潛丸).

韭 子 [本草經集註]

Allii Tuberosi Semen

異 名 : 韭菜子[滇南本草]・韭菜仁[岭南採藥錄]

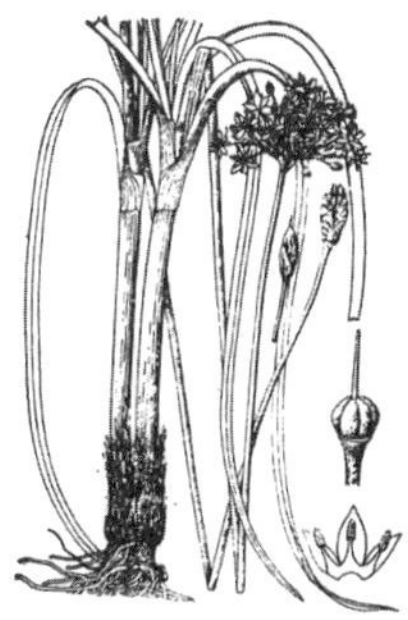

부추

Allium tuberosum

【基 原】백합과(百合科 : Liliaceae)에 속한 다년생초본인 부추(韭菜) *Allium tuberosum* Rottle. ex Spreng.의 성숙한 種子이다. 가을에 果實이 성숙했을 때 채취하여 햇볕에 말려 種子를 털어내고 잡질을 제거하여 사용한다.

【性 狀】눌려진 卵圓形 또는 삼각형 모양의 卵圓形이며, 한쪽

면은 평탄하며 다른 면은 조금 돌출되어 있고 基部는 둥글고 위쪽은 약간 뾰족하며 길이 3~4㎜, 너비 2~3㎜이다. 바깥 면은 黑色이며 확대경으로 볼 때 불규칙한 그물 모양의 주름이 있고 質은 단단하다. 냄새가 없고 맛은 달고 맵다.

【産　地】우리나라 각지에서 재배되고 있으며, 중국에서는 河北, 山西, 吉林, 江蘇, 山東, 安徽, 河南 등지에서 많이 생산된다.

【成　分】Kaempferol-3-O-β-*d*-sophoroside, kaempferol-3,4′-*dl*-*O*-β-*d*-glucopyranoside, nicotianoside, tyrosine 등을 함유한다.

【性　味】性은 溫하고, 味는 辛甘하다.

【歸　經】肝・腎經.

【效能 主治】補肝腎・壯陽固精・暖腰膝. 治陽痿夢遺, 小便頻數, 遺尿, 腰膝酸軟冷痛, 白濁帶下.

【解　說】性味가 辛甘하고 溫하여 行氣散血하고 補肝固腎하는 효능으로 肝腎不足으로 인한 병증을 치료한다.

韭子의 辛溫은 壯火하여, 肝腎을 補하고 腰膝을 溫暖케 하며 壯陽하여 腎陽虛衰와 肝腎不足으로 인한 陽痿와 腰膝痠軟冷痛을 치료한다. 또한 肝腎을 補하고 固精하여 腎氣不固로 인한 遺精과 尿意頻數 및 婦女의 白帶過多 등을 치료한다.

그러므로 韭子는 오직 腎氣過勞로 인하여 收攝하지 못하는 병증에 적합하므로 陰虛火旺한 경우에 誤用하지 않도록 주의해야 한다.

韭子와 鎖陽은 모두 溫腎의 효능으로 陽痿를 치료하고 下元을 固攝하고 遺泄을 멈추게 할 수 있다. 다만 興陽하는 효능은 韭子가 좋고, 固精하는 효능은 鎖陽이 더 좋다. 또한 韭子는 溫燥하여 補陽할 때 陰을 耗損시키는 폐단이 있으나, 鎖陽은 補陽도 하고 益精도 하므로 腎陽이 부족하고 腎陰 또한 虧虛할 경우에 쓸 수 있다.

【炮　製】씻은 다음 曬乾하고 生用 혹은 炒用한다. 韭子炒하여 사용할 경우에는 韭子를 물에 씻어 볶거나 또는 쪄서 햇볕에 말리고 껍질을 벗겨 노랗게 볶아 사용한다.

【用　量】4~12g.

【禁忌症】陰虛火旺한 경우에는 복용을 忌한다.

【配合例】① 巴戟 胡蘆巴 杜仲 등과 배합하면 補腎助陽의 효능이 강해지므로 중년 및 노년의 下元虛損 久無子嗣 陽萎不興 興而不固 腎寒精冷 등의 병증을 치료한다(예 : 長春廣嗣丸).

② 沈香 胡蘆巴 雄蠶蛾 등과 배합하여 遺精 滑精 陽萎 등의 병증을 치료한다(예 : 沈香保生丸).

③ 菟絲子 龍骨 川芎 등과 배합하여 虛損 小便失禁 遺精 등의 병증을 치료한다(예 : 韭子丸).

陽起石 [本經]

Tremolitum

異 名：白石[本經]・羊起石・石生[名醫別錄]

【基　原】硅酸鹽類에 속한 透閃石 Tremolite 또는 그 異種 透閃石石綿의 鑛石이다. 중국에서 약물 陽起石은 주로 광물 透閃石(투섬석, Tremolite), 陰起石은 주로 광물 陽起石(Actinolite)을 기원으로 하여, 구분되어 유통되고 있다. 국내에서는 이러한 광물이 모두 약물 陽起石으로 유통되고 있다.

【原鑛物】① 透閃石(Tremolite)：單斜晶系로 結晶은 長柱狀, 針狀이며, 때로 毛髮狀을 나타내기도 하며, 집합체는 대개 방사상, 섬유상이다. 표면은 백색 혹 연한 회색이다. 유리광택이 있고, 섬유상집합체에는 견사광택이 있다. 성질은 부스러지기 쉬우며, 針狀과 毛髮狀 結晶은 쉽게 절단된다. 경도 5.5~6, 비중 2.9~3.0이다. 투섬석석면은 투섬석의 섬유상 異種이다.

② 陽起石(Actinolite)：單斜晶系로 細柱狀, 纖維狀이며, 집합체는 대개 柱狀, 放射狀, 針狀이다. 표면은 綠色, 연한 灰綠色 혹은 暗綠色이며, 투명하거나 반투명하다. 유리광택이 있다. 경도 5.5~6, 비중 3.1~3.3이다. 완전하게 解理된다.

【性　狀】長柱狀, 針狀, 纖維狀의 집합체로 불규칙한 塊狀, 扁長條狀, 短柱狀을 나타내며, 크기는 다양하다. 백색, 연한 회백색, 연한녹색을 띠는 흰색이며, 견사광택을 띠고 있다. 비교적 무거우며, 質은 비교적 단단하면서도 부스러지기 쉽고, 성긴 부분이 있다. 折斷할 수 있고, 단면은 고르지 않으며, 縱面은 纖維狀 혹 細柱狀이다. 냄새가 없고 맛은 덤덤하다.

【產　地】주산지는 중국의 河北, 河南, 山東, 湖北 등지이다.

【成　分】기원 광물에 따라 그 구성 성분에 차이가 있는데, tremolite의 경우 $Ca_2Mg_5(Si_4O_{11})_2 \cdot (OH)_2$이며, actinolite의 경우 $Ca(Mg,Fe)_5 \cdot (Si_4O_{11})_2(OH)_2$이다.

【性　味】性은 微溫하고, 味는 鹹하다.

【歸　經】腎經.

【效能 主治】溫補命門. 治下焦虛寒, 腰膝冷痹, 男子陽痿, 女子宮冷, 癥瘕崩漏.

【解　說】性味가 鹹溫하여 鹹味는 腎經에 들어가고 溫性은 助陽하므로 補腎壯陽의 良品이다. 주로 腎陽不足으로 인한 陽痿早泄과 子宮虛寒으로 인한 不孕 등의 병증에 적용하므로 虛寒證이 아닌 경우에 응용하는 것은 적합하지 않으며, 또한 單用이나 久服은 적합하지 않다.

陽起石과 韭子는 모두 溫腎壯陽하여 陽痿를 치료하고, 下元을 固攝하여 遺精早

泄을 치료한다. 陽起石은 壯陽작용이 韭子보다 우수하며 韭子는 下元을 固攝하여 遺泄을 치료하는 작용이 陽起石보다 우수하다.

【炮　製】씻은 陽起石을 작은 덩어리로 搗碎한 뒤, 耐火용기에 넣고 爐火 속에서 紅透될 때까지 煅한 뒤 꺼내 黃酒 속에 담가 식힌다. 黃酒가 모두 흡수되면 꺼내고 건조하여 極細末로 만들어 사용한다. 陽起石 100㎏에 黃酒 20～30㎏을 사용한다.

【用　量】4～12g.

【禁忌症】陰虛火旺한 경우에는 복용을 忌하고 久服은 적합하지 않다.

【配合例】① 巴戟天 蛇床子 肉蓯蓉 등과 배합하면 溫助腎陽의 효능이 증가되므로 精氣不足 動則喘促 陽萎 筋骨無力 등의 병증을 치료할 수 있다(예 : 陽起石丸).

② 蛤蚧 附子 五倍子 등과 배합하여 陽萎不孕의 병증을 치료할 수 있다(예 : 育龜丸).

③ 鍾乳粉 등과 배합하여 元氣虛寒 精滑不禁 大便溏泄 手足厥冷 등의 병증을 치료한다(예 : 白丸).

④ 山茱萸 熟地黃 菟絲子 등과 배합하여 陽萎 早泄 性機能障碍 등의 병증을 치료한다(예 : 加減贊育丹).

海 狗 腎 [開寶本草]

Callorhini Testis et Penis

異 名 : 膃肭臍[開寶本草]

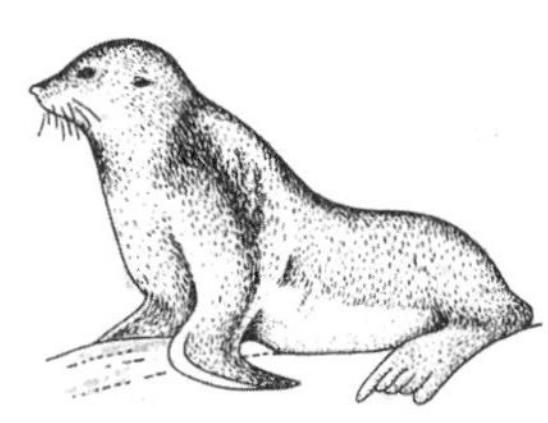

물개
Callorhinus ursinus

【基　原】물개과(海豹科 : Otariidae)에 속하는 동물인 물개(海狗) *Callorhinus ursinus* L.(=*Otaria ursinus* Gray)의 음경과 고환을 切取하여 주위의 육질과 지방을 제거하고 건조한 것이다.

【性　狀】긴 圓柱形으로 밑 부분에 橢圓形의 고환이 붙어 있고 어두운 褐色을 띤다. 음경은 길이 약 18㎝, 지름 12㎜ 내외이나, 종류에 따라서 길이 28～30㎝, 지름이 1～2㎝로 광택이 있고 黃褐色의 棒狀形이다. 음경의 바깥 면에는 불규칙한 세로로 쭈그러진 주름이 있고 黃色～黃褐色으로 비교적 투명한 모양을 나타낸다. 음경의 끝쪽은 가늘고 質은 매우 단단하며 잘 부스러지지 않는다. 비린 냄새가 있고 맛은 약간 짜다.

【產　地】북태평양이 특산지인데 알래스카의 Pribyloff Island와 베링해의 Commandorski Island 및 오호츠크 해의 海豹島는 번식장으로 유명하며, 우리나라에는 동해

연안과 서해에 분포하고, 일본은 북해도에 분포한다.

【成　分】남성 hormone인 androsterone과 지방, 단백질 등을 함유한다.

【性　味】性은 熱하고, 味는 鹹하다.

【歸　經】肝・腎經.

【效能 主治】暖腎壯陽・益精補髓. 治虛損勞傷, 陽痿精衰, 腰膝痿弱.

【解　說】味가 鹹하고 性이 熱하여 腎經에 들어가 暖腎壯陽하고 精髓를 補하는 要藥이 되어 虛損勞傷으로 인한 모든 증상 및 陽痿精衰와 肝腎俱虛로 인한 腰膝無力을 치료한다.

대용품으로 黃狗腎을 사용하는데 性味가 鹹溫하여 補腎壯陽시키는 효능이 있어 腎虛陽衰로 인한 男子의 陽痿와 陰冷 및 畏寒肢冷, 腰痠尿頻 등 증상을 치료하는데 사용할 수 있다.

【炮　製】砂炒하여 研末用하거나 滑石粉炒하여 사용한다.

【用　量】4～21g.

【禁忌症】陰虛火熾하거나 骨蒸勞嗽한 경우에는 복용을 忌한다.

【配合例】① 補骨脂 巴戟天 山茱萸 附子 등을 배합하여 陽痿를 치료한다

② 沙苑蒺藜 五味子 등을 배합하여 早漏를 치료한다.

③ 生地黃 白芍藥 玄參 女貞實 등을 배합하여 陰虛陽痿를 치료한다.

④ 肉蓯蓉 菟絲子 淫羊藿 등을 배합하여 腎虛陽衰로 인한 男子陽痿와 陰冷을 치료한다.

⑤ 陽起石 菟絲子 肉蓯蓉 巴戟天 山茱萸 鹿茸 등을 배합하여 壯陽益精한다.

【參　考】국제자연보전연맹(International Union for Conservation of Natural Resources, IUCN) 적색목록(The IUCN Red List of Threatened Species)에서 취약단계(VU, Vulnerable : 야생에서 절멸위기에 취할 가능성이 높음, 2015)로 분류되어 있음.

海　馬 [本草拾遺]

Hippocampus

異　名 : 水馬[抱朴子]・鰕姑[海南介語]・馬頭魚[動物學大辭典]・龍落子魚[藥材學]

【基　原】실고기과(海龍科 : Syngnathidae)에 속한 동물인 해마 *Hippocampus coronatus* Temminick et Schlegel, 線紋海馬 *H. kelloggi* Jordan et Snyder와 刺海馬 *H. histrix* Kaup., 大海馬 *H. kuda* Bleeker, 三斑海馬 *H. trimaculatus* Leach 및 산호

해마(小海馬) *H. mohnikei* Bleeker(= *H. japonicus* Kaup)를 포획하여 내장을 제거하고 건조한 것이다.

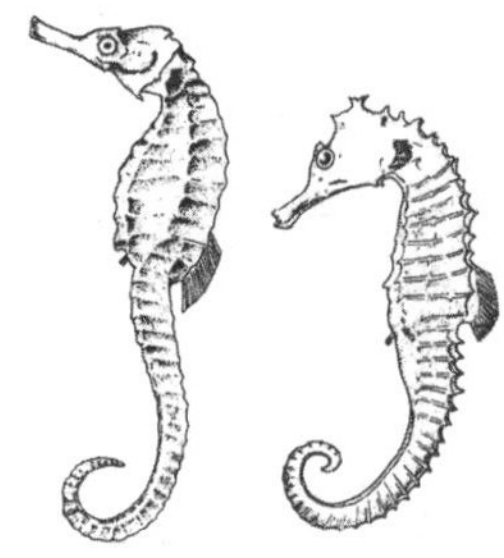

線紋海馬
Hippocampus kelloggi

【性 狀】옆으로 扁壓되어 구부러졌고 길이 10~30㎝이며 黃白色이고 머리는 말의 머리와 비슷하고 닭 볏 모양의 돌기가 있으며, 앞에는 冠狀의 긴 주둥이가 있고 입은 작으며 이가 없고 두 눈은 깊이 들어가 있다. 몸 부분은 七棱形이고, 꼬리 부분은 四棱形으로 점점 가늘어지면서 말려 있다. 몸에는 꼬막조개 모양의 마디무늬와 짧은 가시가 있다. 몸은 가볍고 骨質이며 단단하다. 비린내가 조금 있으며 맛은 약간 짜다.

【產 地】線紋海馬의 경우 중국의 廣東, 福建 지역과 臺灣의 沿海 지역에서 주로 산출되고 있으며, 刺海馬의 경우 廣東, 福建, 浙江 등지에서 주로 산출된다. 大海馬는 廣東, 海南 등지에서 주로 산출되며, 산호해마는 우리나라, 중국의 遼寧, 河北, 山東, 浙江 등의 沿海 지역에서 주로 산출된다.

【成 分】刺海馬는 단백질 , 지방, 다양한 아미노산을 함유한다. 皮膚黃色素는 ɣ-carotene이며, 紅色素는 astaxanthin과 astacene이고, 黑色은 melanin이다.

大海馬는 arginine, aspartic acid, alanine, 某氨酸, proline, glutamic acid 등 20여종의 아미노산을 함유하며, 또한 약용가치가 높은 tourine을 함유한다. 이외에도 대량의 칼슘, 마그네슘, 칼륨, 나트륨, 철, 아연, 망간, 구리 등을 함유한다.

三斑海馬는 glutamic acid, aspartic acid, glycine, proline, alanine, leucine 등 17종의 아미노산을 함유하며, 칼슘, 인, 칼륨, 마그네슘, 철, Sr, 규소 등의 19종 무기원소를 함유한다. 이외에도 cholesterdiol을 함유한다.

【性 味】性은 溫하고, 味는 甘하다.

【歸 經】肝・腎經.

【效能 主治】補腎壯陽・調氣活血. 治陽痿, 遺尿, 虛喘, 難產, 癥瘕積聚, 疔瘡腫毒.

【解 說】性味가 甘溫하여 오로지 腎經에 들어가 元陽을 補助하는 要藥으로 腎氣의 衰弱이 지나침으로 인한 精寒痿弱을 치료하고 調氣活血시키는 효과가 있어 氣血不行으로 인한 癥瘕와 難產 및 疔瘡을 치료한다.

海馬는 性이 溫暖하여 性慾을 촉진하고 陽虛로 인한 陰痿를 치료하여 그 효능이 蛤蚧보다 강하고 蛇床子와 淫羊藿보다는 약하다. 또한 노인과 허약자의 精神衰弱과 腹痛을 치료하고 婦人의 出產에 있어서 微弱陣痛을 촉진하여 催生의 효능이 있다.

【炮 製】酒浸 또는 酥炙하여 사용하거나 혹은 燒存性으로 搗末하여 사용한다.

【用 量】4~12g.

【禁忌症】孕婦와 陰虛火旺한 경우에는 복용을 忌한다.

【配合例】① 枸杞子 魚鰾膠 紅棗 등과 배합하여 腎陽虛弱 夜尿頻繁 혹은 婦女의 體虛로 인한 白帶의 증상을 치료할 수 있다(예 : 海馬湯).

② 木香 大黃 靑橘皮 白牽牛 巴豆 등과 배합하여 오래된 積聚癥塊를 치료한다(예 : 木香湯).

③ 穿山甲 水銀 朱砂 雄黃 輕粉 腦子 麝香 등과 배합하여 등에 생긴 惡瘡과 疔瘡 등을 치료한다(예 : 海馬拔毒散).

【參 考】 국제자연보전연맹(International Union for Conservation of Natural Resources, IUCN) 적색목록(The IUCN Red List of Threatened Species)의 취약단계(VU, Vulnerable: 야생에서 절멸위기에 취할 가능성이 높음)에 켈로그해마(線紋海馬) *H. kelloggi*(2017), 가시해마(刺海馬) *H. histrix*(2017), 복해마(大海馬) *H. kuda*(2014), 점해마(三斑海馬) *H. trimaculatus*(2015), 산호해마(小海馬) *H. mohnikei*(2017) 등이 포함되어 있음.

멸종위기에 처한 야생동식물종의 국제거래에 관한 협약(Convention on International Trade in Endangered Species of Wild Flora and Fauna, CITES)의 부속서 II(멸종위기는 아니지만 부속서에 등재되지 않을 경우 멸종위기가 될 수 있는 종들과 부속서 I에 올라있는 동물과 혼동되기 쉬운 종)에 포함되어 있음. 우리나라는 2017년 현재 유보상태임.

蛇 床 子 [本經]

Cnidi Fructus

異 名 : 蛇米[本經]・蛇珠[吳普本草]・蛇床仁[藥性論]

【基 原】미나리과(繖形科 : Umbelliferae)에 속한 1년생 초본인 벌사상자(蛇床) *Cnidium monnieri* (L.) Cusson의 성숙한 果實을 건조한 것이다. 여름과 가을에 果實이 성숙할 때 채취하여 잡질을 제거하고 햇볕에 말린다. 우리나라에서는 사상자(和蛇床子) *Torilis japonica* (Houtt.) DC.의 성숙한 果實로 대용하고 있다.

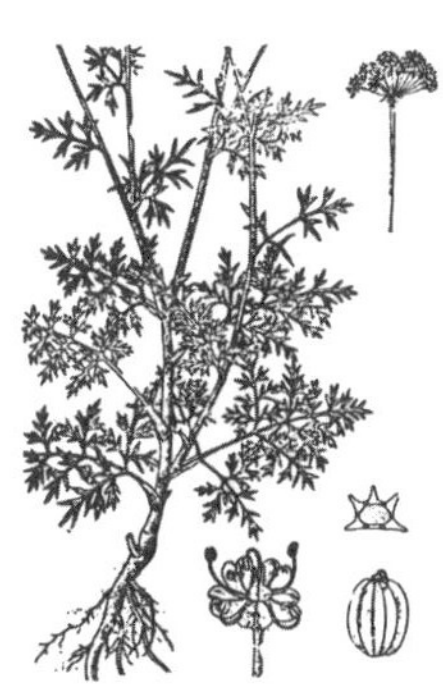

벌사상자
Cnidium monnieri

【性 狀】타원구형의 雙懸果로서 각 分果는 편평하고 길이 2~4㎜, 지름 1㎜이다. 分果의 바깥 면은 灰黃色~灰褐色으로 끝부분에 작은 돌기가 있고 밑 부분에는 가는 과병이 붙어 있다.

등 쪽 면은 3개의 능선이 있고 봉합면은 평탄하나 2개의 褐色 능선이 있다. 향기가 있고 맛은 조금 맵고 혀를 자극한다.

【産　地】 우리나라 각지에 분포한다. 중국에서는 河北, 山東, 江蘇, 浙江, 四川 지역이 주산지이며, 이 외에 內蒙古, 陝西, 山西 등의 지역에서도 산출된다.

【成　分】 벌사상자의 果實은 정유 1.3%를 함유하고 있으며, 그 주요 성분은 *l*-pinene, *l*-camphene, bornyl, isovalerate이다. 또한 osthol 등 12종의 cumarin계열 성분을 함유한다.

사상자의 果實은 정유 1.4%를 함유하고 있으며, 주요 성분은 α-cadinene, torilin 등이며, 기타 脂防油(pertroceline, myristine, oleine) 약 10%를 함유한다. 그 밖에 glucoluteolin, luteolin-7-*O*-β-d-rutinoside, chrysoeriol-7-*O*-β-d-glucopyranoside, germacrene d, germacra-4(15)-*trans*-5,10(14)-trien-1-β-ol(-),(-)-germacrene d, torilolide, oxytorilolide 등을 함유한다.

【性　味】 性은 溫하고, 味는 辛苦하다.

【歸　經】 腎・脾經.

【效能　主治】 溫腎助陽・祛風燥濕・殺蟲. 治男子陽痿, 陰囊濕痒, 女子帶下陰痒, 子宮寒冷不孕, 風濕痹痛, 疥癬濕瘡.

【解　說】 性味가 辛溫하여 散寒하고 助陽하며, 苦燥하여 除濕시키므로 止痒시키는 효능이 있다. 內服하면 溫腎助陽시키는 효능이 있어 陽痿와 宮冷 등의 병증을 치료하고, 外用하면 燥濕殺蟲시키는 효능이 있어 陰痒帶下를 치료한다.

【炮　製】 內服에는 酒炙하고, 外用에는 生用한다. 기타 製法으로 蛇床子를 藍汁과 百部根즙에 담가 문질러서 햇볕에 말린 후, 生地黃즙과 섞고 쪄서 햇볕에 말려 사용한다.

【用　量】 4～12g.

【禁忌症】 下焦에 濕熱이 있는 경우와 腎陰不足하거나 相火易動으로 精關이 不固한 경우는 복용을 忌한다.

【配合例】 ① 莨菪子 등과 배합하여 大風癩病을 치료하는데 사용한다(예 : 蛇床子散).

② 黃連 胡粉 水銀 등과 배합하여 疥瘡瘙痒 搔之皮起作痂의 병증을 치료한다(예 : 如聖散).

③ 黃連 輕粉 등과 배합하여 耳內濕瘡의 병증을 치료한다(예 : 三妙散).

④ 甘草 등과 배합하여 脫肛의 병증을 치료한다(예 : 蛇床散).

⑤ 荊芥 등과 배합하여 소아의 痔疾로 인한 疼痛과 硬腫不消한 병증을 치료한다(예 : 坐藥方).

제3절 補 血 藥

血虛한 證候를 改善 또는 치료하는 약물을 補血藥이라고 한다.

血虛의 주된 證候는 面色이 萎黃 혹은 蒼白하고 脣甲蒼白, 眩暈, 耳鳴, 目昏, 心悸, 失眠, 健忘과 그리고 婦女의 月經遲延과 量少, 色淡, 심한 경우 經閉 등이 있다. 이러한 血虛의 증상은 心 肝 脾 3經과 밀접한 관계가 있는데 이는 血의 生化와 輸布에 직접 영향을 미치기 때문이다. 補血藥은 특히 心 肝 2經의 기능 상태를 조절하여 血을 滋養하는 효능을 나타낸다.

血虛와 陰虛는 종종 病機에 있어 서로 因果 관계가 있으므로 證候가 동시에 나타난다. 그러므로 血虛하며 陰虛를 겸할 때에는 補陰藥을 배합하여 그 작용을 강하게 한다. 그밖에 氣와 血도 관계가 밀접하므로 氣虛를 겸하였을 때에는 補氣藥을 적당히 배합해야 "補氣生血"의 효과를 얻을 수 있다.

補血藥은 그 性質이 대부분 滋膩하여 消化를 방해할 수 있으므로 濕滯中焦하여 脘腹脹滿과 食少便溏한 증상이 있는 경우에는 적합하지 않다. 만일 濕滯中焦함에도 불가피하게 사용해야 할 경우라면, 健脾, 助消化하는 약물과 함께 사용함으로써 濕이 脾를 阻碍하여 脾胃의 健運에 영향을 미치는 것을 피하여야 한다.

當 歸 [本經]

Angelicae Gigantis Radix

異 名：乾歸[本經]・馬尾當歸[本草經集注]・秦歸・馬尾歸[綱目]

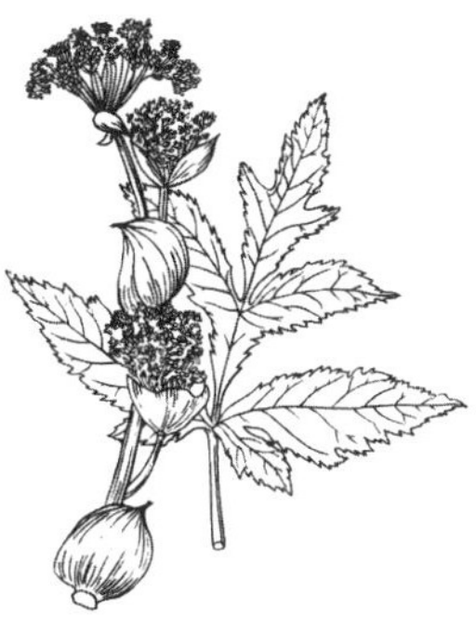

참당귀(大葉獨活)
Angelica gigas

【基 原】 미나리과(繖形科：Umbelliferae)에 속한 다년생 초본인 참당귀(大葉獨活) *Angelica gigas* Nakai 및 일당귀(왜당귀, 大和當歸) *A. acutiloba* Kitag.의 根을 건조시킨 것이다. 늦가을(霜降 이후)부터 이듬해 봄 새싹이 돋기 전에 뿌리를 캐내어 莖葉 및 泥土를 깨끗이 제거하고, 통풍이 잘되는 그늘에서 여러 날 건조한다. 중국에서는 當歸 *A. sinensis* (Oliv.) Diels를 이용하고 있다.

【性 狀】 굵고 짧은 主根으로부터 줄기 및 잎의 흔적이 남아 있다. 主根의 길이는 약 3～7㎝, 지름 2～5㎝이고

가지뿌리의 길이는 15~20㎝이다. 바깥 면은 엷은 黃褐色~黑褐色으로 主根 및 가지뿌리에는 세로주름이 많으며 主根에는 가로주름이 있는 것도 있다. 꺾은 면은 평탄하고 形成層에 의하여 木部와 皮部의 구별이 뚜렷하며 木部와 形成層 부근의 皮部는 어두운 黃色이나 나머지 부분은 白色이다.

【產 地】우리나라 각지에 분포한다. 중국의 當歸는 甘肅, 雲南 등의 지역에서 주로 산출되며 이 외에 四川, 陝西, 湖北, 貴州 등의 지역에서도 생산된다.

【成 分】當歸는 다량의 정유를 함유한다. 그중에 butylidene phthalide, *n*-valerop-henone-o-carboxylic acid 및 $\Delta^{2,4}$-dihydrophthalic anhydride 등이 있다. sucrose (40%), 비타민 B_{12}(0.25~4mg/100g) 비타민 A 類 물질(비타민 A 0.068%) 등도 함유한다. 이 외에 isoimperatorin, umbelliferone, (-)-nodakenetin, nodakenetin, angelinol, gigasol, prenyletin, nodakenin, decursinol, imperatorin, decursin, decursidin, decursinol angelate, choline, α-pinene, myrcene, *p*-cymene 등을 함유한다. 일당귀는 *n*-butylidenephthalide, ligustilide, bergapten, 비타민 B_{12}, β-sitosterol, nicotinic acid, folic acid, falcaindiol 등을 함유한다.

【性 味】性은 溫하고, 味는 甘辛하다.

【歸 經】心・肝・脾經.

【效能 主治】補血和血・調經止痛・潤燥滑腸. 治月經不調, 經閉腹痛, 癥瘕結聚, 崩漏, 血虛頭痛, 眩暈, 痿痺, 腸燥便難, 癰疽瘡瘍, 跌打損傷.

【解 說】甘味는 補하고, 辛味는 散하며, 苦味는 泄하고, 溫性은 通氣케 하여 補血活血하며 또한 行氣止痛하는 효능이 있어 心 肝 脾 3經에 작용한다. 心은 血을 主하고 肝은 血을 藏하며, 脾는 血을 統括하므로 모든 血證을 치료하며 血病에 要藥이 되는데, 특히 調經에 양호한 효과가 있어 부인과에 더욱 중요하게 사용된다.

그러므로 婦女의 月經不調, 經閉, 經痛 및 胎產諸證과 血虛, 血瘀, 血寒, 氣滯 등을 막론하고 모두 사용하며, 外科와 傷科에도 多用한다. 外科에 있어서는 腫瘍期의 散瘀消腫과 潰瘍期의 排膿生肌 및 外傷의 瘀腫疼痛에 유효하게 작용한다.

甘溫하면서 潤하고 辛香善走하는 작용이 있기 때문에, 理氣藥과 배합하여 血瘀氣滯證을 치료하고, 祛風濕藥과 배합하여 風濕痺痛을 치료하며, 潤腸藥과 배합하면 血虛로 인한 腸燥便秘를 치료한다.

이상과 같이 血虛, 血滯로 인하여 생기는 모든 병증에 사용되며, 血分에 寒邪가 있는 경우에 더욱 적합하다. 그러나 當歸는 行血하는 작용도 있기 때문에 崩漏나 月經過多證이 있더라도 純虛하고 瘀滯가 없는 경우에는 愼用해야 하고, 濕邪가 中州에 阻滯하며 中滿하고 大便이 溏泄한 경우에 사용하면 안 된다. 일반적으로

當歸身은 補血하고, 尾은 活血祛瘀하며, 全當歸는 補血和血하는 것으로 효능을 구분할 수 있고, 酒炙하면 活血작용이 증강된다.

當歸와 白芍藥은 모두 補血작용이 있다. 當歸는 溫陽補血의 효능이 있고 血虛로 인한 여러 증상에 사용할 수 있다. 이에 비해 白芍藥은 養陰補血의 효능이 있고, 성질은 靜하고 微寒하므로 收斂하는 작용을 나타낸다.

【炮 製】炒用하면 補血, 調經, 潤腸通便하고, 酒炙하면 活血散瘀의 효능이 증강되어 血瘀經閉와 痛經, 産後瘀滯腹痛, 打撲損傷 및 風濕痹痛을 치료하며, 土炒하면 血虛로 인한 便溏을 치료하고, 炒炭하면 止血한다. 當歸를 酒炙하는 방법은 다음과 같다. 當歸片에 黃酒를 뿌리고 4시간 정도 후에 불에 볶은 후 그늘에서 식힌다. 이때 當歸 100㎏에 黃酒 10㎏을 사용한다. 기타 痰病을 다스릴 때 當歸를 薑製하기도 하는데 當歸에 생강즙을 침투시킨다. 또는 大黃과 함께 생강즙을 침투시키기도 한다. 當歸를 酒洗할 때는 當歸를 술에 하룻밤 담갔다가 쓴다. 土炒할 때는 竈心土를 볶아 뜨거워지면 當歸를 넣고 약한 불로 深黃色이 될 때까지 볶은 후 식힌다. 當歸炭은 當歸片을 중간 불로 볶아 겉이 焦黑色이 되면 꺼내서 식혀 사용한다.

【用 量】4～20g.

【禁忌症】濕盛中滿者와 大便泄瀉者는 복용을 忌한다.

【配合例】① 川芎 白芍藥 熟乾地黃 등과 배합하면 助益營衛 滋養氣血의 효능이 증강되므로 衝任虛損 月水不調 臍腹疼痛 崩中漏下 血瘕塊硬 妊娠宿冷 胎動不安 血下不止 등의 병증과 産後의 虛證 및 惡露不下 등의 병증을 치료한다(예 : 四物湯).

② 黃芪 등과 배합하여 婦人의 肌熱躁熱 目赤面紅 煩渴引飮 脈洪大而虛 등의 병증을 치료한다(예 : 當歸補血湯).

③ 香附子 등과 배합하여 氣亂과 經期或前或後 등의 병증을 치료한다(예 : 歸附丸).

④ 乾漆 川芎 등과 배합하여 婦人의 月水不通의 병증을 치료한다(예 : 當歸丸).

⑤ 玄胡索 등과 배합하여 月經壅滯 臍腹疼痛 등의 병증을 치료한다(예 : 玄歸散).

⑥ 桂心 白芍藥 蒲黃 血竭 延胡 등과 배합하여 血瘕痛脹 脈滯澁 등의 병증을 치료한다(예 : 當歸浦延散).

⑦ 龍骨 香附子 棕毛灰 등과 배합하여 血崩不止의 병증을 치료한다(예 : 當歸頭散).

⑧ 貝母 苦蔘 등과 배합하여 妊娠 중의 小便難을 치료한다(예 : 當歸苦蔘丸).

⑨ 芍藥 茯苓 白朮 澤瀉 川芎 등과 배합하여 婦人의 임신 중 腹中疼痛을 치료한다(예 : 當歸芍藥散).

⑩ 桂心 白芍藥 炙甘草 등과 배합하여 産後의 腹中拘急 痛連腰背 自汗 少食 등의 병증을 치료한다(예 : 當歸建中湯).

熟 地 黃 [備急千金要方]

Rehmanniae Radix Preparata

異 名 : 熟地[景岳全書]

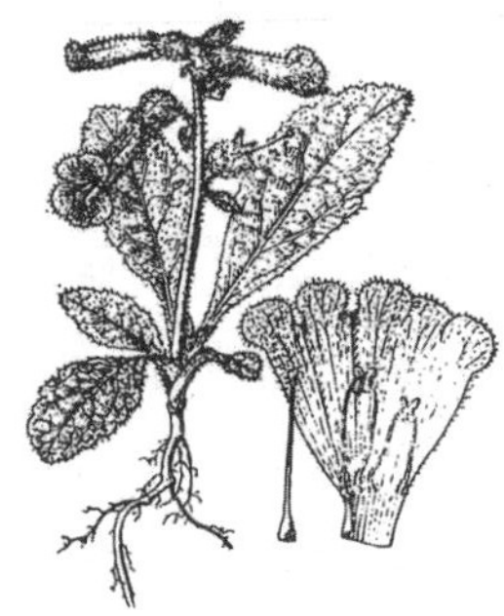

지황
Rehmannia glutinosa

【基　原】현삼과(玄參科 : Scrophulariaceae)에 속한 다년생 초본인 지황(地黃) *Rehmannia glutinosa* Liboschitz ex Steudel의 根을 가공한 것이다.

【性　狀】불규칙한 덩어리 또는 부서진 덩어리로 크기가 고르지 않고 두께가 같지 않으며 표면은 검고 광택이 나며 점성이 크다. 質은 유연하고 질겨서 잘 잘라지지 않으며 잘린 면은 黑色이고 광택이 있으며 냄새가 없고 맛은 달다.

【産　地】우리나라 각지에서 재배하고, 중국에서도 각지에서 재배되고 있으며 특히 河南 지역에서의 생산량이 가장 많고 품질도 우수한 것으로 알려져 있다.

【成 分】Verbascoside, valine, leucosceptoside A, 2′-acetylacteoside, cistanoside F, isoacteoside, martynoside, purpureaside C, jionoside A_1, jionoside B_1, alanine, glutamic acid, leucine, isoleucine, lysine(S-form, L-form), threonine, tyrosine, glycine, aspartic acid, serine, histidine, arginine, phenylalanine, catalpol, aucubin, melittoside, monomelittoside, rehmannioside A 등을 함유한다.

【性　味】性은 微溫하고, 味는 甘하다.

【歸　經】肝・腎經.

【效能　主治】滋陰補血・益精塡髓. 治肝腎陰虛, 腰膝酸軟, 骨蒸潮熱, 盜汗遺精, 內熱消渴, 血虛萎黃, 心悸怔忡, 月經不調, 崩漏下血, 眩暈, 耳鳴, 鬚髮早白.

【解　說】性味가 甘溫味厚하고 質潤多液하여 補血하고 滋潤시키며, 또한 生精益髓시키는 효능이 있어 肝 腎 2經을 補益시키는 要藥이므로 腎陰不足과 心肝血虛諸證에 상용한다.

그러나 性이 粘膩하여 소화에 장애를 일으켜 濕邪停滯하기 쉬우므로 처방을 구성할 때는 砂仁을 배합하면 粘膩性이 輕減되어 소화장애를 줄일 수 있다. 다만 脾胃에 濕邪가 있어 腹滿便溏한 경우에는 복용을 忌하여야 한다.

【炮　製】① 地黃汁으로 제조하는 방법은 다음과 같다. 물에 가라앉는 地黃을 취

하여 물에 반은 뜨고 반은 가라앉는 地黃(人黃)과 물 위에 전부 뜨는 地黃(天黃)을 같이 찧어 汁液을 만들어 地黃에 섞어서 찜통에 넣고 충분히 쪄서 꺼내 햇볕에 말린 다음 다시 地黃汁 속에 하루 정도 담갔다 찐 후 햇볕에 말린다. 이 과정을 아홉 번 반복하여 제조한다.

② 酒製하는 방법은 다음과 같다. 地黃에 黃酒를 부어 축인 다음 찜통에 넣고 센 불에 48시간 정도 중탕으로 삶는다. 술이 다 흡수되면 黑色의 윤이 나고 단맛이 난다. 이후 꺼내서 말리고 남은 약즙을 약재 위에 뿌려 햇볕에 충분히 말린 다음 썰어서 다시 말린다. 이때 生地黃 100斤 당 黃酒 30斤을 사용한다.

③ 기타 酒 砂仁 陳皮 등을 輔料로 하여 蒸晒를 반복하고 內外가 黑色이며 質이 油潤하게 되면 햇볕에 말려서 製造한다.

【用　量】 4～20g.

【禁忌症】 性質이 粘膩하여 소화장애를 유발할 수 있으므로 氣滯痰多者나 脘腹이 脹痛하고 食少便溏한 경우에는 복용을 忌한다.

【配合例】 ① 山茱萸 山藥 澤瀉 牡丹皮 白茯苓 등과 배합하여 소아의 腎怯失音 囟開不合 神不足 目中白睛多 등의 병증을 치료한다(예 : 地黃丸).

② 當歸 地骨皮 枳殼 柴胡 秦艽 知母 鱉甲 등과 배합하여 骨蒸體熱勞倦의 병증을 치료한다(예 : 地黃散).

③ 生石膏 麥門冬 知母 牛膝 등과 배합하여 水虧火盛 脈浮洪滑大 少陰不足 陽明有餘 煩熱乾渴 頭痛 牙疼 失血 등의 병증을 치료한다(예 : 玉女煎).

④ 北沙參 麥門冬 當歸 枸杞子 川楝子 등과 배합하여 肝木乘胃하여 胃脘當心而痛 脇痛呑酸 吐酸 疝瘕 一切肝病을 치료한다(예 : 一貫煎).

⑤ 甘草 白芍藥 黃芪 등과 배합하여 虛勞吐血 衄血 汗出 등의 병증을 치료한다(예 : 柔脾湯).

⑥ 巴戟 山茱萸 石斛 肉蓯蓉 附子 五味子 官桂 白茯苓 麥門冬 菖蒲 遠志 등과 배합하여 喑痱 腎虛弱厥逆 語聲不出 등의 병증을 치료한다(예 : 地黃飮子).

⑦ 炙甘草 當歸 등과 배합하여 氣短似喘 呼吸促急 氣道噎塞 등의 병증을 치료한다(예 : 貞元飮).

⑧ 當歸 陳皮 半夏 茯苓 炙甘草 등과 배합하여 肺腎虛寒으로 水泛爲痰하거나 오래 된 陰虛로 인해 血氣不足하거나 外受風寒으로 인해 咳嗽 嘔惡 多痰 喘急한 병증을 치료한다(예 : 金水六君煎).

⑨ 肉桂 麻黃 鹿角膠 白芥子 薑炭 生甘草 등과 배합하여 鶴膝風 陰疽 등의 병증을 치료한다(예 : 陽和湯).

白芍藥 [本經]

Paeoniae Radix Alba

異 名 : 白芍[本草經集注]・芍藥[本經]・金芍藥[安期生服煉法]

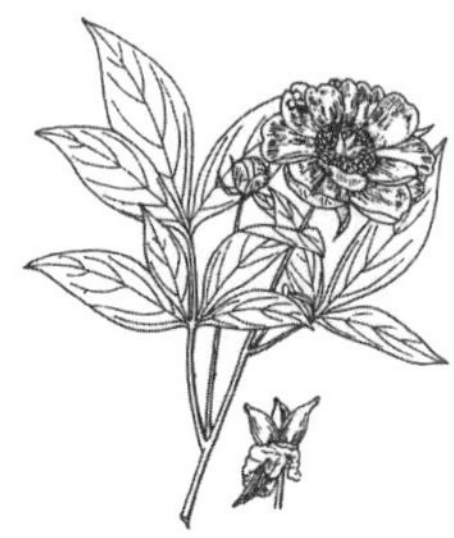

작약
Paeonia lactiflora

【基 原】작약과(芍藥科 : Paeoniaceae)에 속한 다년생초본인 작약(芍藥) *Paeonia lactiflora* Pall.의 根을 건조한 것이다. 재배종은 3~4년생, 야생종은 5~10년생을 여름과 가을철에 뿌리를 캐어, 根莖과 수염뿌리를 제거하고 깨끗이 씻어 粗皮를 벗겨내고 끓는 물에 넣어 잠깐 삶아 내어 햇볕에 말린다.

【性 狀】원주상을 이루고 길이 7~20㎝, 지름 10~20㎜이며 큰 것은 세로로 쪼갠 것도 있다. 바깥 면은 褐色~엷은 灰褐色으로 세로주름이 뚜렷하고 측근이 붙어 있던 자리와 가로로 皮目이 있으며 때로는 윈쪽 끝에 움푹한 줄기의 자국이 있다. 꺾은 면은 치밀하고 木部에는 엷은 褐色의 방사상의 선이 있다. 특이한 냄새가 있고 맛은 처음에는 조금 달고 나중에는 떫으며 쓰다.

【產 地】우리나라 각지에서 재배하며, 중국에서는 安徽, 浙江, 山東 지역이 주산지이다. 기타 貴州, 河南, 湖南, 陝西 등지에서도 생산하고 있다.

【性 分】Paeoniflorin, paeonol, paeonin, benzoic acid 1.7%, 정유, 지방유, 수지, tannin, 당류, 전분, 점액질 및 단백질 등을 함유한다.

【性 味】性은 微寒하고, 味는 苦酸하다.

【歸 經】肝・脾經.

【效能 主治】養血柔肝・緩中止痛・斂陰收汗. 治胸腹脇肋疼痛, 瀉痢腹痛, 自汗盜汗, 陰虛發熱, 月經不調, 崩漏, 帶下.

【解 說】性味가 苦酸微寒하고 肝・脾 2經의 血分에 들어가 酸味는 收斂하고 苦涼은 泄熱하여 養血斂陰하고 柔肝止痛하며 平肝抑陽하는 효능을 통해 諸痛을 치료한다. 그러므로 血虛로 인한 月經不調와 經痛 및 營陰不固로 인한 自汗, 盜汗과 肝鬱不舒 또는 肝脾不和로 인한 胸脇脘腹疼痛과 四肢攣急疼痛 및 肝陰不足이나 肝陽上亢으로 인한 頭痛眩暈 등의 병증에 모두 사용한다.

藜蘆를 反하고 平肝에는 生用하고 養血斂陰에는 炒用한다. 다만 白芍藥은 養血平肝하며 斂陰하는데 특징이 있고, 赤芍藥은 涼血活血하여 散瘀시키는 특징이 있어 補血養血과 止痛시키고자 하는 方劑에는 白芍藥을 多用하고, 清熱涼血하고 活血

消腫시키고자 하는 方劑에는 赤芍藥을 사용한다고 하였다.

【炮 製】生品은 斂陰平肝의 작용이 강하여 肝陽上亢으로 인한 頭痛, 眩暈, 耳鳴 등에 적용하고, 酒炙品은 酸寒한 性味가 감소되고 和中緩急의 효능이 증강되어 脇肋疼痛과 腹痛을 치료한다. 酒炙品는 産後腹痛을 치료하고, 炒品은 性이 緩和되어 養血斂陰의 효능으로 肝旺脾虛에 사용한다.

醋炙할 경우 白芍藥을 醋로 적셔서 밀폐용기에 보관하여 醋가 약재 내부로 스며들게 한 뒤 꺼내어 약한 불로 볶아 작약의 겉면이 淡黃色이 되면 꺼내어 식혀 사용한다. 土炒는 伏龍肝을 곱게 가루 내어 달군 솥에 넣고 볶다가, 白芍片을 넣어 바깥부분이 黃色이 될 때까지 볶은 후 伏龍肝을 제거하는 것으로, 이때 白芍藥 100斤에 伏龍肝 20斤을 사용한다. 酒製는 白芍藥에 黃酒를 골고루 뿌려서 약간 축축하게 한 다음 솥에 넣어 약한 불로 잠시 볶는 것으로 白芍藥 100斤 당 黃酒 10斤을 사용한다. 炒製할 경우 白芍藥을 솥에 넣고 약한 불로 작약의 겉면이 微黃~黃色이 될 때까지 가열한 후 식힌다.

【用 量】6~12g.

【禁忌症】虛寒腹痛泄瀉의 경우에는 복용을 忌한다.

【配合例】① 側柏葉 등과 배합하여 血崩腹痛의 병증을 치료한다(예 : 六一散).

② 甘草 附子 등과 배합하여 傷寒發汗病不解 反惡寒 陽虛의 병증을 치료한다(예 : 芍藥甘草附子湯).

③ 黃芪 甘草 靑蒿 등과 배합하여 陰虛發熱을 치료한다(예 : 芍藥散).

④ 生地黃汁 生藕汁 生薑汁 등과 배합하여 衄血 汗血 등의 병증을 치료한다(예 : 白芍藥散).

⑤ 黃芩 甘草 등과 배합하여 泄痢腹痛을 치료한다(예 : 黃芩芍藥湯).

⑥ 生地黃 虎骨 등과 배합하여 骨髓虛冷 疼痛倦怠 등의 병증을 치료한다(예 : 芍藥虎骨散).

何 首 烏 [日華子]

Polygoni Multiflori Radix

異 名 : 首烏 · 地精[何首烏傳] · 陳知白[開寶本草] · 馬肝石[綱目]

【基 原】마디풀과(蓼科 : Polygonaceae)에 속한 多年生 纏繞草本인 하수오(何首烏) *Polygonum multiflorum* Thunb.의 塊根을 건조시킨 것이다. 심은 지 3~4년 된 것을 봄에는 발아 전에, 가을에는 잎이 마른 뒤에 캐서 큰 것은 두 개로 쪼개 햇볕에 말리거나 불에 쬐어 말린다.

【性　狀】紡錘形 또는 덩어리이며, 길이 5~15㎝, 지름 3~10㎝이다. 바깥 면은 赤褐色~黑褐色이며 굵은 가로주름과 세로주름이 있다. 가로로 자른 면은 엷은 乳黃色~엷은 褐色이며 원형의 異形維管束이 특이한 무늬를 이루고 있다. 냄새가 없고 맛은 조금 쓰고 떫다.

【產　地】우리나라 중남부 지방에서 재배되고 있으며, 중국에서는 河南, 湖北, 廣西, 廣東, 貴州, 四川, 江蘇 등의 지역이 주산지이다. 이 외에도 湖南, 山西, 浙江, 安徽, 江西, 山東, 雲南 등지에서도 생산된다.

【成　分】2-O-β-D-glucopyranosyl-2,3,4′,5-tetrahydroxystilbene, polygoaceto-phenoside, 2,3,4′,5-tetrahydroxystilbene, rhaponticin, resveratrol, bisade, physcion, 1,8-dihydroxy-3-methyl-9-anthrone, guiajaverin, procyanidin B_2, hyperoside, rhein, chrysophanic acid, emodin, emodin-8-O-β-D-glucopyranoside, β-sitosterol 등을 함유한다.

【性　味】性은 溫하고, 味는 苦甘澁하다.

【歸　經】肝・心・腎經.

【效能　主治】補肝・益腎・養血・祛風. 治肝腎陰虧, 鬚髮早白, 血虛頭暈, 腰膝軟弱, 筋骨痠痛, 遺精, 崩帶, 久瘧, 久痢, 癰腫, 瘰癧, 腸風, 痔疾.

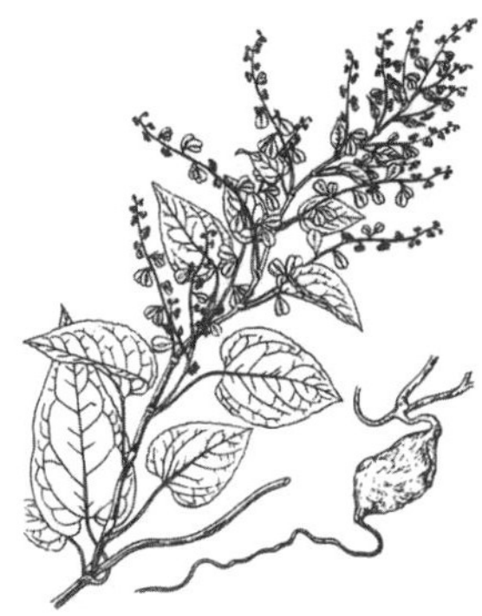

하수오
Polygonum multiflorum

【解　說】性味는 苦澀微溫한데 製熟하면 味가 甘하여 補를 주로 하며, 肝 腎의 2經에 들어가 腎精과 肝血을 補益한다. 髮은 血의 餘分이 되고 腎의 榮이 되므로 능히 鬚髮을 검게 하고 아울러 精氣를 수렴하는 효능이 있다.

그 효능이 熟地黃과 비슷하여 肝腎의 精血이 부족한 병증에 두 약물을 相須하여 응용한다. 그러나 熟地黃은 味厚滋膩하여 滋陰작용이 비교적 강한데 반해, 何首烏는 性質이 溫和하고 不寒不燥하여 肝經에 들어가 養血하고, 腎經에 들어가 精을 補하는데, 특히 補하되 膩滯하지 않는 특징으로 다양한 虛證에 더욱 용이하게 사용할 수 있다.

何首烏를 生用하면 補益시키는 효능이 약하고 收斂시키는 효능이 없는 것으로 알려져 있다.

【炮　製】生用할 때에는 절편하여 사용한다. 製用할 경우에는 먼저 何首烏를 쌀뜨물에 담가 껍질을 벗기고, 黑豆 10㎏을 물에 4일 동안 달여 약 15㎏쯤 되면 그 즙을 취한 후 다시 물을 붓고 3시간 끓여 즙을 10㎏ 얻어서 합한 것을 黃酒와 섞어 용기에 넣고 중탕으로 24~32시간 달여 何首烏가 그 즙을 흡수하여 흑색이 되면 꺼내어 말린다. 何首烏 100㎏에 黑豆 10㎏ 및 黃酒 25㎏을 사용한다.

【用 量】8～25g.

【禁忌症】大便溏泄 및 濕痰이 있는 경우에는 복용을 忌한다.

【配合例】① 白何首烏 赤茯苓 白茯苓 牛膝 枸杞子 當歸 菟絲子 補骨脂 등과 배합되면 烏鬚髮 壯筋骨 固精氣의 효능이 강해진다(예 : 七寶美髥丹).

② 淫羊藿 牛膝 烏頭 등과 배합되어 脚氣流注 歷節疼痛 皮膚痲痺 兩脚痺攣 등의 병증을 치료한다(예 : 何首烏散).

③ 鱉血 등과 배합되어 久瘧陰虛 熱多寒少의 병증을 치료한다(예 : 何首烏丸).

④ 當歸 人蔘 陳皮 煨生薑 등과 배합되어 氣血俱虛 久瘧不止의 병증을 치료한다(예 : 何人飮).

⑤ 防風 苦蔘 薄荷 등과 배합되어 遍身瘡腫痒痛을 치료한다(예 : 何首烏散).

白 何 首 烏 [東醫壽世保元]

Cynanchi Wilfordii Radix

異 名 : 白何烏[東醫壽世保元]・隔山消[全國中草藥匯編]・隔山牛皮消[中藥大辭典]

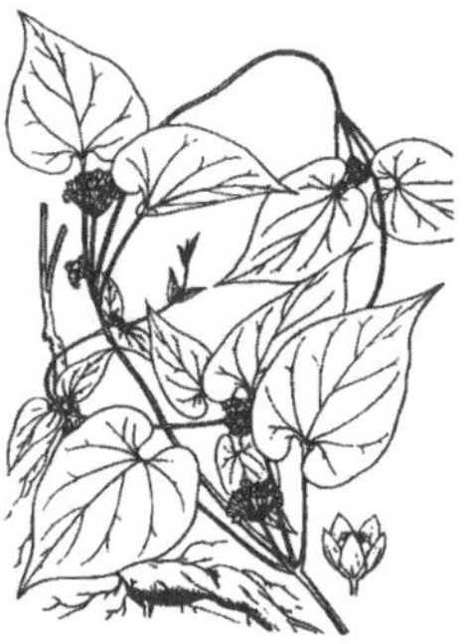

은조롱(隔山消)
Cynanchum wilfordii

【基 原】박주가리과(蘿摩科 : Asclepiadaceae)에 속한 다년생 纏繞草本인 은조롱(큰조롱, 隔山消) *Cynanchum wilfordii* Hemsley의 塊根을 건조한 것이다.

【性 狀】덩이뿌리로 원뿔 모양이고 길이 5～10cm, 지름 15～35㎜이다. 바깥면은 회황색～황갈색이며 세로주름이 많고 질은 단단하다. 꺾은 면은 흰색이다. 냄새가 없고 맛은 쓰고 달며 떫다.

【產 地】우리나라 각지의 산야 양지바른 곳에서 자생하거나 재배되며, 중국에서는 遼寧, 山西, 陝西, 甘肅, 山東, 江西, 江蘇, 四川 등지에서 산출된다.

【成 分】Wilfoside C_3N, C_1N, C_2N, gallic acid, protocatechuate, ellagic acid, 2',5'-dihydroxyacetophenone 등을 함유한다.

【性 味】性은 微溫하고, 味는 微苦甘하다.

【歸 經】肝・脾・腎經.

【效能 主治】補肝腎・强筋骨・健脾胃・解毒. 治肝腎兩虛, 頭昏眼花, 失眠健忘, 鬚髮早白, 陽痿, 遺精, 腰膝痠軟, 脘腹脹滿, 食慾不振, 泄瀉, 產後乳少.

【解　說】기본적으로 何首烏와 비슷하나 상대적으로 효력이 약한 편이다.

李時珍은 그 효능의 작용범위에 대하여 赤者는 血分에, 白者는 氣分에 치우쳐 작용하므로 補益方에서는 반드시 合用하는 것이 마땅하다고 하였다.

현재 중국에서는 何首烏를 多用하며, 한국에서는 일부에서 白何首烏를 多用하고 있다. 특히 사상의학에서는 少陰人에게는 白何首烏가 良藥이라 하였으며, 少陰人 補益方에 人蔘 대신 응용하는데, 人蔘과 배합하여 응용하면 相須작용이 있다(예: 十二味寬中湯－治救逆泄瀉霍亂).

시중에는 白何首烏 외에 耳葉牛皮消 *C. auriculatum* Royle ex Wight 등의 塊根도 유통되어 약재 사용에 혼란을 야기하고 있다.

【炮　製】薄片으로 썰어 사용한다.

【用　量】6～12g.

【禁忌症】收斂性 補益藥으로 外感 초기에는 복용을 忌한다.

【配合例】① 何首烏 良薑 乾薑 青皮 陳皮 등과 배합되어 少陰人의 四體倦怠, 小便不快, 陽道不興, 將有浮腫之漸의 병증을 치료한다 (예 : 赤白何烏寬中湯).

② 白朮 白芍藥 桂枝 茵蔯 등과 배합하여 少陰人의 痢疾을 치료한다 (예 : 蒜蜜湯)

阿　膠 [本經]

Asini Corii Colla

異 名 : 傅致膠[本經]・盆覆膠[本草經集注]・驢皮膠[千金・食治]

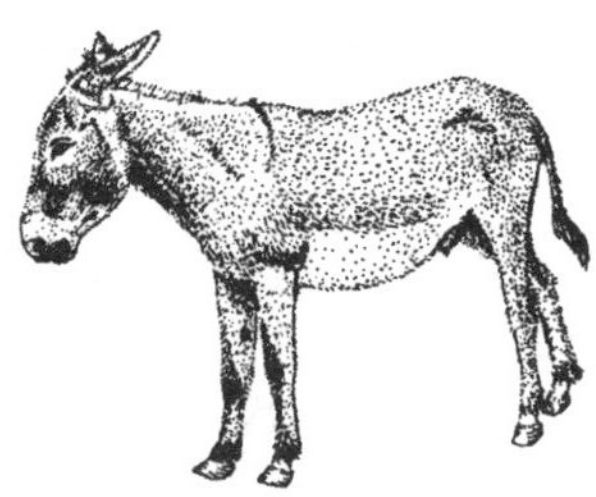
당나귀(驢)
Equus asinus

【基　原】말과(馬科 : Equidae)에 속한 동물인 당나귀(驢) *Equus asinus* L.의 가죽을 물로 가열한 후 농축 건조시킨 膠塊이다.

【性　狀】長方形 또는 方形의 덩어리로 黑褐色이며 광택이 있다. 質은 단단하면서 잘 부스러지고, 단면은 매끄러운 유리 모양이고 부서진 조각에 빛을 비추면 褐色으로 반투명하다.

【産　地】중국의 山東, 河南, 江蘇, 浙江, 河北, 上海, 北京, 天津 등지이다.

【成　分】Bilirubinm, cholesterol, ursolic acid, α-amyrin 등을 함유한다.

【性　味】性은 平하고, 味는 甘하다.

【歸　經】肺・肝・腎經.

【效能 主治】補血滋陰·潤燥·止血. 治血虛萎黃, 眩暈心悸, 肌痿無力, 心煩不眠, 虛風內動, 肺燥咳嗽, 勞嗽咯血, 吐血尿血, 便血崩漏, 姙娠胎漏.

【解 說】性味가 甘平하고 質이 稠粘하여 肝經에 들어가 補血하고, 腎經에 들어가 滋陰하므로 肝血을 補하고 腎陰을 滋陰하며, 肺燥를 潤肺시키는 효능이 있다. 또한 滋補하고 粘膩한 특징으로 인해 血絡을 凝固하게 하므로 止血의 효능이 현저하다.

그러므로 血虛陰虧로 인한 虛煩失眠과 모든 失血症을 치료하는데 상용하는 良品이고, 肺燥를 潤하게 하기 때문에 虛勞咯血에 더욱 적합하다. 다만 性質이 粘膩하므로 內에 瘀滯가 있으면 적합하지 않으며, 만약 瘀滯가 있는 경우에 응용하면 瘀血이 留滯하는 부작용이 발생한다.

임상 응용에 있어 脾胃가 허약하여 消化가 不良하거나 表證이 있는 경우에는 응용할 수 없으며, 止血작용을 증강하려면 蒲黃炒하고, 淸肺작용을 증강하려면 蛤粉炒하여 사용한다.

【製 法】당나귀의 가죽(驢皮)을 물에 담가 씻은 다음 털을 제거하고 작은 덩어리 모양으로 자른 후 다시 물로 깨끗이 씻는다. 깨끗이 씻은 驢皮를 물에 넣고 끓여 여과하고 여과된 액체를 약한 불로 농축하여 稠粘한 膏狀으로 되었을 때 응고시켜 그늘에서 건조시킨다.

【炮 製】打碎하고 炒하여 珠를 만들어 사용하며, 去痰에는 蛤粉炒하고, 止血에는 蒲黃炒하여 사용한다. 일반적으로 阿膠珠를 만드는 방법은 다음과 같다. 먼저 蛤粉을 솥에 넣어 약한 불로 가열한 뒤, 주사위 모양으로 자른 阿膠를 넣어 구슬 모양으로 부풀 때까지 볶고 황백색을 띠면 곧 꺼내서 체로 쳐서 蛤粉을 제거한 다음 식힌다.

【用 量】12～20g.

【禁忌症】性質이 粘膩하여 消化에 장애를 주므로 脾胃가 薄弱하여 不思飮食, 納食不消 및 嘔吐泄瀉하는 경우에는 모두 복용을 忌한다.

【配合例】① 甘草 등과 배합되어 過怒傷肝 唾血煩滿 脇下痛 등의 병증을 치료하며 아울러 嘔血煩滿少氣·胸中痛도 치료할 수 있다(예 : 阿膠散).

② 蛤粉 辰砂 등과 배합되어 大人 및 小兒의 吐血을 치료한다(예 : 辰砂散).

③ 赤芍藥 當歸 甘草 등과 배합되어 便血을 치료한다(예 : 阿膠芍藥湯).

④ 川芎 甘草 艾葉 當歸 芍藥 乾地黃 등과 배합되어 婦人의 漏下, 早産 이후의 下血이 그치지 않는 경우, 姙娠 중 下血 및 腹中痛 등을 치료한다(예 : 膠艾湯).

⑤ 赤芍藥 黃連 茯苓 등과 배합되어 熱痢純赤의 병증을 치료한다(예 : 四味膠艾丸).

⑥ 枳殼 滑石 등과 배합되어 産後虛羸 大便秘澁 등의 병증을 치료한다(예 : 阿膠枳殼丸).

龍 眼 肉 [本經]

Longan Arillus

異 名 : 龍眼・益智[本經]・圓眼・蜜脾[綱目]・桂圓[藥品化義]・元眼肉[本草再新]・龍眼乾[泉州本草]

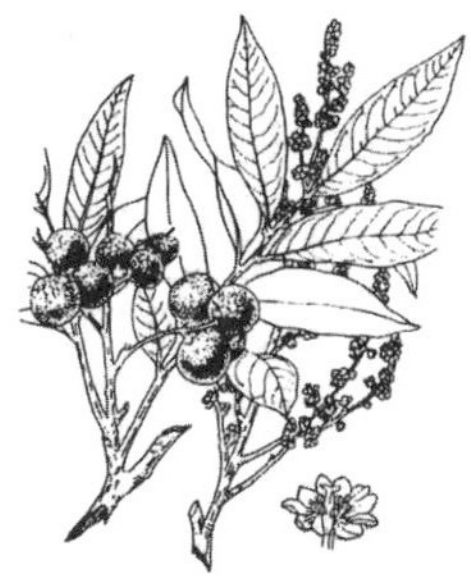

龍眼樹
Dimocarpus longan

【基　原】무환자나무과(無患子科 : Sapindaceae)에 속한 常綠喬木인 龍眼樹 *Dimocarpus longan* Lour.(= *Euphoria longan* (Lour) Steud.)의 假種皮이다. 여름과 겨울에 果實이 성숙할 때 채취하여 果皮를 제거하고 假種皮만 취하여 햇볕에 건조한다.

【性　狀】세로로 파열된 불규칙한 박편으로서 보통 여러 개가 끈끈하게 붙어 있다. 길이 2～4㎝, 너비 1～2㎝, 두께 2～4㎜이다. 바깥 면은 짙은 赤褐色～黑褐色으로 반투명하다. 한 면은 주름이 지어 고르지 않고 다른 면은 윤기가 있으며 세로로 주름이 있다. 質은 부드럽고 점착성이다. 약간 특이한 냄새가 있고 맛은 달다.

【産　地】중국의 福建, 廣西, 廣東, 雲南지역에서 산출된다.

【成　分】신선한 것은 수분 77.15%, 회분 0.61%, 지방 0.13%, 단백질 1.47%, 가용성 질소화합물 20.55%, sucrose 12.25%를 함유하고, 건조한 것은 포도당 26.91%, sucrose 0.22%, 유기산류(tartaric acid 등) 1.26%, 함질소화합물 6.31%를 함유한다.

【性　味】性은 溫하고, 味는 甘하다.

【歸　經】心・脾經.

【效能 主治】補益心脾・養血安神. 治氣血不足. 心悸怔忡, 健忘失眠, 血虛萎黃.

【解　說】性味가 甘溫質潤하여 心・脾 2經에 들어가 補益하고 營血을 滋養하므로서 양호한 安神작용을 가지고 있어 心脾血虛의 병증을 치료하는 효과가 있다. 또한 大棗와 같이 煎服하면 神經性 心悸亢進症을 치료한다.

【炮　製】生用 또는 煮熟하여 사용한다.

【用　量】6～12g.

【禁忌症】濕邪가 阻滯하여 中滿된 증상과 혹은 停飮, 痰, 火가 있는 경우는 모두 복용을 忌한다.

【配合例】① 白朮 茯神 黃芪 酸棗仁 人蔘 木香 甘草 등과 배합되어 思慮過度 勞傷心脾 健忘 怔忡 등의 병증을 치료한다(예 : 歸脾湯).

② 龍眼肉과 설탕을 배합하여 膏劑로 만들어 복용하여 補氣血 益心脾한다(예 : 桂圓膏).

③ 桑椹子와 함께 술로 복용하여 血少陰虛의 병증을 치료한다(예 : 桑龍酒).

④ 酸棗仁 山茱肉 柏子仁 등의 약물과 배합되어 心虛怔忡을 치료한다(예 : 定心湯).

⑤ 枸杞子와 함께 사용하면 補肝腎 益心脾의 효능이 증강되어 肝腎不足 心脾兩虛 氣血不足 등의 證候를 치료한다(예 : 補益杞圓酒).

제4절 補 陰 藥

陰液을 滋養하여 陰虛證을 개선시켜 주는 약물로서 補陰藥·滋陰藥·養陰藥·育陰藥·益陰藥 등으로 불린다. 주로 養陰·增液·潤燥의 작용을 가지고 있기 때문에 陰虛로 인한 津液虧少에 사용된다. 즉, 補陰藥은 혈액을 제외한 津液을 보충하는 약물로 정의할 수 있다. 肺·胃·腎·肝의 陰虛에 적합하다. 肺腎陰虛·肝腎陰虛 등의 용어에서와 같이 복합적으로 나타나 같이 사용되기도 하나 주로 腎陰虛에 사용되는 것으로 볼 수 있다.

陰虛한 證候는 다음과 같은 종류가 있다.

① 肺陰虛 : 肺陰不足이라고도 하며 乾咳痰少, 嗄聲, 口渴, 口燥咽乾, 皮膚乾燥 때로는 泡沫狀 혹은 膿性의 咯痰 등의 병증이 나타난다. 그러므로 이런 경우에는 주로 性味가 甘寒하고 淸熱生津·滋陰潤肺 등의 효능이 있는 약물을 사용한다.

② 胃陰虛 : 胃의 津液不足을 말하며 飮食不振, 心熱煩渴, 口舌乾燥, 便秘 등의 병증이 나타난다. 그러므로 性味가 甘寒하고 淸熱生津, 滋養胃陰의 효능이 있는 약물을 사용한다.

肺와 胃는 모두 체내 陰液(津液을 포함)을 生成하고 散布하는 주요 臟腑로서 胃陰이 充滿하면 肺陰을 滋養할 수 있고, 반대로 胃陰이 耗損될 경우 肺陰 또한 虧損될 수 있으므로 胃陰虛와 肺陰虛는 서로 깊이 연관된다고 볼 수 있다.

③ 肝陰虛 : 임상적으로 肝血虛와 肝陽亢盛의 두 가지 유형으로 볼 수 있는데, 肝血虛는 肝陰虛의 원인이 되기도 하며 주로 視力減退, 頭暈, 耳鳴, 爪裂, 舌質淡, 脈數 등의 병증이 나타나므로 이런 때는 補陰藥에 補血藥을 배합하여 사용한다. 肝陽亢盛은 肝陰虛로 인하여 肝陽이 上亢된 것으로서 주로 眩暈, 耳鳴, 口燥, 睡眠不安, 舌質紅, 脈細數 등의 병증을 나타내므로 滋陰潛陽의 효능을 지닌 약물을 응용하여 陰液을 滋潤하게 함으로써 陽氣가 上越됨을 억제시켜서 치료한다.

④ 腎陰虛 : 많은 만성병에서 공통적으로 나타나는 虛弱證候群을 말하는 것으로서, 주로 頭暈耳鳴, 腰膝痠軟, 小便短赤, 舌紅少津, 脈細無力 등의 병증이 나타나게 된다.

腎陰이 虛하면 肝陰을 자양할 수 없게 되므로 肝陰虛가 발생하게 되어 肝腎不足

또는 肝腎陰虛라고 하며, 역시 치료에 있어서도 補肝腎, 즉 肝陰과 腎陰을 동시에 補益滋養시킬 수 있는 약물을 사용한다.

이와 같이 補陰藥은 각각의 특징을 가지고 있는데, 어떤 약물은 肺・胃의 陰을 補하고 어떤 약물은 肝・腎의 陰을 補하므로 證에 따라 분별하여 사용하여야 하며, 熱病傷陰하여 熱邪가 未盡한 경우에는 淸熱藥과 같이 배합되어 사용된다. 또한 陰虛陽亢에는 潛陽鎭靜藥과 배합하고, 陰虛內熱에는 淸虛熱藥과 配伍하며, 血虛를 겸한 경우에는 補血藥과 배합하여 사용해야 한다.

補陰藥에 속한 약물들은 대부분 甘寒滋膩하므로 脾虛氣弱, 痰濕內阻, 腹滿便溏者에게는 적당하지 않다.

沙 參 [本經]

Adenophorae Radix

異 名：知母[本經]・苦心・白參・志取・文虎[吳普本草]・羊婆奶[綱目]・南沙參[本經逢原]

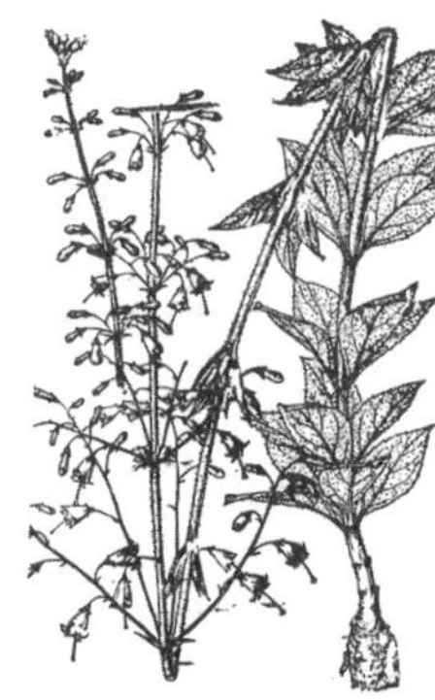

잔대
Adenophora triphylla var. *japonica*

【基　原】 초롱꽃과(桔梗科：Campanulaceae)에 속한 다년생초본인 잔대 *Adenophora triphylla* var. *japonica* Hara 및 당잔대(沙參) *A. stricta* Miq.의 根으로, 가을에 채취하여 건조한다. 중국에서는 층층잔대(輪葉沙參) *A. tetraphylla* (Thunb.) Fisch.의 根을 기원으로 하고 있다.

【性　狀】 紡錘形~긴 圓錘形이며 구부러졌고 드물게는 가지뿌리가 있다. 위쪽에 윤상의 가로주름이 있는 根莖이 있고 길이 5~20㎝, 뿌리 위쪽의 지름은 1~3㎝이다. 뿌리의 바깥면은 엷은 黃白色~엷은 灰褐色을 띠며, 위쪽은 뚜렷한 윤상의 가로주름이 있고 아랫부분은 세로 및 가로주름이 있다. 뿌리는 가볍고 꺾어지기 쉬우며 꺾은 면은 乳白色을 띠고 잔 틈이 많다. 특이한 방향이 있고 맛은 조금 달고 씹으면 점액성이 있다. 지름이 2㎝ 이상이며 바깥 면의 코르크층이 적고 灰白色이며 고른 것이어야 한다.

【產　地】 우리나라 각지에 분포하며, 중국에서는 安徽, 江蘇, 浙江 등지에서 산출된다.

【成　分】 Triperpenoid saponin과 전분, sitosterol, taraxerone, octacosanoic acid 등 등을 함유한다.

【性　味】 性은 微寒하고, 味는 甘하다.

【歸　經】 肺・胃經.

【效能 主治】養陰淸肺·祛痰止咳. 治肺熱燥咳, 虛勞久咳, 乾咳稠痰, 氣陰不足, 煩熱口乾, 傷陰咽乾喉痛.

【解　說】性味가 甘微寒하는데, 甘味는 養陰하고 寒性은 淸熱하며, 甘寒이 相合되어 養陰淸熱시키는데 좋은 효과를 낸다. 肺·胃 2經에 들어가 肺陰不足을 養陰하여 肺燥乾咳에 사용되며, 胃陰不足에 養陰하여 生津液하고 熱病傷陰으로 인한 胃燥咽乾口渴에 사용된다. 즉 肺胃傷陰으로 인하여 熱이 있는 경우에 적합한 약물이다.

人蔘과 沙參은 전통적으로 동일한 수준에서 사용을 고려해 왔다. 人蔘은 補五臟之陽하고 沙參은 補五臟之陰하는데, 人蔘은 補陽而生陰하고 沙參은 補陰而制陽한다고 하였다.

또한 국내에서 더덕(羊乳根, 四葉參)이 沙參으로 유통되고 있는데, 이는 잘못된 것이다. 잔대인 沙參은 氣味가 甘微苦하여 肺陰虛證에 사용하나, 羊乳根은 苦味가 강하여 肺實證에 사용한다. 또한 咳嗽喘息 등에 사용하는 경우에도 (補肺止咳 淸熱解毒) 羊乳根은 沙參보다 상대적으로 효력이 약하다. 또한 羊乳根은 催乳작용이 있어 猪蹄 木通 王不留行 穿山甲 등과 같은 催乳劑와 배합될 수 있다.

【炮　製】씻은 후 절단하여 사용한다.

【用　量】9~20g.

【禁忌症】實熱의 경우에 사용되며 虛寒에 속한 證에는 忌한다.

【配合例】① 桑葉 豆豉 貝母 梔子 등과 배합하여 外感溫燥 頭痛身熱 口渴 乾咳無痰의 경우를 치료한다(예 : 桑杏湯).

② 天門冬 麥門冬 生地黃 熟地黃 山藥 등과 배합하여 肺癆咳嗽가 오래되어 肺熱燥咳 乾咳無痰 혹은 少痰이 있는 陰虛咳嗽 勞瘵久嗽 등을 치료한다(예 : 月華丸).

③ 麥門冬 玉竹 天花粉 桑葉 白扁豆 등과 배합하여 燥熱로 인하여 肺胃陰이 손상된 咽乾口渴 혹은 發熱 乾咳小痰 痰中帶血 등을 치료한다(예 : 沙參麥冬湯).

④ 玉竹 麥門冬 生地黃 冰糖 등과 배합되어 熱病의 후기나 久病으로 胃陰虧損이 된 病證을 치료한다(예 : 益胃湯).

『附 1』羊 乳

【異　名】四葉參·山海螺·地黃·白河車·牛奶子·土黨參

【基　原】초롱꽃과(桔梗科 : Campanulaceae)에 속하는 多年生 蔓生草本인 더덕(羊乳) *Codonopsis lanceolata* (Sieb. et Zucc.) Trautv.의 根으로서 봄과 가을에 채취하여 코르크층을 제거하고 햇볕에 말린다. 우리나라에서 沙蔘으로 잘못 유통되고 있는 대표적인 약재이다.

【性　狀】沙蔘은 표면이 灰褐色을 띠며 가는 잔주름이 일정하고 치밀하나, 羊乳

根은 표면이 黃褐色을 띠며 주름이 일정하지 않고 거칠다(맨 위에 가는 蘆頭가 있고 뿌리전체에 혹이 많아 마치 두꺼비 잔등처럼 더덕더덕 붙어있다 하여 명명).

【産 地】우리나라 전역에 자생하거나 재배한다.

【性 味】平・甘辛

【歸 經】肺・肝・大腸經

【效能 主治】養陰潤肺・祛痰排膿・淸熱解毒・催乳. 治乾咳, 肺癰, 乳癰, 腸癰, 瘡瘍腫毒, 乳汁不足, 毒蛇咬傷

【用 量】15～60g.

『附 2』北 沙 參(海防風)

【異 名】海沙參・銀條參・眞北沙參・涼防風

【基 原】미나리과(繖形科 : Umbelliferae)에 속한 다년생초본인 갯방풍(珊瑚菜) *Glehnia littoralis* F. Schmindt ex Miq.(=*Phellopterus littoralis* Benth.)의 根으로서, 여름・가을철에 채취하여 잡질을 제거하고 끓는 물에 燙浸한 후 햇볕에 말리거나 온돌에 말린다.

【性 狀】이 약은 뿌리로 가늘고 긴 원기둥모양이고, 길이 10～20㎝, 지름 5～15㎜이다. 바깥면은 연한 황백색이고 겉껍질이 남아있는 것이 많으며, 겉껍질을 제거하지 않은 것은 바깥면이 황갈색이다. 전체에는 가느다란 세로주름무늬와 세로흠이 있고, 황갈색이고 점모양인 가는 뿌리 자국이 있다. 정단에는 보통 황갈색의 뿌리줄기 잔기가 남아 있으며, 상부는 약간 가늘고 중부는 약간 굵으며 하부는 점차 가늘어진다. 질은 단단하나 꺾기 쉽다. 꺾인 면은 가루성이며, 피부는 연한 백색 ～ 연한 노란색이고 때로 빈틈이 있으며 갈색의 분비도가 작은 점으로 흩어져 있고, 목부는 연한 노란색이며 조직이 치밀하다.

이 약은 약간 특유한 냄새가 있고 맛은 약간 달다.

【性 味】微寒・甘微苦

【歸 經】肺・胃經

【效能 主治】養陰淸肺・益胃生津. 治肺熱燥咳, 陰虛勞嗽, 脾胃氣虛, 熱病傷津

【臨床應用】性味와 효능이 南沙參과 유사하지만 전반적인 효력이 강한 것으로 이해된다.

【用 量】10～15g.

【炮 製】生用한다

【用 量】3～18g

【禁 忌】風寒咳嗽, 寒飮喘咳 및 脾胃虛寒의 경우에는 적당하지 못하며, 藜蘆를 反한다.

『附 3』薺 苨

【基　原】초롱꽃과(桔梗科 : Campanulaceae)에 속한 다년생초본인 모시대(薺苨) *Adenophora remotiflorus* Miq.의 根을 건조한 것이다.

【性　味】甘・寒

【歸　經】肺・脾經

【效能 主治】淸熱・解百藥毒・祛痰. 燥咳, 咽痛, 消渴, 疔毒, 咽喉炎, 급성기관지염

麥 門 冬 [本經]

Liriopis seu Ophiopogonis Tuber

異 名 : 麗冬[爾雅]・麥冬[藥品化義]

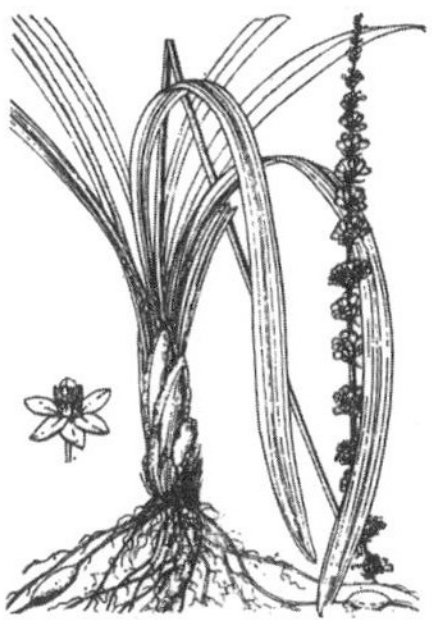

맥문동
Liriope platyphylla

【基　原】백합과(百合科 : Liliaceae)에 속한 다년생초본인 맥문동(闊葉山麥冬) *Liriope platyphylla* Wang et Tang(=*L. muscari* (Decne.) L.H.Bailey) 또는 소엽맥문동(麥冬, 沿階草) *Ophiopogon japonicus* (L.f.) Ker-Gawl.의 塊根으로, 여름철에 채취하여 건조한다. 기타로 개맥문동(山麥冬) *Liriope spicata* Lour. 등이 있다.

【性　狀】紡錘形으로 길이 10~25㎜, 지름 3~5㎜이다. 한쪽 끝은 뾰족하고 다른 쪽은 좀 둥글다. 바깥 면은 엷은 黃色~엷은 黃褐色이며 크고 작은 세로주름이 있다. 皮層은 부드러우며 무르고 중심주는 질겨서 꺾기 어렵다. 皮層의 꺾인 면은 엷은 黃褐色을 나타내고 약간 반투명하며 점착성이 있다. 약간의 냄새가 있고 맛은 약간 달며 점착성이다.

【産　地】우리나라 중부이남의 나무 밑에 분포하고, 경남 밀양에서 재배되고 있으며, 중국에서는 浙江 四川 江蘇 등에서 산출된다.

【成　分】Glucose, fructose 등의 당류와 sucrose β-sitosterol, β-sitosterol-β-*D*-glucose및 기타 점액질을 함유한다. 또한 steroidal saponin인 ophiopogonin A・B・C・D와 oligosaccharide 등을 함유한다.

【性　味】性은 微寒하고, 味는 甘微苦하다.

【歸　經】肺・胃・心經.

【效能 主治】養陰潤肺・淸心除煩・益胃生津. 治肺燥乾咳, 陰虛勞嗽, 心煩失眠, 吐血, 咯血, 肺痿, 肺癰, 虛勞煩熱, 消渴, 熱病傷津, 咽乾口燥, 便秘.

【解　說】甘寒하고 質潤하여 養陰生津 潤燥하고, 苦寒한 性味는 淸熱시키는 효능이 있으며, 陰柔한 性으로 인해 滋陰而不滋膩하고 淸熱而不傷胃한다. 肺 心 胃 3經에 들어가 肺胃의 陰不足을 淸養하여 生津潤燥하고, 아울러 淸心除煩하므로 虛勞咳血, 乾咳稠痰, 心煩口渴 및 腸燥便秘 등의 證을 치료하는데 상용한다.

麥門冬과 天門冬은 모두 甘寒淸潤의 약물이나, 麥門冬은 潤肺로 養胃淸心하고, 天門冬은 潤肺로 益腎滋腎하는 차이가 있다. 즉 麥門冬이 入하는 心肺는 相克관계로서 火를 직접 꺼줌으로써 肺질환을 치료하는 것으로 해석할 수 있고(火克金), 天門冬이 入하는 肺腎은 相生관계로서 水氣를 직접 生하여 母인 肺질환을 치료하는 것으로 설명할 수 있다. 예를 들면 麥門冬은 여름철에 陰液이 손상된 肺질환에 응용할 수 있는 반면, 天門冬은 久咳나 소모성질환 등으로 津液不足이 심할 때 응용할 수 있다. 정리하면 天門冬은 滋陰潤燥力이 강하며 腎陰을 滋補할 수 있고, 麥門冬은 滋陰潤燥力이 상대적으로 약하며 淸心除煩 益胃生津할 수 있는 각각의 특징을 가지고 있다. 두 약물은 相須관계로서 상호 배합되는데, 예를 들면 肺燥症에 熱이 발생하여 寒熱往來를 나타낼 때, 高熱은 麥門冬이 담당한다면 潮熱은 天門冬이 담당한다고 해석할 수 있다.

去心한 후 사용하는데, 만일 去心하지 않으면 心煩을 유발(不去心令人心煩)하는 것으로 알려져 있다.

【炮　製】生用하나, 淸養肺胃陰에는 去心하고 朱砂拌(麥門冬 500g 당 朱砂 9g)하며, 滋養補血의 목적으로는 酒浸후 炒하여 사용한다.

【用　量】3～18g.

【禁忌症】性이 寒하고 質이 潤하므로 虛寒泄瀉者는 복용을 忌하고, 外感咳嗽나 外感表邪가 未解한 경우에는 복용을 忌한다.

【配合例】① 當歸 熟地黃 白朮 生地黃 知母 黃栢 등을 배합하여 陰虛火動으로 인한 盜汗 午後發熱 咳嗽 등을 치료한다(예 : 滋陰降火湯).

② 玄蔘 乾地黃 등을 배합하여 陰虛津枯하며 熱傷津液하여 생긴 腸燥便秘를 치료한다(예 : 增液湯).

③ 半夏 人蔘 등을 배합하여 陰虛肺燥로 咳逆痰稠하고 咽喉不利한 증을 치료한다(예 : 麥門冬湯).

④ 人蔘 五味子 등을 배합하여 氣陰兩傷으로 乏力氣短하고 口渴舌乾하고 勞倦客熱한 증상을 치료한다(예 : 生脈散).

⑤ 乾地黃 玉竹 등을 배합하여 胃陰虧虛로 인한 舌乾口渴 등의 병증을 치료한다(예 : 益胃湯).

天 門 冬 [本經]

Asparagi Tuber

異 名 : 大當門根[石藥爾雅] · 天冬[藥品化義]

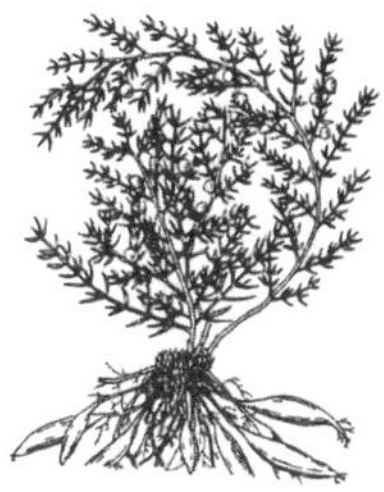

천문동
Asparagus cochinchinensis

【基　原】 백합과(百合科 : Liliaceae)에 속한 攀援狀의 다년생 초본인 천문동(天冬) *Asparagus cochinchinensis* (Lour.) Merr.의 塊根으로, 가을과 겨울에 채취하여 蒸熟하고 外皮를 제거하여 曬乾한다.

【性　狀】 紡錘形~圓柱形을 이루고 대개는 구부러져 있다. 길이 2~10㎝, 지름 2~3㎝이다. 바깥 면은 黃白色~엷은 褐色으로 반투명하여 때때로 세로주름이 있다. 質은 부드러우나 단단한 것도 있어 꺾기 쉽고, 꺾인 면은 灰黃色이며 윤기가 있고 각질이다. 특이한 냄새가 조금 있고 맛은 처음에는 달고 뒤에는 조금 쓰다.

【產　地】 우리나라의 중부 이남에 분포하고, 중국의 湖北, 浙江, 江西 등이 주산지이다.

【成　分】 Asparagine과 점액질 및 β-sitosterol, 5-methoxymethyl furfural 등을 함유한다.

【性　味】 性은 寒하고, 味는 甘苦하다.

【歸　經】 肺 · 腎經.

【效能 主治】 滋陰潤燥 · 淸肺生津. 治陰虛發熱, 肺燥乾咳, 咳嗽吐血, 肺痿, 肺癰, 咽喉腫痛, 消渴, 腸燥便祕.

【解　說】 性味가 甘寒淸潤하여 肺腎陰虛로 熱證을 치료하는 要藥이 된다. 주로 肺熱傷陰으로 燥咳咯血이나 陰虛內熱로 津液이 손상되어 생긴 消渴 腸燥便秘 등에 응용되는데 이는 肺腎同治 肺腎相生의 원리에 따른 것이다.

일반적인 强壯祛痰藥이라고 말할 수 있다. 즉 强壯의 효능은 燥한 것을 윤택하게 하여 潤肺止渴하는 것을 말하며(예 : 生血潤膚飮 등에 加味), 祛痰의 효능은 熱病으로 肺와 氣管支가 힘없이 늘어졌을 때나(肺無力症), 氣管支擴張과 肺痿 등에 응용되는 경우를 예로 들 수 있다(예 : 人蔘百合湯 등에 加味).

【炮　製】 씻은 후(혹은 溫水浸)에 안과 겉이 모두 습윤해지면 外皮를 제거하고 절단하여 曬乾用하거나 酒蒸한다.

【用　量】 4~24g.

【禁忌症】 脾胃虛寒으로 인한 泄瀉나 外感風寒으로 인한 咳嗽 그리고 陰液未虧者의 경우에 忌한다.

【配合例】① 生地黃 熟地黃 麥門冬 當歸 등을 배합하여 燥證으로 皮膚屑起하여 出血되는 병증을 치료한다(예 : 生血潤膚飮).

② 人蔘 熟地黃 麥門冬 등을 배합하여 氣陰兩傷으로 인한 咽乾 口渴 등의 병증을 치료한다(예 : 三才湯).

③ 麥門冬 天花粉 知母 黃芩 등을 배합하여 火盛으로 津枯된 消渴을 치료한다(예 : 二冬湯).

④ 麥門冬을 배합하여 肺熱 肺燥로 인한 乾咳 氣逆의 병증을 치료한다(예 : 二冬膏).

⑤ 麥門冬 穿破石 山慈姑 白蒺藜을 배합하여 肺胃膿瘍 등을 치료한다(예 : 天破湯).

石 斛 [本經]

Dendrobii Herba

異 名 : 林蘭[本經]・禁生・杜蘭[別錄]・千年竹[植物名實圖考]

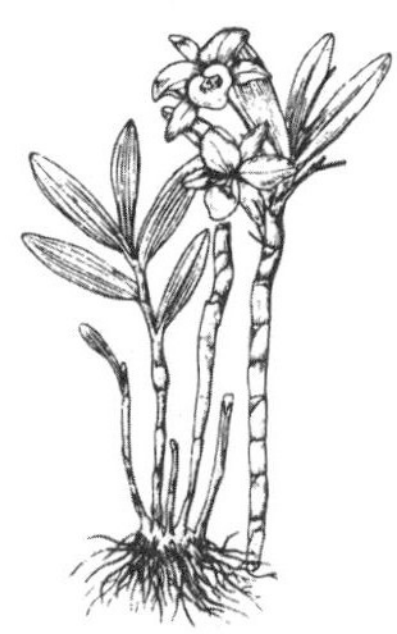

金釵石斛
Dendrobium nobile

【基　原】난초과(蘭科 : Orchidaceae)에 속한 多年生 附生 草本인 金釵石斛 *Dendrobium nobile* Lindl., 鼓槌石斛 *D. chrysotoxum* Lindl., 流蘇石斛 *D. fimbriatum* Hook., 鐵皮石斛 *D. officinale* Kimura et Migo의 지상부를 개화 전에 채취한 것으로, 여름 이후에 채취하여 曬乾한다.

【性　狀】扁圓柱形으로 길이 20~40㎝, 지름 0.4~0.6㎝이고 마디 사이의 길이는 2.5~3㎝이다. 바깥 면은 金黃色~黃綠色을 띠고 깊은 세로로 홈이 있다. 質은 단단하고 쉽게 부스러진다. 거의 냄새가 없고 맛은 조금 쓰다. 크기에 차이가 없이 黃金色으로 광택이 있고 부드러우며 꽃이 많은 것이어야 한다.

기타 품종과 가공방법에 따라 모양이 같지 않으며 다음과 같이 분류한다.

① 金釵石斛 : 납작한 원기둥모양이고 길이 20~40㎝, 지름 4~6㎜, 마디 사이가 25~30㎜이다. 바깥면은 황금색이고 녹색을 띤 부분도 있으며 세로주름이 있다. 질은 단단하나 쉽게 부스러진다.

② 鼓槌石斛 : 紡錘形이며, 중간 부분의 지름은 1~3㎝이며, 3~7개의 마디가 있다. 바깥 면은 매끈하며, 황금색이고, 돌기가 있는 능이 뚜렷하다. 질은 가볍고, 성기며, 단면은 해면상이다. 냄새가 약간 있고, 맛은 담백하며, 씹으면 점성이 있다.

③ 流蘇石斛 : 긴 圓柱形으로 길이 40~120㎝, 지름 0.5~0.8㎝이고 마디 사이의 길이는 3~4.5㎝이다. 바깥 면은 黃色 또는 어두운 黃色으로 세로로 깊은 홈이 있다.

質은 엉성하고 단면은 섬유성이며 맛은 微苦하다.

④ 鐵皮石斛(藿山石斛) : 螺旋形으로 만들어 烘乾한 것으로 一名 耳環石斛이라고도 한다. 일반적으로 2~4개로 만들었으며, 줄기를 펴보면 길이 3.5~8㎝, 지름 0.2~0.3㎝이다. 바깥 면은 黃綠色으로 가는 세로주름이 있고 한쪽 끝에는 줄기의 基部 밑에 짧은 수염뿌리가 있는 것도 있다. 質은 견실하고 절단하기 쉬우며, 단면은 평탄하고 씹으면 점성이 있다.

【産　地】臺灣, 廣東, 廣西, 湖北 西南 및 亞洲 열대지방에 분포한다. 環草石斛은 廣東, 廣西, 雲南南部 등 지역에 분포하고, 馬鞭石斛은 廣西, 雲南남부와 亞細亞 열대지방에 분포하며, 黃草石斛은 廣西, 貴州, 雲南東南部와 西藏東南部 및 亞洲 열대지방에 분포하고, 鐵皮石斛은 廣西, 雲南南部에 분포한다. 석곡은 우리나라의 남부지방의 도서지역에 자생한다.

【成　分】Dendrobine, dendramine, nobilonine, dendroxine, dendrine, 6-hydroxydendroxine, 점액질과 전분 등을 함유한다.

【性　味】性은 微寒하고, 味는 甘하다.

【歸　經】胃・腎經.

【效能 主治】益胃生津・滋陰淸熱. 治熱病傷津, 口乾煩渴, 病後虛熱, 目暗不明.

【解　說】甘寒하여 주로 胃中虛熱을 없애주고 煩渴을 그치게 하며, 아울러 腎中에 浮火를 맑게 해주어 虛熱을 없애준다. 이는 補中有淸 혹은 淸中有補의 의미로써 주로 熱病후기에 津傷口渴 夜熱早凉 舌絳少津 등의 증상을 치료하는 要藥으로 사용된다.

石斛의 효능은 비교적 단순하여 주로 養胃陰 淸虛熱하는 것으로 정의할 수 있다. 石斛의 養胃生津작용은 麥門冬에 비해서 우수하나, 潤肺止咳 淸心除煩의 효능이 없다. 이런 점에 착안하여 임상에서 麥門冬을 대체하기도 한다. 즉 麥門冬은 肺水를 補하면서 胃陰을 補하는 金生水의 원리인데 반해, 石斛은 腎水를 補하면서 胃陰을 補하는 원리이다.

신선한 石斛은 淸熱生津작용이 강하여 熱病傷津 舌絳煩渴한 증상에 사용하고, 건조된 石斛은 滋陰生津작용이 강하여 병후에 陰虛津虧하여 虛熱이 不退한 證에 사용할 수 있다.

아울러 强壯劑로서의 石斛은 益精 補精작용을 하며, 治風劑로서의 石斛은 風痺를 치료하므로 中風半身不遂 神經障碍 등에 응용할 수 있다.

【炮　製】건조하여 사용하거나, 12시간정도 酒浸한 후 사용한다.

【用　量】4~16g, 신선한 것은 16~30g(入湯劑 先煎 혹은 久煎).

【禁忌症】본 약물은 戀邪助濕하므로 燥하지 않은 溫熱病(濕溫症)이나 陰虛로 熱象이 있을 때(虛而無火者)나 脾胃虛寒의 경우에는 忌한다.

【配合例】① 沙參 生地黃 麥門冬 天花粉 등을 배합하여 熱病으로 傷陰하여 口燥煩渴한 경우를 치료한다(예 : 淸胃養陰湯).

② 茯苓 橘皮 枳殼 白扁豆 藿香 牧丹皮 赤芍藥 등을 배합하여 痲疹 후 열이 심하여 嘔吐不食한 것을 치료한다(예 : 石斛淸胃方).

③ 麥門冬 生地黃 玄參 등을 배합하여 陰虛發熱을 치료한다(예 : 石斛湯).

④ 人參 酸棗仁 茯神 遠志 白芍藥 麥門冬 五味子 등을 배합하여 産後의 血虛驚悸를 치료한다(예 : 石斛散).

玉 竹 [本經]

Polygonati Odorati Rhizoma

異 名 : 女萎[本經] · 葳蕤 · 節地 · 烏萎[吳普本草] · 萎蕤[別錄] · 萎香[綱目]

【基 原】백합과(百合科 : Liliaceae)에 속한 다년생 초본인 둥굴레(玉竹) *Polygonatum odoratum* var. *pluriflorum* (Miq.) Ohwi 또는 기타 同屬近緣植物의 根莖으로, 봄과 가을에 채취하여 曬乾하거나 쪄서 말린다.

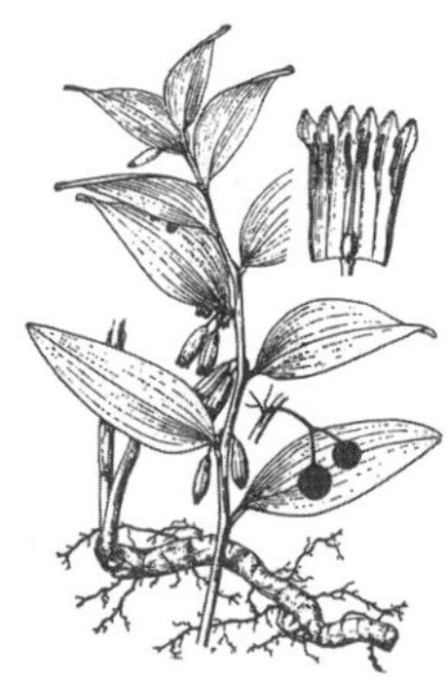

둥굴레
Polygonatum odoratum var. *pluriflorum*

【性 狀】마디가 있고 고르지 않게 구부러진 圓柱狀으로 마디에는 줄기자국이, 根莖에는 뿌리자국이 남아 있다. 길이 5~20㎝, 지름 0.5~1.0㎝이다. 바깥 면은 엷은 黃色~엷은 黃褐色으로 세로주름이 많으며 반투명하고 약간 볼록한 가락지 모양의 마디가 있으며, 白色 둥근 점 모양 수염뿌리의 흔적과 圓盤狀 줄기자국이 있다. 質은 연하여 부스러지기 쉽고, 혹은 조금 단단한 것도 있으나 절단하기 쉽고, 단면은 角質樣 혹은 顆粒狀을 나타낸다. 맛은 약간 달고 점액성이다. 바깥 면이 엷은 黃白色이고 굵으며 질이 연하고 맛이 달며 점성이 있는 것이 특징이다.

【産 地】중국과 한국의 각지에 분포한다.

【成 分】Odoratan, convallamarin, convallarin, 비타민 A 등을 함유하고, 전분 25.6~30.6% 및 점액질 등을 함유한다.

【性 味】性은 微寒하고, 味는 甘하다.

【歸 經】肺 · 胃經.

【效能 主治】養陰潤燥 · 生津止渴. 治肺胃陰傷, 熱病陰傷, 咳嗽煩渴, 虛勞發熱, 咽乾口渴, 消穀易飢, 小便頻數.

【解　說】味甘多液하고 質이 柔하면서 潤하여 養陰시키는 특징이 있어 補하되 膩滯하지 않고 補養하되 戀邪하지 않는 특징을 가지고 있다. 따라서 肺胃의 燥熱證을 치료하는데, 肺燥로 인한 乾咳稠痰과 胃熱傷津으로 인한 煩渴易飢 등의 증상에 사용하고, 陰虛한 상태에서 外感에 상한 發熱 咳嗽症에도 사용된다.

그러나 文獻에 보면 '人蔘의 대용으로 한다. 人蔘 黃芪의 대용으로 한다' 등이 있으나, 이것은 玉竹의 滋補力이 과대평가된 내용으로, 실제 滋補力은 黃精보다 약하고, 潤燥力은 麥門冬보다 약하다. 따라서 충분한 효력을 내기 위해서는 대량을 사용해야 한다. 또한 玉竹의 養陰潤肺의 효능은 天門冬 麥門冬과 비슷하다. 단지 天門冬은 滋腎작용이 뚜렷하며 麥門冬은 淸心작용이 뚜렷하고, 玉竹은 肺胃燥熱을 주로 치료하는 점에 차이가 있다.

이상의 내용에서 보면 玉竹은 같은 補陰藥인 黃精 天門冬 麥門冬에 비하여 補陰力이 상대적으로 약하나, 소화에 큰 지장을 주지 않는 장점을 가지고 있어 상기약물의 보조약 혹은 대체약으로 사용할 수 있다.

【炮　製】淸熱養陰에는 生用하고 滋補養陰에는 蒸熟하거나 炒用한다.

【用　量】10～20g(소량으로는 효력이 약하므로 대량을 사용).

【禁忌症】滋膩하므로 脾虛 및 痰濕氣滯의 경우에는 愼用한다.

【配合例】① 麥門冬 沙參 등을 배합하여 肺胃의 燥熱로 傷陰된 病證을 치료한다(예 : 玉竹麥門冬湯).

② 桔梗 豆豉 白薇 薄荷 등을 배합하여 陰虛로 風濕發熱咳嗽하는 病證을 치료한다(예 : 加減葳蕤湯).

③ 沙參 麥門冬 生地黃 등을 배합하여 溫病후기에 胃陰이 손상되어 나타나는 口舌乾燥와 식욕부진을 치료한다(예 : 益胃湯).

黃　精 [別錄]

Polygonati Rhizoma

異　名 : 菟竹 · 鹿竹 · 重樓[別錄] · 萎蕤 · 苟格[本草圖經] · 野生薑[本草蒙筌] · 山生薑[本草備要] · 玉竹黃精 · 白及黃精[本草從新]

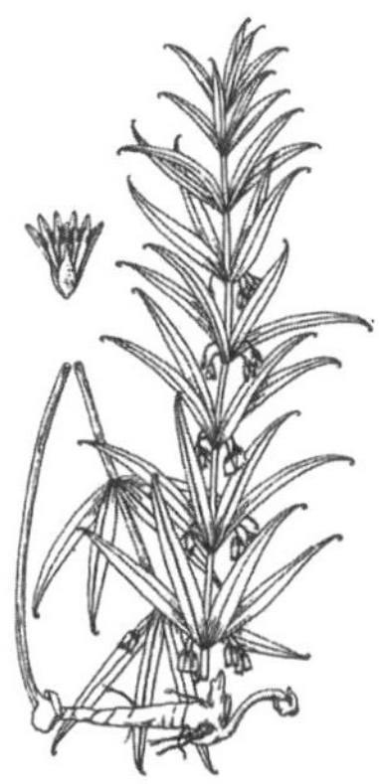

층층갈고리둥글레
Polygonatum sibiricum

【基　原】백합과(百合科 : Liliaceae)에 속한 다년생초본인 층층갈고리둥굴레(黃精) *Polygonatum sibiricum* Redoute, 진황정 *P. falcatum* A. Gray, 滇黃精 *P. kingianum* Collett et Hemsley, 多花黃精 *P. cyrtonema* Hua의 根莖이다. 봄과 가을에 채취해서 蒸하여 曬乾한다.

【性 狀】불규칙한 圓柱形 또는 덩어리 모양이고 길이 3~10㎝, 지름 0.5~3㎝이며 가끔 갈라져 있다. 바깥 면은 黃褐色~黑褐色을 띠며 가로로 마디가 있고 반투명하다. 위쪽에는 줄기가 붙었던 자국이 둥글게 오목하게 패여 있고 아래쪽에는 뿌리가 붙었던 자국이 돌출되어 있다. 質은 단단하고 누진누진하며 꺾은 면은 엷은 褐色으로 반투명하고 각질이며 黃白色의 작은 점이 많다. 단내가 약간 있고 맛은 달며 씹으면 끈적끈적하다.

【産 地】우리나라의 중부이남 지역에서 자생 혹은 재배하고 있으며, 중국에서는 河北, 內蒙古, 陝西 등이 주산지이다.

【成 分】Steroidal saponin 성분으로 diosgenin, hecogenin, funkioside C, neoprazerigeninA, sibiricoside A, B, kingianosideA-D, 등과 asparatic acid, azetidine-2-carboxylicacid, polygonaquinone, homoserine, digitalisglucoside 등을 함유한다. 그 외에 점액질, 전분, 당분 등을 함유한다.

【性 味】性은 平하고, 味는 甘하다.

【歸 經】脾・肺・腎經.

【效能 主治】補氣養陰・健脾・潤肺益腎. 治脾胃虛弱, 虛損寒熱, 肺虛燥咳, 病後體虛食少, 精血不足, 筋骨軟弱.

【解 說】性味가 甘平하고 質이 潤한 滋養强壯劑로서 味厚滋膩한 특성이 熟地黃과 비슷하다. 그러나 熟地黃은 補腎陰 益精血한데 반해, 黃精은 補脾潤肺하고 兼하여 補腎益精하므로 滋陰潤燥의 良藥으로서 久服할 수 있는 滋補之藥物이라고 할 수 있다. 그러므로 溫熱病의 후기에 邪熱이 이미 제거되었는데도 氣와 陰이 아직 회복되지 않은 상태에 가장 적합하다.

黃精과 玉竹은 모두 百合科 식물로서 根莖이 약용되며, 養陰潤燥의 효능이 있어 肺胃陰傷으로 인한 病證에 응용되는 공통점이 있다. 그러나 黃精은 補中氣 益腎精하는데 藥性이 滋膩하여 濕邪를 조장할 수 있는 반면, 玉竹은 滋陰生津작용이 있으나 邪氣를 留滯시키지 않는 차이점이 있다. 따라서 補陰力은 黃精이 더욱 강하고, 玉竹은 黃精에 비해서 補陰力은 약하나 胃腸에 부담을 덜 주는 것으로 설명할 수 있다.

【炮 製】일반적으로 生用하나, 補脾潤肺腎작용을 증강시키기 위해서 酒蒸(黃精 500g당 黃酒 250g) 혹은 熏化하기도 한다.

【用 量】8~30g.

【禁忌症】滋膩하기 때문에 痰濕壅滯나 脾虛有濕者 中寒便溏者에는 愼用한다.

【配合例】① 枸杞子 등과 배합하여 補虛 益精氣한다(예 : 二精丸).

② 黨參 黃芪 枸杞子 生地黃 등을 배합하여 脾胃虛弱으로 인한 倦怠食少 혹은 久病虛弱 등을 치료한다(예 : 黃精湯).

③ 黃芪 天花粉 麥門冬 生地黃 등을 배합하여 消渴症을 치료한다.

④ 蒼朮 地骨皮 天門冬 側栢葉 등을 배합하여 壯筋骨하며 益精髓하여 百病을 치료하는데 腎虛精虧 腰膝酸軟 鬚髮早白 등을 치료한다(예 : 黃精酒).

百 合 [本經]

Lilii Bulbus

異 名 : 中庭[吳普本草]・重箱・摩羅・强瞿[別錄]・百合蒜[玉篇]・蒜腦薯[綱目]

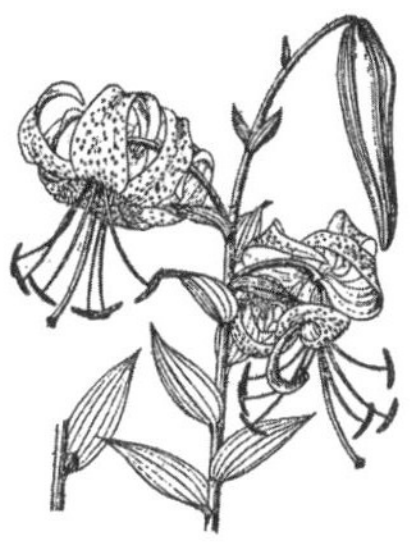

참나리
Lilium lancifolium

【基 原】백합과(百合科 : Liliaceae)에 속한 다년생초본인 참나리(卷丹) *Lilium lancifolium* Thunb., 百合 *L. brownii* var. *viridulun* Baker 또는 큰솔나리(細葉百合) *L. pumilum* DC.의 肉質鱗片으로, 가을에 채취하여 끓는 물에 약간 삶아서 曬乾한다.

【性 狀】긴 橢圓形, 披針形 혹은 긴 삼각형의 각질성 鱗片이며 길이 2~4㎝, 너비 1~2㎝, 두께는 1.3~5㎜이다. 중심부는 두꺼우나 가장자리는 얇고 주름져 있거나 안쪽으로 구부러져 있다. 바깥 면은 乳白色~엷은 黃褐色으로 광택이 조금 있고 반투명하다. 鱗片에는 여러 줄의 평행맥이 있고 質은 단단하나 쉽게 부서지며 꺾은 면은 매끈하다. 냄새가 없고 맛은 조금 쓰다. 크기가 고르며 엷은 白色이고 질이 단단한 것이 특징이다.

【產 地】우리나라와 중국의 각지에 분포하며, 대량으로 재배한다.

【成 分】Colchicine 등 다종의 alkaloid 및 regaloside, 전분, 단백질, 지방 등을 함유한다.

【性 味】性은 寒하고, 味는 甘하다.

【歸 經】心・肺經.

【效能 主治】養陰潤肺・淸心安神. 治陰虛久咳, 咳唾痰血, 虛煩驚悸, 失眠多夢, 精神恍惚.

【解 說】甘潤하여 補하고 苦寒하여 淸熱하므로, 心・肺 2經에 들어가 潤肺止咳 淸心安神의 효능을 나타내어 肺燥乾咳와 勞嗽吐血 및 熱病후기에 虛煩驚悸하고 失眠多夢하여 정신이 불안한 證에 응용한다.

【炮 製】淸心安神에는 生用하고 潤肺止咳에는 蜜炙用(百合 500g 당 煉蜜 31g)한다.

【用 量】용량은 많은 편으로 9~30g정도이다.

【禁忌症】中寒便滑한 경우와 風寒痰嗽의 경우는 忌한다.

【配合例】① 熟地黃 生地黃 麥門冬 貝母 當歸 炒芍藥 玄參 桔梗 등을 배합하여, 肺腎陰虛로 인한 虛火上炎, 咽燥口乾, 咳嗽氣喘, 痰中帶血, 午後潮熱 등의 병증을 치료한다(예 : 百合固金湯).

② 款冬花를 배합하여 肺燥咳嗽로 인한 痰中帶血을 치료한다(예 : 百花丸).

③ 桔梗 貝母 瓜蔞仁 薏苡仁 當歸 桑白皮 枳殼 黃芪 防風 杏仁 등을 배합하여, 肺癰 등을 치료한다(예 : 桔梗湯).

④ 生地黃을 배합하여 心肺陰虛로 인한 精神恍惚, 不安定, 言語・行動・飮食・感覺 등의 失調와 口苦, 小便赤, 脈微數 등의 병증을 치료한다(예 : 百合地黃湯).

⑤ 滑石 代赭石 등을 배합하여 誤下로 인한 小便短赤澀 嘔吐呃逆 등을 치료한다(예 : 百合滑石代赭石湯).

枸 杞 子 [本經]

Lycii Fructus

異 名 : 苟起子[本草經集註]・甛菜子[救荒本草]・西枸杞[綱目]

【基 原】가지과(茄科 : Solanaceae)에 속한 落葉小喬木인 구기자나무(枸杞) *Lycium chinense* Mill. 또는 寧夏枸杞 *L. barbarum* L.의 성숙한 果實로, 여름부터 가을에 걸쳐 성숙한 것을 채취하며 曬乾한다. 보통 처음 며칠은 강한 햇볕에, 그 다음은 바람이 잘 부는 그늘에서 충분히 말려서 쓴다.

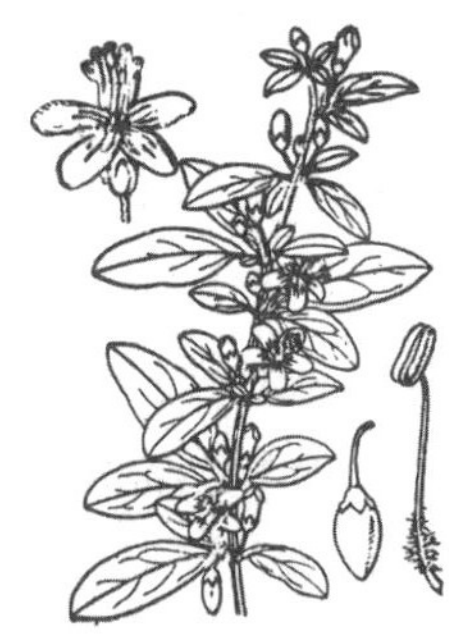

구기자나무
Lycium chinense

【性 狀】한쪽이 뾰족한 紡錘形으로 조금 납작하고 길이 6~30㎜, 지름 3~10㎜이다. 바깥 면은 鮮紅色 또는 暗紅色으로 頂端에는 작고 볼록한 모양의 花柱자국이 있고 基部에는 白色의 果梗자국이 있다. 果皮는 부드럽고 질기며 쭈그러졌고, 果肉의 肉質은 柔潤하면서 점성이 있으며 많은 黃色의 種子가 들어 있다. 種子는 납작한 橢圓形이며 지름은 약 2㎜이다. 냄새가 거의 없으며 맛은 약간 달고 수렴성이다.

【産 地】우리나라의 각지에서 재배하고 있으며, 특히 청양과 진도가 주산지이다. 중국에서는 하북성 지역이며, 寧夏枸杞는 寧夏 甘肅 등에서 산출된다.

【成 分】Carotene, 비타민 B_1, 비타민 B_2, nicotin acid, 비타민 C 및 β-sitosterol, linoleic acid, betaine, atropine, hyoscyamine 등을 함유한다.

【性 味】性은 平하고, 味는 甘하다.

【歸 經】肝・腎經.

【效能 主治】滋補肝腎・益精明目. 治肝腎陰虧, 腰膝酸軟, 頭暈, 目眩, 目昏多淚, 虛勞咳嗽, 消渴, 遺精.

【解 說】性味가 甘寒하고 質潤하여 肝・腎 2經에 들어가 腎을 補하여 生精하고 肝血을 養하여 明目하는 補益肝腎의 要藥이다.

문헌에는 寒性도 아니고 熱性도 아니어서 陰虛 陽虛에 모두 응용할 수 있다고 하였으나, 주로 陰虛에 사용빈도가 높았음을 알 수 있다. 緩和潤下劑로서 補益補精 滋潤 효능을 나타내는 약물이다.

菟絲子 潼蒺藜(沙苑子) 등과 같이 陰陽을 平補하여 虛勞를 補하고 强筋骨하며, 補血과 補益에도 비슷한 효능을 나타낸다고 되어 있으나, 구체적인 효능에서는 다음과 같은 차이를 보인다. 즉 菟絲子와 潼蒺藜, 枸杞子는 모두 肝腎에 歸經하나, 菟絲子 潼蒺藜는 補陽藥으로 助陽작용이 있으므로 肝主筋 腎主骨 이론으로 해석할 수 있는데 반해, 枸杞子는 補陰藥으로 肝藏血 腎藏精 이론으로 해석할 수 있다. 補養肝腎 효능은 枸杞子 潼蒺藜 菟絲子가 모두 비슷하여 같이 응용되나, 潼蒺藜와 菟絲子는 助陽의 효능이 강하고 枸杞子는 滋陰의 효능이 강하다고 할 수 있다.

枸杞子 桑椹子 女貞子는 모두 補肝腎陰 약물이다. 이중 枸杞子는 平補한 특징으로 陰虛 陽虛에 모두 응용할 수 있고, 桑椹子는 補血에 뚜렷한 효과를 가지고 있으며, 女貞子는 平補한 특징으로 주로 보조적인 효능을 나타낸다는 차이가 있다.

目眩 眼花 視力減退 등의 증상에는 菊花를 반드시 배합하여 明目의 효과를 높인다. 枸杞子는 養肝明目하여 肝虛熱을 치료하고, 靑葙子는 淸肝明目하여 肝實熱을 치료하며, 密蒙花는 除翳消腫하므로 배합에 따라 虛實에 모두 응용할 수 있다.

【炮 製】生用하거나 酒浸一宿하여 사용하며, 酒蒸 혹은 酒洗하여 사용하기도 한다.

【用 量】4~15g.

【禁忌症】外邪實熱이 있거나 脾虛濕滯 또는 腸滑의 경우는 모두 忌한다.

【配合例】① 黃精과 배합하여 虛勞精虧를 치료한다(예 : 二精丸).

② 天門冬 乾地黃 등과 배합하여 勞傷虛損을 치료한다(예 : 枸杞丸).

③ 熟地黃 山藥 山茱萸 龜板 桑寄生 등과 배합하여 眞陰不足으로 인한 腰痠遺泄 自汗 盜汗 眼花耳聾 등의 병증을 치료한다(예 : 左歸丸).

④ 製何首烏 當歸 牛膝 菟絲子 등과 배합하여 肝腎不足 陰血虧虛로 인한 面色萎黃 鬚髮早白 失眠 多夢 등의 병증을 치료한다(예 : 七寶美髥丹).

⑤ 生地黃 熟地黃 天門冬 麥門冬 黃栢 白茯苓 山藥 등과 배합하여, 陰虛로 인한 火嗽를 치료한다(예 : 滋陰淸化膏).

桑椹子[新修本草]

Mori Fructus

異 名：桑實[五十二病方]・烏椹[本草衍義]・黑椹[本草蒙筌]

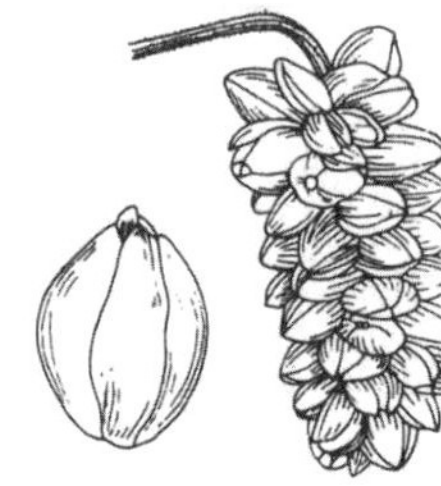
桑椹子藥材

【基　原】 뽕나무과(桑科：Moraceae)에 속한 落葉喬木인 뽕나무(桑) *Morus alba* L. 및 同屬 近緣植物의 열매가 봄과 여름에 紅紫色을 나타낼 때 채취하여 曬乾하거나 약간 쪄서 말린 것이다. 과거에는 건조상의 불편함으로 인하여 주로 미성숙 果實을 사용하였으나, 최근에는 건조기술의 발달로 성숙 果實을 사용하기도 한다.

【性　狀】 聚花果로 작은 瘦果가 많이 모여 이루어진 長圓形으로 길이 1～2㎝, 지름 0.5～0.8㎝이며 黃褐色, 褐紅色 또는 暗紫色을 띠고 짧은 열매줄기가 있다. 작은 瘦果는 卵圓形으로 조금 납작한 편이고 길이는 약 2㎜, 너비는 1㎜이고 肉質의 花片 4枚가 둘러싸고 있다. 냄새가 조금 있고 맛은 조금 시며 달다. 크고 어두운 紫色이며 육질인 것이어야 한다.

【產　地】 우리나라 각지에 분포한다.

【成　分】 Carotene, 비타민 B_2, 비타민 C, 비타민 B_1, nicotinic acid, tannic acid, malic acid 등을 함유하고 기타 유기산, 당류 등을 함유한다.

【性　味】 性은 寒하고, 味는 甘酸하다.

【歸　經】 心・肝・腎經.

【效能 主治】 補血滋陰・生津潤燥. 治眩暈耳鳴, 心悸失眠, 鬚髮早白, 津傷口渴, 內熱消渴, 血虛便秘.

【解　說】 性味가 甘寒하여 益血除熱하므로 凉血補血益陰의 要藥이다. 消渴과 津液不足으로 인한 關節不利 등에도 사용되며, 肝腎을 補益하고 陰血을 滋養하는 효능이 何首烏의 효능과 비슷하여 노인성변비에 多用되고 있다.

【炮　製】 生用하거나, 汁을 濾過하고 꿀과 같이 끓여서 膏劑로 만들어 두었다가 사용한다.

【用　量】 4～10g이며, 桑椹膏는 12～30g.

【禁忌症】 脾虛便溏, 消化不良한 경우에는 적당하지 않다.

【配合例】 ① 何首烏 女貞子 旱蓮草 등을 배합하여 陰虧血虛로 인한 眩暈, 目暗, 耳鳴, 失眠, 鬚髮早白 등의 증상을 치료한다(예：女貞桑椹茶).

② 熟地黃 山茱萸 牛膝 白茯神 菟絲子 枸杞子 覆盆子 五味子 牧丹皮 등을 배합하여 補氣血하여 壯筋骨하고 悅顏色한다(예：大補陰丸).

③ 蒼朮(天之精) 地骨皮(地之精) 등을 배합하여 補益精髓하여 輕身延年한다(예 : 三精丸).

④ 麥門冬 生地黃 天花粉 등을 배합하여 傷津口渴과 消渴을 치료한다.

⑤ 生首烏 黑芝麻 火麻仁 등을 배합하여 陰虧血虛로 인한 腸燥便秘를 치료한다.

旱 蓮 草 [新修本草]

Ecliptae Herba

異 名 : 蓮子草[新修本草] · 墨烟草 · 墨菜[綱目] · 鱧腸草

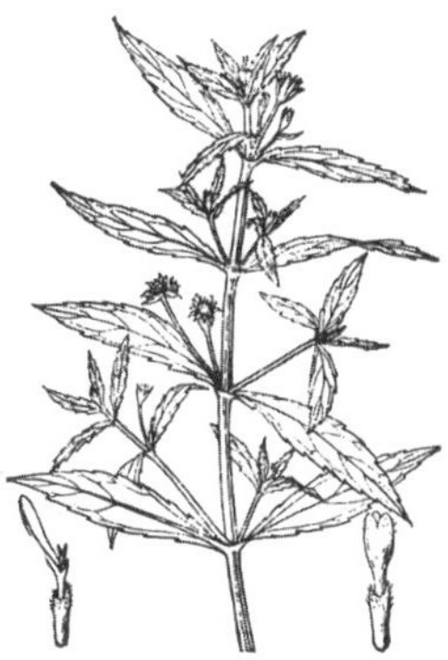

한련초
Eclipta prostrata

【基 原】 국화과(菊花科 : Compositae)에 속한 1년생초본인 한련초(鱧腸) *Eclipta prostrata* (L.) L.의 全草로, 여름과 가을에 채취하여 曬乾 혹은 陰乾한다.

【性 狀】 전체적으로 白色의 茸毛로 덮여 있다. 줄기는 圓柱形으로 세로의 棱이 있으며 지름이 2~5㎜이다. 표면은 綠褐色 또는 黑褐色이다. 잎은 對生하고 거의 잎자루가 없고 잎은 쭈그러져 말려 있거나 혹은 파쇄 되어 있으며 완전한 것을 펴보면 長披針形으로 全緣 혹은 얕은 鋸齒가 있으며 黑綠色이다. 頭狀花序는 지름이 2~6㎜이다. 瘦果는 橢圓形으로 납작하고 길이 2~3㎜로 褐色 또는 엷은 褐色이다. 냄새가 없고 맛은 조금 달고 시다. 黃綠色으로 잎이 50% 이상인 것이어야 한다.

【産 地】 우리나라 각지의 인가 부근 도랑이나 논 가장자리 등과 같은 濕潤한 곳에 자생한다.

【成 分】 3,4-furocoumarin 성분인 wedelolactatone, alkaloid 성분인 nicotin, oleanane-type saponin인 eclalbasa-saponin Ⅰ~Ⅹ 등을 함유한다.

【性 味】 性은 寒하고, 味는 甘酸하다.

【歸 經】 腎 · 肝經.

【效能 主治】 補腎益陰 · 涼血止血. 治牙齒鬆動, 鬚髮早白, 眩暈耳鳴, 腰膝痠軟, 陰虛血熱, 吐血, 衄血, 尿血, 血痢, 崩漏下血, 外傷出血.

【解 說】 甘味는 補하고 酸味는 收하며 寒性은 淸熱하여 肝腎 2經에 들어가서 補腎益陰하고 養肝涼血하여 內服과 外用에 활용되는 收斂性强壯藥이다. 肝腎陰虛로 인한 頭暈目眩과 鬚髮早白 및 陰虛血熱이나 肝陽上亢으로 인한 각종 出血證에 內服 혹은 外用한다. 이는 "鬚髮白者血熱也 涼血益血則鬚髮變黑, 齒不固者腎虛有熱也 涼血

則齒固"라는 문장으로 설명할 수 있다.

참고로 墨旱蓮 鱧腸草라는 異名은 鮮草를 채집하여 莖葉을 문지르면 黑汁이 나오는 것에서 유래하였다.

【炮 製】生用하거나 曬乾하여 사용한다.

【用 量】6~30g(신선한 것은 용량을 2배로 한다).

【禁忌症】陰寒하여 脾胃에는 좋지 못하다. 따라서 脾胃虛寒이나 腎氣虛寒으로 大便溏泄한 경우에는 적당하지 못하다.

【配合例】① 女貞子와 배합하여 肝腎陰虛로 인한 頭暈目眩과 鬚髮早白을 치료한다(예 : 二至丸).

② 生地黃 阿膠 蒲黃 白茅根 등과 배합하여 陰虛血熱로 인한 吐衄 尿血 便血 崩漏 등을 치료한다.

③ 車前子와 배합하여 尿血을 치료한다(예 : 二草丹).

④ 仙鶴草와 배합하여 便血 崩漏를 치료한다(예 : 寧血湯).

女貞子

Ligustri Fructus

異 名 : 女貞實[本經]・冬青子[濟急仙方]

【基 原】물푸레나무과(木犀科 : Oleaceae)에 속한 常綠灌木 혹은 小喬木인 제주광나무(女貞) *Ligustrum lucidum* Ait. 및 광나무(日本女貞) *L. japonicum* Thunb.의 성숙한 果實로, 겨울철에 채취하여 黃酒에 蒸熟하여 曬乾한다.

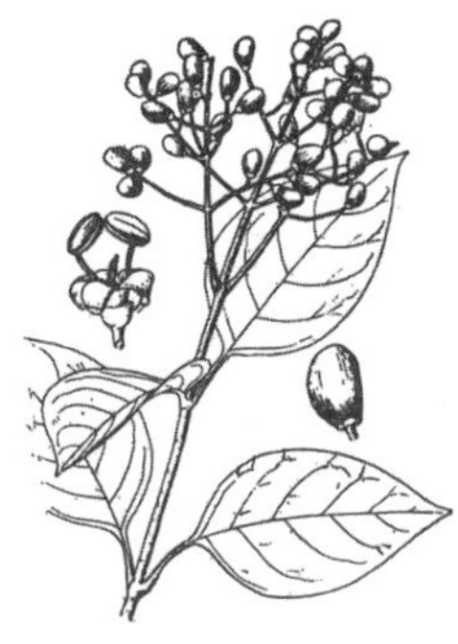

제주광나무
Ligustrum lucidum

【性 狀】卵形 또는 橢圓球形으로 조금 구부러졌고 길이 5~10㎜, 지름 3~5.5㎜이다. 바깥 면은 黑紫色 또는 灰黑色으로 조금 쭈그러졌으며 基部에는 果梗의 흔적과 宿萼 및 短梗이 남아 있다. 體는 가볍고 外果皮은 얇고 中果皮는 엉성하며 쉽게 떨어진다. 內果皮는 黃褐色이며 縱棱이 있고 쪼개면 1~2개의 種子가 들어 있으며, 腎形으로 紫黑色인데 잘라보면 灰白色이다. 특이한 냄새가 조금 있고 맛은 달다가 쓰고 떫다. 알이 크고 충실하며 果肉이 밝은 黑色으로 미숙한 것이 없어야 한다.

【産 地】우리나라에서는 남해안과 제주도에 자생하며, 중국에서는 浙江 江蘇 福建 湖南 四川 廣西 등 각지에 분포한다.

【成　分】Nuezhenide, *d*-mannit, oleanolic acid, oleic acid, linoleic acid 등을 함유한다.

【性　味】性은 涼하고, 味는 甘苦하다.

【歸　經】肝・腎經.

【效能 主治】滋補肝腎・明目烏髮. 治眩暈耳鳴, 腰膝酸軟, 鬚髮早白, 目暗不明.

【解　說】性味가 甘苦하고 涼하여 淸補의 효능을 나타내어 肝腎의 陰을 자양하므로, 肝腎陰虛로 인한 諸證에 응용하는 淸涼性 滋養强壯劑이다. 鬚髮을 검게 하고 明目시키며 頭暈 耳鳴 兩目昏糊 腰膝痠軟 및 骨蒸勞熱 등에 상용한다. 최근 老人性白內障에 양호한 효과를 나타내어 眼科에서 주로 응용되고 있다.

비록 熟地黃보다 補陰力은 약하나 補하되 不膩하는 장점이 있다. 한편 滋養肝腎하는 약물 중에서, 枸杞子는 陰陽을 平補할 수 있어 肝腎陰虛와 陽虛에 모두 응용할 수 있으며, 桑椹子는 肝腎陰虛를 補하면서 補血작용을 한다. 반면에 女貞子는 滋陰하나 補血하지 못하고 두 약물에 비해 효력이 약하다. 즉, 성질이 和平하고 작용이 비교적 완만하므로 久服을 하여야 효능을 기대할 수 있다.

【炮　製】滋陰潤燥에는 生用하며 滋補肝腎의 목적으로는 酒蒸 혹은 醋蒸(女貞子 500g 당 酒 혹은 米醋 62.5～100g)하여 사용한다.

【用　量】6～15g.

【禁忌症】脾胃虛寒으로 인한 泄瀉가 있거나 陽虛한 경우에는 忌한다.

【配合例】① 旱蓮草 桑椹子 등과 배합하여 肝腎陰虛로 인한 骨蒸勞熱 腰膝酸軟 鬚髮早白 등의 병증을 치료한다(예 : 二至丸).

② 熟地黃 菟絲子 枸杞子 등과 배합하여 肝腎陰虛로 시력이 감퇴되고 目暗不明한 증상을 치료한다(예 : 長生不老丹).

③ 生地黃 白芍藥 梔子 菊花 등을 배합하여 耳鳴 目眩을 치료한다

龜　板 [本經]

Testudinis Chinemis Plastrum et Carapax

異　名 : 神屋[本經]・龜筒[本草衍義]・龜下甲[朱丹溪]・龜版[綱目]

【基　原】남생이과(龜科 : Emydidae)에 속한 脊椎動物인 남생이(烏龜) *Chinemys reevesii* Gray(=*Mauremys reevesii*)의 腹甲 또는 背甲을 채취하여 殘肉을 제거하고 曬乾한 것이다. 연중 채집이 가능하나 주로 가을과 겨울철에 포획한다. 腹甲을 龜板이라, 背甲을 龜甲이라 부르기도 하였다.

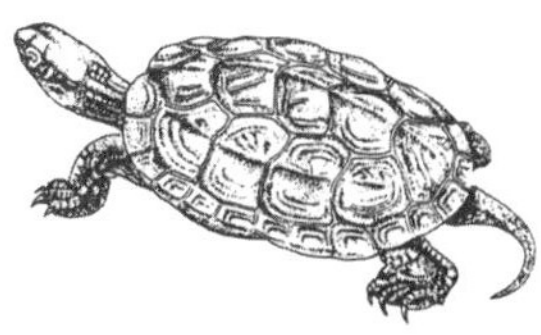

남생이
Chinemys reevesii

【性　狀】板片狀의 長方橢圓形으로 길이 8~15㎝, 너비 5~8㎝이며 앞쪽은 鈍圓 또는 截形이고 뒤쪽은 三角形의 缺刻으로 되어 있다. 바깥 면은 엷은 黃色으로 광택이 있으며 紫褐色의 放射狀 무늬를 가지고 있는데 대부분이 紫褐色을 나타내며 角板은 12쪽으로 되어 있다. 안쪽은 黃白色으로 핏자국이나 肉質이 남아 있는 것도 있으며, 깨끗이 씻어내면 9쪽의 骨板을 볼 수 있는데 鋸齒狀으로 서로 붙어 있다. 質은 堅硬하며 骨板이 붙어 있던 곳이 벌어져 떨어지기도 한다. 조금 비린내가 있고 맛은 조금 짜다. 잘 마르고 살이 붙어 있지 않고 광택이 있는 것이어야 한다.

【産　地】중국의 江蘇, 浙江, 安徽, 湖北, 湖南 등에서 주로 생산되며, 우리나라에서도 산출된다.

【成　分】Collagen, keratin, steroid, 18종의 아미노산, Sr 등 10종 무기원소, SiO_2 등을 함유한다.

【性　味】性은 微寒하고, 味는 鹹甘하다.

【歸　經】肝・腎・心經.

【效能　主治】滋陰潛陽・益腎健骨・養血補心. 治腎陰不足, 骨蒸勞熱, 頭暈目眩, 腰痛, 骨痿, 陰虛風動, 久痢, 久瘧, 吐血, 衄血, 久咳, 遺精, 崩漏, 帶下, 小兒囟門不合.

【解　說】甘鹹하여 腎經에 들어가 滋陰益腎하는데, 質이 重하여 浮陽을 潛斂시킨다. 그러므로 腎陰不足으로 인한 骨蒸勞熱, 盜汗과 陰虛陽亢으로 인한 眩暈耳鳴, 陰虛風動으로 인한 手足瘈瘲 등에 상용된다. 아울러 腎陰虧虛로 인한 腰膝軟弱 筋骨軟弱 小兒顖門不闔 등과 陰虛血熱로 인한 崩漏에도 응용된다.

龜板과 鹿茸은 모두 益腎而健骨하여 治筋骨痿軟한다. 그러나 龜板은 補陰하며 通任脈而益腎陰하여 滋陰潛陽 補血止血의 작용으로 血熱로 인한 崩漏 등에 응용될 수 있는 반면, 鹿茸은 補陽하며 補督脈而助腎陽하여 溫腎助陽 生精補髓의 작용으로 虛寒으로 인한 崩漏 등에 응용될 수 있다. 陰陽이 兩虛할 시는 상호 배합응용할 수 있다. 甲類는 쉽게 용출되지 않아 膠로 사용하였는데 龜板도 마찬가지로 煎熬하여 塊狀으로 제조하여 龜板膠 혹은 龜膠로 사용하였다. 효능은 龜板과 같으나 농축한 것이므로 상대적으로 滋陰 및 止血力이 강하다.

【炮　製】砂炒 또는 醋炙(龜板 500g당 米醋 156.25g)하여 사용한다.

【用　量】6~24g, 大劑는 45g(先煎).

【禁忌症】脾胃虛寒 또는 寒濕의 경우와 外感邪氣未解者는 忌하며, 많은 量을 쓰면 泄瀉를 일으킨다.

【配合例】① 熟地黃 知母 黃栢 猪脊髓 등을 배합하여 腎陰不足으로 인한 骨蒸勞熱 혹은 陰虛陽亢 등을 치료한다(예 : 大補陰丸).

② 牡蠣粉 鱉甲 生乾地黃 生白芍 去心麥門冬 阿膠珠 麻子仁 등을 배합하여, 熱病후 心弱津竭의 병증을 치료한다(예 : 三甲復脈湯).

③ 天門冬 玄蔘 龍骨 牡蠣 등을 배합하여 陰虛陽亢으로 인한 眩暈 등을 치료한다(예 : 鎭肝熄風湯).

④ 黃柏 黃芩 樗根白皮 芍藥 香附子를 배합하여 血熱로 인한 崩漏帶下 등을 치료한다(예 : 固經丸).

鱉 甲 [本經]

Pelodiscis Carapax

異 名 : 上甲[證治要訣]・鱉殼[醫林纂要]・團魚殼[藥材學]・團魚甲[河北藥材]

【基 原】 자라과(鱉科 : Trionychidae)에 속한 동물인 자라(鱉甲) *Pelodiscus sinensis* Wiegmann(=*Amyda sinensis* Wiegmann)의 背甲을 채취하여 殘肉을 제거하고 曬乾한 것이다. 연중 포획하지만 가을과 겨울철의 것이 좋다.

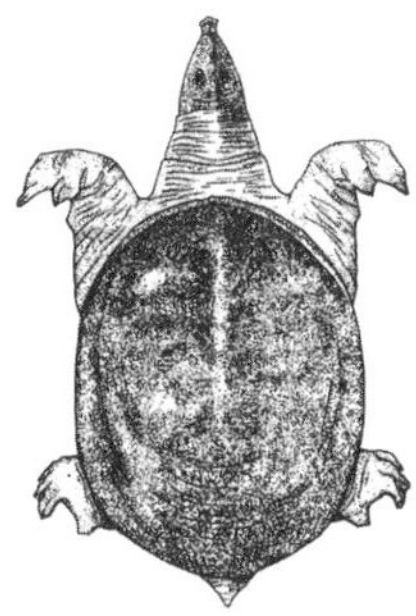

자라
Pelodiscus sinensis

【性 狀】 橢圓形 또는 卵圓形으로 背面은 볼록하고 길이 8~15㎝, 너비 7~14 ㎝이다. 外表面은 黑褐色 또는 黑綠色으로 광택이 조금 있고, 가는 그물무늬 주름이 있으며 灰黃色 또는 灰白色의 반점이 있으며 중간에 한 개의 능선이 세로로 뻗었고 각각 좌우로 오목한 8개의 무늬가 있다. 外皮를 벗기면 톱니 모양의 봉합선이 붙어 있다. 內表面은 乳白色이며 가운데는 脊椎骨의 돌기가 있어 頸骨을 향해 속으로 구부러져 있고, 兩側에는 각기 8개의 肋骨이 뻗어 있다. 質은 단단하여 꺾기 힘들다. 비린내가 조금 있고 맛은 덤덤하다. 크고 등껍질 안에 살이 남아 있고 모양이 완전한 것이어야 한다.

【產 地】 우리나라의 연못이나 하천에 생육되고 있으며, 중국에는 湖北, 安徽, 江蘇, 河南, 湖南, 浙江, 江西 등에서 주로 생산된다.

【成 分】 Calcium carbonate, calcium phosphate, trionyx sinensis, poly saccharides, collagen, 아미노산 17종, 칼슘 등의 미량 원소 10종 등을 함유한다.

【性 味】 性은 微寒하고, 味는 鹹하다.

【歸 經】 肝・腎經.

【效能 主治】 滋陰潛陽・軟堅散結・退熱除蒸. 治陰虛發熱, 勞熱骨蒸, 虛風內動, 經閉, 癥瘕, 久瘧瘧母.

【解　說】性味가 鹹寒하여 腎陰을 滋陰시킴으로써 潛陽하고 退熱한다. 그러므로 陰虛發熱과 骨蒸盜汗 및 陰虛陽亢으로 인한 動風의 證을 치료한다. 또한 肝脾血分에 들어가 血脈을 통하게 하여 散結消癥하므로 肝脾腫大와 腹中의 瘀塊 및 婦女의 血瘀經閉 등 證을 치료한다.

補陰시키면서 祛瘀하므로 脾臟腫大로 發熱이 있을 때나, 오랫동안 瘧疾을 앓아 虛해졌을 때 보익을 목적으로 응용한다. 특히 熱病질환의 후기에 脫水하여 餘熱이 殘存하고 潮熱이 發하여 夜熱早涼하거나 口唇이 炸爛하며 齒燥하거나, 眩暈, 四肢의 근육경련 등의 증상이 나타났을 때 응용된다.

혈액저장기능이 肝으로 이동될 때 나타나는 영유아의 脾虐(자라배: 부풀어 오른 복부와 푸른 대변이 주증상)에 응용되었다.

鱉甲을 오랫동안 고아서 만든 농축고형물인 鱉甲膠로도 응용되었다. 鱉甲에 비해 補腎滋陰의 효능이 강하므로 腎陰虛虧에 응용하며 1～3錢을 藥汁에 녹여서 복용한다.

鱉甲과 龜板은 모두 滋陰潛陽의 약물로 虛熱盜汗이나 陰虛陽亢 등에 相須배합하여 응용한다. 그러나 鱉甲은 淸虛熱작용이 상대적으로 강하고 能通血脈하여 破瘀散結하므로 肝脾腫大나 月經閉止 등에 응용되는 특징을 가지고 있는 반면, 龜板은 滋陰力이 상대적으로 강하여 補血止血 益腎健骨의 효능으로 주로 崩漏下血이나 筋骨痿軟 등에 응용되며 强筋骨 固衝任의 효능을 지닌다는 차이점을 가지고 있다. 龜板에 비해 鱉甲은 상대적으로 소화가 잘 된다

【炮　製】기본적으로 절단을 위하여 砂炒한다. 이후 滋陰潛陽을 목적으로 할 때는 生用하고, 軟堅散結을 목적으로 할 때는 醋炙黃(鱉甲 500g 당 米醋 156.25g)한다.

【用　量】6～24g 大劑는 30g(先煎).

【禁忌症】脾虛泄瀉 食欲不振 孕婦 性慾低下者 등에는 愼用한다.

【配合例】① 知母 青蒿 地骨皮 秦艽 柴胡 胡黃連 등을 배합하여 陰虛發熱 骨蒸盜汗 등을 치료한다(예 : 淸骨散).

② 青蒿 生地黃 牧丹皮 知母 등을 배합하여 熱病傷陰으로 인한 夜熱早涼 形瘦脈數 舌紅少苔 眩暈 四肢筋肉痙攣 陰虛火旺 등을 치료한다(예 : 青蒿鼈甲湯).

③ 阿膠 生地黃 白芍藥 牡蠣 등을 배합하여 溫邪傷陰하여 下焦에 虛風內動한 경우를 치료한다(예 : 二甲復脈湯).

④ 附子 吳茱萸 三棱 乾漆 大黃 木香 등을 배합하여 胸脇積聚로 인한 疼痛 혹은 久瘧, 瘧母 등의 병증을 치료한다(예 : 鱉甲丸).

⑤ 桃仁 牛膝 桂心 牧丹皮 訶子皮 琥珀 土瓜根 炒大黃 등을 배합하여 癥瘕經閉, 婦人骨蒸勞熱, 脇下癥癖刺痛 등을 치료한다(예 : 鱉甲丸).

黑 芝 麻 [本經]

Sesami Semen Nigrum

異 名：胡麻・巨勝[本經]・狗虱[吳普本草]・烏麻・烏麻子[千金要方]・油麻・油麻子[食療本草]・脂麻[本草衍義]・巨勝子[品彙精要]・黑脂麻[綱目]

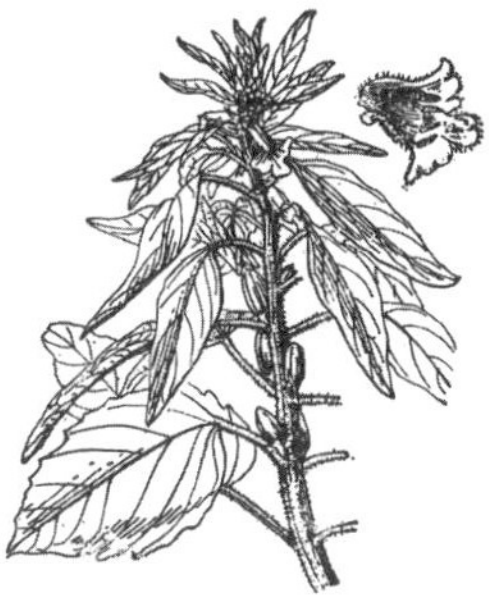
참깨
Sesamum indicum

【基　原】 참깨과(胡麻科：Pedaliaceae)에 속한 1년생초본인 참깨(脂麻) *Sesamum indicum* L.의 黑色種子로, 8~9월에 채취하여 조금씩 묶어서 세워 말린 후 種子를 채취하여 曬乾한다.

【性　狀】 납작한 卵圓形으로 한쪽은 둥글고 다른 쪽은 뾰족하며 길이는 약 2~4㎜ 너비 약 2㎜ 두께 1㎜이다. 바깥면은 黑色으로 매끄럽고 혹은 그물 모양의 주름이 있다. 뾰족한 한쪽에는 褐色의 點狀種臍가 있다. 가장자리는 매끈하고 뾰족하게 된 끝에는 褐色의 臍點이 있다. 種皮는 얇으며 子葉이 2개이고 白色으로 油性이 많다. 黑色과 白色의 두 종류가 있는데 약용에는 黑色種子를 쓴다. 기름은 香油라 부른다. 특이한 냄새가 좀 있고 맛은 덤덤하나 씹으면 매우 고소하다.

【產　地】 우리나라 각 농가에서 재배한다.

【成　分】 지방유(胡麻油) 40~45%를 함유하는데, 그 조성은 oleic acid 48.1%, linoleic acid 36.8%, palmitic acid 7.7%, stearic acid 4.6% 및 기타 sesamin 1%, sesamol 0.1%, sesamolin 등이다.

【性　味】 性은 平하고, 味는 甘한다.

【歸　經】 肝・腎・大腸經.

【效能 主治】 補肝腎・益精血・潤腸燥. 治眩暈眼花, 耳鳴耳聾, 鬚髮早白, 病後脫髮, 腸燥便秘.

【解　說】 性味가 甘平하고 質潤하여 肝 腎 大腸經에 歸經하여 補肝腎하고 益精血하며 潤腸燥 효능이 있다. 이러한 효능으로 頭暈眼花와 耳鳴耳聾을 치료하고 또한 精血不足으로 인한 鬚髮早白과 熱病 또는 久病으로 毛髮이 탈락하는 것을 방지하며 津液不足으로 인한 便秘를 치료하는 潤燥滑腸强壯藥이다.

黑芝麻의 기름은 香油 麻油 芝麻油 黑芝麻油 胡麻油 등으로 불리며, 민간처방에서 머리를 검게 한다는 면에서 응용이 많은 식품이자 약품이 된다(黑芝麻 何首烏 黑豆).

한편 黑芝麻는 解毒藥으로서, 실제로 여러 중독증에 사용된 처방인 甘豆湯 香油 地漿水 太乙紫金錠 解毒丹 등에서 香油가 많은 역할을 하였음을 볼 수 있다.

【炮　製】微炒하여 응용하는데 酒蒸하기도 한다.

【用　量】9~30g.

【禁忌症】油潤多脂하므로 脾弱泄瀉의 경우에는 忌한다.

【配合例】① 단방으로 九蒸九曝하여 研末하고 棗膏로 丸劑를 만들어, 鬚髮早白 頭暈眼花 등의 병증을 치료한다.

② 何首烏 蒼朮 白朮 白茯苓 石菖蒲 桑葉 牛膝 등과 배합하여 風濕痺를 치료한다.

③ 菊花 天門冬 黃栢 生地黃 何首烏 柏子仁 등과 배합하여 中風口眼喎斜와 半身不遂를 치료한다.

④ 주로 滑腸작용을 가진 여러 약물(當歸 桃仁 杏仁 柏子仁 松子仁 肉蓯蓉 麻子仁) 등과 배합되어, 血虛精虧 津枯血燥로 大便秘澀한 경우를 치료한다.

⑤ 기타 軟膏基礎劑로 응용되거나, 熬膏藥에도 반드시 필요한 약재로 쓰인다.

參　考 : ① 太乙紫金錠 복용법을 보면 端午 七夕 重陽日에 방을 깨끗하게 하고 향을 피우고 목욕하고 약을 조제하여, 개나 닭이 짖거나 婦人 素服人을 피하여 복용한다고 되어 있다. 삼가 조심하여 치료효과를 극대화하고자 함을 엿볼 수 있다.

② 四象처방에서 少陽人 婦人乳少에 多用하며, 반면에 少陰人은 人蔘을 사용한다.

③ 一名 胡麻 혹은 巨勝이라 하는데, 본래 胡地에서 나는 것으로 형상이 麻와 비슷해서 胡麻라 하였고 또한 8穀의 가운데 가장 勝하므로 巨勝이라고 하였다(東醫寶鑑).

楮實子 [別錄]

Broussonetiae Fructus

異 名 : 穀實[別錄]・穀子[千金要方]

【基　原】뽕나무과(桑科 : Moraceae)에 속한 落葉喬木인 꾸지나무(構樹) *Broussonetia papyrifera* (L.) L'Hér. ex Vent. 또는 닥나무(小构樹) *B. kazinoki* Sieb.의 果實로, 8~10월 사이에 果實이 붉은색을 띨 때 채취하여 曬乾한다.

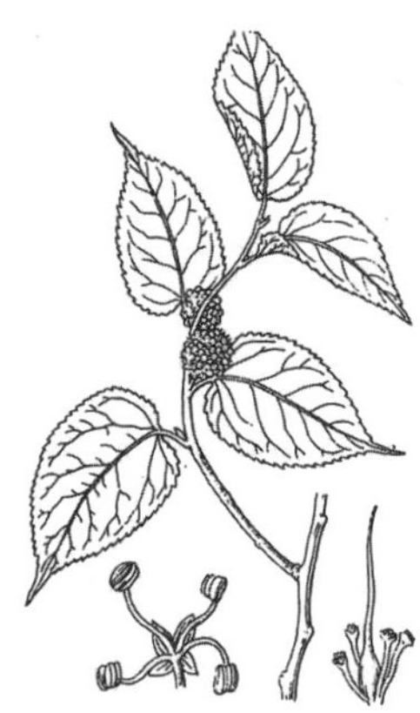

닥나무
Broussonetia kazinoki

【性　狀】球形 혹은 卵圓形으로 조금 납작하며, 지름은 약 1.5~3㎜이다. 바깥 면은 紅褐色으로 그물 모양의 주름과 顆粒 모양의 돌기가 있으며 한쪽에는 棱이 있어 융기되어 있고,

또 한쪽에는 움푹한 홈이 파여 있으며 果梗이 붙어 있다. 質은 단단하면서 부스러지기 쉬우며 자른 면은 油質이다. 특이한 냄새가 있고 맛은 조금 쓰다.

【產 地】우리나라 각지에 분포하며 또는 재배하기도 한다.

【成 分】果實은 saponin, 비타민 B와 油脂를 함유하고, 種子는 unsaponifiable 성분 2.67%, 포화지방산 9.0%, oleic acid 15.0%, linoleic acid 76% 등으로 구성된 지방유 31.7%를 함유한다.

【性 味】性은 寒하고, 味는 甘하다.

【歸 經】肝・脾・腎經.

【效能 主治】補腎淸肝・明目・利尿. 治腰膝酸軟, 虛勞骨蒸, 頭暈目昏, 目生翳膜, 水腫脹滿.

【解 說】性味가 甘寒하고, 肝・脾・腎 足三陰經에 歸經한다. 肝腎을 補하여 筋骨을 튼튼하게 하며 陽痿와 腰膝酸軟을 치료하며 明目하고 血虛頭暈과 目眩 등을 치료한다. 脾를 補하여 滲濕利尿시켜 水腫을 치료한다.

【炮 製】曬乾하여 사용하거나, 酒浸하거나 蒸熟焙用하기도 한다.

【用 量】4~16g.

【禁忌症】性이 寒하므로 脾胃虛寒의 경우에는 愼用한다.

【配合例】① 熟地黃 枸杞子 肉蓯蓉 牛膝 등을 배합하여 腎虛로 인한 陽痿와 腰膝酸軟을 치료한다(예 : 保命延齡丸).

② 夏枯草 香附子 桑葉 등을 배합하여 冷淚를 치료한다(예 : 楮實散).

③ 石膏 茯苓 白丁香 등을 배합하여 水氣蠱脹을 치료한다(예 : 楮實丸).

제18장 收澀藥

收斂固澀시키는 작용이 주요 효능이 되어 각종 滑脫不禁한 證候를 치료하는데 사용하는 약물을 收澀藥이라고 한다.

收澀藥은 酸, 澀한 味를 지니고 있으며 斂汗·止瀉·固精·縮尿·止帶·止血·止嗽 등의 효능이 있다. 그러므로 久病體虛와 元氣不足으로 인한 自汗, 盜汗, 瀉痢, 脫肛, 遺精, 早泄, 遺尿, 帶下日久, 失血崩漏 및 久嗽不止 등 기능이 실조되어 나타나는 證에 적용한다. 선인들은 이러한 병증을 氣脫, 精說, 血脫 등으로 귀납했으며, 아울러 본 약물의 收澀 효능에 근거하여 "澀可固脫"의 치법개념을 확립하였다.

李時珍은 "脫하면 散而不收하기 때문에 酸澀之藥을 써서 耗散을 斂한다"고 하였는데, 이는 滑脫諸證에 收澀하지 못하면 元氣가 날로 쇠퇴되어 다른 證으로 바뀌게 됨을 의미한다.

滑脫證候의 근본적인 원인은 正氣虛弱이며, 收斂固澀은 治標의 응급방법에 속해서 滑脫諸證의 病機를 근본적으로 제거할 수 없기 때문에, 임상에서는 항상 補益藥과 같이 사용하여 標本을 모두 살펴야 하며, 구체적인 證候의 病機에 근거해서 응용하고 적당한 配伍應用을 선택하여야 한다.

氣虛自汗이나 陰虛盜汗에는 마땅히 補氣藥과 혹은 養陰藥과, 脾腎虛弱으로 久瀉不止하거나 혹은 帶下에는 補脾固腎藥과, 腎虛遺精과 遺尿에는 補腎藥과, 崩漏出血에는 마땅히 肝腎을 補하고 沖任을 견고히 하는 약물과, 久嗽不止에는 補肺益腎시키고 止咳化痰시키는 약물과 배합하여 사용한다.

무릇 外感 邪實에 속하는 자는 마땅히 忌用하고 혹은 愼用함으로써 留邪를 피하도록 하며, 虛極欲脫證 역시 收斂藥을 單用하는데 그치지 말고 마땅히 本을 구하여 치료하여야 한다.

제1절 止 汗 藥

本類의 약물은 固表斂汗에 주요하게 사용하는 약물이다.

이들 藥은 周身肌表에 行하고, 外로는 衛分에 작용하여 腠理를 固密하게 하는 효능을 지니고 있어 自汗, 盜汗 등의 病證에 적용한다.

많은 질환에서 나타나는 自汗과 盜汗證은 病因과 病機가 매우 복잡하여 단순히

止汗藥만 취하여서는 효과를 기대할 수 없으므로 각각의 病情에 적합한 약물과 배합하여야 한다.

예를 들면 氣虛와 脾虛의 自汗에는 통상 黃芪 白朮 등을 배합하여 益氣固表하며, 陰虛와 血虛로 인한 盜汗에는 當歸 白芍 生地 등을 배합하여 養血滋陰하고, 潮熱盜汗이 아울러 나타나는 虛熱證에는 마땅히 地骨皮와 知母 등을 배합하는 등의 운용이 필요하다.

汗은 心의 餘液이므로 心虛者는 養心藥을 배합하며 心火가 亢盛한 者는 瀉火淸心하여야 한다. 기타 痰飮, 胃熱 등 많은 질병에도 自汗證을 동반하는 경우가 있는 데, 이때에는 主證을 치료하여야지 止汗藥을 사용해서는 안 된다. 예를 들면, 亡陽虛脫의 厥逆汗出證에 이르렀을 때는 마땅히 그 本을 치료해야 하며, 止汗藥을 사용하더라도 효과를 발휘할 수 없다.

浮 小 麥 [本草綱目]

Tritici Fructus Levis

異 名 : 浮水麥[本草蒙筌] · 浮麥[綱目]

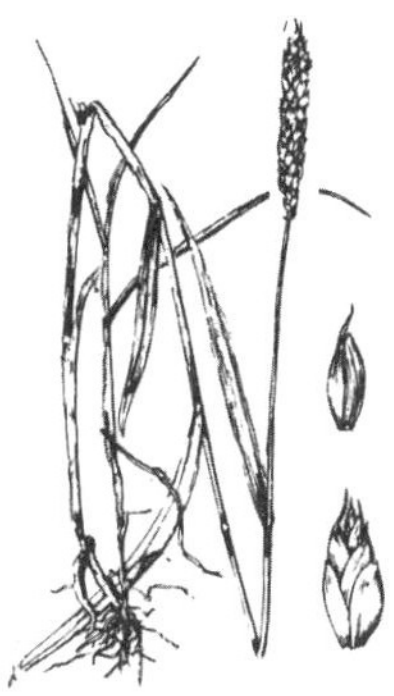

밀
Triticum aestivum

【基　原】벼과(禾本科 : Gramineae)에 속한 1년생 또는 2년생초본인 밀(小麥) *Triticum aestivum* L.의 덜 여물어 물에 뜨는 果實을 曬乾한 것이다.

【性　狀】긴 楕圓形의 穎果로 길이 2~6㎜, 지름 1.5~2.5㎜이다. 표면은 엷은 黃褐色 또는 黃色으로 약간 주름이 있으며, 腹面의 중앙에는 비교적 깊은 세로 홈이 있고 背面의 밑에는 뚜렷하지 않은 한 장의 胚가 있다. 頂端에는 黃色의 부드러운 털이 있고, 質은 단단하다. 단면은 白色 또는 엷은 黃褐色이고 껍질이 붙어 있는 것도 가끔 있다. 가벼워 물에 뜨고 바깥 면에 광택이 있는 것이 좋다.

【産　地】우리나라 각지의 농가에서 재배한다.

【成　分】전분, 단백질, 지방, calcium phosphate, 비타민 B 등을 함유한다.

【性　味】性은 涼하고, 味는 甘鹹하다.

【歸　經】心經.

【效能 主治】益氣 · 除熱 · 止汗. 治自汗盜汗, 骨蒸勞熱.

【解　說】甘味는 益氣시키고 涼性은 除熱하므로 止汗시키는 효능이 있어 陽虛自汗과 陰虛盜汗에 모두 응용한다. 다만 性이 완만하여 體虛自汗, 骨蒸勞熱 등에는

적절한 약물을 배합하여 응용하여야 한다.

【炮　製】生用 혹은 炒하여 사용한다.

【用　量】12~30g.

【禁忌症】無汗으로 煩躁者 혹은 虛脫汗出者는 복용을 忌한다.

【配合例】① 牡蠣 麻黃根 黃芪 등을 배합하여 體虛自汗不止를 치료한다(예 : 麻黃根湯).

② 生地黃 麥門冬 地骨皮 등을 배합하여 骨蒸勞熱을 치료한다.

③ 炒焦하여 가루를 내어 매회 8g씩 자주 복용하면 盜汗과 虛汗不止를 치료한다(예 : 浮麥散).

④ 煅牡蠣 麻黃根 黃芪 등을 배합하여 氣虛自汗, 盜汗, 心悸短氣, 虛煩體倦을 치료한다(예 : 牡蠣散).

麻 黃 根 [別錄]

Ephedrae Radix et Rhizoma

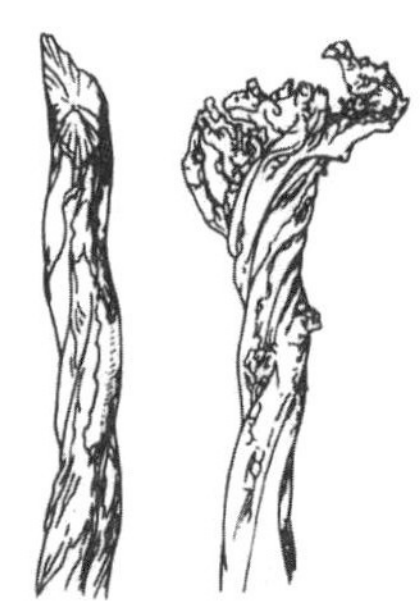

麻黃根藥材

【基　原】마황과(麻黃科 : Ephedraceae)에 속한 다년생초본인 草麻黃 *Ephedra sinica* Stapf과 中麻黃 *E. intermedia* Schrenk et C.A.Mey.의 根 및 根莖을 건조한 것으로, 立秋 후에 채취하여 이물질을 제거하고 건조한다.

【性　狀】圓柱形으로 약간 구부러졌고 길이 8~25㎝, 지름 0.5~1.5㎝이다. 표면은 紅褐色 또는 灰褐色으로 세로주름과 支根의 흔적이 있다. 外皮는 엉성하고 片狀으로 쉽게 떨어진다. 根莖에는 마디가 있으며 마디와 마디사이는 0.7~2㎝로 표면에는 가로로 길게 돌출된 구명이 있다. 몸체는 가볍고 質은 단단하고 부스러지기 쉬우며, 단면의 겉표면은 黃白色이고 木部는 엷은 黃色 또는 黃色이며 방사상의 斜線이 있고 중심부에는 髓가 있다.

【産　地】중국의 內蒙古, 遼寧, 河北, 陝西, 甘肅 등에서 생산된다.

【成　分】혈압강하작용이 있는 ephedradine A · B · C · D, ephedranin A, mahuannin, feruloylhistamine과 혈압상승작용이 있는 maokonine 등을 함유한다.

【性　味】性은 平하고, 味는 甘하다.

【歸　經】心 · 肺經.

【效能 主治】收斂 · 止汗. 治自汗, 盜汗.

【解　說】味甘하여 收斂止汗의 효능이 있어 다른 약물과 배합하여 陽虛自汗과 陰虛盜汗을 치료하는데 적용한다. 이 외에도 發汗이 너무 과다하여 다른 병증을 유발할 경우 病因을 자세히 살펴 治標藥인 본 품을 응용하여야 한다.

【炮　製】生用하거나 蜜炙하여 사용한다.

【用　量】4～20g.

【禁忌症】表邪가 있는 자는 복용을 금한다.

【配合例】① 當歸 黃芪 등을 배합하여 自汗不止를 치료한다(예：麻黃根散).

② 牡蠣를 배합하여 산후에 虛汗不止를 치료한다(예：麻黃根散).

③ 生・乾地黃 熟地黃 山茱萸 龍骨 牡蠣 등 滋陰收斂藥과 배합하여 陰虛盜汗을 치료한다.

④ 炙黃芪 炒白朮 人蔘 當歸 桂枝 炒甘草 牡蠣 浮小麥 등을 배합하여 表虛 氣虛 自汗을 치료한다(예：麻黃根湯).

⑤ 黃芪 龍骨 煅牡蠣 五味子 炙甘草 등을 배합하여 傷寒虛汗不止를 치료한다(예：麻黃根湯).

糯 稻 根 [本草求原]

Oryzae Rhizoma et Radix

異 名：糯稻根鬚[本草再新]

【基　原】벼과(禾本科：Gramineae)에 속한 1년생초본인 찰벼(糯稻) *Oryza sativa* L. var. *glutinosa* Matsum.의 根莖과 根을 건조한 것으로 9～10월에 벼를 베어낸 후 채취하여 曬乾한다.

【性　狀】전체적으로는 扁圓形의 團塊로 根莖의 상부에는 많은 줄기가 남아 있고, 하부에는 많은 수염뿌리가 모여 있다. 줄기의 殘基는 圓形으로 속은 비어 있고 주위에는 葉鞘가 있으며 수염뿌리는 작고 질기며 꾸부러졌고 黃褐色 또는 黃白色을 나타내며 약간의 세로 주름이 있다.

【產　地】우리나라 각지의 농가에서 재배한다.

【成　分】未詳.

【性　味】性은 平하고, 味는 甘하다.

【歸　經】心・肝經.

【效能 主治】益胃生津・止汗退熱. 治自汗盜汗, 退虛熱.

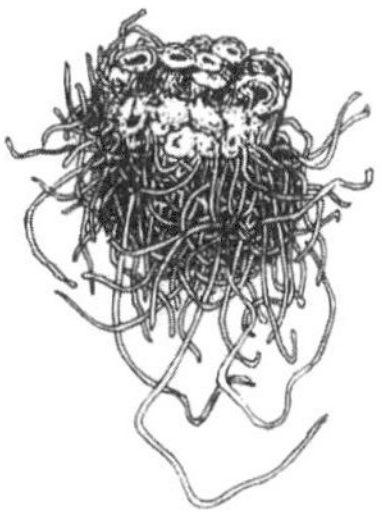
糯稻根藥材

【解　說】味가 甘하여 益胃生津시키고 止汗시키는 효능이 있어 氣虛自汗이나 陰虛盜汗에 응용한다. 가벼운 口渴이 있는 자에게

더욱 좋은 효과가 있으며, 虛熱이 물러나지 않는 병증에 적용하여 虛熱不退를 치료한다. 신선한 것이 더욱 좋다.

【用　量】16~40g, 大劑는 60~120g

【禁忌症】外感有表證者는 복용을 忌한다.

【配合例】① 浮小麥 紅棗 등을 배합하여 自汗과 盜汗을 치료한다.

② 沙參 麥門冬 地骨皮 등 滋陰淸虛熱藥과 배합하여 益胃生津시켜 虛熱을 치료한다.

제2절 止 瀉 藥

本類의 약물은 收澀藥 중 비교적 澀腸止瀉의 작용이 특히 강하여 久瀉와 久痢不止에 상용하는 약물을 말한다. 이들 약물은 대다수가 뚜렷하게 酸澀한 味로 收斂의 性을 나타내어 止瀉 효능이 있다.

瀉痢가 오래되어 不止하면 正氣가 耗傷되기 쉬우므로 적당한 시기에 합당한 止瀉藥을 투여하여 瀉痢 증상을 개선하고 正氣固護에 도움을 주어 질병치유를 촉진하여야 한다.

예를 들어 久瀉로 正氣가 이미 상하여 脾胃가 허약한 자에 대해서는 脾胃를 補益시키는 약물과 동용하며, 만약에 脾腎陽衰로 運化가 실조되어 된 久瀉, 五更瀉, 老人虛瀉 등은 또한 脾腎을 溫補시키는 약물을 응용하여야 한다. 다만 止瀉藥의 收斂固腸시키는 약효만으로는 효과를 얻을 수 없다.

濕熱久痢로 邪氣가 이미 쇠한 자는 淸熱祛濕藥과 합용하되, 邪熱熾盛한 경우에는 留邪의 폐해가 발생할 수 있으므로 장기간 투여는 적절하지 않다.

이들 약물 중 어떤 것은 止血작용을 겸하고 있으므로 久瀉便血者는 선택하여 사용함이 마땅하다.

訶　子 [新修本草]

Terminaliae Fructus

異 名：訶黎勒[金匱要略]・訶黎[千金要方]・訶梨[外臺]・隨風子[傳信方]

【基　原】사군자과(使君子科：Combretaceae)에 속한 落葉喬木인 訶子 *Terminalia chebula* Retz. 또는 絨毛訶子 *T. chebula* Retzins var. *tomentella* Kurt.의 성숙한 果實을 건조한 것으로, 가을과 겨울에 채취하여 曬乾한다.

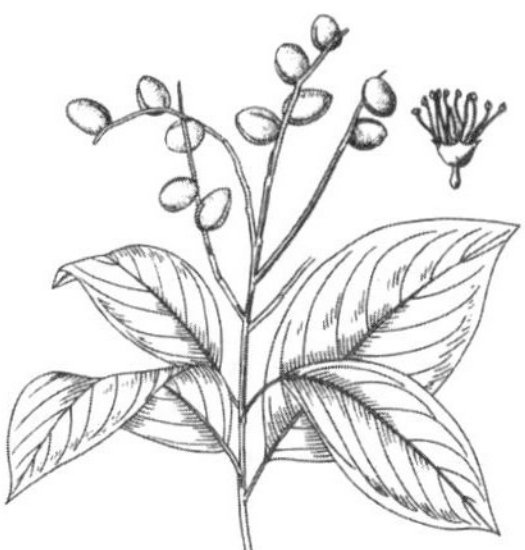

訶子
Terminalia chebula

【性　狀】長圓形 또는 卵圓形으로 길이 2~4㎝, 지름 2~2.5㎝이다. 표면은 黃褐色 또는 暗褐色으로 약간 광택이 있고, 5~6개의 세로 능선과 불규칙한 주름이 있으며, 基部에는 圓形의 果柄이 떨어진 자국이 있다. 質은 단단하고, 果肉의 두께는 0.2~0.4㎝로 黃褐色 또는 褐色이다. 果核의 길이는 1.5~2.5㎝, 지름 1~1.5㎝로 엷은 黃色이고 엉성하며 단단하다.

【產　地】인도가 원산지로, 중국의 廣東, 廣西, 雲南 등지에서 재배하고 있다.

【成　分】20~40%의 tannin을 함유하고, 그중에 chebulagic acid, 1, 3, 6-trigalloyl-glucose, cheblulinic acid 및 1, 2, 3, 4, 6-pentagalloyl-β-glucose, gallic acid, 1-O-galloyl-2,4-chebuloyl-β-D-glucopyranoside, ellagic acid 등을 함유한다.

【性　味】性은 平하고, 味는 苦酸澀하다.

【歸　經】肺·大腸經.

【效能 主治】斂肺·澀腸·降火利咽. 治久咳失音, 久瀉, 脫肛, 便血, 崩漏, 帶下, 遺精, 尿頻數.

【解　說】味는 酸苦한데 酸味는 收斂하고 苦味는 降氣하여 肺와 大腸經에 들어가 澀腸止瀉하고 또한 斂肺止咳하며 下氣降火한다. 그러므로 泄瀉痢疾 등 邪가 이미 쇠진되고 오래있어도 설사가 멈추지 않는 證, 久瀉로 인하여 일어나는 脫肛, 肺虛咳嗽, 痰火가 肺에 鬱滯되어 나타나는 久嗽失音 등의 증상을 치료한다. 그러나 收澀시키는 작용이 강하므로 痰嗽나 瀉痢초기에 實邪가 오히려 성한 증상에 사용하는 것은 마땅하지 않다.

【炮　製】生用하면 久咳失音에 사용하고 熟用(煨, 炒)하면 止瀉에 사용한다.

【用　量】4~12g.

【禁忌症】外邪가 未解하였다든가 안에 溫熱火邪가 있는 자는 복용을 忌한다.

【配合例】① 黃連 木香 甘草 등을 배합하여 久瀉久痢나 久瀉로 인한 脫肛이 熱證으로 편중된 증상을 치료한다(예 : 訶子皮散).

② 乾薑 罌粟殼 등을 배합하여 寒證에 편중된 久瀉久痢를 치료한다.

③ 人蔘 白朮 茯苓 石斛 白芍 등 補氣養陰藥을 배합하여 久瀉久痢로 氣陰이 모두 상한 자를 치료한다.

④ 黨參 五味子 麥門冬 등을 배합하여 肺虛喘咳로 動則氣促者를 치료한다.

⑤ 瓜蔞皮 川貝母 青黛 桔梗 玄參 甘草 등을 배합하여 痰火가 鬱肺하여 久咳失音者를 치료한다.

肉 豆 蔻 [本草拾遺]

Myristicae Semen

異 名：迦拘勒[開寶本草]・豆蔻[續傳信方]・肉果[綱目]・頂頭肉[全國中草藥滙編]

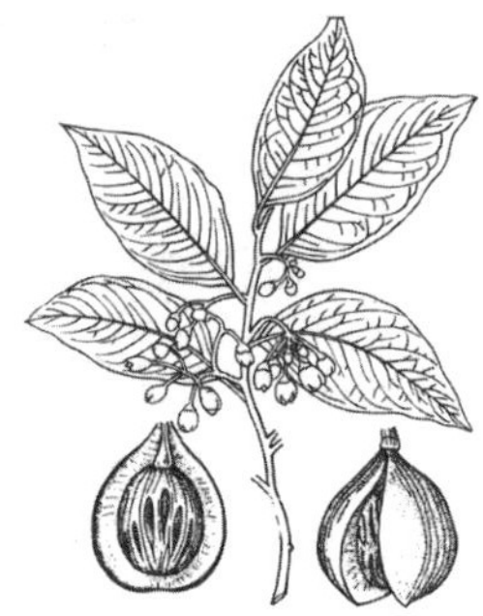

肉豆蔻樹
Myristica fragrans

【基　原】육두구과(肉豆蔻科：Myristicaceae)에 속한 常綠喬木인 肉豆蔻 *Myristica fragrans* Houtt.의 성숙한 種子를 건조한 것으로, 4~6월 또는 11~12월에 채취하여 果皮를 벗기고 種仁을 채취하여 60℃에서 건조하거나, 석회수에 1일간 담근 후 저온 건조한다.

【性　狀】卵圓形 또는 橢圓形으로 길이 2~3.5㎝, 지름 1.5~2.5㎝이다. 표면은 灰色 또는 灰黃色 혹은 白色의 석회분이 덮여 있으며 網狀의 골 무늬가 있고, 한쪽에는 種脊의 위치인 세로로 패인 골이 뚜렷하게 나타나 있으며, 넓은 끝에는 엷은 색의 種臍 부위인 圓形의 융기가 있고, 좁은 끝에는 어두운 색의 움푹한 合點 부위가 있다. 質은 단단하여 파쇄하기 어렵고, 단면은 평탄하지 않으며, 세로로 쪼개면 외면에 한 층의 暗褐色 외배유가 안쪽을 향하여 내밀어 들어갔으며, 乳白色의 내배유와 더불어 교차하여 檳榔의 무늬 모양과 같은 모양을 이루었다.

【產　地】말레이시아, 인도네시아, 스리랑카 등에서 주산하며, 기타 인도군도에서도 생산된다.

【成　分】지방유 25~46%, 휘발성 정유 8~15%, lignan을 함유하며, 독성물질인 myristicin을 4% 함유한다. 지방유는 주로 trimyristin과 소량의 triolein 등이다. 휘발성정유는 주로 sabinene, α-pinene, β-pinene, terpinen-4ol, γ-terpinene, limonene, bornylene, β-phellandrene, p-cymene, α-phellandrene, α-terpinolene, α-terpineol, δ-cadinene, myristicin, elemicin, camphene, myrcene, 3, 4-dimethylstyrene, linalool, cis-pinperitol, trans-piperitol, borneol, cis-caryophyllene, citronellol, p-cymen-α-ol, safrole, nerol, β-cubebene, geranylacetate, eugenol, methyleugenol, isoelemicin 등이다.

【性　味】性은 溫하고, 味는 辛하다.

【歸　經】脾・胃・大腸經.

【效能 主治】溫中行氣・澀腸止瀉. 治心腹脹痛, 虛瀉冷痢, 嘔吐, 宿食不消.

【解　說】性味가 辛溫하며 芳香이 있고 微澁하며, 辛味는 行氣시켜 脾胃를 溫暖케 하고 澀味는 固腸시키므로 溫脾開胃하며 澀腸止瀉하는 효능이 있다. 그러므로 脾胃虛寒으로 氣가 정체되어 脘腹이 脹滿하고 滑脫不固한 久瀉久痢 등 證을 치료하는 요약이 된다. 그러나 澀腸助火의 우려가 있으므로 초기 瀉痢와 濕滯積熱의 병증에는 복용을 忌한다.

【炮　製】煨用하면 辛散의 성질이 줄어들고 固澀시키는 효능이 증강되므로 瀉痢不止를 치료하는 데는 煨用한다.

【用　量】2~8g.

【禁忌症】평소에 大腸에 火熱이 있거나 혹은 中暑하여 熱泄暴注와 腸風下血, 胃火齒痛 및 濕熱積滯가 盛하여 나타나는 帶下 초기에는 복용을 忌한다.

【配合例】① 人蔘 白朮 乾薑 茯苓 등을 배합하여 脾胃虛寒으로 인한 久瀉久痢를 치료한다(예 : 加味四君子湯).

② 補骨脂 五味子 吳茱萸 등을 배합하여 脾胃虛寒으로 인한 五更泄瀉를 치료한다(예 : 四神丸).

③ 木香 乾薑 半夏 등을 배합하여 脾胃虛寒으로 인한 脘腹脹痛과 嘔吐를 치료한다.

④ 砂仁 陳皮 人蔘 神麯 山楂 藿香 麥芽 등을 배합하여 開胃進食시키고 消食止瀉하게 한다.

⑤ 木香과 枳實을 배합하여 腹脹을 치료한다.

⑥ 罌粟殼을 배합하여 久瀉而腹痛者를 치료한다(예 : 肉豆蔻丸).

⑦ 肉桂 人蔘 白朮 罌粟殼 등을 배합하면 溫中補虛, 澁腸固脫하여 久瀉久痢, 脾胃虛寒, 腹痛喜按, 滑脫不禁 甚則脫肛을 치료한다(예 : 眞人養臟湯).

⑧ 黃連과 배합하여 臟腑가 虛寒하고 陽道가 濕熱로 인해 不淸한 赤白下痢를 치료한다(예 : 赤白痢方).

赤石脂 [本經]

Halloysitum Rubrum

異 名 : 赤符[吳普本草] · 紅高嶺[增訂僞藥條辨] · 赤石土[中藥形性經驗鑒別法] · 紅土[藥材學]

【基　原】三斜晶系에 속한 규산염류광물인 多水高嶺土 Halloysite로 함수규산알루미늄 〔$Al_4(Si_4O_{10})\cdot(OH)_8\cdot4H_2O$〕을 함유한 일종의 홍색 塊狀體를 채취한 것이다.

【性　狀】덩어리 모양의 집합체로서 불규칙한 덩어리로 크기가 일정하지 않다. 표면은 분홍색, 홍색 또는 紫紅色 혹은 홍백이 서로 섞인 꽃무늬가 있으며 매끄러워 기름과 같다. 質은 細膩하고 쉽게 파쇄 되며, 단면은 매끄럽고 흡수성이 강하여 혀에 대면 혀가 달라붙는다.

【產　地】중국의 福建, 河南, 江蘇, 陝西, 湖北, 山東, 安徽, 山西 등에서 생산된다.

【成　分】주요 성분은 함수규산알루미늄이고, 상당량의 Fe_2O_3 등의 물질을 함유한다. 전체적인 조성은 규소(Si) 42.94%, 알루미늄(Al) 36.58%, 산화철(FeO) 및 망간(Mn) 4.85%, 마그네슘(Mg) 및 칼슘(Ca) 0.94%, 수분 14.75% 등이다.

【性　味】性은 溫하고, 味는 甘酸澁하다.

【歸　經】胃・大腸經.

【效能 主治】澀腸・止血・生肌斂瘡. 治久瀉久痢, 大便出血, 崩漏帶下, 潰瘍不斂.

【解　說】質이 重하고 性이 降하며, 甘溫은 補하는 작용을 겸하고, 酸澀은 收斂하는 효능이 있다. 胃와 大腸經에 들어가 固下시키고 澀腸止瀉止血하는 약이 되어, 氣虛로 收斂하지 못하고 下焦가 虛脫하여 固腸하지 못하는 병증을 치료한다.

이러한 효능은 장내의 이상 발효물, 세균독소, 독성물질 등을 부착하여 제거하는 赤石脂의 특성에서 유래하였다. 이러한 특성은 이물질의 자극을 감소시킴과 동시에 염증 삼출물을 흡수하여 장점막의 病情이 완화되므로 결과적으로 止瀉의 작용을 돕고, 장내 출혈을 효과적으로 지혈한다.

【炮　製】生用하면 收濕生肌 작용이 강해져서 瘡瘍不合 外傷出血에 사용하고, 煅하면 收斂작용이 증강되어 止血・止瀉力이 강해진다.

【用　量】8～30g.

【禁忌症】濕熱積滯者는 복용을 忌한다.

【配合例】① 人蔘 白朮 乾薑 附子 등을 배합하면 溫中散寒시키는 작용이 있어 虛寒泄瀉와 久痢脫肛에 출혈이 있는 證을 치료한다(예 : 大桃花湯).

② 烏賊骨 阿膠 등을 배합하여 부녀의 月經過多와 崩漏帶下를 치료한다(예 : 赤石脂散).

③ 禹餘糧과 相須하여 澁腸固脫의 효능을 나타낸다(예 : 赤石脂禹餘糧湯).

④ 乾薑 粳米 등을 배합하여 虛寒下痢, 大便膿血不止를 치료한다(예 : 桃花湯).

⑤ 龍骨 血竭 등을 배합, 研末하여 瘡瘻이 潰瘍되어 瘡口에 오래도록 유합되지 않는 것을 치료한다(예 : 生肌散).

烏 梅 [本經]

Mume Fructus

異 名 : 梅實[本經]・山梅・鹽梅・杏梅[滇南本草]・薰梅・桔梅肉[現代實用中藥]・酸梅・黃仔・合漢梅・乾枝梅[全國中草藥滙編]

【基 原】 장미과(薔薇科 : Rosaceae)에 속한 落葉小喬木인 매실나무(梅) *Prunus mume* (Siebold) Siebold & Zucc.의 미성숙한 果實을 채취하여 40℃ 내외의 저온 불에 쬐어 건조한다. 일반적으로 果肉이 黃褐色을 띠면서 주름이 생길 때까지 말린 다음 2~3일 뚜껑을 덮고 열을 가하여 黑色으로 변한 것을 去核하여 사용한다. 과거에는 볏짚이나 왕겨를 태우는 매연 속에서 훈증하여 黑色이 되도록 건조하여 去核하여 사용하였다.

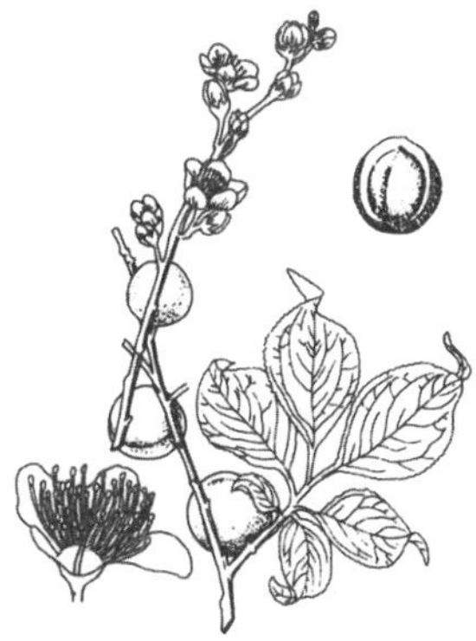

매실나무
Prunus mume

【性 狀】 類球形 또는 扁求形으로 지름이 2~2.5㎝이다. 표면은 黑色 혹은 褐黑色으로 쭈글쭈글하고 고르지 않으며 基部에는 圓形의 果梗 흔적이 있다. 果核은 단단하고 橢圓形으로 黃褐色이며 표면에는 볼록한 점이 있고, 種子는 扁卵形으로 淡黃色이다.

【產 地】 우리나라 각지에 재배하고 있으며 특히 전남북, 경남북, 충북, 경기 등지에서 생산되며, 중국에서 수입하기도 한다.

【成 分】 Citric acid, malic acid, oxalic acid, succinic acid, fumaric acid 등의 유기산, rutin, amygdalin 등을 함유한다.

【性 味】 性은 平하고, 味는 酸澀하다.

【歸 經】 肝・脾・肺・大腸經.

【效能 主治】 斂肺・澀腸・生津・安蛔. 治肺虛久咳, 虛熱消渴, 蛔厥嘔吐腹痛, 久痢滑腸, 膽道蛔蟲症.

【解 說】 味가 酸澀하고 性이 溫한데, 酸澀은 斂肺止咳하고 澀腸止瀉의 효능이 있어 肺虛久咳와 久瀉不止한 證을 치료한다. 甘寒한 약물과 같이 사용하면 酸甘한 味가 化陰시키는 작용을 일으켜 生津止渴하므로 消渴을 치료한다.

또한 味가 매우 酸한데 회충이 酸味를 得하면 伏蟲하는 安蛔의 효능을 나타내어 회충으로 인한 嘔吐와 腹痛을 치료한다. 膽道蛔蟲症으로 인한 膽疝痛과 胃酸缺乏으로 인한 食欲不振 및 소화불량 등 證에 비교적 좋은 치료효과가 있다. 다만 酸斂의 성이 강하므로 外感咳嗽와 瀉痢초기에 實邪가 있는 경우는 복용을 모두 피하여야 한다.

【炮　製】生津止渴・斂肺止咳에는 生用하고, 斂肺止血로 便血, 尿血, 崩漏 등 치료에는 炒炭하고, 久痢・蛔厥에는 醋炙하여 사용한다.

【用　量】8～16g.

【禁忌症】實邪가 있는 자는 복용을 忌한다.

【配合例】① 罌粟殼 半夏 杏仁 등을 배합하여 肺虛久咳 天行咳嗽 痰盛寒熱 鼻聲重를 치료한다(예：一服散).

② 肉豆蔲 訶子 罌粟穀 등을 배합하여 氣虛脾弱으로 인한 久瀉久痢를 치료한다(예：固腸丸).

③ 天花粉 葛根 麥門冬 등을 배합하여 消渴症을 치료한다(예：玉泉丸).

④ 蜀椒 乾薑 細辛 黃柏 등을 배합하여 蛔蟲으로 인한 嘔吐, 腹痛을 치료한다(예：烏梅丸).

罌 粟 殼 [開寶本草]

Papaveris Pericarpium

異 名：御米殼[寶慶本草折哀]・米囊皮・米罌皮[鷄峰普濟方]・粟殼[易簡方]・米殼・烟斗斗[中藥志]

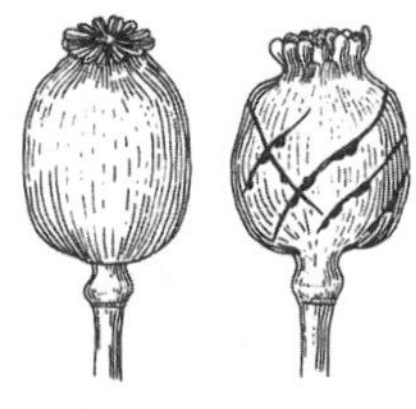

罌粟殼藥材

【基　原】양귀비과(罌粟科：Papaveraceae)에 속한 1년생 또는 2년생초본인 양귀비(罌粟) *Papaver somniferum* L.의 果實을 건조한 것으로, 4～6월에 채취하여 種子를 제거하고 曬乾한다.

【性　狀】橢圓形 또는 甁狀의 卵形으로 파쇄 되어 片狀을 이룬 것도 있다. 외표면은 黃白色 또는 엷은 褐色으로 가로 혹은 세로로 벤 흔적이 있으며, 頂端에는 11～12개의 돌기된 柱頭가 방사상으로 배열되어 원반상을 이루고 있다. 基部에는 짧은 果柄이 있고, 果皮는 단단하면서도 잘 부스러지는 木質이다. 쪼개진 안쪽 표면은 엷은 黃色으로 광택이 조금 있고 10개의 칸막이 막이 있으며, 위에는 黑褐色이나 작은 점이 있고, 質은 엉성하며 잘 부스러진다.

【産　地】歐洲南部가 원산지이며, 각지에서 약용 또는 관상용으로 재배하고 있다.

【成　分】Morphine, narcotine, narceine, papaverin, codeine, protopine 등을 함유한다.

【性　味】性은 平하고, 味는 酸澀하며, 有毒하다.

【歸　經】肺・大腸・腎經.

【效能 主治】斂肺止咳・澀腸・止痛. 治久咳, 久瀉, 久痢, 脫肛, 便血, 心膜筋骨諸痛, 滑精, 多尿, 白帶.

【解 說】味가 酸澀하고 肺・大腸・腎 3經에 들어가 수렴하는 작용이 있어 斂肺止咳하며 澀腸止瀉하는 효능이 있다. 肺虛로 인한 久嗽와 久瀉久痢 등 證을 치료하고 또한 止痛시키는 효능이 현저하여 脘腹疼痛을 치료하는데 더욱 좋은 효과가 있다. 다만 收斂固澀하는 효능이 있어 治標의 약물이 되므로 瀉痢와 咳嗽초기에는 복용을 忌하며, 久瀉・久咳의 證을 치료하는데 적용하지만 多服이나 久服은 마땅하지 않다.

【炮 製】生用하거나 蜜炙하여 사용한다.

【用 量】2～12g.

【禁忌症】痢疾초기와 咳嗽초기者는 복용을 忌한다.

【配合例】① 烏梅와 배합하여 肺氣不收로 인한 久咳不止證을 치료한다.

② 木香 黃連 등을 배합하여 久瀉, 久痢를 치료한다.

③ 肉桂 丁香 등을 배합하여 腹痛泄瀉를 치료한다.

【參 考】罌粟殼은 주성분이 마약류로서 중독 작용을 나타내므로 사용금지 품목이다.

禹 餘 糧 [本經]

Limonitum

異 名 : 太一余糧・石腦[本經]・太一禹餘糧・禹哀[吳普本草]・白餘粮[別錄]・石中黃子[新修本草]・天師食・山中盈脂・石飴餠[石藥爾雅]

【基 原】褐鐵鑛 Limonite의 일종인 광석(修酸化鐵 $Fe_2O_3 \cdot H_2O$, 적철광 Fe_2O_3, 침철광)내에 수산화제이철의 상태로 黃色 또는 黃褐色, 紫色을 띠고 있는 것을 채취하여 건조한 것이다.

【性 狀】불규칙한 斜方塊狀으로 길이 6～10㎝, 두께 1～3㎝이다. 표면은 엷은 褐色 또는 紅褐色으로 울룩불룩하며 혹은 黃色의 분말로 덮여 있다. 단면은 짙은 褐色과 엷은 褐色이 혼합되어 층을 이루고, 짙은 褐色 부분의 質은 堅硬하나 파쇄되기 쉬우며 파쇄된 면은 고르지 않고 매끄럽다. 또한 엷은 褐色 부분의 質은 비교적 푸석푸석하며 손톱으로 눌러도 부서지며 黃色의 분말이 붙어 있다.

【產 地】중국의 河南, 江蘇, 浙江, 四川 등에서 생산된다.

【成　分】주요 성분은 FeO(OH)와 FeO(OH)・nH_2O, 점토, 유기질 등이며, 다량의 phosphate salt, Al, Mg, K, Na 등의 무기원소를 함유한다.

【性　味】性은 平(微寒)하고, 味는 甘澀하다.

【歸　經】胃・大腸經.

【效能 主治】澀腸止瀉・收斂止血. 治久瀉久痢, 婦女崩漏帶下, 痔漏.

【解　說】味가 甘澀하고 質이 重하여 下焦를 固澁하므로 澀腸止瀉의 良品이 된다. 그 작용이 赤石脂와 비슷하여 相須하여 치료효과를 증강시킨다. 止血시키는 효능이 있어 身體虛弱으로 인한 부녀의 崩漏帶下 등 증상을 치료한다.

다만 收澀시키는 작용이 비교적 강하므로 虛證이 아니고 實邪가 있는 證에는 복용을 忌하여야 한다.

【炮　製】澀腸止瀉・止帶에는 生用하고, 收斂止血에는 醋淬한다

【用　量】8~20g.

【禁忌症】實證에는 복용을 忌하고, 孕婦에는 愼用한다.

【配合例】① 赤石脂를 배합하여 久瀉久痢를 치료한다(예 : 赤石脂禹餘糧湯).

② 黃芪 地黃 阿膠 등을 배합하여 身體虛弱으로 인한 崩漏를 치료한다.

③ 煅牡蠣 烏賊骨 등을 배합하여 帶下를 치료한다.

石 榴 皮 [別錄]

Granati Pericarpium

異 名 : 石榴殼[雷公炮炙論]・安石榴酸實殼[別錄]・酸石榴皮[肘后方]・酸榴皮[綱目]

【基　原】석류과(石榴科 : Punicacea)에 속한 落葉小喬木인 석류나무(石榴) *Punica granatum* L.의 성숙한 果皮를 건조한 것으로, 가을에 채취하여 曬乾한다.

【性　狀】불규칙한 片狀 혹은 표주박 모양으로 크기가 일정하지 않으며, 두께가 1.5~3㎜이다. 외표면은 紅褐色, 褐黃色 또는 어두운 褐色으로 약간 광택이 있고 엉성하며 많은 혹 모양의 돌기가 있다. 내표면은 黃色 또는 紅褐色으로 그물 모양으로 볼록하며 果蒂의 잔흔이 있다. 質은 단단하며 부스러지기 쉽고, 단면은 黃色으로 약간 顆粒狀을 나타낸다.

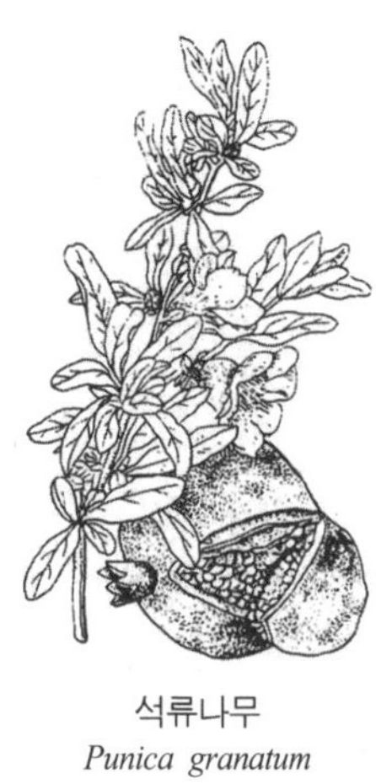

석류나무
Punica granatum

【産　地】우리나라 각지에서 재배한다.

【成　分】Tannin 10.4～21.3%, 樹脂 4.5%, D-mannitol 1.8%, 밀납 0.8%, 점액질 0.6%, 당 2.7%, 식물고무 3.2%, inulin 1.0%, gallate 4.0%, 사과산, pectin, 수산칼슘, isoquercetin 등을 함유한다.

【性　味】性은 溫하고, 味는 酸澀하다.

【歸　經】大腸經.

【效能 主治】澀腸止瀉・止血・驅蟲. 治久瀉, 久痢, 便血, 脫肛, 崩漏, 白帶, 蟲積腹痛.

【解　說】오로지 收斂澀腸하는 효능이 있어 久瀉久痢證에 적용한다.

石榴根皮는 性味와 효능이 石榴皮와 유사하나, 殺蟲시키는 효과가 비교적 강하여 條蟲과 蛔蟲의 驅蟲에 더욱 좋은 효과가 있다.

【用　量】2～10g.

【禁忌症】收斂작용이 있어 瀉痢초기者는 복용을 忌한다.

【配合例】① 訶子 赤石脂 禹餘糧 등을 배합하여 久瀉, 久痢, 脫肛 등 證을 치료한다(예 : 石榴皮散).

② 使君子 檳榔 등을 배합하여 蟲積腹痛을 치료한다.

③ 黃連 黃柏 阿膠 炮薑 當歸 甘草 등을 배합하여 赤白久痢, 濕熱未盡을 치료한다(예 : 黃連湯).

椿　皮 [新修本草]

Ailanthi Cortex

異 名 : 樗皮[日華子]・臭椿皮[中藥材手冊]・樗根皮[中藥材手冊]・樗白皮[藥性論]

【基　原】소태나무과(苦木科 : Simaroubaceae)에 속한 落葉喬木인 가죽나무(臭椿, 樗木) *Ailanthus altissima* (Mill.) Swingle의 根皮나 樹幹皮를 벗겨 채취하고 粗皮를 제거하고 건조한 것이다.

【性　狀】根皮는 고르지 않은 片狀 또는 卷片狀으로 길이와 너비가 같지 않으며 두께 0.3～1㎝이다. 외표면은 灰黃色 혹은 黃褐色으로 엉성하며 때로는 코르크층이 떨어져 黃白色을 나타내기도 한다. 내표면은 엷은 黃色으로 비교적 평탄하고 菱形의 작은 구멍과 작은 점이 분포되어 있다. 質은 단단하고 부서지기 쉬우며, 단면의 외층은 顆粒性이고 내층은 섬유성이다.

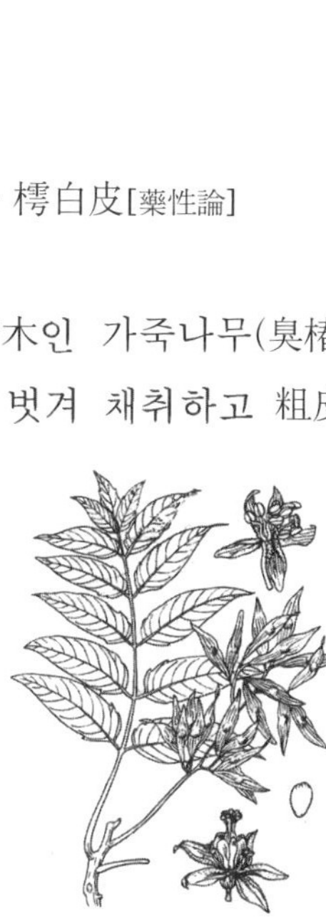

가죽나무
Ailanthus altissima

樹幹皮는 불규칙한 板片狀으로 크기가 같지 않으며 두께 0.5~2㎝이다. 외표면은 灰黑色으로 매우 엉성하며 깊이 쪼개져 있다.

【產　地】우리나라 각지에 분포한다.

【性　分】根皮는 mersosin, tannin, phlobaphene 등을 함유하고, 樹幹皮는 ailanthone, amarolide, 11-acetylamarolide, quassin, nigakihemiacetal B(neoquassin) 등을 함유한다.

【性　味】性은 寒하고, 味는 苦澀하다.

【歸　經】大腸・胃・肝經.

【效能　主治】淸熱燥濕・收澀止帶・止瀉・止血. 治赤白帶下, 濕熱瀉痢, 久瀉久痢, 便血崩漏.

【解　說】性味가 苦寒하여 淸熱燥濕하고 澀味는 收斂固澁하여 止帶, 止瀉, 止血의 효능이 있어 赤白帶下와 月經過多, 久瀉久痢 및 便血 등 증상에 고루 응용되며, 外用으로는 疥癬濕瘡을 치료하는데 이는 燥濕淸熱시키는 효능이 있기 때문이다.

【炮　製】粗皮를 제거하고 醋炙 또는 蜜炙用한다.

【用　量】8~12g.

【禁忌症】脾胃虛寒者, 崩帶가 腎臟의 眞陰이 虛하여 된 경우와 痢疾이 積滯未盡으로 인한 자는 복용을 忌한다.

【配合例】① 黃柏 當歸 白芍 등을 배합하여 赤白帶下를 치료한다.

② 黃柏 白芷 車前子 등을 배합하여 濕熱帶下를 치료한다.

③ 訶子 木香 黃連 등을 배합하여 久瀉久痢를 치료한다.

④ 龜板 芍藥 등을 배합하여 血熱로 인한 月經過多나 漏下不止 등 證을 치료한다(예 : 固經丸).

⑤ 煎湯液으로 만들어 疥癬濕瘡을 씻어 치료한다.

五 倍 子 [本草合遺]

Galla Rhois

異 名 : 鹽麩葉上毬子[日華子]・百倉蟲・文蛤[開寶本草]・木附子[現代實用中藥]

【基　原】옻나무과(漆樹科 : Anacardiaceae)에 속한 落葉小喬木인 붉나무(鹽膚木) *Rhus javanica* L., 靑麩楊 *Rhus potaninii* Maxim. 또는 紅麩楊 *Rhus punjabensis* Stew. var. *sinica* (Diels) Rehd. et Wils.의 잎 위에 주로 오배자면충 *Schlechtendalia*

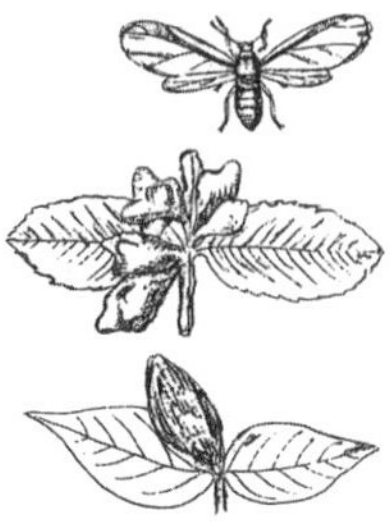
붉나무
Rhus chinensis

chinensis Bell이 기생하여 만든 벌레집이다. 立秋로부터 白露 전에 벌레집의 외벽이 청색으로부터 黃褐色으로 변할 때 채취하여 끓는 물에 넣어 약간 삶는다든가 또는 겉 표면이 灰色으로 될 때까지 쪄서 내부에 蚜蟲이 죽으면 꺼내어 曬乾하고, 肚倍와 角倍로 分類한다.

【性　狀】① 肚 倍 : 長圓形 또는 紡錘形의 囊狀으로 길이 2.5~9㎝, 지름 1.5~4㎝이다. 표면은 灰褐色 또는 엷은 褐色으로 灰黃色의 부드러운 털로 싸여 있다. 質은 단단하면서 잘 부스러지며, 단면은 각질상으로 광택이 있고 속에는 黑褐色의 죽은 진드기와 灰色 분말상의 배설물이 붙어 있다.

② 角 倍 : 마름모 모양의 불규칙한 뿔 모양으로 分枝되었고 표면은 회백색의 부드러운 털로 싸여 있는데 肚倍보다 뚜렷하며 벽은 비교적 얇다.

【產　地】鹽麩木에 기생하여 된 五倍子는 전국각지에서 생산되며, 靑麩楊과 紅麩楊에 기생하여 된 五倍子는 중국의 四川, 貴州, 雲南, 陝西, 湖北, 福建 등에서 생산된다.

【成　分】주로 오배자탄닌(gallotannin)을 함유하며, 지방, 樹脂 등을 함유한다.

【性　味】性은 寒하고, 味는 酸澀하다.

【歸　經】肺・大腸・腎經.

【效能　主治】斂肺降火・澀腸止瀉・斂汗止血・收濕斂瘡. 治肺虛久咳, 久痢, 久瀉, 脫肛, 自汗, 盜汗, 遺精, 便血, 衄血, 崩漏, 外傷出血, 癰腫瘡毒, 皮膚濕爛.

【解　說】味가 酸澀하여 收斂固澀하므로 肺虛로 인한 久咳와 久瀉로 인한 滑脫證과 汗多, 便血, 遺精, 遺尿 등 증상에 內服한다. 濕熱로 인한 瘡癬과 潰爛이 愈合되지 않은 證에 外用하여 치료한다. 오배자탄닌은 단백질과 결합하여 불용성 물질을 형성한다. 이는 止血시간을 단축시키고 세균 증식을 억제하여 장내 이상 발효를 감소시켜 止瀉에 이르게 한다.

【炮　製】깨뜨려 사용한다.

【用　量】4~8g.

【禁忌症】外感風寒과 肺에 實熱이 있는 咳嗽 및 積滯가 未淸한 瀉痢에는 복용을 忌한다. 철분이 다량 함유된 약물과 배합을 禁하며, 탄닌 중독에 이르지 않도록 주의한다.

【配合例】① 五味子 罌粟殼 등을 배합하여 肺虛久咳를 치료한다.

② 肉豆蔻 人蔘 木香 등을 배합하여 久瀉, 久痢를 치료한다.

③ 地楡炭 槐花 등을 배합하여 便血을 치료한다.

④ 枯白礬 白糖 등을 배합하여 鵝口瘡을 치료한다.

⑤ 분말로 하여 물을 섞어 膏로 만들어 배꼽 위에 붙여서 虛汗을 치료한다.

⑥ 茯苓 龍骨 등을 배합하여 心氣不足 思慮太過 腎經虛損 眞陽不固 遺瀝 小便白濁 夢想頻泄을 치료한다(예 : 秘傳玉鎖丹).

제3절 澀精 縮尿 止帶藥

本類의 약물은 收澀藥 중 精氣를 固하고 小便을 攝하며 白帶를 감소하는 등의 작용을 가지고 있다.

이들 약은 甘澀한 味를 가지고 있어 그 收斂固澀작용이 肝腎에 작용해서 下焦를 固澀하기 때문에 遺精, 滑精, 小便頻數, 遺尿, 小便白濁 및 帶下諸證에 상용한다. 단지 精關不固와 尿頻한 것은 腎虛하여 攝納하지 못하여 된 것이며, 帶下證은 脾腎虛弱과 下焦濕熱로 되는 등 病機가 같지 않기 때문에 이들 약물은 병의 상황에 맞는 처방 중에 배합하여 응용하며, 단순히 收澀에 의존하여 효과를 얻고자 하는 것은 안 된다.

五 味 子 [本經]

Schisandrae Fructus

異 名 : 菋 · 荎藸[爾雅] · 玄及[吳普本草] · 會及[別錄]

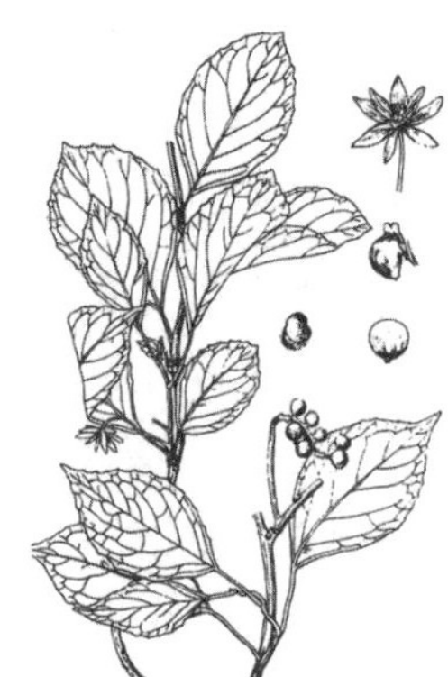
오미자
Schisandra chinensis

【基　原】 오미자과(五味子科 : Schisandraceae)에 속한 落葉木質藤本인 오미자(北五味子) *Schisandra chinensis* (Turcz.) Baill. 또는 華中五味子(南五味子) *S. sphenanthera* Rehd. et Wils.의 완숙한 果實을 건조한 것으로, 서리가 내린 후에 채취하여 曬乾 또는 蒸熟하여 曬乾한다.

【性　狀】 불규칙한 球形 혹은 偏球形을 이루고 지름 5~8㎜이다. 표면은 紅色, 紫紅色 또는 暗紫色을 띠며 쭈글쭈글하고 果肉은 유연하며 표면은 黑紅色 또는 白霜이 나타나기도 한다. 안에는 種子가 1~2개 들어 있으며 腎形으로 표면은 褐黃色이고 광택이 있으며 種皮는 얇고 부스러지기 쉽다.

【產　地】 우리나라 각지에 분포 및 재배하고 있다.

【成　分】 Liganin 성분인 gomisin A, gomisin N, schisandrin, 정유 3%를 함유하며,

정유 속에 다양한 sesquicarene, β_2-bisabclene, β-chamigrene, α-ylangene 등을 함유한다. 건조된 과실은 구연산 12%, 사과산 10% 및 소량의 주석산을 함유하고, 그 밖에 과당, 수지 등을 함유한다.

【性　味】 性은 溫하고, 味는 酸甘하다.

【歸　經】 肺・心・腎經.

【效能 主治】 收斂固澀・益氣生津・補腎寧心. 治肺虛喘咳, 口乾作渴, 自汗, 盜汗, 勞傷羸瘦, 夢遺, 滑精, 久瀉久痢.

【解　說】 五味를 가지고 있으나 酸味가 主이고, 그 性이 溫하되 燥하지 않아 肺心 腎 3經에 들어가 上으로는 肺氣를 斂하고, 下로는 腎陰을 滋하여 澀精止瀉, 生津, 止汗 등의 작용을 가지고 있다. 그러므로 肺虛喘咳를 收斂하여 止咳平喘하고 腎虛로 인한 遺精滑精을 收斂하여 固澀止遺한다. 身體虛弱으로 인한 自汗과 盜汗, 久瀉不止, 津枯口渴 등을 치료한다. 또한 肺腎兩虛로 精氣가 耗散하거나 혹은 氣精이 모두 상한 證에 응용한다.

酸澁收斂하므로 表邪가 남아있거나 또는 實熱이 있는 자에게는 적합하지 않다.

【炮　製】 斂肺止咳에는 生用하고, 益腎固精에는 酒炙用하며, 酸澀收斂작용을 증강시켜 咳嗽, 遺精, 泄瀉 등 증상에 적용할 경우에는 醋製하여 사용한다.

【用　量】 2～8g.

【禁忌症】 外有表邪者와 內有實熱者 및 咳嗽初起者, 痧疹初發者는 복용을 忌한다.

【配合例】 ① 熟地黃 山茱萸 山藥 등을 배합하여 肺腎兩虛로 인한 久咳氣喘을 치료한다(예 : 都氣丸).

② 桑螵蛸 龍骨 附子 등을 배합하여 腎虛로 인한 精滑不固와 小便頻數 및 脾腎虛寒으로 인한 泄瀉 등 證을 치료한다(예 : 桑螵蛸丸).

③ 補骨脂 吳茱萸 肉豆蔻 등을 배합하여 五更泄瀉 夢遺滑精 小便頻數을 치료한다(예 : 四神丸).

④ 麥門冬 生地黃 등을 배합하여 津少口渴을 치료한다(예 : 黃芪湯).

⑤ 麻黃根 柏子仁 牡蠣 등을 배합하여 體虛多汗證을 치료한다(예 : 柏子仁丸).

⑥ 酸棗仁 茯苓 丹參 등을 배합하여 心氣不足과 心神不安으로 인한 心悸怔冲, 失眠健忘 등 證을 치료한다(예 : 天王補心丹).

⑦ 麻黃 細辛 등을 배합하여 肺寒咳嗽를 치료한다(예 : 小靑龍湯).

⑧ 人蔘 麥門冬 등을 배합하여 氣弱津枯作渴, 陰虛盜汗을 치료한다(예 : 生脈散).

⑨ 黃芪 山藥 知母 鷄內金 葛根 天花粉 등을 배합하여 口渴을 치료한다(예 : 玉液湯).

蓮 子 肉 [本經]

Nelumbinis Semen

異 名：蓮實[(爾雅)郭璞注]・藕實・水芝丹[本經]

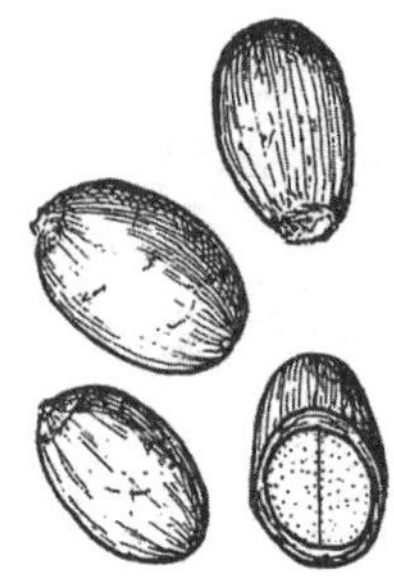
蓮子肉藥材

【基　原】수련과(睡蓮科：Nymphaeaceae)에 속한 다년생 水生草本인 연꽃(蓮) *Nelumbo nucifera* Gaertn.의 성숙한 種子를 건조한 것으로, 가을에 果實이 성숙할 때 채취하여 蓮房을 쪼개어 種仁을 취하여 건조한다.

【性　狀】橢圓形 또는 類球形으로 길이 1.2～1.8㎝, 지름 0.8～1.4㎝이다. 표면은 엷은 黃褐色 또는 紅褐色으로 가는 세로주름과 비교적 넓은 脈紋이 있다. 한쪽의 끝 중심부에는 乳頭 모양의 돌기가 있고 짙은 褐色으로 대개는 벌어져 있고 가장자리는 약간 下陷되어 있다. 質은 단단하고 쉽게 쪼개져 떨어지지 않고, 種皮는 얇으나 쉽게 떨어지지 않는다.

【產　地】우리나라 각지의 연못이나 논 등에 재배한다.

【成　分】다량의 전분 및 raffinose, 단백질 16.6%, 지방 2%, 탄수화물 62%, 칼슘 0.089%, 인 0.285%, 철 0.006% 등을 함유한다.

【性　味】性은 平하고, 味는 甘澀하다.

【歸　經】脾・腎・心經.

【效能 主治】補脾止瀉・益腎澀精・養心安神. 治脾虛久瀉, 遺精帶下, 心悸失眠.

【解　說】性味가 甘澁하고 平無毒하여 脾經에 들어가 補脾止瀉하고, 腎經에 들어가 益腎固精하며, 心經에 들어가 養心安神하는 효능이 있어 心悸失眠과 腎臟이 虧損되어 나타나는 遺精帶下와 脾氣虛로 인한 久瀉를 치료한다.

蓮心은 蓮子의 胚芽로서 性味가 苦寒하여 淸心除煩하는 효능이 있어 心火亢盛으로 인한 煩躁不安證을 치료하고, 蓮鬚는 연꽃의 수술로 性味는 平無毒하고 甘澀하여 淸心固腎하고 澁精止血시키는 효능이 있어 腎虛滑精과 遺精, 尿意頻數, 遺尿 및 吐血, 崩漏 등 증상을 치료한다.

【炮　製】祛心하고 蒸熟 또는 焙用한다.

【用　量】8～20g.

【禁忌症】中滿痞脹과 大便燥結者는 복용을 忌한다.

【配合例】① 龍骨 益智仁 등을 배합하여 白濁과 遺精을 치료한다.

② 白朮 山藥 등을 배합하여 脾虛泄瀉와 食欲不振을 치료한다(예：蔘苓白朮散).

③ 山藥 芡實 熟地黃 등을 배합하여 遺精을 치료한다.

④ 黃芩 竹葉 生地黃 麥門冬 地骨皮 등을 배합하여 心虛有熱로 인한 小便赤澀을 치료한다.

⑤ 黃連 白芍藥 白扁豆 葛根 升麻 神麯 陳皮 甘草 滑石 烏梅 등을 배합하여 帶下를 치료한다.

⑥ 沙苑子 龍骨 牡蠣 蓮鬚 등을 배합하여 腎虛遺精과 滑精을 치료한다.

⑦ 麥門冬 茯神 柏子仁 등 淸心安神藥을 배합하여 虛煩으로 驚悸失眠한 증상을 치료한다.

⑧ 白茯苓 黃芪 人蔘 黃芩 麥門冬 地骨皮 車前子 炙甘草 등을 배합하여 心腎의 不交로 인한 遺精, 淋濁, 消渴, 五心煩熱 또는 婦女의 血崩, 帶下를 치료한다(예 : 淸心蓮子飮).

芡 實 [本經]

Euryales Semen

異 名 : 鷄頭實[本經] · 雁喙實[本經] · 刺蓮蓬實[藥材學]

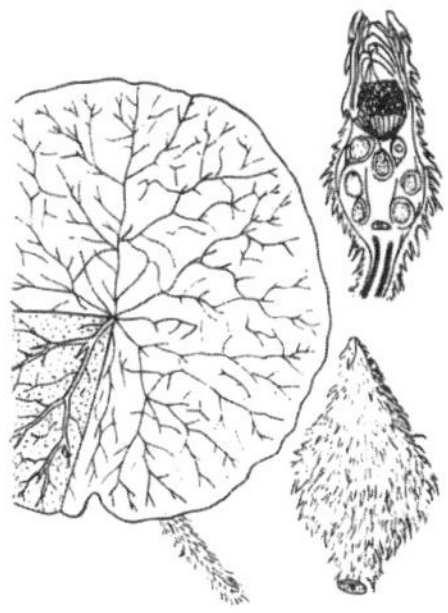

가시연꽃
Euryale ferox

【基 原】 수련과(睡蓮科 : Nymphaeaceae)에 속한 1년생 水生草本인 가시연꽃(芡) *Euryale ferox* Salisb.의 성숙한 種仁을 건조한 것으로, 늦은 가을이나 초겨울에 성숙한 果實을 채취하여 果皮를 제거하고 外種皮를 제거하여 曬乾한다.

【性 狀】 둥근 球形이고 대개는 쪼개져 있다. 완전한 것은 지름이 5~8㎜이다. 표면은 褐紅色의 內種皮가 있으며 한쪽 끝은 黃白色으로 전체의 1/3를 차지하며, 움푹 들어가 점 모양의 種臍 흔적이 있고, 內種皮를 제거하면 白色을 나타낸다. 質은 비교적 단단하고, 단면은 白色의 粉狀이다.

【產 地】 우리나라에서는 전주, 대구, 광주, 경기도의 서해안과 강릉근처의 연못에 자생하고 있으며, 중국에서는 黑龍江, 吉林, 河北, 河南, 山東 및 廣東 등 전국에서 생산된다.

【成 分】 많은 전분을 함유하며, 100g 중에 함유하는 성분은 단백질 4.4g, 지방 0.2g, 탄수화물 32g, 조섬유 0.4g, 회분 0.5g, 칼슘 9㎎, 인 110㎎, 철 0.4㎎, 비타민 B_1 0.40㎎, 비타민 B_2 0.08㎎, 비타민 C 6㎎, nicotine acid 2.5㎎, carotene을 미량 함유한다.

【性　味】性은 平하고, 味는 甘澀하다.

【歸　經】脾・腎經.

【效能　主治】益腎固精・補脾止瀉・祛濕止帶. 治夢遺滑精, 遺尿尿頻, 脾虛久瀉, 白濁, 帶下.

【解　說】味가 甘하면서 澀한 맛이 있어 健脾시켜 濕邪를 없애고 또한 收斂시켜 固澀한다. 脾虛로 運化 기능이 저하되어 水濕이 下注하여 발생한 泄瀉와 帶下 등을 補脾하여 치료한다. 또한 腎虛로 閉藏 기능이 저하되어 下元이 不固하여 발생한 遺精早泄, 小便頻數 등을 益腎하여 치료한다.

그 효능이 山藥과 비슷하고 성질이 和平하여 不燥不膩하므로 두 가지 약물을 배합하여 응용하면 상술한 證을 치료한다. 다만 山藥은 補益力이 강하고, 芡實은 收散固澀시키는 효능이 우수하며, 또한 山藥은 補肺하고 芡實은 脾腎을 補하는 차이가 있다.

【炮　製】文火로 微黃色이 되도록 炒하여 사용하거나 麩炒하여 사용한다.

【用　量】12～20g.

【禁忌症】外感病의 前後와 瘧疾疳痔, 氣痞脹, 溺赤便秘 등 증상에는 복용을 忌한다.

【配合例】① 人蔘 白朮 茯苓 山藥 등을 배합하여 脾虛로 인한 泄瀉가 日久不止한 證을 치료한다.

② 金櫻子를 배합하여 腎虛로 인한 遺精早泄 및 小便頻數 등 증상을 치료한다(예 : 水陸二仙丹).

③ 黃柏 車前子 등을 배합하여 부녀의 帶下가 濕熱로 인한 證을 치료한다(예 : 易黃湯).

④ 山藥 菟絲子 烏賊骨 牡蠣 등을 배합하여 脾腎兩虧를 치료한다.

山茱萸 [本經]

Corni Fructus

異 名 : 蜀棗[本經]・魃實・鼠矢[吳普本草]・山茱肉[小兒藥證直訣]

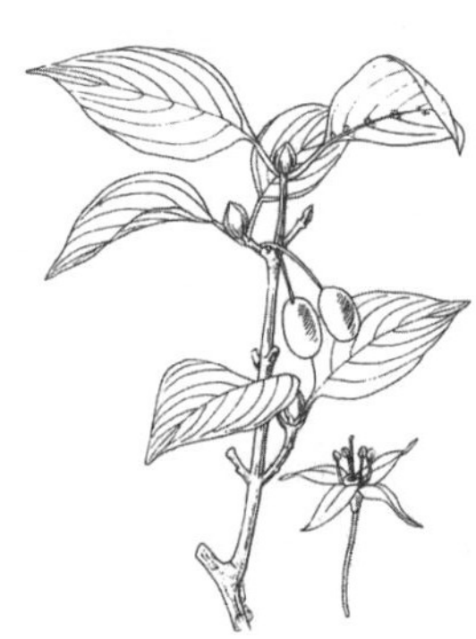
산수유나무
Cornus officinalis

【基　原】층층나무과(山茱萸科 : Cornaceae)에 속한 落葉小喬木인 산수유나무(山茱萸) *Cornus officinalis* Sieb. et. Zucc.의 성숙한 果實을 건조한 것으로, 늦은 가을과 초겨울에 果皮가 紅色으로 변한 것을 채취하여 끓는 물에 약간 삶아 核仁을 제거하고 曬乾한다.

【性 狀】편평하게 눌린 긴 橢圓形을 이루고 길이 1.5~2.0㎝, 너비 약 1㎝이다. 표면은 紫紅色 또는 紫黑色으로 쭈그러졌고 광택이 있다. 頂端에는 圓形의 꽃받침의 흔적이 있으며, 基部에는 果梗의 흔적이 있고, 質은 부드럽다.

【產 地】우리나라 중부이남에서 재배한다. 특히 전남의 구례, 경북의 봉화, 경기의 이천, 여주, 양평 등이 유명하다.

【成 分】果肉은 다양한 tannin과 배당체인 loganin, morroniside, sweroside n, cornuside, cornin(verbenalin) 등을 함유한다. 種子의 지방유는 palmitin acid, olein acid, linol acid 등을 함유한다.

【性 味】性은 微溫하고, 味는 酸澁하다.

【歸 經】肝·腎經.

【效能 主治】補益肝腎·澀精固脫. 治眩暈耳鳴, 腰膝酸痛, 陽痿遺精, 遺尿, 尿意頻數, 崩漏, 帶下, 大汗虛脫, 內熱消渴.

【解 說】性味가 酸澀하고 微溫無毒하며 質潤하여 肝·腎 2經에 들어가 酸澀은 收斂을 主하고 溫潤은 補하여 肝腎을 補益하므로 澀精止汗하게 된다. 腎臟은 閉臟으로 秘塞하여 滑泄하지 않게 하여야 하는데 腎虛하게 되면 閉臟의 기능이 失職하게 되어 遺精滑泄, 尿意頻數, 汗出 및 月經過多, 漏下不止 등의 증상이 나타난다. 腎은 또한 骨을 주관하고 肝은 筋을 주관하는데 肝腎의 機能이 부족하게 되면 筋骨이 養榮함을 失하여 遺精滑泄, 肢體無力하게 된다. 또한 肝竅는 目이 되어 血이 아니면 밝게 되지 못하며, 腎竅는 耳가 되어 水가 아니면 聽明하지 못하게 되는데, 肝腎의 陰이 不足하면 耳目을 滋養하지 못하여 視物昏花, 頭眩目眩, 耳鳴耳聾하게 된다. 이러한 肝腎의 기능부족으로 인한 병증에 본품은 肝腎을 補益하고 또한 收斂시키는 효능이 있어 상술한 證을 치료한다.

本品은 補陽시키고 滋陰시켜 肝腎을 平補시키는 약물이 되어 陽虛나 陰虛를 막론하고 고루 배합하여 응용할 수 있는 장점이 있다. 그러므로 甘寒滋潤한 약물과 배합하여 陰血을 補하고, 甘溫辛熱한 약물을 배합하여 陽氣를 補益한다.

【炮 製】酒蒸하면 補腎澀精의 작용이 증강되고, 生用하면 斂陰止汗의 작용이 우수하다.

【用 量】8~16g.

【禁忌症】命門火熾로 陽强不痿와 평소에 濕熱이 있어 小便이 不利한 자는 복용을 忌한다.

【配合例】① 熟地黃 山藥 枸杞子 등을 배합하여 肝腎不足으로 인한 眩暈耳鳴, 腰膝痠軟, 遺精滑泄과 小便頻數를 치료한다(예 : 右歸丸).

② 人蔘 白芍 龍骨 牡蠣 등을 배합하여 大汗出로 亡陽欲脫의 證을 치료한다(예 : 來復湯).

③ 熟地黃 白芍 阿膠 등을 배합하여 부녀의 月經過多로 漏下不止하는 증상을 치료한다.

④ 山藥 牛膝 熟地黃 杜仲 등을 배합하여 腎虛腰痛을 치료한다.

⑤ 覆盆子를 배합하여 小便頻數를 치료한다.

金 櫻 子 [蜀本草]

Rosae Laevigatae Fructus

異 名 : 刺楡子[蜀本草]・刺梨子[開寶本草]・山鷄頭子[綱目]

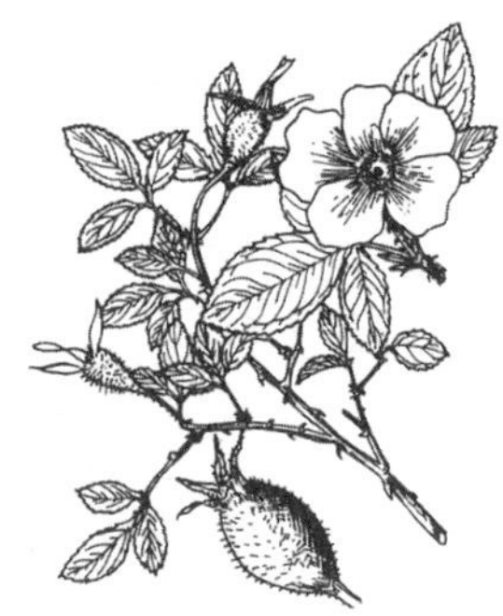

金櫻子
Rosa laevigata

【基　原】 장미과(薔薇科 : Rosaceae)에 속한 常綠攀援灌木인 金櫻子 *Rosa laevigata* Michx.의 성숙한 果實을 건조한 것으로, 10~11월 사이에 果實이 붉게 익었을 때 채취하여 건조한 후 毛刺를 제거한다.

【性　狀】 倒卵形으로 花柄과 같으며 길이 2~3.5㎝, 지름 1~2㎝이다. 외표면은 黃赤色 또는 赤褐色이며 위쪽에는 쟁반 모양의 꽃받침이 남아 있고, 아래쪽은 뾰족하며 전면에는 가시가 떨어진 자국이 있고 만지면 돌기된 小點이 있다. 質은 단단하고 횡단면의 두께는 1~2㎜이고, 안쪽 벽은 엷은 黃色의 융모가 붙어 있고 광택이 있으며, 엷은 黃色의 딱딱한 種子가 여러 개 들어 있다.

【産　地】 중국의 廣東, 江西, 浙江, 廣西, 江蘇 등에서 생산된다.

【成　分】 果實은 구연산, 사과산을 함유한다. 果皮는 laevigatin A, B ,C, D, E, F, G, agrimoniin, procyanidin B-3, sanguiin H-4, pedunculagin, potentillin, agrimonic acid A, B과 같은 다양한 가수분해형 탄닌을 함유한다.

【性　味】 性은 平하고, 味는 酸甘澀하다.

【歸　經】 腎・膀胱・大腸經.

【效能 主治】 固精縮尿・澀腸止瀉. 治遺精滑精, 遺尿, 尿意頻數, 崩漏帶下, 久瀉久痢.

【解　說】 性味가 平하고 酸澀하여 그 효능이 오로지 收斂하는 작용이 있어 腎 膀胱經에 들어가 固精, 縮尿, 止帶한다. 그러므로 腎虛로 精關이 不固하여 나타나는

遺精과 膀胱의 괄약근이 약하여 나타나는 遺尿와 尿意頻數, 부녀의 帶下 등을 치료한다. 또한 大腸經에 작용하여 收澀固腸止瀉시키는 효능이 있어 脾虛久瀉의 證을 치료한다.

【炮 製】曬乾한 후 核仁과 毛刺를 제거하고 사용한다.

【用 量】8~16g.

【禁忌症】實火와 邪熱이 있는 자는 복용을 忌한다.

【配合例】① 芡仁과 배합하여 腎虛로 인한 遺精滑精, 尿意頻數, 遺尿, 帶下 등 증상을 치료한다(예 : 水陸二仙丹).

② 人蔘 白朮 山藥 芡仁 茯苓 등을 배합하여 脾虛久瀉를 치료한다(예 : 秘元煎).

③ 沙苑蒺藜 芡仁 蓮鬚 龍骨 牡蠣 등을 배합하여 滑精을 치료한다.

④ 覆盆子를 배합하여 小便過多를 치료한다.

⑤ 芡實 蓮子 茯苓 蔓參 등을 배합하여 氣虛久痢를 치료한다.

⑥ 縮砂密을 배합하여 補血益淸한다.

桑 螵 蛸 [本經]

Mantidis Ootheca

異 名 : 桑蛸[吳普本草] · 螳螂子[別錄] · 螵蛸[廣雅]

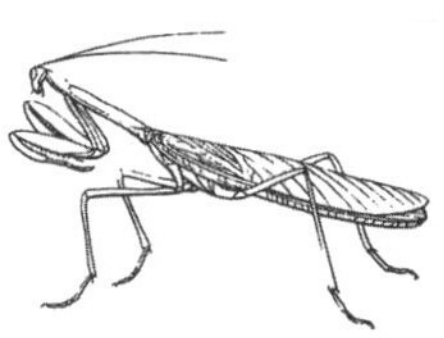

사마귀
Tenodera angustipennis

【基 原】사마귀과(螳螂科 : Mantidae)에 속한 곤충인 사마귀(大刀螂) *Tenodera angustipennis* Saussure, 좀사마귀(小刀螂) *Statilia maculata* (Thunb). 및 넓적배사마귀(廣腹螳螂) *Hierodula patellifera* (Serville)의 卵鞘를 건조한 것으로, 9월부터 다음해 2월 사이에 채취하여 나뭇가지를 제거하고 대바구니에 넣어 蒸하여 충란을 죽인 다음 曬乾한다.

【性 狀】① 團螵鞘(사마귀) : 圓柱形 또는 半圓形으로 여러 개의 膜片으로 된 엷은 층이 쌓여 배열되어 있고 길이 2.5~4㎝, 너비 2~3㎝이다. 표면은 엷은 黃褐色으로 상부는 약간 융기되어 있으며, 하부는 평탄하거나 식물의 줄기에 붙었던 자국이 있다. 體는 가볍고 質은 엉성하면서도 질기며, 횡단의 외층은 해면상으로 되어 있고, 내층은 방사상으로 배열된 小室이 많으며, 室內에는 각각 하나의 작은 橢圓形의 卵이 있고 卵은 짙은 褐色으로 광택이 있다.

② 長螵鞘(좀사마귀) : 長條形으로 한쪽 끝은 비교적 가늘며 길이 2.5~5㎝,

너비 1~1.5㎝이다. 표면은 灰黃色으로 상부는 帶狀으로 융기되어 있으며, 帶의 양쪽에는 각각 1條의 暗褐色 淺溝와 비스듬한 주름이 있다. 質은 단단하면서도 잘 부스러진다.

③ 黑螵蛸(넓적배사마귀) : 평행으로 된 사변형으로 길이 2~4㎝, 너비 1.5~2㎝이다. 표면은 灰褐色으로 윗면은 대상의 융기가 뚜렷하고 양측에는 비스듬한 주름이 있다. 質은 단단하면서도 질기다.

【產　地】 사마귀와 좀사마귀는 우리나라에 분포되어 있고, 넓적배사마귀는 일본 오키나와, 대만 및 동남아에 분포한다.

【成　分】 단백질과 지방 등을 함유한다.

【性　味】 性은 平하고, 味는 甘鹹하다.

【歸　經】 肝・腎經.

【效能 主治】 益腎固精・縮尿・止濁. 治遺精滑精, 遺尿, 尿意頻數, 小便白濁.

【解　說】 味甘은 補하고 鹹味는 腎臟에 들어가며 澀味는 收斂하여 補腎助陽하며 固下하는 要藥이 된다.

腎과 膀胱은 表裏가 되어 腎臟이 滋養하게 되면 膀胱이 스스로 固堅하게 된다. 이 약물은 補腎固澀하는 효능이 있으므로 腎陽不足으로 인한 遺尿와 尿頻數에 현저한 효능이 있으며, 腎陽이 衰微하여 精關이 不固하게 되어 나타나는 陽痿早泄을 치료한다. 그러나 補腎助陽하고 收斂固澀하는 약물을 배합하여야 하며, 陰虛火旺이나 膀胱濕熱로 인한 遺精이나 尿意頻數에 적용함은 마땅하지 않다.

【炮　製】 씻은 후 蒸製容器에 넣어 武火로 약 한 시간 蒸하여 꺼내 曬乾한다.

【用　量】 6~12g.

【禁忌症】 陰虛火旺과 膀胱에 熱이 있는 자는 복용을 忌한다.

【配合例】 ① 覆盆子 菟絲子 益智仁 補骨脂 등을 배합하여 小兒의 遺尿를 치료한다.

② 龍骨 牡蠣 등을 배합하여 遺精을 치료한다.

③ 補骨脂 枸杞子 海狗腎 등을 배합하여 陽痿를 치료한다.

④ 骨碎補 杜仲 山茱萸 등을 배합하여 腰痛을 치료한다.

⑤ 覆盆子 益智仁 金櫻子 또는 枸杞子 菟絲子 龍骨 牡蠣 등을 배합하여 腎陽不足으로 인한 尿頻數과 遺尿 및 陽痿, 遺精 등 證을 치료한다.

⑥ 遠志 龍骨 石菖蒲 人蔘 茯神 龜板(酒炙) 當歸 등을 배합하여 男女虛損 陽痿 遺尿 白濁 小便頻數 心神恍惚을 치료한다(예 : 桑螵蛸散).

⑦ 鹿茸 黃芪 人蔘 炙甘草 牡蠣 生薑 등을 배합하여 產後小便頻數을 치료한다(예 : 桑螵蛸湯).

覆 盆 子 [別錄]

Rubi Fructus

異 名 : 覆盆[本草經集注] · 烏藨子[綱目]

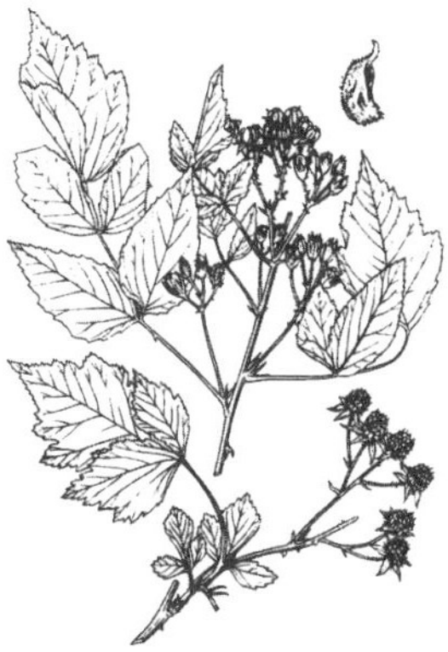

복분자딸기
Rubus coreanus

【基 原】장미과(薔薇科 : Rosaceae)에 속한 落葉灌木인 복분자딸기 *Rubus coreanus* Miq.의 미성숙 果實로, 초여름에 果實이 綠色에서 綠黃色으로 변할 때 채취하여 果梗을 제거하고 끓는 물에 2~4분 정도 익힌 다음 曬乾한다. 중국에서는 華東覆盆子 *R. chingii* Hu의 果實이 기원이다.

【性 狀】聚合果로서 많은 小核果가 합해져서 이루어진 것으로 圓錘形 또는 偏圓錘形이며 높이 0.6~1.3㎝, 지름 0.5~1.2㎝이다. 표면은 黃綠色 또는 엷은 褐色으로 頂端은 둔한 圓形이며 基部의 중심은 움푹 들어갔다. 꽃받침은 褐色으로 밑에는 果梗의 흔적이 있다. 小果는 쉽게 떨어지며 하나의 小果는 반월형으로 배면은 灰白色의 용모로 덮여 있고, 양측에는 뚜렷한 그물모양의 무늬가 있고 복부에는 돌기된 능선이 있다. 體는 가볍고 質은 단단하다.

【産 地】華東覆盆子는 중국의 浙江, 湖北, 江西, 福建 등에서 생산되며, 복분자딸기는 우리나라 각지에서 재배되고 있다.

【成 分】미성숙 果實은 유기산, 당류 및 소량의 비타민 C를 함유하고 있으며, quercetin이나 kaemferol과 같은 페놀성 화합물과 가수분해성 탄닌 등을 함유한다.

【性 味】性은 溫하고, 味는 甘酸하다.

【歸 經】腎 · 膀胱經.

【效能 主治】益腎 · 固精 · 縮尿. 治腎虛遺尿, 小便頻數, 陽痿早泄, 遺精滑精.

【解 說】甘味는 補益하고 酸味는 收斂하며 性이 溫하되 燥熱하지 않아 그 효능이 腎陽을 補하면서 傷陰시키는 弊가 없다. 또한 固脫하되 凝滯하지 않아 補하고 固하여 益下封藏의 효능이 있어 腎虛로 인한 下焦不固의 證을 치료하는 良藥이 된다.

【炮 製】酒蒸하여 사용한다.

【用 量】8~16g.

【禁忌症】腎虛有火로 小便이 短澀한 자는 복용을 忌한다.

【配合例】① 枸杞子 菟絲子 五味子 車前子 등을 배합하면 益腎澀精시키는 효능이 있어 腎虛陽痿와 遺精早泄을 치료한다(예 : 五子衍宗丸).

② 桑螵蛸 益智仁 山茱萸 등을 배합하면 固腎縮尿의 효능이 있어 尿頻數과 遺尿證을 치료한다.

③ 沙苑子 山茱萸 芡仁 등을 배합하여 夢遺滑精을 치료한다.

④ 熟地黃 枸杞子 女貞子 등 肝腎을 補益시키고 明目시키는 藥과 배합하면 目暗不明을 치료한다.

⑤ 肉蓯蓉 補骨脂 등을 배합하여 陽痿를 치료한다.

海 螵 蛸

Sepiae Endoconcha

異 名：烏賊骨[千金要方]・烏賊魚骨[本經]

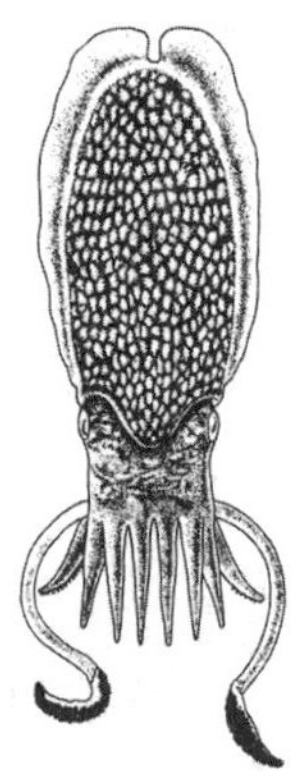

無鍼烏賊
Sepiella maindroni

【基 原】 갑오징어과(墨魚科：Sepiidae)에 속한 동물인 참갑오징어(金烏賊) *Sepia esculenta* Hoyle와 無鍼烏賊 *Sepiella maindroni* De Rochebrune의 內殼을 건조한 것이다.

【性 狀】 참갑오징어의 內殼은 長楕圓形으로 길이 13～23㎝, 너비 2～4㎝, 두께 0.8～1.2㎝이다. 외표면은 위쪽이 엷은 黃白色이고 아래쪽이 灰白色이며 조금 볼록하다. 부스러지기 쉽고 부서진 면은 白色이고 結晶 모양이다.

【產 地】 참갑오징어는 우리나라와 중국 연해에서 생산되며, 無鍼烏賊은 중국의 浙江, 福建省 연해에서 생산한다.

【成 分】 內殼은 탄산칼슘 80～85%를 함유하고 소량의 인산칼슘, chitin, collagen 등을 함유한다.

【性 味】 性은 溫하고, 味는 鹹澀하다.

【歸 經】 脾・腎經.

【效能 主治】 收斂止血・澀精止帶・制酸・斂瘡. 治潰瘍病, 胃酸過多, 吐血衄血, 崩漏便血, 遺精滑精, 赤白帶下, 胃痛呑酸, 外治損傷出血, 瘡多膿汁.

【解 說】 收斂하여 止血하며 止帶固精하는 작용이 있어 부녀의 肝腎不足으로 衝任脈이 不固하여 나타나는 崩漏와 帶下를 치료하므로 부인과의 要藥이 된다. 아울러 남자의 遺精과 滑精을 치료하는 보조약물이 된다. 또한 收斂止血의 효능이 있어 肺胃出血과 便血 및 外傷出血에 효과가 있으며, 制酸止痛과 收澀生肌의 효능이 있어 위・십이지장궤양에서 나타나는 胃痛, 泛吐酸水, 潰瘍出血을 치료한다. 外用하여 皮膚濕疹과 慢性潰瘍이 오랫동안 유합되지 않는 증상에도 현저한

효과가 있다. 다만 性이 溫燥하여 傷陰助熱하므로 陰虛有熱者에게는 마땅하지 않으며, 多服 또는 久服하면 便秘의 부작용을 일으키므로 潤腸藥을 적당히 배합하여 사용한다.

【炮 製】씻은 후 건조하거나 炒用한다.

【用 量】6～19g.

【禁忌症】자궁내막염에 의한 出血과 血熱로 인한 出血 및 胃酸不足으로 인한 胃痛에는 복용을 忌한다.

【配合例】① 茜草 棕櫚炭 五倍子 등을 배합하여 부녀의 崩漏下血을 치료한다.

② 白芨과 등분하여 사용하면 肺胃出血을 止血한다.

③ 山茱萸 菟絲子 沙苑子 등을 배합하여 遺精을 치료한다.

④ 浙貝母 甘草 玄胡索 枯白礬 등을 배합하여 胃脘疼痛, 噯氣呑酸을 치료한다.

⑤ 烏賊骨 85%, 浙貝母 15%를 배합하여 胃痛吐酸, 胃・十二指腸潰瘍을 치료한다(예 : 烏貝散).

⑥ 茜草 五倍子 煅龍骨 煅牡蠣 棕櫚炭 吳茱萸 白朮 黃芪 白芍藥 등을 배합하여 血崩을 치료한다(예 : 固冲湯).

⑦ 白芷 牡蠣 血餘炭 등을 배합하여 下元虛冷으로 인한 婦女赤白帶下, 經行不止를 치료한다(예 : 白芷散).

白 礬 [本經]

Alumen

異 名 : 礬石・羽涅[本經]・羽澤[吳普本草]・理石[藥性論]・
白君・明礬・ 雪礬・雲母礬・生礬[綱目]・枯礬

【基 原】硫酸鹽類鑛物인 明礬石 Alunite을 煎煉하여 얻은 결정체로, 황산알루미늄칼륨〔$KAl(SO_4)_2 \cdot 12H_2O$〕을 함유한다.

【性 狀】불규칙한 塊狀 또는 粒狀으로 무색 또는 淡黃白色이며 투명하거나 혹은 반투명하다. 표면은 약간 매끄럽고 혹은 울룩불룩하여 평탄하지 않으며 세밀한 縱棱이 있고 유리모양의 광택이 있다. 質은 단단하면서 잘 부스러진다.

【產 地】중국의 甘肅, 安徽, 山西, 湖北, 浙江 등에서 생산된다.

【成 分】明礬石은 鹽基性硫酸알루미늄칼륨 $KAl_3(SO_4)_2(OH)_6$으로 그 조성은 K_2O 11.4%, Al_2O_3 37.0%, SO_3 38.6%, H_2O 13.0%이다. 白礬은 硫酸알루미늄칼륨 $KAl(SO_4)_2 \cdot 12H_2O$를 함유한다.

【性　味】性은 寒하고, 味는 酸澀하다.

【歸　經】肺・脾・肝・大腸經.

【效能 主治】外用解毒殺蟲・燥濕止痒. 內服止血止瀉, 祛除風痰. 外治-濕疹, 疥癬, 聤耳流膿. 內服-久瀉不止, 便血, 崩漏, 癲癎發狂. 枯礬收濕斂瘡, 止血化腐. 治濕疹濕瘡, 聤耳流膿, 陰痒帶下, 鼻衄齒衄, 鼻息肉.

【解　說】味酸氣寒하고 性이 收澀하여 內服하면 止瀉, 止血, 祛痰의 효능이 있어 久瀉, 便血, 崩漏 및 風痰으로 인한 癲癎을 치료하고, 外用하면 燥濕止痒시키는 효능이 있어 濕疹疥癬과 口耳諸疾를 치료한다. 이는 酸澀收斂하고 澄淸蕩濁의 작용을 이용한 것이다.

【炮　製】內服(生用)에는 파쇄하여 사용하고, 外用(煅한 枯白礬)에는 白礬을 그릇에 넣고 가열하여 건조한 후 强火로 태운 다음 꺼내어 사용한다.

【用　量】內服 2～4g, 外用 適量.

【禁忌症】陰虛胃弱者와 濕熱이 없는 者는 복용을 忌한다.

【配合例】① 五倍子 訶子 등을 배합하여 便血, 崩漏를 치료한다(예 : 玉關丸).

② 皂角과 硏末하며 中風痰壅이 위급한 경우에는 調服한다(예 : 稀涎散).

③ 硫黃 輕粉 등을 배합하여 濕疹疥癬과 瘡毒 등 증상에 外用하여 치료한다.

④ 黃柏 龍腦 등을 배합하여 口瘡을 치료한다.

⑤ 五倍子 訶子 五味子 등을 배합하여 久瀉不止를 치료한다.

⑥ 五倍子 血餘炭 등을 배합하여 便血과 血崩을 치료한다.

⑦ 訶黎勒을 배합하여 노인의 久瀉不止를 치료한다(예 : 訶黎勒散).

⑧ 鬱金을 배합하여 癲癎, 肝膽結石을 치료한다(예 : 白金丸).

제19장 涌 吐 藥

嘔吐를 촉진시키는 주요작용을 하는 약물을 말하며 涌吐藥 또는 催吐藥이라고도 부른다. 이는 內經의 "在上者涌之" "其高者因而越之"에 따른 것으로 인체 상부의 이상 물질 즉 咽喉와 胸脘에 毒物이나 宿食 및 痰涎 등의 정체에 吐法을 적용하여 邪氣를 제거하는데 응용되어지는 약물군이다. 즉 문제의 내용물이 아직 흡수되지 않은 상태에 적용될 수 있다.

① 毒物을 잘못 먹었을 경우 아직 毒物이 胃腸안에 머물러 소화가 진행되지 않았을 때

② 宿食이 정체하여 아직 腸에 들어가지 않아 脘部가 脹痛하거나

③ 痰涎壅盛으로 호흡장애를 나타내는 癲癇이나 狂症에 응용된다.

이의 과정은 嘔吐라는 과정을 통하여 나타나는 것을 의미하는데, 胃의 噴門이 열리고 幽門이 닫히면서 胃壁이 매우 강하게 수축하고 횡격막과 복부근육이 경련을 일으키는 현상을 이용한 것이다.

涌吐藥은 작용이 峻烈하고 모두 毒性을 가지고 있으며, 嘔吐 자체적으로도 내부臟器에 영향을 미치므로 반드시 實證에만 적용해야 하고(氣實者用之) 체질이 허약한 자나 소아, 부녀의 胎産 전후 및 失血로 인한 頭眩, 心悸, 勞嗽喘咳 등 證에는 복용을 忌하여야 한다. 따라서 涌吐藥을 투여할 때는 用量과 用法 및 解毒 방법 등에 유의하여야 한다. 실제 운용방법에 있어서는 소량에서 부터 점진적으로 양을 늘려 사용함으로써 中毒이나 嘔吐가 지나치지 않게 하여야 한다.

전통적인 방법에서 服藥후에는 뜨거운 물을 많이 마시거나 혹은 새의 깃털 등(鷄毛 鵝尾毛 혹은 人指)으로 咽喉를 자극하여 嘔吐을 도왔다. 일반적인 涌吐藥으로는 ① 半白湯 ② 强制嘔吐 ③ 食鹽 : 문헌에는 人蔘蘆頭 등이 응용되었으며, 涌吐後에는 ① 절대안정 ② 유동식(소화가 잘되는 것)을 먹임으로써 胃腸의 회복을 도와주었다.

또한 적절한 嘔吐후에도 嘔吐증상이 멈추지 않을 때는 解毒시키는 방법을 사용하기도 하였다. 이런 경우에 얼음물이나 찬물을 먹이라 하였고, 藜蘆로 涌吐시킨 후 멎지 않으면 葱白湯을 사용하라 하였으며, 石藥으로 涌吐시켜 멎지 않으면 甘草와 貫衆으로 해독시켰고, 草木으로 涌吐시킨 후에는 麝香으로 解毒하라 하였다(張子和).

실제적으로 涌吐시에는 上氣와 面赤 등을 수반하며 腦壓이 상승되므로 매우 위험한 경우를 맞이할 수 있다. 따라서 현재는 食滯 등과 같은 경우에 일부 응용되는 것을 제외하고는 응용폭이 높지 않다.

瓜 蒂 [本經]

Melonis Pedicellus

異 名 : 甛瓜蒂[本草經集註]・瓜丁[千金翼方]・苦丁香[寶慶本草折衷]

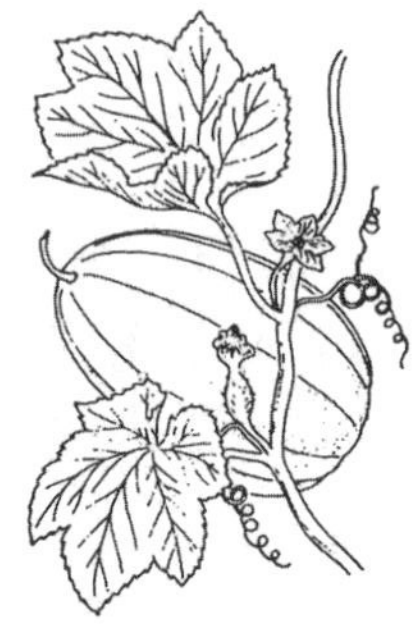

참외
Cucumis melo

【基　原】박과(葫蘆科 : Cucurbitaceae)에 속한 1년생 草質藤本인 참외(甛瓜) *Cucumis melo* L.의 덜 익어 青綠色을 띠는 果實의 果柄를 채취하여 陰乾한 것이다.

【性　狀】약간 구부러져 圓柱形을 이루고 있다. 위에는 세로로 주름이 있고 조금 쭈그러졌고 果實과 붙어 있는 한쪽은 膨大하며 꽃받침의 殘基가 남아 있다. 길이는 2~3㎝, 지름 4㎜ 내외이다. 위쪽에는 黃褐色의 구부러진 果皮가 붙어 있는 것도 있다. 質은 연하면서도 질기며 절단하기 어렵다. 냄새가 거의 없고 맛은 몹시 쓰다.

【産　地】우리나라 각지의 농가에서 재배한다.

【成　分】未熱한 果蒂는 elaterin, cucurbitacin B・D, α-spinasterol, cucurbitacin B-2-*O*-β-*d*-pyranoglucoside, isocucurbitacin B 등을 함유한다. 독성성분인 melotoxin을 함유한다.

【性　味】性은 寒하고, 味는 苦하며, 有毒하다.

【歸　經】脾・胃經.

【效能 主治】吐風痰宿食・瀉水濕停飮. 治痰涎宿食, 壅塞上脘, 胸中痞鞭, 風痰癲癎, 濕熱黃疸, 四肢浮腫, 鼻塞, 喉痹.

【解　說】性味가 苦寒하고 有毒하나 內服으로 응용한다. 熱痰을 涌吐하게 하는데, 痰涎宿食이 上脘에 壅塞하여 胸中이 痞硬한 것이나 風痰이 壅塞된 癲癎에 涌吐시키기 위해서 응용된다. 기타 毒物의 誤飮이나 다량의 痰이 막힌 腦卒中에 간혹 사용할 수 있다. 예를 들면 瓜蒂 1.5g을 溫水로 沖服하든가, 瓜蒂散을 복용하고 綿棒으로 咽喉部를 자극하거나 소량의 설탕을 투여하여 吐하게 한다(부드럽게 하기 위함). 단 氣虛한 자는 사용하지 않는 것이 좋다.

研末하여 콧속에 불어넣으면 濕熱을 없애는 작용이 있어, 전통적으로 濕熱黃疸에 많이 응용되었다. 그러나 이는 治標의 약물이니 신체가 허약하거나 심장질환 등이 있을 경우에는 사용해서는 안 된다. 현재는 그다지 사용하지 않는다.

【炮　製】研末 혹은 剉用한다.

【用　量】2.0~6g(보통 湯劑)이며 0.3~1g(丸散劑)이고 外用은 적당량.

【禁忌症】體虛者와 失血 및 上部에 實邪가 없는 者·病後나 產後에는 忌한다.

【配合例】① 赤小豆를 粉末하여 淡豆豉湯液에 調服하여 胸痞나 食物中毒으로 인한 上脘痛을 치료한다(예 : 瓜蒂散).

② 瓜蒂單用研末하여 鼻中에 불어넣어 鼻中流出黃水시키거나 內服하여, 濕熱黃疸을 치료한다(예 : 瓜丁散).

常 山 [本經]

Dichroae Radix

異 名 : 互草[本經] · 恒山[吳普本草] · 鷄骨常山[本草經集註] · 黃常山[中國藥用植物誌]

【基 原】범의귀과(虎耳草科 : Saxifragaceae)에 속하는 落葉灌木인 常山 *Dichroa febrifuga* Lour.의 根으로, 가을에 채취하여 鬚根을 제거하고 씻은 후 曬乾한다. 기타로 우리나라에서는 薔薇科의 조팝나무(李葉繡線菊) *Spiraea prunifolia*의 根을 『木常山』, 蘿摩科의 백미꽃(直立白薇) *Cynanchum atratum*의 根을 『草常山』, 芸香科의 상산(日本常山) *Orixa japonica*의 根을 『臭常山』, 馬鞭草科의 누리장나무(臭梧桐) *Clerodendron trichotomum*의 根을 『臭梧桐 혹은 海州常山』이라 부르며 대용한다.

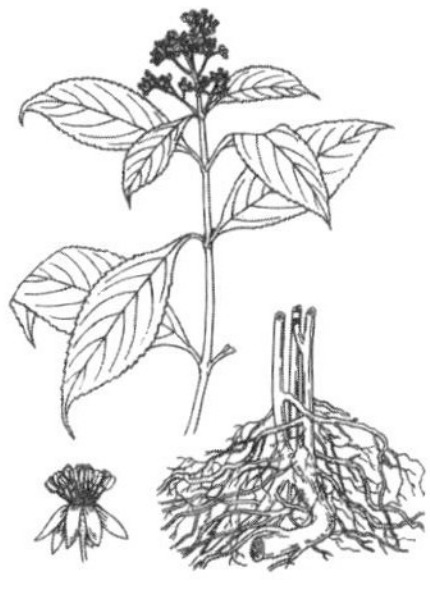

常山
Dichroa febrifuga

【性 狀】圓柱形으로 구부러져 꼬여지고 때로는 가지가 갈라졌다. 길이 9~15㎝, 지름 5~20㎜이다. 바깥 면은 黃褐色의 가는 세로주름이 있고 겉껍질이 쉽게 떨어지며, 떨어진 부위에는 엷은 黃色의 皮部가 노출되어 있다. 質은 단단하고 잘 꺾이지 않으며, 꺾을 때 가루가 날리고, 절단면은 黃白色으로 방사상의 무늬가 있다. 냄새가 없고 맛은 쓰다. 質이 단단하고 절단면이 엷은 黃色인 것이어야 한다.

【產 地】중국의 四川, 貴州, 江西, 湖北, 湖南, 陝西, 雲南, 廣東, 廣西, 福建省 등에 분포한다. 기타의 常山類는 우리나라의 경우 전국의 각지에 자생한다.

【成 分】Alkaloid 약 0.1%를 함유하는데 그 주성분으로는 α-·β-·γ-di-chronine, dichroidine, febrifugine, isofebrifugine 등이 있다. 또한, 4-quinazolone 및 umbelli ferone 등을 함유한다.

【性 味】性은 寒하고, 味는 苦辛하며, 有毒하다.

【歸 經】肺·肝·心經.

【效能 主治】涌吐痰飮・截瘧. 治胸中痰飮, 瘧疾.

【解　說】辛開苦泄하여 胸中의 痰水를 涌吐케 하고 또한 脇下의 痰飮을 行痰케 하여 祛痰截瘧의 효능을 나타내는 截瘧藥으로서, 이미 오랫동안 截瘧藥으로 각종 瘧疾을 치료하는데 적용하였다.

보통 복용후 惡心嘔吐의 증상이 나타나는 것은 痰의 배출경로가 催吐를 이용한 것이기 때문에 그렇다. 內服藥으로 흡수 후에 효과를 보고자 할 경우에는 보통 半夏 陳皮 혹은 草果 檳榔 烏梅 등과 배합하여 주된 부작용인 嘔吐를 감소시킨다.

즉 生用 혹은 대량 사용하면 催吐작용이 강하므로 일반적으로 酒製하여 炒하거나 檳榔 草果 法半夏 烏梅 등과 배합하여 부작용을 감소시킨다.

반면에 실제로 痰이나 毒物을 吐하게 할 때는 甘草를 배합하여 溫服시켜 응용되기도 한다. 즉 常山은 복용 후에 常山이 가지는 특성으로 惡心嘔吐의 반응을 나타내는데, 이를 이용하여 胸中의 痰飮積聚 등에 催吐藥으로 이용되기도 하였는데 주로 甘草와 배합하여 溫服하였다. 그러나 현재에는 吐法으로 상용되지 않으므로 보통 상용되는 방법은 아니다. 즉 嘔吐의 목적으로는 사용이 극히 제한적이었으며, 일반적으로 瘧疾치료를 위해서는 기타 약물을 배합하여 惡心嘔吐를 발생시키지 않으면서 瘧疾을 치료하는 방식을 선택한 것이 대부분이다. 기타로 常山은 양호한 退熱작용도 가지고 있었음이 여러 문헌에 기록되어 있다.

【炮　製】용도에 따라 여러 가지 炮製를 실시하여 응용한다. 즉 生用하면 催吐작용이 있으며 醋炙하면 더욱 심한 催吐작용을 나타내고, 酒蒸이나 酒炙는 催吐작용을 감약시키며 檳榔汁製하면 催吐작용이 없어진다. 보통 瘧疾을 치료함에 있어서는 酒製하여 응용하는데 이때는 소량을 사용하여 嘔吐가 발생하지 않게 하고 처방에 檳榔과 草果를 배합하는 방식을 선택한다.

① 酒製 : 薄片으로 썰고 黃酒와 균등하게 섞어 黃酒가 모두 흡수되면 文火로 炒하여 深黃色이 될 정도로 실시한다(常山 500g당 黃酒 50～100g정도).

② 麥麩皮炒 : 麥麩皮와 섞어 黃色이 될 때까지 炒한다.

【用　量】瘧에는 4～10g, 祛痰에는 4～12g.

【禁忌症】正氣가 허약한 者나 久病體弱者는 忌한다. 기타로 瘧이 三陰에 있거나 소화불량과 혀가 광택한 者 등은 忌한다.

【配合例】① 藜蘆와 배합되어 吐瘧작용을 나타내어 瘧疾을 치료한다(예 : 二神散).

② 知母 貝母 등과 배합되어 熱瘧을 치료한다(예 : 爭功散).

③ 檳榔 草果 知母 貝母 烏梅 등과 배합되어 痰濕 혹은 痰熱이 偏勝한 瘧疾을 치료한다(예 : 常山飮).

④ 草果 檳榔 青皮 厚朴 陳皮 등과 배합되어 瘧疾을 치료한다(예 : 截瘧七寶飮).

膽 礬 [本經]

Chalcanthitum

異 名 : 石膽[本經] · 君石[李當之本草] · 黑石 · 銅勒[吳普本草] · 碁石[別錄] · 立制石[本草經集註] · 翠膽礬[本草蒙筌]

【基 原】硫酸鹽類의 黃化銅鑛物인 膽礬 Chalcanthite의 結晶體 또는 인공적으로 제조한 含水硫酸銅이다. 보통 銅鑛石중에 자연히 생성되는 藍色의 硝子狀結晶顆粒으로 옛날에는 천연품을 사용하였으나 오늘날에는 熱湯을 가하여 침출하고 蒸發結晶시킨 것이다.

【性 狀】불규칙한 덩어리의 結晶體로 크기가 일정하지 않다. 바깥 면은 深藍色 또는 淺藍色으로 반투명하며 파쇄하기 쉽다. 파쇄 한 덩어리는 棱柱形으로 단면은 광택이 있다. 건조한 공기 중에 방치하면 점차 風化하여 白色으로 변한다. 冷水에 용해되고 특히 熱湯에 더욱 쉽게 용해되어 산성반응을 나타내고 酒精에는 용해되지 않는다.

【產 地】중국의 雲南, 山西, 江西, 廣東, 陝西, 甘肅省 등에서 산출된다. 우리나라에서는 경남과 함남의 甲山에서 생산되었다.

【成 分】硫酸銅 $CuSO_4 \cdot 5H_2O$으로 대개는 5分子의 結晶水를 가진 藍色의 結晶이다. 銅鑛중에 천연적으로 산출되는 것을 藍礬이라 하며, 水分을 증발시켜도 藍礬을 얻을 수 있다.

【性 味】性은 寒하고, 味는 酸辛하며, 有毒하다.

【歸 經】肝 · 膽經.

【效能 主治】催吐 · 祛腐 · 解毒. 治風痰壅塞, 喉痹, 癲癇, 牙疳, 口瘡, 爛弦風眼, 痔瘡, 腫毒.

【解 說】性味가 酸辛寒하고 有毒하여 內服하면 風痰과 毒物을 강력하게 涌吐시키는 작용을 가지고 있어, 風痰壅盛으로 인한 喉痺와 癲癇 및 毒物의 誤食 등에 응용된다. 또한 外用하면 解毒收濕하고 蝕瘡祛腐하는 효능이 있어 風眼赤爛과 口瘡(口內炎) 牙疳(齒槽膿漏) 등에 소량을 사용한다.

【炮 製】硏末하여 사용한다.

【用 量】內服에는 0.3～0.6g이며 外用에는 적당량을 사용하는데 사용후 洗眼한다.

【禁忌症】體虛者는 복용을 忌한다.

【配合例】① 枯白礬 焰硝 龍腦 山豆根 辰砂 鷄內金 등을 배합하여 懸癰을 치료한다(예 : 吹喉散).

② 龍腦 硼砂 燈心炒炭 등과 배합되어, 浮腫消退 鎭痛消炎 등의 효과를 나타낸다(예 : 氷硼膽礬散).

③ 白殭蠶 등과 함께 硏末하여 吹喉하고 吐痰케 하여 喉痺를 치료한다(예 : 二聖散).

④ 胡黃連 麝香 등과 함께 배합되어 牙疳에 外敷하여 치료한다(예 : 膽礬散).

藜 蘆 [本經]

Veratri Rhizoma et Radix

異 名 : 葱苒[本經] · 葱葵 · 山葱[吳普本草] · 梨蘆[本草經集註] · 鹿葱[本草圖經] · 葱蘆[綱目]

【基 原】백합과(百合科 : Liliaceae)에 속한 다년생초본인 참여로(黑藜蘆) *Veratrum nigrum* L.(= *V. nigrum* L. var. *ussuriense* Loes. fil.) 또는 박새(尖被藜蘆) *V. oxysepalum* Turcz.(= *V. patulum* Loes. f.)의 根莖으로, 5~6월에 꽃대가 나오지 않을 때 채취하여 苗葉을 제거하고 曬乾하거나 燙浸한 후 曬乾한다.

동속식물로는 흰여로 *V. versicolor* Nakai, 刑氏藜蘆(天目山藜蘆) *V. schindleri* Loes f., 긴잎여로(毛穗藜蘆) *V. maackii* Reg., 푸른박새(毛葉藜蘆) *V. puberulum* Loes. f.(= *V. grandiflorum* (Maxim.) Loes. f.), 興安藜蘆 *V. dahuricum* Loes. f., 小藜蘆 *V. mengtzeanum* Loes. f., 파란여로 *V. maximowiczii* Baker 등이 있다.

【性 狀】紡錘形 또는 圓錘形으로 길이 35~50㎝ 지름 1.0~15㎜이다. 根莖의 바깥 면은 葉鞘가 썩어서 남은 섬유로 싸여 있고 黑褐色~赤褐色을 띠고 있다. 根莖은 短粗하고 上端에는 葉基와 褐色의 털 모양 維管束이 남아 있으며 아래쪽으로 굵은 鬚根이 있다. 鬚根은 根莖의 주위에 많이 簇生하는데 길이 12~20㎝이다. 표면은 黃白色 또는 灰褐色으로 세밀한 가로주름이 있고 下端에는 많은 세로주름이 있다. 質은 가볍고 절단하기 쉬우며, 단면은 白色이고 粉質로 중심에는 淡黃色의 섬세한 木質部가 있어 껍질과 떨어지기 쉽다. 특이한 자극성 냄새가 있고 맛은 조금 쓰다.

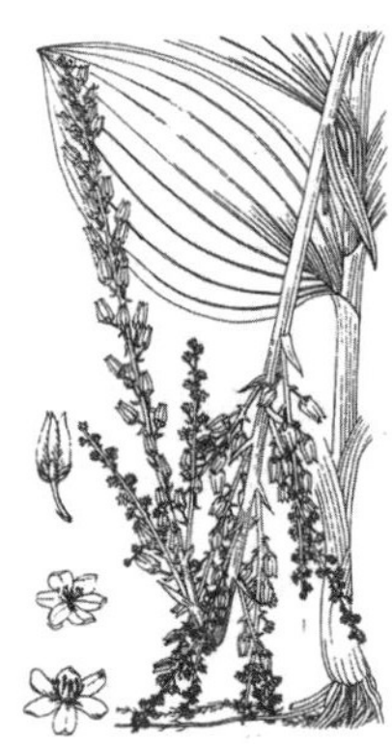

참여로
Veratrum nigrum

【產 地】중국과 우리나라 각지의 山林樹林아래나 깊은 계곡의 陰濕한 곳에 분포한다.

【成 分】참여로의 根莖은 deacetylprotoveratrine, pseudojervine, rubijervine, jervine, colchicine, germerine, veratroylzygadenine 등의 alkaloid를 함유한다. 박새의 根은 veratramine, rubijervine, solanidine, 11-deoxojerine 등의 alkaloid 및 β-sitosterol 등을 함유한다.

【性　味】性은 寒하고, 味는 苦辛하며, 有毒하다.

【歸　經】肺·胃·肝經.

【效能 主治】涌吐風痰·殺蟲. 治中風痰涌, 風癲癎疾, 黃疸, 久瘧, 泄利, 頭痛, 喉痺, 鼻瘜, 疥癬, 惡瘡.

【解　說】性味가 辛苦寒하고 有毒하여 內服으로는 風痰을 吐하게 하는 작용을 가지고 있어 痰壅으로 인한 中風癲癎喉痹 등을 치료한다. 外用으로는 殺蟲止痒의 효능이 있어 疥癬禿瘡에 응용된다. 그러나 이 약물은 독성이 강하므로 內服에는 신중을 기하여야 한다.

【炮　製】硏末하여 사용하거나, 糯米泔汁에 一宿후에 微炒하거나 혹은 몇 시간 동안 煮하여 曬乾한다.

【用　量】內服의 경우 0.3~0.9g정도이며(丸散劑), 外用에는 적당량을 환부에 사용한다.

【禁忌症】體弱者나 失血 및 孕婦는 복용을 忌한다. 일반적으로 諸蔘細辛芍藥을 忌한다.

【配合例】① 內服 : 南星 蜈蚣 地龍 杜仲 法半夏 등을 배합하여 中風不語와 痰涎壅盛을 치료한다(예 : 藜蘆湯).

② 內服 : 鬱金과 함께 硏末하여 溫水調服하면 諸風頭痛을 치료한다(예 : 通頂散).

③ 內服 : 瓜蒂 防風 등을 배합하여 誤服毒物의 경우에 催吐시킨다(예 : 三經散).

④ 外用 : 松脂 苦參 雄黃 枯白礬 등을 硏末하여 生油와 섞어 軟膏를 만들어 外敷하여, 疥癬을 치료한다(예 : 藜蘆膏).

参　考 : 中毒證

1) 주로 신경계통에 나타나 瞳孔擴大나 對光反射消失 失明이 나타나며 癱瘓 抽搐 호흡억제로 사망하는 순서를 밟게 된다. 분류하면 아래와 같이 형태를 나타내나, 대부분이 강력한 嘔吐를 수반하므로 비교적 중독으로 인한 사고염려는 높지 않다.

① 輕證 : 上腹部燒灼感, 流涎, 惡心嘔吐, 呃逆, 出汗, 眩暈, 黃視 등.

② 重證 : 便血, 血壓下降, 虛脫, 心率不齊, 震顫, 痙攣, 譫語, 昏迷不省, 呼吸抑制.

③ 危證 : 呼吸停止

2) 處置法 : 위장세척과 인공호흡을 겸하여 실시하며, 대량의 수액을 공급하여 준다. 전통한방처치법 중 민간에서는 葱白湯을 사용하거나, 雄黃 葱頭 猪油를 진하게 달여 冷服하여 해독시키는 방법 등이 있다[金華科技 1973].

* 野金針菜는 특히 視神經을 손상시켜 失明시키며 肝損傷을 일으키므로 주의하여야 한다.

제20장 外 用 藥

外用藥이란 外用을 주로 하는 약물을 말한다.

外用藥은 解毒消腫, 化腐排膿, 生肌斂瘡, 殺蟲止痒 등의 효능으로 나뉘며, 癰疽瘡瘍이나 疥癬, 外傷, 蛇蟲咬傷 및 五官질환 등에 응용한다. 이와 같은 질환은 발생부위와 나타나는 증상이 같지 않아 用藥의 형식이나 방법이 다양하여 膏貼, 塗敷, 熏洗, 吹喉, 滴鼻, 點眼 등의 방법이 있다. 그 중에서도 일부 약물은 病證에 따라 內服하기도 한다.

本類의 약물들은 대부분 정도의 차이는 있으나 毒性을 가지고 있으므로 사용할 때에는 신중하게 응용하여야 하며, 外用할 때는 炮製를 한 후에 사용하고, 內服할 때는 丸·散劑로 만들어 복용하는데 용량에 주의하여 中毒 증상이 일어나지 않도록 해야 한다.

硫 黃 [本經]

Sulfur

異 名 : 石硫黃[本經]·石流黃[范子計然]·石留黃[吳普本草]

【基 原】硫黃鑛이나 硫化鑛物을 채취하여 가열 융해한 다음 상층의 액상 硫黃을 취하여 냉각한 것이다.

【性 狀】불규칙한 塊狀으로 黃色 또는 약간 綠黃色을 나타낸다. 표면은 평탄하지 않고 광택이 있으며 작은 구멍이 많이 있고 반투명하다. 體는 輕하고 質은 脆鬆하여 잘 부스러진다. 단면은 針狀의 結晶形으로 특이한 냄새가 있다.

【產 地】중국의 山西, 陝西, 河南, 山東, 湖北, 湖南, 江蘇, 四川, 廣東 등 지역에서 생산되며, 우리나라 광산지역에서 생산된다.

【成 分】유황(sulfur, S)을 함유하고, 또 텔루륨(Te)과 셀레늄(Se)을 함유한다.

【性 味】性은 溫하고, 味는 酸하며, 有毒하다.

【歸 經】腎·大腸經.

【效能 主治】外用 : 解毒殺蟲·療瘡. 治疥癬, 禿瘡, 陰阻惡瘡.

內服 : 補火助陽·祛寒通便. 治陽痿足冷, 虛喘冷哮, 虛寒便秘.

【解 說】性味가 酸溫有毒하여 外用劑로 많이 응용하는데 이는 以毒攻毒을 이용함

이며 또한 殺蟲力이 강하여 疥癬瘙痒 등 피부병을 치료하는데 양호한 효과가 있다. 內服하면 補火助陽시키고 祛寒通便시키는 효능이 있어 陽衰陰寒의 證에 응용하여 치료한다. 그러나 性이 溫하고 毒이 있어 內服에는 마땅히 愼用하여야 하며 陰虛陽亢의 병증이나 孕婦는 복용을 忌해야 한다.

【炮 製】 外用에는 작은 덩어리로 만들어 사용한다.

內服에는 硫黃 100kg을 豆腐 200kg과 같이 삶은 후 豆腐의 색이 黑色 또는 黑綠色이 되면 꺼내 물에 씻은 다음 豆腐를 건져내고 曬乾하여 사용한다.

【用 量】 內服 2~4g. 外用 적당량.

【禁忌症】 陰虛火旺者나 姙婦는 복용해서는 안 된다.

【配合例】 ① 輕粉 斑猫 龍腦 등을 각 等分하여 배합하고 硏末하여 香油와 섞어 疥癬의 痒痛을 참을 수 없는 증상에 塗敷하여 치료한다.

② 附子 肉桂 등의 助陽藥과 배합하여 命門火衰로 인한 腰膝冷痛과 陽痿 및 腎不納氣로 인한 喘逆과 虛寒腹痛 등 證을 치료한다(예 : 黑錫丹).

③ 半夏를 배합하여 陰寒內勝의 大便冷秘와 老人의 冷秘 및 虛秘를 치료한다(예 : 半硫丸).

④ 單方으로 硏末하여 蒸餠으로 丸劑를 만들어 內服함으로써 腎虛陽衰로 인한 腰膝冷痛 遺尿 失精 등을 치료한다(예 : 金液丹).

砒 石 [開寶本草]

Arsenicum Sublimatum

異 名 : 砒黃[日華子] · 人言[本事方] · 信石砒霜[救急易方]

【基 原】 酸化物類의 광물인 砒華 Arsenolite의 광물인데, 현재는 대개가 硫砒鐵鑛 Arsenopyrite, 鷄冠石 Realgar, 雌黃 Orpiment 등을 가공한 삼산화이비소 As_2O_3이다.

【性 狀】 紅信石과 白信石의 두 종류가 있는데 藥用으로는 紅信石을 주로 사용한다.

① 紅信石 : 불규칙한 塊狀으로 크기가 일정하지 않으며, 白色으로 黃色과 紅色의 彩雲이 있고 투명 또는 불투명한 것도 있다. 유리모양의 광택이 있고, 絹糸狀으로 더러는 광택이 없는 것도 있다. 質은 잘 부스러지고 냄새가 없다.

② 白信石 : 불규칙한 塊狀으로 크기가 일정하지 않으며 白色으로 투명하며 더러는 불투명한 것도 있다. 유리모양의 광택과 絹糸狀으로 광택이 없는 것도 있다. 質은 잘 부스러지며 냄새가 없다.

【產 地】 중국의 江西, 湖南, 廣東, 貴州 등지에서 생산된다.

【成 分】주성분은 삼산화이비소 As_2O_3로, 無水亞砒酸 또는 白砒라고도 하며 백색의 8면체 결정으로, 고열에서 승화하여 정제가 비교적 쉽다. 승화물을 砒霜이라 부르는데 성분은 As_2O_3이다. 紅砒는 As_2O_3 이 외에 홍색의 광물질을 함유한 일종의 砒石 종류이다.

【性 味】性은 熱하고, 味는 辛酸하며, 有毒하다.

【歸 經】肺・胃經.

【效能 主治】祛痰截瘧・殺蟲・蝕惡肉. 治寒痰哮喘, 瘧疾, 休息痢, 痔瘡, 瘰癧, 走馬牙疳, 癬瘡, 潰瘍腐肉不脫.

【解 說】大熱大毒한 약물로 그 효능이 신속하나 量을 超過하거나 誤服하면 생명에 위험이 있다. 外用하면 강렬한 腐蝕작용이 있어 痔瘡이나 痔瘻 및 走馬牙疳 등 證에 以毒攻毒 효능이 있어 치료된다. 또한 內服하여 寒痰을 없애는 작용이 있어 平喘시키므로 寒性哮喘에 痰多淸稀한 證을 치료하며 또한 截瘧에도 응용한다. 다만 大毒이 있는 약물이므로 內服할 때는 綠豆나 豆腐와 같이 煮한 후 응용하고, 丸劑에는 극소량을 넣어 응용하며 병이 치료되면 즉시 중지하여야 되고, 계속해서 오래 복용하여서는 안 되며 孕婦는 복용을 금한다.

【炮 製】이물질을 제거하고 파쇄 하여 土器에 넣고 진흙으로 입구를 밀봉한 다음 爐에 넣어 붉게 달군 후 꺼내어 냉각시킨 다음 극세말로 만들어 사용한다.

【用 量】0.03～0.1g.

【禁忌症】大毒이 있으므로 사용할 때 주의를 요하며, 體虛者나 妊婦는 복용해서는 안 된다.

【配合例】① 單用으로 痔瘡, 瘻管, 瘰癧, 牙疳 등 證에 硏末하여 外敷한다.

② 枯白礬 朱砂 烏梅肉 등을 배합하여, 痔瘡, 痔瘻에 塗敷한다(예 : 枯痔散).

③ 豆豉와 같이 丸藥을 만들어 寒喘氣急, 哮喘, 咳嗽, 痰多淸稀 등의 證으로 平臥하지 못하는 증상을 치료한다(예 : 紫金丹).

雄 黃 [本經]

Realgar

異 名 : 黃食石[本經]・石黃[本草經集注]・黃石[藥性論]・熏黃[新修本草]・天陽石[石藥爾雅]・雞冠石[石雅]

【基 原】硫化物類의 광물인 雄黃族의 雄黃으로 硫化砒素 AsS를 함유한다.

【性 狀】塊狀 혹은 粒狀의 집합체로 불규칙한 덩어리이다. 표면은 深紅色 또는 橙紅色으로 엷은 橘紅色의 條痕이 있으며, 晶面에는 금강석 모양의 광택이 있다. 質은 脆鬆하고 잘 부스러지며, 단면은 樹脂 모양의 광택이 있고 약간 특이한 냄새가 있다.

【產　地】중국의 湖南, 湖北, 貴州, 雲南, 四川 등 지역에서 생산된다.

【成　分】硫化砒素 AsS를 함유하는데, 그 조성은 As 64.88%, S 25.12%이며 기타 소량의 중금속염을 함유한다.

【性　味】性은 溫하고, 味는 辛하며, 有毒하다.

【歸　經】肝・大腸經.

【效能 主治】解毒殺蟲・燥濕祛痰・截瘧. 治疥癬, 禿瘡, 癰疽, 走馬牙疳, 破傷風, 蛇蟲螫傷, 蟲積腹痛.

【解　說】辛溫有毒하고 解毒작용이 비교적 강하여 피부의 疥癬蟲을 殺蟲시키므로 痔瘡腫毒과 濕疹疥癬, 蛇蟲咬傷 등 증상에 多用하는 外科의 要藥이 된다. 內服하면 그 毒性으로 하여금 蛔蟲을 驅殺하여 蟲積腹痛을 치료할 수 있으나 그 性이 溫有毒하므로 內服은 가능하면 삼가야 하며, 계속 복용하여서는 안 된다. 또한 孕婦나 血虛者는 禁用하며, 內服에 火로 炮製하면 그 毒이 殺人하므로 절대 시행하여서는 안된다.

본품을 雄黃精, 腰黃, 雄黃, 雌黃으로 분류하나 모두 硫化砒素의 광석으로 雌黃 Orpiment As_2S_3이다. 성상은 비교적 비슷하나 雌黃은 전체가 黃色이고 雄黃는 紅色 또는 橙紅色으로 차이가 있다. 일반적으로 雄黃精이 가장 품질이 좋고 雌黃은 次品이며 雄黃은 下品에 속한다.

【炮　製】研末하여 사용하거나 水飛하여 曬乾한다.

【用　量】0.3～0.9g.

【禁忌症】陰虛血虛와 孕婦는 복용을 忌한다.

【配合例】① 麝香 乳香 沒藥 등을 배합하여 癰瘡疔毒을 치료한다(예 : 醒消丸).

② 黃柏 龍腦 등을 배합하여 研末하고 香油로 調和하여 濕疹疥癬에 塗敷하여 치료한다.

③ 五靈脂와 같이 研末하고 酒로 調和하여 毒蛇咬傷의 患部에 塗敷하여 치료한다.

④ 檳榔 牽牛子 등을 배합하여 蟲積腹痛을 치료한다.

⑤ 白礬을 배합하여 風濕으로 인한 諸瘡紅腫痛痒, 疥瘡을 치료한다(예 : 二味拔毒散).

⑥ 鬱金 巴豆를 배합하여 燥濕祛痰의 효능으로 急性咽喉腫痛, 喉痺의 極甚, 小兒驚癎, 痰涎壅盛을 치료한다(예 : 雄黃解毒丸).

輕　粉 [本草拾遺]

Calomelas

異 名 : 水銀粉 · 汞粉[本草拾遺]

【基　原】水銀과 기타 물질(膽礬 · 食鹽 · 紅土)을 혼합하여 승화법으로 가공 제조한 염화제일수은 Hg_2Cl_2의 結晶體이다.

【性　狀】白色으로 광택이 있으며 鱗片狀 또는 雪花狀의 結晶 혹은 結晶性의 분말이다. 공기 중에서는 안정하나 광선에 의하여 점차 灰色으로 변한다.

【產　地】중국의 湖北, 河北, 湖南, 雲南 등에서 생산된다.

【成　分】주로 염화제일수은(Hg_2Cl_2)을 함유한다. 천연산을 각홍광 Horn-quicksilver 이라 한다. 대개는 인공적으로 만들며 무미무색의 비늘모양의 결정으로 때로는 담황색을 띠기도 한다. 화학적으로는 甘汞이라 하며 건조품은 HgCl을 99.6% 이상 함유한다.

【性　味】性은 寒하고, 味는 辛하며, 有毒하다.

【歸　經】大腸 · 小腸經.

【效能 主治】外用 : 殺蟲 · 攻毒 · 斂瘡. 治疥瘡, 頑癬, 臁瘡, 梅毒, 瘡瘍, 濕疹.
內服 : 祛痰消積 · 逐水通便. 治痰涎積滯, 水腫鼓脹, 二便不利.

【解　說】攻毒殺蟲의 효능이 비교적 강하고 아울러 止痒시키는 효능이 있어 外科에 要藥이 되어 疥癬과 梅毒을 치료하며, 內服하면 二便을 통하게 하고 水腫을 逐水케 하므로 水腫膨脹과 二便이 秘結한 證을 치료한다. 다만 그 毒性이 강열하므로 주로 外用에 많이 적용하고 內服에는 愼用하여야 하며 과량이나 장기복용해서는 안되고 孕婦는 복용을 忌한다.

【炮　製】研末하여 사용한다.

【用　量】內服 0.1～0.2g, 外用 적당량.

【禁忌症】內服에는 주의하여야 하며 體弱者나 姙婦는 복용해서는 안 된다.

【配合例】① 羊蹄根 硫黃 등을 배합하여 搗爛하고 疥癬에 外敷하여 치료한다.

② 石膏와 배합하여 臁瘡이 오래도록 收口하지 않은 증상에 外敷하여 치료한다.

③ 青黛 珍珠 등과 배합하여 研末하고 梅毒이나 下疳潰爛에 外敷하여 치료한다(예 : 珍珠散).

④ 大戟 甘遂 芫花 등 峻下逐水藥과 배합하여 水腫과 二便秘結의 實證을 치료한다(예 : 舟車丸).

鉛 丹 [本經]

Minium

異 名：丹[范子計然]・黃丹[抱朴子]・眞丹[肘后方]・鉛華[別錄]・丹粉[新修本草]

【基 原】순수한 鉛을 가공하여 제조한 사산화삼연 Pb_3O_4이다.

【性 狀】橙黃色 또는 橙紅色의 질이 무거운 고운 가루이나 사방정계의 結晶을 이룬 것도 있다. 외표면은 암담한 광택으로 투명하지 않으며 손으로 만지면 매끈하고 고우며 엉성한 촉감이 없고 손가락이 橙黃色으로 염색되기 쉽다.

【產 地】중국의 河南, 廣東, 福建, 湖南, 雲南 등 지역에서 생산된다.

【成 分】주요 성분은 사산화삼연(Pb_3O_4)으로 이론적으로는 PbO_2를 34.9% 함유한다. 그러나 우량품은 23~25%를 함유하고 있다.

【性 味】性은 寒하고, 味는 辛鹹하며, 有毒하다.

【歸 經】心・脾・肝經.

【效能 主治】解毒・生肌・墮痰鎭驚. 治癰疽潰瘍, 金瘡出血, 口瘡, 目翳, 湯火灼傷, 驚癎癲狂, 瘧疾, 痢疾, 吐逆反胃.

【解 說】性味가 辛寒有毒하고 질이 重하여 散劑나 膏藥에 넣어 外科질환에 적용하는 주요한 약물이다. 植物性油와 섞어 膏藥으로 만들어 外貼하면 拔毒, 收斂, 生肌의 작용이 비교적 양호한데, 瘡瘍腫毒이 未潰하였을 때는 膿潰消腫하고 이미 膿潰하였을 때는 拔毒生肌하므로 외과에 상용하는 약물이 된다. 또한 內服하면 墮痰鎭驚의 효능이 있으나 그 性이 寒하고 有毒하므로 임상응용에는 극히 드물며, 적용할 때는 鉛中毒에 세심한 주의를 하여야 한다.

【炮 製】硏末하여 사용하거나 炒用한다.

【用 量】0.3~0.6g, 外用 적당량.

【禁忌症】過量이나 久服하여서는 안되며, 鉛中毒의 축적을 방지하여야 하고, 虛弱人은 복용을 忌한다.

【配合例】① 煅石膏와 배합하여 黃水濕瘡과 瘡瘍潰爛을 치료한다.

② 柴胡 人蔘 半夏 黃芩 龍骨 煅牡蠣 茯苓 桂枝 大黃 生薑 大棗 등을 배합하여 傷寒下後의 胸悶 煩驚 譫語 身重 不能轉側을 치료한다(예：柴胡加龍骨牡蠣湯).

爐甘石 [本草綱目]

Calamina

異 名 : 甘石[品匯精要] · 盧甘石[醫學入門 · 本草] · 羊肝石[現代實用中藥]

【基　原】炭酸鹽類鑛物인 方解石族의 능아연석(菱鋅鑛, Smithsonite)이나 수아연석(水鋅鑛, Hydrozincite)을 채취한 후 잡석을 제거하고 씻어 曬乾한 것이다.

【性　狀】塊狀 집합체의 불규칙한 덩어리 모양으로 灰白色 또는 淡紅色이다. 표면은 粉性이고 광택이 없으며 울룩불룩하여 평탄하지 않고 많은 구멍이 있어 벌집과 비슷한 모양이다. 體는 가볍고 부서지기 쉽다.

【産　地】중국의 廣西, 四川, 雲南, 湖南 등 지역에서 생산한다.

【成　分】주성분은 탄산아연($ZnCO_3$)으로 소량의 산화칼슘 0.27%, 산화마그네슘 0.45%, 산화철 0.58%, 산화망간 0.01%를 함유한다. 煅爐甘石의 주요성분은 산화아연(ZnO)이다.

【性　味】性은 平하고, 味는 甘하다.

【歸　經】胃經.

【效能 主治】解毒明目退翳 · 收濕止痒斂瘡. 治目赤腫痛, 眼緣赤爛, 翳膜胬肉, 潰瘍不斂, 膿水淋漓, 濕瘡, 皮膚瘙痒.

【解　說】오로지 外用藥으로 明目退翳시키는 효능이 있어 目疾을 치료하는데 상용하며, 또한 收濕生肌시키고 防腐斂瘡시키는 효능이 있어 潰瘍不斂과 濕瘡瘙痒에 치료효과가 있다.

【炮　製】煅爐甘石으로 만들어 사용하는데, 爐甘石을 耐火용기에 넣고 煅하여 붉게 되면 꺼내어 水中에 浸淬하고 교반하여 현탁액을 취하고 남은 찌꺼기를 다시 燒煅하여 浸淬 3~4차하여 만든 혼탁액을 합하여 상층의 맑은 물은 버리고 침전물을 건조시켜 분쇄하여 사용한다.

【用　量】外用 적당량.

【禁忌症】內服하지 않으며 外用劑로 사용한다.

【配合例】① 熊膽 麝香 龍腦 등을 배합하여 目赤腫爛과 目生翳障 등 증상에 點眼하여 치료한다.

② 煅石膏 煅龍骨 龍腦 등을 배합하여 慢性潰瘍과 皮膚濕疹 등 증상에 外敷하여 치료한다.

③ 海螵蛸 氷片 등을 배합하여 風眼流淚不止를 치료한다(예 : 止淚散).

硼　砂 [日華子本草]

Borax

異 名：大朋砂[丹房鑒源]・蓬砂・鵬砂[日華子]・月石[三因方]・盆砂[綱目]

【基　原】單斜晶系의 광물인 硼砂 Borax를 채취하여 정제한 結晶體이다.

【性　狀】菱形, 柱形 또는 粒狀의 結晶으로 크기가 일정하지 않으며, 무색투명하거나 白色 반투명하며 유리 모양의 광택이 있다. 오래되면 풍화하여 白色의 분말로 되고 불투명하며 지방 모양의 광택이 있다. 體는 가볍고 質은 脆鬆하여 잘 부스러진다.

【產　地】주산지는 중국의 青海와 西藏, 雲南, 新疆, 四川, 陝西, 甘肅 등 지역에서도 생산된다.

【成　分】사붕산나트륨($Na_2B_4O_7 \cdot 10H_2O$)을 함유한다.

【性　味】性은 涼하고, 味는 甘鹹하다.

【歸　經】肺・胃經.

【效能 主治】淸熱消痰・解毒防腐. 治咽喉腫痛, 口舌生瘡, 目赤翳障, 骨硬, 噎膈, 咳嗽痰稠.

【解　說】性味가 甘涼하여 淸熱시키고 解毒, 消腫, 防腐작용이 있으며, 鹹味는 軟堅시키고 消痰시키는 효능이 있어 外用으로는 咽喉腫爛과 口舌生瘡 및 目赤腫痛을 치료하고, 內服하면 痰熱壅滯의 證을 치료한다.

【炮　製】研末하여 사용하거나 煅(炒)하여 사용한다.

【用　量】2～4g [入丸散].

【禁忌症】內服은 삼가야 한다.

【配合例】① 冰片 玄明粉 朱砂 등을 배합하여 咽喉腫痛, 口舌生瘡, 目赤腫痛을 치료한다(예 : 氷硼散)

② 瓜蔞仁 貝母 등을 배합하여 痰熱咳嗽로 喀痰이 不暢한 증상을 치료한다.

③ 冰片 雄黃 甘草 등을 배합하여 鵝口瘡을 치료한다(예 : 四寶丹).

斑 蝥 [本經]

Cantharides

異 名：班猫[本經]・龍尾[本經]・放屁蟲[中藥志]

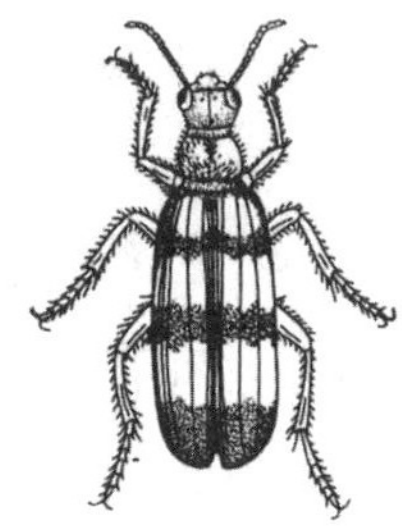

南方大斑蝥
Mylabris phalerata

【基　原】가뢰과(芫青科：Meloidae)에 속한 곤충인 南方大斑蝥 *Mylabris phalerata* Pallas 또는 黃黑小斑蝥 *M. cichorii* L.의 건조체로, 여름과 가을에 채취하여 燙死시킨 다음 曬乾한다.

【性　狀】이 약을 건조한 충체는 橢圓形을 나타내는데 大斑蝥의 全長은 10～20㎜, 너비 5～10㎜이고, 小斑蝥의 길이는 10～15㎜, 너비 5～7㎜이다. 머리는 삼각형으로 黑色이며 1對의 조금 큰 複眼과 1對의 觸角이 있는데 觸角은 대부분 떨어져 있다. 背部에 있는 革質의 鞘翅에는 淡黃色의 가로로 된 帶狀紋이 3개가 있고, 胸腹部는 黑褐色으로 광택이 있다. 胸部는 돌기되고 3對의 다리가 있고, 腹部는 環節狀으로 黑色의 絨毛가 있으며 특이한 臭氣가 있다.

【産　地】우리나라와 중국의 河南, 廣西, 安徽, 四川, 貴州, 湖南, 雲南, 江蘇 등에서 주로 생산되며, 특히 河南과 廣西省의 생산량이 가장 많다.

【成　分】南方大斑蝥은 cantharidin($C_{10}H_{12}O_4$) 1～1.2%, 지방 12% 및 樹脂, 개미산, 색소 등을 함유하고, 黃黑小斑蝥(臺灣産)은 cantharidin 0.97%를 함유한다. 일반적으로 斑蝥類는 cantharidin을 1～1.5% 함유한다.

【性　味】性은 熱하고, 味는 辛하며, 大毒하다.

【歸　經】肝・胃・腎經.

【效能 主治】破血消癥・攻毒蝕瘡. 外用治惡瘡, 頑癬, 口眼喎斜, 狂犬咬傷, 內服治經閉, 癥瘕.

【解　說】性味가 辛熱大毒하여 攻毒하므로 惡瘡과 頑癬, 口眼喎斜, 狂犬咬傷에 外敷하여 치료하고, 內服하면 破血散結시키는 효능이 있어 瘀血로 인한 經閉와 癥瘕를 치료한다.

다만 毒性이 크므로 內服에는 세심한 주의가 필요하며, 外用인 경우에는 붙이는 면적이 넓어서는 안 된다.

【炮　製】頭, 足, 翅를 제거하고 米 또는 糯米炒하여 사용한다.

【用　量】0.03～0.06g(炮製한 후에 煎服).

【禁忌症】劇毒이 있으므로 內服에는 주의해야 하며, 體弱者나 姙婦는 복용해서는 안 된다.

【配合例】① 本品을 硏末하여 膏藥을 만들어 合谷과 頰車穴에 貼敷하면 牙痛과 喉痛을 치료한다.

② 大黃 當歸尾 滑石 등을 배합하여 狂犬咬傷을 치료한다.

③ 本品의 가루를 大蒜과 搗膏하여 癰疽腫硬不破에 貼敷하면 膿出한다.

④ 白砒 白礬 靑黛 등을 배합하여 硏末하고 瘰癧瘻瘡에 뿌려서 치료한다.

⑤ 大黃 桃仁 등을 배합하여 瘀血經閉, 癥瘕, 積聚를 치료한다(예 : 斑蝥通經丸).

⑥ 滑石을 배합하여 熱毒에 의한 瘰癧을 치료한다(예 : 斑蝥散).

露 蜂 房 [本經]

Vespae Nidus

異 名 : 蜂腸[本經]・革蜂窠[雷公炮炙論]・百穿[別錄]・蜂巢[中藥材手冊]

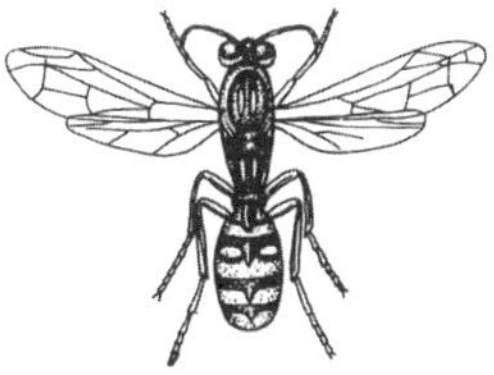

果馬蜂
Polistes olivaceous

【基　原】말벌과(胡蜂科 : Vespidae)에 속한 곤충인 어리별쌍상벌 *Polistes mandarinus* Saussure et Geer의 벌집을 건조한 것으로, 가을과 겨울에 채취하여 曬乾하거나 약간 삶아 죽은 벌이나 번데기를 제거하고 건조한다. 중국에서는 果馬蜂 *Polistes olivaceous* (Decker), 일본장각호봉(日本長脚胡蜂) *P. japonicus* Saussure 혹은 뱀허물쌍살벌(異腹胡蜂) *Parapolybia varia* Fabricius를 기원으로 하고 있다.

【性　狀】圓盤狀 혹은 불규칙한 扁塊狀으로 蓮房과 같은 것도 있으며 크기가 일정하지 않다. 표면은 灰白色 또는 灰褐色으로 腹面에는 지름이 3~4㎜, 혹은 6~8㎜의 육각형으로 된 구멍이 있다. 背面에는 한 개 혹은 여러 개의 흑색의 短梗이 있다. 質은 가볍고 질기며 약간 탄성이 있다.

【産　地】우리나라 대부분 지역에서 생산된다.

【成　分】칼슘, 철, 단백질 및 일종의 휘발유를 함유한다.

【性　味】性은 平하고, 味는 甘하며, 有毒하다.

【歸　經】胃經.

【效能 主治】祛風・攻毒・殺蟲・止痛. 治齲齒牙痛, 瘡瘍腫毒, 乳癰, 瘰癧, 皮膚頑癬, 鵝掌風.

【解　說】甘平有毒하여 그 毒을 取하여 攻毒시키는 효능이 있어 癰瘡證을 치료하고, 祛風止痛시키는 효능은 風濕痺痛을 치료하므로 內服 또는 外用하여 양호한 치료 효과가 있다.

【炮　製】씻은 후 蒸透하여 작은 덩어리로 잘라 曬乾하거나 또는 微黃色이 되도록 炒하여 사용한다.

【用　量】2~5g.

【禁忌症】氣血이 허약한 자는 복용을 忌한다.

【配合例】① 細辛 川椒 등을 배합해서 水煎하여 齲齒에 含漱하여 치료한다.

② 乳香 貝母 連翹 夏枯草 등을 배합하여 癰疽와 瘰癧초기에 아직 化膿하지 않은 증상을 치료한다.

③ 單味를 煎湯하여 風疹瘙痒, 瘡癬 등 증상에 洗滌하여 치료한다.

④ 千年健 蜈蚣 등과 배합하여 風濕性關節炎이나 類風濕性關節腫痛과 强直 또는 變形者를 치료한다.

大 風 子 [本草衍義補遺]

Hydnocarpi Semen

異 名 : 大楓子[品匯精要]

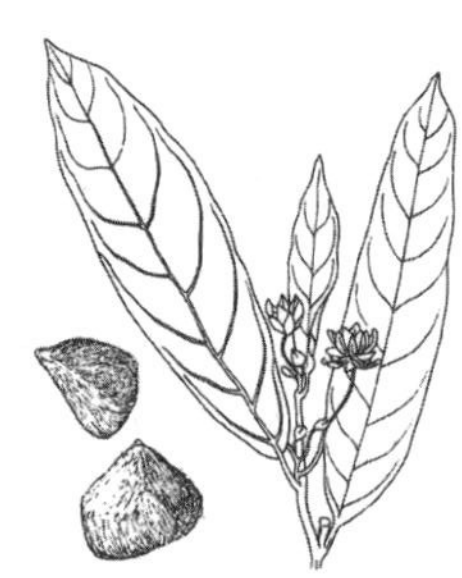

大風子樹
Hydnocarpus anthelmintica

【基　原】이나무과(大風子科 : Flacourtiaceae)에 속한 常綠喬木인 大風子樹 *Hydnocarpus anthelmintica* Pier.의 성숙한 種子를 건조한 것으로, 4~6월에 채취하여 果皮를 제거하고 種子만 취하여 曬乾한다.

【性　狀】불규칙한 卵圓形 또는 多面形이고 약간 둔한 모서리가 있다. 길이는 약 1~1.5㎝, 지름 1~2㎝이다. 외피는 灰褐色으로 가느다란 줄이 있고 한쪽에 선명한 홈과 같은 무늬가 있다. 종피는 두텁고 단단하며 두께는 약 1~2㎜이다. 내표면은 반질반질하고 淡黃色 또는 黃褐色이다. 종인과 피는 분리되고, 種仁은 兩瓣이고 灰白色으로 油性이며, 겉은 한 꺼풀의 紅褐色 또는 暗紫色의 얇은 막으로 싸여 있고 향기가 조금 있다.

【產　地】주로 베트남, 말레이시아, 인도네시아 등지에 분포하며, 중국의 雲南, 臺灣, 廣西 등 지역에서도 생산된다.

【成　分】種仁은 種子의 30%를 차지하며, 지방유 50%를 함유한다. 大風子油는 20~30℃에서 응고하기 때문에 온도가 낮아지면 grease 형태로 변한다. 大風子油의 지방산 중 chaulmoogric acid, hydnocarpic acid는 기름 상태에서는 대부분 glyceride로 되는데, 이것은 특수한 구조를 이루는 지방산의 glyceride로 이 약의 유효성분이며

전체 油量의 약 90%를 차지한다.

【性　味】性은 熱하고, 味는 辛하며, 有毒하다.

【歸　經】肝・脾・腎經.

【效能 主治】祛風燥濕・攻毒殺蟲. 治痲風, 疥癬, 楊梅瘡

【解　說】性味가 辛熱하고 毒이 있어 祛風燥濕하고, 毒性이 攻毒하여 攻毒殺蟲시키는 효능이 있다. 外用하여 痲風과 疥癬을 치료하고, 內服하여 痲風을 치료하나 주의하여야 하며 과량을 사용하여서는 안 된다. 만약 과량을 복용하면 嘔吐, 惡心 및 胸腹疼痛 등 반응이 나타나며 심하면 肝腎을 손상시키는 부작용이 나타나므로 多服久服은 마땅하지 않다.

【炮　製】外用에는 硏末하여 塗敷하거나 또는 炒炭하여 毒性이 조금 남아 있을 정도로 하여 硏末하며, 大風子油로 만들어 사용한다.

【用　量】內服 2～4g.

【配合例】① 大風子를 燒存性으로 한 다음 輕粉을 배합하여 硏末하고 麻油에 調和하여 痲風과 梅毒에 塗敷하여 치료한다.

② 大楓子肉에 硫黃 雄黃 枯白礬 등을 배합 硏末한 다음 油調하여 癬痒諸瘡에 塗敷하여 치료한다.

③ 大風子油에 苦參末을 배합하여 糊丸이나 酒湖丸하여 복용하면 大風諸癩를 치료한다.

木 槿 皮 [本草拾遺]

Hibisci Cortex

異 名 : 槿皮[救急方]・川槿皮[養生經驗合集]

【基　原】아욱과(錦葵科 : Malvaceae)에 속하는 落葉灌木인 무궁화(木槿) *Hibiscus syriacus* L.의 莖皮와 根皮를 건조한 것으로, 4～5월에 벗겨 씻은 다음 曬乾한다.

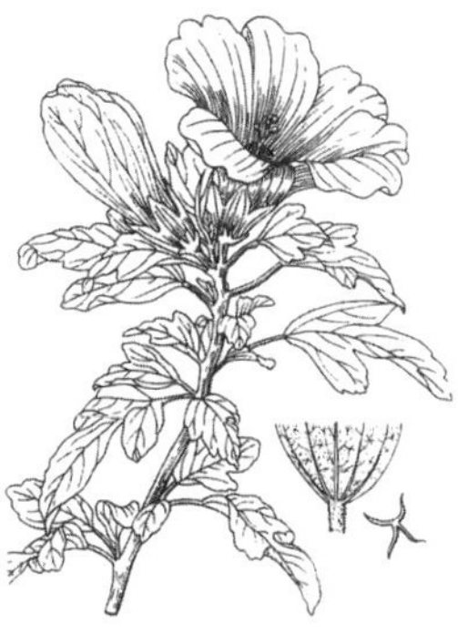

무궁화
Hibiscus syriacus

【性　狀】半圓筒 또는 圓筒狀으로 길이 15～25㎝, 너비는 0.7～1㎝이고 두께는 2㎜이다. 外皮는 엉성하며 土灰色이고 가로로 된 주름무늬와 세로로 된 작은 돌기가 있다. 내표면은 淡黃綠色으로 絲狀의 纖維로 되어 있다. 體는 가볍고 절단하기 어렵다.

【産　地】우리나라 각지에 분포한다.

【成　分】根皮는 tannin과 점액질을 함유한다.

【性　味】性은 涼하고, 味는 甘苦하다.

【歸　經】大腸・肝・脾經.

【效能 主治】清熱・利濕・解毒・止痒. 治腸風瀉血, 痢疾, 脫肛, 白帶, 疥癬, 痔瘡.

【解　說】性이 涼하고 味가 甘苦하여 內服하면 清熱利濕하는 효능이 있어 濕熱로 인한 腸風下血과 痢疾, 脫肛을 치료하며, 解毒止痒의 효능이 있어 疥癬과 痔瘡에 塗敷 또는 湯洗하여 치료한다.

【炮　製】씻은 후 절편하여 사용한다.

【用　量】4～12g.

【禁忌症】濕熱이 없는 자는 복용을 忌한다.

【配合例】① 本品을 粉末로 하여 醋에 調해서 疥癬에 敷塗하여 치료한다.

② 本品을 물에 담가 雄黃과 같이 문지르면 癬瘡을 치료한다.

附　錄(가나다순)

茄　子 [本草拾遺]

Solani Melongenae Fructus

【基　原】가지과(茄科 : Solanaceae)에 속하는 1년생초본인 가지(茄子) *Solanum melongena* L.의 果實로, 여름과 가을에 果實이 성숙했을 때 채취한다.

【性　味】性은 涼하고, 味는 甘하다.

【歸　經】脾・胃・大腸經.

【效能 主治】淸熱・活血・消腫. 治腸風下血, 熱毒瘡癰, 皮膚潰瘍.

降眞香

Dalbergiae Odoriferae Lignum

【基　原】콩과(荳科 : Leguminosae)에 속한 落葉喬木인 降香檀 *Dalbergia odorifera* T. Chen.의 邊材를 제거한 根의 心材로, 중국에서는 樹幹 心材도 사용한다.

【性　味】性은 溫하고 味는 辛하다.

【歸　經】肝・脾經

【效能 主治】行氣活血・止痛・止血. 治脘腹疼痛, 肝鬱脇痛, 胸痹刺痛, 跌撲損傷, 外傷出血.

【參　考】상용량은 9~15g이고 煎湯에는 後下한다.

粳　米

Oryzae Semen

【基　原】벼과(禾本科 : Gramineae)에 속한 1년생초본인 벼(稻) *Oryza sativa* Linne의 外果皮를 벗긴 種子이다.

【性　味】性은 平하고 味는 甘하다.

【歸　經】脾・胃・肺經

【效能 主治】補氣健脾・除煩渴・止瀉痢. 治脾胃氣虛, 食少納呆, 倦怠乏力, 心煩口渴, 瀉下痢疾.

乾 栗(黃栗, 栗子)

Castaneae Semen

【基 原】참나무과(槲科 : Fagaceae)에 속하는 喬木인 밤나무(栗木) *Castanea crenata* Siebold et Zuccarini의 種皮를 벗긴 種子이다. 중국에서는 板栗 *C. mollissima* Bl.의 種子를 기원으로 한다.

【性 味】性은 平하고, 味는 甘微鹹하다.

【歸 經】脾・腎經.

【效能 主治】益氣健脾・補腎强筋・活血消腫・止血. 治脾虛泄瀉, 反胃嘔吐, 脚膝酸軟, 筋骨折傷腫痛, 瘰癧, 吐血, 衄血, 便血.

景 天

Sedi Herba

【基 原】돌나물과(景天科 : Crassulaceae)에 속한 多年生 肉質 草本인 꿩의비름(八寶) *Sedum erythrostichum* Miquel 또는 기타 동속식물의 지상부이다.

【性 味】性은 寒하고 味는 苦酸하다.

【歸 經】心・肝經

【效能 主治】淸熱解毒・止血. 治赤游丹毒, 疔瘡癰癤, 火眼目瞖, 煩熱驚狂, 風疹, 漆瘡, 燒燙傷, 蛇蟲咬傷, 吐血, 咯血, 月經量多, 外傷出血.

鷄 冠 花 [嘉祐本草]

Celosiae Cristatae Flos

【基 原】비름과(莧科 : Amaranthaceae)에 속하는 1년생초본인 맨드라미(鷄冠花) *Celosia cristata* L.의 花序로, 가을철에 꽃이 피었을 때에 채취하여 曬乾한다.

【性 味】性은 涼하고, 味는 甘澁하다.

【歸 經】肝・大腸經.

【效能 主治】收斂止血・止帶・止痢. 治吐血, 崩漏, 便血, 痔血, 赤白帶下, 久痢不止.

苦 木

Picrasmae Lignum

【基　原】소태나무과(苦木科 : Simarubaceae)에 속한 落葉灌木 혹은 小喬木인 소태나무(苦樹木) *Picrasma quassioides* Bennet의 나무껍질을 벗겨낸 心材이다. 중국에서는 소태나무의 건조된 가지와 잎을 사용한다.

【性　味】性은 寒하고, 味는 苦하며, 有毒하다.

【歸　經】肺・大腸經.

【效能 主治】淸熱・祛濕・解毒. 治風熱感冒, 咽喉腫痛, 下痢腹痛, 濕疹, 瘡癧, 毒蛇咬傷

穀 精 草 [開寶本草]

Eriocauli Herba

【基　原】곡정초과(穀精草科 : Eriocaulaceae)에 속한 1년생초본 곡정초(白藥穀精草) *Eriocaulon sieboldianum* Sieb. et Zucc.의 꽃과 잎이 붙어 있는 全草로, 중국에서는 同屬植物인 穀精草 *E. buergerianum* Koern.를 기원으로 한다.

【性　味】性은 平하고, 味는 辛甘하다.

【歸　經】肝・肺經.

【效能 主治】疏散風熱・明目退翳. 治風熱目赤, 腫痛羞明, 眼生翳膜, 風熱頭痛.

骨 膽 草 根

Caraganae Radix

【基　原】콩과(豆科 : Leguminosae)에 속한 小喬木인 골담초(錦鷄兒) *Caragana sinica* (Buc'hoz) Rehder 또는 기타 同屬近緣植物의 根이다. 중국에서는 根 및 根皮를 사용한다.

【性　味】性은 平하고, 味는 甘辛하다.

【歸　經】肺・脾經.

【效能 主治】補肺健脾・活血祛風. 治虛勞倦怠, 肺虛久咳, 婦女血崩, 白帶, 乳少, 風濕骨痛, 痛風, 半身不遂, 跌打損傷, 高血壓.

枸 骨 葉 [本草拾遺]

Ilicis Cornutae Folium

【基　原】감탕나무과(冬青科：Aquifoliaceae)에 속하는 常綠灌木인 호랑가시나무(枸骨) *Ilex cornuta* Lindl. ex Paxt.의 葉으로, 가을철에 채취하여 曬乾한다.

【性　味】性은 涼하고, 味는 苦하다.

【歸　經】肝・腎經.

【效能 主治】淸熱養陰・平肝・益腎. 治肺癆咯血, 骨蒸潮熱, 頭暈目眩, 高血壓.

九 折 草

Chrysanthemi Zawadskii Herba

【基　原】국화과(菊花科：Compositae)에 속하는 다년생초본인 구절초(九折草) *Chrysanthemum zawadskii* Herbich var. *latilobum*(Maxim.) Kitamura 및 同屬近緣植物의 全草이다.

【性　味】性은 溫하고, 味는 苦하다.

【歸　經】心・脾・胃經.

【效能 主治】溫中・調經・消化. 治月經不調, 子宮冷症, 不姙症, 胃冷, 消化不良.

膠 飴

Saccharum Granorum

【基　原】쌀, 보리, 밀, 수수, 옥수수, 조 등의 전분을 맥아즙으로 당화시켜 농축한 것이다.

【性　味】性은 溫하고, 味는 甘하다.

【歸　經】脾・胃・肺經

【效能 主治】緩中・補虛・生津・潤燥. 治勞倦傷脾, 裏急腹痛, 肺燥咳嗽, 吐血, 口渴, 咽痛, 便秘.

拳 參 [圖經本草]

Bistortae Rhizoma

【基　原】마디풀과(蓼科：Polygonaceae)에 속한 다년생초본인 범꼬리(耳葉蓼) *Bistorta manshuriensis* Komarov의 根莖으로, 봄에는 發芽 전, 가을에는 莖葉이

시들 무렵 채취하여 殘莖과 鬚根을 제거하고 曬乾한다.

【性　味】性은 微寒하고, 味는 苦澁하다.

【歸　經】肺・肝・大腸經.

【效能 主治】淸熱解毒・消腫・止血. 治赤痢, 熱瀉, 肺熱咳嗽, 癰腫, 瘰癧, 口舌生瘡, 吐血, 衄血, 痔瘡出血, 毒蛇咬傷.

鬼 箭 羽 [日華子諸家本草]

Euonymi Ramili Suberalatum

【基　原】노박덩굴과(衛矛科 : Celastraceae)에 속한 落葉灌木인 화살나무(衛矛) Euonymus *alatus* Siebold 또는 기타 同屬植物의 줄기에 생긴 날개 모양의 코르크이다.

【性　味】性은 寒하고, 味는 苦하다.

【歸　經】肝經.

【效能 主治】破血通經. 治跌打損傷, 月經不調, 産後腹痛, 風濕痛.

金　箔 [本草蒙筌]

Aurum

【基　原】순금을 얇게 만든 것으로 정량할 때 금(Au : 196.967) 99.0% 이상을 함유한다.

【性　味】性은 平하고, 味는 辛苦하다.

【歸　經】心・肝經.

【效能 主治】鎭心・安神・解毒. 治驚癎, 癲狂, 心悸, 瘡毒.

急 性 子 [救荒本草]

Impatientis Semen

【基　原】봉선화과(鳳仙花科 : Balsaminaceae)에 속하는 1년생초본인 봉선화(鳳仙花) *Impatiens balsamina* Linnc의 성숙한 種子로서, 여름과 가을에 열매가 성숙하였을 때 채취하여 曬乾한다.

【性　味】性은 溫하고, 味는 微苦辛하며, 有小毒하다.

【歸　經】肺・肝經.

【效能 主治】破血軟堅・消積. 治癥瘕痞塊, 經閉, 噎膈.

吉 草 根

Valerianae Radix et Rhizoma

【基　原】마타리과(敗醬科 : Valerianaceae)에 속하는 다년생초본인 쥐오줌풀 *Valeriana fauriei* Briguet 또는 그 밖의 근연식물의 根 및 根莖이다. 중국에서는 纈草 *V. officinalis* L., 黑水纈草 *V. amurensis* Smir. ex Kom. 및 寬葉纈草 *V. officinalis* var. *latifolia* Miq.의 根 및 根莖을 기원으로 한다.
【性　味】性은 溫하고, 味는 辛苦하다.
【歸　經】心・肝經.
【效能　主治】安心神・祛風濕・行氣血・止痛. 治心神不安, 心悸失眠, 顚狂, 臟躁, 風濕痹痛, 脘腹脹痛, 痛經, 經閉, 跌打損傷.

狼　毒 [神農本草經]

Euphorbiae Fischerianae Radix

【基　原】대극과(大戟科 : Euphorbiaceae)에 속한 낭독(狼毒大戟) *Euphorbia fischeriana* Steudel의 根이다. 중국에서는 서향과(瑞香科 : Thymelaeaceae)에 속한 瑞香狼毒 *Stellera chamaejasme* L.의 根과 대극과(大戟科 : Euphorbiaceae)에 속한 풍도대극(月腺大戟) *Euphorbia ebracteolata* Hayata의 根도 약용한다.
【性　味】性은 平하고, 味는 辛苦하며, 有毒하다.
【歸　經】肝・脾・肺經.
【效能　主治】攻毒散結・破積殺蟲・祛痰逐水. 治瘰癧瘡腫, 疥癬, 心腹疼痛, 痰飮水腫, 癌腫

莨 菪 根 [本草綱目]

Scopoliae Rhizoma

【基　原】가지과(가지과 : Solanaceae)에 속한 미치광이풀(莨菪) *Scopolia japonica* Maxim. 또는 서양미치광이풀 *S. carniolica* Jacquin의 根莖으로, 가을에 포기 째로 뽑아 절단한 후 깨끗이 씻어서 햇볕에 말린다.
【性　味】性은 寒하고, 味는 苦하며, 有毒하다.
【效能　主治】治噎膈・反胃.
【參　考】莨菪根은 약재의 모습이 蒼朮과 유사하여 유통상의 혼란을 일으키므로 주의를 요한다.

老 鸛 草 [神農本草經拾遺]

Geranii Herba

【基　原】쥐손이풀과(牻牛兒苗科 : Geraniaceae)에 속한 1년생초본인 이질풀 *Geranium thunbergii* Siebold et Zuccarini. 및 쥐손이풀 *G. sibiricum* L. 등의 全草이다. 중국에서는 牻牛兒苗 *Erodium stephanianum* Willd. 및 세잎쥐손이(老鸛草) *G. wilfordii* Maxim. 혹은 野老鸛草 *G. carolinianum* L.도 약용한다. 玄草·玄之草라고도 불리운다.

【性　味】性은 平하고, 味는 辛苦하다.

【歸　經】肝・脾・腎經.

【效能 主治】祛風濕・通經絡・止瀉痢. 治風濕痹痛, 麻木拘攣, 筋骨酸痛, 泄瀉痢疾.

螻　蛄 [本經]

Gryllotalpae Corpus

【基　原】땅강아지과(螻蛄科 : Gryllotalpidae)에 속하는 땅강아지(非洲螻蛄) *Gryllotalpa africana* De Beauvois 또는 同屬近緣昆蟲의 건조체로 여름과 가을에 채취하여 끓는 물에서 湯死시킨 다음 햇볕에 말리거나 烘乾한다.

【性　味】性은 寒하고, 味는 鹹하며, 小毒하다.

【歸　經】膀胱・大腸・小腸經.

【效　能】利水通淋 消腫解毒. 治小便不利, 水腫, 石淋, 瘰癧, 惡瘡.

玳　瑁 [開寶本草]

Eretmochelyos Carapax

【基　原】바다거북과(海龜科 ; Chelonidiae)에 속한 척추동물인 玳瑁 *Eretmochelys imbricata* (L.)의 背甲을 채취하여 끓는 물 또는 식초로 처리하여 건조한 것이다.

【歸　經】心・肝經.

【效能 主治】平肝定驚・清熱解毒. 治熱病驚狂, 譫語, 痙厥, 小兒驚癎, 癰腫瘡毒.

馬　勃 [別錄]

Lasiosphaera Seu Calvatia

【基　原】먼지버섯과(馬勃科 : Lycoperdaceae)에 속하는 擔子菌類 식물인 脫皮馬勃 *Lasiosphaera fenzlii* Reich, 또는 大馬勃 *Calvatia gigantea* (Batsch ex Pers.) Lloyd 혹은 紫色馬勃 *Calvatia lilacina* (Mont. et Be.) Lloyd의 子實體로서 여름과 가을에 성숙한 子實體를 채집하여 건조한다.

【性　味】性은 平하고, 味는 辛하다.

【麟　經】肺經.

【效能 主治】淸肺利咽・止血. 治風熱鬱肺, 咽痛, 咳嗽, 瘖啞, 外治 鼻衄, 創傷出血.

馬鞭草 [別錄]

Verbenae Herba

【基　原】마편초과(馬鞭草科 ; Verbenaceae)에 속하는 다년생초본인 마편초(馬鞭草) *Verbena officinalis* L.의 全草를 건조한 것으로 6~8월 開花시 채취하여 曬乾한다.

【性　味】性은 涼하고, 味는 辛苦하다.

【歸　經】肝・脾經.

【效能 主治】活血散瘀・截瘧・利水消腫. 治癥瘕積聚, 經閉通經, 瘧疾, 喉痹, 癰腫, 水腫, 熱淋.

虻　蟲 [本經]

Tabanus

【基　原】등에과(蝱科 ; Tabanidae)에 속한 昆蟲인 재등애 *Tabanus mandarinus* Schiner, 復帶虻 *T. bivittatus* Mats. 및 同屬近緣昆蟲의 암컷성충을 건조한 것으로, 5~6월에 잡아 끓는 물에 燙泡 또는 蒸하여 曬乾한다.

【性　味】性은 微寒하고, 味는 苦微鹹하며, 小毒하다.

【歸　經】肝經.

【效能 主治】破血逐瘀・通經消癥. 治血滯經閉, 産後惡露不盡, 癥瘕積聚, 少腹蓄血, 撲損瘀血, 癰腫, 喉痺.

棉 實 子 [百草鏡]

Gossypii Semen

【基　原】아욱과(錦葵科 : Malvaceae)에 속한 1년생초본인 목화(棉) *Gossypium indicum* Lamarck와 同屬 近緣植物의 성숙한 種子로, 가을에 채취하여 棉을 제거하고 햇볕에 말린다.

【性　味】性은 熱하고, 味는 辛하며, 小毒하다.

【歸　經】肝・胃・腎經.

【效能 主治】補腎强腰・催乳・止痛・止血. 治腎虛腰痛, 足膝無力, 乳少, 胃寒疼痛, 崩漏.

木 鱉 子 [開寶本草]

Momordicae Semen

【基　原】박과(葫蘆科 : Cucurbitaceae)에 속한 多年生 蔓生草本인 木鱉 *Momordica cochinchinensis* (Lour.) Spreng의 성숙한 果實로 가을철에 채취하여 껍질을 제거하고 種子를 취해서 햇볕에 말린다.

【性　味】性은 凉하고, 味는 苦微甘하다.

【歸　經】肝・脾・胃經.

【效能 主治】散結消腫・攻毒療瘡. 治癰瘍腫毒, 乳癰, 瘰癧, 痔漏, 乾癬, 禿瘡.

文　蛤 [本經]

Meretricis Concha

【基　原】참조개과(文蛤科 : Veneridae)에 속한 연체동물인 무명조개(文蛤) *Meretrix meretrix* L.와 모시조개(靑蛤) *Cyclina sinensis* Gmelin의 貝殼으로, 여름과 가을에 채취하여 去肉한 다음 씻어 건조한다.

【性　味】性은 寒하고, 味는 苦鹹하다.

【歸　經】肺・腎・胃經.

【效能 主治】淸熱化痰・軟堅散結・制酸止痛. 治痰火咳嗽, 胸脇疼痛, 痰中帶血, 瘰癧癭瘤, 胃痛呑酸. 外治濕疹, 燙傷.

半 枝 蓮 [江蘇植藥誌]

Scutellaria Barbatae Herba

【基　原】꿀풀과(脣形科 : Labiatae)에 속한 1년생 혹은 다년생초본인 半枝蓮 *Scutellaria barbata* D. Don.의 全草로 봄, 여름에 채취하여 햇볕에 말린다.

【性　味】性은 平하고, 味는 辛하다.

【歸　經】肺・胃・肝經.

【效能 主治】消腫解毒・抗癌. 治癰腫瘡瘍, 毒蛇咬傷, 肺癰.

白 屈 菜 [救荒本草]

Chelidonii Herba

【基　原】양귀비과(앵속과 : Papaveraceae)에 속한 애기똥풀(白屈菜) *Chelidonium majus* Linne의 全草이다.

【性　味】性은 涼하고, 味는 苦하며, 有毒하다.

【歸　經】肺・脾・胃經.

【效能 主治】鎭痛・止咳・利尿・解毒. 治胃痛, 腹痛, 腸炎, 痢疾, 慢性氣管支炎, 百日咳, 咳嗽, 黃疸, 水腫, 腹水, 疥癬瘡腫, 蛇蟲咬傷.

翻 白 草 [救荒本草]

Potentillae Discoloris Herba

【基　原】장미과(薔薇科 : Rosaceae)에 속한 다년생초본인 솜양지꽃(翻白草) *Potentilla discolor* Bge.의 根 또는 帶根한 全草로, 봄과 여름에 꽃이 피기 전에 채취하여 曬乾한다.

【性　味】性은 平하고, 味는 甘微苦하다.

【麟　經】肝・胃・大陽經.

【效能 主治】淸熱解毒・止血消腫. 治痢疾, 瘧疾, 肺癰, 咳熱, 吐血, 下熱, 下血, 崩漏, 癰腫瘡癬, 瘰癧結核.

寶　豆 [本草補]
Strychni Ignatii Semen

【基　原】마전과(馬錢科 : *Loganiaceae*)에 속한 덩굴성 木本인 呂宋豆 *Strychnos ignatii* Bergius의 種子이다.

【性　味】性은 溫하고, 味는 苦하며, 大毒하다.

【歸　經】胃經.

【效能 主治】解毒 · 消腫 · 殺蟲 · 止痛. 治腹痛瀉痢, 瘧疾, 小兒蛔蟲, 刀傷出血, 頭瘡, 痔瘡, 蛇蟲咬傷.

伏 龍 肝 [別錄]
Terba Flava Usta

【基　原】가마솥아래에 오랫동안 불 땐 곳의 황토로서, 검게 탄 부분과 잡질을 없앤다.

【歸　經】脾 · 胃經.

【效能 主治】溫中燥濕 · 止嘔止血. 治嘔吐反胃, 腹痛泄瀉, 吐血, 衄血, 便血, 尿血, 妊娠惡阻, 崩漏帶下, 癰腫潰痒.

絲 瓜 絡 [本草綱目]
Luffae Fructus Retinervus

【基　原】박과(葫蘆科 : Cucurbitaceae)에 속한 1년생 덩굴성 식물인 수세미오이(絲瓜) *Luffa cylindrica* (L.) Roem.의 성숙한 果實인데, 가을에 채취하여 外皮와 果肉을 제거한 후 網狀의 纖維質을 曬乾한다.

【性　味】性은 平하고, 味는 甘하다.

【歸　經】肺 · 胃 · 肝經.

【效能 主治】通經活絡 · 活血祛風 · 淸熱化痰. 治痹痛拘攣, 胸脇疼痛, 腹痛, 腰痛, 睾丸腫痛, 肺熱痰咳, 婦女經閉, 乳汁不通, 癰腫, 痔漏.

山　柰 [本草綱目]
Kaempferia Rhizoma

【基　原】생강과(生薑科 : Zingiberaceae)에 속한 다년생초본인 山柰 *Kaempferia galanga* L.의 根莖으로, 겨울철에 채취하여 잔뿌리를 제거하고 절편 하여 햇볕에 말린다.

【性　味】性은 溫하고, 味는 辛하다.

【歸　經】胃經.

【效能 主治】行氣溫中・消食・止痛. 治胸膈脹滿, 脘腹冷痛, 飮食不消.

徐長卿 [本經]

Cynanchi Paniculati Radix et Rhizoma

【基　原】박주가리과(蘿藦科 : Asclepiadaceae)에 속한 다년생초본인 산해박(徐長卿) *Cynanchum paniculatum* Kitag.의 根과 根莖으로, 여름에 채집하여 曬乾한다.

【性　味】性은 溫하고, 味는 辛하다.

【歸　經】肝・胃經.

【效能 主治】祛風化濕通絡・止痛止痒・解毒. 治風濕痹痛, 腰痛, 胃痛脹滿, 牙痛, 跌打損傷疼痛, 蕁麻疹, 濕疹, 頭癬, 毒蛇咬傷.

西紅花 [中華人民共和國藥典]

Croci Stigma

【基　原】붓꽃과(鳶尾科 : Iridaceae)의 식물인 番紅花 *Crocus sativus* L.의 柱頭를 건조한 것이다.

【性　味】性은 平하고, 味는 甘하다.

【歸　經】心・肝經.

【效能 主治】活血化瘀・涼血解毒・解鬱安神. 治經閉癥瘕, 産後瘀阻, 溫毒發斑, 憂鬱痞悶, 驚悸發狂.

松　葉 [本草經集注]

Pini Polium

【基　原】소나무과(松科 : Pinaceae)에 속한 常綠喬木인 소나무(赤松) *Pinus densiflora* Siebold et Zuccarini 또는 기타 동속식물의 葉이다.

【性　味】性은 溫하고, 味는 苦하다.

【歸　經】心・脾經.

【效能 主治】祛風燥濕・驅蟲止痒. 治風濕痿痹, 打撲傷, 失眠, 浮腫, 濕瘡, 疥癬, 유행성감기.

松 節 [本草經集注]

Pini Ramulus Nodus

【基 原】소나무과(松科 : Pinaceae)에 속한 常綠喬木인 소나무(赤松) *Pinus densiflora* Siebold et Zuccarini 또는 기타 동속식물의 나뭇가지 마디이다.

【性 味】性은 溫하고, 味는 苦하다.

【歸 經】心·脾經.

【效能 主治】祛風除濕·活絡止痛. 治風濕關節痛, 腰腿痛, 轉筋攣急, 脚氣痿軟, 鶴膝風, 打撲傷, 瘀血腰痛.

松 花 粉 [新修本草]

Pini Pollen

【基 原】소나무과(松科 : Pinaceae)에 속한 常綠喬木인 소나무(赤松) *Pinus densiflora* Siebold et Zuccarini 또는 기타 동속식물의 花粉이다.

【性 味】性은 溫하고, 味는 甘하다.

【歸 經】肝·脾經.

【效能 主治】燥濕·收斂止血. 治濕疹, 黃水瘡, 皮膚糜爛, 膿水淋漓, 外傷出血, 尿布性皮炎.

水 牛 角 [名醫別錄]

Bubali Cornu

【基 原】소과(牛科 : Bovidae)에 속한 水牛 *Bubalus bubalis* L.의 뿔이다.

【性 味】性은 寒하고, 味는 苦하다.

【歸 經】心·肝經.

【效能 主治】淸熱解毒·涼血·定驚. 治溫病高熱, 神昏譫語, 發斑發疹, 吐血衄血, 驚風.

水 紅 花 子 [滇南本草]

Polygoni Orientalis Fructus

【基 原】마디풀과(蓼科 : Polygonaceae)의 식물인 紅蓼 *Polygonum orientale* L., 酸模葉蓼 *P. lapathifolium* L., 혹은 柳葉蓼 *P. lapathifolium* L. var. *salicifolium*

Sibth.의 果實로, 8~10월에 果穗를 잘라내어 햇볕에 말려서 열매를 털어내고 이물질을 제거한다.

【性　味】性은 微寒하고, 味는 鹹하다.

【歸　經】肝・胃經.

【效能 主治】散血消癥・消積止痛. 治癥瘕痞塊, 瘿瘤腫痛, 食積不消, 胃脘脹痛.

鴉膽子 [本草綱目拾遺]

Bruceae Fructus

【基　原】소태나무과(苦木科 : Simaroubaceae)에 속한 常綠大灌木 혹은 小喬木인 鴉膽子 *Brucea javanica* (L.) Merr.의 성숙한 果實로, 가을에 果實이 성숙할 때 채취하여 曬乾한다.

【性　味】性은 寒하고, 味는 苦하며, 有小毒하다.

【歸　經】肝・大腸經.

【效能 主治】清熱解毒・截瘧治痢・腐蝕贅疣. 治痢疾, 瘧疾. 外治贅疣, 鷄眼.

阿　魏 [唐本草]

Ferulae Resina

【基　原】미나리과(繖形科 : Umbelliferae)에 속한 阿魏 *Ferula assafoetida* Linné 또는 기타 同屬近緣植物의 줄기를 자른 부위에서 삼출된 樹脂이다.

【性　味】性은 溫하고, 味는 苦辛하다.

【歸　經】脾・胃經.

【效能 主治】消積・散痞・驅蟲. 治肉食積滯, 瘀血癥瘕, 腹中痞塊, 蟲積腹痛.

鴨跖草 [本草拾遺]

Commelinae Herba

【基　原】닭의장풀과(鴨跖草科 : Commelinaceae)에 속한 1년생초본인 닭의장풀・달개비(鴨跖草) *Commelina communis* L.의 지상부이다. 여름과 가을에 채취하여 曬乾한다.

【性　味】性은 寒하고, 味는 甘淡하다.

【歸　經】肺・胃・小腸・膀胱經.

【效能 主治】清熱解毒・利水消腫. 治風熱感冒, 高熱不退, 咽喉腫痛, 水腫尿少, 熱淋澁痛, 癰腫疔毒.

【參　考】單用하면 解毒작용은 강하지 않기 때문에 임상에서는 기타 淸熱解毒藥과 配伍하여야 하며, 민간약으로는 糖尿病에 많이 이용하고 있다.

櫻 桃 肉

Pruni Fructus

【基　原】장미과(薔薇科 : Rosaceae)에 속한 낙엽관목인 歐李 *Prunus humilis* Bge.와 郁李 *P. japonica* Thunb. 혹은 앵도(山櫻桃) *P. tomentosa* Thunb. 및 이스라지(長梗郁李) *P. japonica* var. *nakaii* (Lev.) Rhed.의 성숙한 果肉으로 種子를 제거하고 曬乾한다.
【性　味】性은 溫하고, 味는 甘하다.
【效能 主治】益氣·祛風濕. 治癱瘓, 四肢不仁, 風濕腰腿疼痛, 凍瘡.

夜 明 砂 [日華子]

Vespertilii Faeces

【基　原】애기박쥐과(蝙蝠科 : Vespertilionidae)에 속한 안주애기박쥐(蝙蝠) *Vespertilio superans* Thomas 또는 기타 同屬近緣動物의 대변이다.
【性　味】性은 寒하고, 味는 辛하다.
【歸　經】肝經.
【效能 主治】淸肝·明目·散瘀·消積. 治靑盲, 雀目, 目赤腫痛, 白睛溢血, 內外翳障, 小兒疳積, 瘰癧, 瘧疾.

預 知 子 [飮片新參]

Akebiae Fructus

【基　原】으름덩굴과(木通科 ; Lardizabalaceae)에 속한 落葉纏繞藤本인 으름덩굴(木通) *Akebia quinata* Decne의 성숙한 果實을 8~9월에 채취하여 曬乾한다.
【性　味】性은 平하고, 味는 微苦하다.
【歸　經】肝·胃·膀胱經.
【效能 主治】疏肝和胃·活血止痛·軟堅散結·利小便. 治肝胃氣滯, 脘腹脇肋脹痛, 飮食不消, 下痢便泄, 疝氣疼痛, 腰痛, 經閉痛經, 癭瘤瘰癧, 惡性腫瘤.

瓦楞子 [別錄]

Scapharcae seu Tegillarcae Concha

【基　原】대합과(魁蛤科 : Arcidae)에 속하는 軟體動物인 새꼬막(毛蚶) *Scapharca subcrenata* Lischke, 꼬막(泥蚶) *Tegillarca granosa* L. 또는 피조개 *Scapharca broughtonii* Schrenck의 貝殼으로, 가을에서 봄에 채취하여 泥土를 제거하고 씻은 다음 끓는 물에 대략 끓인 후 肉質을 제거하고 건조한다.

【性　味】性은 平하고, 味는 鹹하다.

【歸　經】肺・胃・肝經.

【效能 主治】消痰化瘀・軟堅散結・制酸止痛. 治頑痰積結黏燥難咯, 瘰癧, 癭瘤, 癥瘕結塊, 胃痛泛酸.

瓦　松 [新修本草]

Orostachyos Herba

【基　原】돌나물과(景天科 ; Crassulaceae)에 속한 多年生 肉質草本인 바위솔 *Orostachys japonicus* Berger의 全草로 여름과 가을에 채취하여 曬乾한다. 이 외에 同屬近緣植物로는 둥근바위솔(鈍葉瓦松) *O. malacophyllus* Fisch, 晩紅瓦松 *O. erubescen* Ohwi, 瓦松 *O. fimbriatus* Berg, 입새바위솔(黃花瓦松) *O. spinosus* C. A. Mey. 등이 있다.

【性　味】性은 涼하고, 味는 酸苦하다.

【歸　經】肝・肺經.

【效能 主治】涼血止血・淸熱解毒・收濕斂瘡. 治吐血, 鼻衄, 便血, 血痢, 熱淋, 月經不調, 疔瘡癰腫, 痔瘡, 濕疹, 燙傷, 肺炎, 肝炎, 子宮頸糜爛, 乳糜尿.

劉寄奴 [新修本草]

Artemisiae Anomalae Herba

【基　原】국화과(菊花科 ; Compositae)에 속하는 다년생초본인 외잎쑥(奇蒿) *Artemisia anomala* S. Moore의 全草를 건조한 것으로, 8~9월에 채취하여 曬乾한다.

【性　味】性은 溫하고, 味는 辛微苦하다.

【歸　經】心・肝・脾經.

【效能 主治】破瘀通經・止血消腫・消食化積. 治經閉, 痛經, 産後瘀滯腹痛, 惡露不盡, 癥瘕, 跌打損傷, 金創出血, 風濕痹痛, 食積腹痛, 泄瀉痢疾.

楡白皮 [藥性論]
Ulmi Macrocarpae Cortex

【基　原】 느릅나무과(楡科 ; Ulmaceae)에 속한 落葉喬木인 왕느릅나무(大果楡) *Ulmus macrocarpa* Hance의 樹皮 및 根皮로 봄, 가을에 채취하여 曬乾한다.

【性　味】 性은 平하고, 味는 甘하다.

【歸　經】 脾・肺・膀胱經.

【效能 主治】 利水通淋・祛痰・消腫解毒. 治水腫, 小便不利, 淋濁, 帶下, 咳喘痰多, 失眠, 內外出血, 難産死胎不下, 癰疽, 瘰癧, 禿瘡, 疥癬.

刺五加 [東北藥用植物志]
Acanthopanacis Senticosi Radix et Caulis

【基　原】 두릅나무과(五加科 ; Araliaceae)에 속하는 가시오갈피나무(刺五加) *Acanthopanax senticosus* Rupr et Maxim의 根 및 莖을 건조한 것이다. 봄과 가을에 채취하여 건조시켜 사용한다.

【性　味】 性은 溫하고, 味는 辛微苦하다.

【歸　經】 脾・腎・心經.

【效能 主治】 補腎强腰・益氣安神・活血通絡. 治腎虛體弱, 腰膝酸軟, 小兒行遲, 脾虛乏力, 氣虛浮腫, 飮食不振, 失眠多夢, 健忘, 胸痹疼痛, 風寒濕痹, 跌打腫痛.

猪膽
Suis Fel

【基　原】 멧돼지과(猪科 : Suidae)에 속한 멧돼지(猪) *Sus scrofa* Linne의 膽汁이다.

【性　味】 性은 寒하고, 味는 苦하다.

【歸　經】 肝・膽・肺・大腸經.

【效能 主治】 淸熱通便・淸膽凉肝・止咳平喘・淸熱解毒・降血壓. 治目赤腫痛, 喉痺, 黃疸, 痢疾, 瘡瘍腫毒, 熱結便秘.

苧麻根 [別錄]
Boehmeriae Radix

【基　原】 쐐기풀과(蕁麻科 : Urticaceae)에 속한 다년생초본인 모시풀(苧麻) *Boehmeria frutescens* Thunberg의 根으로, 봄과 겨울에 캐어 흙을 없애고 씻은 다음 曬乾한다.

【性　味】性은 寒하고, 味는 甘하다.
【歸　經】心・肝經.
【效能　主治】涼血止血・淸熱安胎・利尿・解毒. 治咯血, 吐血, 衄血, 尿血, 崩漏, 胎動不安, 胎漏下血, 小便淋瀝.

蠐　螬

Holotrichia

【基　原】풍뎅이과(金龜科 : Scarabaeidae)에 속한 곤충인 검은풍뎅이의 유충인 금색굼벵이(東北大黑鰓金龜) *Holotrichia diompharia* Bates 또는 기타 근연 곤충의 幼蟲이다.
【性　味】性은 微溫하고, 味는 鹹하다.
【歸　經】肝經.
【效能　主治】破血行瘀・散結消腫. 治折損瘀痛, 痛風, 丹毒, 癰疽, 痔漏.

枳椇子 [新修本草]

Hovenia Semen seu Fructus

【基　原】갈매나무과(鼠李科 : Rhamnaceae)에 속한 常綠喬木인 헛개나무(枳椇) *Hovenia dulcis* Thunb의 육질이 있는 果實 꼭지가 달린 열매나 種子이다. 10~11월에 성숙했을 때 열매꼭지가 붙은 果實을 따서 햇볕에 말리거나 또는 열매를 찧어 種子만 빼내서 햇볕에 말려 사용한다.
【性　味】性은 平하고, 味는 甘酸하다.
【歸　經】肺・胃・大腸經.
【效能　主治】養陰生津・補中益氣・潤腸通便・解酒毒. 治熱病煩渴, 嘔吐呃逆, 小兒疳積, 小便不利, 飮酒中毒.

珍珠母 [海藥本草]

Margaritifera Usta Concha

【基　原】진주조개과(珍珠貝科 : Pteriidae)에 속하는 연체동물인 珍珠貝 *Pteria margaritifera* (L.)와 진주조개(馬氏珍珠貝) *P. martensii* (Dunker) 및 同屬 近緣동물의 貝殼중 진주층을 건조한 것이다.
【性　味】性은 寒하고, 味는 鹹하다.

【歸 經】肝・心經.

【效能 主治】平肝潛陽・淸肝明目・鎭驚安神. 治頭痛眩暈, 煩燥失眠, 肝熱目赤, 肝虛目昏, 驚悸失眠.

蜀 葵 花 [別錄]

Althaeae Flos

【基 原】아욱과(錦葵科 : Malvaceae)에 속하는 2년생초본인 접시꽃(蜀葵) *Althaea rosea* Cavanil의 花이다.

【性 味】性은 凉하고, 味는 甘鹹하다.

【歸 經】肝・心經.

【效能 主治】和血止血・解毒散結. 治吐血, 衄血, 月經過多, 赤白帶下, 二便不通, 小兒風疹, 瘧疾, 癰疽癤腫, 蜂蝎螫傷, 湯火傷.

澤 漆 [本經]

Euphorbiae Helioscopiae Herba

【基 原】대극과(大戟科 : Euphorbiaceae)에 속한 1년생 또는 2년생초본인 등대풀(澤漆) *Euphorbia helioscopia* L.의 全草로 4~5월에 개화할 때 채취하여 건조한다.

【性 味】性은 微寒하고, 味는 辛苦하며, 有毒하다.

【歸 經】肺・大腸・小腸經.

【效能 主治】利水消腫・化痰止咳・散結解毒. 治水氣腫滿, 痰飮喘咳, 瘧疾, 菌痢, 瘰癧, 結核性瘻管骨髓炎.

八 角 回 香 [品彙精要]

Illici Veri Fructus

【基 原】목련과(木蘭科 : Magnoliaceae)에 속한 常綠喬木인 八角回香 *Illicium verum* Hook. f의 성숙한 果實로서 가을~다음해 봄까지 채취하여 약한 불에 말리거나 물에 浸泡하여 果實이 붉게 되면 曬乾한다.

【性 味】性은 溫하고, 味는 辛하다.

【歸 經】肝・腎・脾・胃經.

【效能 主治】溫陽散寒・理氣止痛. 治寒疝腹痛, 腎虛腰痛, 胃寒嘔吐, 脘腹冷痛.

葡 萄 根 [食療本草]
Vitaceae Radix

【基　原】포도과(葡萄科 : Vitaceae)에 속한 纒繞藤本인 포도(葡萄) *Vitis vinifera* L.의 根으로, 10~11월에 채취하여 曬乾하거나 鮮用한다.

【性　味】性은 平하고, 味는 甘澁하다.

【歸　經】脾・腎經.

【效能 主治】除風濕・利小便. 治風濕痹痛, 腫脹, 小便不利.

蓖 麻 子 [新修本草]
Ricini Semen

【基　原】대극과(大戟科 ; Euphorbiaceae)에 속한 1년생초본인 피마자(蓖麻) *Ricinus communis* Linne의 種子로, 가을철에 果實이 褐色으로 변하고 果皮가 벌어질 때 채취하여 果皮를 제거하고 曬乾한다.

【性　味】性은 平하고, 味는 甘辛하며, 有毒하다.

【歸　經】大腸・肺經.

【效能 主治】消腫拔毒・瀉下通滯. 治癰疽腫毒, 喉痹, 瘰癧, 大便秘結.

寒 水 石 [本經]
Glauberitum

【基　原】黃酸鹽類 광물인 石灰芒硝 Glauberite $Na_2Ca(SO_4)_2$의 天然結晶體이다.

【性　味】性은 寒하고, 味는 辛鹹하다.

【歸　經】心・胃・腎經.

【效能 主治】淸熱降火・利竅・消腫. 治時行熱病, 積熱煩渴, 吐瀉, 水腫, 尿閉, 齒衄, 丹毒, 燙傷.

海 浮 石 [日華子本草]
Pumex

【基　原】화산에서 분출된 암석이 녹아 응고하여 이루어진 구멍이 많은 광물질 또는 胞孔科에 속한 동물인 脊突苔蟲 *Costazia aculeata* Canu et Bassler의 골격을 건조한 것으로 石花라고도 한다.

【性 味】性은 寒하고, 味는 鹹하다.

【歸 經】肺經.

【效能 主治】淸肺化痰・軟堅散結. 治熱痰咳嗽, 咳痰稠粘, 瘰癧結核.

海 參 [食物本草]

Stichopus

【基 原】해삼과(刺蔘科 : Holothuridae)에 속한 극피동물인 해삼(刺參) *Stichopus japonicus* Selenka 및 同屬 근연동물의 내장을 제거한 전체이다. 同屬近緣動物로는 糙刺參 *S. horrens* Selenka・綠刺參 *S. chloronotus* Brandt・花刺參 *S. variegatus* Semper 등이 있다. 腸胃를 제거하고 깨끗이 씻어 소금물에 담가 약 1시간 정도 졸였다가 꺼내서 식혀 햇볕이나 온돌에 말린다. 이것을 재차 쑥즙액에 넣고 졸여서 검게 되었을 때 꺼내 햇볕에 말린다. 또는 소금에 절여 말린 것을 냉수에 담가 소금물을 우려내고 햇볕에 말려 사용한다.

【性 味】性은 溫하고, 味는 鹹하다.

【歸 經】腎・心經.

【效能 主治】補腎益精・養血潤燥・胎中補益. 治精血虧損, 虛弱勞怯, 陽痿, 夢遺, 小便頻數, 腸燥便難, 胎元不固.

海 風 藤 [本草再新]

Piperis Kadsurae Caulis

【基 原】후추과(胡椒科 : Piperaceae)에 속한 常綠 木質藤本인 바람등칡(風藤, 細葉靑蔞藤) *Piper kadsura* (Choisy) Ohwi.의 藤莖으로, 여름과 가을에 채취하여 뿌리와 잎을 제거하고 曬乾한다.

【性 味】性은 微溫하고, 味는 辛苦하다.

【歸 經】肝經.

【效能 主治】祛風濕・通經絡・止痹痛. 治風寒濕痹, 肢節疼痛, 筋脈拘攣, 屈伸不利.

花 蕊 石 [嘉祐本草]

Ophicalcitum

【基 原】칼슘과 마그네슘의 탄산염이 주성분인 사문암(蛇紋巖)이다.

【性 味】性은 平하고, 味는 甘澀하다.

【歸　經】肝・心經.

【效能　主治】止血化瘀. 治吐血, 衄血, 便血, 崩漏, 産後血暈, 死胎, 胞衣不下, 金瘡出血.

樺　皮 [開寶本草]

Betulae Cortex

【基　原】자작나무과(樺木科 : Betulaceae)에 속한 落葉喬木인 자작나무(白樺) *Betula platyphylla* Suk. var. *japonica* Hara 또는 同屬近緣植物의 樹皮이다.

【性　味】性은 寒하고, 味는 苦하다.

【歸　經】胃經.

【效能　主治】淸熱利濕・祛痰止咳・消腫解毒. 治痢疾, 泄瀉, 黃疸, 肺熱咳嗽, 扁桃腺炎, 痒疹.

黑　豆 [本經]

Glycine Semen Nigra

【基　原】콩과(豆科 : Leguminosae)에 속한 1년생초본인 콩(大豆) *Glycine max* Merrill의 種子이다.

【性　味】性은 平하고, 味는 甘하다.

【歸　經】肝・腎經.

【效能　主治】活血利水・祛風解毒・健脾益腎. 治月經不調, 陰虛水腫, 産後風痙, 口噤, 風毒脚氣, 黃疸浮腫, 風痺筋攣, 癰腫瘡毒, 疔毒, 濕瘡.

學 名 INDEX

【A】

Acanthopanacis Corte 五加皮 *320*
Acanthopanacis Senticosi Radix et Caulis *723*
Acanthopanax gracilistylus 細柱五加 *320*
Acanthopanax senticosus 刺五加 *723*
Acanthopanax sessiliflorus 오갈피나무 *320*
Achyranthes bidentata 牛膝 *458*
Achyranthes japonica 쇠무릎 *458*
Achyranthis Radix 牛膝 *458*
Aconiti Ciliare Tuber 草烏 *306*
Aconiti Koreani Radix 白附子 *481*
Aconiti Lateralis Radix Preparata 附子 *366*
Aconiti Tuber 川烏頭 *368*
Aconitum carmichaeli 烏頭 *366, 368*
Aconitum ciliare 놋젓가락나물 *306*
Aconitum koreanum 백부자 *481*
Aconitum kusnezoffii 이삭바꽃 *306*
Acori Graminei Rhizoma 石菖蒲 *555*
Acorus gramineus 석창포 *555*
Acorus tatarinowii 石菖蒲 *555*
Actinolite 陽起石 *615*
Adenophora remotiflorus 모시대 *637*
Adenophora stricta 당잔대 *634*
Adenophora tetraphylla 층층잔대 *634*
Adenophora triphylla var. *japonica* 잔대 *634*
Adenophorae Radix 沙參 *634*
Agastache rugosa 배초향 *329*
Agastachis Herba 藿香 *329*
Agkistrodon 蘄蛇 *314*
Agkistrodon acutus 五步蛇 *314*
Agrimonia pilosa 짚신나물 *420*
Agrimoniae Herba 龍牙草 *420*
Ailanthi Cortex 椿皮 *671*
Ailanthus altissima 가죽나무 *671*
Akebia quinata 으름덩굴 *351, 721*
Akebia trifoliata 三葉木通 *351*
Akebia trifoliata var. *australis* 白木通 *351*
Akebiae Caulis 木通 *351*
Akebiae Fructus 預知子 *721*
Albizia julibrissin 자귀나무 *526*
Albizziae Cortex 合歡皮 *526*
Alisma orientalis *343*
Alisma plantago-aquatica var. *orientale* *343*
Alismatis Rhizoma 澤瀉 *343*
Allii Fistulosi Bulbus 葱白 *174*
Allii Macrostemi Bulbus 薤白 *396*
Allii Tuberosi Semen 韭子 *613*
Allium bakeri 염부추 *396*
Allium fistulosum 파 *174*
Allium macrostemon 산달래 *396*
Allium tuberosum 부추 *613*
Allolobophora caliginosa var. *trapezoides* *541*
Aloe 蘆薈 *283*
Aloe africana *283*
Aloe barbadensis 알로에베라 *283*
Aloe ferox 고슴도치알로에 *283*
Aloe vera f. *283*
Alpinia katsumadai 草豆蔻 *334*
Alpinia officinarum 高良薑 *378*
Alpinia oxyphylla 益智 *602*
Alpiniae Katsumadai Semen 草豆蔻 *334*
Alpiniae Officinari Rhizoma 高良薑 *378*
Alpiniae Oxyphyllae Fructus 益智仁 *602*
Althaea rosea 접시꽃 *725*
Althaeae Flos *725*
Alumen 白礬 *685*
Alunite 明礬石 *685*
Amomi Compacti Fructus 爪哇白豆蔻 *333*
Amomi Fructus 砂仁 *331*
Amomi Fructus Rotundus 白豆蔻 *333*
Amomi Kravanh Fructus 白豆蔻 *333*
Amomi Tsao-ko Fructus 草果 *335*

Amomum compactum 爪哇白豆蔻 *333*
Amomum kravanh 白豆蔻 *333*
Amomum longiligulare 海南砂 *331*
Amomum tsao-ko 草果 *335*
Amomum villosum 陽春砂 *331*
Amomum villosum var. *xanthioides* *331*
Ampelopsis japonica 가회톱 *255*
Ampelopsis Radix 白蘞 *255*
Amyda sinensis *653*
Anemarrhena asphodeloides 지모 *200*
Anemarrhenae Rhizoma 知母 *200*
Angelica acutiloba 일당귀 *621*
Angelica dahurica 구릿대 *163*
Angelica decursiva *488*
Angelica decursiva for. albiflora *488*
Angelica gigas 참당귀 *621*
Angelica pubescens f. *biserrata* *298*
Angelica sinensis 當歸 *621*
Angelica tenuissima *166*
Angelica. dahurica var. formosana *163*
Angelicae Dahuricae Radix 白芷 *163*
Angelicae Gigantis Radix 當歸 *621*
Apis indica 동양꿀벌 *580*
Apis mellifera 양봉꿀벌 *580*
Aquilaria agallocha 沈香 *392*
Aquilaria sinensis 白木香 *392*
Aquilariae Lignum Resinatum 沈香 *392*
Aralia continentalis 독활 *298*
Aralia cordata *298*
Araliae Continentalis Radix 獨活 *298*
Arctii Fructus 牛蒡子 *180*
Arctium lappa 우엉 *180*
Areca catechu 檳榔 *400, 413*
Arecae Pericarpium 大腹皮 *400*
Arecae Semen 檳榔子 *413*
Arisaema amurense 천남성 *479*
Arisaema heterophyllum 두루미천남성 *479*
Arisaematis Rhizoma 天南星 *479*
Aristolochia contorta 쥐방울덩굴 *395, 513*
Aristolochia debilis 馬兜鈴 *395, 513*
Aristolochia fangchi 廣防已 *302*
Aristolochia manshuriensis 등칡 *352*
Aristolochiae Fructus 馬兜鈴 *513*
Aristolochiae Radix 青木香 *395*
Armeniacae Semen 杏仁 *505*
Arnebia euchroma 新疆紫草 *235*
Arnebia guttata 內蒙紫草 *235*
Arsenicum Sublimatum 砒石 *695*
Artemisia annua 개똥쑥 *270*
Artemisia anomala 외잎쑥 *722*
Artemisia argyi 황해쑥 *437*
Artemisia capillaris 사철쑥 *363*
Artemisia montana 산쑥 *437*
Artemisia princeps var. *orientalis* 쑥 *437*
Artemisia scoparia 비쑥(濱蒿) *363*
Artemisiae Annuae Herba 青蒿 *270*
Artemisiae Anomalae Herba 劉寄奴 *722*
Artemisiae Argyi Folium 艾葉 *437*
Artemisiae Capillaris Herba 茵蔯蒿 *363*
Asiasari Radix et Rhizoma 細辛 *169*
Asiasarum heterotropoides var. *mandshuricum* *169*
Asiasarum sieboldi 족도리 *169*
Asiasarum sieboldi var. *seoulense* *169*
Asini Corii Colla 阿膠 *630*
Asarum heterotropoides var. mandshuricum *169*
Asparagi Tuber 天門冬 *639*
Asparagus cochinchinensis 천문동 *639*
Aster tataricus 개미취 *508*
Asteris Radix et Rhizoma 紫菀 *508*
Astragali Complanati Semen 沙苑蒺藜 *611*
Astragali Radix 黃芪 *570*
Astragalus complanatus 黃芪 *611*
Astragalus membranaceus 황기 *570*
Astragalus mongholicus 蒙古黃芪 *570*
Atractylodes chinensis 北蒼朮 *326*
Atractylodes japonica 삽주 *572*
Atractylodes lancea 茅蒼朮 *326*
Atractylodes macrocephala 白朮 *572*
Atractylodis Rhizoma 蒼朮 *326*
Atractylodis Rhizoma Alba 白朮 *572*
Aucklandia lappa 雲木香 *388*
Aucklandiae Radix 木香 *388*
Aurantii Fructus Immaturus 枳殼 *386*
Aurum 金箔 *711*

【B】

Bambusa textilis 青皮竹 *495*
Bambusa tuldoides 青稈竹 *496*
Bambusae Concretio Silicea 天竺黃 *495*
Bambusae Sulcus 竹瀝 *497*
Baphicacanthus cusia 馬藍 *245*
Batryticatus Bombyx 白殭蠶 *536*

Beauveria bassiana 백강병균 *536*
Belamcanda chinensis 범부채(射干) *267*
Belamcandae Rhizoma 射干 *267*
Benincasa cerifera *346*
Benincasa hispida 동아 *346, 504*
Benincasae Exocarpium 冬瓜皮 *346*
Benincasae Semen *504*
Benzoinum 安息香 *558*
Betula platyphylla var. *japonica* 白樺 *728*
Betulae Cortex 樺皮 *728*
Biota orientalis 측백나무 *430*
Biotite schist 黑雲母片岩 *498*
Bistorta manshuriensis 범꼬리 *710*
Bistortae Rhizoma 拳參 *710*
Bletilla striata fil. 자란 *421*
Bletillae Rhizoma 白芨 *421*
Boehmeria frutescens 모시풀 *723*
Boehmeriae Radix 苧麻根 *723*
Bombycis Faeces 蠶沙 *307*
Bombyx mori 집누에 *307, 536*
Borax 硼砂 *701*
Borneolum 冰片 *554*
Bos taurus var. *domesticus* 소 *247*
Boswellia carterii 乳香樹 *441*
Bovis Calculus 牛黃 *247*
Brassica juncea 芥 *482*
Brassicae Semen 白芥子 *482*
Breea segeta 조뱅이 *426*
Breea setosa 큰조뱅이 *426*
Breeae Herba 小薊 *426*
Broussonetia kazinoki 닥나무 *656*
Broussonetia papyrifera 꾸지나무 *656*
Broussonetiae Fructus 楮實子 *656*
Brucea javanica 鴉膽子 *720*
Bruceae Fructus 鴉膽子 *720*
Bubali Cornu 水牛角 *719*
Bubalus bubalis 水牛 *227, 719*
Buddleja officinalis 密蒙花 *210*
Buddlejae Flos 密蒙花 *210*
Bufo bufo gargarizans 두꺼비 *559*
Bufo melanostictus 黑眶蟾酥 *559*
Bufonis Venenum 蟾酥 *559*
Bungarus multicinctus 銀環蛇 *313*
Bungarus Parvus 金錢白花蛇 *313*
Bupleuri Radix 柴胡 *186*
Bupleurum chinense 柴胡 *186*
Bupleurum falcatum 시호 *186*
Bupleurum scorzonerifolium 南柴胡 *186*
Buthus martensi 全蝎 *538*

【C】

Caesalpinia sappan 蘇木 *468*
Calamina 爐甘石 *700*
Callorhini Testis et Penis 海狗腎 *616*
Callorhinus ursinus 물개 *616*
Calomelas 輕粉 *698*
Calvatia gigantea 大馬勃 *714*
Calvatia lilacina 紫色馬勃 *714*
Camphorum 樟腦 *561*
Campsis grandiflora 능소화 *465*
Campsis radicans 미주능소화 *465*
Campsitis Flos 凌霄花 *465*
Cannabis sativa 삼(大麻) *284*
Cannabis Semen 火麻仁 *284*
Cantharides 斑蝥 *702*
Caragana sinica 골담초 *709*
Caraganae Radix 骨膽草根 *709*
Carpesii Fructus 鶴虱 *415*
Carpesium abrotanoides 담배풀 *415*
Carthami Flos 紅花 *455*
Carthamus tinctorius 잇꽃 *455*
Cassia obtusifolia 초결명 *542*
Cassia tora 긴강남차 *542*
Cassiae Semen 決明子 *542*
Castanea crenata 밤나무(栗木) *708*
Castanea mollissima 板栗 *708*
Castaneae Semen 栗子 *708*
Celosia argentea 개맨드라미 *211*
Celosia cristata 맨드라미 *708*
Celosiae Cristatae Flos 鷄冠花 *708*
Celosiae Semen 青葙子 *211*
Cervi Cornu 鹿角 *584*
Cervi Cornus Colla 鹿角膠 *585*
Cervi Cornus Degelatinatum 鹿角霜 *586*
Cervi Parvum Cornu *582*
Cervus canadensis 대록 *582, 583, 584*
Cervus elaphus 마록 *582, 584*
Cervus nippon 매화록 *582, 584*
Chaenomeles lagenaria 명자꽃 *310*
Chaenomeles sinensis 모과나무 *310*
Chaenomeles speciosa *310*
Chaenomelis Fructus 木瓜 *310*
Chalcanthite 膽礬 *691*

Chalcanthitum 膽礬 691
Chelidonii Herba 白屈菜 716
Chelidonium majus 애기똥풀 716
Chinemys reevesii 남생이 651
Chloritum 靑礞石 498
Chrysanthemi Flos 183
Chrysanthemi Indici Flos 野菊花 260
Chrysanthemi Zawadskii Herba 九折草 710
Chrysanthemum indicum 감국 260
Chrysanthemum morifolium 菊 183
Chrysanthemum zawadskii var. *latilobum* 710
Cibotii Rhizoma 狗脊 600
Cibotium barometz 金毛狗脊 600
Cicadidae Periostracum 蟬蛻 193
Cimicifuga dahurica 눈빛승마 188
Cimicifuga foetida 황새승마 188
Cimicifuga heracleifolia 승마 188
Cimicifugae Rhizoma 升麻 188
Cinnabar 辰砂 517
Cinnabaris 朱砂 517
Cinnamomi Cortex 肉桂 371
Cinnamomi Ramulus 桂枝 156
Cinnamomum camphora 녹나무 561
Cinnamomum cassia 肉桂 156, 371
Cirsii Herba 大薊 425
Cirsium japonicum 엉겅퀴 425
Cistanche deserticola 肉蓯蓉 589
Cistanche tubulosa 管花肉蓯蓉 589
Cistanchis Herba 肉蓯蓉 589
CITES 108
Citri Unshius Pericarpium 陳皮 382
Citri Unshius Pericarpium Immaturus 384
Citrus aurantium 광귤나무 385, 386
Citrus reticulata 382, 384
Citrus unshiu 귤나무 382, 384
Clematidis Radix et Rhizoma 威靈仙 300
Clematis chinensis 威靈仙 300
Clematis hexapetala 잎사위질빵 300
Clematis mandshurica 으아리 300
Clerodendri Trichotomi Folium 臭梧桐 318
Clerodendron trichotomum 318, 689
Cnidi Fructus 蛇床子 619
Cnidii Rhizoma 川芎 440
Cnidium monnieri 벌사상자 619
Cnidium officinale 천궁 440
Cocculus trilobus 댕댕이덩굴 303
Codonopsis lanceolata 더덕 635
Codonopsis pilosula 만삼 569
Codonopsis pilosula var. *modesta* 569
Codonopsis Pilosulae Radix 黨參 569
Codonopsis tangshen 川黨參 569
Coicis Semen 薏苡仁 344
Coix lacryma-jobi var. *mayuen* 율무 344
Commelina communis 달개비 720
Commelinae Herba 鴨跖草 720
Commiphora molmol 哈地樹 442
Commiphora myrrha 沒藥樹 442
Coptidis Rhizoma 黃連 216
Coptis chinensis 黃連 216
Coptis deltoidea 三角葉黃連 216
Coptis japonica 日黃連 216
Coptis teeta 雲連 216
Cordyceps 冬蟲夏草 604
Cordyceps sinensis 冬蟲夏草菌 604
Corni Fructus 山茱萸 678
Cornus officinalis 산수유나무 678
Corydalis Rhizoma 玄胡索 444
Corydalis ternata 들현호색 444
Corydalis turtschaninovii 현호색 444
Corydalis yanhusuo 延胡索 444
Costazia aculeata 脊突苔蟲 726
Crataegi Fructus 山楂 404
Crataegus pinnatifida 산사나무 404
Crataegus pinnatifida var. typica 산사나무 404
Cremastra appendiculata 약난초 257
Cremastrae Tuber 山慈姑 257
Cristaria plicata 귀이빨대칭이 546
Croci Stigma 西紅花 718
Crocus sativus 番紅花 718
Croton tiglium 巴豆 293
Crotonis Semen 巴豆 293
Cryptotympana dubia 말매미 193
Cryptotympana pustulata 黑蚱 193
Cubebae Fructus 376
Cucumis melo 참외 688
Curculiginis Rhizoma 仙茅 591
Curculigo orchioides 仙茅 591
Curcuma aromatica 鬱金 445
Curcuma kwangsiensis 廣西莪朮 445, 447
Curcuma longa 薑黃 445, 446
Curcuma phaeocaulis 蓬莪朮 445, 447
Curcuma wenyujin 溫鬱金 445, 447

Curcumae Longae Rhizoma 薑黃 *446*
Curcumae Radix 鬱金 *445*
Curcumae Rhizoma 莪朮 *447*
Cuscuta australis 실새삼 *609*
Cuscuta chinensis 갯실새삼 *609*
Cuscutae Semen 菟絲子 *609*
Cyathula officinalis 甛牛膝 *458*
Cyclina sinensis 모시조개 *715*
Cynanchi Atrati Radix et Rhizoma 白薇 *272*
Cynanchi Paniculati Radix et Rhizoma *718*
Cynanchi Stauntonii Rhizoma et Radix *486*
Cynanchi Wilfordii Radix 白何首烏 *629*
Cynanchum atratum 백미꽃 *272, 689*
Cynanchum auriculatum 耳葉牛皮消 *630*
Cynanchum glaucescens 芫花葉白前 *486*
Cynanchum paniculatum 산해박 *718*
Cynanchum stauntoni 柳葉白前 *486*
Cynanchum versicolor 만생백미 *272*
Cynanchum wilfordii 은조롱 *629*
Cynomorii Herba 鎖陽 *612*
Cynomorium songaricu 鎖陽 *612*
Cyperi Rhizoma 香附子 *389*
Cyperus rotundus 향부자 *389*

【 D 】

Daemonorops draco 麒麟竭 *471*
Dalbergia odorifera 降香檀 *707*
Dalbergiae Odoriferae Lignum 降眞香 *707*
Daphne genkwa 팥꽃나무 *289*
Dendrobii Herba 石斛 *640*
Dendrobium chrysotoxum 鼓槌石斛 *640*
Dendrobium fimbriatum 流蘇石斛 *640*
Dendrobium nobile 金釵石斛 *640*
Dendrobium officinale 鐵皮石斛 *640*
Descurainia sophia 재쑥 *512*
Dianthi Herba 瞿麥 *359*
Dianthus chinensis 패랭이꽃 *359*
Dianthus superbus 술패랭이꽃 *359*
Dichroa febrifuga 常山 *689*
Dichroae Radix 常山 *689*
Dictamni Radicis Cortex 白鮮皮 *224*
Dictamnus dasycarpus 백선 *224*
Dimocarpus longan 龍眼樹 *632*
Dioscorea batatas 마 *574*
Dioscorea futschauensis 福州薯蕷 *356*
Dioscorea hypoglauca 粉背薯蕷 *356*
Dioscorea japonica 참마 *574*
Dioscorea opposita *574*
Dioscorea septemloba 국화마 *356*
Dioscorea tokoro 도꼬로마 *356*
Dioscoreae Rhizoma 山藥 *574*
Diospyros kaki 감나무 *398*
Dipsaci Radix 續斷 *597*
Dipsacus asperoides 川續斷 *597*
Dolichoris Semen *575*
Dolichos lablab 편두 *575*
Draconis Sanguis 血竭 *471*
Drynaria fortunei 槲蕨 *603*
Drynariae Rhizoma 骨碎補 *603*
Dryobalanops aromatica 龍腦香樹 *554*
Dryopteridis Crassirhizomatis Rhizoma *418*
Dryopteris crassirhizoma 관중 *418*

【 E 】

Echinops latifolius 큰절굿대 *256*
Echinops setifer 절굿대 *256*
Ecklonia kurome 감태 *500*
Eckloniae Thallus 昆布 *500*
Eclipta prostrata 한련초 *649*
Ecliptae Herba 旱蓮草 *649*
Elsholtzia ciliata 향유 *173*
Elsholtziae Herba 香薷 *173*
Ephedra equisetina 木賊麻黃 *154*
Ephedra intermedia 中麻黃 *154, 660*
Ephedra sinica 草麻黃 *154, 660*
Ephedrae Herba 麻黃 *154*
Ephedrae Radix et Rhizoma 麻黃根 *660*
Epimedii Herba 淫羊藿 *592*
Epimedium brevicornum 淫羊藿 *592*
Epimedium koreanum 삼지구엽초 *592*
Epimedium pubescens 柔毛淫羊藿 *592*
Epimedium sagittatum 箭葉淫羊藿 *592*
Equiseti Herba *195*
Equisetum hyemale 속새 *195*
Equus asinus 당나귀 *630*
Eretmochelyos Carapax 玳瑁 *713*
Eretmochelys imbricata 玳瑁 *713*
Eriobotrya japonica 비파나무 *503*
Eriobotryae Folium 枇杷葉 *503*
Eriocauli Herba 穀精草 *709*
Eriocaulon buergerianum 穀精草 *709*
Eriocaulon sieboldianum 곡정초 *709*
Erodium stephanianum 牻牛兒苗 *713*

Erythrina variegata var. *orientalis* 刺桐 305
Eucommia ulmoides 두충나무 595
Eucommiae Cortex 杜仲 595
Eugenia caryophyllata 377
Euodia rutaecarpa 吳茱萸 372
Euodia rutaecarpa var. *bodinieri* 372
Euodia rutaecarpa var. *officinalis* 石虎 372
Euodiae Fructus 吳茱萸 372
Euonymi Ramili Suberalatum 鬼箭羽 711
Euonymus alatus 화살나무 711
Eupatorii Herba 佩蘭 337
Eupatorium fortunei 벌등골나물 337
Euphorbia ebracteolata 풍도대극 712
Euphorbia fischeriana 낭독 712
Euphorbia helioscopia 등대풀 725
Euphorbia kansui 甘遂 287
Euphorbia lathyris 續隨子 295
Euphorbia pekinensis 대극(京大戟) 288
Euphorbiae Fischerianae Radix 狼毒 712
Euphorbiae Helioscopiae Herba 725
Euphorbiae Kansui Radix 甘遂 287
Euphorbiae Lathyridis Semen 續隨子 295
Euphorbiae Pekinensis Radix 大戟 288
Euphoria longan 632
Eupolyphaga 蟅蟲 461
Eupolyphaga sinensis 地鱉 461
Euryale ferox 가시연꽃 677
Euryales Semen 芡實 677

【F】

Farfarae Flos 款冬花 509
Ferula assafoetida 阿魏 720
Ferulae Resina 阿魏 720
Foeniculi Fructus 小茴香 379
Foeniculum vulgare 회향 379
Forsythia koreana 개나리 239
Forsythia suspensa 連翹 239
Forsythia viridissima 의성개나리 239
Forsythiae Fructus 連翹 239
Fossilia Ossis Mastodi 龍骨 520
Fraxini Cortex 秦皮 250
Fraxinus chinensis 白蠟樹 250
Fraxinus rhynchophylla 물푸레나무 250
Fraxinus stylosa 宿柱白蠟樹 250
Fraxinus szaboana 尖葉白蠟樹 250
Fritillaria cirrhosa 川貝母 492
Fritillaria delavayi 棱砂貝母 492
Fritillaria przewalskii 甘肅貝母 492
Fritillaria thunbergii 절패모 494
Fritillaria unibracteata 暗紫貝母 492
Fritillariae Cirrhosae Bulbus 川貝母 492
Fritillariae Thunbergii Bulbus 浙貝母 494

【G】

Galla Rhois 五倍子五倍子 672
Galli Gigeriae Endothelium Corneum 409
Gallus gallus domesticus 닭 409
Ganoderma 靈芝 527
Ganoderma lucidum 영지 527
Ganoderma sinense 紫芝 527
Gardenia jasminoides 치자나무 206
Gardenia jasminoides for. *grandiflora* 206
Gardeniae Fructus 梔子 206
Gastrodia elata 천마 535
Gastrodiae Rhizoma 天麻 535
Gazella subgutturosa 羚羊 532
Gazellae seu Saigae Cornu 羚羊角 532
Gecko 蛤蚧 606
Gekko gecko 蛤蚧 606
Genkwae Flos 芫花 289
Gentiana crassicaulis 粗莖秦艽 303
Gentiana dahurica 小秦艽 303
Gentiana macrophylla 秦艽 303
Gentiana mandshurica 條葉龍膽 221
Gentiana rigescens 堅龍膽 221
Gentiana scabra 용담 221
Gentiana scabra var. *buergeri* 221
Gentiana straminea 麻花秦艽 303
Gentiana triflora 과남풀 221
Gentianae Macrophyllae Radix 秦艽 303
Gentianae Scabrae Radix et Rhizoma 221
Geranii Herba 老鸛草 713
Geranium carolinianum 野老鸛草 713
Geranium sibiricum 쥐손이풀 713
Geranium thunbergii 이질풀 713
Geranium wilfordii 세잎쥐손이 713
Ginkgo biloba 은행나무 515
Ginkgonis Semen 白果 515
Ginseng Radix 人蔘 565
Glauberite 石灰芒硝 726
Glauberitum 寒水石 726
Gleditsia japonica 주엽나무 470, 483
Gleditsia sinensis 조각자나무 470, 483
Gleditsiae Fructus 皂莢 483

Gleditsiae Spina 皀角刺 *470*
Glehnia littoralis 갯방풍 *635*
Glycine max 콩 *191, 225, 728*
Glycine Semen Germinatum 大豆黃卷 *225*
Glycine Semen Nigra 黑豆 *728*
Glycine Semen Preparata *191*
Glycyrrhiza glabra 光果甘草 *577*
Glycyrrhiza inflata 脹果甘草 *577*
Glycyrrhiza uralensis 감초 *577*
Glycyrrhizae Radix et Rhizoma 甘草 *577*
Gossypii Semen 棉實子 *715*
Gossypium indicum 목화 *715*
Granati Pericarpium 石榴皮 *670*
Gryllotalpa africana 땅강아지 *713*
Gryllotalpae Corpus 螻蛄 *713*
Gypsophila oldhamiana 대나물 *275*
Gypsum Fibrosum *198*

【 H 】

Haematites 赤鐵鑛 *547*
Haematitum 代赭石 *547*
Haliotis asinina 耳鮑 *544*
Haliotis discus hannai 皺紋盤鮑 *544*
Haliotis diversicolor 雜色鮑 *544*
Haliotis gigantea 말전복 *544*
Haliotis laevigata 白鮑 *544*
Haliotis ovina 羊鮑 *544*
Haliotis ruber 澳洲鮑 *544*
Halloysite 多水高嶺土 *665*
Halloysitum Rubrum 赤石脂 *665*
Hedyotidis Herba 白花蛇舌草 *253*
Hedyotis diffusa 백운풀 *253*
Hibisci Cortex 木槿皮 *705*
Hibiscus syriacus 무궁화 *705*
Hierodula patellifera 廣腹螳螂 *681*
Hippocampus 海馬 *617*
Hippocampus coronatus 해마 *617*
Hippocampus histrix 刺海馬 *617*
Hippocampus japonicus *618*
Hippocampus kelloggi 線紋海馬 *617*
Hippocampus kuda 大海馬 *617*
Hippocampus mohnikei 산호해마 *618*
Hippocampus trimaculatus 三斑海馬 *617*
Hirudo 水蛭 *462*
Hirudo nipponica 참거머리 *462*
Holotrichia 蠐螬 *724*
Holotrichia diompharia 금색굼벵이 *724*
Hominis Placenta 紫河車 *608*
Hordei Fructus Germinatus 麥芽 *406*
Hordeum vulgare 보리 *406*
Horn-quicksilver 각홍광 *698*
Houttuynia cordata 약모밀 *266*
Houttuyniae Herba 魚腥草 *266*
Hovenia dulcis 헛개나무 *724*
Hovenia Semen seu Fructus 枳椇子 *724*
Hydnocarpi Semen 大風子 *704*
Hydnocarpus anthelmintica 大風子樹 *704*
Hydrozincite 수아연석 *700*
Hyriopsis cumingii 三角帆蚌 *546*

【 I 】

Ilex cornuta 호랑가시나무(枸骨) *710*
Ilicis Cornutae Folium 枸骨葉 *710*
Illici Veri Fructus *725*
Illicium verum 八角回香 *725*
Impatiens balsamina 봉선화 *711*
Impatientis Semen 急性子 *711*
Imperata cylindrica var. *koenigii* 띠 *431*
Imperatae Rhizoma 白茅根 *431*
Indigo Pulverata Levis 青黛 *245*
Inula britannica 歐亞旋覆花 *485*
Inula helenium 목향 *401*
Inula japonica 금불초 *485*
Inulae Flos 旋覆花 *485*
Inulae Heleni Radix 土木香 *401*
Isatidis Folium 大青葉 *243*
Isatidis Radix 板藍根 *244*
Isatis indigotica 菘藍 *243, 244, 245*
Isatis tinctoria 歐洲菘藍 *244*

【 J 】

Juglandis Semen *607*
Juglans regia 호두나무 *607*
Junci Medulla 燈心草 *361*
Juncus effusus var. *decipiens* 골풀 *361*

【 K 】

Kaempferia galanga 山柰 *717*
Kaempferia Rhizoma 山柰 *717*
Kaki Calyx 柿蒂 *398*
Kalopanacis Cortex 海桐皮 *305*
Kalopanax pictus 엄나무 *305*
Kochia scoparia 댑싸리 *357*
Kochiae Fructus 地膚子 *357*

【 L 】

Lacca Rhois Exsiccata 乾漆 *469*
Laminaria japonica 다시마 *500*
Laminariae Thallus 昆布 *500*
Lasiosphaera fenzlii 脫皮馬勃 *714*
Lasiosphaera Seu Calvatia 馬勃 *714*
Lemna paucicostata 좀개구리밥 *194*
Leonuri Herba 益母草 *452*
Leonuri Semen 茺蔚子 *472*
Leonurus japonicus 익모초 *452, 472*
Leonurus sibiricus 익모초 *452*
Lepidii Seu Descurainiae Semen 葶藶子 *512*
Lepidium apetalum 다닥냉이 *512*
Ligustici Tenuissimi Rhizoma et Radix *166*
Ligusticum chuanxiong 川芎 *440*
Ligusticum jeholense 遼藁本 *166*
Ligusticum sinense 藁本 *166*
Ligusticum tenuissimum 고본 *166*
Ligustri Fructus 女貞子 *650*
Ligustrum japonicum 광나무 *650*
Ligustrum lucidum 제주광나무 *650*
Lilii Bulbus 百合 *645*
Lilium brownii var. *viridulun* 百合 *645*
Lilium lancifolium 참나리(卷丹) *645*
Lilium pumilum 큰솔나리 *645*
Limonite 褐鐵鑛 *669*
Limonitum 禹餘糧 *669*
Lindera strychnifolia 烏藥 *390*
Linderae Radix 烏藥 *390*
Liquidambar orientalis 蘇合香樹 *557*
Liquidambaris Storax 蘇合香 *557*
Liriope muscari *637*
Liriope platyphylla 맥문동 *637*
Liriope spicata 개맥문동 *637*
Liriopis seu Ophiopogonis Tuber 麥門冬 *637*
Litchi chinensis 荔枝 *394*
Litchi Semen 荔枝核 *394*
Lithospermi Radix 紫草 *235*
Lithospermum erythrorhizon 지치 *235*
Litsea cubeba 山鷄椒 *376*
Lobelia chinensis 수염가래꽃 *263*
Lobeliae Chinensis Herba 半邊蓮 *263*
Longan Arillus 龍眼肉 *632*
Lonicera confusa 山銀花 *237*
Lonicera dasystyla 毛花柱忍冬 *237*
Lonicera hypoglaus 紅腺忍冬 *237*
Lonicera japonica 인동덩굴 *237, 261*
Lonicerae Caulis 忍冬藤 *261*
Lonicerae Flos 金銀花 *237*
Lophatheri Herba 淡竹葉 *209*
Lophatherum gracile 조릿대풀 *209*
Loranthi Ramulus et Folium 桑寄生 *324*
Loranthus chinensis 廣寄生 *324*
Loranthus parasiticus 紅花寄生 *324*
Luffa cylindrica 수세미오이 *717*
Luffae Fructus Retinervus 絲瓜絡 *717*
Lumbricus 蚯蚓 *541*
Lycii Fructus 枸杞子 *646*
Lycii Radicis Cortex *273*
Lycium barbarum 영하구기 *273, 646*
Lycium chinense 구기자나무 *273, 646*
Lycopi Herba 澤蘭 *463*
Lycopus lucidus 쉽싸리 *463*
Lycopus lucidus var. *hirtus* 털쉽싸리 *463*
Lygodii Spora 海金沙 *354*
Lygodium japonicum 실고사리 *354*
Lysimachia christinae 過路黃 *364*
Lysimachiae Herba 金錢草 *364*

【 M 】

Magnetite 磁鐵鑛 *519*
Magnetitum 磁石 *519*
Magnolia biondii 望春花 *167*
Magnolia denudata *167*
Magnolia officinalis 厚朴 *328*
Magnolia officinalis var. *biloba* 凹葉厚朴 *328*
Magnolia sprengeri 武當玉蘭 *167*
Magnoliae Cortex 厚朴 *328*
Magnoliae Flos 辛荑 *167*
Malva verticillata 아욱 *360*
Malvae Semen 冬葵子 *360*
Manis pentadactyla 穿山甲 *459*
Manitis Squama 穿山甲 *459*
Mantidis Ootheca 桑螵蛸 *681*
Margarita 珍珠 *546*
Margaritifera Usta Concha 珍珠母 *724*
Massa Medicata Fermentata 神麯 *405*
Mauremys reevesii *651*
Maydis Stigma 玉蜀黍蕊 *348*
Mel 蜂蜜 *580*
Melandrii Herba 王不留行 *467*

Melandrium firmum 장구채 *467*
Melia azedarach 멀구슬나무 *393*
Melia azedarach var. *japonica* 楝 *412*
Melia toosendan 川楝 *393, 412*
Meliae Cortex 苦楝皮 *412*
Meliae Fructus 川楝子 *393*
Melonis Pedicellus 瓜蒂 *688*
Mentha arvensis var. *piperascens* 박하 *178*
Menthae Herba 薄荷 *178*
Meretricis Concha 文蛤 *715*
Meretrix meretrix 무명조개 *715*
Mica carbonate schist by chlorite *498*
Minium 鉛丹 *699*
Mirabilite 芒硝 *281*
Momordica cochinchinensis 木鱉 *715*
Momordicae Semen 木鱉子 *715*
Mori Folium 桑葉 *181*
Mori Fructus 桑椹子 *648*
Mori Radicis Cortex 桑白皮 *511*
Mori Ramulus 桑枝 *312*
Morinda officinalis 巴戟天 *587*
Morindae Radix 巴戟天 *587*
Morus alba 뽕나무 *181, 312, 511, 648*
Moschus 麝香 *552*
Moschus berezovskii 林麝 *552*
Moschus moschiferus 사향노루 *552*
Moschus sifanicus 馬麝 *552*
Mosla chinensis 가는잎산들깨 *173*
Moutan Radicis Cortex 牡丹皮 *232*
Mume Fructus 烏梅 *667*
Mylabris cichorii 黃黑小斑蝥 *702*
Mylabris phalerata 南方大斑蝥 *702*
Myristica fragrans 肉豆蔲 *664*
Myristicae Semen 肉豆蔲 *664*
Myrrha 沒藥 *442*

【 N 】

Nardostachyos Radix et Rhizoma 甘松香 *402*
Nardostachys chinensis 甘松香 *402*
Nardostachys jatamansi 寬葉甘松 *402*
Nardotidis seu Sulculii Concha 石決明 *544*
Nardotis gigantea 말전복 *544*
Natrii Sulfas 芒硝 *281*
Nelumbinis Rhizomatis Nodus 藕節 *424*
Nelumbinis Semen 蓮子肉 *676*
Nelumbo nucifera 연꽃(蓮) *424, 676*
Notoginseng Radix et Rhizoma 三七 *433*
Notopterygium forbesii 寬葉羌活 *160*
Notopterygium incisum 羌活 *160*

【 O 】

Oldenlandia diffusa *253*
Olibanum 乳香 *441*
Omphalia 雷丸 *414*
Omphalia lapidescens 雷丸 *414*
Ophicalcitum 花蕊石 *727*
Ophiopogon japonicus 소엽맥문동 *637*
Orixa japonica 상산 *689*
Orpiment 雌黃 *695*
Orostachyos Herba 瓦松 *722*
Orostachys erubescen 晩紅瓦松 *722*
Orostachys fimbriatus 瓦松 *722*
Orostachys japonicus 바위솔 *722*
Orostachys malacophyllus 鈍葉瓦松 *722*
Orostachys spinosus 입새바위솔 *722*
Oryza sativa 벼 *407, 707*
Oryza sativa var. *glutinosa* 찰벼 *661*
Oryzae Fructus Germinatus 穀芽 *407*
Oryzae Rhizoma et Radix 糯稻根 *661*
Oryzae Semen 粳米 *707*
Osterici seu Notopterygii Radix et Rhizoma *160*
Ostericum koreanum 강호리 *160*
Ostrea gigas 굴 *545*
Ostrea rivularis 近江牡蠣 *545*
Ostrea talienwhanensis 大連灣牡蠣 *545*
Ostreae Testa 牡蠣 *545*
Otaria ursinus *616*

【 P 】

Paeonia lactiflora 함박꽃 *233, 235, 626*
Paeonia suffruticosa 모란 *232*
Paeonia veitchii 川赤芍 *233, 235*
Paeoniae Radix Alba 白芍藥 *626*
Paeoniae Radix Rubra 赤芍藥 *233*
Panacis Quinquefolii Radix 西洋參 *568*
Panax ginseng 인삼 *565*
Panax notoginseng 三七 *433*
Panax quinquefolium 서양삼 *568*
Panthera tigris 호랑이 *321*
Papaver somniferum 양귀비 *668*

Papaveris Pericarpium 罌粟殼 *668*
Parapolybia varia 뱀허물쌍살벌 *703*
Paridis Rhizoma 蚤休 *262*
Paris polyphylla var. *chinensis* *262*
Paris polyphylla var. *yunnanensis* *262*
Paris verticillata 삿갓나물 *262*
Patrinia scabiosaefolia 마타리 *251*
Patrinia villosa 뚝갈 *251*
Patriniae Radix 敗醬 *251*
Pelodiscis Carapax 鱉甲 *653*
Pelodiscus sinensis 자라 *653*
Perilla frutescens var. *acuta* *157, 510*
Perilla frutescens var. *crispa* *157, 510*
Perillae Folium 紫蘇葉蘇 *157*
Perillae Fructus 蘇子 *510*
Persicae Semen 桃仁 *454*
Persicaria tinctoria 쪽 *245*
Peucedani Radix 前胡 *488*
Peucedanum decursivum 바디나물 *488*
Peucedanum praeruptorum *488*
Pharbitidis Semen 牽牛子 *291*
Pharbitis nil 나팔꽃 *291*
Pharbitis purpurea 둥근잎나팔꽃 *291*
Phaseoli Radiatae Semen 綠豆 *258*
Phaseolus angularis 팥 *347*
Phaseolus radiatus 녹두 *258*
Phellodendri Cortex *219*
Phellodendron amurense 황벽나무 *219*
Phellodendron chinense 黃皮樹 *219*
Phellopterus littoralis 635
Pheretima aspergillum 參環毛蚓 *541*
Phragmites communis 갈대 *202*
Phragmitis Rhizoma 蘆根 *202*
Phyllostachyos Caulis in Taeniam 竹茹 *496*
Phyllostachyos Folium 竹葉 *205*
Phyllostachys bambusoides 왕대 *496, 497*
Phyllostachys nigra var. *henonis* *205, 496, 497*
Phytolacca americana 미국자리공 *292*
Phytolacca esculenta 자리공 *292*
Phytolaccae Radix 商陸 *292*
Picrasma quassioides 소태나무 *709*
Picrasmae Lignum 苦木 *709*
Picrorhiza kurrooa 印度胡黃連 *276*
Picrorhiza scrophulariaeflora 胡黃連 *276*
Picrorhizae Rhizoma 胡黃連 *276*
Pinellia ternata 끼무릇 *477*
Pinelliae Tuber 半夏 *477*
Pini Polium 松葉 *718*
Pini Pollen 松花粉 *719*
Pini Ramulus Nodus 松節 *719*
Pinus *521*
Pinus densiflora 소나무 *718, 719*
Piper cubeba 華澄茄 *376*
Piper kadsura 바람등칡 *727*
Piper longum 華撥 *375*
Piper nigrum 胡椒 *380*
Piperis Kadsurae Caulis 海風藤 *727*
Piperis Longi Fructus 華撥 *375*
Piperis Nigri Fructus 胡椒 *380*
Plantaginis Semen 車前子 *349*
Plantago asiatica 질경이 *349*
Plantago depressa 털질경이 *349*
Platycladus orientalis *524*
Platycodon grandiflorum 도라지 *489*
Platycodonis Radix 桔梗 *489*
Pleione bulbocodioides 獨蒜蘭 *257*
Pleione yunnanensis 雲南獨蒜蘭 *257*
Polistes japonicus 일본장각호봉 *703*
Polistes olivaceous 果馬蜂 *703*
Pogostemon cablin 廣藿香 *329*
Polistes mandarinus 어리별쌍상벌 *703*
Polygala sibirica 두메애기풀 *525*
Polygala tenuifolia 원지 *525*
Polygalae Radix 遠志 *525*
Polygonati Odorati Rhizoma 玉竹 *642*
Polygonati Rhizoma 黃精 *643*
Polygonatum cyrtonema 多花黃精 *643*
Polygonatum falcatum 진황정 *643*
Polygonatum kingianum 滇黃精 *643*
Polygonatum odoratum var. *pluriflorum* *642*
Polygonatum sibiricum 층층갈고리둥굴레 *643*
Polygoni Avicularis Herba 萹蓄 *358*
Polygoni Cuspidati Rhizoma et Radix *451*
Polygoni Multiflori Radix 何首烏 *627*
Polygoni Multiflori Ramulus 夜交藤 *529*
Polygoni Orientalis Fructus 水紅花子 *719*
Polygonum aviculare 마디풀 *358*
Polygonum cuspidatum 호장 *451*
Polygonum lapathifolium var. *salicifolium* *719*
Polygonum multiflorum 하수오 *529, 627*
Polygonum orientale 紅蓼 *719*

Polygonum sachalinensis 왕호장 451
Polyporus 猪苓 342
Polyporus umbellatus 342
Ponciri Fructus Immaturus 枳實 385
Poncirus trifoliata 탱자나무 385
Poria cocos 복령 340
Poria Sclerotium 茯苓 340
Portulaca oleracea 쇠비름 248
Portulacae Herba 馬齒草 248
Potentilla chinensis 딱지꽃 259
Potentilla discolor 솜양지꽃 716
Potentillae Discoloris Herba 翻白草 716
Potentillae Herba 委陵菜 259
Prunella vulgaris var. *lilacina* 꿀풀 208
Prunellae Spica 夏枯草 208
Pruni Fructus 櫻桃肉 721
Pruni Japonicae Semen 郁李仁 285
Prunus armeniaca var. *ansu* 살구나무 505
Prunus davidiana 산복사 454
Prunus humilis 歐李 285, 721
Prunus japonica 郁李 285, 721
Prunus japonica var. *nakaii* 이스라지 721
Prunus mandshurica var. *glabra* 505
Prunus mume 매실나무 667
Prunus pedunculata 長柄扁桃 285
Prunus persica 복숭아나무 454
Prunus sibirica 시베리아살구 505
Prunus tomentosa 앵도 721
Psoralea corylifolia 補骨脂 599
Psoraleae Semen 補骨脂 599
Pteria margaritifera 珍珠貝 724
Pteria martensii 진주조개 546, 724
Pueraria lobata 칡 184, 185
Pueraria thunbergiana 칡 184
Puerariae Flos 葛花 185
Puerariae Radix 葛根 184
Pulsatilla chinensis 白頭翁 249
Pulsatilla koreana 할미꽃 249
Pulsatillae Radix 白頭翁 249
Pumex 海浮石 726
Punica granatum 석류나무 670
Pyrite 466
Pyrite 黃鐵鑛 466
Pyritum 自然銅 466
Pyrrosia lingua 석위 355
Pyrrosiae Folium 石韋 355

【Q】

Quisqualis Fructus 使君子 411
Quisqualis indica 使君子 411

【R】

Raphani Semen 萊菔子 408
Raphanus sativus 무 408
Realgar 雄黃 696
Rehmannia glutinosa 지황 228, 624
Rehmannia glutinosa f. *hueichingensis* 228
Rehmanniae Radix 地黃 228
Rehmanniae Radix Preparata 熟地黃 624
Rhapontici Radix 漏蘆 256
Rhaponticum uniflorum 뻐국채 256
Rhei Radix et Rhizoma 大黃 279
Rheum officinale 藥用大黃 279
Rheum palmatum 掌葉大黃 279
Rheum tanguticum 唐古特大黃 279
Rhinoceri Cornu 犀角 226
Rhinoceros bicornis 黑犀 226
Rhinoceros simus 白犀 226
Rhinoceros sondaicus 爪哇犀 226
Rhinoceros sumatrensis 蘇門犀 226
Rhinoceros unicornis 印度犀 226
Rhus chinensis 붉나무 673
Rhus javanica 붉나무 672
Rhus potaninii 青麩楊 672
Rhus punjabensis var. *sinica* 紅麩楊 672
Rhus verniciflua 옻나무 469
Ricini Semen 蓖麻子 726
Ricinus communis 피마자 726
Rosa laevigata 金櫻子 680
Rosa rugosa 해당화 399
Rosae Laevigatae Fructus 金櫻子 680
Rosae Rugosae Flos 玫瑰花 399
Rubi Fructus 覆盆子 683
Rubia akane 꼭두서니 435
Rubiae Radix 茜草根 435
Rubus chingii 華東覆盆子 683
Rubus coreanus 복분자딸기 683
Rumecis Radix 羊蹄根 432
Rumex japonicus 참소리쟁이 432

【S】

Saccharum Granorum 膠飴 710
Saiga tatarica 賽加羚羊 532

Salvia miltiorrhiza 丹參 *450*
Salviae Miltiorrhizae Radix 丹參 *450*
Sanguisorba officinalis 오이풀 *427*
Sanguisorba officinalis var. *longifolia* *427*
Sanguisorbae Radix 地楡 *427*
Santali Albi Lignum 檀香 *397*
Santaium album 檀香 *397*
Santalum album 檀香 *397*
Saposhnikovia divaricata 防風 *164*
Saposhnikoviae Radix 防風 *164*
Sappan Lignum 蘇木 *468*
Sargassum 海藻 *499*
Sargassum fusiforme 톳 *499*
Sargassum pallidum 알쏭이모자반 *499*
Saururi Herba 三白草 *362*
Saururus chinensis 삼백초 *362*
Scapharca broughtonii 피조개 *722*
Scapharca subcrenata 새꼬막 *722*
Scapharcae seu Tegillarcae Concha *722*
Schisandra chinensis 오미자 *674*
Schisandra sphenanthera 南五味子 *674*
Schisandrae Fructus 五味子 *674*
Schizonepeta tenuifolia 형개 *159*
Schizonepetae Spica 荊芥 *159*
Schizostachyum chinense 華思勞竹 *495*
Schlechtendalia chinensis 오배자면충 *672*
Scolopendra 蜈蚣 *539*
Scolopendra subspinipes mutilans *539*
Scopolia carniolica 서양미치광이풀 *712*
Scopolia japonica 미치광이풀 *712*
Scopoliae Rhizoma 莨菪根 *712*
Scorpio 全蝎 *538*
Scrophularia buergeriana 현삼 *230*
Scrophularia ningpoensis 玄參 *231*
Scrophulariae Radix 玄參 *230*
Scutellaria baicalensis 황금 *214*
Scutellaria barbata 半枝蓮 *716*
Scutellaria Barbatae Herba 半枝蓮 *716*
Scutellariae Radix 黃芩 *214*
Sedi Herba 景天 *708*
Sedum erythrostichum 꿩의비름 *708*
Selaginella pulvinata 점상권백 *473*
Selaginella tamariscina 부처손 *473*
Selaginellae Herba 卷柏 *473*
Selenarctos thibetanus 흑곰 *254*
Sepia esculenta 참갑오징어 *684*
Sepiae Endoconcha 海螵蛸 *684*
Sepiella maindroni 無鍼烏賊 *684*
Sesami Semen Nigrum 黑芝麻 *655*
Sesamum indicum 참깨 *655*
Siegesbeckia glabrescens 진득찰 *316*
Siegesbeckia orientalis 제주진득찰 *316*
Siegesbeckia pubescens 털진득찰 *316*
Siegesbeckiae Herba 豨薟草 *316*
Sinapis alba 白芥 *482*
Sinocalamus beecheyanus var. *pubesceus* *496*
Sinomeni Caulis et Rhizoma 防己 *301*
Sinomenium acutum 방기 *301*
Sinomenium acutum var. *cinereum* *301*
Smilacis Rhizoma 土茯苓 *265*
Smilax china 청미래덩굴 *265*
Smilax glabra 光葉菝葜 *265*
Smithsonite 菱鋅鑛 *700*
Solani Melongenae Fructus 茄子 *707*
Solanum melongena 가지(茄子) *707*
Sophora flavescens 고삼 *222*
Sophora japonica 회화나무 *212, 428*
Sophora tonkinensis 越南槐 *269*
Sophorae Flos 槐花 *428*
Sophorae Fructus 槐角 *212*
Sophorae Radix 苦參 *222*
Sophorae Tonkinensis Radix et Rhizoma *269*
Sparganii Rhizoma 三稜 *449*
Sparganium stoloniferum 흑삼릉 *449*
Spatholobi Caulis 鷄血藤 *474*
Spatholobus suberectus 密花豆 *474*
Spiraea prunifolia 조팝나무 *689*
Spirodela polyrhiza 개구리밥 *194*
Spirodelae Herba 浮萍 *194*
Statilia maculata 좀사마귀 *681*
Steleophaga plancyi 冀地鱉 *461*
Stellaria dichotoma var. *lanceolata* *275*
Stellariae seu Gypsophilae Radix 銀柴胡 *275*
Stellera chamaejasme 瑞香狼毒 *712*
Stemona japonica 蔓生百部 *506*
Stemona sessilifolia 直立百部 *506*
Stemona tuberosa 對葉百部 *506*
Stemonae Radix 百部根 *506*
Stephania tetrandra 粉防己 *302*
Sterculia lychophora 胖大海 *502*
Sterculia scaphigera 安南子 *502*
Sterculiae Lychnophorae Semen 胖大海 *502*

Stichopus 海參 *727*
Stichopus chloronotus 綠刺參 *727*
Stichopus horrens 糙刺參 *727*
Stichopus japonicus 해삼 *727*
Stichopus variegatus 花刺參 *727*
Strychni Ignatii Semen 寶豆 *717*
Strychni Semen 馬錢子 *308*
Strychnos ignatii 呂宋豆 *717*
Strychnos nuxvomica 馬錢 *308*
Strychnos nux-vomica 馬錢 *308*
Styrax benzoin 安息香樹 *558*
Styrax tonkinensis 越南安息香樹 *558*
Succinum 琥珀 *521*
Suis Fel 豬膽 *723*
Sulculus diversicolor super texta *544*
Sulfur *694*
Sus scrofa 멧돼지 *723*
Syzygii Flos 丁香 *377*
Syzygium aromaticum 丁香樹 *377*

【 T 】

Tabanus 虻蟲 *714*
Tabanus bivittatus 復帶虻 *714*
Tabanus mandarinus 재등애 *714*
Talcum 滑石 *352*
Tamaricis Cacumen 檉柳 *175*
Tamarix juniperina 위성류 *175*
Taraxaci Herba 蒲公英 *240*
Taraxacum platycarpum 민들레 *240*
Taxillus chinensis *324*
Tegillarca granosa 꼬막 *722*
Tenodera angustipennis 사마귀 *681*
Terba Flava Usta 伏龍肝 *717*
Terminalia chebula 訶子 *662*
Terminalia chebula var. *tomentella* *662*
Terminaliae Fructus 訶子 *662*
Testudinis Chinemis Plastrum et Carapax *651*
Tetrapanacis Medulla 通草 *353*
Tetrapanax papyriferus 통탈목 *353*
Thuja orientalis 측백나무 *430, 524*
Thujae Orientalis Folium 側柏葉 *430*
Thujae Semen 柏子仁 *524*
Tigridis Os 虎骨 *321*
Tokoro Rhizoma 萆薢 *356*
Torilis japonica 사상자 *619*
Torreya grandis 榧 *416*
Torreya nucifera 비자나무 *416*
Torreyae Semen 榧子 *416*
Trachelospermi Caulis 絡石藤 *311*
Trachelospermum asiaticum var. *intermidium* *311*
Trachelospermum jasminoides 낙석 *311*
Trachycarpi Petiolus 棕櫚皮 *423*
Trachycarpus fortunei 종려나무 *423*
Tremolite 투섬석 *615*
Tremolitum 陽起石 *615*
Tribuli Fructus 白蒺藜 *549*
Tribulus terrestris 남가새 *549*
Trichosanthes kirilowii 하늘타리 *203, 491*
Trichosanthes kirilowii var. *japonica* *203*
Trichosanthes rosthornii 雙邊栝樓 *203, 491*
Trichosanthis Fructus 瓜蔞 *491*
Trichosanthis Radix 瓜蔞根 *203*
Trigonella foenumgraecum 胡蘆巴 *594*
Trigonellae Semen 胡蘆巴 *594*
Tritici Fructus Levis 浮小麥 *659*
Triticum aestivum 밀 *659*
Trogopterorum Faeces 五靈脂 *456*
Trogopterus xanthipes 複齒鼯鼠 *456*
Tussilago farfara 款冬 *509*
Typha orientalis 들부 *434*
Typhae Pollen 蒲黃 *434*
Typhonium giganteum 獨角蓮 *481*

【 U 】

Ulmi Macrocarpae Cortex 楡白皮 *723*
Ulmi Semen Pasta 蕪荑 *417*
Ulmus macrocarpa 왕느릅나무 *417*
Ulmus macrocarpa 왕느릅나무 *723*
Uncaria hirsuta 毛鉤藤 *533*
Uncaria macrophylla 大葉鉤藤 *533*
Uncaria rhynchophylla 鉤藤 *533*
Uncaria sessilifructus 無柄果鉤藤 *533*
Uncaria sinensis 華鉤藤 *533*
Uncariae Ramulus cum Uncus 釣鉤藤 *533*
Ursi Fel 熊膽 *254*
Ursus arctos 불곰(棕熊) *254*
Ursus thibetanus 반달가슴곰 *254*

【 V 】

Vaccaria segetalis 麥藍菜 *467*
Valeriana amurensis 黑水纈草 *712*
Valeriana fauriei 쥐오줌풀 *712*
Valeriana officinalis 纈草 *712*
Valeriana officinalis var. *latifolia* 寬葉纈草 *712*

Valerianae Radix et Rhizoma 吉草根 *712*
Veratri Rhizoma et Radix 藜蘆 *692*
Veratrum dahuricum f. 興安藜蘆 *692*
Veratrum grandiflorum f. *692*
Veratrum maackii 긴잎여로 *692*
Veratrum maximowiczii 파란여로 *692*
Veratrum mengtzeanum f. 小藜蘆 *692*
Veratrum nigrum 참여로 *692*
Veratrum nigrum var. *ussuriense* fil. *692*
Veratrum oxysepalum 박새 *692*
Veratrum patulum f. *692*
Veratrum puberulum f. 푸른박새 *692*
Veratrum schindleri f. 刑氏藜蘆 *692*
Veratrum versicolor 흰여로 *692*
Verbena officinalis 마편초 *714*
Verbenae Herba 馬鞭草 *714*
Vespae Nidus 露蜂房 *703*
Vespertilii Faeces 夜明砂 *721*
Vespertilio superans 蝙蝠 *721*
Vigna angularis 팥 *347*
Vigna umbellata 덩굴팥 *347*
Vignae Angularis Semen 赤小豆 *347*
Viola mandshurica 제비꽃 *242*
Viola yedoensis 호제비꽃 *242*
Violae Herba 紫花地丁 *242*
Visci Ramulus et Foliu 槲寄生 *323*
Viscum coloratum 겨우살이 *323*
Viscum album var. *coloratum* 겨우살이 *323*
Vitaceae Radix 葡萄根 *726*
Vitex rotundifolia 순비기나무 *190*
Vitex trifolia 三葉蔓荊 *190*
Vitex trifolia var. *simplicifolia* *190*
Viticis Fructus 蔓荊子 *190*
Vitis vinifera 포도 *726*

【 W 】

Wapiti 와피티 *583*
Whitmania acranulata 갈색말거머리 *462*
Whitmania pigra 말거머리 *462*
Xanthii Fructus 蒼耳子 *176*
Xanthium strumarium 도꼬마리 *176*

【 Z 】

Zanthoxyli Pericarpium 蜀椒 *374*
Zanthoxylum bungeanum 花椒 *374*
Zanthoxylum piperitum 초피나무 *374*
Zanthoxylum schinifolium 산초나무 *374*
Zaocys 烏梢蛇 *317*
Zaocys dhumnades 烏梢蛇 *317*
Zea mays 옥수수 *348*
Zingiber officinale 생강 *171*
Zingiberis officinale 생강 *369*
Zingiberis Rhizoma 乾薑 *369*
Zingiberis Rhizoma Recens 生薑 *171*
Zizyphi Fructus 大棗 *579*
Zizyphi Spinosae Semen 酸棗仁 *522*
Zizyphus jujuba 대추 *579*
Zizyphus jujuba var. hoonensis *579*
Zizyphus jujuba var. *inermis* 대추 *579*
Zizyphus jujuba var. *spinosa* 묏대추 *522*

우리말 찾아보기

【ㄱ】

가공(加工) 117
가구륵(迦拘勒) 664
가남향(伽倆香) 392
가는잎산들깨 173
가는잎삽주 326
가려(訶黎) 662
가려륵(訶黎勒) 662
가리(訶梨) 662
가보료초법(加輔料炒法) 136
가소(假蘇) 159
가시연꽃 677
가시오갈피나무 723
가우본초(嘉祐本草) 54
가자(茄子) 707
가자(訶子) 662
가잠아(家蠶蛾) 307
가저시(豭猪屎) 342
가죽나무 671
가지(茄子) 707
가황련(假黃連) 276
가회톱 255
각구(穀蔻) 333
각사등(脚斯蹬) 458
각홍광 698
간색노회(肝色蘆薈) 283
갈근(葛根) 184
갈대 202
갈색말거머리 462
갈색지렁이 541
갈자(蝎子) 538
갈철광(褐鐵鑛) 669

갈화(葛花) 185
감(甘) 74, 77, 89
감갈(甘葛) 184
감국 260
감국(甘菊) 183
감근(甘根) 421
감나무(柿) 398
감미(感米) 344
감미(甘味) 78
감석(甘石) 700
감송(甘松) 402
감송향(甘松香) 402
감수(甘遂) 287
감숙패모(甘肅貝母) 492
감윤(甘潤) 79
감초(甘草) 577
감초즙(甘草汁) 132
감태 500
감택(甘澤) 287
감홍(甘汞) 698
갓 482
강(薑) 171, 369
강개(姜芥) 159
강구(强瞿) 645
강근(姜根) 171
강려(强膂) 600
강반하(薑半夏) 478
강자(剛子) 293
강자법(薑炙法) 140
강잠(殭蠶) 536
강주(江朱) 521
강죽(剛竹) 496
강즙자(薑汁煮) 140
강즙초(薑汁炒) 140
강진향(降眞香) 707
강청(羌靑) 160
강충(殭蟲) 536
강향단(降香檀) 707
강향유(江香薷) 173
강호리 160
강활(羌活) 160
강활(羌滑) 160
강황(薑黃) 445, 446
개(芥) 482
개구리밥 194
개규약(開竅藥) 551
개나리 239
개념 93
개똥쑥 270
개맥문동 637
개맨드라미 211
개미취 508
개보본초(開寶本草) 54
개살구나무 505
갯방풍 635
갯실새삼 609
갱미(粳米) 707
거경(去莖) 118
거구맥(巨句麥) 359
거근(去根) 118
거두미족시(去頭尾足翅) 120
거로(去蘆) 119
거모(去毛) 119
거수(去水) 289
거승(巨勝) 655
거승자(巨勝子) 655
거심(去心) 119
거심파극(去心巴戟) 589
거지경(去枝梗) 118
거풍습강근골약(祛風濕强筋骨藥) 319
거풍습약(祛風濕藥) 297
거풍습지비통약(祛風濕止痹痛藥) 298
거피각(去皮殼) 118
거한약(祛寒藥) 366
거핵(去核) 120
건갈(乾葛) 184

건강(乾薑) 369
건귀(乾歸) 621
건노근(乾蘆根) 202
건류법(乾溜法) 150
건비사(褰鼻蛇) 314
건율(乾栗) 708
건조(乾棗) 579
건지매(乾枝梅) 667
건지황(乾地黃) 228
건칠(乾漆) 469
검(芡) 677
검실(芡實) 677
검척사(劍脊蛇) 317
검척오초(劍脊烏梢) 317
겨우살이 323
격산소(隔山消) 629
격산우피소(隔山牛皮消) 629
격지외(隔紙煨) 149
견용담(堅龍膽) 221
견우자(牽牛子) 291
결명(決明) 542
결명자(決明子) 542
결정법(結晶法) 149
겸갈(鉗蝎) 538
경(輕) 61
경궁(京芎) 440
경대극(京大戟) 288
경분(輕粉) 698
경사증류대관본초(經史證類大觀本草) 57
경사증류비급본초(經史證類備急本草) 55, 58
경삼릉(京三稜) 449
경상상엽(經霜桑葉) 181
경엽여루채(硬葉女婁菜) 467
경자(耿子) 368
경자초(硬紫草) 235
경천(景天) 708
경초(梗草) 489
계(桂) 371
계(鷄) 409
계(薊) 425
계골상산(鷄骨常山) 689
계골승마(鷄骨升麻) 188
계골향(鷄骨香) 390
계관석(雞冠石) 696
계관화(鷄冠花) 708
계교골(鷄膠骨) 458
계내금(鷄內金) 409
계독(鷄毒) 368
계두(季豆) 594
계두실(鷄頭實) 677
계비치(鷄肶胵) 409
계비치리황피(鷄肶胵裡黃皮) 409
계순내황피(鷄肫內黃皮) 409
계순피 409
계원 632
계장박 328
계장풍 587
계정향 377
계제근(鷄齊根) 184
계지(桂枝) 156
계항초(鷄項草) 425
계혈등(鷄血藤) 474
고(苦) 74, 77, 89
고강두(苦羌頭) 389
고경(苦梗) 489
고골(苦骨) 222
고금(枯芩) 214
고길경(苦桔梗) 489
고납색노회(庫拉索蘆薈) 283
고동피(鼓桐皮) 305
고두근(苦豆根) 269
고량강(高良薑) 378
고량강(高涼薑) 378
고려(高麗) 29
고력백랍수(苦櫪白蠟樹) 250
고련자(苦楝子) 393
고련피(苦楝皮) 412
고목(苦木) 709
고미(苦味) 78
고반(枯礬) 685
고발(藁茇) 166
고본(藁本) 166
고삼(苦參) 222
고선(枯蟬) 193
고수목(苦樹木) 709
고습도치알로에 283
고실(苦實) 308
고실파두아(苦實把豆兒) 308
고심(苦心) 634
고욕보사(苦欲補瀉) 91
고원지(苦遠志) 525
고장(苦杖) 451
고정향(苦丁香) 688
고직(苦藏) 251
고채(苦菜) 251
고택(苦澤) 287
고퇴석곡(鼓槌石斛) 640
고행인(苦杏仁) 505
곡궐(槲蕨) 603
곡기(槲寄) 323
곡기생(槲寄生) 323
곡사(鵠瀉) 343
곡실(穀實) 656
곡아(穀芽) 407
곡약자(曲藥子) 372
곡자(穀子) 656
곡정초(穀精草) 709
곡향(谷香) 379
곡회향(谷茴香) 379
곤포(昆布) 500
골담초 709
골담초근(骨膽草根) 709
골미(骨美) 272
골쇄보(骨碎補) 603
골풀 361
공각(空殼) 239
공교(空翹) 239
공보겸시(攻補兼施) 564
공석(共石) 352
공장(空腸) 214
공하약(攻下藥) 278
과강룡(過岡龍) 265
과남풀 221
과로황(過路黃) 364
과루(瓜蔞) 491
과루근(瓜蔞根) 203
과마봉(果馬蜂) 703
과변(瓜辨) 346
과서(瓜犀) 346
과자(瓜子) 346
과정(瓜丁) 688
과체(瓜蒂) 688
과향초(瓜香草) 420
곽향(藿香) 329
관동(款冬) 509
관동화(款冬花) 509

관목통(關木通) 352
관사(寬絲) 123
관엽감송(寬葉甘松) 402
관엽강활(寬葉羌活) 160
관엽힐초(寬葉纈草) 712
관절(貫節) 418
관중(管仲) 418
관중(貫中) 418
관중(貫衆) 418
관창출(關蒼朮) 572
관화육종용(管花肉蓯蓉) 589
관황백(關黃柏) 219
괄루(栝樓) 203, 491
괄루분(栝樓粉) 203
광과감초(光果甘草) 577
광곽향(廣藿香) 329
광귤나무 385, 386
광귤피(廣橘皮) 382
광기생(廣寄生) 324
광나무 650
광동인삼(廣東人參) 568
광두근(廣豆根) 269
광명사(光明砂) 517
광목향(廣木香) 388
광방기(廣防己) 302
광복당랑(廣腹螳螂) 681
광삼릉(光三稜) 449
광서아출(廣西莪朮) 445, 447
광술(廣戌) 447
광엽발계(光葉菝葜) 265
광우절(光藕節) 424
광제비급(廣濟秘笈) 38
광지룡(廣地龍) 541
광출(廣朮) 447
광피목과(光皮木瓜) 310
괴(塊) 123
괴(槐) 212, 428
괴각(槐角) 212
괴두(槐豆) 212
괴연두(槐連豆) 212
괴미(槐米) 429
괴실(槐實) 212
괴예(槐蕊) 428
괴자(槐子) 212
괴협(槐莢) 212
괴화(槐花) 428
교시(交時) 473
교이(膠飴) 710
교조(膠棗) 579
교편 128
구격(苟格) 643
구고(求股) 473
구골(枸骨) 710
구골엽(枸骨葉) 710
구귤(枸橘) 385
구기(枸杞) 273, 646
구기근(枸杞根) 273
구기근(苟起根) 273
구기근피(枸杞根皮) 273
구기자(枸杞子) 646
구기자(苟起子) 646
구기자나무 273, 646
구내자근피(狗奶子根皮) 273
구등(鉤藤) 533
구리(歐李) 285, 721
구릿대 163
구맥(瞿麥) 359
구맥수(瞿麥穗) 359
구미파자(狗尾巴子) 211
구수(構樹) 656
구슬(狗虱) 655
구아선복화(歐亞旋覆花) 485
구안독활(九眼獨活) 298
구유초(狗乳草) 240
구인(蚯蚓) 541
구자(韭子) 613
구절초(九折草) 710
구주승람(歐洲菘藍) 244
구채(韭菜) 613
구채인(韭菜仁) 613
구채자(韭菜子) 613
구척(狗脊) 600
구척(苟脊) 600
구청(狗靑) 600
구초(灸草) 437
구충약(驅蟲藥) 411
구황강(九黃薑) 574
국(菊) 183
국로(國老) 577
국화(菊花) 183
국화마 356
군(君) 99
군석(君石) 691
군신좌사(君臣佐使) 63
군약(君藥) 99
굴 545
궁궁(芎藭) 440
권단(卷丹) 645
권모만오두(卷毛蔓烏頭) 306
권백(卷柏) 473
권벽(卷蘗) 225
권삼(拳參) 710
귀개(鬼蓋) 565
귀검승마(鬼臉升麻) 188
귀경(歸經) 84
귀경(鬼卿) 166
귀구약(鬼蒟蒻) 479
귀독우(鬼督郵) 535
귀노(貴老) 382
귀목(鬼目) 432
귀선(鬼扇) 267
귀유마(鬼油麻) 256
귀이빨대칭이 546
귀장(鬼藏) 230
귀전우(鬼箭羽) 711
귀통(龜筒) 651
귀판(龜板) 651
귀하갑(龜下甲) 651
규산마그네슘 352
규송(葵松) 415
규자(葵子) 360
규채자(葵菜子) 360
균강(均薑) 369
균계(菌桂) 371
귤(橘) 382, 384
귤나무 382, 384
귤자피(橘子皮) 382
귤피(橘皮) 382
극박편(極薄片) 123
극선초(郄蟬草) 450
극완(棘菀) 525
극천(戟天) 587
근강모려(近江牡蠣) 545
근근채(堇堇菜) 242
근두채(根頭菜) 259
근박(根朴) 328
근조(筋條) 433
근피(槿皮) 705

금계아(錦鷄兒) 709
금기(禁忌) 103
금담(金膽) 254
금등화(金燈花) 257
금등화(金藤花) 237
금령자(金鈴子) 393
금모구척(金毛狗脊) 600
금문대황(錦紋大黃) 279
금박(金箔) 711
금불초 485
금불환(金不換) 433
금색굼벵이 724
금생(禁生) 640
금성초(金星草) 355
금앵자(金櫻子) 680
금예(金蕊) 183
금오적(金烏賊) 684
금원(金元) 59
금은화(金銀花) 237
금은화등(金銀花藤) 261
금인진(錦茵陳) 363
금작약(金芍藥) 626
금전백화사(金錢白花蛇) 313
금전사(金錢蛇) 313
금전초(金錢草) 364
금전포(金錢蒲) 555
금전화(金錢花) 485
금정(金精) 183
금정룡아(金頂龍牙) 420
금정옥란(金井玉蘭) 565
금종화(金鍾花) 239
금죽엽(金竹葉) 209
금채석곡(金釵石斛) 640
금화(金花) 237
급방(急方) 62
급사(及瀉) 343
급성자(急性子) 711
급해색(急解索) 263
기근(杞根) 273
기남향(奇南香) 392
기등(棋藤) 529
기랄자(氣辣子) 372
기린갈(騏驎竭) 471
기린갈(麒麟竭) 471
기린혈(麒麟血) 471
기모(芪母) 200
기모(蚔母) 200
기목향(祁木香) 401
기미(氣味) 60, 74
기미후박(氣味厚薄) 89
기방(奇方) 62
기백지(祁白芷) 163
기사(蘄蛇) 314
기생수(寄生樹) 324
기생초(寄生草) 324
기석(碁石) 691
기설(寄屑) 324
기실(起實) 344
기실(魃實) 678
기주누로(祁州漏蘆) 256
기주백화사(蘄州白花蛇) 314
기지별(冀地鱉) 461
기취(氣臭) 81
기호(奇蒿) 722
긴강남차 542
긴오이풀 427
긴잎여로 692
길경(桔梗) 489
길매육(桔梅肉) 667
길초근(吉草根) 712
까치콩 575
꼬막 722
꼭두서니 435
꾸지나무 656
꿀풀 208
꿩의비름 708
끼무릇 477

【ㄴ】

나귀채(羅鬼菜) 488
나도(糯稻) 661
나도근(糯稻根) 661
나도근수(糯稻根鬚) 661
나복(蘿蔔) 408
나복자(蘿卜子) 408
나실(蘿實) 676
나팔꽃 291
낙교(落翹) 239
낙석(絡石) 311
낙석(略石) 311
낙석등(絡石藤) 311
낙수(落首) 499
낙추자(落帚子) 357
난근(蘭根) 431
난엽원지(卵葉遠志) 525
난초(蘭草) 337
날계(辣桂) 371
날채자(辣菜子) 482
남가새 549
남로(藍露) 245
남목향(南木香) 388
남박하(南薄荷) 178
남방(南方) 28
남방대반모(南方大斑蝥) 702
남방토사자(南方菟絲子) 609
남북조(南北朝) 49
남사삼(南沙參) 634
남생이 651
남성(南星) 479
남시호(南柴胡) 186
남엽(藍葉) 243
남오가피(南五加皮) 320
남오미자(南五味子) 674
남자두(藍刺頭) 256
남전근(藍靛根) 244
남정력자(南葶藶子) 512
남채(藍菜) 243
남초(南椒) 374
남초(南草) 597
남편두(南扁豆) 575
납수피(蠟樹皮) 250
낭독(狼毒) 712
낭독대극(狼毒大戟) 712
낭아초(狼牙草) 420
낭탕(莨菪) 712
낭탕근(莨菪根) 712
내동(乃東) 208
내동(耐冬) 311
내몽자초(內蒙紫草) 235
내미(奶米) 467
내복자(萊菔子) 408
내허(內虛) 214
넓적배사마귀 681
년도(碾搗) 120
노각(奴角) 226
노감석(爐甘石) 700
노고근(蘆菰根) 202
노관초(老鸛草) 713

노교(老麴) 239
노구(老蔻) 335
노구화(露球花) 377
노근(蘆根) 202
노노회(老蘆薈) 283
노두(蘆頭) 119, 202
노랑하늘타리 203
노모근(蘆茅根) 202
노봉방(露蜂房) 703
노양자(老陽子) 293
노옹발(老翁發) 249
노옹수(老翁須) 261
노위(蘆葦) 202
노파(蘆芭) 594
노호수(老虎鬚) 300
노회(奴會) 283
노회(蘆薈) 283
녹각(鹿角) 584
녹각교(鹿角膠) 585
녹각백상(鹿角白霜) 586
녹각사(綠殼砂) 331
녹각상(鹿角霜) 586
녹나무 561
녹니석화운모탄산염편암(綠泥石化雲母炭酸鹽片岩) 498
녹두(綠豆) 258
녹사(鹿賜) 251
녹수(鹿首) 251
녹수강(綠鬚薑) 169
녹용(鹿茸) 582
녹자삼(綠刺參) 727
녹장(鹿腸) 230
녹장(鹿醬) 251
녹제초(鹿蹄草) 257
녹죽(鹿竹) 643
녹총(鹿葱) 692
놋젓가락나물 306
뇌공두(雷公頭) 389
뇌시(雷矢) 414
뇌실(雷實) 414
뇌자(腦子) 554, 561
뇌환(雷丸) 414
누고(螻蛄) 713
누구(漏蔻) 334
누람자(漏籃子) 366
누로(漏蘆) 256
누리장나무 318, 689
누분(蔞粉) 203
누에(家蠶) 536
눈빛승마 188
눌회(訥會) 283
능리각(鯪鯉角) 459
능리갑(鯪鯉甲) 459
능사패모(棱砂貝母) 492
능석(鯪石) 311
능소(凌霄) 465
능소(能消) 300
능소화(凌霄花) 465
능소화(陵霄花) 465
능아연석 700
능유(陵游) 221
능자광(菱鋅鑛) 700

【ㄷ】

다골(多骨) 333
다닥냉이 512
다랄(茶辣) 372
다수고령토(多水高嶺土) 665
다시마 500
다화황정(多花黃精) 643
닥나무 656
단(丹) 699
단(段) 123
단근(丹根) 232
단률(丹栗) 517
단법(煅法) 143
단분(丹粉) 699
단사(丹沙) 517
단사(丹砂) 517
단삼(丹參) 450
단쉬법(煅淬法) 144
단어각(團魚殼) 653
단어갑(團魚甲) 653
단엽만형(單葉蔓荊) 190
단주누노(單州漏蘆) 256
단표초(團螵蛸) 681
단피(丹皮) 232
단행(單行) 96
단향(檀香) 397
단향목(檀香木) 397
달개비 720
닭 409
닭의장풀 720
담두시(淡豆豉) 191
담반(膽礬) 691
담배풀 415
담시(淡豉) 191
담죽(淡竹) 205, 209, 496, 497
담죽력(淡竹瀝) 497
담죽미(淡竹米) 209
담죽엽(淡竹葉) 205, 209
담죽피여(淡竹皮茹) 496
담즙(膽汁) 133
담초(膽草) 221
당고특대황(唐古特大黃) 279
당구자(棠梂子) 404
당귀(當歸) 621
당나귀 630
당랑자(螳螂子) 681
당륙(當陸) 292
당문자(當門子) 552
당삼(糖蔘) 565
당삼(黨參) 569
당의(蓎藙) 374
당잔대 634
대계(大桂) 371
대계(大薊) 425
대과유(大果榆) 417, 723
대교자(大麴子) 239
대극(大戟) 288
대나물 275
대당문근(大當門根) 639
대도랑(大刀螂) 681
대동과(大洞果) 502
대두(大豆) 191, 225, 728
대두권(大豆卷) 225
대두벽(大豆蘗) 225
대두시(大豆豉) 191
대두전죽(大頭典竹) 496
대두황권(大豆黃卷) 225
대란(大蘭) 359
대려핵(大荔核) 394
대련만모려(大連灣牡蠣) 545
대록(大鹿) 582, 584
대마(大麻) 284
대마발(大馬勃) 714
대마인(大麻仁) 284

대마자(大麻子) 284
대맥(大麥) 406
대맥모(大麥毛) 406
대맥벽(大麥蘗) 406
대맥아(大麥芽) 406
대모(玳瑁) 713
대방(大方) 62
대벽호(大壁虎) 606
대복모(大腹毛) 400
대복빈랑(大腹檳榔) 413
대복융(大腹絨) 400
대복피(大腹皮) 400
대붕사(大朋砂) 701
대삼엽승마(大三葉升麻) 188
대실(大室) 512
대심(戴椹) 485
대엽구등(大葉鉤藤) 533
대엽독활(大葉獨活) 621
대엽백부(對葉百部) 506
대엽해조(大葉海藻) 499
대욱리인(大郁李仁) 286
대운(大蕓) 589
대자(對子) 98
대자석 547
대자초(大紫草) 235
대적(大適) 512
대조(大棗) 579
대조협(大皂莢) 483
대청(大廳) 243
대청엽(大青葉) 243
대초(大椒) 374
대추 579
대충골(大蟲骨) 321
대충장(大蟲杖) 451
대패(大貝) 494
대풍자(大楓子) 704
대풍자(大風子) 704
대풍자수(大風子樹) 704
대해마(大海馬) 617
대화당귀(大和當歸) 621
대황(大黃) 279
대회향(大茴香) 379
댑싸리 357
댕댕이덩굴 303
더덕 635
덩굴팥 347
도(桃) 454
도(稻) 407, 707
도(蒤) 451
도경(盜庚) 485
도경본초(圖經本草) 55
도꼬로마 356
도라지 489
도량향(都梁香) 337
도벽(稻蘗) 407
도변(掉邊) 128
도생초(道生草) 358
도선(挑選) 117
도아(稻芽) 407
도인(桃仁) 454
도즙(搗汁) 141
도핑(Doping) 104
도핵인(桃核仁) 454
독각련(獨角蓮) 481
독각황모(獨脚黃茅) 591
독공(毒公) 306, 368
독모근(獨茅根) 591
독산란(獨蒜蘭) 257
독요초(獨搖草) 298
독행근(獨行根) 395
독행채(獨行菜) 512
독행호(獨行虎) 242
독활(獨活) 298
독활(獨滑) 298
돈미금(豘尾芩) 214
동과(冬瓜) 346, 504
동과인(冬瓜仁) 346, 504
동과자(冬瓜子) 504
동과피(冬瓜皮) 346
동규(冬葵) 360
동규자(冬葵子) 360
동륵(銅勒) 691
동방숙(東方宿) 432
동방향포(東方香蒲) 434
동백출(冬白朮) 572
동북근채(東北堇菜) 242
동북대흑새금귀(東北大黑鰓金龜) 724
동북천남성(東北天南星) 479
동북철선련(東北鐵線蓮) 300
동북행(東北杏) 505
동섬(銅贍) 254
동아 504
동아호박 346
동양꿀벌 580
동양봉 580
동운(銅芸) 164
동의보감 탕액편(東醫寶鑑湯液篇) 35
동전시(銅錢柴) 390
동전초(銅錢草) 364
동질려(潼蒺藜) 611
동청(冬青) 323
동청자(冬青子) 650
동충하초(冬蟲夏草) 604
동충하초균(冬蟲夏草菌) 604
동화(冬花) 509
두견란(杜鵑蘭) 257
두구(豆蔻) 333, 334, 664
두구자(豆蔻子) 334
두꺼비 559
두란(杜蘭) 640
두령(兜鈴) 513
두루미천남성 479
두메애기풀 525
두백(杜伯) 538
두벽(豆蘗) 225
두부(豆腐) 129
두시(豆豉) 191
두원(杜芫) 289
두중(杜仲) 595
두충나무 595
두통화(頭痛花) 289
둔엽와송(鈍葉瓦松) 722
둥굴레 642
둥근바위솔 722
둥근잎나팔꽃 291
들부 434
들현호색 444
등대풀 725
등라화(藤羅花) 465
등심(燈心) 361
등심초(燈心草) 361
등초(燈草) 361
등칡 352
딱지꽃 259
땃두릅 298
땅강아지 713

뚝갈 251
띠 431

【 ㅁ 】

마 574
마간석(馬肝石) 627
마계(馬薊) 326, 425
마기(馬蜞) 462
마녹용(馬鹿茸) 582
마두령(馬兜鈴) 395, 513
마두령(馬兜零) 513
마두령(馬兜苓) 513
마두령근(馬兜鈴根) 395
마두어(馬頭魚) 617
마디풀 358
마라(摩羅) 645
마람(馬藍) 245
마령근(馬鈴根) 395
마록(馬鹿) 582, 584
마미귀(馬尾歸) 621
마미당귀(馬尾當歸) 621
마미향(馬尾香) 441
마발(馬勃) 714
마사(馬麝) 552
마삭줄 311
마술(馬逑) 445
마씨진주패(馬氏珍珠貝) 546, 724
마아소(馬牙消) 281
마자(麻子) 284
마자인(麻子仁) 284
마전(馬前) 308
마전(馬錢) 308
마전자(馬錢子) 308
마제결명(馬蹄決明) 542
마질(馬蛭) 462
마초(馬草) 251
마치채(馬齒菜) 248
마치초(馬齒草) 248
마치현(馬齒莧) 248
마타리 251
마편초(馬鞭草) 714
마현(馬莧) 248
마화진구(麻花秦艽) 303
마황(麻黃) 154
마황(螞蟥) 462
마황근(麻黃根) 660
막엽황기(膜葉黃芪) 570
만강(蠻薑) 378
만곡법(彎曲法) 126
만년청(萬年青) 473
만산향정향화(滿山香丁香花) 377
만삼(蔓參) 569
만생백미(蔓生白薇) 272
만생백부(蔓生百部) 506
만주감초(滿洲甘草) 577
만주삽주 326
만주족도리풀 169
만청자(蔓青子) 190
만형실(蔓荊實) 190
만형자(萬荊子) 190
만형자(蔓荊子) 190
만홍와송(晚紅瓦松) 722
말거머리 462
말매미 193
말약(末藥) 442
말전복 544
망소(芒消) 281
망우(芒芋) 343
망초(芒硝) 281
망춘화(望春花) 167
매(梅) 667
매괴(玫瑰) 399
매괴화(玫瑰花) 399
매실(梅實) 667
매실나무 667
매이지(昧履支) 380
매편(梅片) 554
매화뇌(梅花腦) 554
매화록(梅花鹿) 582, 584
매화빙편(梅花氷片) 554
맥구강(麥句姜) 359
맥구강(麥句薑) 415
맥동(麥冬) 637
맥람자(麥藍子) 467
맥람채(麥藍菜) 467
맥문동(麥門冬) 637
맥부(麥麩) 129
맥부외(麥麩煨) 149
맥부피초(麥麩皮炒) 690
맥아(麥芽) 406
맥하고초(麥夏枯草) 208
맨드라미 708
맹(虻) 492
맹충(虻蟲) 714
멀구슬나무 393, 412
멧돼지 723
면(棉) 715
면과외(麵裹煨) 149
면기(綿芪) 570
면단철선련(棉團鐵線蓮) 300
면마관중(綿馬貫衆) 418
면비해(綿萆薢) 356
면실자(棉實子) 715
면아장(免兒腸) 587
면이초(免耳草) 242
면인진 363
면황기(綿黃芪) 570
멸종위기동식물보호협약 108
명단법(明煅法) 143
명반(明礬) 685
명반석(明礬石) 685
명부편(明附片) 366
명자꽃 310
명천마(明天麻) 535
명청(明淸) 64
모각사향(毛殼麝香) 552
모감(毛蚶) 722
모강황(毛薑黃) 446
모경희렴(毛梗豨薟) 316
모계(牡桂) 371
모과나무 310
모구등(毛鉤藤) 533
모근(茅根) 431
모단(牡丹) 232
모단근피(牡丹根皮) 232
모단피(牡丹皮) 232
모란 232
모려(牡蠣) 545
모수여로(毛穗藜蘆) 692
모시대 637
모시조개 715
모시풀 723
모엽여로(毛葉藜蘆) 692
모엽지과아묘(毛葉地瓜兒苗) 463
모자고(毛慈姑) 257
모지모(毛知母) 200
모창출(茅蒼朮) 326

모청등(毛青藤) 301
모합(牡蛤) 545
모화주인동(毛花柱忍冬) 237
모희렴(毛稀薟) 316
목강자(木薑子) 376
목골(木骨) 320
목과(木瓜) 310
목과실(木瓜實) 310
목근(木槿) 705
목근피(木槿皮) 705
목단(木丹) 206
목면(木綿) 595
목방기(木防己) 302, 303
목별(木鱉) 715
목별자(木鱉子) 715
목부자(木附子) 672
목상산(木常山) 689
목작약(木芍藥) 232, 233
목적(木賊) 195
목적마황(木賊麻黃) 154
목적초(木賊草) 195
목택란(木澤蘭) 337
목통(木通) 351, 351, 721
목필화(木筆花) 167
목향 401
목향(木香) 388
목향자(木香子) 376
목혈갈(木血竭) 471
목화 715
몰약(沒藥) 442
몰약수(沒藥樹) 442
몽고황기(蒙古黃芪) 570
몽석(礞石) 498
몽화(蒙花) 210
몽화주(蒙花珠) 210
묏대추 522
묘계(猫薊) 426
묘고도(猫古都) 249
묘두화(猫頭花) 249
묘아란(猫兒卵) 255
묘장근(猫腸筋) 587
무 408, 648
무경오가(無梗五加) 320
무궁화 705
무당옥란(武當玉蘭) 167
무독약(無毒藥) 92
무명조개 715
무병과구등(無柄果鉤藤) 533
무수아비산(無水亞砒酸) 696
무역 39
무이(無荑) 417
무이(蕪荑) 417
무침오적(無鍼烏賊) 684
묵연초(墨烟草) 649
묵응(墨鷹) 254
묵채(墨菜) 649
문합(文蛤) 672, 715
문호(文虎) 634
물개 616
물푸레나무 250
미(米) 129
미(䔧) 674
미각(米殼) 668
미감수(米泔水) 133
미경(微莖) 166
미국자리공 292
미낭피(米囊皮) 668
미두(眉豆) 575
미랄자(味辣子) 376
미련(味連) 216
미신초(迷身草) 209
미앵피(米罌皮) 668
미인(米仁) 344
미조(美棗) 579
미주능소(美洲凌霄) 465
미주능소화 465
미초(米炒) 136
미초(美草) 577
미초(薇草) 272
미치광이풀 712
민들레 240
밀 659
밀(蜜) 580
밀감(蜜甘) 577
밀당(蜜糖) 580
밀몽화(密蒙花) 210
밀비(蜜脾) 632
밀자법(蜜炙法) 141
밀초(蜜草) 577
밀폐단법(密閉煅法) 144
밀향(蜜香) 388, 392
밀화두(密花豆) 474

【ㅂ】

바디나물 488
바람등칡 727
바위솔 722
박새 692
박초(朴硝) 281
박편(薄片) 123
박하(薄荷) 178
박하뇌(薄荷腦) 180
박하유(薄荷油) 180
반달가슴곰 254
반대해(胖大海) 502
반룡주(班龍珠) 582
반모(斑蝥) 702
반묘(斑猫) 702
반변국(半邊菊) 263
반변기(半邊旗) 263
반변련(半邊蓮) 263
반석(礬石) 685
반의(拌衣) 121
반장(斑杖) 451
반지련(半枝蓮) 716
반치(反治) 76
반하(半夏) 477
반하정(半夏精) 479
발계(菝葜) 265
발매(發霉) 128
발산풍열약(發散風熱藥) 178
발산풍한약(發散風寒藥) 153
발아법(發芽法) 148
발효발아법(醱酵發芽法) 147
발효법(醱酵法) 147
밤나무 708
방괴동(方塊銅) 466
방궤(方潰) 270
방기(旁其) 390
방기(防己) 301
방당삼(防黨參) 569
방목(房木) 167
방비충(放屁蟲) 702
방우아묘(牻牛兒苗) 713
방주(蚌珠) 546
방풍(防風) 164
방풍당삼(防風黨蔘) 569
방향(芳香) 163
방향화습약(芳香化濕藥) 326

배오(配伍) 95
배오금기(配伍禁忌) 103
배오제독(配伍制毒) 95
배초향 329
배회화(徘徊花) 399
백각(百脚) 539
백강(白薑) 369
백강병균 536
백강잠(白僵蠶) 536
백강잠(白殭蠶) 536
백개(白芥) 482
백개자(白芥子) 482
백견우(白牽牛) 291
백경(白頸) 541
백경구인(白頸蚯蚓) 541
백과(白果) 515
백과자(白瓜子) 346, 504
백구(白蔻) 333
백국(白菊) 183
백군(白君) 685
백굴채(白屈菜) 716
백근(白根) 255, 421
백근자(白根子) 275
백급(白給) 421
백급(白芨) 421
백급황정(白及黃精) 643
백단(白檀) 397
백두공(白頭公) 249
백두구(白豆蔻) 333
백두옹(白頭翁) 249, 259
백두초(白頭草) 249
백랄운(百辣雲) 171
백랍수(白蠟樹) 250
백렴(白蘞) 255
백룡골(白龍骨) 520
백룡수(白龍鬚) 272
백막(白幕) 272
백모근(白茅根) 431
백목련 167
백목통(白木通) 351
백목향(白木香) 392
백미(白微) 272
백미(白薇) 272
백미꽃 272, 689
백밀(白蜜) 580
백반(白礬) 129, 685
백발계(白菝葜) 356
백배(百倍) 458
백복령(白茯苓) 340
백부근(百部根) 506
백부자(白附子) 481
백부편(白附片) 366
백비(白砒) 696
백사밀(白沙蜜) 580
백삼(白參) 634
백삼(白蔘) 565
백상피(白桑皮) 511
백서(白犀) 226
백석(白石) 615
백선(白鮮) 224
백선피(白鮮皮) 224
백신석(白信石) 695
백실(柏實) 524
백약(白藥) 203
백약곡정초(白藥穀精草) 709
백여량(白餘粮) 669
백여량(白餘糧) 265
백엽(柏葉) 430
백엽시(白葉柴) 390
백운풀 253
백인(柏仁) 524
백자(柏子) 524
백자(白刺) 320
백자인(柏子仁) 524
백작(白芍) 626
백작약(白芍藥) 626
백전(白前) 486
백전(白膻) 224
백조근(百條根) 506
백지(白芷) 163
백지(百枝) 164, 356, 600
백지유(白地楡) 427
백질려(白蒺藜) 549, 611
백질려자(白蒺藜子) 549
백창(白昌) 292
백창충(百倉蟲) 672
백채(白茝) 163
백천(百穿) 703
백청목향(白青木香) 395
백축(白丑) 291
백출(白朮) 572
백통초(白通草) 353
백편두(白扁豆) 575
백포(白鮑) 544
백하거(白河車) 635
백하수오(白何首烏) 629
백하오(白何烏) 629
백합(百合) 645
백합산(百合蒜) 645
백호(白蒿) 363
백호(白虎) 198
백화(白樺) 728
백화등(白花藤) 311
백화모근(白花茅根) 431
백화목(百花木) 377
백화사(白花蛇) 314
백화사설초(白花蛇舌草) 253
백화전호(白花前胡) 488
백화패장(白花敗醬) 251
뱀허물쌍살벌 703
번규피(樊槻皮) 250
번목별(番木鱉) 308
번백채(翻白菜) 259
번백초(翻白草) 259, 716
번석(番石) 352
번하채(蕃荷菜) 178
번홍화(番紅花) 718
벌등골나물 337
벌사상자 619
범꼬리 710
범부채 267
법반하(法半夏) 478
법제(法製) 115
벼 407, 707
벽곡(糵穀) 407
벽목(蘗木) 219
벽미(糵米) 407
벽옥초(碧玉草) 361
벽피(蘗皮) 219
변두(藊豆) 575
변색(變色) 128
별각(鱉殼) 653
별갑(鱉甲) 653
병려목피(栟櫚木皮) 423
병정약인(病情藥引) 87
병풍(屛風) 164
보(補) 61
보골지(補骨脂) 599

보기약(補氣藥) 564
보두(寶豆) 717
보룡두(菩薩豆) 295
보리 406
보사(補瀉) 91
보양약(補陽藥) 581
보은대추나무 579
보음약(補陰藥) 633
보익약(補益藥) 563
보정향(寶鼎香) 446
보조재료(輔助材料) 129
보혈약(補血藥) 621
복대맹(復帶虻) 714
복등(葍藤) 351
복령(茯苓) 340
복령개(茯苓個) 340
복령괴(茯苓塊) 340
복령편(茯苓片) 340
복령피(茯苓皮) 340
복룡간(伏龍肝) 130, 717
복모(茯毛) 400
복분(覆盆) 683
복분자(覆盆子) 683
복분자딸기 683
복숭아나무 454
복신(茯神) 340
복약금기(服藥禁忌) 103
복어갑(鰒漁甲) 544
복제법(複製法) 147
복주서여(福州薯蕷) 356
복치오서(複齒鼯鼠) 456
복토(茯菟) 340
본초강목(本草綱目) 38, 66
본초강목습유(本草綱目拾遺) 68
본초교정 50
본초연의(本草衍義) 58
봉당(蜂糖) 580
봉미초(鳳尾草) 418
봉밀(蜂蜜) 131, 580
봉사(蓬砂) 701
봉선화(鳳仙花) 711
봉소(蜂巢) 703
봉아술(蓬莪茂) 447
봉아출(蓬莪朮) 445, 447
봉익(鳳翼) 267
봉장(蜂腸) 703
봉출(蓬朮) 447
봉퇴초(棒槌草) 208
부(腐) 74
부개(扶盖) 600
부공영(仆公英) 240
부리(苻蘺) 163
부맥(浮麥) 659
부소맥(浮小麥) 659
부여(膚如) 279
부위인경약(部位引經藥) 87
부자(附子) 366
부장(腐腸) 214
부지(附支) 351
부처손 473
부초(浮椒) 380
부초(麩炒) 136
부추 613
부치교(傅致膠) 630
부평(浮萍) 194
부평초(浮萍草) 194
북기생(北寄生) 323
북마두령(北馬兜鈴) 395, 513
북사삼(北沙參) 635
북선피(北鮮皮) 224
북세신(北細辛) 169
북시호(北柴胡) 186
북오두(北烏頭) 306
북오미자(北五味子) 674
북정력자(北葶藶子) 512
북중루(北重樓) 262
북창출(北蒼朮) 326
북현삼(北玄參) 230
분갈(粉葛) 184
분류 93
분방기(粉防己) 302
분배서여(粉背薯蕷) 356
분복교(盆覆膠) 630
분비해(粉萆薢) 356
분사(盆砂) 701
분소(盆消) 281
분유초(粉乳草) 249
분절초(粉節草) 358
불곰 254
불노약(不老藥) 612
불사면(不死面) 340
불수초(佛手草) 473
불장서(佛掌薯) 574
불지감(佛指柑) 515
붉나무 672
붕사(硼砂) 701
붕사(鵬砂) 701
비(榧) 416
비광석(砒鑛石) 695
비마(蓖麻) 726
비상(卑相) 154
비상(砒霜) 696
비석(砒石) 695
비쑥 363
비염(卑鹽) 154
비자(榧子) 416
비자나무 416
비주루고(非洲螻蛄) 713
비파(枇杷) 503
비파나무 503
비파엽(枇杷葉) 503
비해(萆薢) 356
비황(砒黃) 695
빈랑(檳榔) 400, 413
빈랑각(檳榔殼) 400
빈랑의(檳榔衣) 400
빈랑자(檳榔子) 413
빈랑피(檳榔皮) 400
빈문(賓門) 413
빈호(濱蒿) 363
빙편(氷片) 554
뻐꾹채 256
뽕나무 181, 312, 511
뽕나무겨우살이 324

【ㅅ】

사(使) 99
사간(射干) 267
사과(絲瓜) 717
사과락(絲瓜絡) 717
사군자(使君子) 411
사군자(史君子) 411
사기(四氣) 74, 89
사두삼(獅頭參) 569
사련피(絲連皮) 595
사리초(蛇利草) 263
사마귀 681
사모(絲茅) 431

사문암(蛇紋巖) 727
사미(蛇米) 619
사미취(四味臭) 552
사밀(沙蜜) 580
사붕산나트륨 701
사산화삼연 699
사산화삼철 519
사삼(沙參) 634
사삼근(蛇參根) 395
사삼아(沙參兒) 275
사상(蛇床) 619
사상인(蛇床仁) 619
사상자(蛇床子) 619
사석죽(絲石竹) 275
사선(思仙) 595
사선(篩選) 117
사설초(蛇舌草) 253, 263
사성(四性) 74
사아(絲芽) 431
사약(使藥) 85, 99
사약(痧藥) 395
사엽담(四葉膽) 221
사엽삼(四葉參) 635
사우(蛇芋) 479
사원자(沙苑子) 611
사원질려(沙苑蒺藜) 611
사원질려자(沙苑蒺藜子) 611
사인(砂仁) 331
사제향(麝臍香) 552
사주(蛇珠) 619
사중(思仲) 595
사철쑥 363
사초(砂炒) 136
사초(莎草) 389
사초근(莎草根) 389
사편(斜片) 123
사하약(瀉下藥) 278
사향(麝香) 552
사향노루 552
사향인(麝香仁) 552
산(酸) 89
산강(山薑) 572
산개(山芥) 572
산계(山薊) 572
산계두자(山鷄頭子) 680
산계미(山鷄迷) 209
산계초(山鷄椒) 376
산괴근(山槐根) 222
산구기근(山枸杞根) 273
산구맥(山瞿麥) 359
산국화(山菊花) 260
산귀래(山歸來) 265
산내(山柰) 717
산뇌서(蒜腦薯) 645
산달래 396
산대두근(山大豆根) 269
산도(山桃) 454
산동(山冬) 209
산두근(山豆根) 269
산등(酸橙) 385, 386
산룡담(山龍膽) 221
산류피(酸榴皮) 670
산림경제(山林經濟) 36
산마답채근(山馬踏菜根) 275
산매(山梅) 667
산매(酸梅) 667
산맥동(山麥冬) 637
산미(酸味) 77
산복사 454
산비해(山萆薢) 356
산사(山楂) 404
산사(酸楂) 404
산사나무 404
산산조(山酸棗) 522
산삼(山蔘) 450
산생강(山生薑) 643
산석류피(酸石榴皮) 670
산수유(山茱萸) 678
산수유나무 678
산수육(山茱肉) 678
산쑥 437
산앵도(山櫻桃) 721
산약(山藥) 574
산어근(山菸根) 228
산여(山蕷) 574
산우(山芋) 574
산우방(山牛蒡) 425
산유인(山榆仁) 417
산유자(山榆子) 417
산은화(山銀花) 237
산익(酸益) 251
산자(酸赭) 427
산자고(山慈姑) 257
산자고(山茨菇) 257
산자초(山紫草) 235
산장(酸杖) 451
산저분(山豬糞) 265
산정(山精) 572
산조(酸棗) 522
산조인(山棗仁) 522
산조인(酸棗仁) 522
산조협(山皂莢) 470, 483
산중영지(山中盈脂) 669
산지율(山地栗) 265
산창자(山蒼子) 376
산채(山菜) 186
산채(山莀) 166
산채근(山菜根) 275
산초나무 374
산총(山葱) 692
산치(山梔) 206
산치자(山梔子) 206
산해나(山海螺) 635
산해박 718
산행(山杏) 505
산현(山莧) 248
산호채(珊瑚菜) 635
산호초(山胡椒) 376
산호해마 618
살구나무 505
삼 284
삼각범방 546
삼각엽황련 216
삼국(三國) 23
삼릉(三稜) 449
삼릉초근(三稜草根) 389
삼반해마(三斑海馬) 617
삼백초(三白草) 362
삼산화이비소 695, 696
삼엽만형(三葉蔓荊) 190
삼엽목통(三葉木通) 351
삼지구엽초(三枝九葉草) 592
삼층초(三層草) 262
삼칠(三七) 433
삼화룡담(三花龍膽) 221
삼환모인(參環毛蚓) 541
삽(澁) 61

삽정 축뇨 지대약(澀精 縮尿 止帶藥) 674
삽주 572
삿갓나물 262
상(桑) 181, 312, 511, 648
상갑(上甲) 653
상고(上古) 22
상근백피(桑根白皮) 511
상기생(桑寄生) 324
상담(象膽) 283
상당삼(上黨參) 569
상당인삼(上黨人參) 569
상륙(商陸) 292
상반(相反) 96
상백피(桑白皮) 511
상사(相使) 85, 96
상산(常山) 689
상살(相殺) 96
상상기생(桑上寄生) 324
상소(桑蛸) 681
상수(相須) 96
상실(桑實) 648
상심자(桑椹子) 648
상악(相惡) 96
상엽(桑葉) 181
상외(相畏) 96
상조(桑條) 312
상지(桑枝) 312
상패(象貝) 494
상표초(桑螵蛸) 681
새가영양(賽加羚羊) 532
새꼬막 722
색(色) 82
생강(生薑) 171, 369
생강즙(生薑汁) 132
생강피(生薑皮) 172
생군(生軍) 279
생반(生礬) 685
생반하(生半夏) 478
생지황(生地黃) 228
서각(犀角) 226
서고본(西藁本) 166
서구기(西枸杞) 646
서근활락약(舒筋活絡藥) 309
서명(鼠蓂) 159
서미(鼠尾) 375
서미지유(鼠尾地楡) 427
서백리아행(西伯利亞杏) 505
서사(鼠査) 404
서삼(西參) 568
서설(瑞雪) 203
서시(鼠矢) 678
서양미치광이풀 712
서양삼(西洋參) 568
서양인삼(西洋人參) 568
서여(薯蕷) 574
서역(西域) 28
서예(署預) 574
서우각(犀牛角) 226
서울족도리풀 169
서장경(徐長卿) 718
서점자(黍粘子) 180
서점자(鼠粘子) 180
서하류(西河柳) 175
서향(西香) 441
서향낭독(瑞香狼毒) 712
서홍화(西紅花) 718
서황(犀黃) 247
석결명(石決明) 544
석고(石膏) 198
석곡(石斛) 640
석구(夕句) 208
석뇌(石腦) 669
석담(石膽) 691
석란(石蘭) 355
석람(石藍) 486
석랭(夕冷) 352
석류(石榴) 670
석류각(石榴殼) 670
석류나무 670
석류피(石榴皮) 670
석모강(石毛薑) 603
석밀(石蜜) 580
석벽려(石薜荔) 311
석사(石鱅) 355
석사선(石思仙) 595
석생(石生) 615
석수연(石髓鉛) 466
석수유(石茱萸) 393
석암려(石庵閭) 603
석위(石葦) 355
석위(石韋) 355
석유황(石流黃) 694
석유황(石留黃) 694
석유황(石硫黃) 694
석이(石飴) 580
석이병(石飴餠) 669
석인진(石茵蔯) 363
석죽(石竹) 359
석중황자(石中黃子) 669
석창포(石菖蒲) 555
석타천(石打穿) 420
석판(石瓣) 337
석피(石皮) 355
석향유(石香葇) 173
석향유(石香薷) 173
석호(石虎) 372
석황(石黃) 696
석회망초(石灰芒硝) 726
선(宣) 61
선각(蟬殼) 193
선갑(蟬甲) 193
선노근(鮮蘆根) 202
선령비(仙靈脾) 592
선모(仙茅) 591
선모삼(仙茅參) 591
선문해마(線紋海馬) 617
선복화(旋覆花) 485
선생지(鮮生地) 228
선섬(仙蟾) 606
선유량(仙遺糧) 265
선의(蟬衣) 193
선출(仙朮) 326
선태(蟬蛻) 193
선퇴(蟬退) 193
선퇴각(蟬退殼) 193
선피(蘚皮) 224
선학초(仙鶴草) 420
설(洩) 61
설반(雪礬) 685
섬여미소(蟾蜍眉酥) 559
섬소(蟾酥) 559
섬여미지(蟾蜍眉脂) 559
성(腥) 74
성심(盛椹) 485
세리석(細理石) 198
세미초(細米草) 263
세법(洗法) 125

세사(細絲) 123
세석(細石) 198
세신(細辛) 169
세엽고본 166
세엽백합(細葉百合) 645
세엽청위등(細葉靑萎藤) 727
세엽호(細葉蒿) 270
세잎쥐손이 713
세정(洗淨) 117
세조(細條) 169
세종(世宗) 32
세주오가(細柱五加) 320
세초(細草) 169, 525
세표(洗漂) 118
소 247
소(蘇) 157
소결명(小決明) 542
소계(小薊) 426
소구수(小构樹) 656
소극거오공(少棘巨蜈蚣) 539
소근산(小根蒜) 396
소금화(小錦花) 210
소나무 718, 719
소뇌(韶腦) 561
소도랑(小刀螂) 681
소독산(小獨蒜) 396
소두(小豆) 347
소량강(小良薑) 378
소맥(小麥) 659
소모약(小毛藥) 259
소모오수유(疏毛吳茱萸) 372
소목(蘇木) 468
소문서(蘇門犀) 226
소방(小方) 62
소방(蘇方) 468
소방목(蘇方木) 468
소백화사(小白花蛇) 313
소식약(消食藥) 404
소신(少辛) 169
소여노(小藜蘆) 692
소엽(蘇葉) 157, 510
소엽맥문동 637
소엽해조(小葉海藻) 499
소욱리인(小郁李仁) 286
소자(蘇子) 510
소진구(小秦艽) 303
소태나무 709
소택란(小澤蘭) 463
소평자(小苹子) 194
소합유(蘇合油) 557
소합향(蘇合香) 557
소합향수(蘇合香樹) 557
소해마(小海馬) 618
소향(小香) 379
소호마(小胡麻) 472
소화당삼(素花黨參) 569
소황수(小黃樹) 377
소회향(小茴香) 379
속각(粟殼) 668
속단(續斷) 597
속새 195
속수자(續隨子) 295
속절(屬折) 597
솜대 205, 496, 497
솜양지꽃 716
송대(宋代) 53
송령(松苓) 340
송목서(松木薯) 340
송서(松薯) 340
송엽(松葉) 718
송유(松腴) 340
송절(松節) 719
송화분(松花粉) 719
쇄거모(刷去毛) 119
쇄양(鎖陽) 612
쇄양(瑣陽) 612
쇠무릎 458
쇠비름 248
수금화(水錦花) 210
수나복(水蘿蔔) 292
수당(隋唐) 52
수등심(水燈心) 361
수렴지혈약(收斂止血藥) 420
수마(水馬) 617
수마향과(水馬香果) 513
수목통(水木通) 362
수목향근(水木香根) 395
수비법(水飛法) 149
수사(修事) 115
수사(水瀉) 343
수삽약(收澀藥) 658
수서상륙(垂序商陸) 292
수선(水蘚) 194
수세미오이 717
수아연석 700
수안식(水安息) 558
수약(嗽藥) 486, 506
수열법(手捏法) 126
수염가래꽃 263
수오(首烏) 627
수오등(首烏藤) 529
수옥(水玉) 477
수용담(水龍膽) 221
수우(水牛) 227, 719
수우각(水牛角) 719
수은분(水銀粉) 698
수자광(水鋅鑛) 700
수전(守田) 477
수전호(水前胡) 488
수제(修製) 115
수지단(水芝丹) 676
수질(水蛭) 462
수치(修治) 115
수치(水梔) 206
수탕(水燙) 146
수평(水萍) 194
수풍자(隨風子) 662
수향(水香) 337
수홍화자(水紅花子) 719
수환(須丸) 547
숙금(宿芩) 214
숙백부자(熟白附子) 366
숙벽(菽蘗) 225
숙주백랍수(宿柱白蠟樹) 250
숙지(熟地) 624
숙지황(熟地黃) 624
순강룡(順江龍) 202
순비기나무 190
술패랭이꽃 359
숭람(菘藍) 243, 244, 245
쉽싸리 463
습(濕) 62
습문관방(褶紋冠蚌) 546
승강부침(升降浮沈) 88
승마(升麻) 188
승석(勝舃) 349
승석엽(勝舃葉) 349
승양채(升陽菜) 178

승화법(昇華法) 150
시(豉) 191
시고(示姑) 477
시령약인(時令藥引) 87
시베리아살구 505
시악(柿蕚) 398
시이실(葈耳實) 176
시자파(柿子把) 398
시전(柿錢) 398
시절(豺節) 320
시정(柿丁) 398
시체(柿蒂) 398
시칠(豺漆) 320
시호(柴胡) 186
식(食) 93
식물명실도고(植物名實圖考) 68
식밀(食蜜) 580
식수유(食茱萸) 372
식염수(食鹽水) 132
식초(食醋) 131
식향(息香) 558
신(臣) 99
신(辛) 74, 77, 89
신강자초(新疆紫草) 235
신국(神麴) 405
신노회(新蘆薈) 283
신농본초경(神農本草經) 46
신미(辛味) 79
신석비상(信石砒霜) 695
신신(辛矧) 167
신약(臣藥) 99
신옥(神屋) 651
신이(辛荑) 167
신주자(新州子) 502
신초(神草) 535
신투시(神投時) 473
신편유요도주본초(新編類要圖註本草) 58
신해혁명 70
실고사리 354
실새삼 609
심결향(心結香) 552
심목피(椁木皮) 250
심성(椹聖) 375
심풍등(尋風藤) 301
십구반가(十九反歌) 97
십구외(十九畏) 96
십이경인경약 86, 87
십제(十劑) 61
십팔반(十八反) 96
쌍변괄루(雙邊栝樓) 203, 491
쌍안룡(雙眼龍) 293
쌍화(雙花) 237
쑥 437

【ㅇ】

아교(阿膠) 630
아교질 585
아담자(鴉膽子) 720
아련(雅連) 216
아미두(蛾眉豆) 575
아안지실(鵝眼枳實) 385
아욱 360
아위(阿魏) 720
아조(牙皂) 483
아출(莪朮) 447
아포단(鵝抱蛋) 255
악실(惡實) 180
안남자(安南子) 502
안동채(安東菜) 248
안석류산실각(安石榴酸實殼) 670
안식향(安息香) 558
안식향수(安息香樹) 558
안신약(安神藥) 517
안주애기박쥐 721
안훼실(雁喙實) 677
알거모(挖去毛) 119
알로에베라 283
알쫑이모자반 499
암동자(岩桐子) 318
암자패모(暗紫貝母) 492
압척초(鴨跖草) 720
애(艾) 437
애기똥풀 716
애엽(艾葉) 437
액석(液石) 352
앵도 721
앵도육(櫻桃肉) 721
앵속(罌粟) 668
앵속각(罌粟殼) 668
야간(夜干) 267
야갈(野葛) 184, 185
야계관화자(野鷄冠花子) 211
야괴근(野槐根) 222
야교등(夜交藤) 529
야구방화(野鳩旁花) 259
야국(野菊) 183, 260
야국화(野菊花) 260
야근채(野芹菜) 488
야금침채(野金針菜) 693
야노관초(野老鸛草) 713
야료(野蓼) 200
야린(野藺) 256
야명사(夜明砂) 721
야목향근(野木香根) 395
야백서(野白薯) 574
야산(野蒜) 396
야생강(野生薑) 643
야장인(野丈人) 249
야정향(野丁香) 377
야합피(夜合皮) 526
야호초(野胡椒) 376
야홍화(野紅花) 425
야화초근피(野花椒根皮) 224
야회향(野茴香) 379
야훤화(野萱花) 267
약(藥) 93
약난초 257
약대(藥對) 98
약모밀 266
약본(藥本) 456
약성가적(藥性歌的) 37
약성론(藥性論) 74
약성작용 90
약용대황(藥用大黃) 279
약유산(藥有酸) 74, 77
약인(藥引) 85, 87
약조(藥組) 98
약즙(藥汁) 131
양각(羊角) 542
양간석(羊肝石) 700
양강(良薑) 378
양구(羊棣) 404
양귀비 668
양기석(羊起石) 615
양기석(陽起石) 615
양명(羊明) 542
양방풍(涼防風) 635

양봉꿀벌 580
양삼(洋蔘) 568
양서채(羊栖菜) 499
양안두(羊眼豆) 575
양안반하(羊眼半夏) 477
양유(羊乳) 635
양유근(羊乳根) 635
양육(羊肉) 570
양음약(養陰藥) 633
양이스라지나무 285
양이타(羊耳朶) 210
양제(羊蹄) 432
양제근(羊蹄根) 432
양제대황(羊蹄大黃) 432
양조(良棗) 579
양춘사(陽春砂) 331
양파내(羊婆奶) 634
양포(羊鮑) 544
양포계(楊枹薊) 572
양항(陽亢) 531
양혈지혈약(涼血止血藥) 425
어리별쌍상벌 703
어린반(魚鱗斑) 128
어미각(御米殼) 668
어미화(魚尾花) 263
어성초(魚腥草) 266
어제본초품휘정요(御製本草品彙精要) 65
엄나무 305
엉겅퀴 425
여(驢) 630
여감석(盧甘石) 700
여근(茹根) 431
여동(麗冬) 637
여란(女蘭) 337
여로(藜蘆) 692
여뢰(女雷) 200
여방(蠣房) 545
여송두(呂宋豆) 717
여여(藘茹) 435
여위(女萎) 642
여인(荔仁) 394
여정(女貞) 650
여정실(女貞實) 650
여정자(女貞子) 650
여지(荔枝) 394
여지핵(荔枝核) 394
여초(茹草) 186
여피교(驢皮膠) 630
여합(蠣蛤) 545
여핵(荔核) 394
여화(女華) 183
역사(歷史) 22
연(楝) 412
연(蓮) 424, 676
연계초(沿階草) 637
연교(連翹) 239
연근(蓮根) 424
연근목피(楝根木皮) 412
연급초(連及草) 421
연꽃 424, 676
연단(鉛丹) 699
연도(軟刀) 128
연두두(烟斗斗) 668
연모(連母) 200
연미초(燕尾草) 337
연보(聯步) 295
연석고(軟石膏) 198
연수과(楝樹果) 393
연실(練實) 393
연실(楝實) 393
연실(蓮實) 676
연자(楝子) 393
연자육(蓮子肉) 676
연자초(蓮子草) 649
연자초(軟紫草) 235
연충륙(連蟲陸) 432
연피(楝皮) 412
연호(延胡) 444
연호색(延胡索) 444
연화(鉛華) 699
열박(烈朴) 328
열엽견우(裂葉牽牛) 291
염량소자(炎涼小子) 171
염매(鹽梅) 667
염부목(鹽膚木) 672
염부엽상구자(鹽麩葉上毬子) 672
염부자(鹽附子) 366
염부추 396
염자법(鹽炙法) 139
염토사자(鹽菟絲子) 610
염파극(鹽巴戟) 589
염호노파(鹽胡蘆巴) 595
염화제일수은 698
영선(靈仙) 300
영소(英消) 281
영안(靈眼) 515
영양(羚羊) 532
영양각(羚羊角) 532
영지(靈芝) 527
영지괴(靈脂塊) 456
영지미(靈脂米) 457
영지초(靈芝草) 527
영춘(迎春) 167
영하구기(寧夏枸杞) 273, 646
예장(鱧腸) 649
예장초(鱧腸草) 649
예지자(預知子) 721
오가피(五加皮) 320
오갈피나무 320
오공(吳公) 539
오공(蜈蚣) 539
오공초(蜈蚣草) 364
오금화(烏金花) 247
오대(五代) 52
오두(烏頭) 306, 366, 368
오릉자(五稜子) 411
오마(烏麻) 655
오마자(烏麻子) 655
오매(烏梅) 667
오목향(五木香) 388
오미(五味) 77, 89
오미자(五味子) 674
오방초(五方草) 248
오배자(五倍子) 672
오배자면충 672
오보사(五步蛇) 314
오분자기 544
오사(烏蛇) 317
오서각(烏犀角) 226
오선(烏扇) 267
오수유(吳茱萸) 372
오심(烏椹) 648
오약(烏藥) 390
오영지(五靈脂) 456
오위(烏萎) 642
오유(吳萸) 372
오이풀 427

오적골(烏賊骨) 684
오적어골(烏賊魚骨) 684
오주포(澳洲鮑) 544
오초사(烏梢蛇) 317
오취(五臭) 74
오취(烏吹) 267
오포(烏蒲) 267
오포자(烏麃子) 683
오행초(五行草) 248
오향(五香) 388
오화(五花) 320
오화용골(五花龍骨) 520
오훼(烏喙) 306, 368
옥계(玉桂) 371
옥고량(玉高粱) 348
옥란(玉蘭) 167
옥맥수(玉麥鬚) 348
옥미수(玉米鬚) 348
옥비(玉榧) 416
옥수수 348
옥시(玉豉) 427
옥정(玉精) 565
옥죽(玉竹) 642
옥죽황정(玉竹黃精) 643
옥초(玉椒) 380
옥촉서(玉蜀黍) 348
옥촉서예(玉蜀黍蕊) 348
온경지혈약(溫經止血藥) 436
온량(溫涼) 89
온리약(溫裏藥) 366
온박(溫朴) 328
온울금(溫鬱金) 445, 447
온주후박(溫州厚朴) 328
온화한담약(溫化寒痰藥) 476
올눌제(膃肭臍) 616
옻나무 469
와릉자 722
와송(瓦松) 722
와피티 583
완방(緩方) 62
왕느릅나무 417, 723
왕대 496, 497
왕련(王連) 216
왕불유(王不留) 467
왕불유행(王不留行) 467
왕손(王孫) 570
왕지네 539
왕호장 451
왜각자화사리초(矮脚自花蛇利草) 253
왜당귀 621
왜장(矮樟) 390
왜장근(矮樟根) 390
외법(煨法) 149
외용약(外用藥) 694
외잎쑥 722
요거모(燎去毛) 119
요고본(遼藁本) 166
요람(蓼藍) 245
요세신(遼細辛) 169
요엽후박(凹葉厚朴) 328
요행(遼杏) 505
용골(龍骨) 520
용뇌(龍腦) 554
용뇌편(龍腦片) 554
용뇌향(龍腦香) 554
용뇌향수(龍腦香樹) 554
용뇌향수지(龍腦香樹脂) 554
용담(龍膽) 221
용담초(龍膽草) 221
용두(龍豆) 597
용락자어(龍落子魚) 617
용량(用量) 100
용미(龍尾) 702
용사(龍沙) 154
용수자(龍鬚子) 609
용아초(龍芽草) 420
용안(龍眼) 632
용안건(龍眼乾) 632
용안수(龍眼樹) 632
용안육(龍眼肉) 632
용약금기(用藥禁忌) 102
용토약(涌吐藥) 687
우(牛) 247
우경(牛莖) 458
우고초(牛牯草) 208
우내자(牛奶子) 635
우대황(牛大黃) 432
우두근(牛肚根) 275
우랄자(優辣子) 372
우리나라 22
우미파화자(牛尾巴花子) 211
우방(偶方) 62
우방(牛蒡) 180
우방자(牛蒡子) 180
우백지(禹白芷) 163
우삼(牛參) 222
우설대황(牛舌大黃) 279
우손(禹孫) 343
우슬(牛膝) 458
우애(禹哀) 669
우엉 180
우여량(禹餘糧) 265, 669
우열(羽涅) 685
우유(牛遺) 349
우절(藕節) 424
우절파(藕節疤) 424
우택(羽澤) 685
우황(牛黃) 247
욱리(郁李) 285, 721
욱리인(郁李仁) 285
욱자(郁子) 285
운남근(雲南根) 395
운남독산란(雲南獨蒜蘭) 257
운남중루(雲南重樓) 262
운련(雲連) 216
운모반(雲母礬) 685
운목향(雲木香) 388
울금(鬱金) 445
울향(蔚香) 166
웅담(熊膽) 254
웅황(雄黃) 696
원금(元芩) 214
원두구(原豆蔻) 333
원두구(圓豆蔻) 333
원립반대해(圓粒胖大海) 502
원사(原麝) 552
원삼(元參) 230
원안(圓眼) 632
원안육(元眼肉) 632
원엽견우(圓葉牽牛) 291
원잠사(原蠶沙) 307
원지(遠志) 525
원호색(元胡索) 444
원화(芫花) 289
원화엽백전(芫花葉白前) 486
월남괴(越南槐) 269
월남안식향(越南安息香) 558
월남안식향수(越南安息香樹) 558
월도(越桃) 206
월석(月石) 701

월선대극(月腺大戟) 712
위근(葦根) 202
위령선(威靈仙) 300
위령선(葳苓仙) 300
위릉채(萎陵菜) 259
위모(衛矛) 711
위성류 175
위유(萎蕤) 642, 643
위유(葳蕤) 642
위진(魏晋) 49
위향 642
유계(柳桂) 156
유구자(留求子) 411
유기노(劉寄奴) 722
유기생(柳寄生) 323
유독약(有毒藥) 92
유두향(乳頭香) 441
유마(油麻) 655
유마자(油麻子) 655
유모음양곽(柔毛淫羊藿) 592
유백피(楡白皮) 723
유산동(硫酸銅) 691
유소석곡(流蘇石斛) 640
유엽료(柳葉蓼) 719
유엽마황(柳葉螞蟥) 462, 463
유엽백전(柳葉白前) 486
유자법(油炙法) 142
유작(油炸) 143
유지도소홍고(油脂塗酥烘烤) 143
유차(揉搓) 121
유초(油炒) 143
유편(油片) 128
유향(乳香) 441
유향(遺香) 552
유향수(乳香樹) 441
유화비소(硫化砒素) 696
유황(硫黃) 694
육계(肉桂) 156, 371
육곡(六曲) 405
육과(肉果) 664
육두구(肉豆蔻) 664
육발(陸拔) 374
육송용(肉松蓉) 589
육신곡(六神曲) 405
육월건(六月乾) 208
육음약(育陰藥) 633
육종용(肉蓯蓉) 589
육진팔신설(六陳八新說) 113
육패(育沛) 521
육호유생(陸虎遺生) 520
윤법(潤法) 125
윤엽사삼(輪葉沙參) 634
윤제(潤劑) 165
윤포(綸布) 500
윤하약(潤下藥) 284
율목(栗木) 708
율무 344
율자(栗子) 708
융모가자(絨毛訶子) 662
으름덩굴 351, 721
으아리 300
은시호(銀柴胡) 275
은조롱 629
은조삼(銀條參) 635
은하시호(銀夏柴胡) 275
은행(銀杏) 515
은행나무 515
은호(銀胡) 275
은화(銀花) 237
은환사(銀環蛇) 313
음성(陰成) 183
음양(陰陽) 89
음양곽(淫羊藿) 592
음편(飮片) 122
음편절제(飮片切製) 121
응용 94
의대리봉(意大利蜂) 580
의미(薏米) 344
의성개나리 239
의이(薏苡) 344
의이인(意苡仁) 344
의인(薏仁) 344
의주자(薏珠子) 344
의초(醫草) 437
이감(泥蚶) 722
이기약(理氣藥) 382
이뇨약(利尿藥) 339
이뇨통림약(利尿通淋藥) 349
이로(梨蘆) 692
이모(离母) 535
이복호봉(異腹胡蜂) 703
이빙자(泥冰子) 257
이삭바꽃 306
이석(理石) 685
이수삼습약(利水滲濕藥) 339
이수퇴종약(利水退腫藥) 339
이스라지 285, 721
이엽료(耳葉蓼) 710
이엽수선국(李葉繡線菊) 689
이엽우피소(耳葉牛皮消) 630
이엽천남성(異葉天南星) 479
이인(苡仁) 344
이인육(李仁肉) 285
이질초(痢疾草) 259
이질풀 713
이포(耳鮑) 544
이화(二花) 237
이환석곡(耳環石斛) 641
익명(益明) 357, 452
익모(益母) 452
익모자(益母子) 472
익모초(益母草) 452, 472
익음약(益陰藥) 633
익지(益智) 602, 632
익지인(益智仁) 602
인경(引經) 85
인경약(引經藥) 87
인니백구(印尼白蔻) 333
인도서(印度犀) 226
인도호황련(印度胡黃連) 276
인동(忍冬) 237, 261
인동덩굴 237, 261
인동등(忍冬藤) 261
인동초(忍冬草) 261
인동화(忍冬花) 237
인미(人微) 565
인빈(仁頻) 413
인사(引使) 85
인삼(人蔘) 565
인삼삼칠(人蔘三七) 433
인언(人言) 695
인웅담(人熊膽) 254
인조(仁棗) 393
인지초(因地草) 171
인진 363
인진(因塵) 363
인진호(因陳蒿) 363
인진호(茵蔯蒿) 363
인포(人胞) 608
인한초(忍寒草) 261
일념금(一捻金) 159

일당귀 621
일본(日本) 71
일본상산(日本常山) 689
일본서여(日本薯蕷) 574
일본애(日本艾) 437
일본여정(日本女貞) 650
일본장각호봉(日本長脚胡蜂) 703
일정(日精) 183
일황련(日黃連) 216
임란(林蘭) 640
임법(淋法) 125
임사(林麝) 552
입새바위솔 722
입제석(立制石) 691
잇꽃 455
잎사위질빵 300

【ㅈ】

자(茨) 549
자계(刺薊) 425
자계채(刺薊菜) 426
자군(磁君) 519
자귀나무 526
자근(紫根) 235
자금(子芩) 214
자단(紫丹) 235
자동(刺桐) 305
자동피(刺桐皮) 305
자란 421, 653
자련봉실(刺蓮蓬實) 677
자리공 292
자리자(刺梨子) 680
자매국(刺玫菊) 399
자매약(姉妹藥) 98
자매화(刺玫花) 399
자배어성초(紫背魚腥草) 266
자법(炙法) 137
자법(煮法) 146
자삼(刺參) 727
자색마발(紫色馬勃) 714
자석(慈石) 519
자석(磁石) 519
자석(赭石) 547
자소엽(紫蘇葉) 157
자소자(紫蘇子) 510
자아채(刺兒菜) 426
자연동(自然銅) 466
자오가(刺五加) 723
자오갑(茨五甲) 320
자완(紫菀) 508
자위화(紫葳花) 465
자유자(刺楡子) 680
자음약(滋陰藥) 633
자작나무 728
자저령(刺猪苓) 265
자지(紫芝) 527
자지정(紫地丁) 242
자질려(刺蒺藜) 612
자채(紫菜) 157
자천(紫蒨) 508
자철광(磁鐵鑛) 519
자초(紫草) 186, 235
자초(茈草) 235
자초근(紫草根) 235
자충(蟅蟲) 461
자통(刺通) 305
자평(紫萍) 194
자하거(紫河車) 262, 608
자해마(刺海馬) 617
자호(茈胡) 186
자홍화(刺紅花) 455
자화전호(紫花前胡) 488
자화지정(紫花地丁) 242
자황(雌黃) 695
작두향(雀頭香) 389
작심(炸心) 128
작약(芍藥) 233, 626
잔대 634
잔향(棧香) 392
잠강(蠶羌) 160
잠사(蠶沙) 307
잠엽(蠶葉) 181
잠초(岑草) 266
잠피(岑皮) 250
잡색포(雜色鮑) 544
장(樟) 561
장경욱리(長梗郁李) 721
장구채 467
장군(將軍) 279
장뇌(樟腦) 561
장뇌괴(樟腦塊) 561
장류근(章柳根) 292
장명채(長命菜) 248
장모려(長牡蠣) 545
장목향(藏木香) 401
장병편도(長柄扁桃) 285
장생불사초(長生不死草) 473
장생초(長生草) 298
장엽대황(掌葉大黃) 279
장엽지유(長葉地楡) 427
장조협(長皀莢) 483
장죽엽(長竹葉) 209
장표초(長螵蛸) 681
재등애 714
재쑥 512
저(咀) 123
저(豬) 723
저간적(豬肝赤) 347
저고초(豬膏草) 316
저근피(樗根皮) 671
저담(豬膽) 723
저령(豬苓) 342
저마(苧麻) 723
저마근(苧麻根) 723
저목(樗木) 671
저밀(低密) 226
저백피(樗白皮) 671
저시령(豬屎苓) 342
저실자(楮實子) 656
저장 111
저피(樗皮) 671
적과(赤果) 416
적근(赤根) 328
적단(赤丹) 517
적두(赤豆) 347
적등(吊藤) 533
적목(赤木) 468
적복령(赤茯苓) 340
적부(赤符) 665
적색(赤色) 450
적석지(赤石脂) 130, 665
적석토(赤石土) 665
적소두(赤小豆) 347
적송(赤松) 718, 719
적수(赤鬚) 361
적작(赤芍) 233
적작약(赤芍藥) 233
적전(赤箭) 535

적절(赤節) 356
적정류(赤檉柳) 175
적정자(摘苧子) 602
적조실(赤爪實) 404
적지(赤芝) 527
적철광(赤鐵鑛) 547
적출(赤朮) 326
적토(赤土) 547
적화(赤花) 289
전갈(全蝎) 538
전구(剪口) 433
전근(靛根) 244
전단(旃檀) 397
전당(籛蓎) 417
전두초(箭頭草) 242
전리갑(鱣鯉甲) 459
전말화(靛沫花) 245
전방기(滇防己) 301
전삼칠(田三七) 433
전엽음양곽(箭葉淫羊藿) 592
전즙(煎汁) 141
전청근(靛青根) 244
전칠(田七) 433
전호(前胡) 488
전화(靛花) 245
전황정(滇黃精) 643
절(節) 123
절골초(節骨草) 195
절굿대 256
절절초(節節草) 195
절지(節地) 642
절패(浙貝) 494
절패모(浙貝母) 494
절패편(浙貝片) 494
절화 183
점상권백(墊狀卷柏) 473
점초(点椒) 374
점호채(黏糊菜) 316
접골(接骨) 597
접골초(接骨草) 597
접시꽃 725
정(檉) 175
정동피(釘桐皮) 305
정두육(頂頭肉) 664
정력(丁歷) 512
정력자(葶藶子) 512
정류(檉柳) 175
정사향(整麝香) 552
정옹(丁翁) 351
정위(貞蔚) 452
정피(丁皮) 305
정향(丁香) 377
정향수(丁香樹) 377
정화(淀花) 245
정화신수경사증류비용본초(政和新修經史證類備用本草) 57
제고(帝膏) 557
제교법(製膠法) 150
제니(薺苨) 489, 637
제량(劑量) 94
제비꽃 242
제상법(製霜法) 148
제융(製絨) 121
제정법(提淨法) 149
제조(蠐螬) 724
제주광나무 650
제주진득찰 316
제파극(製巴戟) 588
제향(臍香) 552
조(燥) 62
조(臊) 74
조각(皂角) 483
조각자(皂角刺) 470
조각자나무 470, 483
조각침(皂角針) 470
조경인모궐(粗莖鱗毛蕨) 418
조경진구(粗莖秦艽) 303
조구등(釣鉤藤) 533
조귀(鳥龜) 651
조금(條芩) 214
조뇌(潮腦) 561
조등(釣藤) 533
조등구자(釣藤鉤子) 533
조릿대풀 209
조목(蔦木) 324
조뱅이 426
조선(朝鮮) 31, 35, 37, 39
조선백두옹 249
조선음양곽 592
조엽용담(條葉龍膽) 221
조왜백두구(爪哇白豆蔻) 333
조왜서(爪哇犀) 226
조인(棗仁) 522
조자(皂刺) 470
조자삼(糙刺參) 727
조제장뇌(粗製樟腦) 561
조팝나무 689
조협(皂莢) 470, 483
조협자(皂莢刺) 470
조휴(蚤休) 262
족도리 169
졸패라향(拙貝羅香) 558
좀개구리밥 194
좀사마귀 681
종려(棕櫚) 423
종려나무 423
종려피(棕櫚皮) 423
종모(棕毛) 423
종용(縱蓉) 589
종웅(棕熊) 254
종피(棕皮) 423
좌(佐) 99
좌고모려(左顧牡蠣) 545
좌약(佐藥) 99
좌전등회(左轉藤灰) 354
좌진구(左秦艽) 303
주(酒) 130
주름소엽 157, 510
주마(周麻) 188
주미(走味) 128
주병화(酒瓶花) 377
주부충(主簿蟲) 538
주사(朱沙) 517
주사(朱砂) 517
주사반(朱砂拌) 121
주승마(周升麻) 188
주엽나무 470, 483
주자(珠子) 546
주자법(酒炙法) 137
주전(主田) 287
주지화(注之花) 249
주침파극(酒浸巴戟) 589
주토사병(酒菟絲餅) 610
주패(珠貝) 494
죽력(竹瀝) 497
죽목(竹木) 356
죽여(竹茹) 496
죽엽(竹葉) 205
죽엽문동청(竹葉門冬青) 209
죽절백부(竹節白附) 481
죽절오두(竹節烏頭) 306

죽즙(竹汁) 497
죽추자(竹帚子) 357
죽피(竹皮) 496
죽황(竹黃) 495
준하축수약(峻下逐水藥) 287
중(重) 61
중광보주신농본초병도경(重廣補註神農本草幷圖經) 55
중국(中國) 44
중국패모 494
중령초(中靈草) 569
중루(重樓) 262, 643
중마황(中麻黃) 154, 660
중방(重方) 62
중상(重箱) 645
중정(中庭) 645
중종(中宗) 34
중치모당귀 298
중태(重台) 230, 262
중택(重澤) 287
중화대섬소(中華大蟾酥) 559
중화민국 70
쥐방울덩굴 395, 513
쥐손이풀 713
쥐오줌풀 712
즉어강(鯽魚薑) 390
즉자(卽子) 368
즙(蕺) 266
즙채(蕺菜) 266
증류본초의 판본(證類本草의版本) 57
증법(蒸法) 145
증후금기(證候禁忌) 102
지각(枳殼) 386
지골(地骨) 222, 273
지골피(地骨皮) 273
지과아묘(地瓜兒苗) 463
지관(地管) 431
지구자(枳椇子) 724
지규(地葵) 357
지담초(地膽草) 221
지련(支連) 216
지루(地蔞) 491
지마(脂麻) 655
지맥(地麥) 357
지모(知母) 200, 634
지모구(地毛球) 612
지모육(知母肉) 200
지문(地文) 477
지박(枝朴) 328
지발제(地孛薺) 389
지별(地鱉) 461
지부(地膚) 357
지부자(地膚子) 357
지사약(止瀉藥) 662
지삼(地參) 200, 222
지소본(地蘇本) 435
지수(地髓) 228
지신(地新) 166
지실(枳實) 385
지양전(地羊膻) 224
지오도(地烏桃) 342
지용(地龍) 541
지유(地楡) 427
지자(支子) 206
지자(枝子) 206
지장(至掌) 462
지장외(紙漿煨) 149
지정(地丁) 240
지정(地精) 589, 627
지정초(地丁草) 242
지종근(地棕根) 591
지죽(地竹) 209
지취(志取) 634
지치 235
지패(枳椇) 724
지한약(止汗藥) 658
지함법(指陷法) 126
지해평천약(止咳平喘藥) 505
지핵(枝核) 394
지혈(地血) 235
지혈약(止血藥) 420
지황(地黃) 228, 624, 635
지훈(地薰) 186
직립백미(直立白薇) 689
직립백부(直立百部) 506
직편(直片) 123
진교(秦膠) 303
진구(秦艽) 303
진국(眞菊) 183
진귀(秦歸) 621
진규(秦糺) 303
진단(眞丹) 699
진단(眞檀) 397
진득찰 316
진백피(秦白皮) 250
진북사삼(眞北沙參) 635
진사(辰砂) 517
진조(秦爪) 303
진주(珍珠) 546
진주(眞朱) 517
진주모(珍珠母) 724
진주조개 546, 724
진주패(珍珠貝) 724
진지백(陳知白) 627
진초(秦椒) 374
진피(秦皮) 250
진피(陳皮) 382
진황정 643
질경이 349
질경이택사 343
질려(蒺藜) 549
질려자(蒺藜子) 549
집누에(집누에) 307
짚신나물 420
쪽 245

【ㅊ】

차윤채(車輪菜) 349
차전(車前) 349
차전자(車前子) 349
차조기 157, 510
찰벼 661
참갑오징어 684
참거머리 462
참깨 655
참나리 645
참당귀 621
참마 574
참소리쟁이 432
참여로 692
참외 688
창과감초 577
창본(昌本) 555
창양(昌陽) 555
창이(蒼耳) 176
창이자(蒼耳子) 176
창지(昌支) 200

창초(昌草) 555
창출(蒼朮) 326
창포(菖蒲) 555
채집(採集) 106
채화담(菜花膽) 254
처석(處石) 519
척돌태충(脊突苔蟲) 726
천계(天薊) 572
천고자(川故子) 599
천군(川軍) 279
천궁(川芎) 440
천근(茜根) 435
천근피(川槿皮) 705
천금등(千金藤) 261
천금자(千金子) 295
천남성(天南星) 479
천년죽(千年竹) 640
천단(川斷) 597
천당삼(川黨參) 569
천동(天冬) 639
천동피(川桐皮) 305
천두자(千頭子) 357
천련(川楝) 393, 412
천련수자(川楝樹子) 393
천련자(川楝子) 393
천룡(天龍) 539
천리광(千里光) 544
천마(天麻) 535
천명정(天名精) 415
천목산여로(天目山藜蘆) 692
천문동(天門冬) 639
천문정(天門精) 415
천박(川朴) 328
천백지(川白芷) 163
천법(燀法) 146
천부자(川附子) 366
천비해(川萆薢) 356
천사식(天師食) 669
천산갑(川山甲) 459
천산갑(穿山甲) 459
천삼(川參) 222
천선등근(天仙藤根) 395
천속단(川續斷) 597
천승마(川升麻) 188
천양금(千兩金) 295, 592
천양석(天陽石) 696
천오(川烏) 368
천오두(川烏頭) 368
천우슬(川牛膝) 458
천자법(穿刺法) 126
천작약(川芍藥) 235
천적작(川赤芍) 233
천정명(天丁明) 470
천죽황(天竹黃) 495
천청지백(天青地白) 259
천초(茜草) 435
천초근(茜草根) 435
천축황(天竺黃) 495
천충(天蟲) 536
천층국(千層菊) 260
천침초(千針草) 426
천태오약(天台烏藥) 390
천패모(川貝母) 492
천화분(天花粉) 203
천황백(川黃柏) 219
철각리(鐵脚梨) 310
철각위령선(鐵脚威靈仙) 300
철담(鐵膽) 254
철색초(鐵色草) 208
철석(鐵石) 519
철선자(鐵扇子) 181
철편담(鐵扁擔) 395
철피석곡(鐵皮石斛) 640
첨과(甛瓜) 688
첨과체(甛瓜蒂) 688
첨등(甛藤) 261
첨엽백랍수(尖葉白蠟樹) 250
첨채자(甛菜子) 646
첨초(甛草) 577
첨피여로(尖被藜蘆) 692
청간죽(青稈竹) 496
청감피(青柑皮) 384
청교(青麴) 239
청귤피(青橘皮) 384
청대(青黛) 245
청대반(青黛拌) 121
청등(青藤) 301
청등향(青藤香) 395
청목향(青木香) 388, 395, 395, 401
청몽석(青礞石) 498
청미래덩굴 265
청반하(清半夏) 478
청부양(青麩楊) 672
청상(青葙) 211
청상자(青葙子) 211
청소두(青小豆) 258
청수두권(清水豆卷) 226
청열양혈약(清熱涼血藥) 226
청열사화약(清熱瀉火藥) 198
청열약(清熱藥) 197
청열조습약(清熱燥濕藥) 213
청열해독약(清熱解毒藥) 236
청완(青菀) 508
청자계(青刺薊) 426
청죽여(青竹茹) 496
청청채(青青菜) 426
청초(青椒) 374
청초법(清炒法) 135
청출(青朮) 326
청풍등(清風藤) 301
청피(青皮) 384
청피죽(青皮竹) 495
청합(青蛤) 715
청합분(青蛤粉) 245
청항화(青缸花) 245
청향유(青香薷) 173
청허열약(清虛熱藥) 270
청호(青蒿) 270
청화열담약(清化熱痰藥) 487
초(焦) 74
초감수(草甘遂) 262
초강(草薑) 267
초결명(草決明) 211, 542
초과(草果) 334, 335
초과인(草果仁) 335
초과자(草果子) 335
초구(草蔻) 334
초구인(草蔻仁) 334
초금령(草金鈴) 291
초두구(草豆蔻) 334
초마황(草麻黃) 154, 660
초법(炒法) 134
초상산(草常山) 689
초오(草烏) 306
초용담(草龍膽) 221
초우여량(草禹餘糧) 265
초자법(醋炙法) 138
초작약(草芍藥) 233
초청호(草青蒿) 270
초초(炒焦) 135

초탄(炒炭) 136
초피나무 374
초하거(草河車) 262
초호(草蒿) 270
초호로파(炒胡蘆巴) 595
초홍화(草紅花) 455
초황(炒黃) 135
초흑(焦黑) 136
촉규(蜀葵) 725
촉규화(蜀葵花) 725
촉대황(蜀大黃) 279
촉조(蜀棗) 678
촉초(蜀椒) 374
총(葱) 174
총경백(葱莖白) 174
총규(葱葵) 692
총로(葱蘆) 692
총백(葱白) 174
총백두(葱白頭) 174
총염(葱苒) 692
총용(蓯蓉) 589
총초(葱草) 353
최토약(催吐藥) 687
추문반포(皺紋盤鮑) 544
추문편(皺紋片) 128
추피목과(皺皮木瓜) 310
축(蓄) 432
축령(豕零) 342
축법진(竺法眞) 397
축변(蓄辯) 358
축보(丑寶) 247
축사밀(縮沙蜜) 331
축사밀(縮砂蔤) 331
축사인(縮砂仁) 331
춘류(春柳) 175
춘피(椿皮) 671
출(朮) 572
충옥자(茺玉子) 472
충울(茺蔚) 452
충울자(茺蔚子) 472
충초(蟲草) 604
취근피(臭根皮) 224
취담반(翠膽礬) 691
취상산(臭常山) 689
취오동(臭梧桐) 318, 689
취자(臭子) 552
취장자(臭樟子) 376
취저소(臭猪巢) 266
취춘(臭椿) 671
취춘피(臭椿皮) 671
취호(臭蒿) 270
측백(側柏) 430, 524
측백나무 430, 524
측백엽(側柏葉) 430
측백자(側柏子) 524
측자(側子) 366
층층갈고리둥굴레 643
층층잔대 634
치삭(治削) 115
치자(梔子) 206
치자나무 206
치저(茌藷) 674
치휴(蚩休) 262
칠각(漆脚) 469
칠랄자(漆辣子) 372
칠방(七方) 62
칠사(漆査) 469
칠수(漆樹) 469
칠엽일지화(七葉一枝花) 262
칠정(七情) 63, 95, 96
칡 184, 185
침미봉(針尾鳳) 337
침번(菥藩) 200
침수향(沈水香) 392
침향(沈香) 392

【ㅋ】

콩 191, 225, 728
큰솔나리 645
큰절굿대 256
큰조롱 629
큰조뱅이 426

【ㅌ】

타태화(墮胎花) 465
탈도인(脫桃仁) 454
탈석(脫石) 352
탈피(脫皮) 128
탈피마발(脫皮馬勃) 714
탈핵영아(脫核嬰兒) 454
탕거모(燙去毛) 119
태반 608
태의(胎衣) 608
태일여량(太一余糧) 669
태일우여량(太一禹餘糧) 669
택거(澤巨) 491
택고(澤姑) 491
택란(澤蘭) 463
택사(澤瀉) 343
택지(澤芝) 343
택칠(澤漆) 725
택패(澤敗) 251
탱자나무 385
털섭싸리 463
털진득찰 316
털질경이 349
토(土) 130
토금다근(土金茶根) 214
토당삼(土黨參) 635
토대황(土大黃) 432
토룡(土龍) 541
토목향(土木香) 390, 395, 401
토별충(土鱉蟲) 461
토복령(土茯苓) 265
토부자(土附子) 306
토비해(土萆薢) 265
토사실(菟絲實) 609
토사자(菟絲子) 609
토사자(吐絲子) 609
토사자주침(菟絲子酒浸) 610
토사자초침(菟絲子醋浸) 610
토삼(土參) 275
토숙본초(土宿本草) 435
토우슬(土牛膝) 458
토정(土精) 565
토주(土朱) 547
토죽(菟竹) 643
토지룡(土地龍) 541
토청목향(土青木香) 395
토초(土炒) 136
토핵(兎核) 255
토향유(土香薷) 173
토회향(土茴香) 379
톳 499
통(通) 61
통계(筒桂) 371
통박(筒朴) 328
통일신라초(統一新羅草) 26

통초(通草) 351, 353
통탈목(通脫木) 353
투명노회(透明蘆薈) 283
투섬석(透閃石) 615

【ㅍ】

파 174
파고지(婆固紙) 599
파고지(破故紙) 599
파극(巴戟) 587
파극육(巴戟肉) 587
파극천(巴戟天) 587
파기충(簸箕蟲) 461
파길천(巴吉天) 587
파낭호(播娘蒿) 512
파두(巴豆) 293
파라문삼(婆羅門參) 591
파란여로 692
파섭(巴葉) 503
파숙(巴菽) 293
파자근(巴子根) 272
파초(巴椒) 374
판람근(板藍根) 244
판률(板栗) 708
팔각회향(八角回香) 725
팔보(八寶) 708
팥 347
팥꽃나무 289
패란(佩蘭) 337
패랭이꽃 359
패모(貝母) 492
패장(敗醬) 251
패편(敗片) 128
패화(敗花) 289
편금(片芩) 214
편뇌(片腦) 554
편두(扁豆) 575
편만(萹蔓) 358
편백엽(扁柏葉) 430
편복(蝙蝠) 721
편죽(扁竹) 267
편죽(萹竹) 358
편축(萹蓄) 358
편축료(萹蓄蓼) 358
평(苹) 194
평간식풍약(平肝息風藥) 531
평간약(平肝藥) 531
평간잠양약(平肝潛陽藥) 543
평자초(苹子草) 194
평차전(平車前) 349
폐문류구(閉門留寇) 564
폐형초(肺形草) 266
포공영(蒲公英) 240
포공정(蒲公丁) 240
포공초(蒲公草) 240
포도(葡萄) 726
포도근(葡萄根) 726
포리화분(蒲厘花粉) 434
포법(泡法) 125
포의(胞衣) 608
포자(炮炙) 115 133
포제(炮製) 115
포제해독(炮製解毒) 95
포초(蒲草) 434
포초황(蒲草黃) 434
포황(蒲黃) 434
표소(螵蛸) 681
표족(豹足) 473
푸른박새 692
풍(風) 531
풍도대극 712
풍등(風藤) 727
풍선(風選) 117
피마자(蓖麻子) 726
피조개 722
필두화(筆頭花) 399
필발(畢勃) 375
필발(蓽撥) 375
필발리(蓽拔梨) 375
필징가(蓽澄茄) 376

【ㅎ】

하(苄) 228
하고(鰕姑) 617
하고초(夏枯草) 208
하국(夏菊) 485
하늘타리 203, 491
하마(蝦蟆) 607
하마선(下馬仙) 288
하사 130
하수오(何首烏) 529, 627
하초동충(夏草冬蟲) 604
학슬(鶴虱) 415
학슬초(鶴虱草) 415
한대(漢代) 44
한련자(旱連子) 239
한련초(旱蓮草) 649
한방기(漢防己) 302
한성세신(漢城細辛) 169
한수석(寒水石) 198, 726
한열(寒熱) 89
한작분(寒雀糞) 456
한초(漢椒) 374
한호충분(寒號蟲糞) 456
할고노택(割孤露澤) 276
할미꽃 249
함 230
함(鹹) 74, 77, 89
함미(鹹味) 79
함박꽃 233
함수유산동(含水硫酸銅) 691
含水황산나트륨 281
含水황산칼슘 198
합개(蛤蚧) 606
합루(蛤蔞) 375
합마소(蛤蟆酥) 559
합마초(哈螞草) 349
합분(蛤粉) 130
합분초(蛤粉炒) 137
합성빙편(合成冰片) 554
합지수(哈地樹) 442
합한매(合漢梅) 667
합해(蛤蟹) 606
합해(蛤解) 606
합혼피(合昏皮) 526
합환(合歡) 526
합환목피(合歡木皮) 526
합환피(合歡皮) 526
항백지(杭白芷) 163
항산(恒山) 689
해곤포(海昆布) 500
해곽향(海藿香) 329
해구(海狗) 616
해구신(海狗腎) 616
해근(薤根) 396
해금사(海金砂) 354
해나(海蘿) 499
해남사(海南砂) 331
해당화 399

해대(海帶) 500
해독(奚毒) 368
해동(海桐) 318
해동피(海桐皮) 305
해량강(海良薑) 378
해려(解蠡) 344
해마(海馬) 617
해방 40, 42
해방풍(海防風) 635
해백(薤白) 396
해백두(薤白頭) 396
해부석(海浮石) 726
해사삼(海沙參) 635
해삼(海參) 727
해아삼(孩兒參) 565
해조(海藻) 499
해주상산(海州常山) 318, 689
해표소(海螵蛸) 684
해표약(解表藥) 153
해풍등(海風藤) 727
해호자(海蒿子) 499
핵도인(核桃仁) 607
행매(杏梅) 667
행인(杏仁) 505
행자(杏子) 505
향(香) 74
향과(香果) 440
향백지(香白芷) 163
향부미(香附米) 389
향부자(香附子) 389
향비(香榧) 416
향서각(香犀角) 226
향송(香松) 402
향수란(香水蘭) 337
향시(香豉) 191
향용(香茸) 173
향유 173
향유(香油) 655
향유(香葇) 173
향유(香薷) 173
향자(香子) 379
향채(香菜) 173
향초(香草) 337
향취(香臭) 74
향호(香蒿) 270
허불수보(虛不受補) 564
헛개나무 724
혁봉과(革蜂窠) 703
현급(玄及) 674
현삼(玄參) 230, 231
현석(玄石) 519
현지초(玄之草) 713
현초(玄草) 713
현호색(延胡索) 444
현호색(玄胡索) 444
혈갈(血竭) 471
혈견수(血見愁) 435
혈사(血師) 547
혈삼(血參) 433
혈삼(血蔘) 565
혈풍등(血風藤) 474
협엽시호(狹葉柴胡) 186
형개(荊芥) 159
형개수(荊芥穗) 159
형삼릉(荊三稜) 449
형성약성(形性藥性) 81
형씨여로(刑氏藜蘆) 692
형자(荊子) 190
형제약(兄弟藥) 98
형체(形體) 83
호(虎) 321
호계(虎薊) 425, 426
호고(虎膏) 479
호고자(胡故子) 599
호골(虎骨) 321
호구인(縞蚯蚓) 541
호궁(胡藭) 440
호대해(胡大海) 502
호도(胡桃) 607
호도양(胡桃穰) 607
호도육(胡桃肉) 607
호도인(胡桃仁) 607
호두나무 607
호란(虎蘭) 463
호랑가시나무 710
호랑이 321
호련(胡蓮) 276
호렴(虎蘞) 316
호로파(胡蘆巴) 594
호마(胡麻) 655, 656
호망각노회(好望角蘆薈)
호박(琥珀) 521
호박(虎珀) 521
호백(虎魄) 521
호북후박(湖北厚朴) 328
호손강(猢猻薑) 603
호왕사자(胡王使者) 160, 249
호자(蒿子) 270
호장(虎掌) 366
호장(虎杖) 451
호장근(虎杖根) 451
호제비꽃 242
호조채(虎爪菜) 259
호초(互草) 689
호초(胡椒) 380
호파(胡巴) 594
호포(虎蒲) 463
호화(湖花) 399
호황련(胡黃連) 276
혼돈피(混沌皮) 608
혼원단(混元丹) 608
홍고령(紅高嶺) 665
홍두(紅豆) 347
홍등(紅藤) 474
홍람(紅藍) 455
홍람화(紅籃花) 455
홍료(紅蓼) 719
홍배법(烘焙法) 148
홍부양(紅麩楊) 672
홍분(汞粉) 698
홍비(紅砒) 696
홍사(汞砂) 517
홍삼(紅蔘) 565
홍선인동(紅腺忍冬) 237
홍소두(紅小豆) 347
홍시(紅柴) 468
홍신석(紅信石) 695
홍외(烘煨) 149
홍자초(紅紫草) 235
홍작약(紅芍藥) 233
홍조(紅棗) 579
홍천초(紅茜草) 435
홍토(紅土) 665
홍포근(紅蒲根) 449
홍피(紅皮) 382
홍화(紅花) 455
홍화기생(紅花寄生) 324
화구등(華鉤藤) 533
화기삼(花旗參) 568
화녹용(花鹿茸) 582
화담지해평천약(化痰止咳平喘藥)

476
화동복분자(華東覆盆子) 683
화렴(火薟) 316
화마인(火麻仁) 284
화마자(火麻子) 284
화사(花蛇) 314
화사노죽(華思簩竹) 495
화사상자(和蛇床子) 619
화살나무 711
화삼(火參) 279
화석(畫石) 352
화세신(華細辛) 169
화실각파(火失刻把) 308
화어지혈약(化瘀止血藥) 433
화예석(花蕊石) 727
화용골(花龍骨) 520
화자삼(花刺參) 727
화중오미자(華中五味子) 674
화초(花椒) 374
화통박(靴筒朴) 328
화피(樺皮) 728
활(滑) 62
활석(滑石) 352
활석분(滑石粉) 130
활석분초(滑石粉炒) 137
활엽산맥동(闊葉山麥冬) 637
활혈거어약 439
활혈단(活血丹) 435
활혈등(活血藤) 474
황강(黃薑) 446
황결(黃結) 269
황계자(黃鷄子) 206
황과(黃瓜) 491
황교(黃麯) 239
황국(黃菊) 183
황국화(黃菊花) 260
황권(黃卷) 225
황권피(黃卷皮) 225
황귤피(黃橘皮) 382
황금(黃芩) 214
황기(黃耆) 570
황기(黃芪) 570, 611
황단(黃丹) 699
황등자(黃藤子) 609
황량(黃良) 279
황련(黃連) 216
황맹(黃虻) 492
황문(黃文) 214
황반화(黃飯花) 210
황백(黃柏) 219
황벽(黃檗) 219
황벽나무 219
황산알루미늄 칼륨 685
황삼(黃蔘) 565
황삼(黃參) 569
황상산(黃常山) 689
황새승마 188
황석(黃石) 696
황식석(黃食石) 696
황울(黃鬱) 445
황원(黃遠) 267
황률(黃栗) 708
황이자(黃荑子) 206
황자(黃仔) 667
황저모(黃猪母) 316
황정(黃精) 643
황철광(黃鐵鑛) 466
황초(黃草) 437
황치자(黃梔子) 206
황토(黃土) 130
황피수(黃皮樹) 219
황해쑥 437
황화수은 517
황화연자초(黃花軟紫草) 235
황화오두(黃花烏頭) 481
황화와송(黃花瓦松) 722
황화지정(黃花地丁) 240
황화패장(黃花敗醬) 251
황화호(黃花蒿) 270
황흑소반모(黃黑小斑蝥) 702
회경지황(懷慶地黃) 228
회고자(懷故子) 599
회급(會及) 674
회우슬(懷牛膝) 458
회향(茴香) 379
회향(蘹香) 379
회향자(茴香子) 379
회향자(蘹香子) 379
회화나무 212, 428
효자(蒿子) 396
후강(猴薑) 603
후도(侯桃) 167
후박(厚朴) 328
후편(厚片) 123
후피(厚皮) 328
훈륙향(熏陸香) 441
훈매(薰梅) 667
훈황(熏黃) 696
훼(檓) 374
흑견우(黑牽牛) 291
흑고자(黑故子) 599
흑광섬소(黑眶蟾酥) 559
흑두(黑豆) 728
흑두즙(黑豆汁) 132
흑부자(黑附子) 366
흑사령(黑司令) 589
흑삼(黑參) 230
흑삼릉(黑三稜) 449
흑서(黑犀) 226
흑석(黑石) 691
흑수힐초(黑水纈草) 712
흑순편(黑順片) 366
흑심(黑椹) 648
흑여로(黑藜蘆) 692
흑운모편암(黑雲母片岩) 498
흑웅(黑熊) 254
흑웅담(黑熊膽) 254
흑지마(黑脂麻) 655
흑지마(黑芝麻) 655
흑책(黑蚱) 193
흑축(黑丑) 291
흑칠(黑漆) 469
흑표초(黑螵蛸) 682
흑화사(黑花蛇) 317
흙 130
흡침석(吸針石) 519
흥안백지(興安白芷) 163
흥안승마(興安升麻) 188
흥안여로(興安藜蘆) 692
희렴(豨薟) 316
희렴초(豨薟草) 316
희령(豨苓) 342
희맥부평(稀脉浮萍) 194
흰꽃바디나물 488
흰여로 692
힐초(纈草) 712

本 草 學　　定價 60,000원

2004年 3月 15日 初 版 印 刷
2011年 2月 5日 改訂3版 印刷
2020年 2月 20日 改訂4版 發行
2025年 2月 25日 重 3刷 發行

編著者 全國韓醫科大學 本草學共同教材 編纂委員會 編著
發行者 權 賢 俊

發行所 圖書出版 永 林 社
서울特別市 東大門區 신이문로2길 42(이문동)
代表電話 (02) 968-4736・4739 FAX (02) 965-9791
E-mail kwunhj@korea.com
登錄 2008年 1月 31日 第 8-861號

ISBN 978-89-85897-54-9 93510